Kohlhammer

Die Herausgeberinnen

Prof. Dr. Eileen Goller, Professur für Pädagogische Handlungsfelder in Gesundheits- und Pflegeberufen, Westsächsische Hochschule Zwickau.

Dr. Cindy Scharrer, Schulleitung an der Lindenburg Akademie – Schule für Pflegefachberufe, Universitätsklinikum Köln.

Eileen Goller/Cindy Scharrer (Hrsg.)

Berufsfeldentwicklung Pflege

Gesundheitsversorgung sichern, Profession gestalten

Verlag W. Kohlhammer

1. Auflage 2025

Gesamtherstellung: W. Kohlhammer GmbH, Heßbrühlstr. 69, 70565 Stuttgart
produktsicherheit@kohlhammer.de

Print:
ISBN 978-3-17-043684-8

E-Book-Formate:
pdf: ISBN 978-3-17-043685-5
epub: ISBN 978-3-17-043686-2

Geleitwort I

Karl-Heinz Sahmel

Ein Buch, in dem die Autorinnen und Autoren die Perspektive wechseln, muss gleich zu Beginn gelobt werden. Hier wird der Fokus auf die Patientinnen und Patienten sowie Klientinnen und Klienten von Pflege gelegt. Wer sind sie, wie werden sie versorgt, wo gibt es Defizite – Fragen, die dringend nach ausführlicher Analyse beantwortet werden müssen. Und eigentlich müssten in einem Geleitwort die Schwerpunkte noch einmal hervorgehoben werden. Aber da spricht die Qualität der kommenden Ausführungen für sich.

Stattdessen fühlte ich mich aufgefordert, noch einmal die Perspektive zu wechseln und einige zentrale Kategorien, die im Zentrum des Buches stehen, noch einmal hervorzuheben und zu akzentuieren. Wenn ich die Begriffe »Gesellschaft«, »Handeln«, »Professionalität« und »Kompetenzen« hier herausstelle, dann um sie in den Kontext einer Kritischen Pflegewissenschaft zu rücken.

Claudia Bischoff hat in ihrer vor über 30 Jahren erschienenen Arbeit über Frauen in der Krankenpflege die Forderung nach »Kritischen Theorien der Pflege« prägnant herausgestellt:

> »In einem solchen Ansatz werden die gesellschaftlichen und historischen Bedingungen sowie die Herrschaftsverhältnisse, unter denen Pflege ausgeübt wird, mitreflektiert und ziehen Konsequenzen auf der Handlungsebene nach sich. Eine kritische Theorie hat immer auch ein emanzipatorisches Interesse, denn sie strebt die Aufklärung der Praxis über sich selbst an. Sie ist aber keine Praxistheorie in dem Sinn, dass sie zu einer Rechtfertigungslehre der bestehenden Praxis wird. Es müssen vielmehr eine wünschenswerte Praxis entworfen sowie die Ziele und Mittel formuliert werden, wie diese Praxis zu erreichen ist. Als Zielvorstellung würde eine kritische Theorie Mündigkeit und Emanzipation nicht nur für die einzelne Pflegefachkraft oder den einzelnen Patienten fordern, sondern für den gesamten Beruf. Kritische Theorien bedingen immer auch Parteinahme und Wertung. Das bedeutet für die Theorien der Pflege, dass sie nicht abgehoben und ›objektiv‹ entwickelt werden sollten, sondern mit dem Ziel, eine bessere Praxis zu schaffen, die nach parteilichen und emanzipatorischen Maßstäben kritischer Vernünftigkeit gestaltet wird.« (Bischoff 1994, S. 218 f.).

Die Forderung nach Einordnung von Forschungen in kritische Theorie(n) der *Gesellschaft* ist vielfach aufgegriffen worden (u. a. Sahmel 2015) und vor allem von Friesacher in seiner fundierten Arbeit »Theorie und Praxis pflegerischen Handelns« (2008) systematisch elaboriert worden.

Auf dem Höhepunkt der Aufklärung fasst Immanuel Kant die Problematik des rechten Handelns des Individuums in einem kategorischen Imperativ: »Handle so, dass die Maxime deines Willens jederzeit als Prinzip einer allgemeinen Gesetzgebung gelten könnte« (Kant 1788/1968, Bd. 5, S. 30, Jaspers 2007, Bd.2, S. 99 ff.). Kant unterstellt damit, der Mensch könne sein Handeln stets nach seinem Verstand ausrichten. Die vielfältigen Anstrengungen, der praktischen Vernunft zur Geltung zu verhelfen, stoßen aber sogleich auf grundlegende Probleme: Unser Handeln wird nicht von unserem Denken allein gelenkt, sondern stößt auf ein gesellschaftliches Umfeld, das uns (zentral) prägt.

Karl Marx hat dann in der Mitte des 19. Jahrhunderts nachgezeichnet, wie sehr das individuelle Handeln vom gesellschaftlichen

Ganzen und der sie treibenden Ökonomie eingegrenzt wird. Max Weber hat diese Gedanken – von Freiheit und Gebundenheit – fortgeführt und den Begriff des »sozialen Handelns« ins Zentrum der neuzeitlichen Sozialwissenschaft gerückt. Der handelnde Mensch ist frei *und* eingebunden in ein »Gehäuse der Hörigkeit«. Kultur, Gesellschaft und Ökonomie entwickeln sich nicht einheitlich, sondern beschränken die Möglichkeiten des sozialen Handelns immer wieder aufs Neue. Max Horkheimer und Theodor W. Adorno haben die Möglichkeiten der Freiheit des Individuums angesichts der Übermacht des gesellschaftlichen Ganzen sehr pessimistisch eingeschätzt, ebenso wie Michel Foucault.

Eine eher vermittelnde Position hat Jürgen Habermas in seiner »Theorie des kommunikativen Handelns« (1981) eingenommen, in dem er systematisch die Ambivalenz neuzeitlicher Rationalität rekonstruiert hat. Gesellschaftliches Handeln ist gekennzeichnet durch ständige Dichotomien. Auf der einen Seite steht – vor allem in Technik und Wissenschaft – die Zweckrationalität, das instrumentelle Handeln. Auf der anderen Seite gibt es – in der modernen Kultur und Kunst – auf Befreiung ausgerichtete Denk- und Lebensformen, denen Habermas die kommunikative Rationalität zuordnet. Gesellschaftstheoretisch explizieren Talcott Parsons und Niklas Luhmann die instrumentelle Rationalität als eingebunden in komplexe Systeme, die vor allem durch Geld und Macht dominiert werden. Dem gegenüber haben Edmund Husserl und George Herbert Mead Formen der Lebenswelt herausgestellt, die auf Verständigung ausgerichtet sind. Eine zunehmende Verrechtlichung, Bürokratisierung und Monetarisierung der Lebenswelt wird von Habermas als drohende »Kolonialisierung der Lebenswelt« kritisiert (Habermas 1981, Bd.2, S. 293, Sahmel 1988, S. 187 ff.).

Während etliche Denke der Postmoderne diese Prozesse eher zynisch beschreiben und hinnehmen (Zorn 2022), lässt sich im Anschluss an Habermas sehr wohl an den Intentionen der Aufklärung festhalten. Trotz oder gegen die »neue Unübersichtlichkeit« (Habermas 1985) gilt es, die Ambivalenz zentraler sozialwissenschaftlicher Begriffe herauszustellen *und* an der Freiheit des Individuums innerhalb des gesellschaftlichen Apparats festzuhalten. Dies möchte ich kurz an drei zentralen Begriffen, die in diesem Buch im pflegerischen Kontext thematisiert werden, verdeutlichen.

Handeln:
Hartmut Remmers hat in seiner Habilitationsschrift (2000) pflegerisches Handeln in den Kontext von System und Lebenswelt gestellt und systematisch herausgearbeitet, dass das naturwissenschaftlich fundierte und gesellschaftlich akzeptierte medizinische System mit Zweckrationalität, Herrschaft und Ökonomie zusammenkommt. Demgegenüber begann in Deutschland erst gegen Ende des 20. Jahrhunderts in Auseinandersetzung mit amerikanischen Pflegetheorien ein Diskurs über emanzipatorisch ausgerichtetes pflegerisches Handeln. In den sich abzeichnenden (sozial-)wissenschaftlichen Erkenntnissen wird die Eigenständigkeit pflegerischen Wissens und Handelns zunehmend sichtbar. Kritische Theorien der Pflege stehen aber erst in den Anfängen (Friesacher 2018).

Nun darf man nicht pflegerisches Handeln als *gegen* medizinisches Handeln gerichtet sehen. Innerhalb des Gesundheitssystems sind beide Bereiche ausgerichtet auf eine möglichst optimale Betreuung und Versorgung von Patientinnen und Patienten. Allerdings spielen eben Bürokratisierung und Ökonomisierung in den Bereich massiv hinein und beschränken die Handlungsmöglichkeiten. Wenn der Kern pflegerischen Handelns gemäß Vorbehaltsaufgaben des Berufsgesetzes die Erhebung der Bedarfe, die Planung der Prozesse und die Evaluation von Pflege sein soll, so bedarf es einer kritischen Erörterung, welche Rahmenbedingungen hier die Autonomie des Handelns einschränken – und wie diese verändert werden können.

Professionalität:
Pflegerisches Handeln steht in einem Spannungsfeld von eigenen Ansprüchen und gesellschaftlichen Erwartungen. Dies wird insbesondere am Leitbegriff der *Professionalisierung* deutlich.

Ein erstes einheitsstiftendes Band im Prozess der Selbstverständigung der Pflege schien zunächst die Konzeption der »Patientenorientierung« zu werden (Taubert 1994); allerdings drohte es schon bald zu einer Ideologie zu verkümmern. Sodann rückte der Begriff »Professionalisierung« in den Vordergrund (Krampe 2009). Bezüglich der Zielsetzung gibt es innerhalb der Gruppe sicherlich bis heute einen Konsens, die Wege dorthin sind allerdings umstritten. Dies lässt sich insbesondere bezüglich der für andere Professionen unablässigen Forderung nach Akademisierung beobachten, die in der Pflege in Deutschland immer noch in den Kinderschuhen steckt. Ganz im Sinne traditioneller Professionalisierungstheorien gibt es Bestrebungen, angesichts von deutlichen Prozessen des Zurückdrängens aus Leitungsfunktionen und Verantwortlichkeiten insbesondere im Krankenhausbereich der Pflege mehr Macht zu geben.

Neben diesem strategischen Verständnis rückt in Anlehnung an Überlegungen von Ulrich Oevermann ein inhaltliches Verständnis von professionellem Handeln in den Vordergrund. Allerdings gibt es in dieser Programmatik immer noch deutliche Widersprüche zwischen Anspruch und Wirklichkeit. Erst sehr allmählich wandelt sich das Selbstverständnis der Mitarbeiterinnen und Mitarbeiter der Pflege vom Liebesdienst zur Dienstleistung – ein Prozess, der noch nicht abgeschlossen und durch Überschneidungen gekennzeichnet ist. Das caritative Berufsverständnis wurde bzw. wird zunehmend durch ein Professionsverständnis von Experten ersetzt. Daneben bleibt es eine ständige Aufgabe, kritisch zu reflektieren, inwieweit ein »Arbeitsbündnis« zwischen Pflegekraft und Klientin und Klient möglich ist, in dem wissenschaftliche Erkenntnisse und hermeneutisches Fallverstehen auf die konkrete Situation abgestimmt werden können. Diese Idealvorstellung professionellen Handelns muss innerhalb der anderen Systemkomponenten ausgehandelt werden, sie bedarf Zeit und einer gewissen Autonomie, beides Faktoren, die zunehmend eingegrenzt werden. Das wiederum ist sehr wohl eine Frage von Macht.

Kompetenzen:
Die Entwicklung von Handeln wird nun zunehmend an Kompetenzen geknüpft. Nicht nur in pädagogischen Zusammenhängen ist der Begriff »Kompetenz« fast zu einem Universalbegriff geworden (Sahmel 2023). Ausgangspunkt für das Konzept der Kompetenz war und ist das Subjekt. Allerdings sollte der Begriff auch ideologiekritisch hinterfragt werden.

Die Veränderungen der Arbeitsverhältnisse in einer globalisierten Welt machen verstärkt einen »flexiblen Menschen« (Sennett) notwendig und der Begriff »Kompetenz« steht für größere Eigenständigkeit, Autonomie und Handlungsfähigkeit, ist aber zugleich auch mit Steigerung der Produktivität und Leistungsbereitschaft verknüpft (Vonken 2005, S. 87). Flexible, sich selbst organisierende Mitarbeiterinnen und Mitarbeiter werden zunehmend zu Unternehmerinnen und Unternehmern. Dieser Individualisierung entspricht im Neoliberalismus eine deutliche Tendenz zum Rückzug des Staates aus der Verantwortung für Bildung und zum Rückgang der Bereitschaft von Unternehmen, sich um Weiterbildung zu kümmern – »lebenslanges Lernen« liegt in der Eigenverantwortung eines jeden Einzelnen.

Der Tendenz, immer mehr Kompetenzen zu fordern und damit der Entwertung des Begriffs Vorschub zu leisten, ist meines Erachtens entgegenzutreten. Will man am Begriff »Kompetenz« festhalten, so ist er mit Inhalten zu füllen und in seinem gesellschaftlichen Verwendungs- und Verwertungszusammenhang zu thematisieren. Es ist sicherlich positiv hervorzuheben, dass sich unser (Aus-)Bildungssystem verstärkt nicht allein auf kognitive Inhalte stützen (und stürzen) sollte, sondern gerade die Aspekte der personalen und der sozialen Dimension der Entwicklung gefördert werden sollten:

- *personale Kompetenz* – im Sinne von Selbstständigkeit, Bereitschaft zur Übernahme von Verantwortung, einem hohen Maß an Einsatzbereitschaft verbunden mit Frustrationstoleranz,
- *soziale Kompetenz* – im Sinne der Herstellung einer Balance zwischen Selbstverwirklichung und Anpassung an die sozialen Gegebenheiten, als Entfaltung von Kommunikation und Interaktion mit anderen, als Kooperations- und Teamfähigkeit und als Konfliktfähigkeit.

Auch und gerade in der beruflichen Bildung, in der das Fundament für Jahrzehnte des Handelns im Berufsleben gelegt werden soll, darf Bildung nicht auf Funktionalität reduziert werden. Von einer praktischen Bildung kann ein Widerstand ausgehen gegen die vielfach schon für selbstverständlich hingenommenen funktionalen Imperative von Technik, Politik, Medizin und Ökonomie. Dabei geht es darum, sich kritisch mit den Gegenständen und den Lernpartnerinnen und Lernpartnern auseinanderzusetzen, zu argumentieren, zu hinterfragen, nicht alles als gegeben hinzunehmen. Und dies nicht als Attitüde, sondern fundiert, begründet, als Anwalt von Behinderten, Alten und Kranken. In diesem Sinne wäre Bildung Widerspruch; es ginge nicht darum, in konkreten Lebensverhältnissen und Arbeitsbedingungen stets zu funktionieren, sondern darum, ein Bewusstsein zu entfalten für Alternativen und diesem Bewusstsein gemäß auch zu handeln (Sahmel 2018).

Mit diesen philosophischen und pädagogischen Überlegungen über Handeln im gesellschaftlichen Kontext entlasse ich die Leserin und den Leser des Buches nunmehr in eine spannende Lektüre.

Literatur

Bischoff, C. (1994). *Frauen in der Krankenpflege. Zur Entwicklung von Frauenrolle und Frauenberufstätigkeit im 19. und 20. Jahrhundert.* 2. Aufl. Frankfurt/New York: Campus.

Friesacher, H. (2008). *Theorie und Praxis pflegerischen Handelns. Begründung und Entwurf einer kritischen Theorie der Pflegewissenschaft.* Göttingen: V & R unipress.

Friesacher, H. (2018). *Kritische Pflegewissenschaft in Deutschland.* In: Balzer, S., Barre, K., Kühme, B. et al. (Hrsg.) Wege kritischen Denkens in der Pflege. Festschrift für Ulrike Greb, 22–47. Frankfurt/M.: Mabuse.

Habermas, J. (1981). *Theorie des kommunikativen Handelns. 2 Bände.* Frankfurt/M.: Suhrkamp.

Habermas, J. (1985). *Die Neue Unübersichtlichkeit. Kleine Politische Schriften V.* Frankfurt/M: Suhrkamp.

Jaspers, K. (2007). *Die großen Philosophen. 2 Bände.* Erftstadt: Hohe.

Kant, I. (1788/1968). *Kritik der praktischen Vernunft* (1788), Akademie Textausgabe Band 5, Berlin: de Gruyter

Remmers, H. (2000). *Pflegerisches Handeln. Wissenschafts- und Ethikdiskurse zur Konturierung der Pflegewissenschaft.* Bern: Huber.

Sahmel, K.-H. (1988). *Die Kritische Theorie. Bruchstücke.* Würzburg: Königshausen & Neumann.

Sahmel, K.-H. (2015). *Lehrbuch Kritische Pflegepädagogik.* Bern: Hogrefe.

Sahmel, K.-H. (2018). *Brauchen wir eine »Kritik-Kompetenz«?* In: Balzer, S., Barre, K., Kühme, B. et al. (Hrsg.) *Wege kritischen Denkens in der Pflege. Festschrift für Ulrike Greb,* S. 178–191. Frankfurt/M.: Mabuse.

Sahmel, K.-H. (2023). *Grundbegriffe der Pädagogik in den Gesundheitsfachberufen: Bildung und Kompetenzen.* In: Darmann-Finck, I. & Sahmel, K.-H. (Hrsg.) *Pädagogik im Gesundheitswesen,* 23–37. Springer Reference Pflege – Therapie – Gesundheit. Berlin/Heidelberg: Springer.

Taubert, J. (1994). *Pflege auf dem Weg zu einem neuen Selbstverständnis. Berufliche Entwicklung zwischen Diakonie und Patientenorientierung.* 2. Aufl. Frankfurt/M.: Mabuse.

Vonken, M. (2005). *Handlung und Kompetenz. Theoretische Perspektiven für die Erwachsenen- und Berufspädagogik.* Wiesbaden: VS.

Zorn, D.-P. (2022). *Die Krise des Absoluten. Was die Postmoderne hätte sein können.* Stuttgart: Klett-Cotta.

Geleitwort II

Martina Hasseler

Zum Zeitpunkt der Verschriftlichung des Vorwortes dominieren diverse Entwicklungen in Deutschland das Thema »Pflege«. Der Bundesgesundheitsminister und das Ministerium scheinen überraschend festgestellt zu haben, dass mehr Menschen pflegebedürftig sind als bisherige Berechnungen kalkuliert haben; die Pflegefachberufe wurden aus wichtigen Reformen im Gesundheitswesen gestrichen bzw. es wurden gezielt jene Maßnahmen aus den Referentenentwürfen genommen, die die Pflegefachberufe hätten stärken können (aus dem Gesundheitsversorgungsstärkungsgesetz und dem Referentenentwurf für die Krankenhausreform) und es steht ein Pflegekompetenzgesetz an, das der Politik verdeutlicht, sie müssen rechtlich ganz andere Entscheidungen treffen als sie offensichtlich angenommen haben. Ein Pflegekompetenzgesetz, das die Pflegefachberufe unterstützen und fördern will, muss nämlich auch den Arztvorbehalt kritisch reflektieren und gesetzliche Rahmenbedingungen für autonome Verantwortungsbereiche von Pflegefachberufen treffen, damit diese an der Gesundheitsversorgung teilhaben können. Und: diese Leistungen müssen dann auch finanziert werden. Pflegefachliche Leistungen ohne entsprechende Finanzierungsgrundlagen können in einem ökonomisierten Gesundheitssystem nicht stattfinden und wir sehen in Deutschland: sie finden auch nicht statt.

Als Autorin des Vorwortes bin ich stark beeinflusst von meinen Eindrücken von Nursing in den USA (habe einen Teil meines Forschungssemesters in den USA verbracht) und kann diese nur zusammenfassen mit: bezogen auf die Berufsfeldentwicklung und Gestaltung der Profession Pflege ist Deutschland mehr als 100 Jahre im Rückstand. Deutschland hat in den letzten Jahrzehnten ein merkwürdiges Verständnis von Pflege entwickelt, das weniger von der pflegerischen Gesundheitsversorgung geprägt ist, sondern mehr vom Carework eines Sozialgesetzbuches, das leider das Präfix Pflege hat. In vielen Bereichen ist Deutschland mittlerweile weit hinten, wenn es um die Rolle, Aufgaben und Verantwortlichkeiten von Pflegefachberufen im internationalen Vergleich geht. In nicht wenigen Bereichen möchte ich konstatieren, ist Deutschland mittlerweile außen vor.

Das hat unter anderem eben auch mit dem sonderbaren Verständnis von Pflege in Deutschland zu tun. Dieses ist wie bereits formuliert, eher geprägt von Carework, aber nicht mehr von pflegerischer Gesundheitsversorgung. Ich kann diese Feststellung nicht oft genug wiederholen, denn sie hat u. a. auch Einfluss darauf, dass Deutschland in der Anwerbung internationaler Nurses eher erfolglos ist. Wenn Deutschland nicht mehr ein Verständnis von Nursing mit anderen Ländern teilt, sind angeworbene Nurses irritiert, kommen nicht oder gehen nach kurzer Zeit wieder.

Ein großes Problem ist, dass das Wort bzw. Präfix »Pflege« so undifferenziert verwendet wird. Leider hat es sich in Deutschland durchgesetzt, die Pflegeversicherung, also das SGB XI mit dem Synonym Pflege abzukürzen. Durch diese Verkürzung ist der Eindruck entstanden, das SGB XI würde auch die Pflegefachberufe und pflegefachliche Versorgung abdecken. Das ist aber falsch, da das SGB XI nur ein Teilleistungsrecht ist und zum hohen Teil von Eigenleistungen der Pflegebedürftigen und ihrer Familien und Angehörigen abhängt. Wenn man in die Verträge zwischen Pflegekassen und ihren Vertragspartnern (also Arbeitgebern, Träger von Einrichtungen etc.) schaut, so stellt man fest: Es wird alles Mögliche verhandelt, aber ganz sicher kaum pflegefachliche Leistungen. Es geht beim SGB XI grundsätzlich nur um die Basisversorgung, die mit geringen Mitteln eingekauft werden kann. Eine weitere Notwendigkeit ist also, den Terminus »Pflege« differenzierter zur verwenden und zu verdeutlichen, welche »Pflege« gerade gemeint ist: Ist damit das SGB XI – Carework bzw. die Basisversorgung oder die pflegefachliche Versorgung (die noch differenziert wird in z. B. Akutpflege, Notfallpflege, chirurgische Pflege, Hospizpflege, Rehapflege, präventive oder gesundheitsförderliche Pflege, Intensivpflege, neurologische Pflege und, und, und) oder die Laienpflege, Familienpflege oder, oder gemeint. Ohne eine differenzierte Zuordnung, welche »Pflege« gefördert, unterstützt und reformiert werden soll, wird sich die derzeit eher sehr schwierige Situation der Pflegefachberufe und die Berufsentwicklung und pflegerische Gesundheitsversorgung kaum erfolgreich realisieren lassen. Die Entwicklungen der letzten beiden Jahrzehnte sind ein Zeugnis davon.

Während meines USA-Aufenthaltes hatte ich Termine mit Kolleginnen namhafter Universitäten und Schools of Nursing, die allesamt überrascht waren, dass Deutschland kein Scope of Practice für Advanced Nurse Practitioner hat, aber entsprechende Studiengänge anbietet. Ich wurde oft gefragt, wie es denn die Ärztinnen und Ärzte alleine schaffen wollen, die Gesundheitsversorgung zu sichern. Diese Frage konnte ich nicht beantworten, außer mit der Aussage, dass es um Geld und Einfluss geht, wenn man Pflegefachberufen in Deutschland mehr Aufgaben und Verantwortlichkeiten in die Gesundheitsversorgung integrieren will, aber andere Berufsgruppen diese nicht abgeben möchten und bei politischen Entscheidungen keine Rolle spielt, wie die Bedarfe der Gesundheitsversorgung gedeckt werden können oder welche internationalen Evidenzen international vorliegen. In Kapitel 2.9 (► Kap. 2.9) dieses Buches wird das Thema der Advanced Nurse Practitioner (ANP) eingegangen. Anmerken möchte ich, dass in den USA die Entwicklung der ANP so weit vorangeschritten ist, dass diese mit einem Doktorgrad of Nurse Practitioner als Regelabschluss absolvieren. Die Möglichkeit, selbstständig und autonom zu arbeiten, hängt auch von den Bundesstaaten in den USA ab. Aber in den meisten Bundesstaaten haben sie gesetzlich determiniert sehr selbstständige Aufgaben, die sie abrechnen und/oder in eigenen Praxen leisten können. Ich hatte die Gelegenheit, bei Abschlusspräsentationen der Doktorarbeiten wie auch den praktischen Prüfungen dabei zu sein. Das Niveau war wissenschaftlich-methodisch wie praktisch sehr hoch. An dieser Stelle möchte ich auch mahnen, dass Deutschland aufgrund seines sonderbaren Verständnisses von »Pflege« die Entwicklung der Pflegefachberufe im Sektor Krankenhaus und Akutversorgung absolut vernachlässigt.

Mit anderen Worten, dieses Land benötigt dringend ein differenziertes Verständnis von »Pflege«, wenn eine Stärkung der Pflegefachberufe in Richtung pflegerische Gesundheitsversorgung erfolgen soll (► Kap. 2). Deutschland scheint vergessen zu haben, aus welchen Gründen es sich eine dreijährige Berufsausbildung leistet und aus welchen Gründen sich historisch Pflege als Beruf entwickelt hat. Deutschland wird nur dann sich vom sonderbaren Verständnis von Pflege lösen können, wenn es in der Lage ist, die Laienpflege, die dominierend im SGB XI adressiert wird, von der beruflichen Pflege und vom SGB XI zu unterscheiden. Es muss verstehen, dass Pflegefachberufe sektoren- und settingübergreifend eingesetzt werden. Eigentlich gibt das Pflegeberufegesetz (PflBG) vor, welche Kompetenzen von Pflegefachberufen nach einer Pflegeausbildung oder einem Pflegestudium zu erwarten sind. Aber eigenartigerweise setzt dann offensichtlich eine Amnesie im Gesundheitswesen ein und Pflegefachberufe erhalten kaum Chancen, diese erworbenen Kompetenzen einzusetzen. Sie werden dann oft für Basisversorgungsbereiche eingesetzt, nicht selten sollen sie dann auch noch Putzen von Betten oder anderen Gegenständen übernehmen. Diese Tätigkeiten und Verrichtungen sind eigentlich für Pflegehelferinnen und Pflegehelfer und Pflegeassistenz vorgesehen. Durch die Gleichsetzung von Pflegehelferinnen und -helfern und Pflegefachassistenz mit Pflegefachberufen, die ein Staatsexamen oder einen Bachelorabschluss erworben haben, wird der Pflegeberuf bzw. werden die Abschlüsse abgewertet und sinnlos gemacht. Mit anderen Worten: Pflegefachberufe werden im gesamten Gesundheitswesen falsch eingesetzt und oft nicht für die Bereiche, für die die eigentlich qualifiziert werden. Diese Fehleinsetzung führt zur Frustration von Pflegefachberufen und ist neben vielen anderen Faktoren ein Grund, die Pflegepraxis zu verlassen.

Es ist hochrelevant, sich auf die Aufgaben und Verantwortlichkeiten zurückzubesinnen und Pflegefachberufen gesetzlich definierte Aufgabenbereiche zuzuschreiben, die sie abhängig von Kompetenz- und Qualifikationsgrad ausüben dürfen. Es braucht also diverser Scope of Practice, die gesetzlich festlegen, welche Aufgaben und Verantwortlichen Absolventinnen und Absolventen von Masterstudiengängen, von Bachelorstudiengängen und von Berufsausbildungen der Pflege übernehmen dürfen. Des Weiteren ist eine Abgrenzung von Pflegehelfenden und Pflegeassistenzen erforderlich. Denn es bleibt festzuhalten: jede Gleichsetzung von Pflegehelfenden und Pflegeassistenzen mit beruflich ausgebildeten oder studierten Pflegefachberufen wertet letztere massiv ab. Zudem ist zu konstatieren, dass beruflich ausgebildete und studierte Pflegefachberufe jeweils anders ausgebildet werden und andere Kompetenzen erwerben, die Pflegehelfende oder Pflegeassistenzen nicht in der kurzen Qualifikationszeit erwerben können. Auch zeigt die internationale Literaturlage sehr deutlich, wenn Pflegehelfende oder Pflegeassistenzen anstelle von Pflegefachberufen eingesetzt werden, schadet es der Qualität und den Outcomes. Eine professionelle pflegefachliche Versorgung benötigt diese Abgrenzung sowie differenzierte Scope of Practice wie auch gut fundierte Skills-Grade-Mixe. Letztere dürfen aber nicht von einem typisch deutschen reduzierten und sonderbaren Pflegeverständnis geprägt sein. Mit der Umsetzung von Scope of Practice für diverse Qualifikationsgrade kann auch gleichzeitig § 4 PflBG (Vorbehaltsaufgaben) gefüllt werden. Dieser Paragraf steht momentan inhaltsleer im PflBG und hat keine Bedeutung. Letztlich kann zu Recht niemand etwas damit anfangen. Aber mit einem Scope of Practice, mit gesetzlich definierten Aufgaben und Verantwortlichkeiten für differenzierte Qualifikationsgrade von Pflegefachberufen wird § 4 PflBG mit Inhalt gefüllt und somit die Entwicklung der Pflegeberufe für die Gesundheitsversorgung stark unterstützen.

Pflegefachberufe müssen strukturell verankert werden, wenn diese als Professin weiterentwickelt und wieder in die Gesundheitsversorgung integriert werden sollen. Deutschland ist ein korporatistisches Gesundheitssystem, d. h., es werden hoheitliche Aufgaben an Körperschaften des öffentlichen Rechts vergeben, die relevante Aufgaben übernehmen. Sie sind mächtige Organe im Gesundheitssystem und üben starken Einfluss auf die Politik aus. Ohne diese strukturelle Verankerung werden Pflegefachberufe machtlos bleiben und es werden weiterhin andere Selbstverwaltungsorgane über sie bestimmen. Das Thema der Pflegekammer wird in einem Kapitel dieses Buches (► Kap. 5.4) angesprochen und es muss an dieser Stelle betont werden, dass ohne Pflegekammern eine Professionalisierung der Pflegefachberufe kaum erfolgen kann. In so vielen Ländern, in denen Pflegefachberufe weiter entwickelt sind als in Deutschland, üben Boards of Nursing die Aufgabe der Kammer aus und die Politik in den Ländern kommt nicht an den Kammern vorbei. Des Weiteren haben sie maßgeblichen Anteil daran, dass Kriterien professioneller Pflege eingehalten und umgesetzt werden.

In den meisten Ländern der Welt studieren Pflegefachberufe und schließen mit einem Bachelor-Abschluss ab. Der Anteil von Pflegestudierenden bzw. Bachelorabsolventinnen und -absolventen in Deutschland ist verschwindend gering und erhöht sich auch seit Jahren nicht wesentlich. Die Gründe für diesen einzigartigen Rückstand Deutschlands sind vielfältig. Es steht jedoch fest, dass Deutschland diesbezüglich einen enormen Rückstand aufzuholen hat, wenn es nicht völlig außen vor sein möchte, wenn es um Pflegefachberufe und deren Entwicklung geht. Die internationale Literaturlage belegt ja nicht nur seit vielen Jahrzehnten, dass eine professionelle Pflege die Morbiditäts-, Komplikations- und Mortalitätsraten und Kosten im Gesundheitswesen reduziert, sondern auch die Outcomes verbessert. Bislang verschließt sich Deutschland diesen positiven Effekten einer professionellen Pflege in der Gesundheitsversorgung. In ▶ Kap. 3 dieses Buches werden sehr schön und komprimiert die zahlreichen strukturellen Begrenzungen unseres Gesundheitssystems formuliert und welche limitierenden Wirkungen diese auf die Pflegefachberufen und deren Leistungserbringung haben.

Einer der Gründe ist sicherlich auch, dass in unserem ökonomisierten Gesundheitssystem die Leistungen der Pflegefachberufe nicht finanziert werden. Sie werden oft als Pauschalen oder Budgets (im Krankenhaus) oder in nicht transparenten Verhandlungen von Leistungskomplexen im SGB XI verhandelt. Bei all diesen Kostenverhandlungen spielen niemals pflegefachliche Leistungen und deren Leistungserbringung eine Rolle. Damit pflegefachliche Leistungen transparent und nachvollziehbar in das Gesundheitswesen eingehen, muss nicht nur § 4 PflBG ausdekliniert werden, sondern auch eine internationale einheitliche Pflegefachsprache (z. B. NANDA. NIC, NOC) umgesetzt werden, damit Pflegebedarfe, Pflegeinterventionen und Pflegeoutcomes transparent abgeleitet werden können. Pflegefachliche Leistungen werden derzeit nicht nachvollziehbar ermittelt, um Grundlagen für Kostenverhandlungen und Finanzierung der Leistungen zu bieten. Es ist erforderlich, die Unterschiedlichkeit der Anforderungen pflegefachlicher Maßnahmen und Interventionen in den unterschiedlichen Settings und Sektoren anzuerkennen und zu differenzieren: Intensivpflege erfordert andere Maßnahmen und Interventionen als die kardiologische oder palliative oder rehabilitative oder langzeitpflegerische Versorgung. Es ist dringlich erforderlich, dass ein Leistungserbringungsrecht für pflegefachliche Leistungen umgesetzt wird, damit diese endlich finanziert werden. Derzeit bleiben sie als Budgets oder in Leistungskomplexen zumeist unverhandelt und damit unterfinanziert.

Mit der Einführung einer einheitlichen und standardisierten Pflegefachsprache wird auch eine Integration in die Digitalisierung und KI-Entwicklung pflegefachlicher Leistungen möglich. In ▶ Kap. 5.2 wird ein Aspekt der Digitalisierung der pflegefachlichen Versorgung bearbeitet. Die Diskussion zu Digitalisierung in »der« Pflege findet in Deutschland völlig undifferenziert statt. Das hat auch damit zu tun, dass bei »der« Pflege immer nur an das SGB XI gedacht wird und damit ein Sektor ins Blickfeld genommen wird, das überwiegend nur limitierte Leistungsformen finanziert, aber ganz sicher nicht die pflegefachliche Versorgung widerspiegelt oder ansatzweise darstellt. Die Digitalisierung und KI-Entwicklung »der« Pflege kann nur erfolgreich vorangetrieben werden, wenn »die« Pflege differenziert betrachtet wird und zwischen den Anforderungen und Herausforderungen der Sektoren sowie der der pflegerischen Gesundheitsversorgung unterschieden wird. Es ist ein sehr deutsches Phänomen, bspw. die Pflegfachberufe von der E-Akte auszuschließen und ihnen nur Leserechte zu geben. Das ist in anderen Ländern »unheard of« und ruft gelinde gesagt auch Erstaunen aus. Die Pflegefachberufe von der E-Akte auszuschließen, setzt letztlich auch das Statement, dass man sie nicht als Teil der Gesundheitsversorgung betrachtet. Fraglich bleibt damit auch, wie in Zukunft KI-Entwicklung stattfinden soll, wenn nur ärztliche Daten eingehen, aber die der anderen Berufe fehlen. Meine Hypothese ist im Moment: wenn Deutschland die Gesundheitsversorgung weiterhin berufsgruppenabgrenzend und nicht im Sinne einer interprofessionellen Gesundheitsversorgung betrachten will, wird es nicht oder nur rudimentär an der internationalen digitalen Entwicklung der Gesundheitsversorgung teilhaben können. Die Digitalisierung »der« Pflege wird kaum Anschluss finden, da kein Land der Welt »Pflege« und »Pflegefachberufe« so sehr von der Gesundheitsversorgung ausschließt, wie Deutschland.

Nicht zuletzt möchte ich ein Plädoyer für die interprofessionelle Gesundheitsversorgung an dieser Stelle aussprechen. Die meisten Gesundheitsreformen bleiben im bestehenden Mindset und in den alten Strukturen stehen. Deutschland hat auch weniger die Gesundheits- und Krankheitsversorgung aus Sicht der Patienteninnen und Patienten und Pflegebedürftigen im Sinne als vielmehr die Versorgung durch Ärzte und Ärztinnen. Es fehlt ein Blick auf die Bedarfe der Gesundheitsversorgung der Bevölkerung und der Versorgungsprozesse. Sicherlich ist hier als ein Problem heranzuführen, dass ein Zugang zu Leistungen des Gesundheitssystems und Finanzierung dieser über Krankheitsdiagnosen, also ICD (International Classification of Diseases) und damit immer nur über den ärztlichen Blick erfolgt. Vor diesem Hintergrund möchte ich noch einmal auf meine oben formulierte Forderung zurückkommen, dass die pflegefachliche Versorgung über eine standardisierte Pflegesprache, die eben Pflegediagnosen, Pflegemaßnahmen/-interventionen und Pflegeoutcomes ermöglicht, integriert werden muss. Es fehlt eine bio-psychosoziale Grundlage des Gesundheits- und Krankheitsverständnisses und der Versorgung und damit immer noch die Annahme, dass primär die ärztliche Versorgung relevant ist. Aber die Erkenntnisse der Gesundheitswissenschaft, Pflegewissenschaft und auch der Rehabilitationswissenschaft sind sehr viel weiter und differenzierter und es ist mehr als deutlich, dass Gesundheit und Krankheit multidimensional verursacht und beeinflusst sind. Mit einem Ansatz der interprofessionellen Gesundheitsversorgung wäre es viel einfacher, die pflegerische Gesundheitsversorgung zu integrieren.

Damit möchte ich noch den Aspekt der pflegerischen Prävention und Gesundheitsversorgung aufnehmen, der u. a. im ▸ Kap. 4.5 (Community Health Nurse) adressiert wird. Die Pflegeberufe haben präventive Potenziale, die durch internationale Evidenz belegt sind. In den USA wurden die Public Health Nurses bereits 1908 offiziell eingeführt. Im Jahre 1914 hatte das New York Board of Education bereits 400 School Nurses eingesetzt. Deutschland schaffte es im Jahre 2024 immer noch nicht, die Community Health Nurse einzuführen und ein erfolgreiches Projekt zur School Nurse wurde in einem Bundesland nicht verstetigt, weil sich niemand für die Finanzierung zuständig fühlte. Präventive Pflegeberufe arbeiten in unterschiedlichen Ländern mit unterschiedlichen Berufsbezeichnungen, aber gemeinsam ist allen der bevölkerungsgruppenorientierte und niederschwellige Zugang. Sie führen Assessments, Screenings, Impf- oder Disease-Management-Programme und weiteres mehr selbstständig und verantwortlich durch. Diese präventiven Potenziale von spezialisierten Pflegefachberufen will Deutschland nicht heben, obwohl die Bedarfe diverser vulnerabler Bevölkerungsgruppen sehr hoch sind. Aber die Strukturen und Finanzierungswege sowie Interessen mächtiger anderer Berufsgruppen verhindern seit Jahrzehnten die Einführung von präventiven Pflegeberufen, trotz internationaler Evidenz. An diversen Themen wird also deutlich, warum Deutschland bezogen auf Professionalisierung der Pflegefachberufe und Integration in die Gesundheitsversorgung mehr als 100 Jahre zurück ist oder eben in Teilen mittlerweile außen vor.

Dieses Buch führt interessante und relevante Aspekte der Entwicklung der Pflege als Profession in der Gesundheitsversorgung zusammen. Auch in diesen Kapiteln wird zum Teil deutlich, dass nur eine differenzierte berufliche und fachliche Pflege eine qualitativ hochwertige Gesundheitsversorgung unterstützen kann. Deutschland fehlt es zur Umsetzung und Entwicklung einer professionellen Pflege nicht an Erkenntnissen, sondern am politischen Mut, die strukturellen und finanziellen Voraussetzungen zu schaffen. Pflegewissenschaft und Pflegefachberufe sind aus dem Status heraus, dass sie sich ständig beweisen müssen. Nur zu oft werden in Deutschland Modellprojekte mit Ansätzen durchgeführt, in denen Pflegefachberufe verantwortliche Aufgaben und Rollen in der Gesundheitsversorgung mit Erfolg übernehmen. Aber immer wieder scheitern die Modellprojekte an eine Übersetzung in die Regelversorgung, in aller Regel, weil sich keine Finanzierung findet, keine gesetzliche Krankenkasse oder Kommune oder sonstiger Kostenträger sich verantwortlich sieht, die Kosten zu übernehmen. Auch die internationale Evidenz belegt mehr als deutlich die Vorteile einer professionellen Pflege. Aber sie müssen strukturell im Gesundheitssystem verankert und ihre Leistungen müssen finanziert werden, nur dann werden sie nachhaltig Einzug in das Gesundheitssystem halten. Zum Zeitpunkt der Verschriftlichung dieses Vorwortes wird in Medien diskutiert, dass das Abkommen zwischen Deutschland und Brasilien zur Abwerbung von brasilianischen Nurses ausgesetzt wird. Entscheidungstragende in Politik und Gesundheitswesen scheint das zu erstaunen. Expertinnen und Experten, wie z. B. die hier im Buch Vertretenen, aber auch weitere mehr wissen, dass Deutschland für internationale Nurses unattraktiv ist, weil es eben nicht auf Nurses mit Kompetenzen eingerichtet ist, die auf Bachelor- und/oder Masterniveau Nursing studiert haben und in der pflegerischen Gesundheitsversorgung arbeiten wollen. Deswegen muss sich in Deutschland entschieden werden: Will man eine professionelle pflegerische Versorgung und Pflegefachberufe als Profession und auch Anschluss an den internationalen Raum oder nicht? Wenn die erstere Variante gewünscht ist, sind fundamentale Reformen erforderlich. Strukturerhaltend kann diese Förderung nicht erfolgen.

Dieses Buch zeigt, dass es einen großen Mehrwert professioneller pflegerischer Gesundheitsversorgung gibt, der ist auch in internationalen Publikationen mehrfach belegt. Diesen Mehrwert können wir in Deutschland derzeit nicht heben und werden wir auch nicht heben, wenn nicht endlich die dafür erforderlichen politischen und strukturellen Weichenstellungen vorgenommen werden.

Inhalt

Prolog: Der Mensch hat Vorrang

Erika Schuchardt[1]

Die aktuellen Herausforderungen in Bezug auf die steigenden und komplexer werdenden Versorgungsbedarfe führen nicht nur die Pflegeempfangenden, sondern auch die professionellen Pflegefachkräfte, die Akteure in der Gesundheitswirtschaft sowie Staat und Gesellschaft ohne Umkehr in eine sehr gefährliche Situation. Zweifelsohne befinden wir uns auf dem direkten Weg in eine Krise – und diesmal handelt es sich um eine gesellschaftliche Krise von nationaler Tragweite.

Wenn wir Begriffe wie *Pflege* und *Gesellschaft* verwenden, impliziert nicht selten die Betrachtung auf einer höchst individuellen, subjektiven Ebene. Diese Perspektive auf den Einzelnen hat jedoch die potentielle Kraft, sich auf die gesamte Gesellschaft auszuwirken. An vielen verschiedenen Orten und Beispielen wird dies bereits sicht- und erfahrbar. Dieser Prolog soll ein An-Stoß zum Um-*Denken* sein, welches ein zukunftsoffenes und komplementäres (wechselseitiges) Denken und Handeln impliziert.[2]

Vom Gesund-/Heilsein kranker Menschen – vom Krank-/Unheilsein gesunder Menschen

Im vorliegenden Sammelband wird – neben vielen anderen – die Frage nach der *Pflegekompetenz* gestellt, einer Pflegekompetenz *für die Person* auf der einen Seite und *für die Gesellschaft* auf der anderen. Hier geht es nicht nur um einen Komplex aus Fähigkeiten, Fertigkeiten, Wissen und Können zur Ausübung einer Tätigkeit – es geht vielmehr um eine geistig-physische Kompetenz für Begleitende: für beruflich Pflegende und pflegende Angehörige, für unterstützende Freunde oder Bekannte, für alle, die Sorge und Pflege übernehmen, egal ob professionell oder Laie. Es kommt auf jeden an. Und weil der Beitrag jedes Einzelnen so bedeutend für das (Über-) Leben der ganzen Gesellschaft ist, dürfen und müssen wir unsere Strukturen des mitmenschlichen Zusammenlebens im salutogenetischen Sinne neu und anders gestalten.

Als Menschen bewegen wir uns ständig in einem Gesundheits- und Krankheitskontinuum, welches höchst flexibel und individuell-subjektiv zu verstehen ist. Dieses Kontinuum hat zwei Pole und zwei gleichzeitige Ausprägungsdimensionen: Gesundheit und Krankheit. Und doch legen wir unseren Fokus zuerst auf die Dimension der Krankheit, des Fehlens und des Nicht-Heilseins. Warum sprechen wir von einem Krankheitslexikon, aber nicht von einem Gesundheitslexikon? Warum gehen wir in Krankenhäuser und nicht in Gesundheits- bzw. Genesendeneinrichtungen? Warum betonen wir im Pflegeprozess die Bedeutung der Ressourcen, aber im gesellschaftlichen Kontext sind sie – wenn überhaupt – eher kompensierend am Rande von Bedeutung (Schuchardt 2018a)?

1 Der Text ist die Zusammenfassung eines Gedankenaustausches mit Erika Schuchardt, verschriftet durch Eileen Goller und Cindy Scharrer.

2  Weitere Informationen finden Sie auf der Website von Erika Schuchardt unter www.prof-schuchardt.de/.

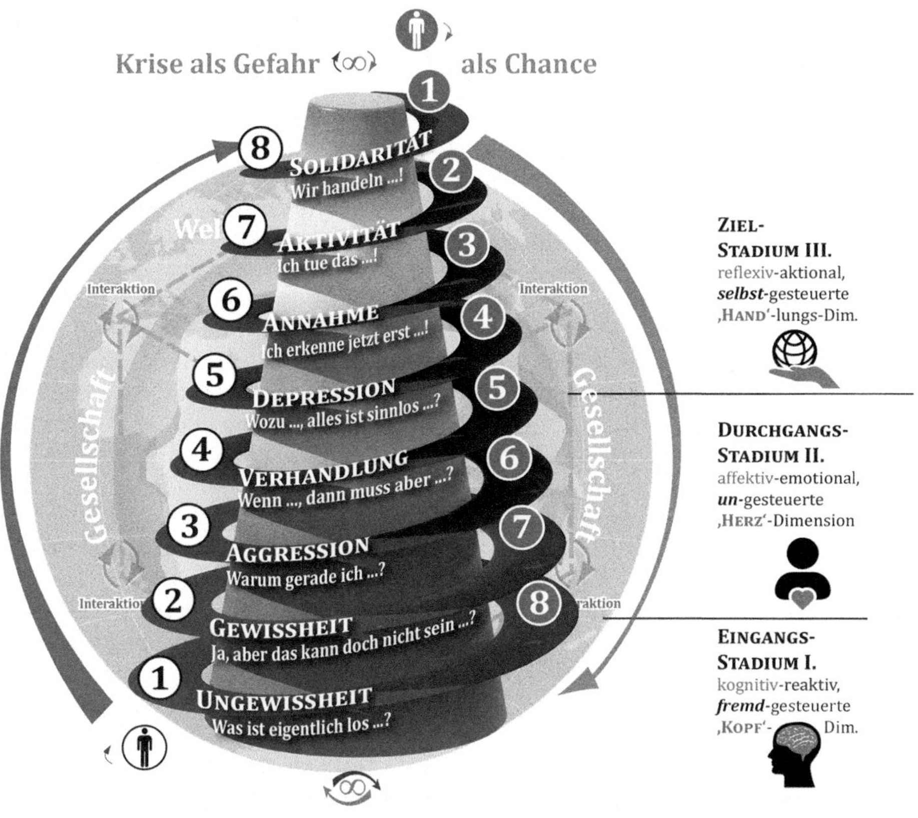

Abb. 1: Das ∞ Schuchardt KomplementärModell KrisenManagement

Haben wir aufgehört, das Gesundsein der Kranken und das Kranksein der Gesunden wahrzunehmen, weil unser Blick eng geworden ist? So vertritt Erika Schuchardt zur Erweiterung unseres Blickwinkels auf Basis ihres KrisenManagement KomplementärModells die These: »Vom Gesund-/Heilsein kranker, pflegebedürftiger Menschen und komplementär dazu vom Krank-/Unheilsein gesunder Mitmenschen«. Dieser Prolog soll auch eine Einladung sein: Machen wir uns auf den Weg zum Gesund- und Heilsein im Unheilsein und nutzen wir diese aktuelle Krise als Chance.

Dass auf keinen Fall die aktuelle Situation in der Profession Pflege als isoliertes Phänomen einer Berufsgruppe und losgelöst von der Gesellschaft betrachtet und ausgesessen werden darf, beweist das erste duale KrisenManagement KomplementärModell von Erika Schuchardt, das für beide, den Einzelnen und die Gesellschaft, den Weg aus der Gefahr von der Krise zur Chance durch den 8-Phasen-Komplementär-SpiralWeg schafft[3]. Die Krise eines Einzelnen ist die Krise aller. Sie ist aber auch eine Chance für den Einzelnen, für die Berufsgruppe Pflege und für die ganze Gesellschaft.

In diesem Sammelband haben die Autorinnen und Autoren den Blick auf viele Facetten und Unterstützungssysteme gelegt,

3 Komplementärmodell Krisenmanagement für Person und Gesellschaft unter www.prof-schuchardt.de (Startseite – Top Ten), Zugriff am 08.11.2024)

um gemeinsam einen Weg in der aktuellen Situation zu finden – und das ist gut so. Ein Gedanke soll in diesem Prolog hochgehoben werden – weil dieser Gedanke in der Summe der Beiträge immer lauter geworden und immer klarer hervorgetreten ist. Es ist die zukunftsorientierte, innovative, erweiterte Personen- und Gesellschaftssicht der Autorin Erika Schuchardt, die analog Saint-Exupéry appelliert: »Wenn du Menschen heilen bzw. sie beim Heilwerden, Heilbleiben und Heilsein begleiten willst, dann manage und organisiere nicht Menschen, um Medikamente, Krankenhäuser, Personal oder Robotik zu beschaffen, um Aufgaben zu vergeben und die Arbeit einzuteilen, sondern wecke in ihnen die Sehnsucht nach einem erfüllten gelingenden *Leben* im Einklang mit sich selbst (dem Ich), mit der Gesellschaft und der Welt (dem Du) und mit einer höheren Instanz, dem Schöpfer, (dem Wir)« (Schuchardt 2021, S. 329 ff.).

Wir alle kennen die Proklamation der World Health Organization (WHO), die in ihren Grundsätzen für das Glück aller Völker in New York am 22.07.1946 (in Deutschland ratifiziert am 19.12.1946) festhält: »Gesundheit ist ein Zustand des vollständigen körperlichen, geistigen und sozialen Wohlergehens und nicht nur das Fehlen von Krankheit oder Gebrechen.« (WHO 1946, S. 1).

»Heilsein ist mehr als Gesundsein – und Gesundheit allein macht noch nicht heil« Schuchardt (2021, S. 112 ff.), leitet hieraus ein Plädoyer für eine komplementär-ganzheitliche Sichtweise und einen Paradigmenwechsel ab und lädt ein zu einer erweiterten komplementär-ganzheitlichen Sichtweise: das »ansteckende Gesund- und Heilsein kranker und das ansteigende Kranksein gesunder Menschen« mitzudenken und als Aufgabe und Ressource zu sehen. Dazu erschließt sie den Weg aus der Krise für Person und Gesellschaft von der Gefahr zur Chance und damit zum eigentlichen Leben und öffnet uns das Tor zur Entdeckung verborgenen Reichtums.

Wir brauchen dringend einen Paradigmenwechsel: Eine Abwendung von der Kommerzialisierung von Krisen und Kranksein hin zu dem Ziel, wirklich zu gesunden und heil zu werden – als Einzelner und als Gesellschaft. Wir brauchen eine Haltung »für das Heilsein«. Dieses Umdenken und ein Perspektivwechsel sind dringend geboten, um ein neues Verständnis für die wirklichen Bedarfe und Bedürfnisse von betroffenen Pflegeempfängerinnen und -empfängern und chronisch Kranken, aber auch von den Menschen, die Pflege und Unterstützung geben, zu erhalten. Nur so können Versorgung und Angebote weiterentwickelt und den individuellen Anforderungen gerecht werden. Dazu bedarf es jedoch einiger Voraussetzungen:

Empowerment und Selbstbestimmung fördern

Zuerst einmal ist notwendig, die Perspektive von Pflegeempfängerinnen und -empfängern und chronisch Kranken in ihrer Lebenswelt *wirklich* zu verstehen und ihr Empowerment zu fördern. Es ist von elementarer Bedeutung, ihre Bedürfnisse ernst zu nehmen und sie aktiv in Entscheidungsprozesse einzubeziehen, um ihre Fähigkeit zur *Selbstbestimmung* zu stärken (Weber et al. 2021).

Holistischer Ansatz und individuelle Bedarfsermittlung

Solch ein neues Verständnis erfordert einen holistischen Ansatz, der nicht nur die medizinischen Bedürfnisse, sondern auch soziale, psychologische und kulturellen Aspekte berücksichtigt. Die individuelle Bedarfsermittlung ist von großer Bedeutung, um maßgeschneiderte Pflege- und Unterstützungsangebote zu entwickeln. Müller und Schmitt (2022) beschreiben eine solche *differenzierte Bedarfsanalyse* als grundlegend für eine bedarfsgerechte Pflegeversorgung.

Interdisziplinäre Zusammenarbeit und Vernetzung

Ein neues Verständnis der Bedarfe erfordert auch eine verstärkte interdisziplinäre Zusammenarbeit zwischen verschiedenen Akteuren im Gesundheits- und Pflegesystem. Fischer und Schneider (2023) betonen die Bedeutung der interprofessionellen Zusammenarbeit für eine bedarfsgerechte Versorgung. Erst die Einbindung aller an der Versorgung Beteiligten ermöglicht eine wirklich ganzheitliche Betrachtung und einen abgestimmten Versorgungsplan.

Kontinuierliche Weiterentwicklung von Versorgungsmodellen

Um die Bedarfe besser zu adressieren, ist eine kontinuierliche Weiterentwicklung von Versorgungsmodellen erforderlich. Dies beinhaltet auch die Integration von innovativen Technologien und die Anpassung der Pflegepraxis an sich verändernde Bedürfnisse. Studien von Schmidt et al. (2020) zeigen, dass die Anpassung von Versorgungsmodellen an aktuelle Bedürfnisse zu einer verbesserten Qualität der Pflege führen kann.

Fazit

Ein Umdenken und ein Perspektivwechsel in der Pflege und bei allen an diesem Prozess Beteiligten sind in der aktuellen Situation von entscheidender Bedeutung. Durch die ganzheitliche Wahrnehmung individueller Bedarfe, die Förderung von Empowerment, eine interdisziplinäre Zusammenarbeit und kontinuierliche Weiterentwicklung von Versorgungsmodellen kann eine bedarfsgerechtere Pflege erst ermöglicht werden.

Die aktuelle Krise ist eine Chance – vielleicht die größte, die unsere Gesellschaft je hatte, um eine ungesunde Entwicklung zu korrigieren – weg vom Kommerzialisieren und Aufblasen von Krankheit und Krise, weg von unfreiwilligen Abhängigkeiten aus Unwissenheit und Hilflosigkeit, weg von der Hörigkeit gegenüber selbst konstruierten herrschenden Autoritäten wie Wissen, Macht, Kommerz, Medien oder Social Networks.

Diese Krise ist vor allem eine Chance und das Tor zum Entdecken verborgenen Reichtums: die Befreiung des Menschen aus der Sklaverei des Kommerzes, des Kadavergehorsams und der Krankheits- und Krisenkultur – hin zu einem wagemutigen freien Leben, zum Heilsein im Unheilsein für den Einzelnen und die ganze Gesellschaft. Vielleicht wird unsere Erde dann ein guter Ort und der Mensch kann seine Aufgabe wieder wahrnehmen: sie zu gestalten und für alle Schöpfungen zu einem lebenswerten Ort zu machen.

Literatur

Fischer, S. & Schneider, M. (2023). *Interdisziplinäre Zusammenarbeit für eine bedarfsgerechte Versorgung*. Gesundheitsmanagement, 19(1), 45–58.

Müller, P. & Schmitt, A. (2022). *Individuelle Bedarfsermittlung in der Pflege.* Pflege & Versorgung, 12(3), 120–135.

Schmidt, B., Wagner, J. & Mayer, E. (2020). *Kontinuierliche Weiterentwicklung von Versorgungsmodellen*. Pflege & Technologie, 8(1), 30–45.

Schuchardt, E. (2004). *Geheilt allein macht noch nicht heil! Das Wagnis der Krisenverarbeitung.* Zugriff am 06.01.2024 unter: http://www.prof-schuchardt.de/images/vortraege/V_92_Geheilt_allein_macht.pdf

Schuchardt, E. (2018a). *Enquetekommission Recht und Ethik der Medizin - Der Mensch hat Vorrang. Unterwegs zum Gesund- / Heil-Sein im Un-Heil-Sein.*

Schuchardt, E. (2018b). *Warum gerade ich? - Leben lernen in Krisen. Begleitende als Problem Betroffener. Das Liebesgebot als KomplementärSpiralweg,* 111 ff., 14. Auflage.

Schuchardt, E. (2021). *Trilogie Gelingendes Leben – Krise als Chance für Person & Gesellschaft.* Bd. I. Bielefeld: Bethel.

Weber, K., Müller, L. & Fischer, S. (2021). *Empowerment von Pflegeempfängern und chronisch Kranken.* Journal für Pflegeforschung, 7(2), 89–102.

World Health Organization (WHO) (Hrsg.) (1948/2020). *Verfassung der Weltgesundheitsorganisation.* Zugriff am 06.01.2024 unter: https://www.fedlex.admin.ch/eli/cc/1948/1015_1002_976/de

1 Die Perspektive der Pflegeempfängerinnen und -empfänger: Einblicke und Einsichten

1.1 Ausgangslage

Cindy Scharrer

1.1.1 Altersstruktur, Bevölkerungsverteilung und Migrationserfahrungen

Nach Schätzungen des Statistischen Bundesamtes lebten zum Ende des Jahres 2023 ca. 84,7 Mio. Menschen in Deutschland (Statistisches Bundesamt 2024). Für 2030 liegt die prognostizierte Einwohnerzahl bei 83,6 Mio., ein weiterer Bevölkerungsrückgang wird prognostiziert (Statistisches Bundesamt 2023a).

22,1 Mio. Menschen in Deutschland (26 %) haben einen Migrationshintergrund im engeren Sinne (d. h., sie selbst oder mindestens ein Elternteil besitzen die deutsche Staatsangehörigkeit nicht durch Geburt), ca. 13,38 Mio. davon sind ausländische Bürgerinnen und Bürger, also nicht Deutsche im Sinne des Artikels 116 Abs. 1 des Grundgesetzes, wozu auch staatenlose Personen und Menschen mit ungeklärter Staatsangehörigkeit zählen. Diese Zahl hat sich im Vergleich zum Vorjahr deutlich erhöht (um 1,56 Mio., davon 1,05 Mio. Menschen mit ukrainischer Staatsbürgerschaft) (Statistisches Bundesamt 2023b). Die Tendenz ist weiter steigend – nicht zuletzt aufgrund der angespannten weltweiten Situation, die Millionen Menschen vor Krieg, Zerstörung ihrer Lebensräume und ihrer wirtschaftlichen Existenz in andere Regionen der Erde migrieren lässt. 59,28 Mio. Menschen in Deutschland haben keinen Migrationshintergrund (Statistisches Bundesamt 2023c).

Das Durchschnittsalter der Bevölkerung beträgt ca. 44,6 Jahre (Statistische Ämter des Bundes und der Länder 2023). Der Anteil der Bevölkerung in Deutschland, der älter als 65 Jahre ist, ist in den letzten 30 Jahren kontinuierlich gestiegen. Aktuell sind 22,1 % 65 Jahre und älter (Statistisches Bundesamt 2023d), 7,2 % der Bevölkerung (6,11 Mio.) sind 80 Jahre und älter (Statistisches Bundesamt 2023e). Die Altersgruppen sind dabei nicht gleichmäßig in Deutschland verteilt: Der Anteil der Bevölkerung im Alter von 15 bis 64 Jahren (gemessen an der Gesamtbevölkerung) – also der eher jungen und leistungsstarken Bevölkerungsgruppe – ist in den alten Bundesländern deutlich höher als in den neuen, die meisten alten und hochaltrigen Menschen leben im Osten Deutschlands: in Sachsen-Anhalt, Thüringen, Sachsen, Mecklenburg-Vorpommern und Brandenburg (Statistisches Bundesamt 2023f). Das sind gleichzeitig auch die Bundesländer, in denen, gemessen an der Größe der Bundesländer und am Gesamtdurchschnitt der Bevölkerungsmenge, insgesamt weniger Menschen leben als im westlichen Teil der Bundesrepublik – oft sind es ländliche Regionen mit einer insgesamt niedrigeren Bevölkerungsdichte und schlechteren Infrastruktur.

1.1.2 Gesundheitsverhalten, Gesundheit und Pflegebedürftigkeit

Die Studie *Gesundheit in Deutschland aktuell* (GEDA) ist eine Querschnittbefragung der deutschsprachigen erwachsenen Wohnbevölkerung im Alter ab 15 Jahren, durchgeführt vom Robert Koch-Institut (RKI) als Komponente des bundesweiten Gesundheitsmonitorings (RKI 2022a). Auf dem *Dashboard zu Gesundheit in Deutschland aktuell* sind die Daten zu Gesundheitsverhalten, Gesundheitszustand und Gesundheitsversorgung einsehbar (RKI 2022b). Demnach haben 49 % der Erwachsenen in Deutschland eine oder mehrere chronische Erkrankungen. Die Altersgruppe mit der höchsten Prävalenz (63 %) ist die der 65- bis 79-Jährigen, gefolgt von den 80-Jährigen (62,8 %). 33 % der Erwachsenen sind mäßig oder stark eingeschränkt und benötigen Unterstützung. Hier sind vor allem die über 80-Jährigen betroffen (61 %). Die höchste Prävalenz bei chronischen Erkrankungen und gesundheitlichen Einschränkungen besteht in den neuen Bundesländern: Thüringen, Brandenburg, Sachsen-Anhalt und Sachsen. Differenziert nach Bildungsgruppe (untere, mittlere, obere) lässt sich eine Zunahme chronischer Erkrankungen mit abnehmendem Bildungsgrad feststellen, wobei zu vermuten ist, dass kein kausaler Zusammenhang zwischen Bildungsniveau und Gesundheitszustand besteht, sondern weitere Faktoren, wie z. B. Aufbau und Struktur des Bildungssystems, Priorisierung und Bedeutung von Bildungsabschlüssen in der Historie, Infrastruktur der Region (inklusive Zugang zu digitalen Ressourcen) und der Zugang zu Bildungsangeboten, sowie die Möglichkeit, Gesundheitskompetenz (Health Literacy) zu entwickeln, eine Rolle spielen (RKI 2022b).

Laut Statistischem Bundesamt (2025) gibt es in Deutschland knapp 5,7 Mio. pflegebedürftige Menschen. Etwa ein Drittel dieser Pflegebedürftigen ist hochbetagt, der Frauenanteil überwiegt. Der größte Anteil – etwa 4,9 Mio. (86 %) – wird zu Hause versorgt, davon 3,1 Mio. (67 %) überwiegend durch die Angehörigen. Etwa 40.000 von ihnen hat den Pflegegrad 1 und bezieht ausschließlich Leistungen der nach Landesrecht anerkannten Angebote zur Unterstützung im Alltag bzw. *keine* Leistungen der ambulanten Pflege- und Betreuungsdienste. Es wird prognostiziert, dass die Zahl der pflegebedürftigen Menschen in Deutschland weiter zunehmen wird. Laut den Ergebnissen der Pflegevorausberechnung des Statistischen Bundesamtes wird ihre Zahl 2035 auf etwa 5,6 Mio. (+ 14 %) ansteigen, im Jahr 2055 sollen 6,8 Mio. Menschen in Deutschland pflegebedürftig sein (Statistisches Bundesamt 2023g). Diese Annahmen sind bereits jetzt überholt.

1.1.3 Zusammenfassung

In diesem ersten Teil des Buches soll die Perspektive auf die Pflegeempfangenden in Deutschland gelegt werden – und die oben angeführten Zahlen und Fakten erlauben, ein erstes Bild der aktuellen Situation zu zeichnen:

Es lässt sich feststellen, dass die Bevölkerung in Deutschland zu mehr als 20 % aus alten und hochaltrigen Menschen besteht. Ein großer Teil von ihnen ist von chronischer Krankheit, verbunden mit gesundheitlichen Einschränkungen, betroffen und benötigt temporär oder ständig Unterstützung verschiedener Art und Intensität. Ein prozentual großer Teil der betroffenen Menschen lebt in den neuen Bundesländern (jedoch nicht ausschließlich dort) – und zwar vor allem in Regionen, in denen gleichzeitig relativ wenige Menschen im jungen und erwerbsfähigen Alter wohnen. Es trifft also eine hohe Zahl an Menschen mit Unterstützungsbedarf auf eine niedrige Anzahl derer, die Unterstützung leisten könnten. Es handelt sich dabei oft um ländliche Regionen mit eingeschränkter Infrastruktur. Die Möglichkeit, professionelle Unterstützung seitens des Gesundheitssektors in Anspruch zu nehmen, ist eingeschränkt – der größte Anteil an Unterstützung muss durch die eigene Familie bzw. durch Angehörige im weiteren Sinne erbracht werden. Hinzu kommt, dass mehr als ein Viertel der Bevölkerung über Migrationserfahrungen verfügt. Diese Menschen haben aus verschiedensten Gründen ihre Heimat verlassen. Sie tragen Kultur und Geschichte mit sich und sind herausgefordert, sich in einem ihnen mehr oder weniger unbekannten Land zu orientieren – einschließlich der Aufgabe, sich die Gepflogenheiten und Angebote des komplexen deutschen Gesundheitssektors zu erschließen – eine Hürde, die ohne professionelle Unterstützung oft nicht bewältigt werden kann. In Bezug auf die Förderung von Health Literacy benötigen besonders ältere Menschen mit Migrationshintergrund mehr als andere Bevölkerungsgruppen spezielle zielgruppenspezifische Konzepte, die ihren lebensweltlichen und kulturellen Besonderheiten entsprechen (Messer et al. 2017).

Abschließend sollen einige Gedanken und Fragen aufgeworfen werden: Jeder pflegebedürftige Mensch schaut auf ein erfahrungsreiches Leben zurück und möchte im Bedarfsfall eine individuell auf ihn abgestimmte Versorgung im Anspruch nehmen. Wenn solch ein Leistungsfall eintritt, sind oft mehrere Komponenten im Leben der Betroffenen aus dem Gleichgewicht geraten – es entstehen Bedarfe, die nicht allein somatischer Natur sind, sich oft aber zuerst als solche äußern. Im Moment nimmt die Zahl an multimorbiden, auch psychisch und sozial herausgeforderten Menschen stark zu. Ihr Leben sowie das Gesundheits- bzw. Krankheitsgeschehen und -erleben sind hochkomplex. Die Gesundheitseinrichtungen versuchen, der hohen Komplexität durch Standardisierung zu begegnen, die aber naturgegeben mit Reduktion einhergehen muss. Komplexität ist aber weder aufzulösen noch durch Reduktion zu verstehen. Wie erschließen wir uns die *individuellen* Bedarfe der Menschen, wie identifizieren wir die Interventionen, die der Einzelne in seiner individuellen Lebenssituation braucht? Können Spezialambulanzen, die hochwertige evidenzbasierte und *standardisierte* Diagnostik und Interventionen anbieten, eine Lösung mit Relevanz für das Leben der einzelnen Betroffenen darstellen? Ist eine (vor dem Hintergrund der Qualitätssicherung durchaus sinnvolle) Standardisierung mit Blick auf den individuellen Einzelfall und die vielfältigen Perspektiven auf ein Phänomen sinnvoll? Sind die aktuellen Protagonisten und Protagonistinnen im Gesundheitswesen in der Lage, diese Individualität der Pflegeempfangenden und ihres sozialen Umfeldes zu berücksichtigen und Diagnostik, Therapie und Versorgung darauf abzustimmen – oder ist das nur eine erwünschte Formulierung in den Qualitätsberichten und Curricula? Was ist das *Wohl des Einzelnen* – und was ist Allgemeinwohl? Gibt es eine *Lösung für alle* in unserer heterogenen und interkulturellen Gesellschaft? Ist das *Richtige* wirklich sinnvoll? Wäre das *Passende* eine denkbare Alternative? Wenn jeder Erkenntnisgegenstand seine Erkenntnismethode hat – wie erschließen wir uns das Verständnis um den pflegebedürftigen und pflegeempfangenden Menschen?

Florence Nightingale hat ihre Pflege begründet, indem sie Menschen beobachtet und diese Beobachtungen dargestellt und niedergeschrieben hat. Lassen Sie uns dies in den folgenden Kapiteln ebenfalls tun und der Frage nachgehen: Wer ist dieser *Pflegeempfänger*, diese *Pflegeempfängerin*? Wer ist der Mensch, der sich hinter den Zahlen, Daten und Fakten verbirgt und was braucht er?

Literatur

Messer, M., Vogt, D., Quenzel, G. & Schaeffer, D. (2017). *Health Literacy und Prävention bei älteren Menschen mit Migrationshintergrund*. In: Schaeffer, D. & Pelikan, J.M. (Hrsg.) *Health Literacy. Forschungsstand und Perspektiven*, 189–204. Bern: Hogrefe.

Robert Koch-Institut (RKI) (Hrsg.) (2022a). *Gesundheit in Deutschland aktuell – GEDA 2019/*

2020-EHIS. Berlin: Zenodo. doi: https://doi.org/10.5281/zenodo.7214473

Robert Koch-Institut (RKI) (Hrsg.) (2022b). *Dashboard zu Gesundheit in Deutschland aktuell – GEDA 2019/2020*. Berlin. doi: https://doi.org/10.25646/9362

Statistische Ämter des Bundes und der Länder (Hrsg.) (2023). *Durchschnittsalter der Bevölkerung in Deutschland von 2011 bis 2022* [Graph]. In Statista. Zugriff am 13. Juni 2024 unter: https://de.statista.com/statistik/daten/studie/1084430/umfrage/durchschnittsalter-der-bevoelkerung-in-deutschland/

Statistisches Bundesamt (Hrsg.) (2023a). *Prognose der Einwohnerzahl von Deutschland von 2022 bis 2070 (in Millionen)* [Graph]. In Statista. Zugriff am 13. Juni 2024 unter: https://de.statista.com/statistik/daten/studie/1446/umfrage/bevoelkerungsvorausberechnung-deutschland/

Statistisches Bundesamt (Hrsg.) (2023b). *Anzahl der Ausländer in Deutschland (gemäß AZR) von 1990 bis 2022 (in Millionen)* [Graph]. In: Statista. Zugriff am 18.05.2023 unter: https://de.statista.com/statistik/daten/studie/5062/umfrage/entwicklung-der-auslaendischen-bevoelkerung-in-deutschland/

Statistisches Bundesamt (Hrsg.) (2023c). *Verteilung der Bevölkerung* in Deutschland im Jahr 2022 nach Migrationshintergrund und Migrationserfahrung (in 1.000)* [Graph]. In: Statista. Zugriff am 18.05.2023 unter: https://de.statista.com/statistik/daten/studie/161051/umfrage/bevoelkerung-mit-und-ohne-migrationshintergrund-in-deutschland/

Statistisches Bundesamt (Hrsg.) (2023d). *Anteil der Bevölkerung ab 65 Jahren an der Gesamtbevölkerung in Deutschland von 1991 bis 2022* [Graph]. In Statista. Zugriff am 13. Juni 2024 unter: https://de.statista.com/statistik/daten/studie/548267/umfrage/anteil-der-bevoelkerung-ab-65-jahren-und-aelter-in-deutschland/

Statistisches Bundesamt (Hrsg.) (2023e). *Bevölkerung nach Altersgruppen*. Zugriff am 13.06.2024 unter: https://www.destatis.de/DE/Themen/Gesellschaft-Umwelt/Bevoelkerung/Bevoelkerungsstand/Tabellen/bevoelkerung-altersgruppen-deutschland.html

Statistisches Bundesamt (Hrsg.) (2023f). *Anteil der Bevölkerung im Alter von 15 bis 64 Jahren an der Gesamtbevölkerung in Deutschland nach Bundesländern im Jahr 2022* [Graph]. In Statista. Zugriff am 13. Juni 2024, unter: https://de.statista.com/statistik/daten/studie/254690/umfrage/anteil-der-bevoelkerung-von-15-bis-64-jahren-in-deutschland-nach-bundeslaendern/

Statistisches Bundesamt (Hrsg.) (2023g). *Pflegevorausberechnung: 1,8 Millionen mehr Pflegebedürftige bis zum Jahr 2055 zu erwarten*. Zugriff am 13.06.2024 unter: https://www.destatis.de/DE/Presse/Pressemitteilungen/2023/03/PD23_124_12.html

Statistisches Bundesamt (Hrsg.) (2024). *Bevölkerung – Anzahl der Einwohner in den Bundesländern in Deutschland am 31. Dezember 2021* (in 1.000) [Graph]. In: Statista. Zugriff am 18.05.2023 unter: https://de.statista.com/statistik/daten/studie/71085/umfrage/verteilung-der-einwohnerzahl-nach-bundeslaendern/

Statistisches Bundesamt (Hrsg.) (2025). *Pressemitteilung Nr. 478 vom 18. Dezember 2024*. Zugriff am 11.01.2025 unter: https://www.destatis.de/DE/Presse/Pressemitteilungen/2024/12/PD24_478_224.html

1.2 Die Pflegeempfängerinnen und -empfänger in Gesellschaft und Kultur

Cindy Scharrer und Miriam Koch

1.2.1 Allgemeine Überlegungen

Deutschland ist ein Einwanderungsland. Die Begegnungen und Behandlungssituationen mit Menschen mit Migrationshintergrund sind alltäglich und werden zunehmen. Kohlen et al. (2022) stellen dazu fest, dass interkulturelle Begegnungs- und Behandlungssituationen in Deutschland aktuell in der Ausbildung von Pflegefachkräften wenig und in der Ausbildung von Ärztinnen und Ärzten so gut wie gar nicht thematisiert werden – obwohl sie seit den 1980er Jahren Gegenstand der Pflegewissenschaft sind. Dabei können die Wahrnehmung und die Achtsamkeit gegenüber den Bedürfnissen des anderen entscheidend für den Behandlungserfolg sein. In Versorgungssituationen werden die Menschen auf beiden Seiten – die Pflegefachperson und der oder die Pflege- bzw. Versorgungsempfangende – mit Fremdheit konfrontiert (ebd.). Diese Fremdheit findet sich jedoch auch unabhängig von einer Migrationshistorie. In Versorgungs- und Pflegesituationen besteht *immer* die Gefahr, den anderen in seinen ihm eigenen Bedürfnissen nicht wahrzunehmen – und zwar nicht allein aufgrund eventuell vorhandener Sprachbarrieren. Ziel dieses Kapitels soll sein, den Blick dafür zu weiten, in welchem kulturellen und gesellschaftlichen Kontext Pflegeempfangende in Deutschland sich befinden und eine Reflexion über Handlungsmöglichkeiten anzubahnen. Auch die Herausforderungen und Sorgen Pflegender sollen zur Sprache kommen, wenn z. B. Pflegende (auch Auszubildende) vor Sprachbarrieren stehen, die gefährdend sein können oder kulturell bedingte Handlungsoptionen zur Anwendung kommen, die irritieren.

Voranzustellen ist, dass landläufige Gesellschaftsbegriffe zumeist Eigen- und Zeitdiagnosen darstellen. Längst werden topologische Anknüpfungspunkte zu Gunsten spezifischer Perspektiven aufgegeben. So impliziert ein Blick auf *die deutsche Gesellschaft* einen Blick von außen, während eine Bezeichnung als *Konsumgesellschaft*, *Fortschrittsgesellschaft* oder etwa *Mediengesellschaft* sowohl einen Vergleich als auch eine Wertung impliziert. Hervorzuheben ist, dass solche Bezeichnungen immer eine Dualität beinhalten: Sie umfassen nur das, was Gesellschaft ausmacht und im Umkehrschluss nichts, was sich den aufgemachten Kategorien versagt. Es handelt sich also notwendigerweise um Reduktionen, die immer nur einen Ausschnitt der angesprochenen Gesellschaft beschreiben. Was es dabei bedeutet, »in guter Gesellschaft« zu sein, ist wiederum unterschiedlich. So können Normen in einer Gesellschaft existieren, in einer anderen gegenteilig gelebt oder gar nicht vorhanden sein – anders als Naturgesetze, die an jedem Ort im Universum gelten. Festzustellen ist, dass der Gesellschaftsbegriff auch zum politischen Kampfbegriff werden kann. Wer etwa in einer *Leistungsgesellschaft* nicht leistet, gehöre nicht dazu – bzw. schaffe eine Polarität. Gesellschaftliches Ansehen genießen *Leistungsträger*. Wer ihre monetären Gewinne hinterfragt, führe eine *Neid-Debatte*, schließlich seien die Einkommen dieser Menschen *leistungsbezogen*. Krankheit und Pflegebedürftigkeit werden zur *Rechtfertigung für fehlendes Beitragen zur Gesellschaft*.

Im Folgenden nähern wir uns dem Gesellschaftsbegriff und der Gesellschaft, in der Menschen mit Versorgungsbedarfen (u. a. die Pflegeempfängerinnen und -empfänger) ihre Versorgung und Pflege (ggf. nicht) empfangen, wir skizzieren grob, was unserem Verständnis nach die Gesellschaft materiell ausmacht und wie Normen auf die Pflegeempfängerinnen und -empfänger zurückwirken.

1.2.2 Begriffsklärung: Gesellschaft und Kultur

Was meinen wir mit dem Begriff Gesellschaft?

Berger und Berger (1967) beschreiben »Gesellschaft als Erfahrung« (S. 11), »als Gebilde« (S. 13) und als indirekte Sinngebung. Die Erfahrung bestehe darin, »nach allen Richtungen von größeren […] Modellbeziehungen zu Menschen umstellt« (S. 14) zu sein, wodurch Einzelne nicht nur aneinander als Individuen, sondern auch an ihre sozialen Rollen »grenzen« (S. 11) und somit ihre eigene Position, »den eigenen Ort und die Grenzen der eigenen Erfahrungen im Rahmen großer Zusammenhänge« (S. 14) einschätzen lernen. Prämisse hierfür sei, dass

Menschen zu Beginn der Lebenschronologie, ebenso wie in ihrem Verlauf, immer wiederkehrende modellhafte Erfahrungen in diesen »[anonymen] Beziehungen« (S. 14) machen, sodass diese Muster nach der anfänglichen Verblüffung zu einer mentalen Karte werden, durch die rollentypische Verhaltensweisen antizipiert werden können, was dazu führt, dass nicht mehr »die großen Überraschungen«, sondern »die Routinebegegnungen« (S. 11) den Alltag bestimmen. Somit sei es nicht möglich, sich einer Gesellschaft zu entziehen, weder räumlich noch der »gesellschaftlichen Zeitordnung« (S. 17). Gleichzeitig seien sie prägend für »die Bedeutung« (S. 14), die Menschen dem Leben zuschreiben, da diese erst in Interaktionen von Angesicht zu Angesicht generiert wird.

Dies bedeutet für Pflegeempfängerinnen und -empfänger, dass sie durch ihr *Verhalten* Einfluss auf die Versorgungssituation und das Versorgungssystem nehmen können. Sie sind Expertinnen und Experten für ihren Körper und ihr Erleben und Wahrnehmen – und sie können befähigt werden, dies auch für ihre eigene Gesundheit zu werden, was ihnen ein gewisses Maß an Selbstwirksamkeit und Kontrolle über die eigene Situation ermöglicht bzw. zurückgibt. Wir stellen zudem fest, dass sich das *Hausherrenverhältnis* im stationären und ambulanten Sektor direkt auf die Reichweite des persönlichen Einflusses und auf die Versorgungssituation auswirkt und dass diesem damit eine wichtige Bedeutung zukommt (► Kap. 2.3). Insbesondere in der ambulanten Versorgung bleibt der Einzelne als *Wähler und Koordinator* seiner Termine und Dienstleistungen (z. B. Mahlzeitenservice, Notrufsystemen, Physio-, Ergo- und Logopädie) in Kontrolle und kann sie an sein Leben und den eigenen Tagesrhythmus anpassen. Bei Unstimmigkeiten in der Versorgungsbeziehung kann der Anbieter gewechselt werden – sofern genug Therapieplätze zur Verfügung stehen.

Kritisch muss allerdings festgestellt werden, dass es sich bei diesen Beispielen allein um Möglichkeiten handelt, deren Umsetzung oftmals nicht gegeben ist. Die meisten ambulanten Pflegedienste und Therapiezentren haben derzeit einen Aufnahmestopp und können keine weiteren Patientinnen und Patienten betreuen, wodurch die *Kontrolle* zur *Kontrollillusion* wird. Zum anderen setzt es voraus, dass die Nutzerinnen und Nutzer der Leistungen über gute Kenntnisse der Möglichkeiten innerhalb des Gesundheitswesens verfügen und eine adäquate Infrastruktur vor Ort vorhanden ist. Fahrdienste müssen – wie andere Leistungen auch – genehmigt werden. Bei ambulanten Therapien wie auch bei verschreibungspflichtigen Medikamenten müssen ggf. Zuzahlungen geleistet werden. Der Zugang zur Individualisierung der eigenen Versorgung bleibt damit eine Frage des Geldbeutels und des Geschicks, des Wissens und des Durchsetzungsvermögens, an das zu kommen, was rechtens möglich wäre. Auch eine Reintegration in den Arbeitsmarkt – etwa durch das Hamburger Modell – ist nicht voraussetzungslos möglich. Plateaus und Rückschläge im Wiedereingliederungsprozess sind nur im Umfang von kurzer Zeit berücksichtigt, es wird vor allem ein progredienter Genesungsverlauf zugrunde gelegt – was die Realität nur in Teilen abbildet.

Was verbinden wir mit dem Begriff Kultur?

Der Kulturbegriff ist in sich breit gefächert. Kroeber und Kluckhohn (1952) unterteilen in ihrer Sammlung von Kulturdefinitionen deskriptive, normative, psychologische, strukturelle, genetische sowie unvollständige Definitions- bzw. Erklärungsansätze. Die Autoren selbst gehen davon aus, dass alle Kulturen spezifische Antworten auf Fragen sind, die sich allen aufgrund ihrer Menschlichkeit und Biologie stellten. Dieses findet sich auch im strukturellen Ansatz von Herskovitz (1948, S. 625, zit. n. Kroeber et al. 1952, S. 99 f.) wieder. Kultur sei demnach eine veränderliche und doch der wissenschaftlichen Analyse zugängliche – da regulierte – Form dieser Reaktion auf Lebensumstände. Dabei spielten sowohl Lernen als auch Kreativität eine Rolle.

Der Begriff des Lernens lässt sich in diesem Zusammenhang mit White (1949) präzisieren: Kultur werde entlang der Generationen tradiert und durch Nachbarschaftsverhältnisse diffundiert, sodass Kulturen selbst anpassungsfähig seien, sowohl an veränderte Lebensverhältnisse als auch an Erfindungen und Entdeckungen. Ebenso wie neue Elemente Eingang finden, würden alte Elemente fallen gelassen. Erlernt wird jedoch nicht nur die Ausdrucksweise, sondern auch die ihr inhärenten sozialen Normen, die es ermöglichen, sich in dem so geschaffenen Raum angemessen zu bewegen.

> »Dieses Orientierungssystem […] beeinflusst das Wahrnehmen, Denken, Werten und Handeln aller ihrer Mitglieder und definiert somit ihre Zugehörigkeit zur Gesellschaft. […] Diese Kulturstandards sind den Mitgliedern einer Kultur meist nicht bewusst, da sie ganz selbstverständlich nach ihnen handeln« (Baldes 2016, S. 61).

Ein Begriff, der in diesem Zusammenhang angeschaut werden muss, ist der der *kulturellen Identität.* Dabei wird »nicht selten die Beherrschung dieses Instrumentariums zum Kriterium für Zulassung oder Nichtzulassung zu einer Gruppe gemacht« (Sitta & Tymister 1978, S. 65). Es hat »Schibbolethcharakter« (ebd.), dient also als Erkennungszeichen und beinhaltet somit eine Selbst- und Fremdzuschreibungsperspektive. Dieses gewinnt seine eigene Relevanz durch das Faktum, dass »Kulturgruppen auch nicht selten über Landesgrenzen hinausgehen« (Baldes 2016, S. 59), was im Einzelfall auf Grenzverschiebungen in der Historie sowie Migration, Flucht und Aussiedlung zurückzuführen sein kann. Somit kann die Performanz von Kultur sowohl über Distanzen hinweg verbinden wie auch den Einzelnen in einem noch fremden kulturellen Kontext von diesem trennen. Mead (1925) zufolge sei dies darauf zurückzuführen, dass die gesendeten Symbole dem Adressaten unzugänglich sind, sofern keine gemeinsame Interpretationsmatrix besteht. Sie werden in seinem Sinne somit nicht signifikant.

> »Im Idealfall, der mit dem Prozess des interkulturellen Lernens einhergeht, kann man sich irgendwann in beiden Orientierungssystemen, also dem fremden und dem eigenen, zurecht finden.« (Baldes 2016, S. 63).

Ähnlich einem Soziolekt, der je nach aktuellem Umfeld variieren kann (Sitta & Tymister 1978), und einem Idiolekt, der den sprachlichen »Fingerabdruck« eines Menschen darstellt (Sitta & Tymister 1978), scheint es einen veränderlichen Teil sowie einen unveränderlichen Teil der eigenen kulturellen Identität zu geben. Ausdruck dieser Identität können z. B. »körpernahe Objekte wie Kleidung, Haartracht, Schmuck und Statussymbole« (Baldes 2016, S. 46) sein. Durch diese »Kulturelle Vergegenständlichung« (ebd., S. 44) können Werte und Gruppenzugehörigkeit nonverbal widergespiegelt werden (Bose 1929, zit. n. Kroeber et al. 1952).

Den sichtbar in Erscheinung tretenden Anteil von Kultur als einziges Kriterium von Kultur zu werten, wäre eine unzulässige pars-pro-toto-Verzerrung, die bei Übertragung auf Individuen zur Stereotypisierung führte (Baldes 2016). Zurückzuführen ist dies auf eine »[kulturelle] Differenz und Fremdheit […]. [Trotz] der zunehmenden globalen Zirkulation von kulturellen Bildern und Normen sowie intensiver werdender Austauschbeziehungen zwischen Gesellschaften« (Hahn 2011, S. 12) bestünde diese weiter. Während Kroeber und Kluckhohn (1952) noch davon ausgehen, dass Kultur- und Werterelativismus zu einem tieferen Verständnis zwischen den kulturellen Gruppen der gesamten Welt führe, stellt Baldes (2016) klar, dass die Furcht vor einer »[globalen] Einheitskultur […] auch gegen den Willen der hiesigen Bevölkerung« einen Teil der Beharrungskraft auf der eigenen kulturellen Identität ausmache. Ursächlich dürften dabei Verdrängungs- und Kolonialerfahrungen sein, die bis in die Gegenwart fortwirken. Denn »die emotionale und materielle Sicherheit in einer Gemeinschaft trägt entscheidend zur Stabilisierung der kulturellen Identität bei« (Baldes 2016, S. 70 f.).

Abschließend lässt sich feststellen: Es gibt verschiedene Faktoren, die identitätsstiftend sind und Einfluss darauf haben, ob Menschen sich einer Gemeinschaft zugehörig fühlen (Gruppenidentität) oder nicht. Zu diesen Faktoren gehören die ökonomische Schicht, der soziale Umgang, der gepflegt wird, die Zugehörigkeit zu einer Religionsgemeinschaft oder zu einem »Kulturkreis«, einem Geschlecht, einer Altersgruppe, einer bestimmten Berufsgruppe, aber auch die familiäre (Nicht-)Einbettung oder der gewählte Wohnort: Es wirkt verbindend, wenn Menschen in der gleichen Stadt, dem gleichen Land oder Bundesland leben. Die Frage, wie jemand in einer Kultur oder Gesellschaft sozialisiert worden ist und oder sich sozialisiert, will im umgangssprachlichen Verständnis keine Mechanismen eruieren, sondern fragt nach den sozialen Normen, die eine Person einhält und denen, die sie ablehnt. Beeinflusst wird dies durch Erziehung und Erfahrungen. Auch Geschichten und Gesetze können solche Normen weitergeben, ohne dass eine Person eine Erfahrung selbst durchleben muss. Es bilden sich nicht nur Einstellungen, sondern auch ein Gedächtnis bezüglich der Reaktionen des Umfeldes, das vermittelt, welche Verhaltensweisen von der Gruppe in welchen Situationen als »angemessen« empfunden werden. Wer sich den Gruppenregeln unterwirft, ist Teil der Gesellschaft, wer dies nicht tut, wird sanktioniert, teils bis zum Ausschluss. Deutlich wird auch: Eine Gesellschaft ist niemals homogen. Sie kann und sollte es nie sein.

1.2.3 Pflege- und Versorgungsempfangende in der Wahrnehmung ihrer Bedürfnisse und Bedarfe

Interkulturelle Kompetenz

Im Zusammenhang mit Bedürfnissen und Bedarfen von Pflegeempfangenden in einer pluralistischen Gesellschaft ist es sinnvoll, im Vorfeld den Begriff der *interkulturellen Kompetenz* zu betrachten. Die Bertelsmann Stiftung & Fondazione Cariplo (2008, S. 4) hebt die Bedeutung interkultureller Kompetenz als *Schlüsselkompetenz des 21. Jahrhunderts* hoch und bemerkt, dass das

> »[…] Bewusstsein für das Konflikt- und Chancen-Potenzial, das der kulturellen Vielfalt in der Gesellschaft, im professionellen und privaten Umfeld immanent ist [, wächst]. Angesichts des aus der Internationalisierung resultierenden Pluralisierungsprozesses werden die ethnische, religiöse und kulturelle Heterogenität unserer Gesellschaften wie auch die Kontakte zwischen Menschen mit verschiedenen kulturellen Werten und Normen zunehmen. Umso bedeutender wird […] die Fähigkeit auf zwischenmenschlicher Ebene, mit kultureller Vielfalt und verschiedensten Einstellungen, Werten, Normen, Glaubenssystemen und Lebensweisen konstruktiv umgehen zu können. Diese Fähigkeit, mit kultureller Vielfalt positiv umzugehen, ist eine Schlüsselkompetenz […] für jeden Einzelnen, um am gesellschaftlichen Leben teilzunehmen, einen Beitrag zur sozialen Integration und Kohäsion zu leisten sowie dem Ausschluss von Menschen aus der Gemeinschaft entgegenzuwirken. Sicherlich kann interkulturelle Kompetenz Konflikte zwischen Individuen und Gruppen nicht vollständig verhindern; sie können jedoch, soweit sie unvermeidbar sind, erkannt und mit dem entsprechenden Einfühlungsvermögen angegangen werden.«

Die Autoren der Stiftung heben hervor, dass der Begriff *interkulturelle Kompetenz* auslegungsbedürftig bleibt; seine Bedeutung und Implikationen sind im Rahmen wissenschaftlicher Untersuchungen und aufgrund praktischer Erfahrungen immer wieder überarbeitet und verfeinert worden. Nach Thomas (2003, S. 143) zeigt sie sich »in der Fähigkeit, kulturelle Bedingungen und Einflussfaktoren im Wahrnehmen, Urteilen, Empfinden und Handeln bei sich selbst und bei anderen Personen zu erfassen, zu respektieren, zu würdigen und produktiv zu nutzen im Sinne einer wechselseitigen Anpassung, von Toleranz gegenüber Inkompatibilitäten und eigener Entwicklung hin zu synergieträchtigen Formen der Zusammenarbeit, des Zusammenlebens und handlungswirksamer Orientierungsmuster in Bezug auf Weltinterpretationen und Weltgestaltung.« »Interkulturelle Handlungskompetenz«, so Thomas (2006, S. 118) »ist die notwendige Voraussetzung für eine angemessene, erfolgreiche und für alle Seiten zufriedenstellende Kommunikation, Begegnung und Kooperation zwischen Menschen aus unterschiedlichen Kulturen« und das Resultat eines Lern- und Entwicklungsprozesses, wobei die Entwicklung interkultureller Handlungskompetenz die Bereitschaft zur Auseinandersetzung mit fremden kulturellen Orientierungssystemen voraussetze, basierend auf der *Grundhaltung kultureller Wertschätzung*. Im Rahmen interkultureller Handlungskompetenz sind Persönlichkeitsmerkmale und situative Kontextbedingungen so ineinander verschränkt, dass »zwischen Menschen aus unterschiedlichen Kulturen eine von Verständnis und gegenseitiger Wertschätzung getragene Kommunikation und Kooperation möglich wird« (Thomas 2006, S. 118). Dabei geht es um die »Schaffung der personalen Voraussetzungen dafür, dass interkulturelle Qualitäten der als kritisch erlebten Kulturbegegnungen erkannt und die sich daraus ergebenen Anforderungen an Planung, Ausführung und Bewertung der kommunikativen, kooperativen und evaluativen Handlungsvorgänge verstanden und akzeptiert werden. So entsteht interkulturelle Kompetenz als Potenzial und interkulturelle Performanz als gekonntes Handeln der kulturellen Überschneidungssituationen nicht von alleine, auch nicht einfach aufgrund von ›learning-by-doing‹, sondern als im Verlauf mehrerer aufeinander aufbauender Entwicklungsphasen« (Thomas 2006, S. 119).

In der Pflegepraxis wird interkulturelle Kompetenz häufig mit kultursensibler Pflege verbunden, wobei sich die Kompetenz dadurch auszeichnet, das Fremde sensibel wahrzunehmen und damit zu interagieren (Kohlen et al. 2022). Als Pionierin wird Madeleine Leininger genannt, die in ihrem Sunrise-Modell auf die angemessene Versorgung von Patientinnen und Patienten aus verschiedenen Kulturen und mit ihren Besonderheiten abzielt. Kohlen et al. (2022) sehen hierin ein tendenziell geschlossenes Kulturverständnis, das einem eher essentialistischen Verständnis von Kultur gleichkommt. Trotz des Anspruchs, durch transkulturelle Pflege über Kulturen hinauszugehen, bleibt es bei einem kulturdominierten Blick auf Patientinnen und Patienten. Unterminiert werde der Blick, der auf individuelle Versorgungsbedarfe schaut und Bedürfnisse erkennt. Tezcan-Güntekin und Stern (2020) stellen ergänzend fest, dass sich der Begriff Kultur im Kontext der Pflege als wenig hilfreich erwiesen hat und die Falle der Kulturalisierung von Patientinnen und Patienten in sich berge. So plädieren sie dafür, Kultursensibilität weitgehend als eine Form von Diversitätssensibilität zu verstehen und aktiv zu gestalten, um kulturellen Essentialismen vorzubeugen sowie die professionelle und wissenschaftliche Selbstreflexion anzuregen und zu unterstützen. Yildiz (2014) konstatiert, dass die Reduzierung des Kulturverständnisses auf einheitliche Blöcke und Unterscheidung von Zugehörigen von eingewanderten Herkunftskulturen und der heimischen Mehrheitskultur überholt ist, die Konstruktion von *Wir* und den *Anderen* befördert und verhindert, das *Ungesagte, Unsichtbare und Marginalisierte* wahrzunehmen. Yildiz bezieht Stellung »gegen Migrantisierung und Marginalisierung von Menschen, die sich als integraler Bestandteil der Gesellschaft sehen, gegen einen öffentlichen Diskurs, der Migrationsgeschichten als spezifische historische Ausnahmeerscheinungen behandelt und in dem zwischen einheimischer Normalität und eingewanderten Problemen unterschieden wird« (Yildiz 2014, S. 22). Kritisiert wird auch die Wortschöpfung *Migrationshintergrund* in Bezug auf die Nachfolge-Generationen, die selbst nicht eingewandert sind:

> »Diejenigen, die mit einem solchen Label versehen werden, reagieren oft verärgert auf die hegemoniale Benennungspraxis. Sie wollen nicht auf einen Migrationshintergrund reduziert werden« (Yildiz 2014, S. 27).

Ethische Dimensionen in der Wahrnehmung von Pflege- und Versorgungsempfangenden

Mit Bedürfnissen von Patientinnen und Patienten umzugehen, gehört zum Berufsalltag von Pflegenden. Besondere Aufmerksamkeit ist gefordert, wenn die Bedürfnisse der anderen unbekannt und nicht leicht verständlich sind – etwa aufgrund von Sprachbarrieren oder weil sie sich nicht in gewohnte Denk- und Handlungsschemata einordnen lassen (Kohlen et al. 2022). Kohlen et al. stellen den Begriff der Kultur in diesem Kontext gänzlich in Frage, denn eine Fokussierung auf die Kultur kann verhindern, strukturelle, ökonomische und andere Ungleichheiten wahrzunehmen und sie als *kulturunabhängige Probleme* zu erfassen. Stattdessen schlagen sie ein praxisorientiertes *Modell der engagierten Sorge von Joan Tronto* (1993, zit. n. Kohlen et al. 2022, S. 216) vor. Im Kern dieses care-ethischen Ansatzes geht es darum, dass Menschen bedürftig sein können und bemerkt werden muss, dass diese Bedürftigkeit existiert. Dies bedeutet, die Perspektive einer Patientin oder eines Patienten einzunehmen und für die identifizierten Bedürfnisse Verantwortung zu übernehmen und nachzudenken, wie eine Unterstützung für diese Person aussehen kann – sich als Pflegefachperson *sorgekompetent* zu zeigen. Weiterhin ist die Wahrnehmung der eigenen Handlungsvollmächtigkeit (caring for) erforderlich sowie das eigentliche Versorgen (care giving). Schließlich folgt die Reaktion auf die Aktivitäten (care receiving): Die Pflegeempfangenden zeigen, ob und wenn ja, inwiefern die Aktivitäten für sie, als die oder der *konkret Andere* gelungen sind (Kohlen et al. 2022, S. 216). Ob ein Bedürfnis vorliegt, dass *Aufmerksamkeit* bedarf, wird durch *Achtsamkeit* erkannt. Aufmerksamkeit (und Achtsamkeit) stellen für Tronto (1993) eine ethische Dimension dar, Ignoranz ist als moralisches Übel nicht zugelassen.

Eine zweite Dimension ist die der *Verantwortlichkeit*, die von der Erfüllung von Pflichten unterschieden wird. Es gelte, die Hintergründe und die Entstehung von Konflikten (und Verletzungen) bei einer Verantwortungsübernahme zu klären. Auch Fragen der Kompetenz erhalten bei diesem Ansatz eine ethische Perspektive:

> »Stehen zur Versorgung fachliche Ressourcen nicht zur Verfügung, oder besteht eine eigene Unzulänglichkeit, so sei dafür zu sorgen, dass eine andere fachkundige Person die Versorgung bzw. Pflege übernimmt. Resonanz hat für Tronto ebenfalls eine ethische Dimension, weil Care eine Praxis ist, die immer auf Resonanz im Sinne von Reaktionen der beteiligten Personen angewiesen ist« (Kohlen et al. 2022, S. 222).

Mit Blick auf das Gesundheitswesen lässt sich feststellen, dass zwischen denen, die Unterstützung anbieten und denen, die sie in Anspruch nehmen, in der Regel ein an Gesundheitsstatus und Fachkompetenz gebundenes Ungleichgewicht besteht – oft zugunsten der Pflegefachpersonen, die den Pflegeempfangenden für gewöhnlich an Gesundheit, Kraft, Expertenwissen und Fachkompetenz überlegen sind. Weitere Ungleichheiten bestehen im Hinblick auf unterschiedliche Biografien, soziale Hintergründe, Alter, Geschlecht, Ethnizität oder Hautfarbe, die ein mögliches Machtgefälle in beide Richtungen (Pflegeempfangende als auch Pflegegebende) verschieben können. Die ethische Reflexion zur Vermeidung von Machtgefällen und Machtmissbrauch in asymmetrischen Beziehungen ist grundlegend im Verständnis einer Care-Ethik als Praxiskonzept.

Unterstützt und erweitert wird dies vom Konzept des *konkret Anderen*, welches auf Benhabib (1995, zit. n. Kohlen et al. 2022, S. 217) zurückgeht. Benhabib beschreibt zwei Auffassungen der Beziehung zwischen dem Selbst und dem Anderen, die in der zeitgenössischen Moraltheologie als unvereinbar gelten würden: den *verallgemeinerten Anderen*, von dessen Standpunkt aus jedem Menschen die gleichen Rechte und Pflichten zukommen, und den *konkret Anderen*, dessen Standpunkt dazu berechtige, von Anderen Verhaltensweisen zu erwarten, durch die Andere sich als konkrete, individuelle Wesen mit bestimmten Bedürfnissen, Talenten und Fähigkeiten erkannt und bestätigt fühlen. Damit wird emotionale Verbundenheit eingeschlossen. Der *konkret Andere* ist ein leibliches, bedürftiges und verletzliches Wesen – und wir sind eingeladen, die andere Person (sowohl die pflegeempfangende als auch die pflegeleistende Person) als diesen *konkret Anderen* wahrzunehmen.

1.2.4 Abschließende Überlegungen im Praxis- und Gesellschaftsbezug

Während es für fast alles im Leben positive wie negative Vorbilder gibt, so fehlen diese für das Patientensein vielfach. Erfahrungsberichte aus dem sozialen Umfeld können – einseitige – Einblicke vermitteln, fiktionale Fernsehsendungen sowie Reportagen die eigenen Erwartungen prägen. Die Integration in einen neuen Ablauf, z. B. bei einem Krankenhausaufenthalt oder daheim bei Inanspruchnahme von Leistungen der Pflegeversicherung, der nicht so individuell wie gewünscht und oft schwer nachvollziehbar ist, kann überfordern.

Die Aufnahme einer Pflegebeziehung ist auch immer eine Aufgabe von Privat- und Intimsphäre, eine Einschränkung der eigenen Ausdrucks- und Wahlmöglichkeiten. Der Körper diktiert den Tagesablauf – bzw. tun dies die Personen, die die Pflege oder Versorgung geben. Neue Abhängigkeiten entstehen. Auch nach der Entlassung (oder aber wenn die Pflege ambulant erfolgt) müssen Routinen angepasst werden. So braucht die tägliche Selbstpflege mehr Zeit, die Einnahme von Medikamenten erinnert andernfalls symptomlose Menschen an ihren Krankheitsstatus. Weitere Anpassungen – etwa im Arbeitsverhältnis für sich einzustehen oder Hilfe zur Integration einzufordern – erfordern Kraft. Wer ein soziales Netz hat, kann seinen dortigen Verpflichtungen eventuell nicht mehr wie gewohnt nachkommen. Aufgaben müssen neu verteilt werden. Scham darüber, anderen zur Last zu fallen, kann entstehen. Wer ohne soziales Netz lebt, ist auf sich allein gestellt, darf sich keine Regeneration erlauben, ebenso Solo-Selbstständige, die auf ihre Arbeitskraft angewiesen sind.

Die Pflicht, der eigene Anwalt zu sein, endet nicht mit dem Ende einer akuten Versorgung. Gerade Patientinnen und Patienten mit Langzeitbedarfen befinden sich dabei immer in einer Ambiguität. In einer Gesellschaft, die Krankheit durch medizinischen Fortschritt zum Ausnahmefall deklariert hat, müssen gerade bei anderweitig »unsichtbaren« Pflegebedarfen (etwa bei *Long-Covid* oder dem Fatigue-Syndrom) Rücksichtnahme und Verständnis immer wieder erneut durch die Preisgabe teils sensibler Informationen gerechtfertigt werden. Die damit einhergehende Vulnerabilität und das Etikett der fehlenden Belastbarkeit können Karrierewege wie auch Gruppenzugehörigkeiten verhindern.

> »Auch wenn die Bedrohung des biologischen Überlebens angegangen und effektiv beseitigt wird, bedeutet dies noch lange nicht, daß das soziale Überleben gesichert ist. Physisches Leben reicht nicht aus für die Wiederzulassung […] zu einer Gesellschaft, aus der sie zuvor ausgeschlossen wurden.« (Bauman 2005, S. 22)

Gleichzeitig sehen diese Patientinnen und Patienten sich einem Gesundheitssystem gegenüber, in dem sie nicht die Ausnahme, sondern die Regel sind. Aus diesem Grund wird wenig Raum für die Individualität des Einzelfalles gewährt. Die Krankheit als Ruhepause in interpersonellen Konflikten oder einem anforderungsreichen Arbeitsleben (Freyberger 2014) ist nicht mehr vorgesehen, die teils einschneidenden Erfahrungen, die eine Rekonstruktion des Selbstbildes erfordert, dürfen keinen Raum mehr einnehmen. »Unter Schutz zu stehen, bedeutet nicht, erwünscht zu sein« (Bauman 2005, S. 112). Stattdessen zählen die regelhaft durchgeführten Prozeduren und Liegetage der *gDRGs*. Auch die hohe Nachfrage nach psychosozialer Betreuung im Krankheitsprozess trifft auf ein geringes Angebot. Gibt es Seelsorge, Besuchsdienste sowie Ergotherapie zur Stärkung der Selbstwirksamkeit, sind auch hier oft die personellen Ressourcen knapp. Im ambulanten Kontext fehlen sie teils völlig.

Eine weitere wesentliche Trennlinie verläuft entlang der sozio-ökonomischen Gräben in unserer Gesellschaft. Dabei geht es ausdrücklich nicht um die Trennung von Privatversicherten, Wahlleistungsversicherten und gesetzlich Versicherten. Sie wird insbesondere in der politischen Rhetorik als auch in Berichten etwa über die Einführung der elektronischen Patientenakte (ePA) hochgehoben, lässt jedoch diejenigen außer Acht, die die nationale Armutskonferenz (nak) auf ihrer Fachtagung im Juni 2023 als »vergessene Gruppen« deklarierte. Zu ihnen gehören Wohnungslose, Asylsuchende, EU-BürgerInnen, ehemals Privatversicherte sowie Papierlose. Sie alle werden von unserem versicherungsbasierten System nicht erfasst und fallen durch die Lücken im sozialen Netz (nak 2023). Eine dezidierte politische Agenda der Regierung des 20. Deutschen Bundestages, diese Lücken zu schließen, um Versorgung zu ermöglichen, wird durch den Umstand verneint, dass das Bundesgesundheitsministerium nach eigenen Angaben »aktuell keine Einrichtung einer interministeriellen Arbeitsgruppe zum Thema Armut und Gesundheit« vorsieht (Deutscher Bundestag, Drucksache 20/7148, S. 114). Dabei ist der Zusammenhang zwischen Armut und Krankheitsprävalenz hinlänglich erwiesen und bekannt (Lampert & Hoebel 2023, Trabert 1999, Lampert & Kroll 2010, RKI 2010).

In umgekehrter Richtung ist ebenso wahr, dass Zuzahlungen zu Medikamenten, semioptionale (Präventions-)Maßnahmen, etwa die professionelle Zahnreinigung, sowie Verdienstausfälle bei Arbeitsunfähigkeit (sofern überhaupt ein Einkommen vorhanden ist), dafür sorgen können, dass nicht nur Armut zu Krankheit führt, sondern dass Krankheit (sowie ihre Prävention) auch arm machen kann.

> »Es scheint demnach so zu sein, dass sozial schlechter gestellte Menschen nicht nur kränker sind und früher sterben, sondern darüber hinaus auch in geringerem Maße vom sozialen und wirtschaftlichen Fortschritt profitieren. Es stellen sich damit Fragen, die sich auch an die Legitimation moderner Sozial- und Gesundheitspolitik richten, nämlich inwieweit es sich hierbei um vermeidbare Ungleichheiten handelt, also von sozialen Ungerechtigkeiten gesprochen werden kann.« (Schott & Kuntz 2011, S. 160).

Doch nicht nur makrostrukturell, auch mikrostrukturell verlieren Menschen mit geringem sozio-ökonomischen Status: »In der Regel gilt: Je weiter man die soziale Leiter hinabsteigt, desto ungünstiger fällt das Verhältnis von Belastungen zu Ressourcen aus« (ebd., S. 166). Die Versorgungsstrukturen dürften sich also nicht von unterstellten Ressourcen zur Krankheitsbewältigung im Umfeld der Patientin oder des Patienten abhängig machen. Stattdessen bräuchte es einen strukturellen Ansatz, gemeinsam mit ihnen diese Ressourcen aufzubauen und zu beschaffen. Dieser Ansatz müsste regulär, wenn auch individualisiert angewendet werden. Erst wenn die nötigen Ressourcen bereits bestehen, sollte es hier zu einem Opt-out kommen. Zugegeben – dies ist eine utopische Vorstellung angesichts der raren Ressourcen des Systems, wenn auch eine notwendige.

1.2.5 Fazit

Die Pflegeempfängerinnen und -empfänger und auch die Pflegegebenden in ihren sozialen Strukturen und Bezugssystemen leben in einem Land, das einen starken gesellschaftlichen Wandel mit zahlreichen Wert-Ablöseprozesse und Gegensätzen erfährt. Begriffe wie *Gesellschaft* und *Kultur sind* im Kontext der professionellen Versorgung von Pflegeempfangenden nicht zielführend – sie bergen die Gefahr einer kulturdominierten Sichtweise und Marginalisierung von Menschen sowie das Risiko, Ungleichheiten nicht als kultur*unabhängige Probleme* wahrzunehmen und gesamtgesellschaftlich anzugehen. Einen Blick für Diversitätssensibilität zu entwickeln, diese aktiv zu gestalten und der eigenen Pflegepraxis ethische Dimensionen zuzuschreiben, kann ein Lösungsansatz sein. Wenn es Pflegefachpersonen und Pflegeempfangenden gelingt, den Anderen nicht nur als Menschen mit universalen, unantastbaren Grundrechten und ihm innewohnender (apriorischer) Würde zu sehen, sondern als ein leibliches, bedürftiges und verletzliches Wesen – sprich, ihn als *konkret Anderen* wahrzunehmen, ist ein weiteres wichtiges Fundament gelegt. Diversitätssensible Pflege wird möglich – durch Lernen und Situationsverständnis im ständigen Prozess professioneller und wissenschaftlicher Selbstreflexion. Pflegende dürfen sensibel und kritisch prüfen, welche Ressourcen Patientinnen und Patienten und auch ihre Angehörigen tatsächlich belastbar und langfristig ausschöpfen können. Sie müssen diese aufbauen, sodass pflege- oder versorgungsbedürftige Menschen in ein Umfeld entlassen werden, das sie trägt und unterstützt. Nicht nur die psychische Krankheitsbewältigung würde auf diese Weise positiv beeinflusst, auch Wiederaufnahmen ins Krankenhaus aus vermeidbaren Gründen würden reduziert. Wichtig ist, die Patientinnen und Patienten und ihre Angehörigen in ihren Selbstauskünften und Bedürfnissen ernst zu nehmen – auch dann, wenn eine professionelle Einschätzung zunächst andere Prioritäten in den Blick nimmt. Das Pflegeverhältnis ist ein Vertrauensverhältnis, um das sich alle Seiten bemühen müssen. Der Aufbau von Vertrauen braucht Zeit, ist von interpersonellen Faktoren abhängig und erfordert eine stressarme Umgebung. Angesichts dessen bleibt am Ende festzustellen: Das aktuell bestehende Versorgungssystem ist in dieser Hinsicht weder für die Pflegenden (Sorgenden) noch für die Pflege- oder Versorgungsempfangenden förderlich. Wir befinden uns in einer manifesten, die gesamte Gesellschaft betreffenden Krise – und hier am Wendepunkt.

Literatur

Baldes, M. (2016). *Interkultureller Kompetenzerwerb im Alpentourismus. Handlungspotentiale und Entscheidungshilfen.* Wiesbaden: Springer VS.

Bauman, Z. (2005). *Verworfenes Leben. Die Ausgegrenzten der Moderne.* Bonn: Bundeszentrale für politische Bildung.

Bertelsmann Stiftung & Fondazione Cariplo (Hrsg.) (2008). *Interkulturelle Kompetenz – Die Schlüsselkompetenz im 21. Jahrhundert?* Zugriff am 30.10.2023 unter: https://www.bertelsmann-stiftung.de/fileadmin/files/BSt/Presse/imported/downloads/xcms_bst_dms_30236_30237_2.pdf

Deutscher Bundestag (Hrsg.) (2023). *Schriftliche Fragen mit den in der Woche vom 5. Juni 2023 eingegangenen Antworten der Bundesregierung.* Drucksache 20/7148. Zugriff am 04.12.2023 unter: https://dserver.bundestag.de/btd/20/071/2007148.pdf

Diaz-Bone, R. (2019). *Formen des Schließens und Erklärens.* In: Baur, N. & Blasius, J. (Hrsg.) *Handbuch Methoden der empirischen Sozialforschung,* 2. Aufl., 49–65. Wiesbaden: Springer VS.

Freyberger, H.J. (2014). *Krankheitsgewinn.* In: Mertens, W. (Hrsg.) *Handbuch psychoanalytischer Grundbegriffe,* 4. überarb. u. erw. Aufl., 515–517. Stuttgart: Kohlhammer.

Hahn, H.P. (2011). *Antinomien kultureller Aneignung: Einführung.* Zeitschrift für Ethnologie, Band 136(1), 11–26.

Kohlen, H., Könninger, S. & Fischer, N. (2022). *Die Bedürfnisse der Anderen und Sorgekompetenz von Pflegenden im Krankenhaus.* Pflege und Gesellschaft, 27(3), 212–223.

Krämer, L. (2012). *Brontë Meets Bollywood: The Ambivalences of Appropriation and Adaptation in*

Tamasha's Wuthering Heights. In: Nicklas, P. & Lindner, O. (Hrsg.) *Adaptation and Cultural Appropriation. Literature, Film and the Arts*, 191–192. Berlin/Boston: De Gruyter.

Kroeber, A. L. & Kluckhohn, C. (1952). *Culture. A Critical Review of Concepts and Definitions.* Cambridge, Massachusetts: Peabody Museum Press.

Lampert, T. & Kroll, L.E. (2010). *Armut und Gesundheit.* GBE kompakt 5/2010. Berlin: Robert Koch-Institut. Zugriff am 29.12.2023 unter: https://www.rki.de/DE/Content/Gesundheitsmonitoring/Gesundheitsberichterstattung/GBEDownloadsK/2010_5_Armut.pdf?__blob=publicationFile

Lampert, T. & Hoebel, J. (2023). *Soziale Ungleichheit und Gesundheit.* In: Richter, M. & Hurrelmann, K. (Hrsg.) *Die Soziologie von Gesundheit und Krankheit,* 2. Aufl., 155–172. Wiesbaden: Springer VS.

Mead, G.H. (1925). *The Genesis of the Self and Social Control.* International Journal of Ethics, 35(3), 251–277.

Nationale Armutskonferenz (nak) (Hrsg.) (2023). *Gesundheitsversorgung – ein Menschenrecht!? Vergessene Gruppen in unserem Gesundheitssystem. Fachtag der nak AG Gesundheit am 23. Juni 2023 in Mainz.* Zugriff am 04.12.2023 unter: https://www.nationale-armutskonferenz.de/2023/07/10/gesundheitsversorgung-ein-menschenrecht-vergessene-gruppen-in-unserem-gesundheitssystem/

Reed, T.G. (2021). *Fair Use as Cultural Appropriation.* California Law Review, 109(4), 1373–1442. doi: https://doi.org/10.15779/Z38V97ZS35

Sitta, H. & Tymister, H.J. (1978). *Linguistik und Unterricht.* Tübingen: Max Niemeyer.

Schott, T. & Kuntz, B. (2011). *Sozialepidemiologie: Über die Wechselwirkungen von Gesundheit und Gesellschaft.* In: Schott, T. & Hornberg, C. (Hrsg.) *Die Gesellschaft und ihre Gesundheit. 20 Jahre Public Health in Deutschland: Bilanz und Ausblick einer Wissenschaft*, 159–171. Wiesbaden: VS Verlag für Sozialwissenschaften. doi: https://doi.org/10.1007/978-3-531-92790-9_8

Tezcan-Güntekin, H. (2020). *Diversität und Pflege. Zur Notwendigkeit einer intersektionalen Perspektive in der Pflege.* In: Bundeszentrale für politische Bildung (Hrsg.) *Pflege. Praxis – Geschichte – Politik.* Aus Politik und Zeitgeschichte (Pflege), 250–265. Schriftenreihe Band 10497. Bonn.

Thomas, A. (2003). *Interkulturelle Kompetenz. Grundlagen, Probleme und Konzepte.* Erwägen – Wissen – Ethik 14(1), 137–228.

Thomas, A. (2006). *Interkulturelle Handlungskompetenz – Schlüsselkompetenz für die moderne Arbeitswelt.* Arbeit, 15(2), 114–125. doi: https://doi.org/10.1515/arbeit-2006-0206

Trabert, G. (1999). *Armut und Gesundheit: Soziale Dimension von Krankheit vernachlässigt.* Dtsch Arztebl, 96(12), A-756–760.

Tronto, J. (1993). *Moral Boundaries: A Political Argument for an Ethic of Care.* New York: Routledge. doi: https://doi.org/10.4324/9781003070672

Yildiz, E. (2014). *Postmigrantische Perspektiven: Aufbruch in eine neue Geschichtlichkeit.* In: Yildiz, E. & Hill, M. (Hrsg.) *Nach der Migration: Postmigrantische Perspektiven jenseits der Parallelgesellschaft*, 19–48. Bielefeld: transcript. doi: https://doi.org/10.1515/transcript.9783839425046.19

1.3 Bedarfe und Bedürfnisse der Pflegeempfängerinnen und -empfänger und ihrer Angehörigen

Brigitte Bührlen

1.3.1 Wer pflegt?

Der Begriff »Pflege« wird im deutschen Pflegesystem und im allgemeinen Sprachgebrauch als gleichbedeutendes Synonym für professionelle Pflege verwendet. Tatsache ist allerdings, dass 86 % der Menschen jeden Alters mit Pflegegraden von nahestehenden Menschen, oft Angehörigen, versorgt und gepflegt werden. 19 % davon werden mit Unterstützung ambulanter Pflegedienste, 67 % ohne professionelle Hilfe rund um die Uhr allein von Angehörigen nahezu jeden Alters gepflegt und begleitet (Statistisches Bundesamt 2025).

Welche Aufgaben haben pflegende Angehörige, welche Position und welchen Stellenwert hat die Angehörigenpflege im deutschen Pflegesystem? Was sollte, was muss aus Sicht von Menschen mit Pflegebedarf und ihrer Angehörigen verändert werden? Auf diese Fragen soll nachfolgend eingegangen werden.

1.3.2 »Pflege« aus der Sicht pflegender Angehöriger

Überblick

Pflegebedarf kann in jedem Lebensalter vorhanden sein oder sich entwickeln. Pflegeleistungen im pflegefachlichen Sinn werden durch professionell Pflegende erbracht. Die Finanzierung erfolgt in einem definierten Rahmen durch eine solidarisch finanzierte Pflicht-Pflegeversicherung sowie durch privaten finanziellen Einsatz. Pflegekassen erkennen Angehörige als Pflegepersonen an, wenn sie einen nahestehenden Menschen mit Pflegegrad 2 oder höher pflegen und die Pflege mindestens zehn Stunden, verteilt auf wenigstens zwei Tage pro Woche ausgeübt wird. Daneben darf nicht mehr als 30 Stunden beruflich gearbeitet werden. Die Pflege muss in häuslicher Umgebung erfolgen. Im SGB XI, in welchem die Belange der sozialen Pflegeversicherung geregelt sind, werden Leistungen festgelegt, die Pflegekassen für ihre Versicherten und deren anerkannte Pflegepersonen erbringen. Dazu zählen Sach- und Geldleistungen ebenso wie Dienstleistungen. Dabei koordinieren und überprüfen Pflegekassen die pflegerische Versorgung ihrer Versicherten. Sie überwachen die Effektivität und die Wirtschaftlichkeit der Leistungen. Leistungen für Pflegepersonen sind u. a. das Angebot von Schulungen und Pflegekursen sowie, unter bestimmten Voraussetzungen, die Finanzierung von Beiträgen zur Rentenversicherung für nicht erwerbstätige Pflegepersonen (Simon 2021).

Professionelle Pflege

Die Grundlagen der professionellen Pflege und die Rahmenbedingungen für professionelle Pflegeleistungen, werden auf gesetzlicher Grundlage von Pflegekassen festgelegt.

Professionelle Pflegeleistungen werden im Wesentlichen nach der Definition des »International Council of Nurses« (ICN 2021) erbracht. Sie gründen auf wissenschaftlichen Erkenntnissen, ethischen Prinzipien und rechtlichen Regelungen. Professionelle Pflege wird gegen Entgelt erbracht (ZQP 2023). Eine zahlenmäßig nicht erfasste Anzahl von professionell Pflegenden pflegt und versorgt zusätzlich privat eigene Angehörige mit Pflegebedarf. Sie leisten also neben der professionellen Pflege auch noch informelle Pflege und müssen Beruf und Pflege vereinbaren.

Informelle Angehörigenpflege

Fallbeispiel 1

Frau Y., verheiratet, drei Kinder zwischen zehn und 16 Jahren, betreut ihre zunehmend unter Demenz leidende Mutter. Diese wohnt in einer Einliegerwohnung im gemeinsamen Haus. Bislang konnte sie sich weitgehend selbst versorgen. Nun lässt diese Fähigkeit zunehmend nach. Frau Y. arbeitet halbtags in der Arztpraxis ihres Mannes mit. In ihrem erlernten Beruf kann sie die Sorge um ihre Mutter nicht mit den beruflichen Anforderungen vereinbaren.

Frau Y. ist verantwortlich für den eigenen Haushalt und muss immer mehr Aufgaben auch im separaten Haushalt ihrer Mutter übernehmen. Dabei achtet sie sehr darauf, dass ihre Mutter die Unterstützung nicht als übergriffig empfindet. Das kostet viel Zeit. Für ihre Kinder möchte Frau Y. immer ein offenes Ohr haben und ihnen neben Unterstützung bei schulischen Problemen auch eine verlässliche Begleiterin auf dem Weg zum Erwachsenwerden sein.

In der Praxis darf Frau Y. keine Fehler machen. Sie muss den Patientinnen und Patienten gegenüber empathisch sein, sie muss verlässlich arbeiten und meint, als Frau des Praxisinhabers keine Schwäche zeigen zu dürfen.

Der Mann von Frau Y. kann gut mit der Demenz der Schwiegermutter umgehen. Die Kinder haben ebenfalls keine Probleme. Nur Frau Y. schafft es emotional und organisatorisch zunehmend schlechter mit der Situation umzugehen. Sie hat das Gefühl den an sie gestellten Anforderungen nicht mehr gerecht werden zu können. Ihre beiden Geschwister wohnen nicht vor Ort und können, nach deren Aussage, die Versorgung der Mutter nicht übernehmen.

Externe Unterstützung zu organisieren schafft Frau Y. nicht. Sie weiß nicht, an wen sie sich wenden soll. Einen Pflegegrad beantragt sie nicht. Der dafür nötige zusätzliche bürokratische Aufwand schreckt sie ab. Sie hat das Gefühl, dass ganz offensichtlich ihre Familie sowie ihr weiteres Umfeld mit der Demenz ihrer Mutter gut zurechtkommt, nur sie nicht. Letztendlich organisiert sie einen Heimplatz für die Mutter. Dort besucht sie ihre Mutter regelmäßig, geht mit ihr spazieren, gibt ihr, als sie bettlägerig wird, fast täglich Essen und Trinken ein. Sie engagiert sich im Heimbeirat und stellt fest, dass sie nur wenig verändern kann an den nicht immer idealen Rahmenbedingungen in der Einrichtung. Es geht im Beirat vor allem um mangelndes Personal, um Probleme beim Essen, bei der Zimmereinigung und bei der Wäsche. Sie macht die Erfahrung, dass das Wohlbefinden der Bewohnenden keinen besonderen Stellenwert hat.

Ihr Fazit: Sie hat sich jahrelang um ihre Mutter gekümmert, sie konnte viele Jahre lang wegen der Sorge um die Mutter nicht Vollzeit in ihrem ursprünglich erlernten Beruf arbeiten. Die jahrelange psychische und physische Belastung ist nicht spurlos an ihr vorübergegangen. Ihre Rente fällt niedriger aus als sie ohne die Sorge um ihre Mutter ausgefallen wäre.

Die informelle Angehörigenpflege ist eine zeitlich und inhaltlich nicht definierte ganzheitliche Sorgeleistung, die subsidiär, unentgeltlich als »Liebesdienst« auf dem Boden einer moralischen, von Werten bestimmten Haltung gegenüber nahestehenden Personen nicht selten rund um die Uhr erbracht wird. Maßgebliche rechtliche Grundlagen sind im Bürgerlichen Gesetzbuch, dem BGB, verankert (§ 1618a und § 1353 BGB). Diese Rechtsgrundlage stellt seit über 150 Jahren die Basis der informellen Angehörigenpflege dar. Obwohl in dieser Zeitspanne erhebliche gesellschaftliche Veränderungen stattgefunden haben, wurden die Rahmenbedingungen zur informellen Angehörigenpflege nicht adäquat den Erfordernissen reformiert. Frauen, zu deren Aufgaben vor 150 Jahren neben Kindererziehung auch die Pflege von Angehörigen gehörte, sind mittlerweile in der Regel gut ausgebildet und berufstätig. Angehörige leben nicht mehr unbedingt wohnortnah in der Nähe ihrer pflegebedürftigen Angehörigen, sondern sind eventuell über die ganze Welt verstreut.

Neben vom Pflegegrad abhängigen Sozialleistungen für anerkannte Pflegepersonen fließen keine Gelder direkt an pflegende Angehörige. »Pflegende Angehörige« und »pflegender Angehöriger« sind keine rechtssicher definierten Begriffe. Es existiert auch keine rechtssicher verankerte Tätigkeitsbeschreibung für die Angehörigenpflege.

Die subsidiäre Verortung der Angehörigenpflege bedeutet, dass Angehörige für ihre Pflege kein Geld erhalten. Das führt oft zwangsläufig, mangels sonstiger finanzieller Einkünfte und finanzieller Möglichkeiten, sich eine auskömmliche Altersversorgung zu schaffen, zu Altersarmut. Laut AOK Pflege-Report 2016 erzielt die Angehörigenpflege, wenn man ihren Stundenaufwand mit dem Mindestlohn multipliziert, eine Wertschöpfung von ca. 37 Mrd. € jährlich. Das ist ein Mehrfaches dessen, was die Pflegekassen einnehmen (Hamberger 2016). Die Rund-um-die-Uhr-Versorgung von Menschen mit Pflegebedarf ist also auf einem nicht rechtssicher verankerten Fundament gegründet und soll bislang »so nebenher« unentgeltlich erbracht werden.

Wenn »Pflege« als Synonym für professionelle Pflege verwendet wird, wo sind dann die 84 % Angehörigenpflege angesiedelt? Der Begriff »Laienpflege« erscheint nicht angemessen für die Sicherstellung einer umfassenden Pflege und Versorgung von Menschen mit Pflegebedarf jeden Alters an 24 Stunden und 365 Tagen im Jahr. Ganz selbstverständlich steht in der subjektiven gesellschaftlichen Wahrnehmung die wissensbasierte professionelle Pflege hierarchisch über der erfahrungsbasierten informellen Pflege.

Pflegebedarfe und -bedürfnisse abhängig vom Alter Pflegebedürftiger

Pflege- und Sorgebedarf kann sich in jedem Alter akut ergeben oder schleichend entwickeln.

Der Schwerpunkt der informellen Pflege unterscheidet sich in wesentlichen Punkten von dem der professionellen Pflege. Während professionelle Pflege vor allem auf skalierbarem, fakten- und evidenzbasiertem Wissen gründet, basiert und agiert informelle Pflege in großen Teilen auf einer an den individuellen Bedarfen des Alltags ausgerichteten Erfahrungskompetenz, auf Beziehungsfaktoren und Emotionalität.

Erforderliche Unterstützungs-, Pflege- und Sorgeleistungen sind abhängig vom Alter der Pflegebedürftigen sowie vom jeweiligen Pflege- und Unterstützungsbedarf. *Kinder und Jugendliche* benötigen neben den täglichen, nach Alter und Pflegebedarf unterschiedlichen Pflege- und Sorgeleistungen auch Begleitung und Assistenz beim Besuch inklusiver Einrichtungen wie bspw. Kinderkrippen, Kindergärten und Schulen. Anschließend sollte eine Berufsausbildung oder ein Studium sowie die Organisation eines möglichst eigenständigen Lebens gefördert werden. Diese Aufgaben erfordern zum Teil einen Einsatz rund um die Uhr von Eltern bzw. Elternteilen und nicht selten auch von Geschwistern und anderen Familienmitgliedern sowie Freunden und weiteren nahestehenden Menschen.

In der *Erwachsenenpflege* stehen andere Bedarfe wie die Ermöglichung von Berufstätigkeit und der Erhalt von Partnerschaften im Mittelpunkt.

Haben bis zum 18. Lebensjahr Erziehungsberechtigte ein rechtliches Vertretungs- und Entscheidungsrecht, so sieht das nach dem 18. Lebensjahr ganz anders aus. Nur rechtlich bevollmächtigte Personen gemäß § 1814 BGB können für einen Menschen mit Pflegebedarf entscheiden bzw. dessen Willen zur Geltung bringen. Angehörige sind oft rechtlich Bevollmächtigte und Pflegepersonen. Bei Erwachsenen mit Pflegebedarf geht es um die Ermöglichung von Berufstätigkeit, um Partnerschaft, um Wohnungsprobleme und finanzielle Zukunftssicherung. *Ältere Menschen* mit Unterstützungs- und Pflegebedarf benötigen nicht selten vielfältige Hilfen. Neben der Motorik sind oft auch Sinne wie Hören und Sehen beeinträchtigt. Auch kognitive Fähigkeiten können vermehrt nachlassen.

Fallbeispiel 2

Frau X. kämpft nach eigener Aussage an allen Fronten. Ihr Mann (um die 50 Jahre alt) lag längere Zeit im Krankenhaus und soll nun entlassen werden. Sie hat Ärger mit einem für sie undurchsichtigen Pflegemanagement sowie mit dem sozialen Dienst. Es finde keine Kommunikation statt, berichtet sie, sie erhält keine Informationen, was sie wann machen muss. Frau X. hat sich Literatur zur Pflege bestellt und will sehen, wie sie Beruf und

Pflege vereinbaren kann. Sie hat noch keinen Pflegedienst und hofft, dass der soziale Dienst des Krankenhauses, in dem ihr Mann sich noch befindet, diese Aufgabe für sie übernimmt. Sie kennt sich nicht aus. Es wird ihr gesagt, dass sie das selbst übernehmen und irgendwie regeln muss. Ihr Mann ist in der Klinik aus dem Rollstuhl gefallen, weil er keinen ›Sicherungsgurt‹ hatte. Da er eine Ataxie hat, braucht er einen Rollstuhl mit Gurt. Frau X. fehlt die Information, worauf sie achten muss. Sie vermisst einen Pflegekurs, den sie gerne gemeinsam mit professionell Pflegenden im Krankenhaus machen würde. Angebote für den Umbau der Wohnung würde sie gerne einholen, weiß aber auch da nicht, worauf sie achten muss, wo sie was beantragen muss. Sie habe immer mehr Wut auf dieses Pflegesystem.

Bedarfe und Bedürfnisse Pflegebedürftiger und daraus resultierende Tätigkeitsbeschreibung pflegender Angehöriger

Je nach dem Alter Pflegebedürftiger und nach ihren Pflegebedarfen sowie -bedürfnissen umfasst Angehörigenpflege:

- pflegerische Tätigkeiten wie Lagerungen, Windelwechsel, Essen eingeben, Körperpflege, Verbände wechseln/anlegen, Medikamente einteilen, verabreichen und anderes mehr. Toilettengänge müssen mehrmals täglich begleitet bzw. im Bett ermöglicht werden. Ein Transfer vom Bett in einen Rollstuhl oder Stuhl sind ebenso ein Bestandteil informeller Pflege wie die Hinzuziehung und Organisation von professioneller Pflege.
- Hauswirtschaftliche Leistungen, wie die Übernahme der Haushaltsführung, die neben Einkaufen auch die Zubereitung von Mahlzeiten sowie deren Verabreichung umfasst, müssen erbracht werden. Die Wohnung muss gereinigt, Wäsche muss gewaschen und schrankfertig bzw. wieder nutzbar gemacht werden. Textilien müssen ausgebessert werden. Blumen und Tiere wollen versorgt, Mobiliar gepflegt und die Wohnung instandgehalten werden.
- Teile der Wohnung müssen nicht selten pflegegerecht umgebaut und ausgestattet werden.
- Einen großen Zeitanteil nehmen Gespräche ein, die aus einer biografischen Verbundenheit heraus Zeit für empathisches Verstehen erfordern.
- Familiäre Angelegenheiten sind zu regeln.
- Die Teilnahme am gesellschaftlichen Leben wird ermöglicht, um Kontakte zu Freundinnen und Freunden, zur Kirche oder zu Vereinen nicht abbrechen zu lassen.
- Bürokratische Angelegenheiten mit Kranken- und Pflegekassen oder mit Pflegediensten müssen geregelt werden.
- Steuer- und Rentenangelegenheiten sowie die medizinische Versorgung müssen ebenso organisiert werden wie Termine mit Ärzten und Ärztinnen und verschiedenen Therapeuten und Therapeutinnen ausgemacht, ein Transfer bewerkstelligt und durchgeführt werden.
- Rezepte werden zur Apotheke gebracht und Medikamente abgeholt, der Kontakt zu Sanitätshäusern hergestellt und begleitet.
- Bankgeschäfte, Mietangelegenheiten, Hauskosten und rechtliche Anforderungen wie Fragen des Miet-, des Zivil-, oder des Pflegerechts müssen geklärt oder auch ein Wechsel des Aufenthaltsortes wie Tages- und Kurzzeitpflege oder ein Wechsel zu einem stationären Aufenthalt muss ermöglicht und organisiert werden.

Fazit

Diesen und weiteren Anforderungen stehen Angehörige gegenüber. Viele Angehörige fühlen sich überfordert dabei, Beruf, eigene Familie und Pflege miteinander zu vereinbaren. Neben der Organisation des eigenen Lebenskreises auch noch den eines anderen Menschen zu strukturieren, zu organisieren und zu gestalten, kann Angehörige in vielfältiger Hinsicht an und über ihre Grenzen und Möglichkeiten hinausbringen. Nicht selten werden sie selbst krank und unterstützungsbedürftig (Bohnet-Joschko & Bidenko 2019). Gut ausgebildete, berufstätige Frauen sind nicht mehr ohne weiteres bereit, auf ihre berufliche Weiterentwicklung zu verzichten und unentgeltlich oft jahre- oder jahrzehntelang zu pflegen und das Risiko einer möglichen Altersarmut auf sich zu nehmen. Viele Angehörige wohnen in anderen Teilen des Landes oder im Ausland. Pflege auf Distanz muss organisiert werden (ZQP 2022). Viele Menschen haben keine Angehörigen. Es erscheint finanziell, personell und organisatorisch ausgeschlossen, die Angehörigenpflege mit professioneller Pflege bzw. durch ausländische Betreuungskräfte substituieren zu wollen.

Unser starr versäultes, an ökonomischen Kriterien ausgerichtetes Pflegesystem ist aufgrund der ungeklärten Rahmenbedingungen in der Angehörigenpflege nicht zukunftssicher. Was sollte, was muss getan werden?

Ausblick

Das Wohlergehen von Menschen mit Pflegebedarf und der sie professionell und informell Pflegenden muss wieder in den Mittelpunkt gestellt werden. Die künftige Sicherstellung einer ganzheitlichen Pflege, die Zukunft einer flächendeckenden pflegerischen »Rund-um-die-Uhr-Versorgung« sollte möglichst umgehend politisch, wirtschaftlich und gesellschaftlich thematisiert und sowohl realitäts-, bedarfs- als auch zukunftsorientiert reformiert werden.
Ökonomische Faktoren sind wichtig, sie dürfen aber nicht wichtiger sein als das Wohlergehen und die Zufriedenheit von Menschen mit Pflegebedarf und der sie professionell und informell pflegenden und begleitenden Menschen.

Literatur

Bohnet-Joschko, S. & Bidenko, K. (2019). *Pflegende Angehörige: Hoch belastet und gefühlt allein gelassen.* Dtsch Arztebl, 116(46), 20. doi: https://doi.org/10.3238/PersOnko.2019.11.15.04

Hamberger, B. (2016). *Pflegende Angehörige pflegen im Wert von 37 Milliarden Euro. AOK Pflege-Report 2016.* Zugriff am 06.01.2024 unter: https://archiv.gesundheitsstadt-berlin.de/pflegende-angehoerige-pflegen-im-wert-von-37-milliarden-euro-8238/

International Council of Nurses (ICN) (Hrsg.) (2021). *Der ICN-Ethikkodex für Pflegefachpersonen.* Zugriff am 06.01.2024 unter: https://www.wege-zur-pflege.de/fileadmin/daten/Pflege_Charta/Schulungsmaterial/Modul_5/Weiterfu%CC%88hrende_Materialien/M5-ICN-Ethikkodex-DBfK.pdf

Simon, M. (2021). *Das Deutsche Gesundheitssystem in Deutschland. Eine Einführung in Struktur und Funktionsweise.* 7. überarb. u. erw. Aufl. Bern: Hogrefe.

Statistisches Bundesamt (Hrsg.) (2025). *Pressemitteilung Nr. 478 vom 18. Dezember 2024.* Zugriff am 11.01.2025 unter: https://www.destatis.de/DE/Presse/Pressemitteilungen/2024/12/PD24_478_224.html

Zentrum für Qualität in der Pflege (ZQP) (Hrsg.) (2022). *Unterstützung aus der Distanz: Wenn Pflegebedürftige nicht nebenan wohnen.* Zugriff am 06.01.2024 unter: https://www.zqp.de/wp-content/uploads/ZQP_PI_DistanceCaregiving.pdf

Zentrum für Qualität in der Pflege (ZQP) (Hrsg.) (2023). *Professionell Pflegende in Deutschland.* Zugriff am 06.01.2024 unter: https://www.zqp.de/schwerpunkt/professionell-pflegende/

1.4 Pflegende Angehörige und ihre Stellung in unserer Gesellschaft – eine Streitschrift

Annelie Wagner

1.4.1 Namenlos und im Verborgenen

Was fällt beim Thema Pflege meist zuerst ein? Es sind die Nachrichten vom Pflegenotstand, hohen Kosten und Personalproblemen in der ambulanten und stationären Pflege. Doch dieser Bereich macht gerade einmal 16 % der Gesamtpflege in der Bundesrepublik aus. Wo bleibt der große Rest der Pflegearbeit? Ihn schultern die pflegenden Angehörigen. Wie oft werden sie erwähnt? Ein Problem, das die pflegende Angehörige (PA) haben, ist, dass die Themen um sie eigentlich kaum Thema sind – weder in der Politik noch in den Medien. Warum ist das so?

Einerseits wähnen sich viele Menschen, die das Thema Pflege noch nie tangiert hat, in der trügerischen Sicherheit, dass es ja dafür Einrichtungen gibt. Im Notfall werden sie dort schon ein Plätzchen finden. Mit diesem kurzen Gedanken wird Pflege dann schnell wieder in der Schublade »Tabuthemen« abgelegt. Andererseits ist es vielfach noch immer selbstverständlich, dass, wenn ein Mensch hilfsbedürftig wird, im privaten Umfeld ein anderer da ist, der dann hilft – aus Liebe und natürlich unentgeltlich.

Dass dem so zu sein hat, lesen wir in alten Gesetzen, die teils noch auf das 19. Jhd. zurückgehen. Die Paragrafen zur Beistandspflicht von Angehörigen im BGB definieren die »rechtliche und sittliche Beistandspflicht« zwischen Eltern und Kindern (und natürlich auch umgekehrt) sowie zwischen Ehegatten. Insbesondere formuliert der § 1618a BGB »Eltern und Kinder sind einander Beistand und Rücksicht schuldig.« Und wozu ändern, was sich so lange bewährt hat – oder bewährt zu haben scheint?

Noch heute gibt es Entscheidungsträger in deutschen Landen, die den Frauen gern Herd und Familie als natürlichen Lebensmittelpunkt zuweisen wollen. Da wirkt es nur natürlich, dass auch die Pflege von Familienmitgliedern jeden Alters zum unentgeltlich wahrzunehmenden Aufgabenkreis zählt. Noch leben die Generationen, die das einst so verinnerlicht haben. Allerdings ist in den letzten Jahrzehnten der Anteil der Männer gestiegen, der ebenfalls Pflegearbeit übernommen hat, und liegt aktuell bei ca. 20–40 % (ZQP 2023).

Daheim gepflegt werden Personen allen Alters, wobei die Häufigkeit bei Betagten natürlich die höchste ist. Die, die sich um sie kümmern, sind zumeist erwachsene Familienangehörige und Partner. Aber auch minderjährige Kinder, andere Verwandte, Freunde und Nachbarschaft können an der Pflege beteiligt sein.

Doch haben die sich Kümmernden überhaupt das Gefühl, PA zu sein? Oft nicht. Dazu fehlt nicht nur das Bewusstsein um das gesellschaftlich relevante Tun, sondern viele zählen das Umsorgen und Organisieren für Hilfsbedürftige nicht als Pflege. Das stimmt auch. Doch wo soll die Grenze gezogen werden? Dort, wo Grundpflege beginnt oder vorher, z. B. bei der Betreuung an Demenz Leidender? Dort, wo ein Bedürftiger ohne Hilfe Schaden nimmt und die Helfenden in bedeutendem Maße zeitlich gebunden sind? Die Abgrenzung bedarf einer differenzierteren Betrachtung, als sie sich bis jetzt in unserer Gesetzgebung findet.

Einen Aufschrei beim Begriff »pflegende Angehörige« gibt es oftmals aus den Reihen der examinierten Pflegekräfte. Wie kann das, was Laiinnen und Laien tun, als Pflege bezeichnet werden! Dazu braucht es eine Ausbildung. Was diese Haltung bewirkt, wissen die »pflegenden Angehörigen« nur zu gut.

Unsere Sozialgesetzlichkeit verweigert noch immer weitestgehend den Begriff der pflegenden Angehörigen. Wer es geschafft hat, dass eine zu pflegende Person einen Pflegegrad erhalten hat, wird im weiteren Verwaltungsablauf gefragt, ob die Pflege im Rahmen von § 37 Abs. 3 SGB XI gesichert ist. Wer dafür die Verantwortung übernimmt, wird dann als Pflegeperson eingetragen. *Pflegepersonen im Sinne des Sozialgesetzbuches (SGB XI) sind Personen, die nicht erwerbsmäßig einen Pflegebedürftigen in seiner häuslichen Umgebung pflegen.* Ist die Pflegeperson, oft unter Maßgabe der o. g. Beistandspflicht, gefunden, hält sich der Gesetzgeber verantwortungsseitig und auch finanziell sehr zurück und lässt damit die pflegenden Angehörigen nicht selten allein. Datenmäßig bekannt ist die Pflegeperson einzig der Pflegekasse und wird damit auch statistisch erfasst. Das ist aber nur die halbe Wahrheit. Besonders in größeren Familien oder vergleichbaren Gruppen können mehrere Mitglieder pflegerisch aktiv sein. Nicht selten werden Anträge auf den Pflegegrad abgelehnt oder gar nicht erst gestellt. Und wer zählt Angehörige, die in anderen Wohngemeinschaften oder Pflegeheimen täglich helfend wirken? Viele werden nicht wahrgenommen.

Es gibt eine nicht zu unterschätzende Dunkelziffer bei den 2019 vom Sozio-ökonomischen Panel (SOEP) angenommenen rund 5,3 bis 8 Mio. pflegenden Angehörigen, mit der Annahme, dass zwei Personen aus dem nahen Umfeld pro Pflegebedürftigen pflegen (ZQP 2023). Würde in die Pflegesituationen tiefer hineingeschaut, müssten die Arbeitslast und die inzwischen wissenschaftlich belegte Ausbeutung in der Laienpflege reguliert werden. Die Abmilderung der Folgen für die pflegenden Angehörigen wird, besonders von Konservativen, als Fass ohne Boden gesehen und daher nur homöopathisch angegangen. Eine Neuverhandlung wirtschaftlicher und sozialer Rahmenbedingungen täte der häuslichen Pflege not. Vorausschauende sehen hier neue Chancen für ein kultiviertes Miteinander, werden aber noch selten gehört.

Wer in der Häuslichkeit federführend Sorge und Pflege leistet, heißt per Gesetz Pflegeperson. Der Begriff kommt aus dem Baukasten der Gesetzes- und Verwaltungssprache und wirkt kalt. Aber es geht noch schlimmer. Noch immer werden in der Wissenschaft pflegende Angehörige als informell Pflegende bezeichnet. Das »informell« bezieht sich hier insbesondere auf die Unentgeltlichkeit des Tuns. Dies soll keinesfalls falsch verstanden werden, ich erwarte nicht für jeden helfenden Handgriff für Bedürftige stets und ständig ein Entgelt. Aber alles hat Grenzen. Die häusliche Pflege eines Schwerkranken über einen längeren Zeitraum ist Arbeit und die gehört entlohnt, alles andere ist per Gesetz gestützte Ausbeutung.

Bei welchen Ministerien geht es eigentlich um die Belange der Pflege und damit der pflegenden Angehörigen? Da sind in erster Linie das Bundesministerium für Gesundheit (BMG) und das Bundesfamilienministerium (BMFSFJ). In beiden wird in freien Texten (nicht Gesetzestexten) die Pflege durch Angehörige und damit auch »pflegende Angehörige« verwendet. Ein weiteres Ministerium kümmert sich ebenfalls um das Thema, das Bundesministerium für Bildung und Forschung (BMBF). Dort sprechen Forschende noch immer von informell Pflegenden. Doch ist seit einiger Zeit zu beobachten, dass langsam Bewegung in die Semantik kommt, was mehr Achtung und Wertschätzung für pflegende Angehörige erhoffen lässt.

Es wäre an der Zeit sich auf einen Begriff zu einigen und nicht mit anonymisierenden Umschreibungen zu arbeiten, die den Status quo zementieren. Es braucht eine klare Sprache und eine klärende Einigung darüber, was PA sind. Leicht wird das bei einer heterogenen Bevölkerungsgruppe von ca. fünf Mio. Menschen (Statistisches Bundesamt 2022) nicht.

Jenseits der Begrifflichkeit müssen auch Selbstidentifikation und Sichtbarkeit der pflegenden Angehörigen eine neue Qualität erreichen. Es muss verstärkt gesehen werden, was diese tun und was sie für ihre so wichtige Arbeit brauchen. Sie wachsen in ihrer Aufgabe. Nicht jeder ist völlig ungelernt, nicht jeder auf alles vorbereitet. Es gäbe einen Kosmos des Wissens um häusliche Pflege durch Angehörige, den es wenigstens im Ansatz zu vermitteln gilt. Es bedarf angemessener Hilfen, damit sie nicht untergehen. Auch ihre Gesundheit muss geschützt werden. Ihre Arbeit sollte entlohnt und ihr Erfahrungsschatz gehoben werden. Das Tun im Verborgenen darf nicht zu sozialer Ausgrenzung führen. Gesetze aus grauer Vorzeit sind heutiger Lebensrealität anzupassen. Eine klarere Sprache, ein bewussteres Hinschauen, wirksames Unterstützen und eine angesehene Position in der Gesellschaft für pflegende Angehörige sind unabdingbar, auch für die Pflegebereitschaft künftiger Generationen. In diesem Prozess sollte es ihnen ermöglicht werden, ihre Interessen selbst zu vertreten – und zwar in einer gestützten Organisationsform bundesweit, die ihre besondere Situation berücksichtigt. Die altbekannte Vereinsform hat in Jahrzehnten nicht mal eine Handvoll Initiativen hervorgebracht – mit nur sehr verhaltener Wirksamkeit und unbegründeter Konkurrenz.

Es ist es nicht so, dass sich gar nichts entwickelt. Es gibt ein lobenswertes Projekt: Die Gesellschaft für Gemeinsinn e. V. hat es mit der »Quartierspflege« beim bundesweiten Wettbewerb zur Förderung sozialen Engagements, der unter der Schirmherrschaft des Bundeskanzlers stattfindet, unter die Top 3 der Projekte geschafft. Außerdem wurden sie im Bereich Gesundheit vom Deutschen Demografie Preis (Das Demographie Netzwerk e. V. (ddn) 2023) nominiert. Die Quartierspflege ist eine Sorgegemeinschaft, die die Rolle von pflegenden Angehörigen stärkt und diese zu einem Partner des Sorgearrangements auf Augenhöhe machen will. Das Projekt setzt Umdenken und Solidarität für ein gelingendes Miteinander voraus (Gesellschaft für Gemeinsinn e. V. o. J.).

Die sich derzeit immer weiter verschärfende Pflegekrise bedarf eines Masterplanes, bei dem die Belange von PA mit ganz oben stehen müssen. Jeder sollte sich bewusst sein, dass man über kurz oder lang selbst aktiv oder passiv von Pflegebedürftigkeit betroffen sein kann. Warten wir nicht, bis es zum Handeln zu spät ist.

1.4.2 Pflegende Angehörige in den Medien – entmutigte Einzelkämpfer

Vieles begann mit Claus Fussek im TV. Er war wohl der erste, der eindringlich die Heimpflege kritisierte. Zuletzt war ein kurzes Interview im br-tv zu sehen, wo er völlig resigniert und verzweifelt sprach – was schon problematisch gesehen werden kann. Eine völlig negative Abkehr, so etwas nutzt niemandem. Jedem Kämpfenden sei die Rente oder eine Kampfpause gegönnt, jedoch wäre nach persönlicher Einschätzung eine Nachfolge wichtig.

Bei all seinen Verdiensten betrachtete er die Pflege stets aus dem Inneren heraus, außerdem aus der vorwiegend Münchner bzw. bayrischen Sicht und ließ dabei die Anliegen Ostdeutschlands eher außen vor. Trotz seines starken Einsatzes fehlte bei Fussek die Verbundenheit, und somit Stärke, mit anderen Gleichgesinnten, die einen objektiveren Blick auf das System in seiner Ganzheit und die damit einhergehenden mangelhaften Gesetzlichkeiten vorweisen. Einzelkämpferinnen und -kämpfer können vorangehen, aber sie sind nicht dauerhaft erfolgreich.

Im TV kommen PA vorwiegend als Homestory vor. Diese sind so traurig und wenig zahlreich bei vorwiegend westdeutschen Sendern, dass sie wohl immer noch nicht als Großteil der Pflegenden, als 2/3 der Pflegesäule, wahrgenommen werden. Es fehlt ihnen auch das Selbstverständnis. In Studios zu Talkrunden werden sie erst eingeladen, wenn sie noch irgendetwas zusätzlich getan haben,

z. B. ein Buch geschrieben oder nach Berlin zu Fuß gelaufen sind, wie Herr Krastel.

Beim MDR gab es vor einigen Jahren auch eine Frau, die von der Heimleiterin (arbeitslos) zur PA wurde. Sie war oft im TV. Die Frau war eine extreme Einzelkämpferin – Expertinnen und Experten boten ihr fachlichen Rat bei der Formulierung ihrer Petition an, sie ignorierte alles und zog mit über 100.000 gesammelten Unterschriften siegessicher im Petitionsausschuss in Berlin ein. Sie sammelte bereits Unterschriften, obwohl noch gar nichts formuliert war. Zuletzt gab es einen großen Artikel in der Leipziger Volkszeitung, wo sie als am Boden zerstört dargestellt wurde als jemand, der den Glauben an die Demokratie verloren hat.

Wir wundern uns heute, wie viel Volk den Glauben an Demokratie verloren hat. In den Medien sind oft Einzelkämpferinnen und -kämpfer mit scheinbar schneller Erfolgserwartung und einem Mangel an Demokratieverständnis und Zusammenhalt zu sehen – und am Ende schreibt die Presse nur einige wenige Einzelaussagen, aber nichts dazu, welche Gründe die Menschen zu diesen Aussagen gebracht haben.

Zurück zu den bekannt gewordenen PA. Eigentlich falsch, beide Buchschreiberinnen waren es schon vorher. »Hilfe, meine Eltern sind alt: Wie ich lernte, Vater und Mutter mit Humor und Respekt zu begleiten« von Ilse Biberti (2008) ist sicher ein Begriff. Frau Biberti hat damit ein ganz tolles Buch geschrieben. Sie trat mit ihrer Pflegeerfahrung z. B. in der Münchner Runde (2014), aber auch in anderen Formaten auf. Sie pflegte beide Eltern parallel und ihr Vater fragte täglich mehrfach, ob sie ihm nicht beim Sterben helfen könne. Sie schildert die ganze Tragik sehr ergreifend und zutiefst menschlich und trotz allem mit Humor. Das Buch hat genau den Ton, mit dem Pflege in der Gesellschaft besprochen werden sollte. Das Einzige, was am Buch in gewisser Weise kraftlos ist, ist der Titel, vielleicht ein Grund für begrenzte Medienpräsenz.

Der Spielfilm »Honig im Kopf« bietet auch eine gute Facette der Behandlung des Themas Umgang mit Demenz. Aber Spielfilm ist eben Spielfilm. Es gibt den Dokumentarfilm »Vergissmeinnicht«, ein sehr gutes sensibles Beispiel. Er zeigt einen der vielen möglichen Verläufe der Demenz. Auch der Umstand, dass die Familie im Film, obwohl alle sehr gebildet, Unterstützung bei der Anhebung des Pflegegrades benötigten unterstützt die Annahme, dass die Schwierigkeiten mit der Bürokratie in diesen Fälle keine Frage des IQ darstellt.

Eine andere Buchschreiberin ist Bettina Tietjen (2015) mit dem Titel: »Unter Tränen gelacht: Mein Vater, die Demenz und ich«. Sie kommt in den Medien eher leicht und fröhlich daher. Das ist sie auch im Buch wohltuender Weise, aber gleichzeitig mit dem nötigen Tiefgang. Vor dem Lesen war ich etwas skeptisch, ob sie denn auch gewisse Probleme in Heimen darstellen wird. Sie tat es mit Respekt vor den dort Tätigen. Auch das ist ein gutes und wichtiges Buch.

Das Problem liegt darin, dass die mit den guten Büchern und den weniger reißerischen Titeln vermutlich nicht so oft in Talkshows zum Pflegethema eingeladen werden. Wenn da jemand sagt, »Pflege ist nicht leicht, aber mit viel Kraft, entsprechender gesellschaftlicher Unterstützung und Liebe möglich und ein zutiefst menschlicher Vorgang«, ist die Botschaft ja eher langweilig und wenig medientauglich. Doch wenn jemand ein Buch geschrieben hat: »Mutter, wann stirbst du endlich?«, wie Martina Rosenberg (2012), ist das natürlich medial wirksam und quotensteigernd. Der Titel steht als Frage nahe am Krimi und das Pflegethema wird als eine Art Horrorgeschichte dargestellt.

Die Wahrheit ist: Es gibt sicher Pflegegeschichten – genauso viele, wie es zu Pflegende gibt. Unter ihnen gibt es Zeitgenossen, die allseits be- und geliebt sind und die jeder gerne pflegt, bis hin zu den Problemfällen, wo sogar Profis flüchten möchten, und genauso alle Facetten dazwischen. Es ist die Vielfalt des

Lebens. Auch ich habe in elf Jahren Pflege bzw. 18 Jahren Krankheit meiner Mutter sie selbst und mich in vielen Phasen und Facetten erlebt – ohne Hilfe von außen –, hätte aber so nie formuliert.

Eine Auseinandersetzung mit pflegerischen Erfahrungen, so wie sie bspw. Frau Rosenberg vorgenommen hat, sollte würdevoll und mit Respekt geschehen. Ob das mit dem gewählten Titel des Werkes und bestimmten Kapiteln verwirklicht wurde, kann diskutiert werden.

Frau Rosenberg genoss einiges an medialer Aufmerksamkeit und zeigte sich dort, meiner persönlichen Einschätzung nach, als pflegende Angehörige, welche die Pflege ihrer Eltern als sehr schlimm empfand und die Realität der Pflegetätigkeit, wie es die heute gängigen Gesellschaftsnormen erfordern, nicht mit ihren Vorstellungen vereinbaren konnte: »Und natürlich das Wissen um die Aussichtslosigkeit der Situation derer, die gepflegt werden. Um die Trostlosigkeit ihres Alltags, vor der man sich selbst irgendwann zu fürchten beginnt« (Rosenberg 2012, S. 6).

Jemand, der nur die Pflege um die Angehörigen organisiert und aus welchen Gründen auch immer einem alten Menschen nicht nah sein kann, kann den letzten Weg eines Menschen vielleicht nicht verstehen und somit nicht würdig begleiten. Daraus kann sich die Aussage ergeben, dass die Pflege der Eltern einen vor schier unlösbare Probleme stellt und dass man einen Weg finden muss, der Verantwortung nachzukommen, ohne das eigene Leben zu ruinieren und aus den Augen zu verlieren (Rosenberg 2012).

Unlösbar scheint es – aber nur aus der Sicht des (leider) weit verbreiteten Denkens »kranke Menschen ruinieren uns« und aus der Sicht eines Menschen, der ein gewaltiges Problem damit zu haben scheint, sich eine Zeit lang um andere zu kümmern – also aus der Sicht eines Menschen der Spaßgesellschaft. Wenn ein kranker Mensch von sogenannten Gesunden zum Problem erklärt wird, liegt das Konfliktpotenzial bzw. die mangelnde Akzeptanz der Situation beim Betrachter des Kranken. Rosenberg wurde mit ihrem reißerischen Buchtitel von Talkshow zu Talkshow zeitweise durchgereicht. Warum? Sie selbst hat nie wirklich gepflegt, verkörpert aber die Angst der Gesellschaft vor Pflege. Ihr Buch ist von der Masse (scheinbar auch der Masse der Journalistinnen und Journalisten oder der Quotenbewussten) viel einfacher zu begreifen als das von Biberti (2008), wo die Leserin und der Leser einen Kosmos an Wachsen in der Situation erlebt und die Persönlichkeit der Autorin berühren kann – aber nur diejenigen, die in der Lage sind, dem zu folgen, und die sich berühren lassen.

Bei allem Verständnis für Überforderung (die ich selbst erlebt habe, so wie auch dramatische Situationen von Verzweiflung) bleibt diese Darstellung irgendwo im Unreflektierten zur Situation und in tiefer Verbitterung stecken.

Wie sollen Pflegeunbeteiligte auf das hilflose Statement von Menschen teils mit professionellem Hintergrund im Kontext einer immer kälter agierenden Gesellschaft reagieren? Sind sie noch in der Lage, den Umkehrschluss zum Titel zu finden und dazu noch die passenden Lösungen? Funktioniert das in einer TV-Sendung zwischen dem täglichen Krimi und den folgenden Nachrichten über Mord und Totschlag auf der ganzen Welt, all das nach einem stressigen Arbeitstag? Die soziale Frage »Wen kümmern die Alten?« kommt da doch unspektakulärer daher, dafür aber mit Lösungsansätzen vom Sozialexperten Prof. Dr. Thomas Klie (2014), der auffordert, eine Politik der Sorge und Pflege konsequent vom Menschen her zu denken und zu gestalten. Wie oft wurde zu diesem Buch im TV diskutiert?

Lassen Sie uns zum Abschluss ins Radio schauen. Ein Angehöriger kam da an einem 21.09., dem Welt-Alzheimer-Tag, auf MDR-Kultur zu Wort. Jens Tilman, der Journalist und Buchschreiber, sprach über seinem Vater Walter Jens, demenzkrank. Der Moderator eröffnete mit: »[…] eine schreckliche Krankheit«. Tilman berichtete, wie der Zustand denn sei, wenn er ihn gelegentlich besucht bei der Bäuerin, die ihn pflegt. Später fragte der Moderator, was er denn seinem Vater wünsche, worauf Tilman sinngemäß antwortet: »dass er bald erlöst wird«.

Warum gibt es den Welt-Alzheimer-Tag? Um die Öffentlichkeit auf die Situation der Alzheimerkranken und ihrer Angehörigen aufmerksam zu machen? Worauf aufmerksam gemacht wurde, waren hier mindestens drei mit dem Thema überforderte Männer. Meine Nachfrage beim Sender, ob ein Interview mit der tatsächlich pflegenden Person nicht eine bessere Einsicht in das Thema hätte ermöglich können, erweckte positive Zweifel und Überlegungen in der Redaktion – man wolle es überdenken.

Für eine gute Auseinandersetzung mit dem Thema und der Krankheit *Alzheimer* lesen Sie hier bitte das Buch von Arno Geiger (2011): »Der alte König in seinem Exil«. Arno Geiger hat ein tief berührendes Buch über seinen Vater geschrieben, der trotz seiner Alzheimerkrankheit mit Vitalität, Witz und Klugheit beeindruckt. Die Krankheit löst langsam seine Erinnerung und seine Orientierung in der Gegenwart auf, lässt sein Leben abhandenkommen. Geiger erzählt, wie er nochmals Freundschaft mit seinem Vater schließt und ihn viele Jahre begleitet. In nur scheinbar sinnlosen und oft so wunderbar poetischen Sätzen entdeckt er, dass es auch im Alter in der Person des Vaters noch alles gibt: Charme, Witz, Selbstbewusstsein und Würde. Arno Geigers Buch ist lebendig, oft komisch. In seiner tief berührenden Geschichte erzählt er von einem Leben, das es immer noch zutiefst wert ist, gelebt zu werden.

1.4.3 Wir brauchen eine differenziertere und wertevermittelnde Berichterstattung!

Wie sieht eine gute Berichterstattung aus? Was sollten die Medien zum Thema Pflege zeigen und berichten? Ganz einfache Antwort: ALLES. Hier beginnt die Verantwortung (Bildungsauftrag) der Medien. Werden nur aufgeräumte Situationen und lächelnde Beteiligte gezeigt, langweilt das schnell, also wird nach dem Motto verfahren: only bad news are good news – die Quote fest im Blick.

Eigentlich könnten wir mit der Berichterstattung zu den Missständen und Skandalen in der Pflege in deutschen Landen aufhören, denn wir wissen bereits mehr als genug. Wir kennen Zahlen und Fakten und die gebetsmühlenartig vorgebrachten Formeln zur Rentabilität. Hinter all den Zahlen und Fakten stehen Menschen mit all ihren Bedürfnissen, Notlagen, Schmerzen und Gefühlen! Werden weiterhin in Sendungen zum Thema Pflege nur vorwiegend die Zahlen genannt, entspricht diese Art der von Wirtschaftsnachrichten und untermauert damit die deutsche Tatsache der Pflegewirtschaft. Die Zahlen sind bedeutsam, dürfen aber nicht mehr ausschließlich als Begründung für den Notstand in der Pflegepolitik dienen.

Die anderen Vokabeln der Pflege, wie Menschlichkeit, Würde, Respekt, Achtsamkeit, Kooperation, Zeit, Zuwendung und Liebe kommen zumeist nur, wenn überhaupt, in Floskeln am Rande vor, wobei sie eigentlich Basis für das Miteinander in vielen Bereichen in unserer Gesellschaft sein müssten, so auch in der Pflege. Dass es anders gehen kann, zeigt ein Blick in andere Staaten, wie Dänemark. Derweil klagen und rätseln die Deutschen öffentlich seit Jahrzehnten – so auch Claus Fussek am 09.09.16: »Da stehe ich auch vor einem Rätsel. Seit Jahrzehnten diskutieren wir über pflegende Angehörige, die auf dem Zahnfleisch gehen, über Heime, wo die Bewohner nicht genügend zu essen und zu trinken bekommen. Die Pflege müsste so etwas wie die Schicksalsfrage der Nation sein. Wir werden doch alle mal alt. Stattdessen kultivieren wir das Wegschauen« (Wenig 2016).

Dies ist kein Rätsel. Die Pflege ist eine Frage von vielen zum Schicksal der Nation.

Im Zeitalter des Turbokapitalismus, wo nur das Geld zählt, nur Konkurrenz und Wirtschaftlichkeit die angesagten Werte sind und jeder, der von sozialen Bedürfnissen spricht, schnell die Antwort bekommt »Das können wir uns nicht leisten, das rechnet sich nicht.«, da ist kein wirklicher Platz für die Menschen, die nicht mit dem Tempo der Zeit und der Effizienz ihres Daseins, bemessen in Zahlen und Einheiten, mithalten können. Und diese Antwort kommt nicht nur von »oben«, diese Antwort kommt auch inzwischen von der deprimierten, ohnmächtigen Masse an der Basis. Woher soll da noch die Kraft für den Aufschrei bei Problemen in der Pflegerealität kommen? Und das in einem Land, wo längst nicht mehr genug Kinder geboren werden, um ein ausgewogenes Miteinander der Generationen leben zu können! Alles wird auf die Frage reduziert: Kann ich mir, können wir uns das leisten? In einer Gesellschaft, in der diese Frage gestellt wird, müssen sich zu Pflegende überflüssig vorkommen, die Pflegenden im Profibereich sich als Ausgebeutete erfahren, nicht minder die pflegenden Angehörigen, die sich dazu noch fast schuldig fühlen, in diese Situation geraten zu sein – denn Wertschätzung erfahren sie kaum, dafür aber Tadel umso mehr, weil sie für das eigene Alter in dieser Zeit nicht vorsorgen können. Es fällt auf, dass die Suizidfälle seit 1980 insgesamt in Deutschland abnehmen, im Alter – Stand 2022 – jedoch deutlich zunehmen und mit Renteneintritt nochmals ansteigen. Dabei sind durchgängig mehr Männer als Frauen von Selbsttötung betroffen (Statistisches Bundesamt 2023). Offenbar gibt es einen Zusammenhang zwischen Suizidgefährdung und Alter. Wir brauchen mehr Aufmerksamkeit für alte Menschen, die nicht mehr leben wollen, Suizidprävention darf nicht bei Krankheit und Alter enden!

Der Personenkreis, der von Pflege Betroffenen, kann den Kampf um eine andere, menschenwürdige Pflegepolitik nicht aufnehmen. Die einen sind krank und schwach und die anderen so fest eingebunden in die Pflegeabläufe, dass weder Zeit noch Kraft fürs Kämpfen bliebe. Der verbliebene Rest in der Pflegewirtschaft schweigt zum eigenen Vorteil des Arbeitsplatzes oder flieht aus dem Beruf. Der große Rest des Volkes verdrängt auf vielfältige Weise diese No-go-Area, denn dazu ist es angehalten. Konkurrenz, Markt und Profit sind die unumstößlichen Zauberworte, die Wohlstand und Glück versprechen.

Allerdings rangieren in der Rangliste der Glücklichsten andere Länder weit vor dem reichen und mächtigen Deutschland. Warum? Vielleicht ein Grund: Sie haben Pflegesysteme, die viel mehr am Bedarf der Menschen ausgerichtet sind. Wann wird gefragt, ob wir nicht in der Pflege längst in einer Sackgasse sind und nicht einen völlig anderen Kurs nehmen sollten? Wann wird gefragt nach dem *Wie* aus dieser Sackgasse?

Ein Beginn wäre, das *WIE wir über Pflege sprechen*, zu ändern. Ohne die Negativnachrichten unter den Tisch fallen zu lassen, bedarf es der wertschätzenden und änderungsbereiten Worte. Es müssten im Gegenzug Lösungsmöglichkeiten und Beispiele der Umsetzung aufgezeigt werden – mit der oberste Maxime, dass Kooperation und Menschlichkeit vor maximaler Rentabilität rangieren (Bauer 2008). Dies könnte auch Auswirkungen auf andere Bereiche in der Gesellschaft haben. Es könnte viel möglich sein, wenn es genug Menschen wollen würden!

Einzelne Unbequeme, die an die Türen der Macht klopfen, werden nur wenig bewirken. Es bedarf des Umdenkens auf breiter Front auf der Basis von Wissenschaftlichkeit, Erfahrung und Menschlichkeit – und das geht nicht ohne mediale Hilfe. Für die Medien würde es mehr Raum bzw. Sendezeit und andere Sendeplätze für differenziertere Betrachtungen für diese wichtigen Themen in der Gesellschaft bedeuten. Können sie sich das leisten? Wollen wir uns das leisten? Oder beißt sich bereits hier die Katze in den Schwanz? Was müsste passieren, dass wir mit dem Ändern der Prioritäten beginnen? Gibt es überhaupt ein WIR?

1.4.4 Pflegende Angehörige brauchen einen neuen Stellenwert im Rahmen der Pflege(ver)sicherung!

Pflegende Angehörige sind nach wie vor Wesen im Verborgenen. Menschen aus der Wissenschaft, der Wirtschaft, den Kassen und aus der Politik stellen mitunter die Frage: Wie bekommen wir Kontakt zu ihnen? Ich möchte eine Gegenfrage stellen: Wollen wir als Gesellschaft diesen Kontakt überhaupt?

Eine öffentliche Wahrnehmung der heute ca. fünf Mio. (und nach Prognosen bald sieben Mio.) pflegenden Angehörigen ist kaum vorhanden. Wie sollen ihr Selbstbewusstsein wachsen und sich ihre oft schwierigen Lebensumstände verbessern, wenn sie nicht wahrgenommen werden? Die heutigen Pflegegesetze haben die Pflegebedürftigen, die *zu Pflegenden* im Blick und im Fokus. Die Angehörigen werden lediglich als eine Art *nützliches Anhängsel* gesehen. Sie sind verpflichtet, bestimmte Dinge zu tun – und das war es. Das jedoch bildet ihre Bedeutung und ihre Bedarfe nicht ab.

Drei (!) Ministerien sind derzeit für Teilaspekte der häuslichen Pflege zuständig: das BMG, das BMFSFJ und, wie wir wissen, auch das BMBF. Keines dieser Ministerien ist federführend für die Belange der PA zuständig. Wer davon ausgeht, dass die drei Ministerien bei relevanten Themen zumindest zusammenarbeiten und sich ergänzen, muss enttäuscht werden. Die Zusammenarbeit ist, wenn überhaupt vorhanden, nur rudimentär. Fünf Mio. Leistungserbringer, pflegende Angehörige, fallen durch das Raster der politischen oder öffentlichen Wahrnehmung.

So wie es ist, kann es nicht bleiben. Auch wenn angesichts der sich verschärfenden Situation zaghafte Ansätze für ein Umdenken erkennbar sind, fehlen diese für die notwendige Organisation und Koordination daraus erwachsender Aktivitäten. Hier nur einige Fragen, die sich in diesem Zusammenhang stellen:

- Wo wird sich auf Bundesebene unter einem Dach mit der immensen Fülle der Probleme von pflegenden Angehörigen auseinandergesetzt?
- Wo werden konzentriert Forschungsergebnisse erfasst, transparent gemacht, gebündelt, evaluiert und weiterverbreitet?
- Wer sorgt dafür, dass die Angehörigen über digitale Angebote informiert und diese gebündelt, geprüft, aktuell gehalten und barrierefrei ausgestaltet werden?
- Wo lässt sich für sie in konzentrierter und verständlicher Form Wissen über Pflegemodelle, Wohnformen und relevante medizinische, technische oder rechtliche Entwicklungen abrufen?
- Wer vertritt gebündelt ihre Interessen in Bezug auf gesellschaftliche Teilhabe, Armutsvermeidung, Minderung von Gesundheitsrisiken, Unterstützung in Notsituationen, Wiedereingliederung in das gesellschaftliche Leben usw. gegenüber Politik und großen Institutionen?
- Wer bietet strukturelle Unterstützung für lokale und regionale Interessenvertretungen pflegender Angehöriger und die Herausbildung von auf gesellschaftlichem Zusammenhalt beruhenden Kooperationsmodellen?
- Wer schafft konstruktiv Öffentlichkeit für Tabuthemen oder Gewaltformen in der Pflege?
- Wer hat einen zentralen Überblick über neue Entwicklungen und Lösungen im Bereich der häuslichen Pflege und fördert diese, wo es Sinn macht?
- Wo haben wir eine zentrale Plattform für die Vernetzung mit pflegenden Angehörigen und die Möglichkeit, sich bei der Bearbeitung bestimmter Probleme mit Bürgerbeiräten aus allen Bundesländern kurzzuschließen?

Bislang sucht man Antworten auf diese Fragen vergebens. Es wird Zeit, auch die administrativ-organisatorischen Rahmenbedingungen für die häusliche Pflege neu zu denken.

Es gilt, den Zugang der pflegenden Angehörigen zu relevanten Informationen und konkreter Hilfe zu bündeln und niedrigschwellig zugänglich zu machen. Es gilt aber auch, die professionellen AkteurInnen im System von der Wissenschaft bis zum Pflegedienst viel enger zu vernetzen. Und gegenüber der Politik muss es endlich auch für die pflegenden Angehörigen einen durchsetzungsfähigen Sachverwalter ihrer Interessen geben.

Kontaktwilligkeit setzt voraus, dass pflegenden Angehörigen das Gefühl vermittelt wird, wirklich als Personen auf Augenhöhe gesehen zu werden, nicht als zu Belehrende und nicht als Erfüllungsgehilfen im Pflegemarkt oder Forschungsauftrag. Ihre Einbeziehung in den Prozess ihrer eigenen Ermächtigung kann daher nur sukzessive gelingen. Beschleunigt werden könnte dies, wenn es gelänge, ehemalige pflegende Angehörige als Mitwirkende in den Partizipationsprozess einzubinden.

Es mag vermessen klingen und ist auch noch nicht mehr als eine Gedankenkonstruktion: Ich fordere eine unabhängige zentrale Institution für die Belange pflegender Angehöriger. Aufgrund der föderalen Struktur der Bundesrepublik sollte sie auch Landesdependenzen haben, die landesspezifische Fragen und Anpassungen bearbeiten. Die Aufgaben der Institution lassen sich ansatzweise aus den oben gestellten Fragen ableiten. Hier soll modernes Teamworking gelebt und breite Anerkennung und Wertschätzung hinsichtlich der Fachkompetenz bei den pflegenden Angehörigen sowie in Gesellschaft und Politik erworben werden. Offenheit und Transparenz sollten eine große Rolle spielen. Permanente und zeitweilige Partizipationsmöglichkeiten für die Bürger und Bürgerinnen wären selbstverständlich. Finanzierung und Rechtsform sollten der Institution möglichst große Unabhängigkeit und Nachhaltigkeit sichern. Es geht nicht um ein temporäres Projekt. Eine herkömmliche Vereinsstruktur erscheint hier im Übrigen nicht zielführend. Die Institution mit ihren Landesstellen soll keineswegs in einem Elfenbeinturm wirken, sondern möglichst zugehend und mobil arbeiten. Sie böte die Chance, der häuslichen Pflege endlich den ihr gebührenden Stellenwert zu verschaffen, um mit gebotener Dringlichkeit auf die Verbesserung der Lebens- und Pflegeumstände der PA hinzuwirken und für die gebotene Wertschätzung der so wichtigen Tätigkeit einzutreten. Jeder Euro dafür wird sich rentieren, denn ohne die Angehörigen wird die Pflege unbezahlbar.

Es geht um Pflege und Würde von Schutzbefohlenen in der Häuslichkeit – aber ebenso um die der Pflegeleistungserbringer. Angehörige erbringen jährlich Leistungen in Milliardenhöhe. Sie haben es sich verdient, dass ihre Belange Beachtung finden. Ich fordere den Aufbau einer unabhängigen zentralen Institution mit Landesstellen für ihre Belange!

Kurz zusammengefasst: Um Pflege in häuslichen Bereichen weiterhin sicherzustellen, müssen pflegende Angehörige einen ganz neuen höheren Stellenwert erhalten. Ihre Arbeit und Lebensbedingungen betreffende Forschung, Entwicklung, Evaluierung, Information und Koordinierung bedürfen einer neuen Qualität. Es müssen Bedingungen geschaffen werden, die Zusammenhalt fördern und stärken.

Literatur

Bauer, J. (2008). *Prinzip Menschlichkeit: Warum wir von Natur aus kooperieren*. München: Heyne.

Biberti, I. (2006). *Hilfe, meine Eltern sind alt: Wie ich lernte, Vater und Mutter mit Humor und Respekt zu begleiten*. Berlin: Ullstein.

Gesellschaft für Gemeinsinn e. V. (o. J.). *Das Programm QuartierPflege.* Zugriff am 14.06.2024 unter: https://www.gemeinsinn-stärken.de/quartierpflege

Geiger, A. (2011). *Der alte König in seinem Exil.* München: dtv.

Klie, T. (2014). *Wen kümmern die Alten? Auf dem Weg in eine sorgende Gesellschaft.* München: Pattloch.

Münchner Runde (2014). *Hilfe, wer pflegt mich mal?* (Fernsehepisode 29.04.2014) – IMDb. Cast: Ilse

Biberti, Ursula Heller, Ulrike Mascher, Bernd Meurer, Max Straubinger. Produktionsfirma: BR Fernsehen. Zugriff am 26.01.2024 unter: https://www.imdb.com/title/tt13201618/?ref_=tt_ch

Rosenberg, M. (2012). *Mutter, wann stirbst du endlich? Wenn die Pflege der kranken Eltern zur Zerreißprobe wird.* München: Blanvalet.

Statistisches Bundesamt (Hrsg.) (2023). *Todesursachen. Suizide.* Zugriff am 29.01.2024 unter: https://www.destatis.de/DE/Themen/Gesellschaft-Umwelt/Gesundheit/Todesursachen/Tabellen/suizide.html#119324

Statistisches Bundesamt (Hrsg.) (2022). *Pflegebedürftige nach Versorgungsart, Geschlecht und Pflegegrade.* Zugriff am 26.01.2024 unter: https://www.destatis.de/DE/Themen/Gesellschaft-Umwelt/Gesundheit/Pflege/Tabellen/pflegebeduerftige-pflegestufe.html

Tietjen, B. (2015). *Unter Tränen gelacht. Mein Vater, die Demenz und ich.* München, Berlin: Piper Taschenbuch.

Wenig, P. (2016). *»Schlechte Pflege ist Folter«.* In: Hamburger Abendblatt. Zugriff am 30.01.2024 unter: http://www.abendblatt.de/hamburg/article208210385/Schlechte-Pflege-ist-Folter.html

Zentrum für Qualität in der Pflege (ZQP) (Hrsg.) (2023). *Pflegende Angehörige in Deutschland.* Zugriff am 29.01.2024 unter: https://www.zqp.de/schwerpunkt/pflegende-angehoerige/#zusammensetzung

1.5 Bedarfe und Bedürfnisse der Pflegeempfängerinnen und -empfänger und ihrer Angehörigen

Eileen Goller und Cindy Scharrer

In diesem Kapitel werden die Autorinnen erneut die Bedarfe und Bedürfnisse der Pflegeempfängerinnen und -empfänger und ihrer An- und Zugehörigen in den Blick nehmen. Hierzu werden sie die Ergebnisse der durch den Sozialverband VdK in Auftrag gegebenen Pflegestudie (Büscher et al. 2023) und die Angaben der Stiftung ZQP (Zentrum für Qualität in der Pflege) zur Situation pflegender Angehöriger in Deutschland zugrunde legen. Der Abschlussbericht der Studie des VdK trägt den Titel: *Pflege zu Hause – zwischen Wunsch und Wirklichkeit* und fasst damit die aktuelle Situation sowohl der Pflegebedürftigen als auch der pflegenden Angehörigen in knappen Worten zusammen. Der Wunsch nach Verbleib im gewohnten Umfeld bildet die für alle Beteiligten vermutlich bestgedachte Lösung ab – aber in der Umsetzung zeigen sich Herausforderungen, die bisher nicht befriedigend gelöst sind. Die Autorinnen werfen einen Blick auf einige davon.

1.5.1 Anzahl der pflegenden Angehörigen

Die meisten Menschen, die von Pflege- oder Versorgungsbedürftigkeit betroffen sind, möchten in ihrem gewohnten Zuhause verbleiben – was auch in der Realität so umgesetzt ist: Ende 2023 wurden in Deutschland ca. 4,9 Mio. pflegebedürftige Menschen zu Hause versorgt, was ca. vier von fünf pflegebedürftigen Menschen entspricht (Statistisches Bundesamt 2025). Etwa 4,7 % aller Pflegebedürftigen waren Ende des Jahres 2023 Kinder unter 15 Jahren. Sie wurden in ca. neun von zehn Fällen allein von Angehörigen versorgt – für die Familie ist das eine komplexe und intensive Pflegeaufgabe. Die größte Gruppe der Pflegebedürftigen stellen jedoch mit 78 % an der Gesamtgruppe aller pflegebedürftigen Menschen in Deutschland die Menschen ab 65 Jahren dar (Statistisches Bundesamt 2025).

Wenn die Zahl der pflegebedürftigen Personen in den letzten 20 Jahren stark gestiegen ist, darf dies auch für die häuslichen Pflegearrangements und die pflegenden Angehörigen angenommen werden. Im Zeitraum von 2017–2019 nahm die Zahl der Menschen, die ein Familienmitglied pflegten, um 27,5 % zu, zwischen 2019–2021 ist die Zahl häuslich versorgter Personen erneut um knapp 26 %, gestiegen (Statistisches Bundesamt 2020, zit. n. Büscher et al. 2023, S. 10), Tendenz weiter steigend. Aktuell existieren Zahlen zwischen 9 % und bis zu 37 % der Gesamtbevölkerung, die in die Pflege von Angehörigen eingebunden sind – je nach Begriffsdefinition und Methode der Erfassung (ZQP 2023). Oft werden bei einer solchen Erfassung nur die Haushalte einbezogen, die Leistungen aus der Pflegeversicherung beziehen. Es ist davon auszugehen, dass weitere Familienangehörige oder andere Personen Unterstützung im häuslichen Umfeld leisten, die nicht registriert sind (Statistisches Bundesamt 2020, zit. n. Büscher et al. 2023, S. 10).

> »Berechnungen, die eine konkrete Zahl pflegender Angehöriger in Deutschland abschätzen wollen, stellen zum Teil stark voneinander abweichende Ergebnisse vor. Zwei Veröffentlichungen auf Basis der Daten des Sozialökonomischen Panels (SOEP) von 2019 gehen […] von circa 5,3 Mio. pflegenden Angehörigen aus. Sogar mit etwa 8 Mio. pflegenden Angehörigen in Deutschland – und immerhin noch mit 6,7 Mio., wenn die Pflegebedürftigen mit Pflegegrad 1 aus der Betrachtung ausgeklammert werden – kann gerechnet werden. Die beiden letztgenannten Abschätzungen basierten auf der Annahme, dass durchschnittlich etwa zwei Angehörige für eine pflegebedürftige Person sorgen.« (ZQP 2023)

Fakt ist, dass etwas zwei Drittel aller pflegenden Angehörigen unter 65 Jahren erwerbstätig sind. Die Kombination von beruflicher Tätigkeit und Pflegearbeit birgt organisatorische, zeitliche und emotionale Herausforderungen, die dazu führen können, dass pflegende Angehörige ihre Arbeitszeit reduzieren oder ganz aufgeben. Eine Erwerbstätigkeit selbst ist nicht zwangsläufig eine Belastung, jedoch entsteht Belastung, wenn ein Konflikt zwischen Arbeit und Pflege wahrgenommen wird (Kuhlmey & Budnick 2023).

Auf Grundlage des SOEP-IS (2016) und eigener Berechnungen von Ehrlich et al. (2021) sind gemäß Kuhlmey und Budnick (2023) die pflegenden Angehörigen nach Art der Verwandtschaft und Altersgruppen der Pflegenden wie folgt verteilt (► Abb. 1.1).

Deutlich wird: Genaue Zahlen gibt es nicht. Es ist unklar, wie viele Angehörige in Deutschland in die Pflege eines Familienmitglieds eingebunden sind, womit ein Problem aufgeworfen wird: Es gibt dementsprechend auch keine korrekte (quantitative) Erfassung der Bedarfe pflegender Angehöriger. Was wir nicht erfassen, können wir auch nicht ins öffentliche und politische Bewusstsein bringen, nicht (re-)finanzieren und nicht durch Bildung und Ausbildung darauf vorbereiten, dem Bedarf zu begegnen – ein Zustand, der für gewöhnlich in eine Abwärtsspirale führt. Wir können nur schätzen, wie viele Menschen Beratung, Anleitung, Training und Unterstützung verschiedenster Art benötigen, die nicht durch weiteres ehrenamtliches Engagement und Nachbarschaftshilfe kompensiert werden können; wir wissen nicht, wie viele Menschen nicht in den ersten Arbeitsmarkt integriert werden können, weil sie vollumfänglich in die Pflege von Familienangehörigen einbezogen sind. Wir wissen auch nicht, wie viele Kinder und Jugendliche sich neben (oder anstatt) Schule und Ausbildung um chronisch kranke oder pflegebedürftige Angehörige kümmern. Das Projekt »Pausentaste« der Bundesregierung, das junge Pflegende mit gezielter Beratung und Information unterstützt, spricht aktuell von 479.000 jungen Pflegenden (BMFSFJ 2022). Wir können real existierende Bedarfe, die zur Abwendung langfristig absehbarer negativer Auswirkungen für die Menschen selbst, für das deutsche Sozial- und Gesundheitssystem und für die Volkswirtschaft erfüllt werden sollten, nur schätzen.

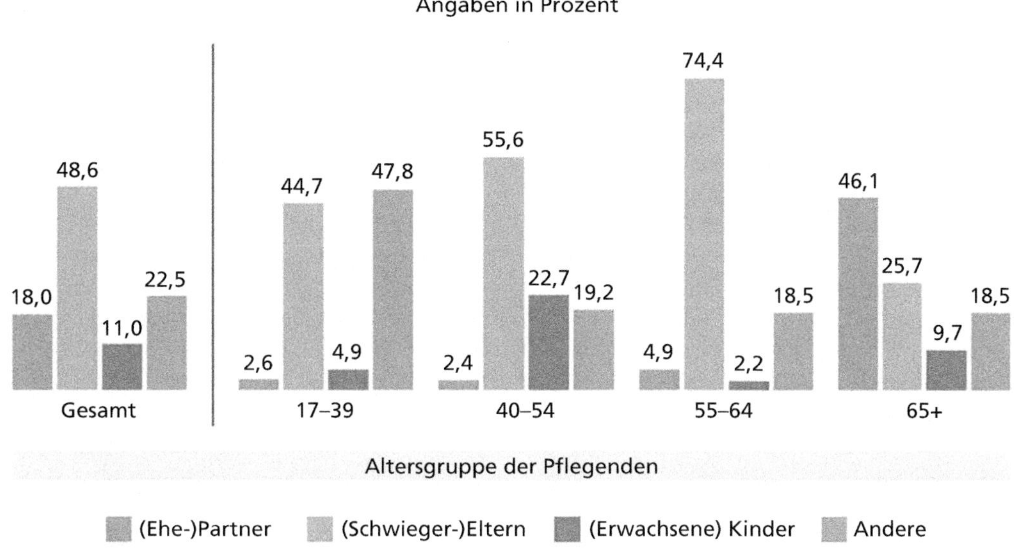

Abb. 1.1: Anteil der Pflegebedürftigen, die von Angehörigen gepflegt werden, nach Art der Verwandtschaft (bzw. Bekanntschaft) und Altersgruppe der Pflegenden; Originaltitel: »Wer die Hilfe erhält«. (Kuhlmey & Budnick 2023, SOEP-IS 2016, gewichtete Ergebnisse, eigene Berechnungen, Ehrlich et al. 2021)

1.5.2 Unterstützungsbedürftigkeit, -berechtigung und die Berechtigung, Versorgung zu leisten

Die pflege- oder versorgungsbedürftige Person muss nach einer Pflegebegutachtung als *leistungsberechtigt im Sinne des Sozialgesetzbuchs XI* (SGB XI) eingestuft worden sein. Hier besteht eine Unstimmigkeit und Abweichung bei der Feststellung der Pflege- bzw. Unterstützungs*berechtigung*. Nicht jeder, der unterstützungs*bedürftig* ist, ist auch berechtigt, diese zu erhalten. Primär könnte man davon ausgehen, dass unsere Gesellschaft, deren Sozialstaatsprinzip im Grundgesetz als Staatsziel verankert ist,[4] durch normative Vorgaben festgelegt und sichergestellt hat, dass Staatsangehörige, bei denen offensichtlich und nachweisbar ein pflegerischer Unterstützungsbedarf besteht, gleichzeitig auch *unterstützungswürdig* und *berechtigt* sind, diese in Anspruch nehmen zu dürfen. Dafür wurde u. a. die gesetzliche Pflegeversicherung ins Leben gerufen (§ 1 SGB XI, Abs. 1, 2 und 4):

> »(1) Zur sozialen Absicherung des Risikos der Pflegebedürftigkeit wird als neuer eigenständiger Zweig der Sozialversicherung eine soziale Pflegeversicherung geschaffen.«
> »(2) In den Schutz der sozialen Pflegeversicherung sind kraft Gesetzes alle einbezogen, die in der *gesetzlichen* Krankenversicherung versichert sind. Wer gegen Krankheit bei einem privaten Krankenversicherungsunternehmen versichert ist, muss eine private Pflegeversicherung abschließen.«
> »(4) Die Pflegeversicherung hat die Aufgabe, Pflegebedürftigen Hilfe zu leisten, die wegen der Schwere der Pflegebedürftigkeit auf solidarische Unterstützung angewiesen sind.«

In der Realität impliziert Unterstützungs*bedürftigkeit* jedoch offensichtlich nicht Unter-

4 Siehe Art. 20 und 28 des Grundgesetzes: Der deutsche Staat ist ein demokratischer und sozialer Bundes- und Rechtsstaat.

stützungs*würdigkeit.*[5] Die Begründung liegt im Gesetzestext selbst. Hierzu seien diejenigen genannt, die die nationale Armutskonferenz (nak) auf ihrer Fachtagung im Juni 2023 unter *vergessene Gruppen* bezeichnet, u. a. Wohnungslose, Papierlose oder auch ehemals Privatversicherte.[6] Diese werden von unserem versicherungsbasierten System nicht erfasst und fallen als nicht anspruchsberechtigt durch die Lücken im sozialen Netz (nak 2023).[7]

Es ist nicht geplant, diese Lücke seitens politischer Entscheidungsträger auf Bundesebene zu schließen – das Bundesgesundheitsministerium sieht nach eigenen Angaben »aktuell keine Einrichtung einer interministeriellen Arbeitsgruppe zum Thema Armut und Gesundheit« vor (Deutscher Bundestag 2023, S. 114).

Weniger dramatisch erscheinen demnach die 680 000 Pflegebedürftigen im Pflegegrad 1 (Statistisches Bundesamt 2025). Viele von ihnen sind an Demenz erkrankt, die Einschränkungen zeigen sich jedoch nicht in der Art, dass eine Einstufung in einen höheren Pflegegrad erfolgen kann. Bei der Pflegebegutachtung geht es um das Ausmaß der Selbstständigkeit der betroffenen Person, nicht um den Pflege- und Versorgungsaufwand – also die durch die Angehörigen zu erbringenden Leistungen. Die Kriterien der Pflegebegutachtung – (1) Mobilität, (2) kognitive und kommunikative Fähigkeiten, (3) Verhaltensweisen und psychische Problemlagen, (4) Selbstversorgung, (5) Bewältigung und selbstständiger Umgang mit krankheits- oder therapiebedingten Anforderungen und Belastungen und (6) Gestaltung des Alltagslebens und sozialer Kontakte – sind geeignet, eine erste Momentaufnahme der betroffenen unterstützungsbedürftigen Person zu zeichnen, die Belastungen der pflegenden Angehörigen und die von ihnen über einen längeren Zeitraum zu erbringenden Leistungen lassen sich damit aber nicht adäquat abbilden. Die tatsächliche Arbeitsleistung kann nur vermutet werden. Das Maß, in dem die pflegende Person in der Lage ist, diese zu erfüllen, zeigt sich erst im Verlauf und wird für gewöhnlich anfangs – optimistisch oder notgedrungen – zu hoch eingeschätzt. Ein Diagnoseinstrument zur Erfassung des Maßes, in dem ein Angehöriger die zu leistende Versorgung erbringen kann – hinsichtlich gesundheitlicher, physischer und psychischer Eignung, sozialer Einbindung, finanzieller Ressourcen und Resilienz sowie der individuelle Unterstützungsbedarf der pflegenden bzw. versorgungsleistenden Person –, kommt nicht routinemäßig zur Anwendung.

Zusätzlich wird durch weitere Kriterien im SGB XI festgelegt, wer als *Pflegeperson* im Sinne dieses Gesetzes gilt und welche rechtlichen Ansprüche damit verbunden sind. Damit wird nur ein Teil der pflegenden Angehörigen über die Pflegeversicherung erfasst und abgebildet. Darin ist ein weiteres Problem zu sehen: Neben der Unsichtbarkeit dieser gesellschaftlich bedeutsamen Arbeitsleistung kommen Hürden bei der *Feststellung der Berechtigung, Versorgung zu leisten,* und damit auch der Berechtigung, unterstützende Leistungen, z. B. Sozialleistungen (Unfall-Ver-

---

5 Das Vokabular ist absichtsvoll so gewählt, um auf eine Notlage hinzuweisen, die sich mit Worten nur unzulänglich beschreiben lässt.

6 Diese können oft mit zunehmendem Alter und Krankenstand die steigenden Versicherungsbeiträge nicht mehr zahlen und können aber auch nicht zurück in die gesetzliche Versicherung wechseln und sind schließlich versicherungslos.

7 An dieser Stelle sei eine persönliche Anmerkung der Autorin Dr. Cindy Scharrer gestattet: Ich lebe und arbeite seit 30 Jahren in Köln – nie zuvor habe ich so viel Schmutz, Krankheit und Elend, so viele nicht behandelte Ulzerationen, offene Wunden an Beinen, Armen oder im Gesicht, so viele unterernährte und unzureichend bekleidete und vor allem verschmutzte Menschen ohne festen Wohnsitz, aber auch so viele bettelnde ältere Menschen – Seniorinnen und Senioren, die Abfallbehälter durchsuchen – auf den Straßen dieser deutschen Großstadt gesehen wie in 2023.

sicherungsschutz, Rentenansprüche), Urlaubsvertretung (Verhinderungspflege) oder Pflegekurse, in Anspruch zu nehmen und sich so auf die anstehende oder bereits bestehende Aufgabe vorzubereiten.

1.5.3 Feststellung und soziale Sicherung der Pflegeperson

§ 19 SGB XI sagt zum Begriff der Pflegeperson:

> »Pflegepersonen im Sinne dieses Buches sind Personen, die nicht erwerbsmäßig einen Pflegebedürftigen im Sinne des § 14 in seiner häuslichen Umgebung pflegen. Leistungen zur sozialen Sicherung nach § 44 erhält eine Pflegeperson nur dann, wenn sie eine oder mehrere pflegebedürftige Personen wenigstens 10 Stunden wöchentlich, verteilt auf regelmäßig mindestens 2 Tage in der Woche, pflegt.«

Damit ein Angehöriger, der ein Familienmitglied pflegt und dafür eventuell seine Arbeitszeit reduziert hat, die Berechtigung erhält, für diese Pflegetätigkeit Unterstützung für seine eigene soziale Sicherung zu erhalten (z. B. Rentenansprüche zu erwerben), beschreibt § 44 SGB XI folgende Voraussetzungen:

1. *Der Pflegebedürftige hat mindestens Pflegegrad 2.* Damit fallen alle Menschen mit Pflegegrad 1 weg – z. B. Menschen mit Demenz im Anfangsstadium oder mit anderen kognitiven Einschränkungen.
2. *Die Pflegeperson darf regelmäßig nicht mehr als 30 Stunden wöchentlich erwerbstätig sein.* Die Begrenzung der wöchentlichen Arbeitszeit zum eigenen Lebenserwerb ist aus unserer Sicht wünschenswert. Oft ist eine dauerhafte Versorgung auch nur durch eine Reduktion der Arbeitszeit umzusetzen. Im Hinblick auf Einkommen und Rente stellt eine reduzierte Erwerbstätigkeit jedoch ein Risiko für spätere (Alters-)Armut dar. Unabhängig davon können auch aktuelle Leistungen mit reduziertem Einkommen ggf. nicht in Anspruch genommen werden. In der VdK-Studie verteilte sich das Haushaltseinkommen über alle Antwortmöglichkeiten (von weniger als 499 € bis 5.000 € und mehr Nettoeinkommen im Monat). Das Einkommen der pflegebedürftigen Menschen ist dabei geringer als das der pflegenden Angehörigen. Bei den pflegebedürftigen Menschen gibt es knapp 10 % mit einem monatlichen Nettoeinkommen von mehr als 4.000 €, etwas mehr als die Hälfte gab ein Nettoeinkommen von 1.000 bis 1.999 € an. Bei den pflegenden Angehörigen entfielen die meisten Nennungen auf die Einkommen zwischen 1.500 und 3.999 €. Immerhin 14 % der pflegebedürftigen Menschen und 8 % der Angehörigen gaben an, über ein Nettoeinkommen von weniger als 999 € zu verfügen (Büscher et al. 2023).
3. *Die Pflegeperson pflegt eine oder mehrere pflegebedürftige Personen wenigstens 10 Stunden wöchentlich, verteilt auf regelmäßig mindestens zwei Tage in der Woche (BMG 2024).* Angehörige, die an z. B. drei Tagen der Woche für jeweils drei Stunden pflegen, bekommen keine Anerkennung. Ebenfalls werden Angehörige, die aufgrund großer Entfernungen die Arbeit anders verteilen und diese Vorgaben darum nicht erfüllen, nicht berücksichtigt, z. B. Kinder, die einmal pro Woche mehrere hundert Kilometer fahren, die Wohnung der unterstützungsbedürftigen Eltern reinigen, den Einkauf erledigen und dann zurück zu ihren Familien fahren (Distance Caregiving). Immer häufiger kommt es dazu, dass Pflegeperson und Pflegebedürftige nicht in der gleichen Stadt, dem gleichen Bundesland oder auch nicht im gleichen Land leben. Diese *Pflege auf Distanz* konfrontiert die Betroffenen mit besonderen Anforderungen wie erhöhtem zeitlichen und finanziellen Aufwand und kann zu Belastungen führen (ZQP 2022).

4. *Der Medizinische Dienst oder ein anderer von der Pflegekasse beauftragter unabhängiger Gutachter ermittelt im Einzelfall die für den Leistungsanspruch notwendigen Angaben.* Hierzu soll angemerkt werden, dass diese Einzelfallprüfung in einem einzigen Ortstermin erfolgt, bestenfalls ergänzt mittels einem im Vorfeld durch die pflegenden Angehörigen geführten Pflegetagebuch. Es ist fraglich, ob pflegende Angehörige über ausreichende Kompetenz und das notwendige Wissen verfügen, um die für die Bewertung relevanten Pflegeaspekte zu identifizieren und diese angemessen zu dokumentieren. Darüber hinaus ist anzuzweifeln, ob innerhalb des oft knappen Zeitrahmens, in dem sowohl die pflegebedürftigen Personen als auch die Pflegenden ihr Bestes zeigen möchten, der tatsächliche Pflegebedarf klar erkennbar wird.

Zusammenfassend lässt sich feststellen, dass nach den Bestimmungen des SGB XI Pflegepersonen, die nicht beruflich pflegen, soziale Sicherungsleistungen nur erhalten können, wenn sie mindestens 10 Stunden pro Woche auf zwei Tage verteilt pflegen, nicht mehr als 30 Wochenstunden selbst beruflich tätig sind und der Pflegebedürftige mindestens Pflegegrad 2 aufweist. Die Voraussetzungen erfassen jedoch nicht die individuelle Versorgungslage der jeweiligen Angehörigen, insbesondere bei Distanzpflege oder kürzeren Pflegezeiten, und die Einzelfallprüfung durch einen Gutachter birgt möglicherweise Herausforderungen für pflegende Angehörige, alle relevanten Pflegeaspekte adäquat zu dokumentieren. Damit findet eine Benachteiligung für Angehörige statt, die auf ihr volles Einkommen angewiesen sind, um ihren Lebensunterhalt zu bestreiten und sich darüber hinaus trotzdem noch um ihre pflegebedürftigen Angehörigen kümmern. Dem gegenüber können weder die Leistungen aus dem Pflegezeitgesetz noch dem Familienpflegezeitgesetz Abhilfe schaffen. Hierzu setzt sich der Unabhängige Beirat für die Vereinbarkeit von Pflege und Beruf (2022) aktuell für dringend notwendige Nachbesserungen ein.

1.5.4 Wer sind die pflegenden Angehörigen und vor welchen Herausforderungen stehen sie?

In der Studie des VdK gaben 85,6 % der pflegebedürftigen Menschen an, dass es jemanden aus dem *Familien-, Freundes- oder Bekanntenkreis* gibt, der sie pflegt. 14,4 % sind auf formelle Hilfs- und Unterstützungsangebote angewiesen, weil keine Angehörigen für die Pflege zur Verfügung stehen. In der großen Mehrheit sind die Personen, die den größten Teil der Pflege übernehmen, Ehepartner und Lebensgefährten (67,4 %), am zweithäufigsten sind es Töchter und Söhne. Schwiegereltern oder Schwiegerkinder spielen kaum eine Rolle (Büscher et al. 2023). 61,2 % der Hauptpflegepersonen sind weiblich, 38,5 % sind männlich und 0,3 % gaben an, dass ihre Hauptpflegeperson divers ist. Ein Blick auf die Altersverteilung zeigte zudem, dass die Pflege eines Angehörigen vor allem für die Altersgruppe ab 40 Jahren relevant wird, mehr als 46 % sind über 60 Jahre alt. Kinder und Jugendliche unter 21 Jahren machen 0,8 % der Hauptpflegepersonen aus. Mehr als die Hälfte der pflegebedürftigen Menschen gab an, dass sie neben der Hauptpflegeperson auch Unterstützung von anderen Personen (wie z. B. Angehörigen, Freundinnen und Freunden oder Nachbarinnen und Nachbarn) erhält. In den meisten Fällen sind es eine oder zwei weitere Personen, in etwa 10 % der Fälle aber auch vier oder mehr (Büscher et al. 2023).

Die Pflege von Angehörigen ist oftmals eine komplexe Aufgabe und eine Herausforderung für die pflegenden Angehörigen, Freunde und Freundinnen oder Bekannten.

Die Pflege *Angehöriger* ist für die Pflegegebenden aus unserer Sicht sogar herausfordernder und belastender als sie für professionelle, externe und damit nicht in das Beziehungsgefüge integrierte Pflegefachpersonen ist, da sie mit weitreichenden Konsequenzen, u. a. auf der Ebene des Alltags- und Familienlebens, einhergeht. Haslbeck und Schaeffer (2007) beschreiben in Bezug auf Betroffene chronischer Erkrankungen Veränderungen und Herausforderungen, die nach Meinung der Autorinnen ebenso auf (chronische) Pflegebedürftigkeit und die Situation pflegender Angehöriger anwendbar sind.

Hier ist ein Übertragungsversuch: Pflege- und Versorgungsbedürftigkeit, die pflegende Angehörige in die Verantwortung ruft, tritt meistens langfristig bzw. dauerhaft auf. Wenn eine solche dauerhafte Pflege- oder Versorgungsbedürftigkeit eines Freundes oder Familienangehörigen eintritt, ist dies für alle Beteiligten – auch und besonders für die pflegenden Angehörigen – ein einschneidendes Lebensereignis. Es erfordert Rollenumschichtungen in der Familie, ebenso führt es zu Veränderungen des Alltags und ggf. der Lebensplanung der pflegenden Angehörigen. Meist wird ihr gesamter sozialer Kontext und ihr Alltagsleben berührt – vor allem im Sinne einer Reduktion und Einschränkung zugunsten der Funktionalität der notwendigen Familienstrukturen und der Bedürfnisse der pflegebedürftigen Person. Die pflegenden Angehörigen stehen vor der Dreifachaufgabe, sowohl die Versorgung ihres Familienmitglieds sicherzustellen als auch die Anforderungen an ihr eigenes Leben zu bewältigen (Arbeit, Familie, Sozialleben) und mit all den Auswirkungen, die mit der neuen Aufgabe und den daraus resultierenden Veränderungen, Einschränkungen und Belastungen einhergehen, umgehen zu müssen. Die Veränderungen betreffen Routinen und angestammte Muster des familialen und sozialen Zusammenlebens, berühren sensible Bereiche und werden nicht selten als besonders schwierig erlebt. Oft verlaufen sie krisenreich. Hier liegt eine wichtige Aufgabe für die Selbstmanagementförderung pflegender Angehöriger. Kanfer et al. (2000) formulieren unterstützend in Bezug auf chronische Erkrankungen, dass Selbstmanagementförderung sich nicht allein auf das Handeln von Erkrankten beschränken kann, sondern sich auch dem sozialen Umfeld widmen muss, da es eine maßgebliche Rolle bei der Bewältigung chronischer Erkrankungen leistet. Im Übertrag auf pflegende Angehörige bedeutet das, Selbstmanagementförderung muss sich dem sozialen Umfeld, insbesondere den pflegenden Freunden und Freundinnen und Angehörigen, widmen. Diese nehmen eine maßgebliche Rolle bei der Versorgung der (versorgungs- und pflegebedürftigen) Bevölkerung ein.

Die Stiftung ZQP (2023) bemerkt, dass die Übernahme einer Pflegeaufgabe einerseits als positiv wahrgenommen werden und mit entsprechenden Effekten verbunden sein kann, z. B. mit einer Stärkung der familiären Bindungen:

> »Pflegende Angehörige können diese Aufgabe als bedeutsam, bereichernd und zum Wohlbefinden beitragend erleben. Pflege kann aber auch mit Belastungen verbunden sein, die nicht zwangsläufig – unmittelbar – wahrgenommen werden. Entsprechende Belastungen können das Wohlbefinden und die Gesundheit gefährden.« (ZQP 2023)

Die aktuelle Studie Benefits of Being a Caregiver von Pendergrass et al. (2023) konnte dazu anhand der Caregiver Scale (BBCS) ein valides Messinstrument zur Erfassung von Aspekten liefern, die zeigen, dass pflegende Angehörige einen Nutzen für sich selbst erleben und dass der Nutzen, den sie erfahren, das Ergebnis ihrer Pflegeaktivitäten ist. Es versteht sich als Weiterentwicklung zum Konzept positiver Aspekte der Pflege (PAC). Die Studie konnte zeigen, dass pflegende Angehörige neben den direkten Vorteilen auch an Geduld und Reife gewinnen sowie verstärkte Wertschätzung von anderen erfahren können. Diese positiven Effekte sind überraschend unabhängig von der Pflegebelastung und

-dauer. Schließlich sei es möglich, auf Basis der erforschten »Benefits« praktische Maßnahmen zu entwickeln, um die Lebenssituation von Pflegenden, aber auch von Gepflegten zu verbessern und die häusliche Pflege zu stärken (Donath et al. 2023). Im AOK-Pflegereport aus dem Jahr 2016 haben Gräßel und Behrndt (2016, S. 169 ff.) das Thema: »Belastungen und Entlastungsangebote für pflegende Angehörige« ebenfalls aufgegriffen. Gräßel (1998) konnte bereits mit seiner Querschnittuntersuchung im Rahmen des Forschungsprojektes »Häusliche Pflege« aus den 90er Jahren die Belastungen wie auch positive Effekte für pflegende Angehörige bestätigen. In Deutschland gaben zwischen 2018 und 2019 etwa 70 % der Teilnehmenden an,

> »sich in der Pflegesituation stark oder sehr stark belastet zu fühlen. Fast die Hälfte nahm sich als körperlich überlastet wahr. Vor allem die emotionale Belastung durch die Angehörigenpflege zeigte sich als sehr ausgeprägt. Des Weiteren können einige die Pflegesituation begleitende Faktoren im Zusammenhang mit einer besonderen Beanspruchung pflegender Angehörigen stehen: Dazu gehören etwa das Vorliegen spezifischer Erkrankungen bei der pflegebedürftigen Person, eine sehr lange Dauer der Pflegeübernahme und deren zeitliche Intensität, das Zusammenleben von pflegender und zu pflegender Person in einem Haushalt, die Vereinbarkeit von Pflege und Beruf sowie Gewalterfahrungen in der Pflege« (ZQP 2023).

Lattek et al. (2020) geben in ihrem Werk einen Überblick über die aktuelle Situation aus Betroffenenperspektive und betonen die herausfordernde Situation der pflegenden Angehörigen. Anhand von fünf wissenschaftlichen Projekten erfassen die Autoren und Autorinnen die charakteristischen Themen der pflegenden Angehörigen im Kontext ihrer eigenen Wünsche und Bedürfnisse. Nachfolgende Kästen geben einen Überblick zu den fünf Projekten (Lattek et al. 2020):

1. Betreute Urlaube zur Entlastung von pflegenden Frauen

- **Autorenteam:** Änne-Dörte Lattek, Nils Sebastian Vetter, Ariane Rolf, Anna Drees
- **Laufzeit:** Sept. 2016–Jan. 2017
- **Ziel:** Einstellungen und Erwartungen pflegender Frauen bezüglich betreuter Urlaube zu erheben, um positive Effekte und fördernde Faktoren zu identifizieren.
- **URL:** https://econtent.hogrefe.com/doi/10.1024/1012-5302/a000633

2. Betreute Urlaube zur Entlastung von pflegenden Männern

- **Autorenteam:** Änne-Dörte Lattek, Ariane Rolf, Anna Drees
- **Laufzeit:** Nov. 2017–Jan. 2018
- **Ziel:** Das Projekt schließt an das Forschungsprojekt *Wirksamkeit von betreuten Urlauben für pflegebedürftige Menschen und deren pflegende Angehörige als Entlastungsangebot (WUPA)* an, mit dem Ziel, Belastungen pflegender Männer und deren Erwartungen bezüglich betreuter Urlaube zu erfassen sowie Faktoren, die diese beeinflussen.
- **URL:** https://app.carelit.de/doi?doi=10.3936/1609

3. Erwartungen und Unterstützungsbedarfe von erwerbstätigen und ehemals erwerbstätigen pflegenden Angehörigen

- **Autoren:** Norbert Seidl, Matthias Voß
- **Laufzeit:** Sept. 2016–Okt. 2017

- **Ziel:** Im Rahmen des Projekts sollten fördernde und hemmende Faktoren aus Sicht aktiv pflegender und ehemals pflegender Angehöriger und fördernde und hemmende Faktoren für eine Wieder- und Neuaufnahme der Erwerbstätigkeit identifiziert werden. Zudem sollten Faktoren ermittelt werden, die eine Erwerbstätigkeit während der Pflegezeit begünstigen oder erschweren. Zudem sollte untersucht werden, welche Bedarfe und Bedürfnisse pflegende Angehörige in Bezug auf ihre Lebensgestaltung und ihre persönliche Vereinbarung der Pflege mit einer Erwerbstätigkeit aufweisen.
- **URL:** https://t1p.de/9420r

4. Erwartungen von männlichen pflegenden Angehörigen an ambulante Dienste

- **Autoren:** Matthias Voß, Norbert Seidl
- **Laufzeit:** Sept. 2017–Nov. 2017
- **Ziel:** Ambulanten Pflegediensten wissenschaftsbasiert Informationen zugunsten einer speziell auf pflegende Männer ausgerichtete Ausgestaltung von Unterstützungsangeboten zu geben, die diese befähigen sollen, gesellschaftliche Anforderungen zu erkennen, in ihren Besonderheiten zu verstehen und sich auf dieser Grundlage nutzorientiert zu positionieren. Neben einer Sensibilisierung werden somit auch die Kompetenzen im Umgang mit dieser besonderen Klientel erweitert.
- **URL:** https://www.hsbi.de/inbvg/projekte/versorgungsforschung/gempa-kap

5. Gesundheitsbezogene Lebensqualität von Müttern mit einem pflegebedürftigen Kind

- **Autorin:** Christa Büker
- **Laufzeit:** Nov. 2018–März 2019
- **Ziel:** Erhebung der gesundheitlichen Situation und gesundheitsbezogenen Lebensqualität pflegender Mütter
- **URL:** https://t1p.de/dy3em

Marienfeld (2020) unterstreicht in Kap. 3, dass pflegende Angehörige auf sozialer Ebene erhebliche Einschränkungen erfahren können, die von einer Abnahme sozialer Kontakte bis hin zur sozialen Isolation und der Vernachlässigung eigener Bedürfnisse reichen. Des Weiteren zeigt sich, dass pflegende Angehörige im Vergleich zu anderen Personen häufiger und über längere Zeiträume krank sind (Rothgang et al. 2015, BMG 2012, SVR-Gesundheit 2009, Billinger 2011, zit. n. Marienfeld 2020). Darüber hinaus weist Marienfeld (2020) darauf hin, dass jeder fünfte pflegende Angehörige Defizite in Bezug auf das soziale Unterstützungspotential beklagt und trotzdem viele Leistungen nicht abgerufen bzw. genutzt werden. Dabei bezieht sie sich auf ältere Quellen wie Statistisches Bundesamt (2017) und RKI (2015). Zurückzuführen sei dies, so Marienfeld (2020, S. 37), »auf ein Konglomerat von:

- Intransparenz und Unklarheit der Beratungsangebote,
- Informationsdefiziten,
- Kostengründen,
- Unzufriedenheit mit der Qualität von Leistungen

oder einer defizitären Kultur des ›sich helfen lassens‹.«

»Pflegende Angehörige sind überdies nicht selten mit dem Themenfeld Lebensende, Lebensmüdigkeit oder sogar Suizidalität bei der pflegebedürftigen Person konfrontiert. Auch übergeordnete Notlagensituationen wie die Corona-Pandemie von 2020 bis 2023 in Deutschland können die Situation in der häuslichen Pflege erheblich verschärfen und die helfenden Angehörigen zusätzlich belasten« (ZQP 2023).

1.5.5 Fazit

Menschen, die in Familien oder anderen Formen zusammenleben, treffen sehr individuelle Entscheidungen, wie sie mit Krankheit und Pflegebedürftigkeit sowie dem sich daraus ergebenden Unterstützungsbedarf eines Familien- oder Haushaltsmitglieds umgehen. Scheinbar vergleichbare Problem- und Bedarfslagen können zu unterschiedlichen Unterstützungsarrangements in Form von medizinischen, pflegerischen, sozialen oder anderen Unterstützungsleistungen führen; individuelle Vorlieben, Wünsche und Möglichkeiten entscheiden ebenso über Ausmaß und Intensität eigener und externer Hilfeleistungen wie familiäre und individuelle Wertvorstellungen und gewachsene Beziehungen (Büscher et al. 2023). So kommt es in häuslichen Pflegearrangements oft zu einem Mix aus informellen Hilfen durch Familienmitgliedern, Freundeskreis, Bekannten und Nachbarschaft sowie formellen Hilfen durch professionelle Dienstleister. Letztere werden die Unterstützung durch Familien und Freundeskreis nie vollständig ersetzen – sie können nur ergänzen (ebd.). Viele Menschen können gut durch ihre Angehörigen versorgt werden, die die Pflege gerne übernehmen und die Beziehung untereinander gestärkt erleben. Ebenso finden sich jedoch auch Aussagen Angehöriger, dass die Pflege sie erheblich belastet, über ihre Belastungsgrenzen geht und sie dadurch selbst krank und hilfebedürftig werden. Ebenso finden sich Hinweise auf bis zu Gewalt reichende Auseinandersetzungen zwischen pflegenden Angehörigen und pflegebedürftigen Menschen (Büscher et al. 2023).

Die Autoren der VdK-Studie fassen die aktuelle Situation folgendermaßen zusammen:

»In vielen Fällen dürften die in der Pflegeversicherung oder anderen sozialen Sicherungssystemen vorgesehenen Unterstützungsleistungen einen Beitrag dazu leisten, die Pflege zuhause gut bewältigen zu können. In vielen anderen Fällen wird das nicht so sein und der Aufwand, der zur Inanspruchnahme mancher Leistungen betrieben werden muss, stellt eine zusätzliche Belastung dar. [...] Insgesamt betrachtet ist die Datenbasis zur häuslichen Pflege in Deutschland [...] bestenfalls lückenhaft.« (Büscher et al. 2023, S. 10)

Literatur

Bundesministerium für Familie, Senioren, Frauen und Jugend (BMFSFJ) (Hrsg.) (2022). *Beratung für pflegende Kinder, Jugendliche, Auszubildende und Studierende.* Zugriff am 27.12.2023 unter: https://www.bmfsfj.de/bmfsfj/themen/aeltere-menschen/hilfe-und-pflege/pausentaste-beratung-fuer-pflegende-kinder-und-jugendliche/beratung-fuer-pflegende-kinder-jugendliche-auszubildende-und-studierende-121244#

Bundesministerium für Gesundheit (BMG) (Hrsg.) (2024). *Soziale Absicherung für Pflegepersonen.* Zugriff am 14.06.2024 unter: https://www.bundesgesundheitsministerium.de/themen/pflege/online-ratgeber-pflege/leistungen-der-pflegeversicherung/leistungen-im-ueberblick/soziale-absicherung-fuer-pflegepersonen

Bundesministerium für Gesundheit (BMG) (Hrsg.) (2023). *Zahlen und Fakten zur Pflegeversicherung.* Zugriff am 14.06.2024 unter: https://www.bundesgesundheitsministerium.de/fileadmin/Dateien/3_Downloads/Statistiken/Pflegeversicherung/Zahlen_und_Fakten/Zahlen_und_Fakten_Dezember_2023.pdf

Büscher, A., Peters, L., Stelzig, S. et. al (2023). *Zu Hause pflegen – zwischen Wunsch und Wirklichkeit.* Die VdK-Pflegestudie Abschlussbericht. Hochschule Osnabrück.

Deutscher Bundestag (Hrsg.) (2023). *Schriftliche Fragen mit den in der Woche vom 5. Juni 2023 eingegangenen Antworten der Bundesregierung.* Drucksache 20/7148. Zugriff am 04.12.2023 unter: https://dserver.bundestag.de/btd/20/071/2007148.pdf

Donath, C., Pendergrass, A. & Gräßel, E. (2023). *Zuhause-Pflegen und trotzdem gesund bleiben? Risiko- und Schutzfaktoren für dysfunktionales Coping bei pflegenden Angehörigen.* Psychother Psychosom Med Psychol, 73(7), 290–299. doi: https://doi.org/10.1055/a-1984-8250

Ehrlich, U. & Kelle, N. (2021). *Stille Helden bei der Pflege daheim*. In: G+G. Hrsg. vom AOK-Bundesverband GbR. Zugriff am 27.12.2023 unter: https://www.gg-digital.de/2021/02/stille-helden-bei-der-pflege-daheim/index.html

Gräßel, E. (1998). *Studie – Pflegende Angehörige: Hilfe auch durch Ärzte*. Dtsch Arztebl, 95(39), A-2382/B-2055/C-1907. Zugriff am 02.01.2024 unter: https://www.aerzteblatt.de/archiv/13267/Studie-Pflegende-Angehoerige-Hilfe-auch-durch-Aerzte

Gräßel, E. & Behrndt, E.-M. (2016). Belastungen und Entlastungsangebote für pflegende Angehörige. In: Jakobs, K. et al. (Hrsg.) (2016). Pflege-Report 2016. Schwerpunkt: Die Pflegenden im Fokus, 169–187. Stuttgart: Schattauer.

Haslbeck, J.W. & Schaeffer, D. (2007). *Selbstmanagementförderung bei chronischer Krankheit: Geschichte, Konzept und Herausforderungen*. Pflege, 20(02), 82–92. doi: https://doi.org/10.1024/1012-5302.20.2.82

Jacobs, K., Kuhlmey, A., Greß, S. et. al (Hrsg.) (2016). *Pflege-Report 2016. Schwerpunkt: Die Pflegenden im Fokus*. Stuttgart: Schattauer

Kanfer, F. H., Reinecker, H. S. & Schmelzer, D. (Hrsg.) (2000). *Selbstmanagementtherapie. Ein Lehrbuch für die klinische Praxis*. 3. Aufl. Berlin/Heidelberg: Springer.

Kuhlmey, A. & Budnick, A. (2023). *Pflegende Angehörige in Deutschland: Vereinbarkeit von Pflege und Erwerbstätigkeit*. Bundesgesundheitsbl, 66, 550–556. doi: https://doi.org/10.1007/s00103-023-03687-3

Latteck, Ä-D., Seidl, N., Büker, C. et. al (Hrsg.) (2020). *Pflegende Angehörige – Genderspezifische Erwartungen an soziale Unterstützungssysteme*. Leverkusen/Opladen: Verlag Barbara Budrich.

Marienfeld, S. (2020). *Begriffsbestimmungen und sozialrechtliche Einbettung*. In: Latteck, Ä-D., Seidl, N., Büker, C. et. al (Hrsg.) (2020). *Pflegende Angehörige – Genderspezifische Erwartungen an soziale Unterstützungssysteme*, 15–32. Leverkusen/Opladen: Verlag Barbara Budrich.

Nationale Armutskonferenz (nak) (Hrsg.) (2023). *Gesundheitsversorgung – ein Menschenrecht!? Vergessene Gruppen in unserem Gesundheitssystem. Fachtag der nak AG Gesundheit am 23. Juni 2023 in Mainz*. Zugriff am 04.12.2023 unter: https://www.nationale-armutskonferenz.de/2023/07/10/gesundheitsversorgung-ein-menschenrecht-vergessene-gruppen-in-unserem-gesundheitssystem/

Pendergrass, A., Weiß, S., Rohleder, N. et. al (2023). *Validation of the Benefits of Being a Caregiver Scale (BBCS) – further development of an independent characteristic of informal caregiving*. BMC Geriatrics, 23(26), 1–10. doi: https://doi.org/10.1186/s12877-022-03650-y

Statistisches Bundesamt (Hrsg.) (2025). *Pressemitteilung Nr. 478 vom 18. Dezember 2024*. Zugriff am 11.01.2025 unter: https://www.destatis.de/DE/Presse/Pressemitteilungen/2024/12/PD24_478_224.html

Unabhängiger Beirat für die Vereinbarkeit von Pflege und Beruf (Hrsg.) (2022). *Empfehlungen zur Familienpflegezeit und zum Familienpflegegeld. Teilbericht des unabhängigen Beirats für die Vereinbarkeit von Pflege und Beruf (Zweite Berichtsperiode)*. Berlin: Bundesamt für Familie und zivilgesellschaftliche Aufgaben. Zugriff am 02.01.2024 unter: https://www.bmfsfj.de/resource/blob/200056/42abf8d95c281661058caaf581d10a97/empfehlungen-zur-familienpflegezeit-und-zum-familienpflegegeld-data.pdf

Zentrum für Qualität in der Pflege (ZQP) (Hrsg.) (2022). *Distance Caregiving – Unterstützung und Pflege auf räumliche Distanz*. Zugriff am 19.06.2024 unter: https://www.zqp.de/wp-content/uploads/Analyse_DistanceCaregiving.pdf

Zentrum für Qualität in der Pflege (ZQP) (Hrsg.) (2023). *Pflegende Angehörige in Deutschland*. Zugriff am 27.12.2023 unter: https://www.zqp.de/schwerpunkt/pflegende-angehoerige/

1.6 Beratungsbedürfnisse und -bedarfe sterbenskranker Menschen und ihrer Angehörigen

Axel Doll

Die meisten Menschen, aber auch sterbenskranken Menschen, wünschen sich, zu Hause sterben zu können und assoziieren damit Geborgenheit, persönliche Beziehungen, Normalität leben, individuelle Gestaltung des Tagesablaufs und des Lebensraums und eine eigene unverwechselbare Persönlichkeit zu bleiben (Voltz et al. 2020, Haumann 2016, Schneider et al. 2014). Daraus ergibt sich der Auftrag, die sterbenskranken Menschen und ihre Angehörigen so zu beraten und zu begleiten, dass das Sterben zu Hause auch ermöglicht werden kann, ohne dabei die Angehörigen zu stark zu überfordern (Sullivan et al. 2019, Seal et al. 2015). Doch welche Beratungsbedürfnisse haben sterbenskranke Menschen und ihre Angehörigen?

1.6.1 Beratungsbedürfnisse und -bedarfe sterbenskranker Menschen

Interessanterweise gibt es deutlich mehr Forschung zu den Beratungsbedürfnissen von Angehörigen als zu den Beratungsanliegen von Patientinnen und Patienten selbst. Sterbenskranke Menschen wünschen sich laut den wenigen Studien ein selbstbestimmtes Leben bis zum Ende, möchten ihr Leben und Sterben nach eigenen Bedürfnissen gestalten (Schneider et al. 2014, Wilson et al. 2014) und dabei möglichst die Kontrolle behalten (Trachsel et al. 2016, Watson 2009). Im internationalen Diskurs zum »guten Tod« werden immer wieder die Bedürfnisse der sterbenskranken Menschen nach Selbstkontrolle, Selbstbestimmung, Entscheidungsfindung und guter Vorbereitung auf das Sterben thematisiert (Heimerl et al. 2022, Krikorian et al. 2020). Die Förderung des Selbstmanagements wird im Kontext von chronischer Erkrankung vielfältig diskutiert, inwieweit sie im Kontext von ambulanter Palliativversorgung eine Rolle spielt, ist erst in Ansätzen erforscht (Schulman-Green et al. 2018, Campling et al. 2017). Erste Programme zur Stärkung des Selbstmanagements von sterbenskranken Menschen (Dionne-Odom et al. 2016, Schulman-Green et al. 2015) wurden bereits entwickelt. In diesen Studien konnten positive Effekte auf ihr Symptommanagement und ihre Krankheits- und Alltagsbewältigung nachgewiesen werden.

Sterbenskranke Menschen wünschen sich, dass ihre Gefühle ernst genommen werden und sie von den pflegenden und behandelnden Teams über den zu erwartenden Verlauf informiert werden (Ventura et al. 2014). Die emotionale Auseinandersetzung mit der eigenen Erkrankung und Hilfsbedürftigkeit sowie dem eigenen Sterben und die psychische Anpassung an sich schnell verändernde Situationen stellen für viele sterbenskranke Menschen eine große Herausforderung dar (Tewes et al. 2018, Küttner et al. 2017).

Im ethnografischen Forschungsprojekt von Doll (2022) konnte bei der teilnehmenden Beobachtung von Hausbesuchen der Teams der Spezialisierten Ambulanten Palliativversorgung (SAPV) ein zentrales Phänomen sowohl bei den Palliativpatientinnen und -patienten als auch ihren Angehörigen (▸ Kap. 1.6.2) identifiziert werden: ihre Verunsicherung. Die Verunsicherungen der Betroffenen beziehen sich im Besonderen auf die Bewältigung ihrer Symptome und dem damit Sicht- und Spürbar-Werden der voranschreitenden Erkrankung. Zudem geht es auch um das (selbstbestimmte) Bewältigen ihrer Symptome wie z. B. Schmerz, Atemnot, Fatigue und der sich verändernde Appetit. Sowohl bei Corbin et al. (2010) als auch in der Studie von Doll konnte beobachtet werden, dass in der Phase der Abwärtsentwicklung der Versuch stattfindet, eine Normalisierung aufrechterhalten zu wollen, indem kräftezehrende Aktivitäten unternommen und Hilfsangebote abgelehnt werden. Die Betroffenen versuchen in dieser Phase an ihren bewährten Handlungsstrategien festzuhalten, um damit dem Voranschreiten der Erkrankung zu entkommen. An den Symptomen Fatigue und schwindender Appetit wird dies exemplarisch verdeutlicht.

Die Beratungsgespräche über Erschöpfung und Schwäche beziehen sich häufig auf mindestens zwei Zeitdimensionen: das Bedauern, Leiden unter bzw. Betrauern der eingeschränkten Fähigkeiten in der Gegenwart und das Würdigen der früheren Fähigkeiten, Prioritäten und Lebensentwürfe in der Vergangenheit. Es wird in den beobachteten Beratungen nicht explizit thematisiert, aber es kann auch eine dritte Dimension unausgesprochen eine Rolle spielen, nämlich die Befürchtung und Erwartung, dass die Schwäche noch weiter zunimmt und die Lebenskräfte immer weiter versagen. Dies ist für viele Menschen beängstigend und verunsichernd. Sie müssen ihr aktuelles Leid über die vorhandenen Einschränkungen thematisieren und wollen aber auch mit ihrer Identität und ihren Kapazitäten, die sie früher hatten, gesehen, gewürdigt und wertgeschätzt werden. Das multidimensionale Erleben des Symptoms Fatigue führt zu einer hohen Komplexität der Beratungssituation für die Beraterinnen und Berater: Egal welche Zeitdimension sie aufgreifen, werden sie immer einer anderen nicht gerecht. Sollen sie sich der Schadensbegrenzung im Hier und Jetzt widmen? Der Entlastung? Den Befürchtungen? Der Verlustarbeit? Natürlich gibt es kein »richtig oder falsch«, sondern es kann nur das thematisiert werden, was vermutlich gerade für die Betroffenen im Vordergrund steht. Dies führt vor Augen, dass Beratung zu Symptomen keine medikalisierte Beratung darstellt, sondern kontextgebunden und lebensbiografisch situiert ist. Beratung zu Symptomen ist verwoben mit der Biografie des Menschen (Welche Einschränkungen und Veränderungen werden am schmerzlichsten wahrgenommen?) und verknüpft mit der Krankheitsverarbeitung und Deutungszuschreibung der Betroffenen. Es geht also nie nur um ein körperliches Zeichen einer Erkrankung und das Management mittels Medikamente, sondern um ein interaktives wechselseitiges Deutungsgeschehen. Dies erfordert vielfältige kommunikative Kompetenzen wie Zuhören, einfühlendes Spiegeln von Emotionen oder Gesagtem, explorierendes Nachfragen und Intuition, aber auch Fachwissen und Erfahrungen zu den Phänomenen und Symptomen. Zusätzlich braucht es Kenntnisse über die Biografie bzw. Lebenskontexte der Betroffenen und ihres sozialen Umfelds.

Gerade das Thema Essen ist besonders emotional aufgeladen. Angehörige wünschen sich, dass die Patientinnen und Patienten etwas essen bzw. wie früher essen, um Normalität herzustellen und das Voranschreiten der Erkrankung nicht wahrnehmen zu müssen. Dies führt bei den Betroffenen in der Regel zu Verunsicherung, denn sie wollen den Erwartungen ihrer Angehörigen gerecht werden, kommen aber an ihre eigenen gesundheitlichen Grenzen. Dies kann zu Konflikten und Stress auf beiden Seiten führen. Oder dazu, dass Menschen ihrem Angehörigen zuliebe mehr essen als ihnen guttut und sich dann in Folge erbrechen.

1.6.2 Beratungsbedürfnisse von Angehörigen sterbenskranker Menschen

Sowohl die Hospizbewegung als auch der Palliative-Care-Ansatz haben Angehörige von Anfang an zur gleichberechtigten Zielgruppe hospizlicher und palliativer Arbeit erklärt. Ihre Lebensqualität soll ebenso wie die der sterbenskranken Menschen gefördert werden. In der Betreuung Sterbender nehmen Angehörige eine Doppelrolle sowohl als Kümmernde als auch und Kummernde ein. Einerseits sind sie Betreuende und pflegende Angehörige und damit Teil des Versorgungssystems. Sie sind die tragende Säule, ohne die eine häusliche Palliativversorgung kaum möglich wäre (Costa et al. 2016). Andererseits sind die Nahestehenden aber auch Mitbetroffene und befinden sich ebenfalls in einer krisenhaften Auseinandersetzung mit dem Fortschreiten der Erkrankung, den belastenden Symptomen, dem nahenden Tod und dem Verlust eines geliebten Menschen (Foreva et al. 2014, Stajduhar et al. 2008). Der langjährige Angehörigenforscher Peter Hudson kommt mit seinem Team zu dem Schluss, dass eine große Diskrepanz besteht zwischen den formulierten politischen Zielen, die Bedürfnisse von Angehörigen zu erfassen und adäquat zu adressieren, und der tatsächlichen klinischen Praxis. Sein Fazit ist, dass im klinischen Alltag noch immer evidenzbasierte Strategien zur Unterstützung von Familien fehlen und fordert daher weitere Forschungsinitiativen in diesem Bereich (Hudson et al. 2010). Bei der Literaturrecherche wird schnell deutlich, dass international bereits hunderte von Studien und Publikationen zur Angehörigensituation erschienen sind; in Deutschland dagegen wurden diese Erkenntnisse wenig rezipiert und auch kaum beforscht.

Die Task Force der European Association Palliative Care (EAPC) on Family Carers hat bereits 2010 das immer noch gültige »White Paper on improving support for family carers in palliative care« entwickelt. Darin beschreiben die Experten und Expertinnen die Rolle, die Probleme und Bedürfnisse der pflegenden Angehörigen und sprechen konsentierte Empfehlungen für deren Unterstützung aus (EAPC 2010). Sie zitieren Studien und Reviews, die die Auswirkungen der häuslichen Palliativversorgung auf die pflegenden Angehörigen erforschten und zusammenstellten. Sie führen sowohl körperliche (Schlafstörungen, Appetitstörungen) als auch psychische Folgen (Angst, Depression, Burn-out, Ungewissheit) an (Lung et al. 2021, Oechsle 2019, Oechsle et al. 2019). In weiteren Studien und Reviews wird auf eine Vielzahl von Belastungen hingewiesen: Veränderung der eigenen Lebensplanung, Angebundensein und Zuständigkeit, Betroffenheit durch Symptomlast, Nähe zum Tod, fehlende Anerkennung, Überforderung durch vielschichtige, belastende Tätigkeiten und Kontrollverlust sowie Schuldgefühle (Mason et al. 2018, Candy et al. 2011).

Neuere Studien wie Zavagli et al. (2022) und Pop et al. (2022) beschreiben vor allem auch soziale Belastungen wie Rückzug des sozialen Umfeldes, eigene Isolation, fehlende Unterstützung, Reduktion von entspannenden Aktivitäten (Sport, Freunde treffen), Familienkonflikte, Veränderungen der Familiendynamik und nicht mehr genug Zeit für ihre Familien und Freunde zu haben. Die Reduktion der Arbeitszeit (Freistellung oder Teilzeit) verringert die Einkommensbasis des familialen Systems, ermöglicht jedoch erst die notwendige Rund-um-die-Uhr-Betreuung. Finanzielle Engpässe wiederum beeinflussen, inwieweit weitere Unterstützung finanziert werden kann und ob Entlastungsangebote genutzt werden können.

Studien (Zavagli et al. 2022, Grande et al. 2018, Köhler et al. 2012) belegen, dass pflegende Angehörige selbst vermehrt Gesundheitsprobleme haben, die entweder die Versorgung ihrer Palliativpatientinnen und -patienten erschweren oder durch diese hervorgerufen werden. In ihrem Review stellten Remedios et al. (2011) fest, dass pflegende Angehörige ein höheres Risiko haben, früher zu sterben als Menschen, die keine Fürsorgerolle innehatten. Angehörige von Palliativpatientinnen und -patienten haben im Vergleich zu Familienmitgliedern von kurativ behandelten Patientinnen und Patienten eine nachweisbar niedere Lebensqualität. Angehörige berichten meist von Symptomen wie Schlaflosigkeit, Kopfschmerzen, gastrointestinalen Symptomen und körperlicher Erschöpfung/ Fatigue (Jassem et al. 2015, Perner et al. 2012). Vermutlich vernachlässigen Angehörige ihre eigene Gesundheit, gehen seltener zur Ärztin oder dem Arzt und geben der Versorgung des zu pflegenden Angehörigen ihre ganze Aufmerksamkeit. Pflegende Angehörige achten nicht auf ihre eigenen Bedürfnisse bzw. ihr eigenes Wohl und sind gänzlich auf die Bedürfnisse und das Wohlergehen des kranken Familienmitgliedes fokussiert (EAPC 2010). Pop et al. (2022) stellen in ihrem Narrative Review 38 Studien zur Lebensqualität von Angehörigen von Palliativpatientinnen und -patienten zusammen und identifizieren etliche Risikofaktoren, welche die Lebensqualität der Angehörigen mindern können. Dazu gehören Unterbrechungen in der Alltagsroutine, eine hohe Pflegezeit pro Tag, Depressionen, Angst, psychologische Spannungen, der emotionale Zustand der Betroffenen aber auch der Angehörigen, negative Gedanken, Unsicherheit, vielfältige Verantwortungen und die physische Verfassung der Betroffenen. Der Review verdeutlicht sehr anschaulich, wie die multiplen Belastungen sich wechselseitig bedingen.

Einige Forschende (Palacio Gonzalez et al. 2018, Henriksson et al. 2015) nehmen in ihren Forschungsprojekten jedoch auch eine Perspektivenerweiterung vor und können in ihren Untersuchungen identifizieren, dass Angehörigenpflege nicht nur als Belastung wahrgenommen, sondern auch als Bereicherung erlebt wird, verbunden mit Erfolgsgefühlen, Gefühlen von Sinnhaftigkeit und Wachstum, gestärktem Selbstbewusstsein, Liebe, innige Beziehung und Zufriedenheit. Palacio et al. (2021) konnten in ihrer Studie feststellen, dass Angehörige, die die häusliche Palliativpflege als positiv erlebten, sich deutlich weniger belastet fühlten und dadurch auch weniger häufig Zeichen von Angst oder Depression aufwiesen. Die genannten Autorinnen und Autoren empfehlen den Blickwinkel der Palliativteams daher vermehrt auf die vorhandenen Ressourcen und die selbstwerterhöhenden bzw. belohnenden Aspekte der Angehörigenpflege zu legen. Ziel der Palliativbetreuung sollte es daher sein, diese positiven Erfahrungen zu stärken und damit die Belastungen abzupuffern (Hudson et al. 2005). Erste Studien beschäftigen sich bereits mit der Resilienz von Angehörigen in der Palliativversorgung (Opsomer et al. 2022, Limardi et al. 2016) und deren Förderung durch die Palliativteams (Røen et al. 2018).

Die Beratungsbedürfnisse von Angehörigen beziehen sich ebenfalls auf das Phänomen der Verunsicherungen (Doll 2022). Angehörige wünschen sich eine proaktive Vorbereitung und möchten sich sowohl auf die Pflegeaufgaben (Bilgin et al. 2021, Holm et al. 2015a) als auch auf das nahende Sterben und den Tod (Totman et al. 2015, Stajduhar et al. 2013) vorbereitet fühlen. Im internationalen Diskurs spielt daher das Pflegeergebnis »*Preparedness for Caregiving*« (Bilgin et al. 2021, Dionne-Odom 2021) eine bedeutende Rolle in der Edukation von Angehörigen. Die Verunsicherungen die Doll (2022) in seiner SAPV-Studie identifiziert hat, beziehen dich auf die folgenden Themen:

1. *Symptome erkennen und deuten:* Für Angehörige ist es extrem schwierig einzuordnen, ob Symptome Nebenwirkungen von Medikamenten oder eher als Voranschreiten der Erkrankung zu verstehen sind. Dadurch fühlen sie sich hilflos und nicht in der Lage zu entscheiden, ob sie eine Bedarfsmedikation verabreichen sollen oder nicht. Dieses Zögern wiederum kann letztlich zu einer insuffizienten Symptomlinderung und somit erneutem Stress für alle Beteiligten führen (Wilson et al. 2018, Ullgren et al. 2018, Chi et al. 2018).
2. *Nächtliche Betreuung:* Die nächtliche Betreuung ist für Angehörige sehr herausfordernd und verunsichernd. Sie tragen eine hohe Verantwortung und Entscheidungsgewalt über sedierende Medikation. Andererseits werden sie häufig im Schlaf gestört und leiden unter Erschöpfung. Trotz hoher Belastung haben sie jedoch eine geringe Entlastungsbereitschaft und neigen dazu, über ihre eigenen Grenzen zu gehen (Haan et al. 2021, Pepin et al. 2020).
3. *Entscheidung über einen sicheren Versorgungsort:* Viele Angehörige versprechen ihren sterbenskranken Menschen die häusliche Versorgung und das Sterben zu Hause. Kommen sie an ihre eigenen Grenzen, sind sie folglich sehr ambivalent und leiden bei der Abwägung über eine stationäre Einweisung unter Schuldgefühlen und Trennungsschmerz. In der Krise entsteht dann großer Handlungsdruck, sodass die Frage im Raum steht, wie vorausschauend Angehörige beraten und vorbereitet werden können (Mason et al. 2018, Topf et al. 2013).
4. *Vorbereitung auf das Sterben*
   a) Trinken und Essen verliert an Bedeutung: Können und wollen Sterbende in

der letzten Lebensphase nicht mehr essen, löst das Hilflosigkeit und Verunsicherung bei den Angehörigen aus (Milberg et al. 2004). Angehörige sind im Konflikt zwischen ihrer eigenen Auseinandersetzung mit dem nahenden Sterben und dem Wohlbefinden der sterbenskranken Menschen (ohne Zwang zum Essen) (► Kap. 1.6.1).

b) Angehörige sind mit der verunsichernden Frage »Wie lange geht das noch?« beschäftigt. Laiinnen und Laien fällt es schwer, das Sterben zu erkennen und sie brauchen daher gute Edukation und Vorbereitung (Wenzel et al. 2012, Remedios et al. 2011). Die Unvorhersehbarkeit des Sterbens verunsichert und führt die Angehörigen in die Ambivalenz: Sie wünschen sich, dass ihr sterbenskranker Angehöriger noch lange leben soll und gleichzeitig hoffen sie, dass er/sie nicht mehr lange zu leiden hat. Angehörige brauchen hier möglichst eine zeitliche Orientierung und gute Begleitung; jedes Gespräch kann eine traurige und/oder hoffnungsvolle Nachricht sein.

1.6.3 Implikationen für die Beratung und Begleitung sterbenskranker Menschen und ihrer Angehörigen

Mit der zunehmenden Verlagerung der Palliativversorgung ins häusliche Umfeld werden pflegende Angehörige zur »frontline of primary care« (McNamara et al. 2010, S. 1035). Angehörigen wird dadurch immer mehr Verantwortung übertragen, wodurch es immer relevanter wird, sie mit ihren Unterstützungsbedürfnissen in den Blick zu nehmen (Ullrich et al. 2021, Mason et al. 2018). In ihrem Review stellen Bee et al. (2009) eine breite Palette von Lernbedürfnissen zu Medikation, Symptommanagement, Ernährung und Körperpflege zusammen. Angehörige wünschen sich auf die pflegende Rolle gut vorbereitet zu sein (Stajduhar et al. 2013, 2008), um die Versorgung für die Patientinnen und Patienten zu Hause sicherstellen zu können, ohne dabei überfordert zu werden. Diverse Studien (Seal et al. 2015, Jack et al. 2010) belegen, dass die mangelnde Beratung und Vorbereitung von Angehörigen zum Symptomassessment und -management zu ungewollten Hospitalisationen führen kann.

In der Praxis sollten daher viel expliziter Assessments der Bedürfnisse und Verunsicherungen der Patientinnen und -patienten und Angehörigen stattfinden. Daran anknüpfend, sollten Beratungskonzepte und das alltagsnahe Beratungshandeln weiterentwickelt werden: noch ressourcenorientierter und mit mehr systemischer Gesprächsführungskompetenz. Emotionen sollten noch ausgeprägter in die Beratungsgespräche einbezogen und aktiv angesprochen werden. Die kommunikative Kultur für Empowerment, Selbstmanagementförderung und partizipative Entscheidungsfindung sollte weiter ausgebaut werden. Die Gesundheitsförderung und Selbstsorge der Angehörigen sollte durch vermehrte proaktive Beratungsgespräche deutlich gestärkt werden.

Literatur

Bee, P. E., Barnes, P. & Luker, K. A. (2009). *A systematic review of informal caregivers' needs in providing home-based end-of-life care to people with cancer.* J Clin Nurs, 18(10), 1379–1393. doi: https://doi.org/10.1111/j.1365-2702.2008.02405.x

Bilgin, A. & Ozdemir, L. (2021). *Interventions to improve the preparedness to care for family caregivers of cancer patients.* Cancer Nurs, 45(3), E689–E705. doi: https://doi.org/10.1097/NCC.0000000000001014

Campling, N. et al. (2017). *Self-management support at the end of life: Patients', carers' and professionals' perspectives on managing medicines.* Int J Nurs Stud, 76(1), 45–54. doi: https://doi.org/10.1016/j.ijnurstu.2017.08.019

Chi, N.-C. et al. (2018). Pain management concerns from the hospice family caregivers' perspective. Am J Hosp Palliat Care, 35(4), 601–611. doi: https://doi.org/10.1177/1049909117729477

Corbin, J. M. & Strauss, A. L. (2010). *Weiterleben lernen: Verlauf und Bewältigung chronischer Krankheit*. 3. Aufl. Bern: Huber.

Costa, V. et al. (2016). *The determinants of home and nursing home death: a systematic review and meta-analysis*. BMC Palliat Care, 15(8), 492. doi: https://doi.org/10.1186/s12904-016-0077-8

Dionne-Odom, J. N. et al. (2021). *Resilience, preparedness, and distress among family caregivers of patients with advanced cancer*. Support Care Cancer, 29, 6913–6920. doi: https://doi.org/10.1007/s00520-021-06265-y

Dionne-Odom, J. N. et al. (2016). *Coaching family caregivers to become better problem solvers when caring for persons with advanced cancer.* J Soc Work End Life Palliat Care, 12(1-2), 63–81. doi: https://doi.org/10.1080/15524256.2016.1156607

Doll, A. (2022). *Beratung von Patient*innen und Angehörigen in der spezialisierten ambulanten Palliativversorgung*. Dissertation. Institut für Palliative Care und Organisationsethik. Universität Klagenfurt. Zugriff am 16.09.2023 unter: https://digital.obvsg.at/urn/urn:nbn:at:at-ubk:1-45472

EAPC Task Force on Family Carers (Hrsg.) (2010). *White Paper on improving support for family carers in palliative care: part 1*. Eur J Palliat Care, 17(5), 238–245.

Foreva, G. & Assenova, R. (2014). *Hidden patients: the relatives of patients in need of palliative care*. J Palliat Med, 17(1), 56–61. doi: https://doi.org/10.1089/jpm.2013.0333

Haan, M. M., Olthuis, G. & Gurp, J. L. P. van (2021). *Feeling called to care: a qualitative interview study on normativity in family caregivers' experiences in Dutch home settings in a palliative care context.* BMC Palliat Care, 20(1), 183. doi: https://doi.org/10.1186/s12904-021-00868-2

Haumann, W. (2016). *»Sterben daheim?« Einstellungen und Beobachtungen der deutschen Bevölkerung. Untersuchungsbericht über die Bevölkerungsumfrage für den DAK-Pflegereport 2016*. In: Rebscher, H. & DAK-Gesundheit (Hrsg.) *Pflegereport 2016. Palliativversorgung: Wunsch, Wirklichkeit und Perspektiven* (S. 20–42). Beiträge zur Gesundheitsökonomie und Versorgungsforschung (Band 14). Heidelberg: medhochzwei.

Heimerl, K. et al. (2022). *Dying is never beautiful, but there are beautiful moments: qualitative interviews with those affected on the subject of ›good dying‹*. Mortality, 28(4), 543–561. doi: https://doi.org/10.1080/13576275.2022.2034773

Holm, M. et al. (2015). *Delivering and participating in a psycho-educational intervention for family caregivers during palliative home care: a qualitative study from the perspectives of health professionals and family caregivers*. BMC Palliat Care, 14, 16. doi: https://doi.org/10.1186/s12904-015-0015-1

Hudson, P., Aranda, S. & Hayman-White, K. (2005). *A psycho-educational intervention for family caregivers of patients receiving palliative care: a randomized controlled trial.* J Pain Symptom Manage, 30(4), 329–341. doi: https://doi.org/10.1016/j.jpainsymman.2005.04.006

Hudson, P., Remedios, C. & Thomas, K. (2010). *A systemic review of psychosocial interventions for family carers of palliative care patients.* BMC Palliat Care, 9, 17–23. doi: https://doi.org/10.1186/1472-684X-9-17

Jack, B. A. & O'Brien, M. R. (2010). *Dying at home: community nurses' views on the impact of informal carers on cancer patients' place of death.* Eur J Cancer Care (Engl), 19(5), 636–642. doi: https://doi.org/10.1111/j.1365-2354.2009.01103.x

Krikorian, A., Maldonado, C. & Pastrana, T. (2020). *Patient's Perspectives on the notion of a good death: a systematic review of the literature*. J Pain Symptom Manage, 59(1), 152–164. doi: https://doi.org/10.1016/j.jpainsymman.2019.07.033

Küttner, S., Wüller, J. & Pastrana, T. (2017). *How much psychological distress is experienced at home by patients with palliative care needs in Germany? A cross-sectional study using the Distress Thermometer.* Palliat Support Care, 15(2), 205–213. doi: https://doi.org/10.1017/S1478951516000560

Limardi, S. et al. (2016). *Caregiver resilience in palliative care: a research protocol.* J Adv Nurs, 72 (2), 421–433. doi: https://doi.org/10.1111/jan.12829

Mason, N. & Hodgkin, S. (2018). *Preparedness for caregiving: A phenomenological study of the experiences of rural Australian family palliative carers*. Health Soc Care Community, 27(4), 926–935. doi: https://doi.org/10.1111/hsc.12710

McNamara, B. & Rosenwax, L. (2010). *Which carers of family members at the end of life need more support from health services and why?* Soc Sci Med, 70(7), 1035–1041. doi: https://doi.org/10.1016/j.socscimed.2009.11.029

Milberg, A., Strang, P. & Jabobsson, M. (2004). *Next of kins experience of powerlessness and helplessness in palliative home care*. Support Care Cancer, 12 (12), 120–128. doi: https://doi.org/10.1007/s00520-003-0569-y

Oechsle, K. (2019). *Current advances in palliative & hospice care: problems and needs of relatives and family caregivers during palliative and hospice care – an overview of current literature.* Med Sci, 7(3), 43. doi: https://doi.org/10.3390/medsci7030043

Oechsle, K. et al. (2019). *Psychological burden in family caregivers of patients with advanced cancer at initiation of specialist inpatient palliative care*. BMC Palliat Care, 18(1), 102. doi: https://doi.org/10.1186/s12904-019-0469-7

Opsomer, S., Lauwerier, E., Lepeleire, J. de & Pype, P. (2022). *Resilience in advanced cancer caregiving. A systematic review and meta-synthesis*. Palliat Med, 36(1), 44–58. doi: https://doi.org/10.1177/02692163211057749

Pepin, E. & Hébert, J. (2020). *Needs of caregivers of patients receiving in-home palliative and end-of-life care*. Canadian Oncology Nursing Journal, 30 (2), 147–152. doi: https://doi.org/10.5737/23688076302147152

Remedios, C., Thomas, K. & Hudson, P. (2011). *Psychosocial and bereavement support for family caregivers of palliative care patients: A review of the empirical literature*. Melbourne: Centre for Palliaitve Care.

Røen, I. et al. (2018). *Resilience for family carers of advanced cancer patients—how can health care providers contribute? A qualitative interview study with carers*. Palliat Med, 32(8), 1410–1418. doi: https://doi.org/10.1177/0269216318777656

Schneider, W. & Eichner, E. (2015). *Struktur- und Prozesseffekte der SAPV in Bayern – Evaluation / Qualitätssicherung und (Aus-)Wirkungen der SAPV auf die AAPV (unter besonderer Berücksichtigung des ländlichen Raums)*. Augsburg: Universität Augsburg.

Schulman-Green, D., Wagner, E.H. & McCorkle, R. (2015). *Self-Management Support*. In: Holland, J. et al. (Hrsg.) *Psycho-Oncology*, 464–469. 3. Aufl. Maidenhead, Philadelphia: Oxford University Press.

Schulman-Green, D. et al. (2018). *Supporting self-management in palliative care throughout the cancer care trajectory*. Curr Opin Support Palliat Care, 12(3), 299–307. doi: https://doi.org/10.1097/SPC.0000000000000373

Seal, K., Murray, C. D. & Seddon, L. (2015). *The experience of being an informal »carer« for a person with cancer: a meta-synthesis of qualitative studies*. Palliat Support Care, 13(3), 493–504. doi: https://doi.org/10.1017/S1478951513001132

Stajduhar, K., Funk, L. & Outcalt, L. (2013). *Family caregiver learning – how family caregivers learn to provide care at the end of life: A qualitative secondary analysis of four datasets*. Palliat Med, 27(7), 657–664. doi: https://doi.org/10.1177/0269216313487765

Stajduhar, K., Fyles, G. & Barwich, D. (2008). *Family caregiver coping in end-of-life cancer care: Final Report*. Victoria, Canada.

Sullivan, R., Ugalde, A., Sinclair, C. & Breen, L.J. (2019). *Developing a research agenda for adult palliative care: a modified delphi study*. J Palliat Med, 22(5), 480–488. doi: https://doi.org/10.1089/jpm.2018.0462

Tewes, M., Rettler, T. M., Beckmann, M. et al. (2018). *Patient-Reported-Outcome-Messung (PROM) psychosozialer Belastung und Symptome für ambulante Patienten unter kurativer oder palliativer Tumortherapie*. Onkologe, 24(1), 69–75. doi: https://doi.org/10.1007/s00761-017-0324-5

Topf, L., Robinson, C. A. & Bottorff, J. L. (2013). *When a desired home death does not occur: the consequences of broken promises*. J Palliat Med, 16 (8), 875–880. doi: https://doi.org/10.1089/jpm.2012.0541

Totman, J. et al. (2015). *›You only have one chance to get it right‹: A qualitative study of relatives' experiences of caring at home for a family member with terminal cancer.* Palliat Med., 29(6), 496–507. doi: https://doi.org/10.1177/0269216314566840

Ullgren, H. et al. (2018). *How family caregivers of cancer patients manage symptoms at home: A systematic review.* Int J Nurs Stud, 85(6), 68–79. doi: https://doi.org/10.1016/j.ijnurstu.2018.05.004

Ullrich, A. et al. (2021). *Supportive care needs and service use during palliative care in family caregivers of patients with advanced cancer: a prospective longitudinal study.* Support Care Cancer, 29(3), 1303–1315. doi: https://doi.org/10.1007/s00520-020-05565-z

Ventura, A. D. et al. (2014). *Home-based palliative care: a systematic literature review of the self-reported unmet needs of patients and carers*. Palliat Med, 28(5), 391–402. doi: https://doi.org/10.1177/0269216313511141

Voltz, R. et al. (2020). *Improving regional care in the last year of life by setting up a pragmatic evidence-based plan–do–study–act cycle: results from a cross-sectional survey*. BMJ open, 10(11), e035988. doi: https://doi.org/10.1136/bmjopen-2019-035988

Wenzel, C. & Pleschberger, S. (2012). *Sterben zu Hause – Herausforderungen für An- und Zugehörige.* In: Wegleitner, K., Heller, A. & Heimerl, K. (Hrsg.) *Zu Hause sterben. Der Tod hält sich nicht an Dienstpläne*, 55–67. Ludwigsburg: Hospiz Verlag.

Wilson, E. et al. (2018). *Managing medicines for patients dying at home: a review of family caregivers' experiences.* J Pain Symptom Manage, 56(6), 962–974. doi: https://doi.org/10.1016/j.jpainsymman.2018.08.019

Wilson, F. et al. (2014). *Autonomy and choice in palliative care: time for a new model?* J Adv Nurs, 70(5), 1020–1029. doi: https://doi.org/10.1111/jan.12267

1.7 Barrieren beim Erschließen der Bedürfnisse und Bedarfe von Pflegeempfängerinnen und -empfängern und ihre Auflösung

Ramona Ertl

1.7.1 Einnehmen der Perspektive von Pflegeempfangenden

Um die Perspektive von pflegeempfangenden Menschen im kulturellen Kontext einnehmen zu können, ist es wichtig, sich damit auseinanderzusetzen, worin grundsätzlich die Notwendigkeit dieses Blickwinkels besteht. In Lehrbüchern und Leitlinien findet sich eine fundierte und standardisierte Herangehensweise bei bestimmten Diagnosen, Symptomen oder Verhaltensweisen. Viele der Antworten, die Pflegenden im Umgang mit Pflegeempfangenden Sicherheit und einen klaren Rahmen geben sollen, können abgerufen und im Alltag umgesetzt werden. Meist wird hierbei ergänzt, dass die individuelle Situation der betroffenen Person miteinbezogen und berücksichtigt werden muss. Was genau beschreibt aber die individuelle Situation eines Menschen?

Welche konkreten Dinge sich hinter dieser Aussage verbergen, ist nicht auf den ersten Blick zu erkennen und auch nach intensiverer Auseinandersetzung mit der Lebenswelt der betroffenen Person nicht vollumfänglich abzubilden, da die subjektiven Wahrnehmungen der pflegenden Person nicht standardisiert werden können. Wenn die nicht auf den ersten Blick erkennbare Lebensindividualität eines pflegeempfangenden Menschen um Themen erweitert wird, die eine kritische Auseinandersetzung erfordern, wird es schwer, eine geeignete Strategie anzuwenden. Dies gilt v. a. für Bereiche, in denen bisherige Strategien nicht greifen und die Entwicklung neuer notwendig ist. Bedürfnisse eines Menschen lassen sich nicht standardisieren, sondern sind immer gebunden an die individuelle Situation und Person (Kronenthaler et al. 2016). Das gilt nicht nur für die Rolle der Pflegeempfangenden, sondern lässt sich erweitern auf alle am Prozess beteiligten Personen.

Die Beziehung zwischen Pflegenden und Pflegeempfangenden ist geprägt von Missverständnissen und Fehleinschätzungen. Wenn Situationen als fremd erlebt werden oder gewohnte Handlungsabläufe und Verhaltensweisen nicht mehr greifen, entsteht bei den Beteiligten ein Gefühl von unzureichender oder schlechter Versorgung. Wenn es innerhalb des Gesundheitssystems zu solchen Fehleinschätzungen der Bedürfnisse und Nöte von betroffenen Personen kommt, entsteht ein Streit, ob und in welchem Umfang bestimmte Leistungen tatsächlich notwendig sind (Beigang et al. 2017). Sobald in vermeintlich einfach zu bewältigenden Situationen z. B. noch sprachliche Verständigungsschwierigkeiten oder Zeitdruck hinzukommen, werden diese schnell kritisch. Unzufriedenheit und mangelnde Compliance sind die Folge und erschweren das Miteinander (Kronenthaler et al. 2016).

Eine Strategie, um dieser Überforderung entgegenzuwirken, ist, das eigene Denken auf das Gegenüber zu übertragen. Dies geschieht ohne böse Absicht. Wenn sich etwas wiederholt und vermeintlich auf viele Menschen übertragen lässt, generiert dies ein Gefühl von Sicherheit. Neben dieser Strategie gibt es noch weitere Mechanismen, um Situationen im jeweiligen Kontext gut bewältigen zu können. Ob die Bewältigung der Situation im Sinne aller Beteiligten, vor allem aber im Sinne des zu pflegenden Menschen ist, kann nur individuell reflektiert, bewertet und evaluiert werden. Im ersten Teil des Beitrags werden daher die verschiedenen, häufig missverständlich verwendeten Begrifflichkeiten sortiert und einige der darunterliegenden Mechanismen beschrieben, die dann häufig anzutreffen sind, wenn sich Pflegepersonen nicht oder zu wenig mit sich selbst und mit der Individualität oder der Lebenswelt des pflegebedürftigen Menschen und seinen Angehörigen beschäftigen. Die Frage der Notwendigkeit eines Perspektivwechsels von professionell Pflegenden ist wichtig, wenn dem zwischenmenschlichen Prozess Bedeutung beigemessen wird. In diesem Zusammenhang muss auch die Individualität der Pflegeperson anerkannt werden. Der Schlüssel liegt in einer guten Reflexionsfähigkeit der pflegenden Person, worauf im zweiten Teil des Beitrags eingegangen wird.

Kategorisierung

Sind wir neuen Situationen ausgesetzt, laufen unterbewusst verschiedene Prozesse ab, die dabei helfen, diese schnell und sicher einzuordnen. Ein Prozess, der als das Einteilen von Objekten oder auch Menschen anhand bestimmter Merkmale verstanden wird, nennt sich Kategorisierung. Dabei liegt der Fokus auf sichtbaren Merkmalen wie Alter, Ethnie, Geschlecht, anderen auffälligen Besonderheiten und unsichtbaren Merkmalen wie Religionszugehörigkeit, sexueller Orientierung, nationaler Zugehörigkeit oder sozialer Hintergrund (Domenig 2021).

Nicht selten passiert es, dass eine Person oder ganze Personengruppen fälschlicherweise irgendwohin zugeordnet werden, da es im Alltag oft schwerfällt, das eigene Kategorisieren zu reflektieren und aktiv dagegen anzugehen. Je nachdem, auf welche Merkmale die Person, deren Umwelt oder die Medien den Fokus legen, richtet sich die eigene Wahrnehmung aus. Dies passiert unbewusst schon im Kindesalter, wenn es z. B. darum geht, Frauen und Männer und deren vermeintliche Eigenschaften zu kategorisieren. Kommt dann, so wie in den letzten Jahren durch Umwelt und Medien geschehen, eine Debatte über mehr als nur zwei Geschlechter oder eine Veränderung der klassischen Geschlechterrollen in Gang, wird oft die Sicherheit in der Kategorisierung gesucht, was eher einem Automatismus gleicht als einer bösen Absicht (Domenig 2021).

Kategorisierung kann als universeller und grundlegender Prozess menschlichen Denkens betrachtet werden, der für die Handlungsfähigkeit in einer komplexen Welt notwendig ist. Nur durch diese Art der Reduktion können Menschen die vielen Informationen und Stimuli überhaupt verarbeiten, da in diesem Bereich der Wahrnehmung nur begrenzte Ressourcen der Verarbeitung zur Verfügung stehen (Beigang et al. 2017).

Stereotypisierung

Bei der Stereotypisierung (umgangssprachlich Schubladen- oder Klischeedenken) werden vermeintlich typische Eigenschaften oder Verhaltensweisen Mitgliedern einer zuvor kategorisierten Gruppe zugewiesen. Es finden sich hier Assoziationen über Strukturen des Denkens oder Fühlens und bestimmte Eigenschaften oder Verhaltensweisen, die als typisch erachtet werden (Domenig 2021). Stereotypisierung hilft dabei, komplexe Situationen zu vereinfachen und schneller einzuordnen. Wenn hier das Beispiel der Geschlechterstereotypisierung aufgegriffen wird, dann werden Frauen eher Eigenschaften zugeschrieben, die den Zusammenhang zu Gemeinschaft und sozialen Beziehungen fokussieren. Im Konkreten sind Hilfsbereitschaft oder Einfühlungsvermögen gemeint (Haines et al. 2016). Hierbei wird die Individualität der Einzelperson häufig übersehen, was im Alltag mit pflegeempfangenden Menschen zu einem erschwerten Miteinander führen kann.

Vorurteile

Wenn von Vorurteilen die Rede ist, sind motivierte und verallgemeinernde Zuschreibungen von negativen Merkmalen auf eine Gruppe oder eine Person gemeint. Dies geschieht, wenn Menschen einer bestimmten realen oder vorgestellten Gruppe angehören. Ein Vorurteil kann vereinfacht als eine Abwertung verstanden werden. Es braucht hier keine Begründungen, sondern es reicht aus, dass diese Personen anders sind.

Das Gefühl, sich einer bestimmten Gruppe zugehörig zu fühlen, hängt stark mit der eigenen sozialen Identität zusammen. Im Laufe des Lebens wurde gelernt, dass viele Vorurteilsbilder, die teilweise unbewusst benutzt wurden, einen Effekt erzeugen. Es gelingt so, Menschen nach Gruppen zu unterscheiden, was dazu beiträgt, sich Vorteile, Identität und Selbstwert zu verschaffen. Durch die Unterscheidung von anderen ist es möglich, eine eigene Identität zu erlangen. Hier liegt die grundlegende Motivation für Vorurteilsbildung (Zick 2018). Die Eigengruppe aufzuwerten, geschieht häufig durch die Abwertung der Fremdgruppe (Domenig 2021). Sobald ein Nachweis über eine motivierte Abwertung dahintersteckt, kann von einem Vorurteil gesprochen werden (Zick 2018). Konkret bedeutet dies, dass im ersten Schritt eine Unterteilung von Gruppen (Eigen- und Fremdgruppe) anhand bestimmter Merkmale erfolgt. Im zweiten Schritt werden den Gruppen bestimmte vermeintliche Eigenschaften zugeordnet, die alle Mitglieder dieser Gruppen teilen. Auf dieser Ebene bilden sich Stereotype, welche wiederum eine generelle Bewertung der gebildeten Gruppen nach sich ziehen. Meist wird die Eigengruppe als positiv, die Fremdgruppe als negativ bewertet und es entstehen Vorurteile (Beigang et al. 2017).

Diskriminierung

Der ursprüngliche Begriff ›discriminare‹ kommt aus dem Lateinischen und lässt sich mit ›trennen‹ oder ›unterscheiden‹ übersetzen. In den letzten Jahren setzte sich die Wissenschaft mit Unterschieden und Anderssein von Individuen oder Gruppen auseinander. Auch in den aktuellen Debatten rund um Geschlecht oder Schönheitsideale lassen sich Formen von Aus- und Abgrenzung finden. Als eine Form der Handlung, die Menschen zugleich wertschätzen, verletzen, anerkennen und diskriminieren kann, kommt die Bedeutung von Sprache ins Spiel. Sprache ist politisch und kann Menschen abwerten, auch wenn die Person, die sie verwendet, so nicht verstanden werde wollte (Haruna-Oelker 2023).

Der Bereich der Diskriminierung ist anhand verschiedener Merkmale oder Kategorien im Allgemeinen Gleichbehandlungsgesetz (AGG) festgelegt. Darunter finden sich »Rasse« oder ethnische Herkunft, Geschlecht, Religion oder Weltanschauung, Behinderung, Alter und sexuelle Identität (Beigang et al. 2017). Diese Merkmale müssen allerdings jeweils noch zusätzlich um die individuelle Lebenswelt der betroffenen Person erweitert werden, um eine möglichst ganzheitliche Betrachtungsweise zu erreichen.

Diskriminierung resultiert aus dem dreistufigen Prozess der Kategorisierung, Stereotypisierung und der Bildung von Vorurteilen (Zick et al. 2011). Es gibt zwischen Diskriminierung und Stigmatisierung eine enge Verbindung, da es sich bei Stigmata um ausschließlich negativ bewertete Eigenschaften eines Menschen oder einer Gruppe handelt. Es können verschiedene Formen von Diskriminierung unterschieden werden. Bei einer direkten oder unmittelbaren Diskriminierung werden Personen oder ganze Gruppen wegen ihrer Zugehörigkeit benachteiligt oder erleben eine schlechtere Behandlung. Läuft eine Diskriminierung indirekt oder mittelbar ab, dann handelt es sich um die Verwendung versteckter Mechanismen, die zur Benachteiligung bestimmter Personen, aufgrund ihrer zugeschriebenen Gruppenzugehörigkeit, führen können.

Zusätzlich kann noch eine Unterscheidung in individuelle und institutionelle Formen der Diskriminierung erfolgen. Bei der individuellen Form kann durch persönliche Eigenschaften oder Verhaltensweisen die diskriminierende Handlung auf Einzelpersonen zurückgeführt werden (Diel & Fick 2016). Bei der institutionellen Diskriminierung liegt der Ausgangspunkt nicht in den persönlichen Eigenschaften eines handelnden Individuums, sondern in der Rolle, in der sich diese Person durch institutionelle Rahmenbedingungen (beispielweise Richtlinien oder interne Regelungen) befindet (Gomolla & Radtke 2009).

Diskriminierung im Gesundheitswesen

In einer Untersuchung der Antidiskriminierungsstelle des Bundes wurde gezeigt, dass Diskriminierung im Gesundheitswesen in vier Fallbildern zum Ausdruck gebracht werden kann. Unter dem Aspekt der Diskriminierung im Gesundheits- und Pflegebereich findet hier eine Zuordnung der Merkmale in die Bereiche Herkunft und rassistische Diskriminierung, Diskriminierung aufgrund von Lebensalter, Geschlecht, sexueller Orientierung, Aussehen, Behinderung, Beeinträchtigung und chronischer Krankheiten statt.

Das Nichtberücksichtigen der persönlichen Lebenssituation stellt das erste Fallbild dar. Wenn die Diskriminierungsmerkmale Behinderung, Geschlechtsidentität, Beeinträchtigung oder chronische Krankheit vorliegen, kommt es bei der betroffenen Person häufig zum Gefühl des nicht-ernstgenommen-Werdens. Diskriminierung durch Regeln und Gesetze, die verhindern, dass betroffene Personen Zugriff auf bestimmte Leistungen erhalten, bilden das zweite Fallbild ab. Vor allem Menschen mit den Merkmalen sexuelle Orientierung und Geschlechtsidentität sind von dieser Art der Diskriminierung betroffen. Beim dritten Fallbild, der herabwürdigenden Darstellung, werden negative Zuschreibungen von bestimmten Eigenschaften entweder an eine Person direkt oder generell gegenüber Gruppen zum Ausdruck gebracht. Vor allem in den Bereichen Aussehen, Religion oder Weltanschauung und bei der sexuellen Orientierung waren Personen dieser Art von Diskriminierung ausgesetzt. Das letzte Fallbild handelt von Rechten, die den betroffenen zu pflegenden Menschen nicht zugestanden werden. Besonders häufig tritt dies bei den Merkmalen sexuelle Orientierung, Geschlecht und Geschlechtsidentität, psychische Beeinträchtigungen und (psychische) chronische Krankheiten auf (Beigang et al. 2017).

Rassismus

Es kann dann von Rassismus gesprochen werden, wenn die Merkmale einer Person oder einer Gruppe so aufgefasst werden, dass sie natürlich sind oder so wirken. Wenn es eine Unterstellung einer bestimmten Gruppe gegenüber gibt und behauptet wird, diese Eigenschaft gehöre zur Natur und den Wesensmerkmalen dieser Gruppe, dann liegt Rassismus vor. Es geht dabei um die Befriedigung sozialer Bedürfnisse, also Bedürfnisse, die nur mit anderen zusammen befriedigt werden können (Zick 2018). Rassismus kann als ein Werkzeug verstanden werden, um Menschen als Gruppen in sozialer, politischer oder ökonomischer Weise auszuschließen (Haruna-Oelker 2023).

Um Rassismus genauer zu verstehen, kann dieser in fünf Dimensionen unterteilt werden. Die erste Dimension ist die Zugehörigkeit zu Gruppen. Vor allem in sozialen Berufen spielt die Zugehörigkeit eine große Rolle. Die zweite Dimension liefert einfache Erklärungen für komplexe Themen und daraus folgend die Nichtnotwendigkeit, sein eigenes Denken oder Handeln zu reflektieren und an eine neue Situation anzupassen. In der dritten Dimension zeigt sich die Einflussnahme durch z. B. rassistische Äußerungen, die eine bestimmte Reaktion in der Umwelt auslösen.

Bei der vierten Dimension geht es um den Selbstwert der Person, die ein rassistisches Verhalten zeigt. Durch die Abwertung anderer Personen oder Personengruppen kann, zumindest kurzfristig, eine Aufwertung der eigenen Person stattfinden. In der fünften Dimension wird versucht vorzugeben, welchen Personen oder Gruppen Vertrauen oder Misstrauen entgegengebracht werden sollte.

Rassismus befriedigt diese fünf Motive (Zugehörigkeit, Weltverstehen, Kontrolle nehmen, Selbstwert gewinnen und Vertrauen herstellen) auf eine einfache und effektive Weise. Es kommt dadurch zur Identitätsbildung und diese vermittelt ein Gefühl von Sicherheit (Zick 2018). Wichtig hierbei zu erwähnen ist, dass sich Rassismus durch Permanenz, Vielgestaltigkeit und Widersprüchlichkeit auszeichnet und auch heute noch ein sehr aktuelles und gesellschaftlich relevantes Thema ist (Haruna-Oelker 2022). Dies trifft, wie für alle sozialen und gesellschaftlichen Bereiche, im Speziellen auch für das Gesundheitswesen zu. Menschen, die aufgrund ihrer Biografie oder individuellen Lebenswelt nicht in einen durch Leitlinien oder Schemata vorgegebenen Rahmen passen, sind oft die Leidtragenden der oben aufgezählten Mechanismen. Eine wehrhafte Haltung aus deren Perspektive ist mit einer großen Anstrengung verbunden. Aus diesem Grund ist es zwingend notwendig, dass sich professionell Pflegende ihrer Verantwortung den zu pflegenden Menschen gegenüber bewusstwerden und alles daransetzen, dass eine vollumfängliche Betrachtung und Beachtung der Individualität gewährleistet ist.

1.7.2 Selbstreflexion der Pflegenden aufgrund ihrer Machtposition

In diesem Kapitel sollen die professionell pflegenden Menschen in den Fokus rücken. Aufgrund von Krankheit und Bedürftigkeit der pflegeempfangenden Menschen sind diese in einem Abhängigkeitsverhältnis gegenüber Pflegenden oder auch Angehörigen, welches sie je nach Situation nur selten aus eigener Kraft verändern können. Sie sind auf die Hilfe, Unterstützung und das Wohlwollen von anderen Menschen angewiesen, um ihr Leben und ihren Alltag bewältigen zu können. Das Bewusstwerden dieser Ausgangsituation ist entscheidend für die Beziehung der Beteiligten. Aufgrund dieses bestehenden Machtgefälles zugunsten der pflegedurchführenden Personen liegt es in deren Verantwortungsbereich, die individuelle Lebenssituation und Lebenswelt der betroffenen Person vollumfänglich zu erfassen. Um dies zu erreichen, ist es laut Dagmar Domenig im ersten Schritt notwendig, dass professionell Pflegende lernen, ihre eigene Lebenswelt wahrzunehmen und anzuerkennen, worauf bestimmte Verhaltensweisen gründen. Wenn dies geschehen ist, sind sie fähig, die individuelle Lebenswelt von anderen Personen besser einzuordnen und zu verstehen. Eine wertschätzende und respektvolle Haltung gegenüber anderen Personen oder Personengruppen kann durch narrative Empathie betont und die eigenen Vorurteile, Rassismen und diskriminierende Handlungen reflektiert werden. Die Beziehung kann sich so zum Positiven verändern, da die Narrationen einen erfolgreichen Einbezug der individuellen Lebenswelten bewirken. Zudem fördern die Selbstreflexion und das Sich-Aneignen von Hintergrundwissen eine Sensibilisierung für transkategoriale Fragen und auch eine Erhöhung der Selbstbewusstheit. Es kann dann von Transkategorialer Kompetenz gesprochen werden (Domenig 2021). Dagmar Domenig definiert diese Kompetenz wie folgt:

> »Transkategoriale Kompetenz beinhaltet die Fähigkeit, individuelle Lebenswelten in der besonderen Situation und in unterschiedlichen Kontexten zu erfassen, zu verstehen und entsprechend angepasste Handlungsweisen daraus abzuleiten. Transkategorial kompetente Fachpersonen reflektieren eigene lebensweltliche Prägungen und Vorurteile, haben die Fähigkeit,

die Perspektive anderer zu erfassen und zu deuten, und vermeiden Stereotypisierungen und Stigmatisierungen bestimmter Zielgruppen. Sie sind sich weiter bewusst, dass in pluralen Gesellschaften komplexe Identitäten die Norm sind und deren Lebenswelten von unterschiedlichen Kategorien, wie Mobilität, sexuelle Orientierung, Geschlecht, Behinderung, Alter usw. geprägt sind, die jede für sich oder intersektional zu Diskriminierungserfahrungen und sozialen Ausgrenzungen führen können.« (Domenig 2021, S. 664)

Vorurteile, Diskriminierung oder Rassismen verändern die Beziehung zwischen den am Pflegeprozess beteiligten Personen erheblich. Es geht hierbei nicht um die Frage der Schuld oder Perfektion im Umgang damit. Viel wichtiger ist das Erkennen der Dynamik, das Nachdenken darüber und die wohlwollende Entwicklung einer Haltung, etwas aktiv an diesen Mechanismen verändern zu wollen und auch zu können. Wenn ein Bewusstsein darüber entsteht, dass der Alltag weiterhin von absichtlichen oder unabsichtlichen Rassismen, Stigmatisierungen und Vorurteilsbildungen geprägt ist, kann es gelingen, einen Schritt zur Seite zu treten und eine erwachsene, verantwortungsvolle Entscheidung für ein wertschätzendes Miteinander zu treffen. Dies kann auch im Nachgang an eine diskriminierende Situation erfolgen. Fehler dürfen auch hier passieren – wichtig ist der Dialog darüber und die daraus resultierende Weiterentwicklung der eigenen Perspektive. Im Kontext zwischen Pflegeempfangenden, Pflegenden und anderen Beteiligten ist hierbei entscheidend, die Perspektive darauf zu richten, welches die verbindenden Elemente in einer Beziehung sind. Lange Zeit lag der Fokus auf der Unterschiedlichkeit und Andersartigkeit. Die Folge daraus ist die Entwicklung tiefer Gräben und Stigmatisierung auf allen Seiten, da der Dialog und Austausch fehlten. Mit der Entwicklung einer selbstreflexiven Haltung auf Seiten der professionell Pflegenden kann diesem Prozess entgegengewirkt werden.

Die Haltung einem Menschen oder einer Gruppe gegenüber ist wichtiger als das vermeintliche Wissen darüber, z. B. im kulturellen Kontext. Dies soll an dieser Stelle keinesfalls das Erfahrungs- oder Hintergrundwissen der Pflegenden schmälern. Allerdings ist im Pflegealltag oft zu beobachten, dass dieses Wissen ohne Reflexion und Dialog darüber eher dazu führt, dass der Blick eng bleibt und Stereotypisierungen oder Vorurteilsbildungen verfestigt werden. Wenn es möglich wird, den Menschen, die Ausschluss in jeglicher Form erfahren, eine Sichtbarkeit zu geben, hat dies Auswirkungen auf die Pflegebeziehung und die Gesellschaft im Allgemeinen. Wenn es zudem gelingt, dass in vorurteilsbehafteten Situationen etwas Positives, vielleicht sogar mit bestehenden Vorurteilen Brechendes, an der Person oder in der Gruppe gefunden werden kann, dann können diese Vorurteile abgelegt werden (Zick 2018).

Steht die Interaktion zwischen professionell Pflegenden und Pflegeempfangenden mit ihren Lebenswelten, Biografien und komplexen Identitäten im Zentrum, dann wird transkategoriale Kompetenz im pflegerischen Alltag sichtbar. Dies erfordert von professionell pflegenden Menschen einerseits die Bereitschaft des sich Einlassens auf diese vielschichtige Thematik und andererseits eine Offenheit, die eigenen vertrauten Sichtweisen und Handlungsmuster zu hinterfragen. Selbstreflektivität in diesem Kontext bedeutet das Zulassen eines inneren Dialogs, eines Selbstgesprächs, eines reflexiven Nachdenkens darüber, was aufwühlt oder irritiert und wie sich das Handeln in der Beziehungsgestaltung auswirkt. Wenn es gelingt, sich darauf einzulassen, dann kann eine professionell pflegende Person ihre innere Haltung weiterentwickeln.

Häufig setzt die Narration anderer diese Prozesse in Gang. Wird der Blick auf die Ausbildung von Pflegenden gerichtet, so finden sich dort Inhalte, die die Professionalität und Distanz in der pflegerischen Versorgung in den Mittelpunkt stellen. Dies stellt einen direkten Widerspruch zur in vielen Fällen notwendigen, empathischen Beziehungsgestaltung mit der Erfassung der individuellen Lebenswelt des pflegeempfangenden Menschen dar. Sich hiervon zu lösen und für eine neue Art des Aufeinandertreffens zu entscheiden, scheint der Schlüssel für einen für beide Seiten gewinnbringenden Dialog zu sein (Domenig 2021).

Als Basis für eine derartige Veränderung ist es daher notwendig, dass die Organisationen und vor allem die Stellvertretungen dieser, also die verantwortlichen Leitungspersonen, die notwendigen zeitlichen Ressourcen für diese Art der Professionalisierung zur Verfügung stellen. Der Prozess der Selbstreflexion und der Austausch im kollegialen Team über diese Themen braucht Zeit. Zeit und Freiheit – entscheidende Elemente, die unter den derzeitigen Rahmenbedingungen im Gesundheitswesen nicht gegeben sind.

Literatur

Beigang, S. et al. (2017). *Diskriminierungserfahrungen in Deutschland. Ergebnisse einer Repräsentativ- und einer Betroffenenbefragung.* Hg. v. der Antidiskriminierungsstelle des Bundes. Baden-Baden: Nomos.

Diehl, C. & Fick, P. (2016). *Ethnische Diskriminierung im deutschen Bildungssystem.* In: Diehl, C., Hunkler, C. & Kristen, C. (Hrsg.) *Ethnische Ungleichheiten im Bildungsverlauf,* 243–286. Wiesbaden: Springer VS.

Domenig, D. (2021). *Transkulturelle und transkategoriale Kompetenz. Lehrbuch zum Umgang mit Vielfalt, Verschiedenheit und Diversity für Pflege-, Gesundheits- und Sozialberufe.* Göttingen: Hogrefe.

Gomolla, M. & Radtke, F. O. (2009). *Institutionelle Diskriminierung. Die Herstellung ethnischer Differenz in der Schule.* Wiesbaden: Verl. für Sozialwissenschaften.

Haruna-Oelker, H. (2022). *Die Schönheit der Differenz. Miteinander anders denken.* München: btb.

Haines, E. L., Deaux, K. & Lofaro, N. (2016). *The Times They Are a-Changing… or Are They Not? A Comparison of Gender Stereotypes, 1983–2014.* Psychol Women Q, 40(3), 353–363. doi: https://doi.org/10.1177/0361684316634081

Kronenthaler, A., Hiltner, H., Müller, D. et al. (2016): *Eine Handreichung zur medizinischen und pflegerischen Versorgung von älteren Migrant_innen. Ältere türkische/ türkischstämmige Migrant_innen der ersten Gastarbeitergeneration im Gesundheitswesen.*

Zick, A., Küpper, B. & Hövermann, A. (2011). *Die Abwertung der Anderen. Eine europäische Zustandsbeschreibung zur Intoleranz, Vorurteilen und Diskriminierung.* Berlin: Friedrich-Ebert-Stiftung.

Zick, A. (2018). *Wir unterschätzen die Macht und Gewalt von Vorurteilen. Ein Gespräch mit Andreas Zick.* TELEVIZION. 31(20), 4–7.

1.8 Strukturen und Sektoren für die Pflegeempfängerinnen und -empfänger

Eileen Goller

1.8.1 Einleitung

Die Pflege älterer Menschen und Menschen mit besonderen Pflege- und Versorgungsbedürfnissen ist eine der größten sozialen Herausforderungen des 21. Jahrhunderts. In Deutschland, einer der am schnellsten alternden Gesellschaften weltweit, nimmt die Bedeutung der Pflegeleistungen kontinuierlich zu. Die Versorgung von Pflegebedürftigen und Pflegeempfängerinnen und -empfängern Deutschlands ist ein zentrales Anliegen des Gesundheitssystems und der Gesellschaft als Ganzes. In diesem Kapitel beleuchtet die Autorin die Strukturen und Sektoren, die für die pflegebedürftige Personen in Deutschland existieren. Dabei werden die verschiedenen Pflegeformen, die Akteure und Akteurinnen im Pflegesektor sowie die Herausforderungen und Entwicklungen auf diesem Gebiet diskutiert.

Deutschland stellt sich einer seit vielen Jahren bekannten demografischen Herausforderung, die den Bedarf an Pflege- und Unterstützungsleistungen kontinuierlich steigen lässt. Die Zahl der älteren Menschen ab 65 Jahren steigt überproportional zu den statistischen Prognosen an, während die Zahl der jüngeren Bevölkerung abnimmt. Entsprechend der Angaben des Statistischen Bundesamtes (2022a) beeinflussen drei demografische Komponenten direkt die Bevölkerungszahl: Geburten, Sterbefälle und der Wanderungssaldo, also die Differenz zwischen den Zuzügen nach und Fortzügen aus Deutschland. Laut aktueller Sterbetafel 2020/2022 betrug die Lebenserwartung im Durchschnitt 83,2 Jahre für Frauen und 78,3 Jahre für Männer (Statistisches Bundesamt 2022a). Aktuell leben rund 5,7 Mio. Menschen mit Pflegebedarf in Deutschland (Statistisches Bundesamt 2025). Mit der Einführung des erweiterten Pflegebedürftigkeitsbegriffs im Jahr 2017 ist ein bemerkenswerter Anstieg der Anzahl pflegebedürftiger Personen zu verzeichnen. Ein Teil des Anstiegs im Jahr 2021 (ungefähr 160.000 Pflegebedürftige) ist auf die Korrektur einer vorherigen Unterschätzung im Pflegegrad 1 zurückzuführen (Statistisches Bundesamt 2025). Ende des Jahres 2023 wurden 4,9 Mio. Pflegebedürftige, was etwa 86 % entspricht, zu Hause betreut. Von diesen waren 3,12 Mio. hauptsächlich durch Angehörige versorgt. Zusätzlich lebten 1,05 Mio. Pflegebedürftige ebenfalls in Privathaushalten, erhielten jedoch ambulante Pflege durch Pflegedienste. Die restlichen 14 % oder 0,8 Mio. Pflegebedürftigen wurden in Pflegeheimen vollstationär betreut (Statistisches Bundesamt 2025). Das Risiko pflegebedürftig zu sein, steigt demnach mit zunehmendem Alter an. Während bei den 70- bis 74-Jährigen rund 11 % pflegebedürftig waren, konnte gemäß Statistischem Bundesamt für die ab 90-Jährigen die höchste Pflegequote ermittelt werden. Damit betrug der Anteil der Pflegebedürftigen an der Bevölkerung in diesem Alter 87 % (Statistisches Bundesamt 2025).

Die Zahl der pflegebedürftigen Menschen in Deutschland wird aufgrund der zunehmenden Alterung bis 2055 voraussichtlich um 37 % steigen. Gemäß der Pflegevorausberechnung des Statistischen Bundesamtes (Statistisches Bundesamt 2023b) wird ihre Anzahl von etwa 5,0 Mio. im Jahr 2021 auf ungefähr 6,8 Mio. im Jahr 2055 anwachsen. Bereits bis 2035 wird mit einem Anstieg auf etwa 5,6 Mio. (+14 %) gerechnet, was Stand heute bereits überholt ist. Es wird erwartet, dass nach 2055 keine bedeutenden Veränderungen mehr eintreten, da die geburtenstarken Jahrgänge der Babyboomer-Generation aus den 1950er und 1960er Jahren durch geburtenschwächere Jahrgänge im höheren Alter ersetzt werden. In einer Variante mit konstanten Pflegequoten zeigt die Pflegevorausberechnung, dass sich die Zahl der Pflegebedürftigen im Sinne des Pflegeversicherungsgesetzes (SGB XI) bis 2070 auf etwa 6,9 Mio. (+38 %) erhöhen könnte. Die Pflegequote, die das Risiko der Pflegebedürftigkeit in einem bestimmten Alter misst, berechnet sich als Anteil der Pflegebedürftigen an der Bevölkerung nach Alter und Geschlecht (Statistisches Bundesamt 2023b).

Die Gewährleistung der Versorgung pflegebedürftiger Menschen in der Häuslichkeit betrifft zunehmend Familienmitglieder. Dabei liegt der Fokus meist auf der Situation des Pflegebedürftigen. Die häusliche Pflegesituation kann jedoch nur durch pflegende Angehörige aufrechterhalten werden. Wenn diese erkranken, führt dies oft zum Zusammenbruch des häuslichen Pflegearrangements. Obwohl bekannt ist, dass pflegende Angehörige erheblich belastet sind (körperlich, psychisch, finanziell), fehlen vor Ort häufig niedrigschwellige und zuverlässige Unterstützungsangebote. Die Vernetzung der lokalen Akteurinnen und Akteure ist ein entscheidender Ansatz, um pflegende Angehörige zu unterstützen und somit ihre Gesundheit zu bewahren.

1.8.2 Pflegestrukturen und Leistungsrecht in Deutschland

Der Pflegesektor in Deutschland ist vielschichtig und umfasst eine breite Palette von Akteurinnen und Akteuren. Pflegekräfte spielen eine zentrale Rolle. Pflegeeinrichtungen wie Pflegeheime, ambulante Pflegedienste, teilstationäre Einrichtungen und Hospize stellen die notwendigen Infrastrukturen bereit. Pflegekassen übernehmen die Finanzierung der Pflegeleistungen. Angehörige und ehrenamtliche Helferinnen und Helfer unterstützen die Pflegebedürftigen auf unterschiedliche Weise. Die Autorin wird die einzelnen Rollen und Verantwortlichkeiten beleuchten und die Zusammenarbeit zur Gewährleistung einer qualitativ hochwertigen Pflege analysieren.

Die Pflegestrukturen haben sich im Sinne des Leistungsrechts etabliert und halten jedoch den herausfordernden Rahmenbedingungen kaum noch stand. Längst ist der Zweck der Einführung der Pflegeversicherung mit dem SGB XI im Jahr 1995 obsolet, nämlich die Sozialhilfeleistungen und damit die Steuerlast zu senken. Simon (2021) weist darauf hin, dass bereits seit Beginn der 1970er Jahre in der ehemaligen Bundesrepublik über die Notwendigkeit der Einführung einer sozialen Absicherung bei Pflegebedürftigkeit diskutiert wurde. Bis 1991 waren weder pflegerische noch hauswirtschaftliche Versorgungen im Falle einer Pflegebedürftigkeit Bestandteil des Leistungskataloges der gesetzlichen Krankenversicherung. Pflegebedürftige und deren An- und Zugehörige mussten die Kosten für die ambulante Versorgung sowie Langzeitpflege zu 100 % selbst tragen. Die Sozialhilfe sprang immer häufiger als letztes Sicherungssystem ein, wenn die Kosten nicht bezahlt werden konnten und die finanzielle Leistungsfähigkeit erschöpft war (Simon 2021). Schließlich wurde nach Simon (2021) die Notwendigkeit einer sozialen Absicherung bei Pflegebedürftigkeit parteiübergreifend erkannt und über die Art der Absicherung von Anfang an kontrovers diskutiert. Mit dem Zwischenschritt, im Rahmen des Gesundheitsreformgesetzes 1989 den Leistungskatalog um die »Leistungen bei Schwerpflegebedürftigkeit« zu erweitern, wurde die Leistung ab 1. Januar 1991 gewährt und mündete 1995 in die Verabschiedung des Pflegeversicherungsgesetzes und die Einführung des SGB XI als fünfter Zweig des Sozialversicherungssystems. Die »Leistungen bei Schwerpflegebedürftigkeit« wurden damit wieder gestrichen. Analog zur gesetzlichen Krankenversicherung sind ca. 90 % der Bevölkerung seitdem sozial pflegeversichert und bekommen seit dem 01.04.1995 Leistungen für die ambulante Pflege (erste Stufe) und seit dem 01.07.1995 Leistungen für die vollstationäre Pflege in Pflegeheimen (zweite Stufe) (Simon 2021). Träger der sozialen Pflegeversicherung sind fortan zu diesem Zweck neu gegründete Pflegekassen, die nach § 1 Abs. 3 SGB XI bei den Krankenkassen angesiedelt sind. Die Finanzierung der Sozialen Pflegeversicherung erfolgt im Umlageverfahren, wobei die Einnahmen nahezu ausschließlich aus den Beiträgen der Arbeitnehmerinnen und Arbeitnehmer, Rentnerinnen und Rentner und anderer Empfängerinnen und Empfänger von Lohnersatz- und Sozialleistungen resultieren. Die Rücklagen dienen lediglich dazu, kurzfristige Schwankungen auszugleichen. Aufgrund der gesetzlich festgelegten Beitragssätze hängt die Einnahmeentwicklung im Wesentlichen von der Anzahl der beitragspflichtigen Versicherten und deren Einkommen ab (Simon 2021).

Gemäß § 69 SGB XI unterliegen die Pflegekassen ergo die Krankenversicherungen dem Sachleistungsprinzip und müssen eine »bedarfsgerechte und gleichmäßige, dem allgemein anerkannten Stand medizinisch-pflegerischer Erkenntnisse entsprechende pflegerische Versorgung ihrer Versicherten [...] gewährleisten«. Im Hintergrund bleibt laut Simon (2021), im Sinne der Daseinsvorsorge, die staatliche Letztverantwortung der Länder, die die Verantwortung für eine ausreichende regionale Versorgung tragen. Dies wird mit der im § 9 SGB XI gefassten Verantwortung der Länder für die Vorhaltung einer ausreichenden Versorgungstruktur und Rechtsaufsicht des Staates gegenüber den Pflegekassen unterstrichen.

Bis heute springt die Sozialhilfe im Sinne des SGB XII als letztes Sicherungssystem ein und übernimmt im Bedarfsfall die Kosten der ambulanten und stationären Pflegeleistungen als sog. »Hilfe zur Pflege« derjenigen Pflegebedürftigen, wenn die Kosten nicht mehr gezahlt werden können. Diese Teilleistungsversicherung, die aber laut Simon (2021) keine Teilkaskoversicherung ist, da die Pflegeversicherung nur einen Teil der Versorgungskosten im Fall von Pflegebedürftigkeit übernimmt, deckt als allgemeine Pflichtversicherung nur die Grundversorgung ab. Damit folgt sie nicht dem Prinzip der Bedarfsdeckung, wie dies die gesetzliche Krankenversicherung tut, und gewährleistet nur die erforderliche Grundpflege und hauswirtschaftliche Versorgung.

Es ist bedauerlich, dass die ausgebildeten und akademisierten Pflegefachkräfte nicht unmittelbar mit der Feststellung des Versorgungsbedarfs beauftragt wurden. Im Gegensatz dazu werden in der gesetzlichen Krankenversicherung die selbstständig tätigen Ärztinnen und Ärzte direkt beauftragt. Stattdessen wurden die Institutionen, die auf Länderebene den Pflegekassen angegliedert sind, nämlich der Medizinische Dienst der Kassen, beauftragt. Diese wurden erst mit dem MDK-Reform-Gesetz 2020 zu eigenständigen Körperschaften des öffentlichen Rechts (KÖR). Daneben wurde der Umfang der Versorgungsleistung im Sinne des SGB XI durch verschiedene Schweregrade über drei Pflegestufen sowie in besonders schweren Fällen, dem Härtegrad, klassifiziert und nach Minuten bemessen. Seit Einführung der Pflegeversicherung fand jedoch der allgemeine Betreuungsbedarf bei der Einstufung keine Berücksichtigung. Erst mit dem Pflegeleistungs-Ergänzungsgesetz (2002) wurden zusätzliche Leistungen bei Personen mit eingeschränkter Alltagskompetenz mit bis zu 460 € im Jahr bewilligt, was jedoch nur gering in Anspruch genommen wurde. Nach Verabschiedung des Pflege-Weiterentwicklungsgesetzes im Jahre 2008 erhöhten sich die zusätzlichen Betreuungsleistungen nach § 45b SGB XI auf bis zu 2.400 € im Jahr und die Pflegestufen wurden um die Pflegestufe 0 ergänzt. Am 01.01.2017 wurde im Zuge des Pflegestärkungsgesetzes II und der Neufassung des Pflegebedürftigkeitsbegriffs gemäß § 14 SGB XI das Assessment zur Erfassung von Pflegebedürftigkeit (NBA), gemäß den Empfehlungen eines im Jahr 2006 eingeführten Beirats, nach einer Pilotierungsphase eingeführt. Nach Ansicht der Kritikerinnen und Kritiker resultierten Defizite in der Versorgung pflegebedürftiger Menschen häufig aus einer als zu restriktiv betrachteten Definition der Pflegebedürftigkeit, die primär somatisch orientiert war (GKV-Spitzenverband 2022). Dies führte dazu, dass essenzielle Aspekte wie Kommunikation und soziale Teilhabe vernachlässigt wurden. Zudem fand gemäß GKV-Spitzenverband (2022) der Bedarf an allgemeiner Betreuung, Beaufsichtigung und Anleitung, insbesondere bei Menschen mit eingeschränkter Alltagskompetenz, unzureichende Berücksichtigung. Seit 2017 sollen auch individuelle Herausforderungen im persönlichen Lebensumfeld berücksichtigt werden und dementsprechend mit Hilfe des unabhängigen Prüforgans der Pflegekassen, dem medizinischen Dienst, Empfehlungen zur Versorgungssicherstellung, inkl. Hilfsmittel und Rehabilitationsbedarf, gegeben werden. Der erweiterte Pflegebedürftigkeitsbegriff führte somit zu einer Differenzierung der bisherigen drei Pflegestufen auf fünf Pflegegrade bis Ende 2016. Dieser umfassende Pflegebedürftigkeitsbegriff ist mit einem ganzheitlichen Begutachtungsinstrument zur Feststellung der Pflegebedürftigkeit verbunden (GKV-Spitzenverband 2022).

Das neue Begutachtungsassessment (NBA) zielt konkret darauf ab, die verbliebenen Fähigkeiten des Pflegebedürftigen zu messen. Dabei werden die Grade der Selbstständigkeit in sechs pflegerelevanten Bereichen erfasst und gewichtet:

1. Mobilität (10 %)
2. Kognitive und kommunikative Fähigkeiten und
3. Verhaltensweisen und psychische Problemlagen (15 %)
4. Selbstversorgung (40 %)
5. Krankheits- oder therapiebedingte Belastungen (20 %)
6. Gestaltung des Alltagslebens und sozialer Kontakte (15 %) (MDS 2017)

Das Instrument berücksichtigt somit auch den speziellen Hilfe- und Betreuungsbedarf von Personen mit kognitiven oder psychischen Einschränkungen. Die Ergebnisse dieser Bewertung bestimmen die Zuordnung zu einem der fünf Pflegegrade. Die Ergebnisse zweier zusätzlicher Module (Außerhäusliche Aktivitäten, Haushaltsführung) fließen nicht in die abschließende Beurteilung der Pflegebedürftigkeit einer Person ein.

Am 13. Januar 2024 wurden neue Richtlinien für das Verfahren zur Feststellung der Pflegebedürftigkeit und die pflegefachliche Konkretisierung des Begutachtungsinstruments gemäß § 17 Abs. 1 SGB XI wirksam. Diese Änderungen resultieren aus dem Inkrafttreten des Pflegeunterstützungs- und -entlastungsgesetzes (PUEG) am 1. Juli 2023, das eine Neuordnung und Ergänzung der gesetzlichen Bestimmungen für das Pflegebegutachtungsverfahren mit sich brachte. Zu den Neuerungen zählen u. a. Regelungen für Begutachtungen in Krisensituationen, Heilmittelempfehlungen, pflegefachliche Konkretisierungen einzelner Module sowie der Abstufungen der Selbstständigkeit und die Einführung von Kriterien für Begutachtungen mittels strukturiertem Telefoninterview (MD-Bund 2024).

Ebenfalls zum 01.01.2017 wurde das dritte Pflegestärkungsgesetz (PSG III) wirksam. Das PSG III setzte einerseits die Empfehlungen einer Arbeitsgruppe von Bund, Ländern und kommunalen Spitzenverbänden um, die die Rolle der Kommunen in der Pflege stärken sollen. Diese Empfehlungen betreffen die Sicherstellung der Versorgung, Beratung sowie zusätzliche Betreuungs- und Entlastungsleistungen der Pflegeversicherung. Zum anderen beinhaltet es auch Maßnahmen zur Prävention von Abrechnungsbetrug in der gesetzlichen Krankenversicherung und Pflegeversicherung (BMG 2017).

Die Beziehung zwischen Pflege und Eingliederungshilfe bleibt mit dem PSG III »gleichrangig«, jedoch sollen Sozialämter und Pflegekassen bei gleichartigen Leistungen unterschiedlicher Träger die Leistungserbringung und Kostenerstattung vereinbaren. Das PSG III führte den neuen Pflegebedürftigkeitsbegriff im Sozialhilferecht ein. Trotz begrenzter Versicherungsleistungen nach SGB XI können seither durch Hilfe zur Pflege Bedarfe über die festgesetzten Höchstbeträge abgedeckt werden. Änderungen im Recht der Hilfe zur Pflege beinhalten die Umstellung von Pflegestufen auf Pflegegrade, Leistungen in den Pflegegraden und zusätzliche pflegerische Betreuungsleistungen. Bereits mit dem PSG III wurde die Anerkennung wirtschaftlicher Entlohnungen bis zum Tarifniveau in den Pflegevergütungsverhandlungen der Pflegeeinrichtungen angestrebt. Zuletzt sollten Versicherte in stationären Einrichtungen der Hilfe für behinderte Menschen gemäß § 43a SGB XI Leistungen der Behandlungspflege als häusliche Krankenpflege nach § 37 Abs. 2 Satz 1 SGB V erhalten, wenn ein ständiger Überwachungs- und Versorgungsbedarf durch eine qualifizierte Pflegefachkraft besteht (BMG 2017).

Mit dem PSG III wurde auch der Ausbau unabhängiger Pflegeberatungsstellen gemäß § 7a SGB XI, größtenteils durch Pflegestützpunkte in allen Bundesländern außer Sachsen und Sachsen-Anhalt, vorangeschoben und sog. Modellkommunen diskutiert, bei denen die Hauptverantwortung und Organisation der Pflegeberatungsstellen bei den Kommunen liegen sollte. Die Pflegestützpunkte wurden schon früher, gemäß § 92c des SGB XI (jetzt: § 7c SGB XI), eingeführt, der im Rahmen des Pflege-Weiterentwicklungsgesetzes am 1. Juli 2008 in Kraft trat. Dieser Paragraf gewährt jedem Pflegebedürftigen das Recht auf individuelle Pflegeberatung. In den Pflegestützpunkten übernehmen die Pflegeberaterinnen und -berater der Pflegekassen diese Aufgabe, indem sie Betroffene und deren Angehörige über verfügbare Hilfe-, Pflege- und Entlastungsleistungen informieren. Bei Bedarf bieten sie konkrete Hilfestellungen, z. B. beim Stellen von Anträgen. Die Pflegestützpunkte sollen schließlich die Entwicklung individueller Pflegelösungen und die Sicherung ihrer Finanzierung über Versorgungspläne unterstützen (Braeseke et al. 2018).

Es lässt sich konstatieren, dass die Gesamtausgaben der Pflegeversicherung seit der Implementierung des fünften Zweiges der Sozialversicherung kontinuierlich anwachsen. Aktuell sind es rund 57 Mrd. € bei 74,25 Mio. Menschen in der sozialen Pflegeversicherung (SPV) (GKV-Spitzenverband 2024a). Die Gesamtausgaben schließen nicht nur Leistungsausgaben, sondern auch Verwaltungsausgaben und Zuführungen zum Pflegevorsorgefonds ein. Dieser stetige Anstieg führte zu finanziellen Herausforderungen für die Pflegeversicherung, da die jeweiligen Rücklagen am Jahresende schrumpfen und keine Überschüsse mehr generiert werden können, die Ausgaben jedoch ungehindert ansteigen. Infolgedessen geraten nicht nur die Pflegekassen, sondern auch immer mehr Pflegeempfängerinnen und -empfänger in eine prekäre Lage, da sie die Kosten ihrer Versorgung zunehmend nicht mehr tragen können. Aktuell klafft ein Milliardenloch, welches nur noch deutlichen Beitragserhöhungen (ca. 0,2 Punkten ab 2025) geschlossen werden kann (kma Online 2024). Der Druck auf die aktuelle Regierung wächst massiv, so dass inzwischen von einer neuen, umfangreichen Reform der Pflegeversicherung gesprochen wird (kma Online 2024).

Die privaten Ausgaben für die pflegerische Versorgung in der stationären Langzeitpflege stiegen nach wie vor an. Durchschnittlich betrug gemäß vdek (2024) die Summe aus der Kenngröße des »Einrichtungseinheitlichen Eigenanteils« (EEE), den Kosten für Unterkunft und Verpflegung sowie den Investitionskosten zum Jahresbeginn 2024 2.783 € pro Monat (Vorjahr: 2.468 €). Davon abzuziehen ist der neue Vergütungszuschlag nach § 43c SGB XI, da sich seit dem 1. Januar 2022 die Pflegekasse mit einem zusätzlichen Leistungszuschlag an den Pflegekosten in der vollstationären Pflege beteiligt, der zum 1. Januar 2024 erstmalig erhöht wurde. Die Höhe des Leistungszuschlags variiert je nach der Dauer des Heimaufenthalts und wurde ab dem 1. Januar 2024 gestaffelt. In den ersten zwölf Monaten beträgt der Zuschlag 15 %. Nach Ablauf von zwölf Monaten erhöht sich der Zuschlag auf 30 %. Mit dem Verstreichen von 24 Monaten steigt die Zuschlagshöhe auf 50 %, und nach 36 Monaten erreicht sie schließlich 75 % des EEE. Der effektive Eigenanteil ist demnach abhängig von der individuellen Bezugsdauer der vollstationären Pflege (vdek 2024).

Die Versorgungsangebote für Pflegeempfängerinnen und -empfänger in Deutschland sind vielfältig und umfassen verschiedene Pflegestufen und -grade. Neben der Grundpflege und der Behandlungspflege stehen auch zusätzliche Leistungen wie die Tagespflege, die Verhinderungspflege und die palliative Versorgung zur Verfügung. In Pflegeheimen werden umfassende Betreuungsangebote vorgehalten, die auf die individuellen Bedürfnisse der Bewohnerinnen und Bewohner zugeschnitten sind. Nach Simon (2021) wurde im SGB XI der Begriff *Pflegeperson* eingeführt, um pflegende Angehörige, Nachbarinnen und Nachbarn und unentgeltlich tätige Helferinnen und Helfer von erwerbstätigen professionellen Pflegekräften zu differenzieren. Demnach werden als Pflegekräfte diejenigen Personen bezeichnet, die Pflegeleistungen für Pflegebedürftige gegen Entgelt als Angestellte einer Pflegeeinrichtung oder über einen Einzeldienstvertrag mit einer pflegebedürftigen Person erbringen. Als Pflegefachkräfte im leistungsrechtlichen Sinne werden ausgebildete Krankenschwestern/-pfleger, Kinderkrankenschwestern/-pfleger, Pflegefachfrauen und -männer sowie Altenpflegerinnen/-pfleger bezeichnet. Pflegedienste, mit überwiegender Klientel in Behinderteneinrichtungen, beschäftigen Heilerziehungspflegerinnen/-pfleger und Heilerzieherinnen/-erzieher (Simon 2021). Im Sozialrecht steht laut Simon (2021) der Begriff *Pflegeeinrichtung* für ambulante Pflegedienste, wie auch für Pflegeheime im Sinne des § 71 SGB XI, sofern sie die Anforderungen des SGB erfüllen.

Soziale Unterstützungssysteme

Unter dem Begriff *soziale Unterstützungssysteme* werden, so Marienfeld (2020), Angebote aufgezeigt, die darauf zielen, die physische und psychische Gesundheit, die Lebensqualität und die häusliche Versorgung der pflegenden Angehörigen zu stärken. Die Grundlagen dieser pflegestabilisierenden Maßnahmen liegen im SGB V und SGB XI. Die Unterstützungssysteme und Entlastungsangebote erfüllen gemäß Silva et al. (2013, zit. in Marienfeld 2020) folgende vier primäre Bedürfnisse: Information und Training, professionelle Unterstützung, effektive Kommunikation und staatliche sowie finanzielle Unterstützung. In Deutschland werden verschiedene Entlastungsangebote auf unterschiedlichen Ebenen bereitgestellt, von informativer Unterstützung wie Pflegekursen über emotionale Unterstützung durch Angehörigengruppen bis hin zu instrumenteller Hilfe, sowohl zu Hause (z. B. ambulanter Pflegedienst) als auch außerhalb. Gräßel und Behrndt (2016, S. 179) haben vielfältige Arten von Entlastungsangeboten zusammengetragen:

1. »*Informationelle Unterstützung*: Angehörigenberatung, Pflegekurs, Informationen durch den Arzt (und evtl. andere Berufsgruppen), Pflegestützpunkt
2. *Emotionale und Bewertungsunterstützung*: Angehörigengruppe und -beratung, Unterstützung durch andere Familienmitglieder, mit Hilfe eines sozialen Netzes
3. *Instrumentelle Unterstützung Daheim*: Amb. Pflegedienst, Hauswirtschaftliche Hilfe, Betreuungsdienst, 24-Stunden-Betreuung
4. *Instrumentelle Unterstützung außer Haus/temporär*: Betreuungsgruppe, Tagespflege, Kurzzeitpflege
5. *Instrumentelle Unterstützung außer Haus/dauerhaft*: Betreutes Wohnen, alternative Wohnformen, Pflegeheim«

Informationelle Entlastungsangebote zielen darauf ab, das Wissen pflegender Angehöriger über die Erkrankung des Pflegebedürftigen, Pflegedienste sowie finanzielle und rechtliche Möglichkeiten zu erweitern. Hierzu gehören Angehörigenberatungsstellen, die ausführliche Gespräche führen, praktische Ratschläge und konkrete Hilfeangebote geben, Ressourcen ermitteln und präventive Angebote zur Vermittlung von Kenntnissen und Leistungen anbieten. Pflegekurse, angeboten durch professionelle Pflegefachkräfte und unentgeltlich nach § 45 SGB XI, bieten pflegenden Angehörigen Informationen und Anleitungen zur Pflege sowie den Umgang mit krankheitsspezifischen Symptomen. Psychoedukative Interventionen erhöhen das Wissen informell Pflegender, aber um breitere Effekte zu erzielen, ist aktive Einbindung, z. B. durch Rollenspiele, essenziell (Pinquart & Sörensen 2006, zit. in Gräßel & Behrndt 2016).

Ambulante Pflege

Die ambulante Pflege spielt eine zentrale Rolle in der Versorgung von Pflegebedürftigen in Deutschland. Pflegebedürftige haben das Recht, selbst zu entscheiden, von wem und wie sie gepflegt werden. Die Pflegeversicherung unterstützt dies durch das Pflegegeld, wenn die Pflege durch Angehörige oder Ehrenamtliche erfolgt. Voraussetzung ist eine selbst sichergestellte häusliche Pflege und mindestens Pflegegrad 2. Die Pflegebedürftigen erhalten laut BMG (2024) das Pflegegeld von der Pflegekasse und können es frei verwenden. In der Regel wird es als Anerkennung an die Pflegepersonen weitergegeben. Das Pflegegeld kann auch mit ambulanten Pflegesachleistungen kombiniert werden. Die Höhe des Pflegegeldes richtet sich nach dem Pflegegrad und liegt aktuell im Pflegegrad 2 bei 332 €, Pflegegrad 3 bei 573 €, Pflegegrad 4 bei 765 € und Pflegegrad 5 bei 947 € (BMG 2024).

Gemäß § 72 SGB XI ist die Versorgung von Versicherten ausschließlich durch zugelassene Pflegeeinrichtungen oder Pflegedienste gestattet. Um Leistungen mit den Pflegekassen abrechnen zu können, ist daher eine Zulassung für Pflegeeinrichtungen erforderlich (vdek 2021a). Ambulante Pflegeeinrichtungen im Sinne des SGB XI wirtschaften selbstständig und stehen unter ständiger Leitung einer ausgebildeten Pflegefachkraft. Sie pflegen Pflegebedürftige in ihrer Wohnung und versorgen diese hauswirtschaftlich (Simon 2021). Dabei bieten ambulante Pflegeeinrichtungen entsprechend ihres u. a. mit den Pflegekassen ausgehandelten Leistungsvertrages eine Vielzahl von Dienstleistungen, darunter die Körperpflege, Medikamentengabe und häusliche Betreuung an. Ambulante Pflegedienste agieren demnach als eigenständige wirtschaftliche Einrichtungen. Um Pflegesachleistungen mit den Pflegekassen abrechnen zu können, müssen diese Pflegedienste einen Versorgungsvertrag gemäß § 72 SGB XI sowie eine Vergütungsvereinbarung gemäß § 89 SGB XI vorweisen. Diese Vereinbarungen können im Einvernehmen mit dem Sozialhilfeträger mit den Landesverbänden der Pflegekassen abgeschlossen werden. Die Landesverbände der Pflegekassen und die Vereinigungen der Träger der ambulanten Pflegedienste schließen einen Rahmenvertrag nach § 75 SGB XI zur Sicherstellung der pflegerischen Versorgung ab. An diesem Vertrag sind der Medizinische Dienst der Länder sowie der Verband der privaten Krankenversicherung beteiligt. Dieser Rahmenvertrag ist für die Pflegekassen und zugelassene Pflegedienste verbindlich (vdek 2023). Aktuell liegt die Höhe der Pflegesachleistung im Pflegegrad 2 bei 761 €, Pflegegrad 3 bei 1.432 €, Pflegegrad 4 bei 1.778 € und im Pflegegrad 5 bei 2.200 € und kann als Kombileistung mit dem Pflegegeld gegengerechnet werden (BMG 2024b). Seit dem 1. Januar 1996 sind Leistungserbringer im Pflegebereich gesetzlich dazu verpflichtet, maschinenlesbare Abrechnungsunterlagen zu verwenden. Gemäß § 105 SGB XI umfassen diese Unterlagen die erbrachten Leistungen, das Kennzeichen des Leistungserbringers, die Versichertennummer des Pflegebedürftigen sowie die Bezeichnungen des Hilfsmittelverzeichnisses. Die Verbände der Krankenkassen auf Bundesebene haben sich auf ein einheitliches Format für die Abrechnung geeinigt. Die Pflegekassen stellen Informationsstrukturdaten im Edifact-Format für das Abrechnungsverfahren bereit, wobei die Kostenträgerdateien kontinuierlich aktualisiert werden (vdek 2021a). Häusliche Krankenpflege nach § 132a SGB V und Soziotherapie nach § 132b SGB V dürfen ebenfalls nur von zugelassenen Leistungserbringern erfolgen.

Mit der Verabschiedung des Gesundheitsversorgungsweiterentwicklungsgesetzes (GVWG) werden seit dem 1. September 2022 Pflegeeinrichtungen nur noch zugelassen, wenn Pflege- und Betreuungskräfte entsprechend Tarifverträgen oder kirchlichen Arbeitsrechtsregelungen entlohnt werden. Für Pflegeeinrichtungen ohne bestehenden Tarifvertrag oder kirchliche Arbeitsrechtsregelungen gilt die Verpflichtung, eine Entlohnung mindestens in Höhe eines Tarifvertrags oder einer entsprechenden kirchlichen Regelung sicherzustellen (vdek 2021a).

Nach Angaben des Statistischen Bundesamtes gibt es aktuell rund 15.400 ambulante

Pflegedienste in Deutschland mit 442.900 Beschäftigten zum Jahresende 2021. Dies waren 134 % mehr als im Jahr 2001 (Statistisches Bundesamt 2023a). Leistungsrechtlich versorgen diese ca. 1 Mio. Pflegeempfängerinnen und -empfänger mit Sachleistungen, wie Grundpflege, Betreuungsleistungen oder Hauswirtschaftliche Leistungen. Diese Dienste ermöglichen es somit Pflegebedürftigen, in ihrer vertrauten Umgebung zu bleiben und sind eine wichtige Säule der Pflegeinfrastruktur.

Die ambulante Pflege muss sich auf die individuellen Bedürfnisse der Pflegebedürftigen einstellen. Pflegebedürftige, die in ihrem Zuhause leben und die Dienstleistungen eines ambulanten Pflegedienstes in Anspruch nehmen möchten, treffen gemeinsam mit dem Pflegedienst Auswahlentscheidungen bezüglich der benötigten pflegerischen Leistungen, auch als »Leistungskomplexe« bekannt, aus einem Angebotskatalog, der dem »Leistungskomplexsystem« entspricht. In einem Erstgespräch berät der ambulante Pflegedienst die Pflegebedürftigen über das verfügbare Leistungsangebot, erstellt einen Kostenvoranschlag und schließt vor Leistungsbeginn mit den Pflegebedürftigen oder deren Bevollmächtigten einen schriftlichen Pflegevertrag ab. Dieser Vertrag umfasst das vereinbarte Leistungsspektrum sowie die damit verbundenen Kosten (vdek 2023). Die Komplexität der Pflegefälle erfordert eine hohe Flexibilität und Anpassungsfähigkeit seitens der Pflegekräfte. Diese müssen nicht nur die medizinischen Aspekte berücksichtigen, sondern auch soziale und psychologische Bedürfnisse der Patientinnen und Patienten erfüllen.

Eine essenzielle Verantwortung ambulanter Pflegedienste besteht darin, zu einer sicheren Versorgung und dem Gesundheitsschutz ihrer Klientinnen und Klienten beizutragen. In der ambulanten Pflege sind diverse Faktoren von Bedeutung, die die Pflegesicherheit beeinflussen und somit Gesundheitsrisiken für die zu versorgenden Menschen mit sich bringen können. Zu diesen relevanten Faktoren zählen z. B. Zeitdruck, unzureichendes Wissen und mangelnde Kommunikation der an der Versorgung Beteiligten, Nachlässigkeit des Personals sowie undurchsichtige Handlungs- und Entscheidungsprozesse. Zusätzlich ist der mögliche Leistungsumfang im privaten Umfeld in der Regel stark begrenzt, während die individuellen Versorgungsbedarfe oft komplex und variabel sind. Im privaten Wohnraum können zudem räumliche und technische Hindernisse auftreten. Bereiche mit erhöhtem Risiko umfassen die Medikation, die Körperpflege, die Wundversorgung, die Mobilisation und den Umgang mit Hilfsmitteln. Gewaltvorkommnisse stellen ebenfalls ein erhebliches Gesundheitsrisiko dar. Negative Auswirkungen mangelnder Pflegesicherheit können u. a. gesundheitliche Beeinträchtigungen bei den Klienten und Klientinnen, Frustration und Schuldgefühle bei den Pflegenden, schwindendes Vertrauen in den Pflegedienst, Kündigungen von Versorgungsverträgen und rechtliche Haftungskonsequenzen sein (ZQP 2024).

Zur Reduzierung gesundheitlicher Risiken in der professionellen Versorgung trägt die Sicherheitskultur in Organisationen bei. Allerdings ist die Sicherheitskultur im ambulanten Pflege-Setting in Deutschland – ebenso wie insgesamt in der Pflege – kaum etabliert. Zur Förderung der Entwicklung einer Sicherheitskultur in der ambulanten Pflege führt das Zentrum für Qualität in der Pflege (ZQP) derzeit das Projekt »PriO-a« durch. In diesem Präventionsprojekt unterstützt das ZQP landesweit 14 Pflegedienste dabei, ihre Sicherheitskultur zu stärken. Ein wesentlicher Bestandteil des Projekts ist die Entwicklung eines zentralen, digitalen Berichts- und Lernsystems (CIRS) speziell für die Pflege. PriO-a ist als partizipatives und nachhaltiges Projekt konzipiert (ZQP 2024).

Merkmale eines qualitativ hochwertigen Pflegedienstes, unabhängig von den individuell vereinbarten Leistungen, umfassen gemäß ZQP (2024):

- *Transparente Kommunikation:* Der Pflegedienst informiert offen über Grundsätze, Arbeitsweisen und die Grenzen seines Leistungsangebots. Vereinbarte Leistungen werden verbindlich umgesetzt, dokumentiert und nachvollziehbar abgerechnet.
- *Transparente Kosteninformation:* Informationen über selbst zu tragende Kosten sind nachvollziehbar und werden vor Vertragsabschluss oder Änderungen klar kommuniziert.
- *Fachliche und menschliche Kompetenz:* Mitarbeitende handeln sowohl fachlich als auch menschlich kompetent, respektieren die Privatsphäre der pflegebedürftigen Person und achten deren Recht auf Selbstbestimmung.
- *Qualifizierte Mitarbeitende:* Pflegekräfte sind für ihre Aufgaben qualifiziert, nehmen regelmäßig an Schulungen und Fortbildungen teil.
- *Aktuelles Fachwissen:* Die Pflege entspricht stets dem aktuellen Fachwissen, unter Anwendung allgemein anerkannter Pflegestandards.
- *Betriebsinterne Verfahrensregeln:* Der Pflegedienst hat klare interne Verfahrensregeln, die Zuständigkeiten und Vorgehensweisen in bestimmten Situationen festlegen.
- *Transparenter Umgang mit Beschwerden und Fehlern:* Beschwerden und Fehler werden schnell und wirksam behandelt, wobei der Pflegedienst transparent und konstruktiv damit umgeht.
- *Feste Ansprechperson:* Pflegebedürftige und ihre Angehörigen haben eine feste Ansprechperson für alle Fragen rund um die Pflege.
- *Berücksichtigung des Lebensumfelds:* Das Lebensumfeld und die Gewohnheiten der pflegebedürftigen Person werden bei der Pflege berücksichtigt, z. B. in der Einsatzplanung.
- *Kontinuität bei den Pflegenden:* In der Regel kommen dieselben Pflegekräfte ins Haus, halten vereinbarte Zeiten ein und informieren zeitnah über mögliche Änderungen.
- *Erreichbarkeit und Flexibilität:* Pflegedienste sind jederzeit telefonisch erreichbar, reagieren flexibel auf Veränderungen und begleiten bei Bedarf auch bei Krankenhausaufenthalten.
- *Beratung zur Pflegesituation:* Pflegedienste bieten Beratung an, um die Pflegesituation bestmöglich zu bewältigen und fundierte Entscheidungen zu treffen.

Stationäre Pflege

Für Pflegebedürftige, deren Versorgung in der eigenen Wohnung nicht mehr möglich ist, stehen stationäre Pflegeeinrichtungen wie Alten- oder Pflegeheime zur Verfügung. Hier können Pflegeempfängerinnen und -empfänger rund um die Uhr betreut werden. Es existieren grundsätzlich drei verschiedene Arten von Einrichtungen: Altenwohnheime, Altenheime und Pflegeheime.

- In Altenwohnheimen leben die Bewohnerinnen und Bewohner vergleichsweise eigenständig in kleinen Wohnungen mit eigener Küche. Sie haben die Möglichkeit, Mahlzeiten in Gemeinschaft einzunehmen.
- Altenheime bieten älteren Menschen, die ihren Haushalt nicht mehr selbstständig führen können, pflegerische Betreuung und hauswirtschaftliche Unterstützung. Die Menschen leben oft in abgeschlossenen Wohnungen oder Apartments (ggf. als Betreutes Wohnen, Anm. Autorin).
- Pflegeheime haben in der Regel Einzel- oder Doppelzimmer, in die eigene Möbel mitgebracht werden können. Hier ist eine umfassende pflegerische und hauswirtschaftliche Versorgung sichergestellt (BMG 2024c).

Viele Einrichtungen kombinieren heutzutage gemäß BMG (2023c) Merkmale der drei traditionellen Heimtypen. Es gibt zudem spezialisierte Pflegeeinrichtungen, Hospize, die auf die palliative Versorgung von Schwerstkranken und Sterbenden ausgerichtet sind (BMG 2024c). Bei stationärer Pflege kann die Betreuung auch in teilstationären Pflegeeinrichtungen wie Tages- oder Nachtpflegeeinrichtungen erfolgen. Die Pflegebedürftigen werden unter ständiger Aufsicht einer verantwortlichen Pflegefachkraft versorgt. Vollstationäre Pflege bietet eine Rund-um-die-Uhr-Versorgung, während die teilstationäre Pflege zeitweise nach Vereinbarung erfolgt (z. B. halbtags, ganztags oder nachts). Diese teilstationäre Pflege dient dazu, Pflegebedürftigen und ihren Angehörigen eine flexible Betreuung zu ermöglichen, ohne eine dauerhafte Unterbringung in einer Pflegeeinrichtung. Die Tagespflege wird in der Regel von Pflegebedürftigen in Anspruch genommen, deren Angehörige tagsüber berufstätig sind. Die Pflegebedürftigen werden i. d. R. morgens abgeholt und nachmittags nach Hause über einen Fahrdienst zurückgebracht. Im Rahmen der Leistungshöchstbeträge übernimmt die Pflegekasse im Sinne des Leistungsrechts die pflegebedingten Aufwendungen einschließlich der Aufwendungen für Betreuung und die Aufwendungen für die in der Einrichtung notwendigen Leistungen der medizinischen Behandlungspflege. Die Kosten für Unterkunft und Verpflegung sowie gesondert berechenbare Investitionskosten müssen dagegen grundsätzlich privat getragen werden. Gewährt wird teilstationäre Pflege nur, wenn dies im Einzelfall erforderlich ist (BMG 2023a).

In der pflegerischen Versorgungslandschaft Deutschlands ist seit knapp 30 Jahren die Tagespflege fester Bestandteil (Simon 2021). Laut Statistischem Bundesamt (2024) gab es im Jahr 2021 etwa 4.567 solitäre Tagespflegeeinrichtungen und 13 eigenständige Nachtpflegeeinrichtungen in Deutschland mit einen Versorgungsvertrag gem. § 72 SGB XI, die an eine Tagespflege angegliedert sind (AOK-Pflegenavigator 2024). Viele teilstationäre Tages- und Nachtpflegeeinrichtungen sind direkt an Pflegeheime angegliedert bzw. ebenso wie die Kurzzeitpflege darin integriert.

Die Leistungen der Einrichtungen sind in Landesrahmenverträgen festgelegt. Laut dem Statistischen Bundesamt gibt es derzeit in Deutschland etwa 16.115 stationäre Pflegeeinrichtungen mit rund 864.000 Pflegeplätzen. Damit hat sich seit 2009 die Anzahl der Dauerpflegeplätze von 10.384 auf 11.358 um 1.000 erhöht. Voraussichtlich werden bis 2040 etwa weitere 322.000 stationäre Pflegeplätze benötigt (Ärztezeitung 2021). Diese Einrichtungen sollen auch dann noch professionelle Pflege auf hohem Niveau bieten, sind jedoch auch mit steigenden Kosten verbunden und leiden, wie die ambulante Pflege, unter dem erheblichen Fachkräftemangel (Statistisches Bundesamt 2025).

Gemäß dem Pflegepersonal-Stärkungsgesetz (PpSG) und dem Gesetz zur Verbesserung der Gesundheitsversorgung und Pflege (GPVG) haben vollstationäre Pflegeeinrichtungen Anspruch auf Vergütungszuschläge nach § 8 Abs. 6 SGB XI bzw. § 84 Abs. 9 SGB XI zur Finanzierung zusätzlicher Pflegestellen. Die Möglichkeit zur Beantragung von Zuschlägen endete am 1. Juli 2023. Bereits genehmigte Zuschläge müssen bis spätestens 31. Dezember 2025 in die Pflegesätze nach § 84 Abs. 1 SGB XI und die Leistungs- und Qualitätsmerkmale nach § 84 Abs. 5 SGB XI übertragen werden. Neuanträge sind seit dem genannten Datum nicht mehr möglich (GKV-Spitzenverband 2024b).

In Bezug auf die Versorgung weist die stationäre Pflege nach Simon (2021) einige zentrale Strukturmerkmale auf, welche sich von der ambulanten ärztlichen Versorgung und Krankenhausbehandlung unterscheiden. Die Sicherstellung der pflegerischen Versorgung der GKV- und PKV-Versicherten obliegt den Pflegekassen. Die Pflegekasse beteiligt sich in den Pflegegraden 1 bis 5 mit einem pauschalen Leistungsbetrag an den Pflegekosten. Wenn Pflegebedürftige mit Pflegegrad 1 sich für vollstationäre Pflege entscheiden, erhalten sie einen monatlichen Zuschuss von 131 €. Die Pflegekasse zahlt im Pflegegrad 2 805 €, im Pflegegrad 3 1.319 €, im Pflegegrad 4 1.855 € und im Pflegegrad 5 2.096 €. Im Falle einer Kurzzeitpflege stehen dem Versicherten für bis zu 8 Wochen pro Kalenderjahr Leistungen in Höhe von bis zu 1.854 € zur Verfügung und bei Pflegegrad 1 jeweils der monatliche Entlastungsbetrag. Bislang nicht genutzte Mittel der Verhinderungspflege (max. 1.685 €) können für Kurzzeitpflegeleistungen verwendet werden, wodurch der Gesamtbetrag der Kurzzeitpflege auf bis zu 3.539 € pro Kalenderjahr steigt. Der für die Kurzzeitpflege genutzte Betrag wird auf den Verhinderungspflegeanspruch angerechnet und während der Kurzzeitpflege wird die Hälfte des bisherigen Pflegegeldes für bis zu 8 Wochen je Kalenderjahr weitergezahlt (BMG 2024c). Die Leistungsbeträge der Verhinderungspflege und der Kurzzeitpflege werden laut BMG (2024c) ab 1. Juli 2025 zu einem gemeinsamen Jahresbetrag für Verhinderungspflege und Kurzzeitpflege gemäß einem neuen § 42a SGB XI zusammengefasst. Damit steht für Verhinderungspflege und Kurzzeitpflege künftig ein kalenderjährlicher Gesamtleistungsbetrag von bis zu 3.539 € als sog. Entlastungsbudget zur Verfügung, den die Anspruchsberechtigten nach ihrer Wahl flexibel für beide Leistungsarten einsetzen können (BMG 2024c). Falls diese Beträge nicht ausreichen, müssen die Pflegebedürftigen einen Eigenanteil zahlen, der für die Pflegegrade 2 bis 5 einheitlich ist und sich nur von Einrichtung zu Einrichtung unterscheidet. Zusätzliche Kosten können für Verpflegung, Unterkunft, Investitionen und Komfortleistungen anfallen, weshalb eine gründliche Informationsbeschaffung bei der Heimauswahl empfohlen wird (BMG 2023b). Übersteigende Kosten sind als Eigenanteil zu tragen. Zusätzlich müssen Kosten für Unterkunft, Verpflegung und Investitionen vom Pflegebedürftigen selbst gezahlt werden. Seit dem 1. Januar 2022 beteiligt sich die Pflegekasse bei vollstationärer Pflege mit einem zusätzlichen Leistungszuschlag an den pflegebedingten Eigenanteilen. Dieser Zuschlag variiert je nach Bezugsdauer vollstationärer Pflegeleistungen, reicht von 15 % bis maximal 75 % des Eigenanteils an den pflegebedingten Aufwendungen (BMG 2024c). Auf Grundlage einer Bedürftigkeitsprüfung können Kosten, die nicht selbst getragen werden können, durch die Sozialhilfe (SGB XII §§ 61–66 Hilfe zur Pflege) übernommen werden.

Über 90 % der stationären Pflegeeinrichtungen liegen in freigemeinnütziger und privater Trägerschaft (Simon 2021). Die Autoren der RWI-Studie schätzen die benötigten Investitionen für Pflegeheime im Jahr 2023 auf 81 bis 125 Mrd. €. Daher plädieren sie dafür, den regulierten Markt für private Investoren attraktiver zu gestalten. Die finanzielle Situation deutscher Pflegeheime hat sich seit 2019 leicht verbessert. Im Jahr 2021 waren 9 % im »roten Bereich« mit erhöhter Insolvenzgefahr, während 55 % im »grünen Bereich« lagen. Ab 2022 wird jedoch erwartet, dass steigende Sach- und Personalkosten die wirtschaftliche Lage wieder verschlechtern. Die Trends zur Ambulantisierung und Privatisierung setzen sich fort (RWI 2023). Die Anzahl der Heimplätze in privater Trägerschaft hat sich seit 1999 mehr als verdoppelt, während sie bei freigemeinnützigen Trägern wie der AWO, der Diakonie oder der Caritas nur um 28 % gestiegen ist. Die Plätze in öffentlich-rechtlicher Trägerschaft sind hingegen um ein Fünftel gesunken (Ärztezeitung 2021). Im Jahr 1999 wurden noch 25,4 % der Pflegebedürftigen in privaten Einrichtungen versorgt, während es im Jahr 2021 bereits 39,8 % waren. In ambulanten Diensten stieg der Anteil von 35,6 % im Jahr 1999 auf 54,4 % im Jahr 2021. Die Anzahl der Plätze in privater Trägerschaft erhöhte sich seit 1999 damit um 143 %. Trotzdem ist die Auslastung privater Heime im Jahr 2021 mit 86,2 % leicht unter das Niveau von 1999 mit 87,3 % gesunken (RWI 2023).

Pflegeempfängerinnen und Pflegeempfänger in Pflegeheimen haben laut ZQP (2023) das Recht auf angemessene Versorgung, Sicherheit und Wohlbefinden unter Berücksichtigung ihrer Selbstbestimmung und Privatsphäre. Die stationären Pflegeeinrichtungen müssen konkrete Anforderungen erfüllen, die in Bundesgesetzen sowie landes- und kommunenspezifischen Vorschriften festgelegt sind und mittels Prüfkatalog von den regionalen FQAs sowie den Medizinischen Diensten vor Ort gemessen werden. Die Umsetzung dieser Ansprüche wird jedoch durch institutionelle Charakteristika, unterschiedliche Bedürfnisse der Bewohnerinnen und Bewohner, steigende Versorgungskosten und den Mangel an Pflegepersonal erschwert. Das Pflege-Weiterentwicklungsgesetz ermöglicht seit Juli 2008 die laienverständliche Einsicht in Prüfergebnisse des MD und des PKV-Prüfdienstes. Aufgrund enttäuschender Ergebnisse wurden die Pflegenoten durch ein neues Bewertungssystem ersetzt. Die gesetzliche Grundlage wurde 2015 überarbeitet und der Qualitätsausschuss Pflege beauftragte die Entwicklung eines indikatorengestützten Qualitätsmessungsinstruments. Im September 2018 wurden die Vorschläge für das neue Instrument präsentiert. Am 19. März 2019 verabschiedete der erweiterte Qualitätsausschuss Pflege wesentliche Regelungen für die neue Qualitätsdarstellung, die auf drei Säulen basiert: Qualitätsprüfungsergebnisse, Qualitätsindikatoren und Einrichtungsinformationen. Die schrittweise Umsetzung des neuen Qualitätssystems begann im Oktober 2019. Die Pflegekassen nutzen bundesweit Portale der gesetzlichen Kranken- und Pflegekassen zur Veröffentlichung der Qualitätsinformationen. Zudem müssen die Qualitätsergebnisse in den Pflegeeinrichtungen gut sichtbar ausgehängt werden (GKV-Spitzenverband 2023).

Laut der Pflegestatistik 2021 sind 72 % der Menschen in vollstationären Einrichtungen über 80 Jahre alt, wobei 37 % über 90 Jahre alt sind. Die durchschnittliche Verweildauer beträgt etwa 2,5 Jahre und die Mehrheit der Bewohnerinnen und Bewohner ist hochgradig pflegebedürftig, insbesondere mit Pflegegrad 3, 4 und 5. Es wird geschätzt, dass mindestens die Hälfte an Demenz leidet, was zu hochkomplexen Versorgungsbedarfen führt (ZQP 2023).

Betreuungs- und Entlastungsleistungen

Gemäß § 45b SGB XI haben Pflegebedürftige, die in ihrem Alltag von Angehörigen oder ehrenamtlichen Helferinnen und Helfern unterstützt werden, Anspruch auf zusätzliche Betreuungs- und Entlastungsleistungen. Pflegebedürftige in häuslicher Pflege haben ab Pflegegrad 1 Anspruch auf einen Entlastungsbetrag von bis zu 125 € monatlich, insgesamt bis zu 1.500 € jährlich. Der Betrag ist zweckgebunden für qualitätsgesicherte Leistungen zur Entlastung pflegender Angehöriger und Förderung der Selbstständigkeit der Pflegebedürftigen und soll Pflegebedürftigen eine Entlastung im Alltag ermöglichen sowie sie in ihrer Lebensführung unterstützen. Der nicht ausgeschöpfte Betrag kann übertragen werden. Verwendet werden kann der Entlastungsbetrag für Tages- oder Nachtpflege, Kurzzeitpflege, zugelassene Pflegedienste und anerkannte Angebote zur Unterstützung im Alltag. Die Kosten müssen bei der Pflegekasse oder dem privaten Versicherungsunternehmen eingereicht werden, wobei Belege und ein Antrag notwendig sind. Kostenanteile für Unterkunft und Verpflegung können ebenfalls erstattet werden (BMG 2023e).

Angebote zur Unterstützung im Alltag entlasten Pflegepersonen und ermöglichen Pflegebedürftigen, länger in ihrer häuslichen Umgebung zu bleiben. Sie umfassen Betreuungsangebote, Entlastung von Pflegenden und Unterstützung im Alltag, wie z. B. Haushaltshilfen. Diese Angebote müssen von der zuständigen Behörde anerkannt werden. Anerkannte Angebote haben Qualitätskonzepte und bieten Leistungen wie Betreuung, Alltagsbegleitung und organisatorische Unterstützung. In der Regel sind sie ehrenamtlich geprägt (BMG 2023e). Pflegebedürftige können bis zu 40% des Leistungsbetrags für ambulante Pflegesachleistungen für anerkannte Angebote zur Unterstützung im Alltag verwenden, falls der Betrag nicht für ambulante Pflegesachleistungen verbraucht wurde. Dieser Umwandlungsanspruch ermöglicht eine Kostenerstattung für die genutzten Angebote. Pflegebedürftige müssen einen Kostenerstattungsantrag stellen und Belege einreichen, die die entstandenen Eigenbelastungen durch die Angebote zeigen. Eine vorherige Antragstellung ist nicht erforderlich und Pflegebedürftige können den Antrag nachträglich stellen. Die Pflegekassen bieten Unterstützung bei der Erstellung eines Versorgungsplans, der die monatlich verfügbaren Leistungsbeträge und deren Kombination berücksichtigt (BMG 2023e). Es empfiehlt sich, gemäß BMG (2023e) die Pflegekasse darauf anzusprechen.

Die Umsetzung und Verfügbarkeit dieser Leistungen können regional variieren und sind oft von der Infrastruktur und den Angeboten der ambulanten Pflegedienste abhängig. Es gibt Herausforderungen, wie z. B. Kapazitätsengpässe und Unterschiede in der Qualität der Betreuungs- und Entlastungsleistungen zwischen verschiedenen Regionen Deutschlands. Zudem kann die Inanspruchnahme dieser Leistungen für Pflegebedürftige und deren Angehörige mit bürokratischen Hürden verbunden sein. Die Antragsstellung und Genehmigung solcher Leistungen erfordern eine umfassende Dokumentation des Pflegebedarfs und können zeitintensiv sein.

1.8.3 Quartier- und Lebensweltbezug

Die Berücksichtigung des Quartier- und Lebensweltbezugs ist von großer Bedeutung, um Pflegeempfängerinnen und -empfänger in ihre gewohnte Umgebung zu integrieren. Dies fördert Lebensqualität und Autonomie.

Quartierskonzepte

Quartierskonzepte gewinnen in Deutschland zunehmend an Bedeutung, um eine bedarfsgerechte Versorgung und ein unterstützendes Umfeld für Menschen in verschiedenen Lebenslagen zu schaffen. Diese Konzepte konzentrieren sich auf lokale Gemeinschaften oder Stadtviertel, um die Lebensqualität zu verbessern und soziale Teilhabe zu fördern. In Deutschland gibt es zahlreiche Quartierskonzepte, die darauf abzielen, die soziale Integration und Teilhabe von Pflegebedürftigen zu fördern. Quartiersprojekte setzen auf die Vernetzung von sozialen Diensten, Wohnraumangeboten und Freizeitmöglichkeiten in einem bestimmten geografischen Bereich (StMAS 2023).

In Bayern werden z. B. Quartierskonzepte, die Bedürfnisse von Seniorinnen und Senioren berücksichtigen, seit vielen Jahren als strategische Maßnahmen von Kommunen und dem StMAS (2023) unterstützt, um eine altersgerechte Infrastruktur aufzubauen. Diese Konzepte integrieren Anlaufstellen, Beratungs- und Unterstützungsstrukturen, um älteren Menschen ein selbstbestimmtes Altern in ihrer gewohnten Umgebung zu ermöglichen. Ziel ist die Schaffung generationsübergreifender Strukturen. Die Umsetzung erfolgt anhand der vorhandenen Ressourcen und Bedingungen des Quartiers, mit aktiver Beteiligung von Gemeinde und Bürgerinnen und Bürgern. Diese dynamischen Konzepte berücksichtigen unterschiedliche Quartiere und entwickeln sich kontinuierlich weiter, um den Bedürfnissen älterer Menschen gerecht zu werden. Barrierefreiheit ist ein wichtiger Bestandteil von erfolgreichen Quartierskonzepten. Ein Beispiel dafür ist das »Quartiersmanagement« in Berlin, das als Modell für die Förderung von Quartiersprojekten dient, sowie verschiedene Quartierskonzepte aus Bayern aus dem Programm »in der Heimat wohnen« (Senatsverwaltung für Stadtentwicklung und Wohnen Berlin 2021, StMAS 2023).

Die Quartiersentwicklung orientiert sich an den Bedürfnissen der Bewohnerinnen und Bewohner und versucht, ein breites Spektrum an Dienstleistungen und Unterstützung bereitzustellen. Das reicht von barrierefreiem Wohnraum über Nahversorgungseinrichtungen bis hin zu sozialen Angeboten und Pflegediensten. Die Studie von Farwick et al. (2019) untersucht die Zugangsmöglichkeiten von einkommensarmen Haushalten in sozial benachteiligten Quartieren zu Unterstützungsleistungen durch soziale Kontakte. Obwohl einkommensarme Menschen in benachteiligten Quartieren vielfältige Alltagshilfen erhalten, ist der Zugang zu Ressourcen für soziale Aufwärtsmobilität stark eingeschränkt. Netzwerkkontakte zu ressourcenstärkeren Haushalten fördern nicht automatisch die soziale Aufwärtsmobilität. Die Studie betont die Bedeutung von institutionellen Akteuren, insbesondere in Bildung und Arbeitsmarkt, um erweiterten Zugang zu Ressourcen der sozialen Aufwärtsmobilität zu gewährleisten. Die Analyse zeigt die starke lokale Verankerung von Kontakten und Unterstützungsnetzwerken, betont die Bedeutung des Quartiers für den Ressourcentransfer und hebt hervor, dass Unterstützungsleistungen oft auch außerhalb fester sozialer Netzwerke vermittelt werden. Farwick et al. (2019) unterstreichen somit die Wichtigkeit bedarfsgerechter Quartiersentwicklung für die soziale Integration und das Wohlbefinden der Bewohnerinnen und Bewohner.

Ein weiterer zentraler Aspekt von Quartierskonzepten ist die interdisziplinäre Zusammenarbeit verschiedener Akteure wie Kommunen, Pflegeeinrichtungen, Sozialverbände und Bürgerinitiativen. Eine umfassende Vernetzung ermöglicht einen ganzheitlichen Ansatz zur Bewältigung der Bedürfnisse in einem Quartier. Untersuchungen von der Bertelsmann Stiftung betonen die Bedeutung der Kooperation zwischen den verschiedenen Akteuren für den Erfolg von Quartierskonzepten (Bahr & Kremer-Preiß 2018). Quartierskonzepte legen Wert auf die Beteiligung der Bewohnerinnen und Bewohner an Entscheidungsprozessen. Die Einbindung der lokalen Gemeinschaft in Planungsprozesse und die Berücksichtigung ihrer Bedürfnisse fördern die Identifikation mit dem Quartier und tragen zur Akzeptanz von Maßnahmen bei. Laut einer Analyse des Deutschen Instituts für Urbanistik (Difu) ist die aktive Beteiligung der Bewohnerinnen und Bewohner ein wichtiger Erfolgsfaktor für Quartiersentwicklung (Difu 2024).

Die Grundprinzipien der Quartiersarbeit, wie Sozialraumbezug, bedarfsgerechte Entwicklung für ältere Menschen und die Beteiligung verschiedener Akteure, strukturieren die Aufgabenfelder der Quartiersentwicklung. Diese umfassen die systematische Analyse von Ressourcen und Versorgungslücken, die Koordination der Zusammenarbeit zwischen Akteuren, die Aktivierung der Bewohnerinnen und Bewohner, die Stärkung sozialer Netze und Nachbarschaftshilfe, die Öffentlichkeitsarbeit, die Sicherung von Transparenz, das Projektmanagement sowie die kontinuierliche Evaluierung der Prozesse. Übergeordnete Aufgaben umfassen die sozialräumliche Weiterentwicklung der Organisationsstruktur, die Qualifizierung des Personals, die Budgetverwaltung und die Suche nach nachhaltigen Finanzierungswegen (Bahr & Kremer-Preiß 2018).

Eine Praxishilfe der Bertelsmann Stiftung aus dem Jahr 2018 zielt darauf ab, Klarheit über die Aufgaben und Rollenprofile in der Quartiersarbeit zu schaffen, insbesondere für Mitarbeitende in der Quartierskoordination, dem Quartiersmanagement und der Maßnahmenentwicklung. Die verschiedenen Rollen können von einer Person wahrgenommen werden, müssen aber nicht. Die Beschreibungen basieren laut Bahr und Kremer-Preis (2018) auf Ergebnissen aus dem »Qualifizierungsangebot für das Kommunale Quartiersmanagement (KoQuMa)« (KDA 2016), der Arbeitshilfe zum Quartiersmanagement im Rahmen des Programms »Soziale Stadt« (BMUB 2016), der KDA »Handreichung

Quartiersentwicklung« (Mehnert & Kremer-Preiß 2017), dem »Quartiers-Monitoring« zur Evaluierung der vom Deutschen Hilfswerk geförderten Quartiersprojekte (Kremer-Preiß & Mehnert 2018) sowie auf verschiedenen Expertinnen- und Experteninterviews, die gezielt zur Erstellung der Praxishilfe geführt wurden. Sie bieten konkrete Aufgabenanforderungen, Rollenprofile sowie Herausforderungen und Lösungsansätze für die Praxis (Bahr & Kremer-Preis 2018).

In Bezug auf die pflegerische Versorgung wurden Projekte mit dem Schwerpunkt quartiersnahe Unterstützung von pflegenden Angehörigen umgesetzt, wie auch im Praxisprojekt »Quartiersnahe Unterstützung pflegender Angehöriger (Quart-UpA)«. Das Projekt erstreckte sich über den Zeitraum von März 2013 bis Juni 2015 und erhielt Fördermittel von der EU (EFRE-Mittel) sowie vom Land NRW (Ministerium für Gesundheit, Emanzipation, Pflege und Alter – MGEPA NRW). In den Modellregionen Altena (Märkischer Kreis) sowie Heiligenhaus und Wülfrath (Kreis Mettmann) sollten Leistungsanbietende im Pflegebereich vernetzt und befähigt werden, neue Dienstleistungen für pflegende Angehörige aufzubauen. Inhaltliche Schwerpunkte lagen auf Migrantinnen und Migranten als pflegende Angehörige, berufstätige pflegende Angehörige sowie auf der Verbesserung am Übergang Krankenhaus und häusliche Pflege. Außerdem sollte für die Situation pflegender Angehöriger sensibilisiert werden. Der Fokus lag dabei auf einer klaren Ausrichtung am Wohnquartier, um pflegende Angehörige vor Ort effektiv zu unterstützen (Segmüller 2018).

Die Quartierskonzepte fördern die soziale Teilhabe und ermöglichen es Pflegebedürftigen, in ihrer gewohnten Umgebung zu bleiben, indem sie auf lokale Ressourcen und soziale Netzwerke setzen. Quartierskonzepte stellen einen vielversprechenden Ansatz dar, um bedarfsgerechte und lebenswerte Quartiere zu schaffen. Durch bedürfnisorientierte Planung, interdisziplinäre Zusammenarbeit, Beteiligung der Bürgerinnen und Bürger und die Berücksichtigung zukünftiger Herausforderungen können diese Konzepte dazu beitragen, lokale Gemeinschaften zu stärken und die Lebensqualität der Bewohnerinnen und Bewohner nachhaltig zu verbessern.

Barrierefreies Wohnen und Smartes Stadtmobiliar

Barrierefreies Wohnen ist ein wichtiger Aspekt des Lebensweltbezugs. Pflegeempfängerinnen und -empfänger sollen in der Lage sein, in ihrer eigenen Wohnung zu bleiben, selbst wenn sie auf Pflege angewiesen sind. Dafür müssen Wohnungen und Gebäude barrierefrei gestaltet sein. Das Deutsche Institut für Urbanistik (DIFU) hat in einer Studie festgestellt, dass es in Deutschland noch immer einen erheblichen Bedarf an barrierefreiem Wohnraum gibt (DIFU 2017). Eine barrierefreie Gestaltung fördert die Selbstständigkeit, Teilhabe im Alter und wirkt sturz- und unfallpräventiv. Sie erleichtert zudem die ambulante Pflege bei Pflegebedürftigkeit, was langfristig Kosten in der Pflege und im Gesundheitswesen senken kann. Obwohl die Vorteile offensichtlich sind, wird barrierefreies Bauen oft fälschlicherweise mit Kostensteigerung assoziiert. Dabei steht Barrierefreiheit nicht im Widerspruch zu wirtschaftlichem Bauen. Viele barrierefreie Ausstattungen, wie bodengleiche Duschen und Aufzüge, steigern den Komfort und die Sicherheit für alle und werden zunehmend zum Standard. Auch wenn barrierefreies Bauen Mehrinvestitionen erfordert, insbesondere durch technische Ausstattung und Mehrflächenbedarf, ist es ein bedeutender Beitrag für ein langes und selbstbestimmtes Wohnen im eigenen Zuhause – ein entscheidender Faktor im Umgang mit dem demografischen Wandel. Pflegebedürftige Menschen können ab Pflegegrad 1 über die Pflegekasse auf Antrag einen Zuschuss von bis zu 4.180 € für Anpassungsmaßnahmen erhalten, die die häusliche Pflege erleichtern und eine selbstständige Lebensführung fördern sollen. Das Ziel solcher wohnumfeldverbessernden Maßnahmen ist auch die Vermeidung von Überforderung der Pflegepersonen. Wenn mehrere Anspruchsberechtigte gemeinsam wohnen, kann der Zuschuss bis zu viermal 4.180 € (insgesamt bis zu 16.720 €) betragen. Bei mehr als vier anspruchsberechtigten Personen wird der Gesamtbetrag auf die Pflegebedürftigen aufgeteilt, was insbesondere ambulant betreuten Wohngruppen zugutekommt. Die Pflegekasse bezuschusst Maßnahmen, die möglicherweise wesentliche Eingriffe in die Bausubstanz der Wohnung erfordern, wie z. B. Türverbreiterungen, fest installierte Rampen und Treppenlifte sowie den pflegegerechten Umbau des Badezimmers. Auch der Ein- und Umbau von individuell angepasstem Mobiliar sowie der feste Einbau bestimmter technischer Hilfen werden finanziell unterstützt. Ein Zuschuss zur Wohnungsanpassung kann auch erneut gewährt werden, wenn sich die Pflegesituation so verändert hat, dass weitere Maßnahmen erforderlich sind. Darüber hinaus können vom Arzt verordnete Hilfsmittel und Pflegehilfsmittel von der jeweiligen Kranken- und Pflegekasse gewährt werden (BMG 2023f).

Ambulante betreute Wohnformen, wie z. B. das Betreute Wohnen, bieten den Bewohnerinnen und Bewohnern eigenständige – meist barrierefreie – Wohnungen sowie Gemeinschaftsräume in einer Wohnanlage für sozialen Austausch. Der Fokus liegt nach Wolf-Ostermann und Kremer-Preiß (2022) auf dem Service- oder Betreuungsaspekt. Diese Projekte werden in der Regel von älteren Menschen genutzt, sind jedoch auch für jüngere Personen ohne schwerwiegende Pflegebedürftigkeit geeignet. Ambulante Pflegewohnformen konzentrieren sich auf umfassende Pflegeunterstützung, wobei der gemeinschaftliche Aspekt in den Hintergrund tritt. Sie sind grundsätzlich für Menschen aller Altersstufen geeignet, insbesondere jedoch für Personen mit umfassendem Pflegebedarf, oft ältere Menschen mit kognitiven Einschränkungen. Betreute Wohngruppen für Menschen mit Beeinträchtigungen bieten nicht nur älteren Pflegebedürftigen, sondern auch jüngeren Menschen im Rahmen solcher Konzepte umfassende Versorgungssicherheit. Ambulante integrierte Wohnformen gehören zu den Mischformen, die in bestehenden Wohnangeboten die Versorgungsstruktur durch die Integration verschiedener Leistungen verbessern. Diese Projekte sind grundsätzlich für Menschen aller Altersstufen geeignet, wobei einige gezielt auf die Bedürfnisse älterer Menschen zugeschnitten sind (Wolf-Ostermann & Kremer-Preiß 2022).

Hinsichtlich der Verbreitung und Inanspruchnahme neuer Wohnformen gibt es laut Wolf-Ostermann und Kremer-Preiß (2022) nur Schätzungen. Wolf-Ostermann et al. (2019) in Wolf-Ostermann und Kremer-Preiß (2022, S. 201) schätzten, dass im Jahr 2017 »ca. 330.000 bis 450.000 Pflegebedürftige in solchen neuen Wohnformen« lebten. Dies entsprach maximal 3,5 % aller Pflegebedürftigen im Sinne des Sozialgesetzbuches in neuen Sonderwohnformen und maximal 15,5 % insgesamt in neuen Wohnformen unter Einbezug integrierter Quartiersprojekte. Zum Vergleich: Im selben Zeitraum lebten 27 % aller Pflegebedürftigen in Pflegeheimen. Typisiert werden können solche Wohnformen gemäß Wolf-Ostermann et al. (2019, in Wolf-Ostermann & Kremer-Preiß, 2022, S. 201) in:

1. *Ambulanten (selbstständige) gemeinschaftlichen Wohnformen*
   Seniorenwohngemeinschaften, Mehrgenerationenwohnprojekte, Seniorendörfer oder virtuelle Seniorenwohngemeinschaften
2. *Ambulanten betreuten Wohnformen*
   Betreutes Wohnen/Servicewohnen, Betreute Wohngruppen für Behinderte, Abbeyfield-Hausgemeinschaften oder Betreutes Wohnen zu Hause
3. *Ambulante Pflegewohnformen*
   Ambulant betreute Wohngruppen/Wohngemeinschaften, Freiburger Modell, Pfle-

gehausgemeinschaften, Bielefelder Modell, Gastfamilienmodelle oder ambulantisierte stationäre Einrichtungen

4. *Ambulante integrierte Wohnformen*
   Wohnen plus, Sozialräumliche Konzepte/Quartierskonzepte/Betreute Wohnzohnen oder Misch/(Pflege-)formen

Es besteht nicht nur ein Mangel an Informationen zur Anzahl der Angebote, sondern auch bezüglich ihres Nutzens für Versorgungs-Outcomes wie Lebensqualität. Rothgang et al. (2017b) weisen darauf hin, dass nur wenige Studien mit hoher methodischer Güte vorliegen, die einen Mehrwert von insbesondere ambulant betreuten Wohnformen gegenüber anderen Pflegesettings belegen. Es gibt jedoch Hinweise darauf, dass Fachleute diesen Wohnformen einen potenziellen Mehrwert zuschreiben, insbesondere hinsichtlich besserer sozialer Einbindung und mehr individueller Wahlmöglichkeiten von Leistungen und Leistungserbringern (Rothgang et al. 2017b). Im GKV-Modellprogramm »Weiterentwicklung neuer Wohnformen für Pflegebedürftige nach § 45 f SGB XI« (2019) äußerten Nutzerinnen und Nutzer der untersuchten 53 Modellprojekte hohe Zufriedenheit mit der Versorgungssicherheit und damit, dass die Leistungsangebote an ihre individuellen Bedarfe und Lebensgewohnheiten angepasst werden können. Auch Angehörige und Mitarbeiterinnen oder Mitarbeiter äußerten sich positiv. Ein Rapid Review von Stiefler et al. (2020) zeigte einen begünstigenden Beitrag ambulant betreuter Wohngemeinschaften gegenüber Pflegeheimen, insbesondere in Bezug auf die gesundheitsbezogene Lebensqualität bei Menschen mit Demenz. Es bleibt jedoch schwer einzuschätzen, ob diese Wohnformen gerade für bestimmte Altersgruppen wie junge Pflegebedürftige Vorteile in der Versorgung bieten.

Barrierefreies Wohnen ist nicht nur ein Thema der Lebensqualität, sondern auch der Würde und Selbstbestimmung von Pflegeempfängerinnen und -empfängern. Dementsprechend hat das vom BMBF von November 2015 bis Oktober 2020 geförderte Projekt »UrbanLife+« in Mönchengladbach, die Selbstbestimmung und Teilhabe von Seniorinnen und Senioren im öffentlichen Raum verbessert. Es nutzte innovative Ansätze der Mensch-Technik-Interaktion, um städtebauliche Objekte in »smarte« Einrichtungen zu verwandeln. Ziel war es, bedarfsgerechte technische Unterstützung zu bieten und älteren Menschen sicheres Navigieren in der Stadt zu ermöglichen. Das Projekt umfasste ganzheitliche Lösungen wie anpassbare Straßenlampen, sichere Gehwege für Fußgänger mit Handicap und Systeme, die bei gesundheitlichen Problemen zu Sitzmöglichkeiten führen. Es zeichnete sich durch die Entwicklung eines umfassenden Gestaltungskonzepts für seniorengerechte Stadtquartiere aus, dass in Zusammenarbeit mit lokalen Akteuren und MTI-Entwicklern umgesetzt und evaluiert wurde (Kösebay et al. 2021).

1.8.4 Barrieren im Pflegesystem

Der Zugang zu Pflegeleistungen für pflegebedürftige Menschen in Deutschland steht oft vor verschiedenen Barrieren, die eine angemessene Versorgung beeinträchtigen. Diese Barrieren können vielschichtig sein und reichen von bürokratischen Hürden bis hin zu begrenzten Ressourcen und strukturellen Problemen im Gesundheitssystem.

Bürokratische Komplexität und Antragsverfahren

Eine der herausforderndsten Barrieren ist die Komplexität der Antragsverfahren und bürokratischen Prozesse. Oftmals sind die Anträge für Pflegeleistungen kompliziert aufgebaut und erfordern detaillierte Nachweise und ärztliche Gutachten. Dies kann für viele Pflegebedürftige und ihre Angehörigen überfordernd sein, insbesondere wenn Deutsch nicht ihre Muttersprache ist oder wenn sie aufgrund von gesundheitlichen Einschränkungen Schwierigkeiten beim Ausfüllen der Anträge haben.

Um Leistungen der Pflegeversicherung zu erhalten, ist ein Antrag bei der Pflegekasse erforderlich, der auch telefonisch gestellt werden kann. Familienangehörige, Nachbarn oder Bekannte können den Antrag stellen, wenn sie dazu bevollmächtigt sind. Nach Antragseingang beauftragt die Pflegekasse den Medizinischen Dienst oder andere unabhängige Gutachter zur Feststellung der Pflegebedürftigkeit. Privatversicherte stellen den Antrag bei ihrem privaten Versicherungsunternehmen, wobei die Begutachtung durch Gutachter des medizinischen Dienstes der privaten Pflege-Pflichtversicherung Medicproof erfolgt. Die Begutachtung erfolgt gemäß den bundesweit einheitlichen Richtlinien des GKV-Spitzenverbandes zur Begutachtung von Pflegebedürftigkeit nach dem SGB XI. Die gesetzliche Bearbeitungsfrist beträgt 25 Arbeitstage. In bestimmten Situationen, wie Krankenhausaufenthalten oder ambulanter palliativer Versorgung, kann eine verkürzte Begutachtungsfrist von einer Woche gelten. Falls die Pflegekasse den schriftlichen Bescheid nicht rechtzeitig erteilt, hat die Antragstellerin bzw. der Antragsteller laut BMG (2023g) Anspruch auf eine Entschädigung. Um Pflegeleistungen zu erhalten, muss die oder der Versicherte in den letzten 10 Jahren vor der Antragstellung entweder zwei Jahre als Mitglied in die Pflegekasse eingezahlt haben oder familienversichert gewesen sein. Die Pflegekasse strebt an, die Entscheidung über die Feststellung von Pflegebedürftigkeit transparent und nachvollziehbar zu gestalten. Das Gutachten wird automatisch an die Antragstellerin oder den Antragsteller übermittelt, sofern keine Ablehnung erfolgt. Alternativ kann die Übermittlung zu einem späteren Zeitpunkt angefordert werden. Zusätzlich erhält die oder der Versicherte die separate Präventions- und Rehabilitationsempfehlung aus der Begutachtung. Gleichzeitig wird darauf hingewiesen, dass die Weiterleitung an den zuständigen Rehabilitationsträger ein Antragsverfahren für medizinische Rehabilitationsleistungen auslöst, sofern die Antragstellerin oder der Antragsteller zustimmt. Seit Juli 2013 sind die Richtlinien des GKV-Spitzenverbandes zur Dienstleistungsorientierung im Begutachtungsverfahren verbindlich für alle Medizinischen Dienste. Diese Richtlinien fördern Transparenz und Dienstleistungsorientierung im Begutachtungsprozess. Sie regeln allgemeine Verhaltensgrundsätze für Gutachterinnen und Gutachter, informieren Versicherte umfassend über das Begutachtungsinstrument (auch in verschiedenen Sprachen), beinhalten eine Versichertenbefragung und regeln das Beschwerdemanagement (BMG 2023g).

Finanzielle Belastung und Eigenanteil

Ein weiteres Hindernis ist die finanzielle Belastung durch den Eigenanteil an den Pflegekosten. Selbst mit Unterstützung durch die Pflegeversicherung müssen viele Pflegebedürftige und ihre Familien erhebliche Kosten selbst tragen. Nicht alle Familien sind in der Lage, diese finanzielle Last zu tragen. Personen, die ihre Pflegekosten nicht aus eigener Tasche decken können, haben Anspruch auf Sozialhilfe gemäß SGB XII, Hilfe zur Pflege ambulant oder stationär.

Der Eigenanteil und die Sozialhilfe spielen eine bedeutende Rolle im Kontext der Pflege und der finanziellen Unterstützung pflegebedürftiger Personen in Deutschland. Der Eigenanteil bezieht sich auf den Betrag, den Pflegebedürftige für ihre Pflegeleistungen selbst aufbringen müssen, zusätzlich zu den Leistungen der Pflegeversicherung. Diese Kosten hängen vom Pflegegrad, den gewählten Pflegeeinrichtungen und den individuellen finanziellen Möglichkeiten ab. Trotz der Unterstützung durch die Pflegeversicherung kann der Eigenanteil erheblich sein und

Pflegebedürftige sowie deren Familien finanziell belasten.

Die Berechnung des Eigenanteils und die Inanspruchnahme von Sozialhilfe sind komplex und abhängig von verschiedenen Faktoren, wie Einkommen, Vermögen und dem Pflegegrad der betroffenen Person. Das Angehörigenentlastungsgesetz (AngehEntlG) wurde am 11. Dezember 2019 verabschiedet und trat zum 1. Januar 2020 in Kraft. Es ist eine gesetzliche Maßnahme, die darauf abzielt, Angehörige pflegebedürftiger Menschen finanziell zu entlasten und ihre Unterstützung zu verbessern (BMAS 2023). Das Gesetz beinhaltet verschiedene wichtige Aspekte:

1. *Beitragsentlastung in der Sozialen Pflegeversicherung:* Nach dem AngehEntlG werden Pflegebedürftige ab Pflegegrad 2 bei der Berechnung der Beiträge zur Sozialen Pflegeversicherung stärker einbezogen. Dadurch verringert sich die finanzielle Belastung der Angehörigen.
2. *Härtefallregelungen:* Für Angehörige, die aufgrund hoher Belastungen durch die Pflege ihres Familienmitglieds in eine finanzielle Notlage geraten, gibt es Härtefallregelungen. Diese ermöglichen, dass der Beitrag zur sozialen Pflegeversicherung für die Angehörigen gemindert oder erlassen wird.
3. *Kostenübernahme für die Betreuung im Pflegeheim:* Falls der pflegebedürftige Angehörige nicht in der Lage ist, die Heimkosten vollständig zu tragen, kann das Sozialamt die Kosten für die Betreuung im Pflegeheim teilweise oder vollständig übernehmen.
4. *Ausweitung der Unterhaltsverpflichtung:* Mit dem AngehEntlG wurde die Unterhaltsverpflichtung gegenüber den Eltern auf die Geschwister erweitert. Geschwister können demnach zur Zahlung von Unterhaltsbeiträgen für ihre pflegebedürftigen Geschwister herangezogen werden, wenn sie über ausreichendes Einkommen verfügen.

Vereinbarkeit von Pflege und Beruf

In Deutschland engagieren sich laut DAlzG (2023) etwa 5,3 Mio. pflegende Angehörige, wovon 3 Mio. berufstätig sind. Durch das Gesetz zur besseren Vereinbarkeit von Familie, Pflege und Beruf hat die Bundesregierung einen Rahmen geschaffen, um pflegende Angehörige in ihren Aufgaben zu unterstützen und ihnen mehr Flexibilität sowie Individualität in der Pflege zu ermöglichen. Durch das Gesetz zur besseren Vereinbarkeit von Familie, Pflege und Beruf wurden die bestehenden Regelungen des Pflegezeitgesetzes (PflegeZG) und des Familienpflegezeitgesetzes (FPfZG) weiterentwickelt und besser miteinander verzahnt. Die zentralen Regelungen sind:

1. Pflegeunterstützungsgeld für akute Pflegesituationen:
   a) Berufstätige Angehörige haben die Möglichkeit, pro Jahr für bis zu zehn Tage der Arbeit fernzubleiben (unabhängig von der Größe des Unternehmens) und Pflegeunterstützungsgeld als Lohnersatzleistung unter gewissen Umständen auch jährlich zu beantragen.
   b) Die Gesamtdauer der Freistellungsansprüche nach PflegeZG und FPfZG beträgt maximal 24 Monate.
2. Rechtsanspruch auf Familienpflegezeit:
   a) Beschäftigte mit mindestens 15 Stunden wöchentlicher Arbeitszeit haben einen Anspruch auf teilweise Freistellung für bis zu 24 Monate, um pflegebedürftige nahe Angehörige zu Hause zu pflegen.
   b) Der Rechtsanspruch gilt nicht gegenüber Arbeitgebern mit in der Regel 25 oder weniger Beschäftigten.
   c) Zur Unterstützung des Lebensunterhalts wurde ein Anspruch auf Förderung durch ein zinsloses Darlehen eingeführt.
3. Zinsloses Darlehen bei Freistellung:
   a) Beschäftigte, die bis zu sechs Monate Pflegezeit oder Familienpflegezeit in

Anspruch nehmen, haben einen Anspruch auf Förderung durch ein zinsloses Darlehen.
   b) Der Anspruch besteht nicht gegenüber Arbeitgebern mit in der Regel 15 oder weniger Beschäftigten.
   c) Bei freiwillig vereinbarten Freistellungen in kleineren Unternehmen haben Beschäftigte ebenfalls Anspruch auf Förderung durch ein zinsloses Darlehen.
4. Erweiterter Begriff »nahe Angehörige«:
   a) Der Begriff »nahe Angehörige« wurde zeitgemäß erweitert, um auch Stiefeltern, Lebenspartnerähnliche Gemeinschaften, Ehegatten der Geschwister und Geschwister der Ehegatten, Lebenspartner der Geschwister und Geschwister der Lebenspartner einzuschließen.
5. Verschiedene Freistellungsmöglichkeiten:
   a) Neben der Pflege in häuslicher Umgebung können Beschäftigte eine Freistellung von bis zu sechs Monaten (vollständig oder teilweise) oder bis zu 24 Monaten (teilweise) zur Betreuung minderjähriger naher Angehöriger in Anspruch nehmen.
   b) Es besteht auch die Möglichkeit einer vollständigen oder teilweisen Freistellung von bis zu drei Monaten zur Begleitung naher Angehöriger in der letzten Lebensphase.
6. Unabhängiger Beirat für die Vereinbarkeit von Pflege und Beruf:
   a) Der unabhängige Beirat für die Vereinbarkeit von Pflege und Beruf beschäftigt sich mit der Frage der Vereinbarkeit von Pflege und Beruf und begleitet die Umsetzung der gesetzlichen Regelungen (BMFSFJ 2023).

Der Unabhängige Beirat für die Vereinbarkeit von Pflege und Beruf, hat 2023 in seinem zweiten Bericht dargelegt, wie die Balance zwischen Pflege und Beruf verbessert werden kann. Kernpunkte sind praxistaugliche Empfehlungen zur Gestaltung der Familienpflegezeit und zur Einführung eines neuen Familienpflegegelds für pflegende Berufstätige (DAlzG 2023). Die Bundesregierung arbeitet aktuell an der Reform der Familienpflegezeit, um den Verbleib im Beruf zu fördern, Einkommensverluste zu minimieren und eine geschlechtergerechte Aufteilung der Pflegeverantwortung zu unterstützen (Unabhängiger Beirat für die Vereinbarkeit von Pflege und Beruf 2023).

Mangel an Pflegefachkräften und Infrastruktur

Der Mangel an qualifizierten Pflegefachkräften und eine unzureichende Infrastruktur stellen weitere Herausforderungen dar. Deutschland kämpft mit einem gravierenden Fachkräftemangel in der Pflege, was die Verfügbarkeit und Qualität der Pflegeleistungen stark beeinträchtigt. Dies betrifft vor allem ländliche Regionen und verstärkt die Ungleichheit im Zugang zu Pflege. Die strukturellen Barrieren erfordern politische Maßnahmen und Investitionen, um die Qualität und Zugänglichkeit der Pflege zu gewährleisten (► Kap. 1.8.5).

Der Verein wir pflegen! (2024) aus Berlin konstatiert in seiner Veröffentlichung zu ungenutzten Leistungsansprüchen, vor allem in Bezug auf verfallene Leistungsansprüche, dass die Leistungsansprüche der Pflegereformen der letzten Jahre nicht zu Verbesserungen der Versorgung geführt haben. Stattdessen kam es zu einer deutlichen Zunahme von nicht erfüllten oder nicht erfüllbaren Leistungsversprechen aufgrund mangelnder bedarfsgerechter oder überhaupt nicht verfügbarer Leistungsangebote (wir pflegen! 2024). In der VdK Pflegestudie, durchgeführt von Büscher et al. (2023) gaben nur 7 % der Angehörigen (4 % bei Pflegebedürftigen) an, keine Unterstützungsleistungen zu nutzen. Hauptgründe waren Unkenntnis über die verfügbaren Leistungen und deren Nutzungsmöglichkeiten. Ein hoher Anteil nannte »Sonstiges« als Grund, was auf vielfältige weitere Ursachen hinweist. Etwa 9 % der Befragten gaben an, dass fehlende oder unzureichende Angebote vor Ort der Grund seien. 14,4 % sahen keine Notwendigkeit für Unterstützungsleistungen. Die Studie zeigt zudem, dass die Inanspruchnahme von Unterstützungsleistungen deutlich höher ist, wenn eine Beratung erfolgte.

Individuelle Barrieren

Individuelle Barrieren umfassen die mangelnde Bereitschaft einiger Pflegebedürftiger, Pflegeleistungen in Anspruch zu nehmen. Dies kann aus Angst, Scham oder Unwissenheit resultieren. Hier sind Informationskampagnen und eine bessere Aufklärung notwendig.

In Deutschland engagieren sich Schätzungen zufolge 3,5 Mio. Menschen in Selbsthilfegruppen, »um seelische Probleme und Konflikte und die Begleiterscheinungen von (chronischen) körperlichen Erkrankungen und Behinderungen zu bewältigen«. Sie wollen gemeinsam mit ebenfalls Betroffenen oder ähnlich Betroffenen ihre persönlichen Lebensumstände verändern und auch Einfluss nehmen auf das soziale und politische Umfeld (Unabhängiger Beirat für die Vereinbarkeit von Pflege und Beruf 2023).

Die individuellen Barrieren erfordern eine kulturelle Sensibilisierung und Aufklärungsarbeit, um sicherzustellen, dass Pflegebedürftige die Leistungen erhalten, die sie benötigen.

1.8.5 Politische Maßnahmen

Die Bundesregierung hat in den letzten Jahren verschiedene Reformen in der Pflegefinanzierung unternommen, um die finanzielle Belastung der Pflegebedürftigen zu reduzieren. Eine der wichtigsten Maßnahmen war die Einführung des sogenannten »Pflege-Bürgerversicherungsgesetzes« im Jahr 2020 (BMG 2020). Diese Reform zielt darauf ab, die Eigenanteile zu begrenzen und die Leistungen der Pflegeversicherung zu verbessern. Es ist jedoch unbestreitbar, dass weitere Reformen notwendig sind, um eine nachhaltige und gerechte Finanzierung der Pflege sicherzustellen.

Politische Maßnahmen zur Verbesserung der Pflegestrukturen

Politische Maßnahmen zur Verbesserung der Pflegestrukturen sind in Deutschland ein zentrales Thema, das sich auf verschiedene Aspekte der Pflege erstreckt. Die Politik hat erkannt, dass die Pflegestrukturen in Deutschland verbessert werden müssen, um den steigenden Bedarf an Pflegeleistungen zu bewältigen. Es wurden verschiedene Maßnahmen ergriffen, um die Qualität der Pflege zu steigern und die Zugänglichkeit zu verbessern.

Einige bedeutende politische Initiativen der letzten Jahre sind:

1. Pflegestärkungsgesetze (PSG I-III): Diese Gesetzgebungspakete haben die Pflegeversicherung reformiert und verbessert, indem sie unter anderem die Leistungen für Pflegebedürftige erweiterten, die Angebote für Pflegebedürftige in der Tagespflege und in ambulanten Wohngemeinschaften ausbauten und die Angebote für pflegende Angehörige erweiterten. Das Pflegestärkungsgesetz II führte neue Pflegegrade und eine Neubewertung der Pflegebedürftigkeit ein, um eine bedarfsgerechtere Versorgung zu gewährleisten. Sie berücksichtigt stärker kognitive und psychische Beeinträchtigungen und legt den Fokus auf die individuellen Bedürfnisse der Pflegebedürftigen (BMG 2023c).
2. Angehörigenentlastungsgesetz: Dieses Gesetz, das im Januar 2020 in Kraft trat,

entlastet Angehörige pflegebedürftiger Personen finanziell und erweitert die Unterstützungsmöglichkeiten für Pflegebedürftige und ihre Familien, insbesondere durch die Entlastung bei den Sozialversicherungsbeiträgen (BMAS 2023).

3. Pflegepersonal-Stärkungsgesetz (PpSG): Ist seit dem 01.01.2019, in Kraft getreten und strebt durch verbesserte Arbeitsbedingungen spürbare Verbesserungen für Pflegekräfte an. Zwischen 2019 und 2030 sollen Fördermittel bereitgestellt werden, um Maßnahmen von Pflegeeinrichtungen zu unterstützen, die die Vereinbarkeit von Pflege, Familie und Beruf verbessern und die Rückgewinnung von Pflege- und Betreuungskräften fördern. Zusätzlich fördert die Pflegeversicherung die Anschaffung digitaler Ausrüstung in Pflegeeinrichtungen durch einmalige Zuschüsse von bis zu 12.000 € je Einrichtung. Förderungsanträge laufen über die zuständigen Pflegekassen (GKV-Spitzenverband 2024b).
4. Pflegereform 2021: Gesundheitsversorgungsweiterentwicklungsgesetz (GVWG): Das GVWG wurde am 11.06.2021 beschlossen und betrifft pflegerelevante Gesetzesänderungen. Der Gesetzesbeschluss trat größtenteils am 01.01.2022 in Kraft, wobei Tarifbindungsvorgaben ab dem 01.09.2022 galten. Kritik am Gesetz bezieht sich auf die Finanzierung der Pflege, da keine angemessene Deckelung der Eigenanteile bei den Pflegekosten vorgesehen ist. Die Entlohnung von Pflegekräften und die Finanzierung sind ebenfalls umstritten, da die bereitgestellten Mittel laut Experten nicht ausreichen. Das Gesetz umfasst zahlreiche Änderungen im Bereich der Pflege, darunter die Anpassung von Leistungsbeträgen für ambulante Pflegesachleistungen, Empfehlungen zur Pflegehilfsmittelversorgung durch Pflegefachkräfte sowie die Erhöhung der Leistungen für Kurzzeitpflege. Es beinhaltet auch Regelungen zur Begrenzung der pflegebedingten Eigenanteile in stationären Langzeitpflegeeinrichtungen sowie zur Stärkung regionaler Netzwerke zur Verbesserung der Pflegeversorgung. Zudem sieht es eine anteilige Steuerfinanzierung vor und schreibt Tarifbindungen für Pflegeeinrichtungen ab September 2022 vor. Das Gesetz beinhaltet auch eine umfassende Neuregelung des Personalbemessungsverfahrens in der Pflege, bei dem ab dem 1. Juli 2023 bundeseinheitliche Stellenschlüssel gelten sollen. Es gibt Bestandsschutzregelungen und Regelungen zur Finanzierung, um sicherzustellen, dass bereits vorhandene Stellen nicht abgebaut werden. Trotz dieser Maßnahmen bestehen noch Unsicherheiten bezüglich der Umsetzung und der möglichen Auswirkungen auf die Pflegeversorgung (Verbraucherzentrale 2021, Der Paritätische 2021).
5. Pflegeunterstützungs- und -entlastungsgesetz (PUEG): Das Gesetz beinhaltet Maßnahmen zur Verbesserung der Pflege, wie die Zusammenlegung der Leistungen für die Kurzzeit- und Verhinderungspflege. Damit spielt das sogenannte Entlastungsbudget eine bedeutende Rolle. Mit dem 01.01.2024 wurde ein reduziertes Entlastungsbudget für Kinder und Erwachsene mit Pflegegrad 4 und 5 bis zum Alter von 25 Jahren eingeführt, was auf positive Resonanz stößt. Gleichzeitig wurde ab 2025 eine Absenkung der Dynamisierung aller Leistungen eingeleitet, wobei die Anpassung nur noch bei 4,5 % statt zuvor 5 % erfolgt (Der Paritätische 2023).
6. Digitale Innovationen und Telepflege: Die Förderung digitaler Technologien und Telemedizin in der Pflege ist ein wichtiger politischer Schwerpunkt. Dies umfasst die Einführung von Telekonsultationen, elektronischen Pflegedokumentationssystemen und digitalen Plattformen zur Unterstützung von Pflegekräften und Angehörigen (DPR 2023, StMGP 2024).

Fachkräftemangel

Die Personalknappheit im Pflegebereich wird voraussichtlich weiter zunehmen, so das Ergebnis des Ende 2023 veröffentlichten »Pflegeheim Rating Report 2024« des RWI– Leibniz-Instituts für Wirtschaftsforschung (2023). Zwischen 1999 und 2021 stieg die Zahl der Vollzeitkräfte in der ambulanten und stationären Pflege um 427.000 an, sodass 2021 insgesamt 1.257.000 Kräfte beschäftigt waren, darunter 341.000 Pflegefachkräfte. Trotz dieses Anstiegs sind die vorhandenen Kräfte laut der Studie nicht ausreichend. Bis 2040 könnten mehrere hunderttausend Pflegekräfte fehlen. Der Arbeitsmarkt kann den aktuellen Bedarf nicht vollständig decken, was zu einem zunehmenden Mangel an Pflegefachkräften führt, so die RWI-Forscher. Dieser Mangel dürfte aufgrund der alternden Gesellschaft weiter zunehmen (RWI 2023).

Die Studienautoren prognostizierten bis 2030 bis zu 5,7 Mio. Pflegebedürftige in Deutschland bei konstanten Pflegequoten – diese Zahl wurde bereits Ende 2023 erreicht. Bis 2040 könnte diese Zahl auf 6,4 Mio. steigen (Stand heute deutlich höher), ein Anstieg um 14 beziehungsweise 28 % im Vergleich zu 2021. Das allein würde laut RWI (2023) einen zusätzlichen Bedarf von 322.000 stationären Pflegeplätzen bis 2040 bedeuten. Um die wachsende Anzahl Bedürftiger zu versorgen, wird erheblich mehr Personal benötigt. Bis 2040 wird ein Bedarf von 163.000 bis 380.000 zusätzlichen Vollzeitkräften in der stationären Pflege und 97.000 bis 183.000 in der ambulanten Pflege erwartet (aus heutiger Sicht viel mehr). Auf Pflegefachkräfte entfällt dabei ein zusätzlicher Bedarf zwischen 124.000 und 210.000 in der stationären und ambulanten Pflege. Der Fachkräftemangel in der Pflegebranche stellt eine der drängendsten Herausforderungen im Gesundheitswesen dar, deren Auswirkungen sich auf die Qualität der Versorgung und die Arbeitsbedingungen der Pflegekräfte auswirken. Diese Problematik ist multidimensional und wird durch verschiedene Faktoren beeinflusst. Die Politik bemüht sich, die Ausbildung und Anstellung von Pflegefachkräften zu fördern. Dies umfasst Maßnahmen zur Gewinnung von Nachwuchskräften und zur Verbesserung der Arbeitsbedingungen (RWI 2023). Weitere Prognosen zum Pflegefachkräftebedarf werden zu einem späteren Zeitpunkt nochmal aufgegriffen (► Kap. 2.10).

Die derzeitige Lage im Pflegesektor zeigt damit ein eklatantes Ungleichgewicht zwischen der steigenden Nachfrage nach Pflegeleistungen und dem begrenzten Angebot an qualifizierten Fachkräften. Statistiken des Statistischen Bundesamtes (2025) belegen, dass die Zahl der Pflegebedürftigen in Deutschland kontinuierlich zunimmt, während das Angebot an ausgebildeten Pflegekräften nicht im gleichen Maße wächst. Dieser Ungleichheit wird durch den demografischen Wandel und die steigende Lebenserwartung verstärkt, was einen höheren Bedarf an Pflegepersonal generiert. Eine Umfrage des Deutschen Pflegerates zeigt, dass ca. 60 % der Pflegekräfte die Arbeitsbedingungen in der ambulanten Pflege als belastend empfinden und die Auswertung der Indikatoren für die physische Gesundheit zeigt, dass körperliche Erschöpfung bei ambulant Pflegenden ähnlich hoch ist wie bei stationär Pflegenden (60 % vs. 64 % und 57 %) (Petersen & Melzer 2022).

Digitalisierung und Telepflege

Die Digitalisierung im Gesundheitswesen, einschließlich der Pflege, gewinnt an Bedeutung. Telemedizinische Ansätze und digitale Pflegeanwendungen können die Versorgung von Pflegeempfängerinnen und -empfängern verbessern, insbesondere in ländlichen Gebieten.

Die Digitalisierung und Telepflege haben einen signifikanten Einfluss auf die Pflegebranche in Deutschland und weltweit. Durch den Einsatz von digitalen Technologien und Telekommunikation werden innovative Möglichkeiten geschaffen, um die Pflege effizienter, zugänglicher und qualitativ hochwertiger zu gestalten (BMG 2023d). Telemedizin, Telepflege oder E-Health-Anwendungen ermöglichen es, Pflegeleistungen über Distanz zu erbringen und den Zugang zu medizinischer Versorgung zu verbessern. Dabei kann die Überwachung von Gesundheitsparametern, die Kommunikation zwischen Pflegekräften sowie Patientinnen und Patienten sowie die Bereitstellung von Pflege- und Unterstützungsleistungen digital erfolgen (DPR 2023).

Die Integration digitaler Technologien in die Pflege bietet Vorteile wie eine verbesserte Effizienz, eine Steigerung der Patientensicherheit, eine bessere Versorgungsqualität sowie eine Entlastung von Pflegekräften und Angehörigen (StMGP 2023). Allerdings gibt es auch Herausforderungen, darunter Datenschutzbedenken, den Bedarf an Schulungen für den Umgang mit neuen Technologien sowie die Sicherstellung der Zugänglichkeit für alle Bevölkerungsgruppen, insbesondere ältere Menschen und Menschen mit geringerer Technologieaffinität (ZQP 2019). Die Digitalisierung bietet die Möglichkeit, die Pflege effizienter und qualitativ hochwertiger zu gestalten, erfordert jedoch Investitionen in Technologie und Schulungen.

1.8.6 Schlussbetrachtung

Die Einführung der Pflegeversicherung als eigenständiger Zweig der Sozialversicherung hat zu Schnittstellenproblemen geführt, die Unter- und Fehlversorgung bei Pflegebedürftigen zur Folge haben. Diese Herausforderungen betreffen besonders die gesundheitliche Versorgung in Pflegeheimen und die Bereitstellung rehabilitativer Leistungen zur Prävention von Pflegebedürftigkeit. Die Wurzeln dieser Versorgungsdefizite liegen in den grundlegend unterschiedlichen Prinzipien von Kranken- und Pflegeversicherung sowie dem Nebeneinander von wettbewerblichen Strukturen in der Gesetzlichen Krankenversicherung (GKV) und der faktischen Pflege-Einheitsversicherung. Die bisherigen gesetzgeberischen Bemühungen zur Überwindung dieser Schnittstellenprobleme waren wenig erfolgreich. Die Autoren plädieren dafür, einerseits die Verantwortung für die Sicherstellung von pflegebedürftigen Menschen, die in der Regel gleichzeitig chronisch krank oder multimorbid sind, zu bündeln. Andererseits sollte die Pflegeversicherung sich finanziell an den Kosten der geriatrischen Rehabilitation beteiligen. Eine Zusammenführung der beiden Sozialversicherungssysteme wird hingegen schon länger als unrealistische Reformperspektive betrachtet (Jacobs & Greß 2017).

Die Sicherstellung von Qualität und Zugänglichkeit der Pflege, die Bewältigung des Fachkräftemangels und die Anpassung an die Bedürfnisse einer alternden Bevölkerung sind zentrale Herausforderungen im deutschen Pflegesystem. Insgesamt ist die Verbesserung der Pflegestrukturen eine komplexe Aufgabe, die sowohl politische als auch gesellschaftliche Anstrengungen erfordert. Nur durch eine ganzheitliche Betrachtung der Pflege von der Finanzierung bis zur Versorgung kann eine bedarfsgerechte Pflege für alle Pflegeempfängerinnen und -empfänger gewährleistet werden. Nie war der Druck so groß!

Literatur

AOK-Pflegenavigator (2024). *Die AOK-Suche nach Tages- und Nachtpflege*. Zugriff am 19.06.2024 unter: https://www.aok.de/pk/tagespflege-in-der-naehe/uebersicht/?sorting=distance&care_focus=000&care_level=1&visiting_days=1&size=10&night=true&eigenanteil=no_limit

Ärztezeitung (2021). *RWI-Studie. Deutschland fehlen Hunderttausende Pflegeheimplätze*. Zugriff am 22.01.2024 unter: https://www.aerztezeitung.de/Politik/Deutschland-fehlen-Hunderttausende-Pflegeheimplaetze-424885.html

Bahr, M. & Kremer-Preiß, U. (2018). *Aufgaben und Rollen in der Quartiersarbeit. Praxishilfe zur Klärung der unterschiedlichen Rollenprofile in der sozialräumlichen Vernetzungsarbeit*. Bertelsmann Stiftung (Hrsg.) Veröffentlichung im Rahmen des Projekts »Synergien vor Ort«. Zugriff am

18.09.2024 unter: https://www.bertelsmann-stiftung.de/fileadmin/files/Projekte/90_Synergien_vor_Ort/Quartiersmanagement_Leitfaden_Mai_2018_MB_AW_final.pdf

Bayerisches Staatsministerium für Gesundheit und Pflege (StMGP) (Hrsg.) (2024). *Digitalisierung in Gesundheit und Pflege*. Zugriff am 19.01.2024 unter: https://www.stmgp.bayern.de/ministerium/digitalisierung/

Braeseke, G. et al. (2017). *Digitalisierung in der ambulanten Pflege – Chancen und Hemmnisse*. Zugriff am 02.01.2024 unter: https://www.bmwk.de/Redaktion/DE/Publikationen/Studien/digitalisierung-in-der-ambulanten-pflege-chancen-und-hemmnisse.pdf?__blob=publicationFile&v=8

Braeseke, G., Pflug, C. & Beikirch, E. (2018). *Studie zur Erfüllung der Koordinierungs- und Vernetzungsaufgaben sowie der Qualitätssicherung in Pflegestützpunkten*. Zugriff am 02.01.2024 unter: https://www.bundesgesundheitsministerium.de/fileadmin/Dateien/5_Publikationen/Pflege/Berichte/Endbericht_KVQSPS_IGES_gesamt_Final__20181220_.pdf

Bundesministerium für Arbeit und Soziales (BMAS) (Hrsg.) (2023). *Angehörigen-Entlastungsgesetz. Gesetz zur Entlastung unterhaltsverpflichteter Angehöriger in der Sozialhilfe und in der Eingliederungshilfe*. Zugriff am 27.12.2023 unter: https://www.bmas.de/DE/Service/Gesetze-und-Gesetzesvorhaben/angehoerigen-entlastungsgesetz.html

Bundesministerium für Familie, Senioren, Frauen und Jugend (BMFSFJ) (Hrsg.) (2023). *Bessere Vereinbarkeit von Familie, Pflege und Beruf. Gesetzliche Regelungen seit 1. Januar 2015*. Zugriff am 20.01.2024 unter: https://www.bmfsfj.de/resource/blob/93364/6a4f1ece61deb9816d4b330d18bcda31/bessere-vereinbarkeit-von-famiie-pflege-und-beruf-broschuere-data.pdf

Bundesministerium für Gesundheit (BMG) (Hrsg.) (2017). *Drittes Pflegestärkungsgesetz (PSG III)*. Zugriff am 02.01.2024 unter: https://www.bundesgesundheitsministerium.de/service/begriffe-von-a-z/p/pflegestaerkungsgesetz-drittes-psg-iii

Bundesministerium für Gesundheit (BMG) (Hrsg.) (2019). *Konzertierte Aktion Pflege. Vereinbarungen der Arbeitsgruppen 1 bis 5*. Zugriff am 02.01.2024 unter: https://www.bundesgesundheitsministerium.de/fileadmin/Dateien/3_Downloads/K/Konzertierte_Aktion_Pflege/191129_KAP_Gesamttext__Stand_11.2019_3._Auflage.pdf

Bundesministerium für Gesundheit (BMG) (Hrsg.) (2020). *Pflege-Bürgerversicherungsgesetz*. Zugriff am 02.01.2024 unter: https://www.bundesgesundheitsministerium.de/pflegeversicherung/gesetzliche-regelungen/pflege-buergerversicherungsgesetz.html

Bundesministerium für Gesundheit (BMG) (Hrsg.) (2023a). *Tagespflege und Nachtpflege*. Zugriff am 02.01.2024 unter: https://www.bundesgesundheitsministerium.de/tagespflege-und-nachtpflege

Bundesministerium für Gesundheit (BMG) (Hrsg.) (2023b). *Fragen und Antworten zur Pflegefinanzierung*. Zugriff am 02.01.2024 unter: https://www.bundesgesundheitsministerium.de/pflegesichern/faq-pflegefinanzierung

Bundesministerium für Gesundheit (BMG) (Hrsg.) (2023c). *Die Pflegestärkungsgesetze*. Zugriff am 02.01.2024 unter: https://www.bundesgesundheitsministerium.de/fileadmin/Dateien/5_Publikationen/Pflege/Broschueren/PSG_Das_Wichtigste_im_Ueberblick.pdf

Bundesministerium für Gesundheit (BMG) (Hrsg.) (2023d): *E-health*. Zugriff am 02.01.2024 unter: https://www.bundesgesundheitsministerium.de/themen/e-health.html

Bundesministerium für Gesundheit (BMG) (Hrsg.) (2023e). *Angebote zur Unterstützung im Alltag, Entlastungsbetrag und Umwandlungsanspruch*. Zugriff am 19.01.2024 unter: https://www.bundesgesundheitsministerium.de/entlastungsbetrag.html

Bundesministerium für Gesundheit (BMG) (Hrsg.) (2023f). *Wohnumfeldverbessernde Maßnahmen*. Zugriff am 19.01.2024 unter: https://www.bundesgesundheitsministerium.de/leistungen-der-pflege/wohnumfeldverbessernde-massnahmen

Bundesministerium für Gesundheit (BMG) (Hrsg.) (2023g). *Pflegebedürftig – was nun?*. Zugriff am 19.01.2024 unter: https://www.bundesgesundheitsministerium.de/themen/pflege/online-ratgeber-pflege/pflegebeduerftig-was-nun

Bundesministerium für Gesundheit (BMG) (Hrsg.) (2024a). *Pflegegeld*. Zugriff am 24.01.2024 unter: https://www.bundesgesundheitsministerium.de/pflegegeld.html

Bundesministerium für Gesundheit (BMG) (Hrsg.) (2024b). *Pflegedienst und Pflegesachleistungen*. Zugriff am 24.01.2024 unter: https://www.bundesgesundheitsministerium.de/pflegedienst-und-pflegesachleistungen.html

Bundesministerium für Gesundheit (BMG) (Hrsg.) (2024c). *Pflege im Heim*. Zugriff am 24.01.2024 unter: https://www.bundesgesundheitsministerium.de/pflegeimheim.html

Bundesministerium für Umwelt, Naturschutz, Bau und Reaktorsicherheit (BMUB) (Hrsg.) (2016). *Quartiersmanagement Soziale Stadt. Eine Arbeitshilfe für die Umsetzung vor Ort*. Berlin.

Büscher, A. et al. (2023). *Zu Hause pflegen – zwischen Wunsch und Wirklichkeit. Die VdK-Pflegestudie. Abschlussbericht*. Sozialverband VdK Deutschland (Hrsg.). Zugriff am 15.08.2024 unter: https://www.vdk.de/assets/bundesverband/dokumente/

publikationen_vdk/Pflegestudie_2021/VdK-Pflegestudie_Abschlussbericht_Februar_2023_inkl_Anhang.pdf

Der Paritätische (Hrsg.) (2021). *Bundestag beschließt »Pflegereform« im Rahmen des Gesundheitsversorgungsweiterentwicklungsgesetz – GVWG.* Zugriff am 02.01.2024 unter: https://www.der-paritaetische.de/alle-meldungen/bundestag-beschliesst-pflegereform-im-rahmen-des-gesundheitsversorgungsweiterentwicklungsgesetz-gvwg/

Der Paritätische (Hrsg.) (2023). *Bundestag verabschiedet Gesetz zur Unterstützung und Entlastung in der Pflege (Pflegeunterstützungs- und Entlastungsgesetz – PUEG).* Zugriff am 02.01.2024 unter: https://www.der-paritaetische.de/alle-meldungen/bundestag-verabschiedet-gesetz-zur-unterstuetzung-und-entlastung-in-der-pflege-pflegeunterstuetzungs-und-entlastungsgesetz-pueg/

Deutscher Pflegerat (DPR) (Hrsg.) (2023). *Digitalisierung in der Pflege. Bündnis fordert Verbesserungen bei Digitalgesetzen.* Zugriff am 02.01.2024 unter: https://www.deutscher-pflegerat.de/digitalisierung-in-der-pflege/

Deutsches Institut für Urbanistik (DIFU) (Hrsg.) (2017). *Barrierefreies Wohnen in Deutschland.* Zugriff am 02.01.2024 unter: https://www.difu.de/publikationen/barrierefreies-wohnen-deutschland-studie

Deutsches Institut für Urbanistik (DIFU) (Hrsg.) (2024). *Kommunen strukturieren Beteiligung: Bausteine, Erfahrungen, Perspektiven.* Zugriff am 22.08.2024 unter: https://backend.repository.difu.de/server/api/core/bitstreams/36b27230-7697-4951-a6a1-c8150e2a1493/content

Die Deutsche Alzheimer Gesellschaft e. V. Selbsthilfe Demenz (DAlzG) (Hrsg.) (2023). *Vereinbarkeit von Pflege und Beruf - Unabhängiger Beirat übergibt seinen zweiten Bericht.* Zugriff am 19.01.2024 unter: https://www.deutsche-alzheimer.de/artikel/vereinbarkeit-von-pflege-und-beruf-unabhaengiger-beirat-uebergibt-seinen-zweiten-bericht

Farwick, A. et al. (2019) *Soziale Integration im Quartier. Förderung von Netzwerken und Begegnungen in benachteiligten Sozialräumen.* Zugriff am 19.01.2024 unter: https://www.ssoar.info/ssoar/bitstream/handle/document/67649/ssoar-2019-farwick_et_al-Soziale_Integration_im_Quartier_Forderung.pdf

Gbe-Bund (Hrsg.) (2024). *Pflegeheime (Anzahl). Gliederungsmerkmale: Jahre, Deutschland, Pflegeangebot, Träger, Kapazitätsgrößenklassen.* Zugriff am 19.01.2024 unter: https://www.gbe-bund.de/gbe/!pkg_olap_tables.prc_set_orientation?p_uid=gastd&p_aid=68878199&p_sprache=D&p_help=2&p_indnr=397&p_ansnr=15830428&p_version=4&D.000=1&D.983=3&D.493=3&D.995=2

GKV-Spitzenverband (Hrsg.) (2022). *Pflegebedürftigkeitsbegriff.* Zugriff am 03.01.2024 unter: https://www.gkv-spitzenverband.de/pflegeversicherung/pv_grundprinzipien/pflegebeduerftigkeitsbegriff/s_pflegebeduerftigkeitsbegriff.jsp

GKV-Spitzenverband (Hrsg.) (2023). *Qualitätsprüfungen in der stationären Pflege.* Zugriff am 19.01.2024 unter: https://www.gkv-spitzenverband.de/pflegeversicherung/qualitaet_in_der_pflege/qualitaetspruefungen/stationaere_pflege/stationaere_pflege.jsp

GKV-Spitzenverband (Hrsg.) (2024a). *Kennzahlen der sozialen Pflegeversicherung.* Zugriff am 19.06.2024 unter: https://www.gkv-spitzenverband.de/media/grafiken/pflege_kennzahlen/spv_kennzahlen_05_2024/SPV_Kennzahlen_Booklet_05-2024_300dpi_2024-05-22_BF.pdf

GKV-Spitzenverband (Hrsg.) (2024b). *Finanzierungs- und Fördervorhaben.* Zugriff am 19.01.2024 unter: https://www.gkv-spitzenverband.de/pflegeversicherung/finanzierung_und_foerderung/finanzierungs__und_foerdervorhaben.jsp

Gräßel, E. & Behrndt, E.-M. (2016). *Belastungen und Entlastungsangebote für pflegende Angehörige.* In: Jakobs, K. et al. (Hrsg.) (2016). *Pflege-Report 2016. Schwerpunkt: Die Pflegenden im Fokus*, 169–187. Stuttgart: Schattauer.

Jacobs, K. & Greß, S. (2017). *Schnittstellenprobleme bei der gesundheitlichen Versorgung von Pflegebedürftigen.* In: Jacobs, K. et al. (2017). *Pflegereport 2017. Die Versorgung der Pflegebedürftigen*, 205–215. Stuttgart: Schattauer.

Kma Online (2024). *Lauterbach will Pflegereform noch vor den Wahlen anstoßen.* Stuttgart: Thieme Verlag, Zugriff am 19.10.2024 unter: https://www.kma-online.de/aktuelles/pflege/detail/lauterbach-will-pflegereform-noch-vor-den-wahlen-anstossen-52230

Kösebay, M. et al. (2021). *Stadt der Zukunft – Smartes Stadtmobiliar für mehr Teilhabe im Alter.* Heidelberg: medhochzwei.

Kremer-Preiß, U. & Mehnert, T. (2018). *Quartiers-Monitoring. Evaluation zur Umsetzung von Quartiersprojekten. Abschlussbericht der Langzeitstudie von 2012 bis 2017.* Heidelberg: medhochzwei.

Kuratorium Deutsche Altershilfe (KDA) (Hrsg.) (2016). *Kommunales Quartiersmanagement (KoQuMa). Modulares Fortbildungskonzept. Teil 2: Aufbau und Ablauf der Qualifizierungsmaßnahme.* Köln: Bertelsmann Stiftung.

Marienfeld, S. (2020). *Begriffsbestimmungen und sozialrechtliche Einbettung.* In: Latteck, Ä-D. et al. (Hrsg.) (2020): *Pflegende Angehörige – Genderspezifische Erwartungen an soziale Unterstüt-*

zungssysteme. 15–32. Leverkusen/Opladen: Verlag Barbara Budrich.

Medizinischer Dienst Bund (MD-Bund) (Hrsg.) (2024). *Zentrale Änderungen der Richtlinien zur Feststellung der Pflegebedürftigkeit nach dem SGB XI vom 21.12.2023.* Zugriff am 23.01.2024 unter: https://md-bund.de/fileadmin/dokumente/Publikationen/SPV/Begutachtungsgrundlagen/240116_Zentrale_Aenderungen_der_BRI.pdf

Medizinischer Dienst des Spitzenverbandes Bund der Krankenkassen e. V. (MDS) (Hrsg.) (2017). *Das neue Begutachtungsinstrument der sozialen Pflegeversicherung. Die Selbstständigkeit als Maß der Pflegebedürftigkeit.* Zugriff am 17.06.2024 unter: https://md-bund.de/uploads/media/downloads/Fachinfo_PSG_II.pdf.pdf

Mehnert, T. & Kremer-Preiß, U. (2018). Handreichung Quartiersentwicklung. Praktische Umsetzung sozialraumorientierter Ansätze in der Altenhilfe. Heidelberg: medhochzwei.

Petersen, J. & Melzer, M. (2022). *baua Fokus. Belastungs- und Beanspruchungssituation in der ambulanten Pflege.* Zugriff am 19.01.2024 unter: https://www.baua.de/DE/Forschung/Forschungsprojekte/f2521.html

RWI – Leibniz-Institut für Wirtschaftsforschung (Hrsg.) (2023). *Pflegeheim Rating Report 2024: Wirtschaftliche Lage deutscher Pflegeheime hat sich leicht verbessert, Personal wird zunehmen knapp.* Zugriff am 22.01.2024 unter: https://www.rwi-essen.de/presse/wissenschaftskommunikation/pressemitteilungen/detail/pflegeheim-rating-report-2024-wirtschaftliche-lage-deutscher-pflegeheime-hat-sich-leicht-verbessert-personal-wird-zunehmen-knapp

Segmüller, T. (2018). *Quartiersnahe Unterstützung pflegender Angehöriger.* In: Bleck, C. et al. (Hrsg.) Alter und Pflege im Sozialraum. Wiesbaden: Springer VS.

Senatsverwaltung für Stadtentwicklung und Wohnen Berlin (Hrsg.) (2021). *Quartiersmanagement.* Zugriff am 02.01.2024 unter: https://www.berlin.de/sen/stadt/

Seyda, S., Köppen, R. & Hickmann, H. (2021). *KOFA kompakt. Pflegeberufe besonders vom Fachkräftemangel betroffen.* Zugriff am 02.01.2024 unter: https://www.iwkoeln.de/fileadmin/user_upload/Studien/KOFA_kompakt_und_Studien/2021/KOFA_Kompakt_Pflegeberufe.pdf

Simon, M. (2021) *Das Gesundheitssystem in Deutschland. Eine Einführung in Struktur und Funktionsweise.* Bern: Hogrefe.

Statistisches Bundesamt (Hrsg.) (2022a). *Lebenserwartung.* Zugriff am 02.01.2024 unter: https://www.destatis.de/DE/Themen/Gesellschaft-Umwelt/Bevoelkerung/Sterbefaelle-Lebenserwartung/Tabellen/lebenserwartung-geschlecht.html

Statistisches Bundesamt (Hrsg.) (2022b). *Pflegeheime und ambulante Pflegedienste.* Zugriff am 19.01.2024 unter: https://www.destatis.de/DE/Themen/Gesellschaft-Umwelt/Gesundheit/Pflege/Tabellen/pflegeeinrichtungen-deutschland.html

Statistisches Bundesamt (Hrsg.) (2023a). *Zahl der Beschäftigten in ambulanten Pflegediensten binnen 20 Jahren mehr als verdoppelt.* Zugriff am 02.01.2024 unter: https://www.destatis.de/DE/Themen/Gesellschaft-Umwelt/Gesundheit/Pflege/_inhalt.html

Statistisches Bundesamt (Hrsg.) (2023b). *Pflegevorausberechnung: 1,8 Millionen mehr Pflegebedürftige bis zum Jahr 2055 zu erwarten. Pressemitteilung Nr. 124 vom 30. März 2023.* Zugriff am 02.01.2024 unter: https://www.destatis.de/DE/Presse/Pressemitteilungen/2023/03/PD23_124_12.html

Statistisches Bundesamt (Hrsg.) (2025). *Bevölkerung. Mehr Pflegebedürftige.* Zugriff am 02.01.2025 unter: https://www.destatis.de/DE/Themen/Querschnitt/Demografischer-Wandel/Hintergruende-Auswirkungen/demografie-pflege.html

Unabhängiger Beirat für die Vereinbarkeit von Pflege und Beruf (Hrsg.) (2023). *Zweiter Bericht des unabhängigen Beirats für die Vereinbarkeit von Pflege und Beruf.* Zugriff am 19.01.2024 unter: https://www.bmfsfj.de/resource/blob/228544/822bf9b9987dfaa1fe5f33fa3631dbc2/zweiter-bericht-des-unabhaengigen-beirats-fuer-die-vereinbarkeit-von-pflege-und-beruf-data.pdf

Verband der Ersatzkassen (Vdek) (Hrsg.) (2021a). *Versorgungsverträge, Vergütung und Datenaustausch im Pflegebereich.* Zugriff am 19.01.2024 unter: https://www.vdek.com/vertragspartner/Pflegeversicherung/vertraege.html

Verband der Ersatzkassen (Vdek) (Hrsg.) (2021b). *Stationäre Pflege.* Zugriff am 21.12.2023 unter: https://www.vdek.com/presse/glossar_gesundheitswesen/stationaere-pflege.html

Verband der Ersatzkassen (Vdek) (Hrsg.) (2023). *Ambulante Pflege.* Zugriff am 21.12.2023 unter: https://www.vdek.com/LVen/SAC/Vertragspartner/Pflege/Ambulante-Pflege.html

Verband der Ersatzkassen (Vdek) (Hrsg.) (2024). *Daten zum Gesundheitswesen: Soziale Pflegeversicherung (SPV). SPV - Einnahmen und Leistungsausgaben.* Zugriff am 19.01.2024 unter: https://www.vdek.com/presse/daten/f_pflegeversicherung.html

Verbraucherzentrale (Hrsg.) (2021). *Pflegereform 2021: einmal Rolle rückwärts.* Zugriff am 02.01.2024 unter: https://www.vzbv.de/pressemitteilungen/pflegereform-2021-einmal-rolle-rueckwaerts

Wir pflegen! Interessensvertretung und Selbsthilfe pflegender Angehöriger e. V. (Hrsg.) (2024). *Häusliche Pflege endlich wirkungsvoll stärken. Von unnutzbaren Leistungsansprüchen zu neuer kommunaler Entlastung.* Zugriff am 26.01.2024 unter: https://www.wir-pflegen.net/images/downloads/positionspapiere/wirpflegen_Haeusliche-Pflege-staerken_Gesamt.pdf

Wolf-Ostermann, K. & Kremer-Preiß, U. (2022). *Neue Wohnformen – ein Königsweg für die »Junge Pflege«?*, In: Jacobs, K. et al. *Pflegereport 2022. Spezielle Versorgungslagen in der Langzeitpflege.* Zugriff am 03.01.2024 unter: https://www.wido.de/fileadmin/Dateien/Dokumente/Publikationen_Produkte/Buchreihen/Pflegereport/wido_pfl_plegereport2022_full_07_2022.pdf

Zentrum für Qualität in der Pflege (ZQP) (Hrsg.) (2019). *Pflege und digitale Technik.* Zugriff am 02.01.2024 unter: https://www.zqp.de/produkt/report-digitale-technik/

Zentrum für Qualität in der Pflege (ZQP) (Hrsg.) (2023). *Stationäre Pflegeeinrichtungen in Deutschland.* Zugriff am 19.01.2024 unter: https://www.zqp.de/schwerpunkt/stationaere-pflege/

Zentrum für Qualität in der Pflege (ZQP) (Hrsg.) (2024). *Ambulante Pflegedienste in Deutschland.* Zugriff am 19.01.2024 unter: https://www.zqp.de/schwerpunkt/ambulante-pflege/

1.9 Die Rolle von ost- und mitteleuropäischen Haushaltshilfen bei der Versorgung von Pflegeempfängerinnen und -empfängern

Barbara Städler-Mach

1.9.1 Hinführung und Problemstellung

Hintergrundinformationen zur Pflegeproblematik

Seit ungefähr 20 Jahren hat sich in Deutschland (wie auch in anderen europäischen Ländern) neben der (teil-)stationären und ambulanten Unterstützung alter Pflegebedürftiger eine dritte Versorgungsform etabliert: die Hilfe von Frauen – da es sich fast ausschließlich um weibliche Personen bei dieser Tätigkeit handelt, wird im Weiteren ausschließlich von Frauen gesprochen – aus Ost- und Mitteleuropa, die alte Menschen in ihrer häuslichen Umgebung unterstützen. Diese Versorgungsform ist dadurch gekennzeichnet, dass die Frauen für die Zeit ihrer Tätigkeit zusammen mit der pflegebedürftigen Person im gemeinsamen Haushalt wohnen und im Wesentlichen den Alltag zusammen mit dem alten Menschen teilen. Sowohl die Abläufe des Tages wie Essen, Ausruhen, Gemeinschaft erleben, Spazierengehen u. v. m. als auch die Räumlichkeiten, in denen sie erfolgen, werden in Gemeinsamkeit erlebt. Der pflegebedürftige Mensch wohnt zuhause, die unterstützende Person zieht für eine Zeit dort mit ein. In der Regel bleiben die Frauen für eine vereinbarte bestimmte Zeitspanne bei dem alten Menschen, um dann wieder in ihre eigene Häuslichkeit nach Osteuropa zurückzukehren. Im Abstand von durchschnittlich acht Wochen wechselt die Betreuerin sich mit einer weiteren Frau ab, meistens als Tandempartnerin bezeichnet.

Mittlerweile hat dieses Versorgungssystem eine große Verbreitung gefunden, parallel dazu wurde auch eine hoch entwickelte Struktur geschaffen. Diese Versorgungsform stellt ein eigenes Geschäftsfeld innerhalb der pflegerischen Versorgung dar, an dem sich zahlreiche Firmen beteiligen. Üblicherweise wird von ihnen als Agentur gesprochen, da sie die Unterstützungspersonen vermitteln (Städtler-Mach & Ignatzi 2020).

Die Versorgungsform erfreut sich deswegen großer Beliebtheit, weil die Pflegebedürftigen lange in ihrer häuslichen Umgebung bleiben können. Diese Möglichkeit entspricht dem fast durchgängigen Wunsch alter Menschen, auch bei der erforderlichen Notwendigkeit von Pflege nicht in eine Pflegeeinrichtung umzuziehen.

Für die osteuropäischen Frauen ist diese Tätigkeit interessant, weil sie im Vergleich zu Löhnen im Herkunftsland gut bezahlt ist, weil sie sich speziell in den Jahren der Rente im Heimatland parallel durchführen lässt und weil die eigene Wohnung oder das eigene Haus weiterhin als Zuhause bestehen bleibt.

Bedeutung von Haushaltshilfen in der Pflege

In der häuslichen Versorgung alter Menschen gibt es häufig eine Unterstützungsbedürftigkeit auf verschiedenen Ebenen: Die Pflegeempfängerinnen und -empfänger haben zum einen den Bedarf an ganz konkreten pflegerischen Tätigkeiten wie Verabreichen der Medikamente, Unterstützung beim Waschen und Toilettengang, Ankleiden und Essen eingeben. Gleichzeitig brauchen sie auch hauswirtschaftliche Hilfe wie Einkaufen, Kochen, Aufräumen, Wäschepflege und Putzen. Die Übergänge sind oft fließend und die Unterstützungsbedürftigkeit ist nicht jeden Tag gleich. So kann sich der alte Mensch z. B. noch ein Brot und einen Tee richten, aber kein warmes Essen mehr zubereiten.

Diesem Ineinander von Pflege und hauswirtschaftlicher Unterstützung kommt die Versorgung durch Haushaltshilfen sehr entgegen. Auch wenn die Arbeitsaufgaben grundsätzlich klar beschrieben sind und dementsprechend vergütet werden, ergeben sich aus dem gemeinsamen Lebensvollzug heraus immer wieder auch unvorhergesehene Tätigkeiten. Z. B. erfordert eine spontan auftretende Bronchitis das Bedienen eines Inhalators, auch wenn dieser Vorgang, der der Pflege zuzuordnen ist, vorab nicht vereinbart wurde.

Manche Pflegebedürftige werden neben ihrer Haushaltshilfe auch durch einen professionellen Pflegedienst versorgt. Hier entsteht eine besondere Form des Miteinanders, die am ehesten mit der Mitwirkung von Angehörigen bei der Pflege zu vergleichen ist. Gleichzeitig ist der Rechtsstatus einer Hilfe aus Ost- oder Mitteleuropa ein völlig anderer als der von Angehörigen.

Ziel und Struktur des Kapitels

Auch wenn diese Versorgungsform aus unserem Pflegesystem nicht mehr wegzudenken ist und die Pflege alter Menschen in ihrer häuslichen Umgebung ohne sie schätzungsweise kollabieren würde, beinhaltet sie ein hohes Konfliktpotential. In diesem Kapitel sollen sowohl die Ressourcen dieser Versorgungsform als auch ihre Problemanzeigen zur Sprache kommen. Die aktuellen Lösungsansätze in diesem schwer lösbaren Konfliktfeld skizzieren die denkbaren Wege.

1.9.2 Die Pflegesituation in Deutschland

Demografische Entwicklung und steigender Pflegebedarf

Die ständig anwachsende Lebenserwartung in Deutschland bringt einen steigenden Pflegebedarf mit sich. Ende 2023 verzeichnete das Bundesamt für Statistik 5,7 Mio. Pflegebedürftige, welche gemäß Prognosen bis 2055 um 1,8 Mio. Pflegebedürftige mehr ansteigen. Dabei steigt die Pflegequote von 11 % in der Altersgruppe zw. 70- bis 74-Jährigen auf rund 87 % bei den über 90-Jährigen (Statistisches Bundesamt 2025).

Als pflegebedürftiger Mensch zuhause zu leben, bedeutet in jedem Fall, auf Unterstützung angewiesen zu sein.

Sind pflegende Angehörige vorhanden, wird schnell davon ausgegangen, dass sie es sind, die die Pflege dauerhaft übernehmen. Gleichzeitig ist bekannt, dass pflegende Angehörige nicht grenzenlos belastbar sind, was insbesondere bei der Versorgung von Menschen mit Demenz deutlich wird. Stehen pflegende Angehörige – unabhängig aus welchen Gründen – nicht zur Verfügung, sind die Frauen aus Osteuropa die als geeignet erscheinende Personengruppe, die in einem Stil und vor allem einer Organisationsform, die dem Angehörigenstatus sehr nahekommt.

Pflegemodelle und -optionen in Deutschland: Pflegearrangements

Durch den ständigen Aufenthalt der Haushaltshilfe in der häuslichen Umgebung des Menschen, der von ihr versorgt wird, entsteht eine Situation, die der von pflegenden Angehörigen sehr nahekommt. Die gemeinsamen Lebensvollzüge wie Essen, Spazierengehen, Unterhaltung, vielleicht sogar Gäste empfangen sind zumindest von außen betrachtet nahezu identisch mit dem gemeinsamen Leben eines pflegebedürftigen alten Menschen mit Angehörigen. Von daher ist in diesem Kontext wenigstens ein kurzer Blick auf die Bedeutung der Pflegemodelle, die den familiären Kontext berücksichtigen, zu richten.

Marie-Luise Friedemann und Christina Köhlen haben den Ansatz des Family Nursing aus dem angloamerikanischen Raum aufgegriffen und in seinen verschiedenen Facetten dargestellt (Köhlen & Friedemann 2016). Im Grundsatz ist Family Nursing als Familienorientierte Pflege darauf ausgerichtet, die Beteiligung der Familie in die Pflegeplanung und die Pflegemaßnahmen mit einzubeziehen. Dabei geht es nicht nur um eine Beteiligung im Sinne des Aufgabenverteilens. Vielmehr ist die Mitwirkung der Familie und der sie umgebenden Systeme Bestandteil der pflegerischen Maßnahmen: »Pflegemaßnahmen sind alle Pflegehandlungen, die im Kontext der Beziehung zwischen Einzelpersonen, Familie, Gemeinde und Pflegeperson stehen und für die die Pflegeperson zuständig ist.« (Köhlen & Friedemann 2016, S. 13).

Übertragen auf die Situation der Versorgung durch eine osteuropäische Betreuungskraft bedeutet dies: die Quasi-Angehörigen-Funktion der Betreuungskraft erfordert nach dem Ansatz des Family Nursing auch die Berücksichtigung dieser Frau im Rahmen der gesamten Pflegeplanung. Damit wird sie nicht nur in einer wesentlichen Qualität mit in die Versorgung einbezogen, sie unterstreicht ihre Bedeutung auch durch die Quantität der Bezogenheit auf den pflegebedürftigen Menschen.

Herausforderungen bei der Pflege von Angehörigen zu Hause

Die Pflege von Angehörigen in der häuslichen Situation stellt die Pflegenden innerhalb der Familie vor große Herausforderungen. In der Regel wird diese Tätigkeit nicht frei gewählt, sondern ergibt sich durch die Verschlechterung des Gesundheitszustandes eines Familienmitglieds. Handelt es sich dabei um Pflegebedürftigkeit im Alter, stellt die Angehörigenpflege keinen vorübergehenden Zustand dar – wie z. B. bei der Unterstützung nach einem Krankenhausaufenthalt –, sondern ist der Ausdruck der jetzt aktuellen gemeinsamen Lebensform.

Die Beziehung zu einem pflegebedürftigen Angehörigen ist asymmetrisch: das pflegebedürftige Familienmitglied gibt durch sein Befinden die Möglichkeiten und Grenzen des Familienlebens und der gemeinsamen Beziehung vor, die pflegenden Angehörigen reagieren und entsprechen diesen Vorgaben. Herausfordernd ist diese Situation vor allem dann, wenn das Leben der Angehörigen dadurch wesentlich verändert, in der Regel – zumindest äußerlich – beeinträchtigt wird.

Häufig wird durch die Pflege eines Angehörigen nicht nur der persönliche Lebensstil verändert; auch die berufliche Tätigkeit kann oft nicht mehr im gewohnten Umfang ausgeführt werden (BMG 2023).

1.9.3 Die Rolle von Haushaltshilfen in der Pflege

Definition und Aufgaben von Haushaltshilfen

Die Schwierigkeit einer Definition oder allgemeingültigen Aufgabenbeschreibung der »Haushaltshilfen« zeigt sich schon darin, dass es nach wie vor keine einheitliche und vor allem keine zutreffende Bezeichnung für diese Frauen gibt: Üblicherweise werden im Sprachgebrauch der Familien, die eine Frau zur Betreuung aus Osteuropa beschäftigen, folgende Bezeichnungen verwendet: Pflegekraft, Haushaltshilfe, Betreuungskraft.

Im Sprachgebrauch fachlicher Akteure und Akteurinnen sowie im akademischen Kontext wird von Live-In-Kräften gesprochen. Diese Bezeichnung trifft die Situation am präzisesten, ist aber umgangssprachlich wenig verständlich. Faktisch bezeichnet sie auch vor allem nur die Wohn- und Lebensform und sagt nichts über den Inhalt der Beschäftigung aus.

An der unklaren Begrifflichkeit wird sprachlich deutlich, was an inhaltlichen Problemen in dieser Versorgungsform liegt. Die Aufgaben der jeweiligen »Haushaltshilfe« werden im konkreten Fall festgelegt, sei es durch eine Agentur, die die Frau aus Osteuropa anstellt und vermittelt, sei es durch die jeweilige Familie.

Unterscheidung zwischen professionellen und informellen Haushaltshilfen

Eine professionelle Haushaltshilfe ist – wenn die Kategorien von Professionalität zugrunde gelegt werden – eine Person, die Hauswirtschaft als Profession erlernt hat und entsprechend selbstständig und eigenverantwortlich einen Haushalt zu führen in der Lage ist. Sie erhält für ihre Arbeit eine entsprechende Entlohnung, ist sozialversichert und zahlt den vorgeschriebenen Steuersatz von ihrem Einkommen. Arbeits- und Urlaubszeiten sind geregelt, der Krankheitsfall ist versichert.

Dem gegenüber ist eine informelle Haushaltshilfe in der Regel »angelernt«, was ihr Fachwissen und ihre Kompetenz betrifft. Da es sich um eine überwiegend praktische Tätigkeit handelt, trägt Erfahrung zu einer Expertise bei, die durchaus an die Qualität einer professionellen Haushaltshilfe heranreichen kann. Strukturell arbeiten informelle Haushaltshilfen häufig ohne Vertrag, also ohne geregelte Arbeits- und Freizeit. Vielfach ist ihre Tätigkeit nicht angemeldet, sie sind nicht versichert und zahlen keine Steuern.

Dabei gibt es innerhalb der »Haushaltshilfen« große qualitative Unterschiede. Die Bewertung der Qualität hängt häufig von der persönlichen Einstellung der Zahlenden ab, ebenso die Gestaltung des Aufgabenbereichs. Hier ist ein breites Spektrum zwischen Putzhilfe, Babysitter (oder eben Aufsichtsperson für einen alten Menschen) und »Gassigehen« üblich. Inwiefern bestimmte Aufgaben zusätzlich dazu kommen wie z. B. Schneeräumen im Winter, entwickelt sich oft aus dem gemeinsamen Vollzug des praktischen Zusammenlebens.

Vor- und Nachteile der Inanspruchnahme von Haushaltshilfen

Genau in dieser unscharfen Arbeitsbeschreibung liegen Vor- und Nachteile der Haushaltshilfen: Was nicht durch die Professionalität vorgegeben und teilweise sogar gesetzlich geregelt ist, kann in alle Richtungen gedehnt werden. Der Arbeitseinsatz der osteuropäischen Haushaltshilfe ist durch eine hohe Fluidität gekennzeichnet. Sie kommt den »Pflegenden« wie den Pflegebedürftigen entgegen, weil Art und Qualität, vielleicht sogar

Umfang der Dienstleitung in hohem Maße von den jeweiligen Personen festgelegt werden. Dabei kommen auch persönliche Vorlieben zum Tragen, die im günstigen Fall beide Seiten zufriedenstellen.

1.9.4 Ost- und Mitteleuropäische Haushaltshilfen in Deutschland

Hintergrund der Migration von Pflegehilfen aus Osteuropa

Die grundsätzliche Voraussetzung für die Migration aus ost- und mitteleuropäischen Ländern und Deutschland ist ein teilweise erhebliches Wohlstandsgefälle zwischen den Ländern innerhalb der EU. Dabei ist die dauerhafte Migration nach Deutschland eine mögliche Variante, die weitaus häufigere im Bereich der Haushaltshilfen bei Pflegebedürftigen ist die des zeitweisen Aufenthaltes zum Zwecke der Arbeitsaufnahme. EU-Bürgerinnen und -Bürger nehmen eine Arbeit in Deutschland auf, weil die Entlohnung deutlich höher ist als in ihrem Herkunftsland; häufig ist die Arbeitssituation dort auch so, dass kein auskömmliches Einkommen erworben werden kann. Eine Beschäftigung innerhalb der EU ist für deren Bügerinnen und Bürger durch das Arbeitnehmerfreizügigkeitsgesetz geregelt. Das in Deutschland verdiente Geld wird dabei in der Regel zum großen Teil in die Herkunftsfamilie geschickt.

Die konkrete Pendelmigration zur Live-In-Versorgung ist für viele Frauen aus Ost- und Mitteleuropa attraktiv, weil sie durch den Wechsel mit der Tandempartnerin nicht dauerhaft in Deutschland leben (müssen) und gleichzeitig hier vergleichsweise gut verdienen. Da Unterkunft und Verpflegung in diesem Versorgungsmodell praktisch inbegriffen sind, entfällt auch die Notwendigkeit einer Wohnmöglichkeit, deren Kosten den Verdienst wieder deutlich schmälern würden.

Neben den strukturellen Vorteilen ist die Versorgung alter Menschen auch von ihrer inhaltlichen Seite her interessant. Hauswirtschaft und pflegerische Unterstützung von Familienmitgliedern ist vielen vertraut, so dass sie auch ohne eine professionelle Qualifikation an eigene Erfahrungen anknüpfen können. Gleichzeitig darf aber nicht verschwiegen werden, dass die Live-in-Beschäftigung auch Frauen zum Einsatz in deutschen Haushalten motiviert, die wenig Verständnis für alte Menschen mitbringen.

Qualifikationen und Erfahrungen der Haushaltshilfen

Dass eine professionelle Qualifikation nur in Ausnahmefällen vorhanden ist, wurde bereits benannt. Die Beschreibung, die eine Agentur bezüglich der Eignung einer Frau vor der Vermittlung in den Pflegehaushalt abgibt, konzentriert sich in der Regel auf persönliche Charakteristika wie Freundlichkeit, Hilfsbereitschaft sowie Schwerpunkte bei der Haushaltsführung wie Freude am Kochen, Erfahrung in der Gartenarbeit und weiteres mehr. Vielfach wird die Erfahrung einer Haushaltshilfe angegeben, die sie früher bereits bei der Pflege und Unterstützung eines alten Menschen erworben hat. Teilweise wird dabei genau benannt, worin die Unterstützung bestand bzw. welche krankheitsbedingten Voraussetzungen bei den jeweiligen Betreuten vorlagen, wie z. B. Parkinson-Krankheit oder Demenz.

Diese Erfahrungen bestimmen wesentlich die Kosten für eine solche Haushaltshilfe mit. Dazu kommt – in diesem Arbeitsfeld gleichsam auch als Qualifikation anzusehen – der Grad der deutschen Sprachkenntnisse.

Arbeitsbedingungen und rechtliche Rahmenbedingungen

Die einzelnen Arbeitsverhältnisse der Haushaltshilfen sind individuell sehr verschieden.

Wenn die Arbeitsaufnahme über eine Agentur zustande kommt, sind sowohl die Rahmenbedingungen auf deutscher Seite als auch die Voraussetzungen bei der Haushaltshilfe vorab geregelt. Agenturen, vielfach mit Sitz im europäischen Ausland, stellen Mitarbeitende aus dem jeweiligen Land an, um sie in Deutschland in entsprechende Arbeitsverhältnisse zu vermitteln. Als angestellte Arbeitskraft ist die Betreuerin aus Osteuropa in der Firma ihres Herkunftslandes versichert und führt dorthin auch ihre Steuern ab (Küffel 2021).

Gleichzeitig finden sich eine Fülle von irregulären Arbeitsverhältnissen auf diesem Sektor in Deutschland. Da diese »Schwarzarbeit« im privaten Rahmen erfolgt, sind die offiziellen Nachforschungen durch deutsche Behörden sehr erschwert.

1.9.5 Die Perspektive der Pflegeempfängerinnen und -empfänger

Erfahrungen und Bedürfnisse der Pflegebedürftigen

Wie in jeder Pflegebeziehung gibt es auf der Seite der Pflegeempfängerinnen und Pflegeempfänger ein breites Spektrum von Erfahrungen. Viele Familien, sowohl die Pflegebedürftigen selbst als auch ihre Angehörigen, berichten mit Zufriedenheit und Dankbarkeit von dieser Versorgungsform. Wenn die Betreuungstätigkeit sich über einen längeren Zeitraum von Monaten oder sogar Jahren erstreckt, kommt es immer wieder zu persönlichen, teilweise intensiven menschlichen Beziehungen. Die Haushaltshilfen werden als Teil der Familie gesehen und wertgeschätzt.

Gleichzeitig gibt es auch Enttäuschungen und Kritik bei den Familien und ihren Pflegebedürftigen. Gerade weil die Tätigkeit für ost- und mitteleuropäische Frauen aus finanziellen Gründen interessant ist, wird sie durchaus auch von Frauen aufgenommen, die für alte und unterstützungsbedürftige Menschen wenig Verständnis entwickelt haben.

Qualität der Pflege und Beziehung zu den Haushaltshilfen

Aufgrund der kaum vorhandenen Qualifikation in pflegerischer Hinsicht kommt es bei Pflegeaufgaben im engeren Sinn häufig zu Qualitätsproblemen. Sie umfassen das gesamte Spektrum von Pflege vom Verabreichen von Medikamenten über den Umgang mit Ernährung bis hin zur konkreten Unterstützung beim Ankleiden und Toilettengang. Da die Tätigkeit sich in der Häuslichkeit ausschließlich zwischen der Betreuungskraft und dem pflegebedürftigen Menschen vollzieht, bleiben manche Qualitätsmängel auch im Verborgenen. Kommt zusätzlich ein professioneller Pflegedienst in den Haushalt, werden von ihm immer wieder Mängel erkannt und können unter Umständen durch Beratung behoben werden.

Insbesondere wenn weder ein professioneller Pflegedienst noch verständnisvolle und interessierte Angehörige regelmäßig die Situation in Augenschein nehmen, wird die Qualität der Betreuung häufig problematisch. Die strukturelle Gestaltung dieser Versorgungsform bringt es mit sich, dass von außen praktisch keine Qualitätskontrolle erfolgt. Von daher wird seit Jahren immer wieder die Forderung nach einer Qualitätssicherung erhoben. Bereits 2016 hat Emunds das Thema der »Kontrolle« dieser Betreuung benannt, die nach seiner Vorstellung durch »Wohlfahrtsverbände oder andere gesellschaftliche Organisationen, die ihrerseits strenge Kriterien zu erfüllen hätten« ausgeübt werden sollte (Emunds 2016, S. 166). Bis zum gegenwärtigen Zeitpunkt gibt es trotz regelmäßig erhobener Forderungen nach Qualitätssicherung keine geregelte Überprüfung der Qualität dieser Versorgungsform.

Ethische und soziale Aspekte

Die Tatsache, dass die Versorgungsform durch Live-Ins weiterhin zunimmt, kann nicht ohne weiteres als Erfolgsmeldung interpretiert werden. Vielfach ist die Wahl dieser Betreuung der Not geschuldet, in der sich Angehörige befinden (Städtler-Mach & Bünemann 2023). Eine Gesamtbetrachtung des Phänomens führt zu der Erkenntnis, dass die Versorgung von Pflegebedürftigen durch nicht qualifizierte »Pflegekräfte« auf einen eklatanten Mangel in der Versorgung pflegebedürftiger alter Menschen hinweist. Selbst dann, wenn für viele alte Menschen die Tatsache, dass sie in ihrer eigenen Häuslichkeit wohnen können, einen unschätzbaren Vorteil darstellt, bleibt der Mangel einer unkontrollierten Qualität und einer rechtlich manchmal fragwürdigen Konstruktion bestehen.

Spätestens an dieser Stelle wird deutlich, dass die Versorgung durch osteuropäische Haushaltshilfen auf ein Versäumnis des Sozialstaates hinweist: »Das Problem ist, dass keine Kontrolle stattfindet und der Staat auch kein Interesse daran hat. Er ist konfrontiert mit einer Grauzone, die er auch und gerade unter arbeitsschutzrechtlichen Gesichtspunkten nicht akzeptieren kann.« (Klie 2014, S. 53).

Insgesamt wirft diese Versorgungsform die Frage auf, inwieweit die staatliche Verantwortung und zugleich die gesellschaftliche Sorge in Deutschland ernst genommen und umgesetzt werden: »Dass Menschen zu dieser Versorgungsform greifen, dass sich in Deutschland Pflegebedürftige auf sie einlassen und in Osteuropa Frauen sich für diese Arbeitsform zur Verfügung stellen, ist ein Ergebnis unzulänglicher Organisation und Finanzierung von häuslicher Pflege im Alter durch die Systeme unserer sozialen Sicherung sowie des Einkommensgefälles in Europa.« (Städtler-Mach 2020, S. 240).

1.9.6 Herausforderungen und Kontroversen

Kritikpunkte und Kontroversen im Zusammenhang ost- und mitteleuropäischer Haushaltshilfen

Die nicht ausreichende Regelung der Rahmenbedingungen für die Arbeit der Betreuungskräfte wurde schon an verschiedenen Stellen benannt. Von wissenschaftlicher Seite wie auch nach dem Verständnis von Wohlfahrtsverbänden und gesellschaftspolitisch engagierten Verbünden wird hier vorrangig die deutsche Sozialpolitik kritisiert.

Im Zentrum der Kritik stehen mit graduellen Unterschieden die ungeklärten Rahmenbedingungen hinsichtlich Anstellungsmodi, Finanzierungsmöglichkeiten und pflegerischen Qualitätsstandards. Insgesamt ergibt sich aus dieser Gemengelage die Erkenntnis eines komplexen Problems im Rahmen der Versorgung alter pflegebedürftiger Menschen. Festzuhalten ist die Tatsache, dass bei aller Kritik von den genannten Seiten die Betroffenen nicht im Blickpunkt stehen. Dass Angehörige von pflegebedürftigen alten Menschen zu dieser Versorgungsform greifen, ist ein Ergebnis nicht ausreichender Ressourcen zur Gewährung von Pflege im Alter und den entsprechenden rechtlichen und finanziellen Strukturen. Auch wenn sie mit der Wahl dieser Versorgungsform zum Fortbestehen einer unzureichend geklärten Unterstützung beitragen, ist ihnen dieses Verhalten – aus der Not geboren – nicht vorzuwerfen.

Lösungsansätze und Verbesserungsmöglichkeiten

Insbesondere der Bundesverband der Diakonie – Diakonie Deutschland – in Berlin hat sich mit Lösungsansätzen der Situation befasst und Richtlinien für eine Verbesserung beschrieben. Darin wird eindeutig benannt, »dass eine häusliche Rund-um-die-Uhr-Betreuung durch eine Person nicht umsetzbar ist.«

Weiter wird gefolgert: »Im Ergebnis bedeutet das, dass eine möglichst umfassende Rund-um-die-Uhr-Betreuung im Rahmen des aktuellen Versorgungssystems nur durch ein Pflegearrangement aus Live-in-Betreuung, Angehörigenpflege und professioneller Unterstützung durch einen ambulanten Pflegedienst oder eine Tagespflegeeinrichtung legal möglich sein wird.« (Diakonie Deutschland 2022, S. 7).

Eine Verbesserung der Situation durch einen Leistungs-Mix sieht auch eine Arbeitsgruppe des (katholischen) Instituts für Christliche Sozialwissenschaften in Münster (Hagedorn et al 2022) als Lösungsmöglichkeit an. Es ist nicht zufällig, dass beide weiterführenden Vorschläge aus Organisationen kommen, die einer christlichen Ethik verpflichtet sind. In dieser Perspektive sind alle Beteiligten im Blick, die Pflegebedürftigen und ihre Angehörigen in Deutschland ebenso wie die Frauen aus Ost- und Mitteleuropa.

Weitere Entwicklungen und Trends

Mit Blick auf die derzeitige wissenschaftliche Diskussion und die gesellschaftliche Wahrnehmung der Konfliktpotentiale werden Verbesserungen der ungeklärten Verhältnisse nur gelingen, wenn die Ursachen für dieses Versorgungsmodell in Angriff genommen werden. Die Kernfrage konzentriert sich auf die Ausgestaltung der pflegerischen Versorgung alter Menschen, für die keine ausreichenden Ressourcen zur Verfügung stehen. Mit anderen Worten: Es geht um grundsätzliche Veränderungen in der Gestaltung der Versorgung von Pflegebedürftigen. Sie können nur durch das Zusammenwirken aller Beteiligten in Angriff genommen werden. Die erforderlichen Veränderungen sind vielfältig und können nicht jeweils von einer Gruppe der Betroffenen gelöst werden.

1.9.7 Fazit

Zusammenfassung der wichtigsten Erkenntnisse

Die Tatsache, dass sich ein Versorgungsmodell ohne staatliche Lenkung oder Förderung in Deutschland gleichsam zur dritten »Säule« der Pflege alter Menschen in der eigenen Häuslichkeit entwickeln konnte, weist im Grunde auf ein großes Defizit des Sozialstaates im Bereich der Pflege hin. Dieses Modell – aus der Not entstanden – stellt nur auf den ersten Blick eine akzeptable Lösung für die Pflegesituation dar. Die Defizite dieser Versorgungsform sind bekannt, und dennoch gelingt es nicht, für die Versorgung Strukturen zu schaffen, die den verschiedenen Bedarfen weitgehend gerecht werden.

Ausblick auf zukünftige Entwicklungen und Forschungsbereiche

Die Organisation, insbesondere auch die Finanzierung der Pflege alter Menschen im derzeitigen Rahmen, wie er im Elften Buch Sozialgesetzbuch beschrieben ist, ist an ihre Grenzen gekommen. Jedenfalls wird sie die zukünftigen Herausforderungen der Pflege nicht gewährleisten können. Eine Versorgung »zwischen« den gesetzlich vorgegebenen Strukturen, wie sie die Pflege durch Live-Ins vorsieht, kann auf die Dauer keine Lösung sein. Demzufolge ist ein Umdenken an allen Stellen gefordert, das sich auch von der Vorstellung einer »Rundum-Versorgung« verabschiedet.

Ein wesentliches Forschungsdesiderat ist es, die Denkvoraussetzungen in unserer Gesellschaft zu untersuchen, die sich einerseits der Idee der »Allzeit-Versorgung« verschrieben haben, andererseits viel zu wenig unternehmen, um Pflege und Versorgung wieder in eine »Sorge für alle« zu integrieren (Städtler-Mach & Bünemann 2023).

Schlussfolgerungen zur Rolle von Haushaltshilfen in der Pflege

Aktuell lässt sich nicht erkennen, wie die Pflege und Versorgung alter Menschen ohne die Unterstützung von Haushaltshilfen aus Ost- und Mitteleuropa gewährleistet werden könnte. Trotz aller beschriebenen Defizite dieser Versorgungsform, ist sie aktuell in Deutschland erforderlich. Sie wird auch allem Anschein nach für die nächsten Jahre unabdingbar sein.

Umso wichtiger sind die Anstrengungen in zwei Richtungen: zum einen müssen die Rahmenbedingungen sowohl im Hinblick auf die Pflegebedürftigen als auch auf die Haushaltshilfen rechtlich, finanziell und qualitätsmäßig so gut wie möglich gestaltet werden. Zum anderen sind alle Bemühungen, weg von der Rundum-Versorgung durch eine Person hin zu einer Mischform der pflegerischen Unterstützungsangebote zu kommen, zu fördern und weiterzuentwickeln.

Literatur

Deutsche Familienversicherung (Hrsg.) (2023). *Pflege durch Angehörige zu Hause*. Zugriff am 10.11.2023 unter: https://www.deutsche-familienversicherung.de/pflege/pflegezusatzversicherung/ratgeber/artikel/pflege-durch-angehoerige-zu-hause.

Diakonie Deutschland (Hrsg.) (2022). *Positionspapier der Diakonie Deutschland zur sog. »24-Stunden-Betreuung« (Live-in-Care)*. Unveröffentlichtes Manuskript.

Diakonie Deutschland (Hrsg.) (2023). *Grundlegende Pflegereform*. Zugriff am 09.11.2023 unter: https://www.diakonie.de/diakonie_de/user_upload/diakonie.de/PDFs/Publikationen/06_2019_Grundlegende_Pflegereform.pdf.

Emunds, B. (2016). *Damit es Oma gut geht. Pflege-Ausbeutung in den eigenen vier Wänden*. Frankfurt/Main: Westend.

Hagedorn, J. et al. (2022). *Doppelte Personenzentrierung – Leitidee für den Leistungsmix in der häuslichen Versorgung. Policy Paper*. Münster: Institut für Christliche Sozialwissenschaften, AP Nr.17/FagsF Nr.80.

Klie, T. (2014). *Wen kümmern die Alten? Auf dem Weg in eine sorgende Gesellschaft*. München: Pattloch.

Köhlen, C. & Friedemann, M.-L. (2016). *Pflege von Familien. Die familien- und umweltbezogene Pflege in der Praxis*. Haan-Gruiten: Verlag Europa-Lehrmittel.

Küffel, M. (2021). *24 Stunden Pflege zu Hause. So finden Sie die optimale Betreuung*. Berlin/Heidelberg: Springer.

Luttik, M.-L. (2020). *Family Nursing: The family as the unit of research and care*. Eur J Cardiovasc Nurs. 19(8), 660–662. doi: https://doi.org/10.1177/1474515120959877

Radtke, P. (2018): *Prognostizierter Bedarf an stationären und ambulanten Pflegekräften in Deutschland bis zum Jahr 2035*. Zugriff am 09.11.2023 unter: https://de.statista.com/statistik/daten/studie/172651/umfrage/bedarf-an-pflegekraeften-2025/#statisticContainer.

Städtler-Mach, B. & Bünemann, M. (2023). *Osteuropäische Betreuungskräfte in der häuslichen Pflege. Versorgung verantwortlich und fair gestalten*. Göttingen: Vandenhoeck & Ruprecht.

Städtler-Mach, B. & Ignatzi, H. (2020). *Grauer Markt Pflege. 24-Stunden-Unterstützung durch osteuropäische Betreuungskräfte*. Göttingen: Vandenhoeck & Ruprecht.

Städtler-Mach, B. (2020). *Versorgung alter Pflegebedürftiger in der häuslichen Umgebung durch »24-Std.-Betreuungskräfte«. Menschenrechtliche und ethische Fragen*. In: Frewer A., Klotz S., Herrler C., Bielefeldt H. (Hrsg.) *Gute Behandlung im Alter? Menschenrechte und Ethik zwischen Ideal und Realität*, 223–246. Bielefeld: transcript.

1.10 Einsichten und Einblicke in die Perspektive der Pflegeempfängerinnen und -empfänger – Kritische Diskussion und Perspektive

Eileen Goller und Cindy Scharrer

In diesem ersten Buchkapitel ging es darum, die Lebenswelt der Pflegeempfängerinnen und -empfänger und ihrer Angehörigen zu betrachten. Zu Beginn wurde die Frage aufgeworfen, wie eine individuell auf den einzelnen Menschen abgestimmte Versorgung aussehen kann, wenn das Gesundheits- bzw. Krankheitsgeschehen und -erleben hoch komplex sind. Wir haben festgestellt, dass Standardisierung, mit der Gesundheitseinrichtungen versuchen, der hohen Komplexität und auch der Menge an Patientinnen und Patienten zu begegnen, naturgegeben mit Reduktion einhergehen muss, Komplexität aber durch Reduktion weder aufzulösen noch zu verstehen ist.

In Bezug auf die Komplexität des Gesundheits- und Krankheitsgeschehens wollen wir einen ersten Schluss ziehen und das Management der Komplexität in das Arbeitsfeld der professionellen Pflegefachpersonen legen. Pflegefachmänner und -frauen sind – insbesondere seit Einführung der generalistischen Pflegeausbildung und der Anpassung der Rahmenlehrpläne und Curricula – gut darauf vorbereitet, diese Komplexität zu erkennen und zu durchdringen, um anschließend die individuellen Bedarfe der Menschen zu erschließen und geeignete Interventionen zu planen, die der Einzelne in seiner Lebenssituation braucht. Dies erfordert hohe diagnostische Kompetenzen und setzt eine breite und anwendungsgeübte Basis an grundlegendem und übergreifendem Wissen voraus: eine Vielzahl an Konzepten und Modellen müssen in der jeweiligen individuellen Situation auf Passung überprüft, ggf. modifiziert, reduziert, erweitert und kombiniert werden, um die Situation und Erlebenswelt der Beteiligten zu erschließen. Pflegefachpersonen sind mehr als andere Berufsgruppen im Gesundheitssektor in der Lage, die Individualität und Komplexität der Situation der Pflegeempfangenden und ihrer sozialen Umfelder zu berücksichtigen und Diagnostik, Therapie und Versorgung unter dem Gesichtspunkt des für diese Menschen *Passenden* zu steuern.

Auf der Suche nach der Antwort auf die Frage, wer die oder der Pflegeempfangende, der Mensch hinter den Zahlen, ist und was dieser braucht, haben Koch und Scharrer (► Kap. 1.2) mit Blick auf die gesellschaftlichen und kulturellen Rahmenbedingungen festgestellt, dass Pflegeempfängerinnen und -empfänger mehr Einfluss haben, als gemein angenommen wird. Durch ihr Verhalten können pflegebedürftige (und pflegende Menschen) Einfluss auf die Versorgungssituation nehmen und zur Expertin/zum Experten ihrer eigenen Gesundheit werden. Hier ist die Berufsgruppe der Pflegenden gefragt, sie auf dem Weg in dieses Expertentum zu unterstützen. Dieser persönliche *Einflussbereich durch Wissen* erweitert sich um das *Hausherrenverhältnis*, also um *Einfluss durch Besitz und Eigentum*. Das Hausherrenverhältnis wirkt sich offensichtlich auf die Versorgungssituation aus und hat eine besondere Bedeutung – nicht nur im Hinblick auf Selbstwirksamkeitserfahrungen – die es noch zu erforschen gilt. Der Ansatz *weg vom Privateigentum, hin zu Gemeinschaftseigentum* (im Sinne ungewollter Mittellosigkeit durch Armut oder strukturellen Zwang – nicht durch Verzicht), entzieht Menschen Einfluss und Autorität. Der Einzug in eine Pflegeeinrichtung mit fast völligem Verzicht auf private Möbel, Gegenstände oder Kleidung wird unter diesen Gesichtspunkten noch vulnerabler. Hausherrenrechte und Besitzrechte bedeuten Unabhängigkeit, Einfluss und Autorität. Das stärkt die Position sowohl der Pflegeempfangenden (ambulant) als auch der Versorgungsgebenden (stationär). Der Gedanke, dass sich die Gebäude und Strukturen in und mit denen Pflege ausgeübt wird, im Privatbesitz derer, die die Pflege ausüben oder empfangen befinden – also der genossenschaftliche Gedanke – ist vorstellbar. Ein solches Besitzverhältnis könnte einen positiven Einfluss haben.

Menschen bringen eine eigene kulturelle Identität mit und wollen diese auch im Falle von Pflege- und Versorgungsbedürftigkeit bewahren. Eine globale oder einrichtungsbezogene Einheitskultur wird von der Bevölkerung nicht gewünscht und wirkt destabilisierend. Materielle und emotionale Sicherheit dienen als Basis und Stabilitätsfaktor kultureller Identität. Koch und Scharrer beziehen sich hier auf Baldes, wonach die Furcht vor einer »[globalen] Einheitskultur [...] auch gegen den Willen der hiesigen Bevölkerung« einen Teil der Beharrungskraft auf der eigenen kulturellen Identität ausmache. Denn »die emotionale und materielle Sicherheit in einer Gemeinschaft trägt entscheidend zur Stabilisierung der kulturellen Identität bei.« (Baldes 2016, S. 70 f, ▸ Kap. 1.2). Pflegeempfangende und ihre Familien brauchen das Recht und die Möglichkeit auf persönliche, kulturelle und nationale Eigenständigkeit.

Dies zeigt sich auch im Beitrag von Doll (▸ Kap. 1.6), der sich mit Beratungsbedürfnissen und -bedarfen sterbenskranker Menschen auseinandergesetzt hat. Er stellt fest, dass die meisten Menschen (auch sterbenskranke) sich wünschen, zu Hause sterben zu können. Sie assoziieren damit Geborgenheit, persönliche Beziehungen, Normalität zu leben, individuelle Gestaltung des Tagesablaufs und des Lebensraums und eine eigene unverwechselbare Persönlichkeit zu bleiben (Voltz et al. 2020, Haumann 2016, Schneider et al. 2015). Sterbenskranke Menschen wünschen sich, dass ihre Gefühle ernst genommen werden und sie von den pflegenden und behandelnden Teams über den zu erwartenden Verlauf informiert werden (Ventura et al. 2014). Zu vermuten ist auch der Wunsch nach Unterstützung bei der emotionalen Auseinandersetzung mit der eigenen Erkrankung und Hilfsbedürftigkeit, sowie dem eigenen Sterben und die psychische Anpassung an sich schnell verändernde Situationen, welche für viele sterbenskranke Menschen eine große Herausforderung darstellen (Tewes et al. 2018, Küttner et al. 2017, ▸ Kap. 1.6). Doll beschreibt als zentrales Phänomen die Verunsicherungen der Patientinnen und Patienten, die sich im Besonderen auf die Bewältigung ihrer Symptome und dem damit Sicht- und Spürbar-Werden der voranschreitenden Erkrankung beziehen. Zudem geht es um das (selbstbestimmte) Bewältigen ihrer Symptome. Bemerkenswert erscheint uns die Beschreibung des multidimensionalen Erlebens des Symptoms Fatigue und der hohen Komplexität der Beratungssituation für die Berater und Beraterinnen, in der verschiedene zeitliche Dimensionen berücksichtigt werden: Egal welche Zeitdimension Pflegende aufgreifen, werden sie immer einer anderen nicht gerecht. Es gibt kein »richtig oder falsch«, es kann nur thematisiert werden, was für die Betroffenen aktuell im Vordergrund steht. Dies führt vor Augen, dass Beratung kontextgebunden und lebensbiografisch situiert ist und höchster Kompetenzen bedarf, dies interaktive wechselseitige Deutungsgeschehen zu steuern.

Abschließend wollen wir noch die von Doll beschriebene Doppelrolle Angehörige als Kümmernde als auch Kummernde hervorheben. Betreuende und pflegende Angehörige sind Teil des Versorgungssystems und die tragende Säule, ohne die eine häusliche Palliativversorgung kaum möglich wäre (Costa et al. 2016, ▸ Kap. 1.6). Andererseits sind sie aber auch Mitbetroffene und befinden sich in einer krisenhaften Auseinandersetzung mit dem Fortschreiten der Erkrankung, den belastenden Symptomen, dem nahenden Tod und dem Verlust eines geliebten Menschen (Foreva et al. 2014, Stajduhar et al. 2008, ► Kap. 1.6). Angehörige erleben soziale Belastungen wie Rückzug des sozialen Umfeldes, eigene Isolation, fehlende Unterstützung, Reduktion von entspannenden Aktivitäten, Familienkonflikte, Veränderungen der Familiendynamik und nicht mehr genug Zeit für ihre Familien und Freunde zu haben. Die Reduktion der Arbeitszeit ermöglicht zwar erst die notwendige Rund-um-die-Uhr Betreuung, verringert aber die Einkommensbasis des familialen Systems. Finanzielle Engpässe wiederum beeinflussen, inwieweit weitere Unterstützung finanziert werden kann und ob Entlastungsangebote genutzt werden können. Es ist nicht verwunderlich, dass pflegende Angehörige selbst vermehrt Gesundheitsprobleme, eine niedrigere Lebensqualität und ein höheres Risiko haben, früher zu sterben als Menschen, die keine Fürsorgerolle innehaben (Remedios et al. 2011, ► Kap. 1.6).

Doll stellt jedoch auch dar, dass Angehörige Pflege nicht nur als Belastung wahrnehmen, sondern auch als Bereicherung erleben, verbunden mit Erfolgsgefühlen, Gefühlen von Sinnhaftigkeit und Wachstum, gestärktem Selbstbewusstsein, Liebe, inniger Beziehung und Zufriedenheit. Der Empfehlung, den Blick der Palliativteams vermehrt auf die vorhandenen Ressourcen und die selbstwerterhöhenden bzw. belohnenden Aspekte der Angehörigenpflege zu legen, schließen wir uns an. Es sollte nicht nur Ziel der Palliativbetreuung sein, diese positiven Erfahrungen zu stärken und die Resilienz von Angehörigen zu fördern. Bedauerlicherweise muss Doll feststellen, dass eine große Diskrepanz zwischen den formulierten politischen Zielen, die Bedürfnisse von Angehörigen zu erfassen und adäquat zu adressieren und der tatsächlichen klinischen Praxis besteht. Im klinischen Alltag fehlen noch immer evidenzbasierte Strategien zur Unterstützung von Familien (Hudson et al. 2010). International sind hunderte von Studien und Publikationen zur Angehörigensituation erschienen; in Deutschland dagegen wurden diese Erkenntnisse wenig rezipiert und es liegt nur eine eingeschränkte wissenschaftliche Evidenz für pflegende Angehörige vor (DEGAM 2018). Die Frage, die sich uns stellt, ist: Wie kann es sein, dass Deutschland in der Forschung zu gesundheitsbezogenen Aspekten der Bevölkerung und insbesondere bei der Fürsorge für den »größten Pflegedienst des Landes«, die pflegenden Angehörigen, noch immer so weit zurück liegt?

Im Kapitel 1.5 (► Kap. 1.5) legen die Herausgeberinnen den Fokus auf die pflegenden Angehörigen und stellen fest, dass sich die Belastungen der pflegenden Angehörigen und die von ihnen zu erbringenden Leistungen bei der Erfassung des Grades der Selbstständigkeit (Pflegegrad) nicht adäquat abbilden lassen. Die wirkliche Arbeitsleistung, die durch pflegende Angehörige erbracht werden muss, ist volatil und kann tatsächlich nur vermutet werden. Ebenso stellen die Autorinnen fest, dass sich erst im Verlauf der Zeit zeigt, ob und inwieweit Angehörige in der Lage sind, die mit der Pflege verbundenen Anforderungen zu erfüllen. Ein Diagnoseinstrument zur Erfassung des Maßes, in dem ein Angehöriger bzw. eine Angehörige die zu leistende Versorgung erbringen kann – hinsichtlich gesundheitlicher, physischer und psychischer Eignung, sozialer Einbindung, finanzieller Ressourcen und Resilienz sowie des individuellen Unterstützungsbedarfs der pflegenden bzw. versorgungsleistenden Person – kommt nicht routinemäßig zur Anwendung. Hier besteht Forschungs- und Entwicklungsbedarf. Eine Empfehlung wäre, die von Doll zusammengetragenen Belastungen und stärkenden und bereichernden Faktoren in eine derartige Diagnostik einzubeziehen und ein *Screening* in regelmäßigen Zeiträumen zu wiederholen, um den Prozess *der Pflege durch Angehörige* professionell steuern zu können. Wenn eine dauerhafte Pflege- oder Versorgungsbedürftigkeit eines Freundes oder Familienangehörigen eintritt, ist dies für alle Beteiligten – auch und besonders für die pflegenden Angehörigen – ein einschneidendes Lebensereignis. Pflege- und Versorgungsbedürftigkeit, die pflegende Angehörige in die Verantwortung ruft, ist meistens dauerhaft. Die pflegenden Angehörigen stehen vor der Dreifachaufgabe, sowohl die Versorgung ihres Familienmitglieds sicherzustellen als auch die Anforderungen an ihr eigenes Leben zu bewältigen (Arbeit, Familie, Sozialleben) und mit all den Auswirkungen, die mit der neuen Aufgabe und den daraus resultierenden Veränderungen, Einschränkungen und Belastungen einhergehen, umzugehen. So wie der Pflegeempfangende nun zum Experten für sein Leben mit seiner dauerhaften Pflegebedürftigkeit wird, darf der Pflegegebende zum Experten für sein *neues* Lebens werden - einschließlich seiner Fürsorgekompetenz für sich selbst, dem Management seiner Ressourcen und seiner Caregiver-Kompetenzen. Diesen Prozess der Selbstmanagementförderung der pflegenden Freunde und Angehörigen zu begleiten, kann eine Aufgabe professioneller Pflegefachkräfte sein.

Festzuhalten ist: Wir haben ein komplexes Problem in Bezug auf die Versorgung alter pflegebedürftiger Menschen. Auch mit den pflegenden Angehörigen ist diese nicht mehr gesichert und viele greifen zu einer weiteren Form der Unterstützung. Städler-Mach (▸ Kap. 1.9) hat in ihrem Beitrag die inzwischen unverzichtbare Rolle ost- und mitteleuropäischer Haushaltshilfen bei der Versorgung von Pflegeempfängerinnen und -empfängern als wichtige Unterstützungssäule pflegender Angehöriger beschrieben und festgestellt, dass der Umstand, dass sich ein Versorgungsmodell ohne staatliche Lenkung oder Förderung in Deutschland gleichsam zur *dritten Säule* der Pflege alter Menschen in der eigenen Häuslichkeit entwickeln konnte, auf ein großes Defizit des Sozialstaates im Bereich der Pflege hinweist. Sie deutet Unklarheiten hinsichtlich Anstellungsmodi, Finanzierungsmöglichkeiten und pflegerischen Qualitätsstandards an – und hebt dann die Tatsache hoch, dass die Betroffenen bei aller (berechtigten) Kritik daran *wieder einmal nicht im Blickpunkt stehen.* Dass Angehörige von pflegebedürftigen alten Menschen zu dieser Versorgungsform greifen, ist für sie ein Ergebnis nicht ausreichender Ressourcen zur Gewährung von Pflege im Alter und den entsprechenden rechtlichen und finanziellen Strukturen. Bedeutsam ist das Fazit von Städler-Mach, in dem sie feststellt, dass wir an unsere Grenzen gekommen sind – bei der Organisation und der Finanzierung der Pflege alter Menschen. Im derzeitigen Rahmen, wie er im SGB V und SGB XI beschrieben ist, wird Pflege und Versorgung nicht mehr umsetzbar sein. Es muss ein Umdenken an allen Stellen einsetzen – ein Abschied von der Vorstellung einer *Allzeit- und Rundum-Versorgung* hin zu einer *Sorge für alle* (Städtler-Mach & Bünemann 2023, ▸ Kap. 1.9). Neben dem Ansatz, die Rahmenbedingungen sowohl im Hinblick auf die Pflegebedürftigen als auch auf die Haushaltshilfen rechtlich, finanziell und qualitätsmäßig so gut wie möglich zu gestalten, formuliert sie gleichsam die Aufgabe an unsere Gesellschaft, alle Bemühungen, weg von der Rundum-Versorgung durch eine Person hin zu einer Mischform der pflegerischen Unterstützungsangebote zu kommen, zu fördern und weiterzuentwickeln.

Abschließend wollen wir kritisch auf den *Lobbyismus* als Möglichkeit der Einflussnahme – auch auf die Gesundheitsforschung – hinweisen. Mehrfach haben in diesem ersten Teil die Autorinnen und Autoren die Frage gestellt, wie es sein kann, dass es in den verschiedenen beschriebenen Bereichen zu offensichtlichen Fehlentwicklungen bzw. Nichtentwicklungen kommen konnte. Natürlich ist es von Vorteil, wenn Menschen sich zusammentun und gemeinsam etwas bewirken, was für den Einzelnen unerreichbar wäre. Es ist sinnvoll, auf diese Weise die Expertise unterschiedlichster Menschen und Fachgebieten an die Politik weiterzugeben, um viele Perspektiven und Interessenlagen bei politischen Entscheidungsprozessen zu berücksichtigen. Hierbei muss jedoch beachtet werden, dass die, die sich zusammenschließen, auch die Macht haben, die Ausrichtung der Politik eines Landes zu bestimmen. Politik wird von denen gemacht, die sich in Interessensverbünden zusammengeschlossen und dort platziert haben, wo sie Einfluss nehmen können. Es soll nicht unerwähnt bleiben, dass auf diese Weise zielgruppenspezifische Interessen vertreten und gelenkt werden. Organisationen wie LobbyControl oder Abgeordnetenwatch kritisieren, dass finanzstarke Wirtschaftsverbände zu viel Macht auf die Politik ausüben und diese gar manipulieren, während weniger einflussreiche Lobbygruppen es schwer haben, ihre Interessen durchzusetzen (lpw 2022). Die Impulse für Entwicklungen, die im Gesundheitssektor (und nicht nur dort) angestoßen werden, kommen (auch) aus der Lobbyschaft. In Deutschland werden Menschen zur Kategorisierung z. B. Altersgruppen zugeordnet (junge Menschen, alte Menschen, hochaltrige Menschen) oder erhalten weitere Zuschreibungen: Menschen mit besonderen Bedürfnissen (Behindertenrechtskonvention), Menschen im erwerbsfähigen Alter, Menschen im Ruhestand. In Abhängigkeit von Lebenslagen und Alter sind zwei Gruppen mit starker Lobby und Einfluss zu beobachten: Alte Menschen und Menschen mit Behinderung haben aktuell eine gute Position, weil sie zum jetzigen Zeitpunkt einen Großteil der Bevölkerung ausmachen und in dieser Lobby sprechen. Andere – mit weniger Einfluss – sind ausgeliefert: pflegende Angehörige und ihre pflege- oder versorgungsbedürftigen Familienangehörigen. Dies unterstreichen Bührlen und Wagner in ihren Beiträgen aus Betroffenensicht (▸ Kap. 1.3 & ▸ Kap. 1.4). Wagner postuliert, dass es angemessener Hilfen bedarf, damit pflegende Angehörige nicht untergehen. Auch ihre Gesundheit muss geschützt werden. Nicht selten sind sie gefährdet, selbst pflegebedürftig zu werden. Zum Ende wollen wir den Bogen zum Beitrag von Schuchardt schlagen. Sie lädt im Prolog zu diesem Sammelband zu einem Umdenken und einem Perspektivwechsel bei allen am Pflege- und Versorgungs-Prozess beteiligten ein und betont die Bedeutung von Empowerment für alle Beteiligten. Die aktuelle Krise kann für uns alle eine Chance sein, eine ungesunde Entwicklung zu korrigieren. Dazu müssen wir bereit sein, uns zu empowern: Wir müssen uns trennen wollen vom Kommerzialisieren und Aufblasen von Krankheit und Pflegebedürftigkeit und bereit sein, unsere Abhängigkeit und Hilflosigkeit, bedingt durch Unwissenheit und Hörigkeit gegenüber konstruierten herrschenden Autoritäten wie Wissen, Macht, Kommerz oder Medien, aufzugeben.

Diese Krise kann das von Schuchardt beschriebene ›Tor zum Entdecken verborgenen Reichtums‹ sein: Die Befreiung des Menschen aus der angst- und unsicherheitsbehafteten Krankheits- und Krisenkultur – und damit aus der Sklaverei des Kommerzes – hin zu einem mutigen freien Leben, zum Heilseins im Unheilsein für den Einzelnen und die ganze Gesellschaft.

Literatur

Baldes, M. (2016). *Interkultureller Kompetenzerwerb im Alpentourismus. Handlungspotentiale und Entscheidungshilfen.* Wiesbaden: Springer VS.

Costa, V. et al. (2016). *The determinants of home and nursing home death: a systematic review and meta-analysis.* BMC Palliat Care, 15(1), 492. doi: https://doi.org/10.1186/s12904-016-0077-8

DEGAM (2018). *S3-Leitlinie. Pflegende Angehörige von Erwachsenen. AWMF-Register-Nr. 053-006. DEGAM-Leitlinie Nr. 6.* Zugriff am 26.01.2024 unter https://register.awmf.org/assets/guidelines/053-006l_S3_Pflegende-Angehoerige-von-Erwachsenen_2019-03-abgelaufen.pdf

Foreva, G., & Assenova, R. (2014). *Hidden patients: the relatives of patients in need of palliative care.* J Palliat Med, 17(1), 56–61. doi: https://doi.org/10.1089/jpm.2013.0333

Haumann, W. (2016). *»Sterben daheim?« Einstellungen und Beobachtungen der deutschen Bevölkerung. Untersuchungsbericht über die Bevölkerungsumfrage für den DAK-Pflegereport 2016.* In: Rebscher, H. (Hrsg.) (2016). *Pflegereport 2016. Palliativversorgung: Wunsch, Wirklichkeit und Perspektiven.* Band 14, 20–42. Hamburg: DAK-Gesundheit.

Hudson, P., Remedios, C. & Thomas, K. (2010). *A systemic review of psychosocial interventions for family carers of palliative care patients.* BMC Palliat Care. 9, 17–23. doi: https://doi.org/10.1186/1472-684X-9-17

Küttner, S., Wüller, J., Pastrana, T. (2017). *How much psychological distress is experienced at home by patients with palliative care needs in Germany? A cross-sectional study using the Distress Thermometer.* Palliat Support Care, 15(2), 205–213. doi: https://doi.org/10.1017/S1478951516000560

Landeszentrale für politische Bildung (lpw) Baden-Württemberg (Hrsg.) (2022). *Lobbyismus - Die »stille« Macht? Ein Dossier.* Zugriff am 06.01.2024 unter: https://www.lpb-bw.de/lobbyismus

Remedios, C., Thomas, K. & Hudson, P. (2011). *Psychosocial and bereavement support for family caregivers of palliative care patients: A review of the empirical literature*. University of Melbourne. Zugriff am 30.08.2024 unter: https://www.centreforpallcare.org/page/141/publications

Schneider, W., & Eichner, E. (2014). *Struktur- und Prozesseffekte der SAPV in Bayern: Evaluation / Qualitätssicherung und (Aus-) Wirkungen der SAPV auf die AAPV (unter besonderer Berücksichtigung des ländlichen Raums).* Augsburg.

Städtler-Mach, B. & Bünemann, M. (2023). *Osteuropäische Betreuungskräfte in der häuslichen Pflege. Versorgung verantwortlich und fair gestalten.* Göttingen: Vandenhoeck & Ruprecht.

Stajduhar, K., Funk, L. & Outcalt, L. (2013). *Family caregiver learning - how family caregivers learn to provide care at the end of life? A qualitative secondary analysis of four datasets.* Palliat Med, 27(7), 657–664. doi: https://doi.org/10.1177/0269216313487765

Tewes, M., Rettler, T.M., Beckmann, M. et al. (2018). *Patient-Reported-Outcome-Messung (PROM) psychosozialer Belastung und Symptome für ambulante Patienten unter kurativer oder palliativer Tumortherapie.* Onkologe, 24(1), 69–75. doi: https://doi.org/10.1007/s00761-017-0324-5

Voltz, R. et al. (2020). *Improving regional care in the last year of life by setting up a pragmatic evidence-based plan–do–study–act cycle: results from a cross-sectional survey.* BMJ open, 10(11). doi: https://doi.org/10.1136/bmjopen-2019-035988

2 Die Perspektive der Profession Pflege: Einblicke und Kernkonzepte

2.1 Ausgangslage

Anja Katharina Peters

»Nursing is an art.« – Die Zitatgeberin Florence Nightingale (1820–1910) begegnet uns in diesem Buch gleich zweimal: einmal in ▸ Kap. 1.1.3 als Begründerin der Pflegewissenschaft und in ▸ Kap. 2.2.1 als eine der Ikonen der Berufsgeschichte. Sie war eine bedeutende Person und folglich lohnt es sich, ihrer Feststellung über das Wesen der Pflege die gebührende Aufmerksamkeit zu widmen. Pflege ist ihr zufolge also eine Kunst.

Dieser Buchabschnitt soll in ein Kapitel einführen, das sich den folgenden Themen widmet:

- Professions- und Handlungsfeldbetrachtung
- Kompetenzbildung und -entwicklung in der Profession Pflege
- Gesellschaftliche Einflussfaktoren auf Profession und Handlungsfeld
- Fachkräftemangel/Integration ausländischer Fachkräfte/nachhaltige Integration
- Leiharbeit in der Pflege

Keiner dieser Punkte wirkt auf den ersten Blick künstlerisch, wenngleich zumindest ein gewisser Eklektizismus als Stilrichtung vorzuherrschen scheint. Vielmehr wirft die Zusammenstellung der Kapitel eine Kernfrage auf: Was ist Pflege? An dieser Stelle scheint mir eine Vorabanalyse sinnvoll zu sein, um die Domäne dieses vielschichtigen Kapitels festzulegen.

»Pflege« ist ein vielbenutzter Begriff: Da gibt es die Autopflege, Nagelpflege, Fußpflege, Fellpflege, Gartenpflege und es ist für die Studierenden eine stete Quelle des Amüsements, wenn ich mit ihnen das Grab der sorbischen Pflegepionierin Marie Simon/Marja Simonowa (1824–1877) in Dresden besuche und auf den Gräbern kleine Schilder mit »Pflege« stecken. Es gibt Angehörigenpflege, Kinderpflege und Tierpflege. Als ich mit dem Ziel studierte, den Abschluss als Diplom-Pflegewirtin (FH) zu erlangen, erhielt ich vereinzelt die Reaktion: »Wie schön – mit Pferden!« Abgesehen von diesem Missverständnis gibt es auch noch die Alten-, Kranken- und Kinderkrankenpflege[8] und ihre Wissenschaft sowie das dazugehörige Management.

All diesen verschiedenen Konzepten von Pflege ist gemeinsam, dass sich eine Person oder Personengruppe um etwas kümmert: um ein Körperteil, einen Gegenstand, eine Pflanze, einen Ort, ein Tier, oder einen ande-

8 Es gibt auch noch die Heilerziehungspflege. Während Learning Disability Nursing in anderen Ländern eine Fachrichtung innerhalb der professionellen Pflege ist, gehört die Heilerziehungspflege in Deutschland zu den Sozialberufen.

ren Menschen. Häufig ist diese Arbeit mit tiefgehendem Interesse an etwas oder jemandem oder auch aufrichtiger Sorge verbunden. Berücksichtigen wir nun den Kontext dieser Analyse, können wir Tiere, Grabbepflanzung und Tierhaltung ausschließen. Um einen Werbespruch der Evangelischen Hochschule Dresden zu zitieren: Es geht um »Irgendwas mit Menschen«. Wenn wir nun festlegen, dass wir uns hier mit pflegebedürftigen Menschen befassen, wird es nicht einfacher mit der Abgrenzung der Pflege durch An- und Zugehörige, Laienpflege und Pflegefachpersonen.

In diesem Buch geht es um professionelle Pflege und auch hier diskutieren Fachleute aus der pflegewissenschaftlichen Community, Politikerinnen und Politiker, Gewerkschaftsvertreterinnen und -vertreter und Angehörige der Berufsverbände, was und wer denn eigentlich die professionelle Pflege darstellt. Kolleginnen und Kollegen in der unmittelbar patientinnen- und patienten- sowie bewohnerinnen- und bewohnernahen Versorgung schütteln dann häufig den Kopf und machen es daran fest, ob jemand »examinierte« Altenpflegerin oder »examinierter« Altenpfleger, Kinder-Krankenschwester oder -pfleger, Kinder-/Gesundheits- und Krankenpflegerin und -pfleger oder Pflegefachfrau/-mann ist – wobei das vorangestellte »examiniert« eine überflüssige Doppelung darstellt, da alle Berufsbezeichnungen geschützt sind und nur von »Examinierten« verwendet werden dürfen. Die permanente Betonung dieses Adjektivs lässt jedoch vermuten, dass sich die Trägerinnen und Träger der jeweiligen Berufsbezeichnung ihres Monopols nicht so recht sicher zu sein scheinen. Immerhin gibt es ja auch noch die Assistenzberufe in den verschiedensten Abstufungen. Pflege soll hier als Profession verstanden werden und diese nur von jenen ausgeübt werden können, die laut dem PflBG zur Ausgestaltung des Pflegeprozesses befugt sind: Das sind Pflegefachpersonen – also alle mit einer abgeschlossenen mindestens dreijährigen Ausbildung bzw. einem akademischen Grad, der in einem grundständigen Pflegestudium erworben wurde (PflBG). Damit ist jedoch bisher nur der Personenkreis definiert, der Pflege ausübt, nicht jedoch, *was* Pflege ist.

Der International Council of Nurses (ICN) definierte das Berufsfeld 1987 folgendermaßen:

> »Nursing, as an integral part of the health care system, encompasses the promotion of health, prevention of illness, and care of physically ill, mentally ill, and disabled people of all ages, in all health care and other community settings. Within this broad spectrum of health care, the phenomena of particular concern to nurses are individual, family, and group »responses to actual or potential health problems« (ANA[9] 1980, P.9).
>
> These human responses range broadly from health restoring reactions to an individual episode of illness to the development of policy in promoting the long-term health of a population.
>
> The unique function of nurses in caring for individuals, sick or well, is to assess their responses to their health status and to assist them in the performance of those activities contributing to health or recovery or to dignified death that they would perform unaided if they had the necessary strength, will, or knowledge and to do this in such a way as to help them gain full of partial independence as rapidly as possible (Henderson 1977, p.4).
>
> Within the total health care environment, nurses share with other health professionals and those in other sectors of public service the functions of planning, implementation, and evaluation to ensure the adequacy of the health system for promoting health, preventing illness, and caring for ill and disabled people.« (International Council of Nurses)

Diese Definition hat zwar eine gewisse internationale Gültigkeit, bleibt aber insofern unbefriedigend, als sie die Tätigkeitsfelder von Pflegefachpersonen beschreibt, aber nicht das Wesen der Pflege. Die Weltgesundheitsorganisation (WHO) hat hingegen 1993 eine Metaperspektive eingenommen:

9 American Nurses Association.

> »Nursing is both an art and a science that requires the understanding and application of the knowledge and skills specific to the discipline. It draws on knowledge and techniques derived from the humanities and the physical, social, medical and biological sciences.« (Salvage 1993, S. 15)

Hier finden wir den Begriff der Kunst wieder, ergänzt um »science« – die Naturwissenschaften – und die »humanities« – die Geisteswissenschaften. Die WHO verortet Pflege also klar im Kontext der akademischen Disziplinen. Gleichwohl kennen wir nun die Quellen, aus denen sich die Pflege speist. Trotzdem wissen wir an dieser Stelle aber immer noch nicht, *was* Pflege konstituiert. Jane Salvage behilft sich im Auftrag der WHO dadurch, dass sie im weiteren Kapitel ausführlich auf die Tätigkeiten und Kompetenzen von Pflegefachpersonen eingeht – also wieder, darauf, was diese tun. Damit wird Pflege nach wie vor beschrieben, aber nicht definiert. Die US-amerikanische Pflegetheoretikerin Rosemarie Rizzo Parse störte sich genau an diesem Fehlen einer wissenschaftlichen Alleinstellung:

> »It is the hope of many nurses that nursing as a discipline will enjoy the recognition of having a unique knowledge base and the profession will be sufficiently distinct from medicine that people will actually seek nurses for nursing care, not medical diagnoses.« (Schmidt Bunkers et al. 2022, S. 378)

Die ebenfalls in den USA wirkende Pflegewissenschaftlerin Teddie M. Potter veröffentlichte 2014 das Modell der BASE of Nursing (Eisler & Potter 2014). Darin überwindet sie einerseits die Abgrenzung zur Medizin, indem sie diese aus der Domäne der Ärztinnen und Ärzte löst und von einer Heilkunde ausgeht, die andererseits eine ärztliche, wie eine pflegerische Medizin beinhaltet (und möglicherweise weitere »Medizinen«, d. Verf.) und somit Entfaltungsraum für die Profession Pflege bietet. Potter sieht die dem ärztlich-medizinischen Paradigma folgende evidenzbasierte Pflege ebenso wie »transdisciplinary science« als Bestandteile des E (**E**vidence From Science) in BASE; gleichzeitig postuliert sie eine darüber hinausgehende und sich aus intensiver Anwesenheit (**B**eing Present), aktiver Fürsorge (**A**ctive Caring) und Interaktion (**S**tories/Narrative-Based Evidence) speisende Domäne der Pflege. (ebd., S. 12 ff.) Die Vielfalt der Ansätze und Themen in diesem Abschnitt des vorliegenden Buches scheint mir einem solch weitreichenden Ansatz zu entsprechen.

Die professionelle Pflege ist noch in der Entwicklung zur tatsächlichen Profession und auf der Suche nach ihrer – berufskulturell und gesellschaftlich bedingt diversen und niemals statischen – Kernidentität. Wir befinden uns in einer Situation, die Potter als »disruptive change« beschreibt, wobei sie feststellt, dass Auszubildende und Studierende der Pflege bisher zu wenig darauf vorbereitet werden, diese Veränderungen führend zu gestalten (Potter 2022, S. 149). Was wir heute konstatieren können: Professionelle Pflege ist anders und mehr als die Summe ihrer Rollen und Tätigkeiten. Die folgenden Kapitel zeigen Traditionslinien, Entwicklungspotentiale, Kontextfaktoren und Abgrenzungen auf, die uns dabei helfen können, das Profil unseres Berufsfelds zu schärfen und uns im Gesundheits- und Sozialwesen eindeutiger und als disruptive Game-Changerinnen und -Changer zu positionieren.

Literatur

Eisler, R. & Potter, T. M. (2014). *Transforming Interprofessional Partnerships: A New Framework for Nursing and Partnership-Based Health Care.* Sigma Theta Tau International.

International Council of Nurses (1987). *Nursing definitions.* Zugriff am 30.08.2024 unter: https://www.icn.ch/resources/nursing-definitions

Potter, T. (2022). *The Way of Nursing: Leading Disruptive Change for All.* Creat Nurs, 28(3), 149–153. doi: https://doi.org/10.1891/CN-2022-0013

Salvage, J. (1993). *Nursing in action: Strengthening nursing and midwifery to support health for all.* Reprinted 2014 (WHO regional publications European Series). World Health Organization Regional Office for Europe, 48.

Schmidt Bunkers, S., Bournes, D. A., Mitchell, G. J. (2022). *Rosemarie Rizzo Parse: Humanbecoming.* In: Alligood, M. R. (Hrsg.) *Nursing theorists and their work.* 370–393. 10. Aufl. Amsterdam: Elsevier.

2.2 Professions- und Handlungsfeldbetrachtung

Anja Katharina Peters

2.2.1 Historische Entwicklung

Einführungen in die Geschichte der professionellen Pflege haben zuweilen eine erzählerische Anmutung, die an Märchen erinnert. Deshalb sei an den Anfang dieses Kapitels eine Anekdote aus meiner eigenen Studienzeit gestellt: Es war einmal … Zu Beginn des ersten Studiensemesters Ende der 1990er-Jahre stellte ein Professor die These auf, dass Pflege die älteste Profession der Menschheit wäre. Er begründete seine Behauptung mit Skelettfunden aus der frühen Geschichte des Homo sapiens, die belegen, dass Verwundete kundig versorgt und auch umsorgt wurden. Anderenfalls hätten sie ihre Verletzungen nicht überleben können.

Bis heute beginnen pflegehistorische Kapitel und Bücher häufig mit eben jener Frühgeschichte (Hiemetzberger & Hamedinger 2023). Dabei wird jedoch nicht unterschieden zwischen der Pflege, die wir heute als professionell bezeichnen, und jener, die man als innerfamiliäre Sorgearbeit oder informelle Pflege bezeichnen mag – wobei Familie im historischen Kontext je nach Epoche deutlich weiter gefasst werden muss als die in vielen modernen Gesellschaften üblichen Kleinfamilien aus Blutsverwandten. Hier wird bereits eine der Schwierigkeiten pflegehistorischer Forschung und Lehre deutlich: Wir operieren mit Begriffen, die entweder neu sind oder in der Vergangenheit anders gedeutet wurden. Vor allem aber blicken wir mit dem Wissen der Gegenwart und unserer sozialen und weltanschaulichen Prägung auf die Berufsgeschichte. Deshalb muss zu Beginn definiert werden, was der Gegenstandsbereich der Pflegegeschichte ist, beziehungsweise wo wir den deutenden Charakter der Betrachtung deutlich machen müssen. Anschließend werde ich mehr exemplarisch als en detail die Entwicklung der professionellen Pflege in Deutschland umreißen und dabei auf den ersten Blick vielleicht durch die Pflegegeschichte irrlichtern. Dabei wird aber möglicherweise deutlich werden, dass unsere Berufsgeschichte ebenso wenig eine lineare Abfolge von Ereignissen ist wie die Aktivitäten des täglichen Lebens (ATL) eine Checkliste sind: Vertieft man sich darin, sind beide ein komplexes System miteinander verwobener und sich gegenseitig beeinflussender Konzepte.

Wenn wir eine bekannte Definition von Profession zugrunde legen, handelt es sich beim Pflegeberuf um eine Profession, wenn sie die folgenden Merkmale erfüllt (Mieg 2016):

- Autonomie,
- Abstraktheit,
- Altruismus und
- Autorität.

Wenn wir dieses moderne Konzept anwenden, werden wir im Verlauf des Kapitels feststellen, dass wir frühestens im 19. Jahrhunderts damit *beginnen* können, Pflege als

Profession zu verstehen. Lademann schreibt angelehnt an Brühe et al. von »pflegevorberuflichen«, »pflegeberuflichen« und »pflegeprofessionellen« Denkstilen im Zuge des Professionalisierungsprozesses der Pflege (Lademann 2018). Auch wenn wir heute eine gewisse Fluidität dieser Denkstile innerhalb der Berufsgruppe feststellen können, muss der Großteil dessen, was als Pflegegeschichte beforscht und vermittelt wird, als Geschichte der vorberuflichen Pflege und eher als Traditionslinie, denn als tatsächliche Berufsgeschichte verstanden werden.

Mit der zweiten Hälfte des 19. Jahrhunderts ist bereits eine epochale Zuordnung getroffen – wobei wir mit Franz Anton Mai noch einen Ausreißer kennenlernen werden –, die gleichzeitig eine erste Linse offenbart, durch die wir auf die Pflegegeschichte blicken: Florence Nightingale (1820–1910) wird meistens als die erste wissenschaftlich arbeitende nurse[10] betrachtet; sie kam im Buch bereits vor und wird auch in diesem Kapitel noch eine Rolle spielen. Mit dieser Fokussierung auf Nightingale (deren Symbol, die Lampe, sogar zum Logo des International Council of Nurses/ICN wurde), wird gleichzeitig die westliche Sichtweise auf Nursing/ die Pflege festgelegt. Dass es bereits vorher Frauen in anderen Kulturen und Traditionen gab, deren Tätigkeit heute ebenfalls als Pflege interpretiert wird und deren Handeln durchaus erste Anzeichen von Profession erkennen ließen, bleibt in unserer eurozentrischen Wahrnehmung außen vor.

Zunächst soll hier mit Rufaida Al-Aslamiya oder Rufaida bint Sa'ad Wrong text (arabisch: رفيدة الأسلمية) eine dieser nichteuropäischen Ersten der vorberuflichen Pflegetradition vorgestellt werden. Rufaida Al-Aslamiya zeigt uns gleichzeitig eine der Schwierigkeiten bei der Erforschung der vorneuzeitlichen und häufig religiös geprägten Vorgeschichte der Pflege auf: Viele biographische Angaben stammen wie im vorliegenden Fall aus einer mündlichen Überlieferungstradition und/ oder wurden durch Legendenbildung unscharf. Da aber die Konsequenzen aus als real gedeuteten Situationen ebenfalls real sind (Thomas & Thomas 1928), und Rufaida Al-Aslamiya heute als »first female Muslim nurse« gilt (Dell 2022), müssen wir auch die Legenden um sie zunächst als real annehmen. Diesen zufolge war sie Tochter eines Arztes aus Medina im heutigen Saudi-Arabien, der sie ausbildete. Nachdem sie den Propheten Mohammed auf seinen Feldzügen begleitet hatte und mit anderen gemeinsam die Verletzten auf den Schlachtfeldern versorgt hatte, wurde ihr gestattet, in einem Zelt in der Nähe der Moschee Kranke zu behandeln, die Bevölkerung zu unterweisen und Frauen in der Krankenpflege zu schulen. Sie soll sich bereits für die Ursache von Krankheit und den Zusammenhang mit sozialen Umständen interessiert und großen Wert auf Sauberkeit gelegt haben. Legt man nun die Merkmale einer Profession zugrunde, können hier neben Altruismus bereits Ansätze von Autonomie, Abstraktheit und Autorität festgestellt werden. Zudem tritt die Geschlechterlinse, mit der wir auf Geschichte blicken, deutlich hervor: Rufaida Al-Aslamiya übte vermutlich dieselben Tätigkeiten wie ihr Vater aus; dennoch wird jener retrospektiv als Arzt betrachtet und sie als nurse – eine Frau *muss* schließlich pflegend tätig gewesen sein statt heilend, ebenso wie das Skelett von Bad Dürrenberg ein Schamane war und Steinzeitfrauen alle Sammlerinnen waren. Allerdings haben jüngere Studien gezeigt, dass in Bad Dürrenberg eine offensichtlich heilkundige *Frau* bestattet wurde (Meller & Michel 2022) und Frauen in der frühen Menschheitsgeschichte ebenso wie Männer jagten (Haas et al. 2020). Was Pflege

10 Bei historischen Personen aus englischsprachigen Ländern oder zu denen in erster Linie Publikationen auf Englisch vorliegen, verwende ich die Berufsbezeichnung »nurse«, da die älteren deutschen Berufsbezeichnungen diesem Begriff nicht entsprechen, sie aber pflegevorberuflich noch keine Pflegefachfrauen waren.

(vor)geschichte ist und was Medizingeschichte, liegt also im Auge der Betrachterin oder des Betrachters, wobei vor allem letztere unseren Blick auf die Berufsgeschichte geprägt haben, weil Geschichte lange Zeit von Männern buchstäblich geschrieben wurde.

Dies mag mit ein Grund dafür sein, dass die mittelalterliche Klostermedizin und -pflege bis auf wenige Ausnahmen wie Hildegard von Bingen (1098–1179) trotz der späteren bürgerlichen Definition von Pflege als »weiblich« in erster Linie als Männergeschichte dargestellt wird: Die Angehörigen der sowohl karitativ tätigen wie auch machtbewussten und schlagkräftigen Ritterorden, aus denen heraus im 20. Jhd. bekannte Hilfsorganisationen wie die Johanniter-Unfallhilfe e. V. und der Malteser-Hilfsdienst e. V. gegründet wurden, entsprechen durchaus traditionellen Geschlechterstereotypen. Weniger in heutige Vorstellungen vom Mittelalter passende Orden wie die auf die Pflege von an Ergotismus (Mutterkornvergiftung) Erkrankter spezialisierten Antoniter oder der auf Lepra spezialisierte Lazarus-Orden werden in Pflegelehrbüchern selten thematisiert. Frauengemeinschaften wie die Beginen wurden im 20. Jhd. eher als protofeministische Lebensgemeinschaften, denn als Vorläuferinnen weiblicher Krankenpflege und Hospizarbeit wiederentdeckt. Gemeinsam ist all den christlich geprägten Gemeinschaften von heilenden/pflegenden Brüdern und Schwestern, dass sie neben ihrer altruistischen Grundmotivation zum einen Wert auf Ausbildung im Sinne von Anleitung legten und sie zum anderen sehr viel selbstbewusster agierten, als es ihren Schwestern im Geiste ab dem 19. Jhd. zugeschrieben wurde – wobei das wesentliche Wort hier »zugeschrieben« ist. Pflegehistorikerinnen haben mehrfach darauf hingewiesen, dass Diakonissen, Ordens- und Krankenschwestern durchaus selbstbewusst handelnde Frauen waren (Atzl et al. 2017). Es wurde lediglich gesellschaftlich ignoriert und stattdessen im Sinne des bürgerlichen Familienideals das Bild des dem Arzt untertänigen Engels in Weiß kolportiert.

Eine echte Chance auf frühe Professionalisierung hatte die berufliche Pflege in Deutschland im ausgehenden 18. Jahrhundert: Der bereits erwähnte Arzt Franz Anton Mai (May) gründete 1781 in Mannheim eine weltliche Schule für Krankenpflege, in der sowohl christliche als auch jüdische Frauen in mehreren Wochen ausgebildet wurden (Universitätsmedizin Mannheim 2022). Mai hatte durchaus den Anspruch, dass die Vorlesungen akademischen Ansprüchen genügen sollten. Die Abschlussfeiern hatten den Charakter universitärer Zeugnisverleihungen. Möglicherweise findet sich in einer Beschreibung einer solchen Feier erstmals im deutschen Sprachraum das Wort »Wissenschaft« im Kontext von Pflege: »Der zweite Preis wurde der Jüdin Glückge Hallin mit allem Recht zugetheilet. Gründliche Wissenschaft und gute Sitten zeichnen diese Person besonders aus.« (Anonym, 1785) Vermutlich meint »Wissenschaft« hier nicht die systematische und akademische Generierung von neuem Wissen oder einen Wissenskanon, sondern einen sehr guten Wissensstand; dennoch wohnt der Formulierung der Anspruch inne, dass eine Krankenwärterin über spezifisches Fachwissen verfügen muss. Mai verfasste außerdem ein Lehrbuch für angehendes Pflegepersonal, in dem er die Krankenhäuser der Barmherzigen Brüder, die Grauen Schwestern in Paris (Soeurs grises, Barmherzige Schwestern) und »herrliche Anstalten in Italien« als Vorbilder nannte (May, 1784). Er führte aus, dass ärztliche Behandlung sinnlos wäre, wenn die entsprechende Pflege und das Ausführen der Anordnungen fehlen würden und versprach sich eine signifikant bessere Krankenversorgung durch gute Ausbildung von Pflegepersonal: »Vielleicht bin ich am Ende meiner Tage so glücklich, mir sagen zu können: du hast deinem Vatterlande durch diese Anstalt einige Bürger erhalten.« (ebd. S. 6). Mais Bemühungen waren jedoch nicht nachhaltig und dem zumindest in Ansätzen universitären Anspruch an die Pflegeausbildung nur ein kurzes Dasein beschieden. Es sollte nach Mai in Deutschland bis zum 20. Jhd. dauern, bis Agnes Karll (1868–1927) einen neuen Anlauf unternahm, in Leipzig zumindest die Ausbildung zur Oberin an einer Hochschule zu verankern.

Zudem verweist Mays unbestreitbares Engagement für die Pflegeausbildung, der er sich neben der Arbeitsmedizin, Geburtshilfe und Pädiatrie widmete, auf ein Phänomen, das uns im vom 18. bis zum 20. Jhd. kontinuierlich begegnet: Pflege wird in der bürgerlichen Gesellschaft zunehmend weiblich konnotiert, die Gründungen von Einrichtungen, Schwesternschaften und Mutterhäusern gehen jedoch vom Mann als Pater familias aus bzw. werden Mitgründerinnen zu Nebenfiguren der Geschichtserzählung degradiert. So werden schon die bereits genannten Barmherzigen Schwestern auch Vinzentinerinnen nach ihrem Gründer Vincent de Paul (1581–1660) genannt, dass er sie gemeinsam mit Louise de Marillac (1591–1660) aufbaute und diese die Gemeinschaft bis zu ihrem Tod leitete, blieb lange eher unbeachtet. Im 19. Jhd. führten die gesellschaftlichen Umwälzungen zu einem rasant steigenden Bedarf an Pflegepersonal und so gründeten viele Bischöfe in ihren Bistümern Frauenkongregationen zum Zweck der Krankenpflege. Diese Frauengemeinschaften prägten auf römisch-katholischer Seite das Bild der Krankenschwester und verdrängten in der öffentlichen Wahrnehmung die Männergemeinschaften wie die Barmherzigen Brüder, auch wenn diese weiterhin aktiv waren und es bis heute sind. Übrigens entsprach auch deren Begründer Johannes von Gott (1495–1550) als ungebildeter Berufsabbrecher mit psychiatrischer Vorgeschichte weder damaligen noch heutigen Männlichkeitsidealen (Peters 2013). Vielleicht ist das mit ein Grund, wieso er im Gegensatz zu anderen neuzeitlichen Gründerpersönlichkeiten in der Pflege bis heute im pflegehistorischen Allgemeinkanon fehlt.

Pflege als Liebesdienst wurde zunehmend zur natürlichen Veranlagung der Frau erklärt und als »urweibliches« Talent in Gegensatz und Ergänzung zur vermeintlich rationalen Medizin, die im Sinne der Rollenverteilung gleichzeitig Profession und Broterwerb sein musste, gesetzt. Gleichwohl mussten auch die Schwestern leben und die Gemeinschaften boten ihnen soziale und materielle Sicherheit.

Die katholischen Gründungen fanden ihren protestantischen Widerhall in den Diakonissen, die im 19. Jhd. von Pastor Theodor Fliedner (1800–1864) in Kaiserswerth (heute Düsseldorf) gegründet wurden. Zwar werden seine beiden Ehefrauen Friederike (1800–1842, geb. Münster) und Caroline (1811–1892, geb. Bertheau), die nacheinander die ersten Vorsteherinnen der Diakonissenanstalt waren (als dem Pastor als »Vater« zugehörige »Mütter«, der Diakonissen als »Töchter«), heute zunehmend als Mitbegründerinnen gewürdigt. Gleichzeitig wird bis heute kaum rezipiert, dass Friederike Fliedner über praktische Erfahrungen in der Krankenpflege verfügte (Fliedner 2023). Irle stellte 2002 fest, dass Caroline Fliedners Expertise in der Leitung einer großen Station eines Hamburger Krankenhauses nicht einmal von ihrem Mann angemessen wahrgenommen wurde (Irle 2002). In Einführungstexten in die Berufsgeschichte wird meist Fliedner als *der* Gründer der Diakonissen genannt. Dass seine beiden Gattinnen mehr einbrachten als eine repräsentative Rolle, wird wie bei Heinrich Hoffmanns Struwwelpeter-Geschichten aus derselben Zeit ignoriert: »Und die Mutter blicket stumm / Auf dem ganzen Tisch herum …« (Hoffmann, 2020). Es steht zu vermuten, dass die beiden Damen Fliedner wie viele Frauen ihrer Zeit weitaus weniger still waren, als es das verbreitete und überlieferte Narrativ von der untertänigen Ehefrau ihnen zugestand. Die Diakonissen waren ein Erfolgsmodell, dass sich im ganzen deutschen Reich und darüber hinaus ausbreitete und auch andere Schwesternschaften wie die vom Roten Kreuz oder die jüdische Schwesternschaft in Frankfurt am Main beeinflusste (Forschungsprojekt www.juedische-pflegegeschichte.de 2023). Spätestens jetzt war die Rollenverteilung im Krankenhaus entsprechend des bürgerlichen Familienideals mit Vater (Arzt), Mutter (Oberin) und Kindern (Krankenschwestern und wenige -wärter) eine vermeintlich schon immer da gewesene Tatsache. Wir werden noch sehen, dass diese Zuschreibungen vielen deutschen und österreichischen Pflegepersonen im 20. Jhd. ganz gut zupasskamen.

In ► Kap. 1.1.3 hat Scharrer bereits eine Ikone der Pflegegeschichte eingeführt, die in Kaiserswerth rudimentär ausgebildet wurde: »Florence Nightingale hat ihre Pflege begründet, indem sie Menschen beobachtet und diese Beobachtungen dargestellt und niedergeschrieben hat.« Nightingale wird wie oben erwähnt als die Urmutter der Pflegewissenschaft präsentiert. Keine deutsche Abhandlung über die Berufsgeschichte in toto kommt ohne sie aus. Dabei hat ihr »Nightingale-System« für säkulare Pflegeschulen im Wesentlichen die englischsprachigen Länder beeinflusst. In Deutschland konnte weder ihr Ausbildungskonzept noch ihr Pflegelehrbuch »Notes on Nursing« (1860) Wirkmacht entfalten, auch wenn sich Autorinnen im Deutschen Reich vereinzelt auf Nightingale bezogen, z. B. die sächsische Krankenpflegerin und Pionierin des Roten Kreuzes Marie Simon/Marja Simonowa (1824–1877) in ihrem Lehrbuch »Die Krankenpflege, theoretische und praktische Anweisungen« (1876). Im Gegensatz zu Nightingale wandte sich Simon/Simonowa aber nicht grundsätzlich an Frauen, die Kranke pflegten – pflegende Verwandte und Hausangestellte eingeschlossen –, sondern Simon/Simonowa schrieb in erster Linie für Pflegeschülerinnen. Damit ging sie in der Professionalisierung des Berufes weiter als Nightingale, die sich auch lange gegen eine Registrierung der nurses wandte.

An dieser Stelle sei auch darauf hingewiesen, dass Nightingale in den letzten Jahren in den englischsprachigen Ländern im Kontext von Kolonialgeschichte und Rassismuskritik kritisch diskutiert wird, wobei ihre zum Teil vehementen Gegnerinnen im 21. Jhd. dazu neigen, ebenso unkritisch neue Ikonen aufzubauen so beispielsweise die schottisch-jamaikanische Heilerin/nurse Mary Seacole (1805–1881), deren autobiographische Erinnerungen eine interessante Skizze von Geschlechterzuschreibungen, Heilkunde/Pflege, Rassismus und Klassengesellschaft im British Empire des 19. Jhd. darstellen bzw. auch hier aufzeigen, wie sehr diese einzelnen Kategorien miteinander verwoben sind (Seacole 2005). Dass Mary Seacole in Deutschland noch nicht als Rollenvorbild für Persons of Colour in den Pflegeberufen entdeckt wurde, liegt sicher auch darin, dass ihr Buch hierzulande nie rezipiert wurde. Marie Simon/Marja Simonowa hatte jedoch tatsächlich Relevanz für die deutsche Pflegegeschichte. Florence Nightingale bietet mit ihrer Herkunft, klassischen Bildung und ihrem Erscheinungsbild allerdings mehr heroische Projektionsfläche als die gedrungene, sorbische Autodidaktin Simon/Simonowa. Zudem wird Nightingale über den ICN immer wieder in den Fokus gerückt. Im Übrigen fehlt es bisher auch zu Agnes Karll an einer aktuellen und kritischen Biografie. Am ausführlichen hat sich die Diakonisse und Pflegehistorikerin Anna Sticker (1902–1995) mit ihr befasst, deren Buch von 1984 (3. Aufl.) allerdings Züge einer Eloge trägt (Sticker 1984).

Agnes Karll ist ebenfalls eng mit dem ICN verknüpft, da sie 1909 zur Präsidentin gewählt wurde (Hackmann 2023). Die Briefe, die im Archiv des Deutschen Berufsverbands für Pflegeberufe (DBfK) e. V. aufbewahrt werden, geben einen Eindruck vom regen Austausch zwischen ICN und der von Karll 1903 mitbegründeten Berufsorganisation der Krankenpflegerinnen Deutschlands (BOKD), einer Vorläuferorganisation des DBfK. Diese Verbindung brach 1938 abrupt ab, als die BOKD ihre Arbeit einstellen musste.

2.2.2 Gesellschaftliche Einflussfaktoren auf Profession und Handlungsfeld und umgekehrt

Die Rolle und Handlungsoptionen von Krankenschwestern, -pflegern und Säuglingsschwestern 1933–1945 soll im Zusammenhang mit gesellschaftlichen Einflussfaktoren unter den Schlagworten »Autonomie« und »Autorität« beleuchtet werden, da gesellschaftliche Zuschreibungen einen wesentlichen Einfluss auf den Umgang damit hatten und dieser wiederum bis heute nachwirkt.

Die Jahre 1933–1945 bzw. 1938–1945 müssen für die deutsche und österreichische Pflege als die dunkelsten ihrer Geschichte gelten. Allerdings bezogen viele Schwestern und Pfleger das im Zuge einer Täter-Opfer-Umkehr nach dem verlorenen Weltkrieg auf sich. Tatsächlich war diese Epoche nur in den seltensten Fällen von Solidarität mit verfolgten Kolleginnen und Kollegen, Patientinnen und Patienten sowie Klientinnen und Klienten geprägt, sondern wie gesamtgesellschaftlich von Stillschweigen, Opportunismus und vielfach aktivem Mitwirken an den nationalsozialistischen Verbrechen. Krankenschwestern, -pfleger und Säuglingsschwestern wirkten mit am Massenmord an behinderten und kranken Menschen, an Medizinversuchen und Zwangssterilisationen sowie am reibungslosen Funktionieren der Konzentrationslager (Betzien 2022, Foth et al. 2014). Dafür verantworten mussten sich in den meisten Fällen weder die unmittelbar Handelnden noch die Funktionärinnen und nach eigenem Verständnis Führerinnen in den eigenen Reihen. Das mittlerweile etablierte und verinnerlichte Bild von der altruistisch handelnden und submissiven Krankenschwester machte es für viele (oft männliche) Strafverfolger schwer vorstellbar, dass Pflegepersonal morden und foltern könnte, und für die Berufsgruppe selbst einfach, die eigene Beteiligung oder die von Kollegen und Kolleginnen zu leugnen beziehungsweise die Verantwortung von sich zu weisen.

Foth et al. weisen zurecht darauf hin, dass die mangelnde Selbstorganisation der Pflegenden in Deutschland und das fehlende Standesbewusstsein begünstigte Faktoren für die Beteiligung an den NS-Verbrechen waren; diese Argumente taugen allerdings nicht als alleinige Erklärung oder gar Rechtfertigungsgründe (Foth et al. 2014). Die Frauen und Männer, die in den Tötungsanstalten arbeiteten, Transporte begleiteten, selbst aktiv mordeten oder Menschen wegen Krankheit und Behinderung meldeten, waren für ihr Tun verantwortliche Erwachsene. Viele hatten die eugenischen Diskurse seit dem Kaiserreich miterlebt, unterstützten diese Ideen, waren vom Nationalsozialismus überzeugt oder versprachen sich Aufstiegschancen, besseres Einkommen oder auch Abenteuer in den besetzten Ländern (Betzien 2018).

Sowohl Foth et al. als auch Betzien zeigen aber auf, dass die weibliche und unterordnende Zuschreibung zum Pflegeberuf ab 1945 die Möglichkeit bot, jegliche Handlungsverantwortung von sich zu weisen. Man hatte auf Anordnung der Ärztinnen und Ärzte gehandelt und angeblich keine Wahl gehabt (Betzien 2022, Foth et al. 2014). Dieser Mythos hält sich bis heute hartnäckig in der Berufsgruppe und macht es schwerer, Augenhöhe mit anderen Berufsgruppen und Vertrauen in die Eigenverantwortung und Selbstständigkeit der Berufsgruppe einzufordern.

Autonomie im Kontext von Profession bedeutet auch, dass der Berufsstand seine Ausbildung(en) selbst regelt und gestaltet. Das hat die Pflege in Deutschland bis heute nicht erreicht. Der bereits erwähnten Agnes Karll wird das folgende Zitat zugeschrieben: »Wer soll uns denn unseren Beruf aufbauen, wenn wir es nicht selbst tun! Wir haben gar kein Recht zu verlangen, dass andere das tun.« (Arp 2023). Dass sie bereits zu Beginn des 20. Jahrhunderts die dreijährige Ausbildung für Krankenschwestern (auch die Berufsbezeichnung verdanken wir Karll und der BOKD) forderte, war Ausdruck dieses Anspruchs an sich und an die Gesellschaft. Allerdings verteilte sich die junge Berufsgruppe im Deutschen Reich auf Schwesternschaften, Kongregationen, Mutterhäusern und die freien oder »wilden« Schwestern in der BOKD. Später kamen noch die gewerkschaftlich organisierten Krankenschwestern und -pfleger hinzu (Kellner 2022). Im Sinne eines »Teile und herrsche« war es für die deutsche Gesellschaft und die aus ihr hervorgehenden Gesetzgeberinnen und Gesetzgeber einfach, Forderungen der Berufsgruppe zu ignorieren. So sollte es in Westdeutschland bis in die 1960er Jahre dauern, bis die Berufsbezeichnung eine dreijährige Ausbildung erfordern sollte (Rau 2001). Allerdings hatten es die Vertreterinnen eben jener zersplitterten Berufsgruppe erst kurz vorher verhindert, dass nicht nur Berufsbezeichnung, -brosche und -tracht geschützt wurden, sondern auch das Aufgabenfeld: Es waren die Oberinnen, die gegen ein entsprechendes geplantes Gesetz Sturm liefen – allen voran die langjährige Generaloberin der Rotkreuz-Schwesternschaften und früheres NSDAP-Mitglied Luise von Oertzen (1897–1965). Die Oberinnen befürchteten, die Gestellungsverträge für viele Krankenhäuser nicht mehr erfüllen zu können, wenn ausschließlich qualifiziertes Fachpersonal Pflege ausüben dürfte. So kam *Der Spiegel* 1957 zu dem Schluss:

> »Allerdings ist die Gleichgültigkeit des Gesetzgebers durch die organisatorische Zersplitterung des Krankenpflegepersonals begünstigt worden und durch die ebenso eifersüchtige wie eigenwillige Aktivität jeder einzelnen dieser Organisationen. Dieses höchst unschwesterliche Hick-Hack, das sogar die Aufstellung einer einwandfreien und klar gegliederten Statistik über den Personalbestand der einzelnen Schwesternschaften und Mutterhäuser verhindert hat, ist nur aus der Geschichte der deutschen Krankenpflege zu erklären.« (Anonym 1957)

In der DDR war die Ausbildung in der Kranken- und Kinderkrankenpflege zentralstaatlich gelenkt, während die staatlich nicht anerkannte Ausbildung in der Altenpflege sich auf kirchliche Einrichtungen beschränkte. Die Ausbildungsgänge in der Kranken- und Kinderkrankenpflege wurden mehrfach umgestaltet und wechselten zwischen einer Facharbeiterausbildung und der als Studium bezeichneten Ausbildung an einer Fachschule. Im Gegensatz zur BRD studierte das pädagogische Personal an Pflegeschulen ab den 1960er Jahren an Universitäten das Fach Medizinpädagogik (Thiekötter 2006). Allerdings ging aus dieser vergleichsweisen frühen hochschulischen Verankerung kein pflegewissenschaftlicher Impuls hervor und auch keine Initialzündung für eine konsequente Akademisierung des Berufes im wiedervereinigten Deutschland. Im Gegenteil mussten die Medizinpädagoginnen und -pädagogen um ihre Anerkennung kämpfen.

Thiekötter (2006) konstatiert, dass aufgrund des medizinischen Paradigmas der Pflege in der DDR die autonomen Handlungsspielräume für Kranken- sowie Kinderkrankenschwestern und -pfleger gering waren. Gleichzeitig bot das flächendeckende Netz an Gemeindeschwestern vielen Berufsangehörigen die Möglichkeit zum selbstständigen Arbeiten, da diese vor allem in ländlichen Gebieten die erste Anlaufstelle bei Krankheit, Verletzung und zur Gesundheitsvorsorge waren (Strupeit 2008). Der 1975 erstausgestrahlte Film »Schwester Agnes« (Regie: Otto Holub) über eine selbstbewusste und bodenständige, wenngleich weiblich-emotional handelnde Gemeindeschwester im ländlichen Brandenburg hat das Bild von »Krankenschwester« vieler Menschen in den östlichen Bundesändern bis heute nostalgisch geprägt. Pflegedienste tragen diesen Namen und selbst ein 2005 gestartetes Modellprojekt zur Unterstützung von Ärztinnen und Ärzten wurde »AGneS« (Arztentlastende, Gemeindenahe, E-Health-gestützte Systemische Intervention) genannt, auch wenn das Tätigkeitsfeld darin wenig gemeinsam hatte mit dem häufig sehr selbstständigen Handeln der DDR-Gemeindeschwestern.

Nicht nur wurde bei der Zusammenführung der beiden Pflegesysteme nach der Wiedervereinigung 1990, die im Wesentlichen eine Überführung der in der DDR ausgebildeten Kinderkranken- sowie Krankenschwestern und -pfleger in die Strukturen der Bundesrepublik war, versäumt, etwas qualitativ Neues und international Anschlussfähiges zu schaffen; die Berufsgruppe musste sich in den folgenden Jahren mit einer schnell alternden Gesellschaft, der Ökonomisierung des Gesundheitswesens und einem massiven Personalmangel auseinandersetzen. Dabei verpassten es sowohl die Berufsangehörigen wie auch politische Entscheidende, angemessen auf internationalen Input zu reagieren. Z. B. werden Kollegen und Kolleginnen mit internationalen Hochschulabschlüssen bis heute unterhalb ihrer Qualifikationen eingesetzt und müssen sich zunächst in Teams und in Prüfungen auf Berufsschulniveau bewähren, obwohl Westdeutschland bereits in den 1960/70er Jahren die entsprechenden Erfahrungen mit Kolleginnen aus Südkorea und von den Philippinen gemacht hatte – und diese häufig schlechte mit dem bundesdeutschen Gesundheitswesen (Kreutzer 2023).

Der ICN geht davon aus, dass bis 2013 weltweit 10,6 Mio. zusätzlicher Pflegefachpersonen gebraucht werden, um pflegerische Versorgungslücken schließen zu können, wobei die COVID-19-Pandemie seit 2020 den Exodus vieler Pflegefachpersonen aus dem Beruf beschleunigte (International Council of Nurses, o. A.). Die Situation ist so gravierend, dass der ICN im März 2023 forderte, den Pflegepersonalmangel zum globalen Gesundheitsnotstand zu erklären (International Council of Nurses 2023). Dass Deutschland dabei auf dem internationalen Pflegearbeitsmarkt aktuell mit allen westlichen Industriestaaten und den arabischen Ländern um Pflegefachpersonal konkurriert, scheint weder vielen Berufsangehörigen noch Parlamenten und Ministerien vollumfänglich bewusst zu sein.

Im 19. und 20. Jhd. führten Krisen zu rapiden Entwicklungsschüben in der Pflege: de Marillac, de Paul, die Fliedners, Karll und andere reagierten auf die sozialen Umbrüche ihrer Jahrhunderte, Al-Aslamiya, Nightingale und Simon/Simonowa wuchsen an den Herausforderungen der Kriegskrankenpflege. Die massive strukturell Krise unseres Berufsstandes scheint jedoch auf viele eher lähmend zu wirken und sogar zu Rückschritten im professionellen Selbstverständnis zu führen. So kam Kühme zu dem Schluss, dass die Arbeitsverdichtung im Zuge der Einführung von DRG (Diagnosis Related Groups) unter Umständen dazu führte, dass Pflegende Bedarfe und Anlässe als weniger komplex beurteilten, da diese Einschätzung weniger pflegerische Interventionen nach sich zieht und somit kurzzeitig entlastet (Kühme 2019, S. 208). Allerdings deprofessionalisieren sich Pflegefachpersonen so selbst.

Auch an anderen Stellen torpedierte die Berufsgruppe selbst politische Maßnahmen oder ließ sich von politischen Akteurinnen und Akteuren vereinnahmen. Der Kampf gegen die Vorbehaltsaufgaben wurde bereits erwähnt. Kellner hat am Konflikt zwischen gewerkschaftlich und berufsverbandlich engagierten Pflegefachkräften dargelegt, wie auch der 8-Stunden-Tag Anlass für Auseinandersetzungen war und Milieu und Habitus bis heute Frontlinien zwischen den Gruppen ziehen (Kellner 2022). Ein aktuelles Beispiel hierfür sind die Pflegekammern. Kammern sind im deutschen Gesundheitswesen ein wichtiges Merkmal von Profession und ermöglichen, mit anderen Akteurinnen und Akteuren auf Augenhöhe zu agieren. Dennoch und unter starkem Engagement der Gewerkschaft ver.di wurden die Pflegekammern in Niedersachsen und Schleswig-Holstein de facto von Pflegenden abgewählt. Dass sich die Landesparlamente diesen Voten beugten, belegt, dass Profession keine Kategorie ist, die in Bezug auf Pflege politisch relevant ist. An dieser Stelle schließt sich der Kreis zu den oben gemachten Ausführungen zu Geschlecht(erstereotypen) und Pflege:

»So ist die Frage der Geschlechter eine Frage der Machtzuschreibung, wobei die Profession immer noch geschlechtsspezifisch besetzt ist, wie Sabine Bartholomeyczik […] festhält. Für die (weibliche) Pflege resümiert sie, dass nach dieser Vorstellung Professionalisierungsbegriffe für typische Frauenberufe irrelevant sind […]. Zu ähnlichen Ergebnissen kommt auch Kirsten Sander für die aktuelle Situation […]. Unter dem Thema ›doing gender‹ wurde in einer qualitativen Studie […] die Zusammenarbeit zwischen Frauen und Männern in Pflege und Medizin untersucht. Ähnlich wie in meinen Befunden wird festgehalten, dass offenbar ein Zusammenhang von Männlichkeit und Professionalität in der Zusammenarbeit gesehen wird.« (Kühme 2019, S. 218)

Lademann (s. Kapitelanfang) aufgreifend, müssen wir feststellen, dass der Denkstil in der Breite der Berufsgruppe nicht mehr pflegevorberuflich ist, aber auch noch nicht pflegeprofessionell. In Deutschland herrscht immer noch eine pflegeberufliche Vorstellung von der Pflege vor. Dieser Denkstil prägt die Berufsgruppe nach innen, entfaltet aber auch Wirkmächtigkeit nach außen und wird wiederum von verschiedenen Einflussfaktoren und Players verstärkt.

2.2.3 Perspektive: Entwicklung des Berufsfeldes Pflege

Die ambivalente pflegepolitische Haltung der Fraktionen im Deutschen Bundestags sowie der zuständigen Ministerien schlägt sich auch im Gesetz über die Pflegeberufe (Pflegeberufegesetz - PflBG) nieder. Begründet wurde die Umstellung auf einen generalistischen Ansatz in Ausbildung und Studium mit dem demographischen Wandel und der Notwendigkeit, vor allem in der Pflege alter Menschen und im ambulanten Sektor kompetent hochkomplexe Pflegesituationen gestalten zu können, sowie der Notwendigkeit, den Beruf attraktiver und seine Angehörigen universell einsetzbar zu machen (Drucksache 18/12847 2017). Mit dem Gesetz wurde nicht nur der Pflegeprozess als Kern pflegerischen Handelns definiert, sondern auch Pflegewissenschaft als Grundlage professionellen Handelns anerkannt. Die Medizin wird als Bezugswissenschaft bezeichnet (PflBG 2017). Meines Erachtens wird die Entwicklung des Berufsfeldes Pflege wesentlich davon abhängen, ob es der Berufsgruppe gelingt, genuin pflegewissenschaftlich generierte Konzepte im deutschen Gesundheits- und Sozialwesen zu verankern. Beispielweise wurde in Großbritannien das »Person-Centred Practice Framework« von McCormack & McCance entwickelt. Es bietet ein Modell, mit dem die als Leitlinie festgelegte Patientinnen- und Patientenorientierung im NHS (National Health Service) zunehmend umgesetzt werden kann (Lehmann et al. 2019).

Gleichzeitig zeigt die zitierte Drucksache ebenso wie das Gesetz selbst, wie schwer sich das Parlament immer noch damit tut, Pflege als ademischen Beruf und Profession zu denken: Das Wort »Pflegestudium« kommt den Verfasserinnen und Verfasser nicht aus der Feder, meistens wird von »hochschulischer Pflegeausbildung« geschrieben. Der Pflegeprozess wird zwar prominent platziert; ich bezweifle jedoch, dass dadurch eine qualitative Verbesserung der Pflege und eine Steigerung der Berufszufriedenheit erreicht werden kann, solange zum einen die pflegewissenschaftlichen Grundlagen für ein solches prozesshaftes Handeln nicht in der Breite der Berufsgruppe vermittelt wurden und zweitens die zeitlichen und personellen Ressourcen sowie die fehlende Handlungsautonomie die Umsetzung des Pflegeprozesses erschweren. Summa summarum braucht Pflege als Berufsstand und Berufsfeld Autonomie, Abstraktheit und Autorität, um altruistisch handeln zu können.

Wir haben weiter oben schon einmal kurz auf die Deutung von Wirklichkeit geschaut. Zum Abschluss dieses Kapitels wollen wir das noch weitertreiben: »Gesellschaft ist ein menschliches Produkt. Gesellschaft ist eine objektive Wirklichkeit. Der Mensch ist ein gesellschaftliches Produkt« (Berger et al. 2013, S. 65). Daraus ließe sich ableiten: Pflege als

Berufsgruppe wird von Menschen definiert. Pflege ist (vermeintlich) schon immer das gewesen, was sie ist. Gesellschaft legt fest, wer oder was die Berufsgruppe darstellt. Wenn wir aus dem Schatten der Fremdzuschreibung und -definition heraustreten wollen, müssen wir als gesellschaftliche Akteure und Akteurinnen festlegen, was und wie Pflege sein soll oder gar muss. Wir müssen unser eigenes Berufsbild als Allgemeinwissen in der breiten Gesellschaft verankern, damit aus dieser heraus An- und Zugehörige, Arbeitgeberinnen und Arbeitgeber, Kostenträger sowie Politikerinnen und Politiker auf dieses selbstverständliche Allgemeinwissen zugreifen können. Wir müssen dafür sorgen, dass Patientinnen und Patienten, Bewohnerinnen und Bewohner, wie auch Klientinnen und Klienten ebenso selbstverständlich »wissen«, was professionelle Pflege ist, wie sie wissen, was »die Medizin« oder »die Psychologie« ist.

> »Ein wichtiger Bestandteil des allgemein relevanten Wissens ist somit die Typologie der Spezialisten. Während Spezialistsein bedeutet, sein Spezialgebiet zu beherrschen, muß jedermann wissen, wer Spezialist ist, für den Fall, daß Spezialwissen benötigt wird. […] Die Typologie der Experten […] ist also ein Teil des allgemein relevanten und greifbaren Wissensvorrates, während das Wissen, auf das Expertentum sich gründet, nicht allgemein verbindlich und greifbar ist.« (Berger et al. 2013: 83)

Die Zukunft der professionellen Pflege liegt darin, dass sie basierend auf der kritischen Kenntnis ihrer Geschichte ihre Rolle als Spezialistinnen und Spezialisten definiert und einnimmt und nicht nur Wünsche formuliert, sondern Wirklichkeit schafft. Wenn wir als Spezialistinnen und Spezialisten wahrgenommen werden wollen, müssen wir diese Rolle so selbstverständlich einnehmen, dass es in der Zukunft gesellschaftlicher Konsens ist, dass Pflegefachpersonen *die* Experten und Expertinnen für Pflege sind und eben nicht mehr Angehörige benachbarter Berufsgruppen. An dieser Stelle sei noch einmal auf das bereits oben verwendete Zitat von Agnes Karll zurückgegriffen: »Wer soll uns denn unseren Beruf aufbauen, wenn wir es nicht selbst tun! Wir haben kein Recht zu verlangen, dass andere das tun.« Soll Pflege eine zentrale Rolle im zukünftigen Gesundheitswesen einnehmen, muss die Berufsgruppe diesen Ausspruch als Notwendigkeit, Chance und auch Anspruch verstehen.

Literatur

Anonym (1785). Mannheim, den II. Wonnem. *Mannheimer Zeitung*, 2. Mai 1785, S. 235. Zugriff am 30.08.2024 unter: https://books.google.de/books?id=ABtEAAAAcAAJ&pg=PA235&lpg=PA235&dq=Jungfer+Gl%C3%BCckge+Hallin&source=bl&ots=jdNuxxc5St&sig=Sa5I8cMcMSrf3DGsL65HHAyrZlY&hl=de&sa=X&ved=0ahUKEwjxhLzos5jOAhXCESwKHYUTAeEQ6AEIHjAA#v=onepage&q=Gl%C3%BCckge%20Hallin&f=false

Anonym (1957). *Rechtsschutz für die Haube: Krankenpflege / Schwesternmangel*. Der Spiegel, 1957 (26), 18–26. Zugriff am 30.08.2024 unter: https://www.spiegel.de/politik/rechtsschutz-fuer-die-haube-a-05414a9f-0002-0001-0000-000041757832

Arp, D. (2023). *»Agnes Karll, Pflege-Reformerin«*. Westdeutscher Rundfunk. Zugriff am 08.10.2024 unter: https://www1.wdr.de/radio/wdr5/sendungen/zeitzeichen/zeitzeichen-agnes-karll-100.html.

Atzl, I., Kreutzer, S., Nolte, K. (2017). *Das Klischee der einfältigen Krankenschwester: Nachtrag zur Serie »Charité«*. Frankfurter Allgemeine Zeitung. Zugriff am 30.08.2024 unter: https://www.faz.net/aktuell/feuilleton/medien/grundsatzkritik-an-der-ard-serie-charite-15007641.html

Berger, P. L., Luckmann, T. & Plessner, H. (2013). *Die gesellschaftliche Konstruktion der Wirklichkeit: Eine Theorie der Wissenssoziologie*. 25. Aufl. Frankfurt/Main: Fischer Taschenbuch.

Betzien, P. (2018). *Krankenschwestern im System der nationalsozialistischen Konzentrationslager. Selbstverständnis, Berufsethos und Dienst an den Patienten im Häftlingsrevier und SS-Lazarett.* Frankfurt/Main: kula Verlag.

Betzien, P. (2022). *Krankenschwestern im System der Konzentrationslager: Selbstverständnis, Berufsethos und Dienst an den Patienten im Häftlingsrevier und SS-Lazarett.* In: Genz, K., Peters, A. K. & Thiekötter, A. (Hrsg.), Buchreihe Pflegewissenschaft. Pflege und Politik im Spiegel der Zeit, 10–25. Hungen: hpsmedia.

Dell, J. (2022). *AL-ASLAMIYA, Rufaida: [رفيدة الأسلمية] 620) - Todesdatum unbekannt)*. In: Kolling,

H. (Hrsg.), Biographisches Lexikon zur Pflegegeschichte: Who was who in nursing history, 11–12. Hungen: hpsmedia.

Beschlussempfehlung und Bericht des Ausschusses für Gesundheit (14. Ausschuss) zu dem Gesetzentwurf der Bundesregierung – Drucksache 18/7823 – (2017). Zugriff am 30.08.2024 unter: https://dserver.bundestag.de/btd/18/128/1812847.pdf

Fliedner, F. W. (2023). *Hessische Biografie.* Zugriff am 24.02.2023 unter: https://www.lagis-hessen.de/pnd/118691821

Forschungsprojekt www.juedische-pflegegeschichte.de (Hrsg.) (2023). *Jüdische Pflegegeschichte: Biographien und Institutionen in Frankfurt am Main.* Frankfurt University of Applied Sciences. Zugriff am 30.08.2024 unter: https://www.juedische-pflegegeschichte.de/

Foth, T., Kuhla, J. & Benedict, S. (2014). *Nursing during National Socialism.* In: Benedict, S. & Shields, L. (Hrsg.), Routledge Studies in Modern European History Ser. Nurses and Midwives in Nazi Germany: The Euthanasia Programs, 27–47. London (UK): Taylor and Francis.

Haas, R., Watson, J., Buonasera, T. et al. (2020). *Female hunters of the early Americas.* Sci Adv, 6(45). doi: https://doi.org/10.1126/sciadv.abd0310

Hackmann, M. (2023). *Lernen, Netzwerken, Berufspolitik erfahren: Die ICN-Kongresse in der Geschichte des DBfK.* Die Schwester/Der Pfleger, 62 (8), 84–87.

Hiemetzberger, M. & Hamedinger, R. (2023). *Zur Geschichte der Pflege.* Wien: Facultas.

Hoffmann, H. (2020). *Der Struwwelpeter: Lustige Geschichten und drollige Bilder: Originalfassung von 1845.* Esslingen am Neckar: Esslinger Verlag.

International Council of Nurses. (o. A.). *The Global Nursing shortage and Nurse Retention: International Council of Nurses Policy Brief [Pressemitteilung].* Genf. Zugriff am 30.08.2024 unter: https://www.icn.ch/sites/default/files/inline-files/ICN%20Policy%20Brief_Nurse%20Shortage%20and%20Retention.pdf

International Council of Nurses. (2023). *ICN report says shortage of nurses is a global health emergency [Pressemitteilung].* Genf. Zugriff am 20.03.2023 unter: https://www.icn.ch/news/icn-report-says-shortage-nurses-global-health-emergency

Irle, K. (2002). *Leben und Werk Caroline Fliedners geb. Bertheau der zweiten Vorsteherin der Diakonissenanstalt Kaiserswerth.* Universität, Siegen. Zugriff am 30.08.2024 unter: https://dspace.ub.uni-siegen.de/bitstream/ubsi/25/1/irle.pdf

Kellner, A. (2022). *»Schwesternschaft versus Gewerkschaft« - über die Persistenz eines Konflikts.* In: Genz, K., Peters, A. K. & Thiekötter, A. (Hrsg.), *Buchreihe Pflegewissenschaft. Pflege und Politik im Spiegel der Zeit,* 79–112. Hungen: hpsmedia.

Kreutzer, S. (2023). *Sklavenhandel in moderner Form: Historischer Rückblick.* Die Schwester/Der Pfleger, 62(8), 26–27.

Kühme, B. (2019). *Identitätsbildung in der Pflege. Dissertation.* Wissenschaft: 117.

Lademann, J. (2018). *Professionalisierung.* In: Büker, C., Lademann, J. & Müller, K. (Hrsg.), *Bachelor Pflegestudium: (1). Moderne Pflege heute: Beruf und Profession zeitgemäß verstehen und leben,* 103–123. 1. Aufl. Stuttgart: Kohlhammer.

Lehmann, Y., Schaepe, C., Wulff, I. & Ewers, M. (2019). *Pflege in anderen Ländern: Vom Ausland lernen?* Heidelberg: medhochzwei.

May, F. (1784). *Unterricht für Krankenwärter zum Gebrauche öffentlicher Vorlesungen.* 2. verb. Aufl. Schwanische Buchhandlung.

Meller, H. & Michel, K. (2022). *Das Rätsel der Schamanin: Eine archäologische Reise zu unseren Anfängen (Originalausgabe).* Hamburg: Rowohlt.

Mieg, H. A. (2016). *Profession: Begriff, Merkmale, gesellschaftliche Bedeutung.* In: Dick, M., Marotzki, W. & Mieg, H. A. (Hrsg.), UTB Erwachsenenbildung: Bd. 8622. Handbuch Professionsentwicklung, 27–40. Bad Heilbrunn: Julius Klinkhardt. doi: https://doi.org/10.36198/9783838586229

Peters, A. K. (2013). *»Tuet Gutes für Euch selbst!«: Das Leben des Pflegepioniers Johannes von Gott (1495-1550).* Pflege Z, 66(10), 624–626.

Rau, F.-S. (2001). *Die Situation der Krankenpflegeausbildung in der Bundesrepublik Deutschland nach 90 Jahren staatlicher Regelung: Eine deskriptive Studie,* Reihe Pflegewissenschaft. 1. Aufl. Bern: Huber.

Seacole, M. (2005). *Wonderful adventures of Mrs Seacole in many lands.* 1. Aufl. Penguin classics. Penguin.

Sticker, A. (1984). *Agnes Karll: die Reformerin der deutschen Krankenpflege: Ein Wegweiser für heute zu ihrem 50. Todestag am 12. Februar 1927.* 3. überarb. u. verb. Aufl. Stuttgart: Kohlhammer.

Strupeit, S. (2008). *Präventive und gesundheitsförderliche Aufgaben und Maßnahmen durch Gemeindeschwestern in der ehemaligen DDR – ein Rückblick.* Pflege & Gesellschaft, 13(2), 159–173.

Thiekötter, A. (2006). *Pflegeausbildung in der Deutschen Demokratischen Republik: Ein Beitrag zur Berufsgeschichte der Pflege.* Wissenschaft: 92. Frankfurt/M.: Mabuse.

Thomas, W. I. & Thomas, D. S. (1928). *The Child in America: Behavior Problems and Programs.* NYC: Knopf.

Universitätsmedizin Mannheim (Hrsg.). (2022). *Geschichte.* Zugriff am 30.0.8.2024 unter: https://www.umm.de/unternehmen/geschichte/

2.3 Aktuelle Herausforderungen für Profession und Handlungsfeld

Miriam Koch und Cindy Scharrer

Pflege, Pflegende und zu Pflegende existieren nicht in einem Vakuum. Sie sind eingebettet in eine Gesellschaft mit ihrer Bevölkerung und den zugehörigen Strukturen. Zu den Einflussfaktoren zählen neben sozialen und gesetzlichen Normen auch der Grad der Differenzierung in der Bevölkerung (im Sinne einer Auslagerung von Wissen an Experten) und damit große Unterschiede im Wissen um Gesundheit und Gesunderhaltung, sowie in der Fähigkeit, sich gesundheitsbezogene Informationen zugänglich zu machen, sie zu bewerten und für die eigene Situation zu nutzen. Diese Fähigkeit wird als *Health Literacy* beschrieben und »umfasst das Wissen, die Motivation und die Kompetenz von Menschen, relevante Gesundheitsinformationen in unterschiedlicher Form zu finden, zu verstehen, zu beurteilen und anzuwenden, um im Alltag in den Domänen der Krankheitsbewältigung, der Krankheitsprävention und der Gesundheitsförderung Urteile fällen und Entscheidungen treffen zu können, die ihre Lebensqualität während des gesamten Lebensverlaufs erhalten oder verbessern« (Sørensen et al. 2012, zit. nach Schaeffer & Pelikan 2017, S. 12).

Daneben gibt es Anforderungen an professionell Pflegende, die sich aus Rollenerwartungen an und durch die eigene sowie fremde Professionen und die Pflegeempfängerinnen und -empfänger ergeben. Diese Anforderungen sind in Teilen durch eigene oder fremde Erfahrungen im Umgang mit Krankheit im Familienkreis, aber auch durch Medien, Fiktionen und Ansprüche an die eigene Behandlung geprägt und unterscheiden sich nicht selten von der Wirklichkeit. Geleitet wird die Mitwirkung bei einer Therapie durch die Hoffnung und den Wunsch, dass die Behandlung zur vollständigen Genesung und Rückgewinnung der Selbstpflegekompetenz und Autonomie führt. Das daraus resultierende Handlungsfeld zeichnet sich durch Weite und Komplexität aus – es umfasst *alle* Lebensbereiche und *alle* Lebenssituationen.

Im Folgenden soll zunächst der Begriff der Profession erläutert werden, bevor der Fokus auf die Rahmenbedingungen, unter denen diese ausgeübt wird, gelegt wird. Schlussendlich werden Stellschrauben aufgezeigt, die geeignet sein könnten, eine angemessene Pflege in der heutigen und zukünftigen Gesellschaft inmitten aller sich abzeichnenden Herausforderungen umzusetzen.

2.3.1 Profession

Professionen grenzen sich von Berufen und Laientätigkeiten sowie anderen Professionen durch für sie typische Merkmale ab (Müller-Hermann et al. 2018). Genannt werden neben einem Ethik-Kodex die Verortung als eigenständige wissenschaftliche Fachdisziplin, die Selbstverwaltung des Berufsstandes sowie ein gesellschaftlicher Auftrag zur Durchführung der Leistung (Lademann 2018). Einige Autoren nehmen auch eine weitgehende Unabhängigkeit von Marktmechanismen als Kriterium für eine Profession an (Müller-Hermann et al. 2018, Siepmann & Groneberg 2012). Dieser Rahmen solle eine fachgerechte Versorgung ermöglichen, die zugleich auf den Einzelnen zugeschnitten ist (Müller-Hermann et al. 2018).

Beruflich Pflegende verantworten eine umfassende und prozessorientierte Pflege von Menschen aller Altersstufen in akut und dauerhaft stationären sowie ambulanten Pflegesituationen. Pflege umfasst dabei präventive, kurative, rehabilitative, palliative und sozialpflegerische Maßnahmen zur Erhaltung, Förderung, Wiedererlangung oder Verbesserung der physischen und psychischen Situation der zu pflegenden Menschen, ihre Beratung sowie ihre Begleitung in allen Lebensphasen – einschließlich der Begleitung sterbender Menschen (ICN 2002). Das pflegerische Handeln erfolgt entsprechend dem allgemein anerkannten Stand pflegewissenschaftlicher, medizinischer und weiterer bezugswissenschaftlicher Erkenntnisse auf Grundlage einer professionellen Ethik. Professionell Pflegende berücksichtigen in ihrem Handeln in den Pflegesituationen die konkrete Lebenssituation, den sozialen, kulturellen und religiösen Hintergrund, die sexuelle Orientierung sowie die Lebensphase der zu pflegenden Menschen. Sie unterstützen die Selbstständigkeit der zu pflegenden Menschen und achten deren Recht auf Selbstbestimmung gemäß § 5 Abs. 1, 2 Pflegeberufegesetz (PflBG).

Die Individualität der Entscheidungsfindung der einzelnen Pflegefachperson in der einzelnen Pflegesituation setzt ein Maß der Steuerbarkeit voraus, welches durch jede Pflegekraft auf ihre eigene Art selbstständig eingeschätzt und genutzt wird. »Der autonome Raum [...] ist allerdings von gesellschaftlichen und organisationalen Rahmenbedingungen abhängig« (Wolf & Vogd 2018, S. 152). Einige dieser Rahmenbedingungen werden im Folgenden dargestellt und diskutiert.

2.3.2 Organisatorischer Rahmen

Umweltfaktoren

Umfassend prägen globale Herausforderungen unsere europäische Lebenswelt. Der Eingriff des Menschen in die Umwelt hat zu klimatischen Veränderungen mit Starkwetterereignissen und zu Belastungen für Natur und Menschen geführt. Hitzeperioden belasten das Herz-Kreislauf-System. Eine produktive und naturnahe Landwirtschaft ist nur noch eingeschränkt oder gar nicht mehr umsetzbar. Was aus zum Teil hoch mit Schadstoffen belasteten Böden gewonnen werden kann, kann bei kritischem Hinsehen nur noch mit Vorbehalt als *Nahrungs*mittel, keinesfalls aber als Lebensmittel bezeichnet werden. Obst und Gemüse enthalten weniger Nährstoffe als im letzten Jahrhundert, wodurch selbst die Teile der Bevölkerung, die über genügend Wissen, Angebote und finanzielle Ressourcen für eine gesunde und natürliche Ernährung verfügen, chronisch mit Mikronährstoffen unterversorgt sind. Das industrielle Nahrungsangebot mit Zucker- und Salzübermaß sowie anderen Zusatzstoffen ist verfügbarer und preiswerter als gesunde Lebensmittel. Mikroplastik ist in aller Munde. Karzinogene wie per- und polyfluorierte Alkylsubstanzen (PFAS), die unsere gesamte Umwelt durchdringen, sind weder erfahrbar noch vermeidbar (Matissek 2019/Umweltbundesamt 2020). Diese Umweltfaktoren sind hinreichend geeignet, auf dem Gesundheits-Krankheits-Kontinuum sowohl der Pflege-*Empfangenden* als auch der Pflege-*Gebenden* eine Verschiebung des Gesundheitszustandes in Richtung *Krankheit* zu bewirken. Der hier absichtsvoll gewählte »Verzicht auf eine dichotome Klassifizierung von Menschen als gesund oder krank zugunsten ihrer Lokalisation auf einem mehrdimensionalen Gesundheits-Krankheits-Kontinuum, das Antonovsky (HSC) als Health-EaseDisease-Kontinuum (HEDE-Kontinuum) bezeichnet« (Stöhr et al. 2019, S. 114), deutet auf eine wertvolle Ressource angesichts der nur wenig bis gar nicht beeinflussbaren Umweltbedingungen hin:

> »Der eine Pol des Kontinuums ist der der völligen Gesundheit, Zufriedenheit bzw. des Wohlfühlens (health ease), während der andere die völlige Abwesenheit von Wohlbefinden und Gesundheit (dis-ease) beschreibt. Die Position auf dem Kontinuum wird von pathogenen und

salutogenen Faktoren beeinflusst. Solange sich jedoch der Mensch im Fluss des Lebens befindet, egal wie zerbrechlich er ansonsten ist, muss er etwas Gesundes haben, wenn bzw. da er noch am Leben ist.« (ebd.)

Räumliche und zeitliche Faktoren

Zwei wesentliche Einflussfaktoren auf die pflegerische Profession und ihr Handlungsfeld liegen in den Dimensionen *Raum* und *Zeit*. Diese bestimmen bereits vor Beginn der eigentlichen Pflegesituation den Rahmen. Die physische, normative und soziodemografische Gesellschaftsstruktur prägt sowohl die Berufswahl und die Berufsausübung als auch den für die Patientinnen und Patienten erfahrbaren »Ausschnitt« des Gesundheitswesens, in dem Gepflegte und Pflegende sich begegnen. Es macht einen Unterschied, ob Krankenhäuser (und hier, welcher Versorgungsgrad vorliegt) und weitere Angebote des Gesundheitssektors in der Region vor Ort verfügbar sind oder nicht.

Der Blick auf die räumliche Struktur – ob städtische oder ländliche Region – ist bestimmend für die Zeit, die Anbieter ambulanter pflegerischer Versorgung benötigen, um zum Pflegeempfangenden zu gelangen, aber auch für die Wege außerhalb der Arbeitszeit, die es braucht, um von einem bezahlbaren Wohnraum zur Arbeitsstätte zu gelangen. Fahrtzeiten, die pro Wegstrecke eine Stunde überschreiten, sind in Ballungsgebieten die Norm und bestimmen den Tagesrhythmus, den zu erwartenden Freizeitausgleich und die Zeit für die Organisation des eigenen Lebens inklusive der eigenen Gesunderhaltung durch Sport und frisch zubereitete, ausgewogene Nahrung. Kommen *kurze Wechsel* hinzu, also die Abfolge Spätdienst und Frühdienst, die Nachtruhe und Biorhythmus der Pflegeperson beeinflussen und damit auch ihre Konzentration mindestens am Tag des Frühdienstes, fällt der Anfahrtsweg umso mehr ins Gewicht. Vom Arbeitgeber gestellter Wohnraum in der Nähe des Arbeitsortes ist nur vordergründig eine Alternative – es stellt keine Lösung des Problems der Verfügbarkeit von bezahlbarem Wohnraum dar – zudem entsteht hier eine ungesunde Abhängigkeit der Arbeitnehmer vom Arbeitgeber. Spätestens wenn die Rente ansteht, muss die Wohnung verlassen werden. Erwähnenswert für die Pflegenden im Schichtsystem ist auch die psychosoziale Komponente, die ein allein zu bewältigender Anfahrts- oder Heimweg im Dunkeln beinhaltet: Gefühle von Unbehagen und Unsicherheit gehen und fahren mit.

Im ambulanten Kontext, der nicht nur die kompetente Einschätzung jedes Einzelfalls durch professionelle Beobachtung und einen hohen Grad an Fachwissen und Eigenverantwortlichkeit voraussetzt, sondern auch permanent hohe Konzentration während der Teilnahme am Straßenverkehr erfordert, sind Pflegende zur zeitgerechten Erfüllung ihrer Tourenpläne darauf angewiesen, dass der restliche Verkehr reibungslos verläuft. Was in den meisten Fällen Zeit (und Nerven) kostet, ist mittlerweile durch einige Pflegedienstleitungen zu einem wegrationalisierten Ärgernis geworden: Wegezeiten tauchen auf den Tourenplänen oft gar nicht mehr auf. Was also zunächst aussieht wie eine normal ausgelastete Schicht, ist die versteckte Pflicht zur Leistung von Überstunden.

Außerdem gibt es (ebenso wie in Ambulanzen, medizinischen Versorgungszentren, sowie in stationären Kontexten) meist keine Möglichkeit, sich nach belastenden Situationen aus dem Tagesgeschäft herauszunehmen. Der Umgang damit wird in die Freizeit verlagert. Ausgleichszeiten nach besonders belastenden Diensten und Ruheräume für Pflegende wären ein Ansatz. Hierbei unterscheiden wir ausdrücklich zwischen Ruhe- und Pausenräumen: Die Pause und damit der Pausenraum ist ein Ort des interkollegialen Austauschs im Team, der nötig ist, um das Team als solches zu stärken. Psychohygiene und Fallverstehen im Arbeitskontext können so auch informell und schneller stattfinden, deutlich wird jedoch: Ein Raum, in dem es möglich ist, sich in Stille zu sammeln, ist ein Pausenraum nicht.

Neben langen Laufwegen und (im Sinne pflegerischer Abläufe) ungünstiger Stations- und Zimmerplanungen zeichnen sich Gebäude, die zur Versorgung errichtet wurden, auch in anderer Hinsicht durch eine irritierende Bauweise aus: Fenster und Wände von Patientenzimmern in modernen Neubauten sind verglast bis auf den Boden, was Privat- und Intimsphäre auf ein Minimum reduziert und es gibt gläserne Aufzüge, die für Kinder, für Menschen mit kognitiven oder wahrnehmungsbedingten Einschränkungen und für Menschen mit Höhenangst eine Hürde darstellen. In älteren, umfunktionierten Gebäuden fehlt es an Notwendigem, wie z. B. Sauerstoffanschlüssen an jedem Bettplatz. Dies wird mit mobilen Sauerstofftanks kompensiert. Auch Handschuh- und Handdesinfektionsmittelspender sind teils so platziert, dass die Pflegenden – im Spannungsfeld zwischen Zeitdruck, Ekelgefühl und eigener Gesunderhaltung – Entscheidungen treffen, die sich in reduzierten Materialkosten abbilden lassen. Eine Absicht der Einrichtungsträger dahinter zu vermuten, wäre ungeheuerlich – aber nicht undenkbar.

Im ambulanten Setting, wo die Materialausstattung stark durch das Kranken- bzw. Pflegegeld sowie Eigenmittel und Beschaffungskompetenz der Patientinnen und Patienten bzw. ihren Angehörigen bestimmt ist, kommen weitere Herausforderungen mangelnder räumlicher Strukturen hinzu. So fehlt es für Pflegende z. B. an der Möglichkeit, jederzeit den eigenen Toilettenbedürfnissen nachgehen zu können.

Mit dem physischen Raum (und dem Hausrecht) ändert sich auch der Normative, was sich in Haltungen und Ansprache äußert. Patientinnen und Patienten, die sich im Krankenhaus befinden, können auf ihre Mitwirkungspflicht im Genesungsprozess gemäß § 63 SGB I und dem Behandlungsvertrag hingewiesen werden. Übergriffen sexueller oder diskriminierender Natur kann dort wirksam begegnet und Wiederholungen in vielen Fällen verhindert werden. Während der ambulante Pflegedienst sich den Wünschen und Bedürfnissen der verschiedensten Tagesabläufe der Pflegeempfängerinnen und Pflegeempfänger unterzuordnen hat, geben stationäre Kontexte einen Tagesablauf vor, dem sich die Patientinnen und Patienten anzupassen haben. Die Verweildauer in Krankenhäusern ist zudem wesentlich kürzer als die Pflegebeziehung im ambulanten Rahmen, wo sie sich über Jahre bis Jahrzehnte erstreckt.

Politische Unterstützung und gesetzlicher Rahmen

Politische Unterstützung als Unterstützung seitens der regierenden Parteien und ihrer Politiker für einzelne Berufsgruppen oder soziale Gruppen und deren Forderungen ist als Begriff in diesem Kontext nicht anschlussfähig. Politische Unterstützung wird in den Politikwissenschaften im Sinne einer Zustimmung zu einer Forderung und/oder den herrschenden bzw. angestrebten Verhältnissen im Sinne eines *bottom-up* oder lateraler Bündnisbildung aufgefasst. Was ist also Unterstützung? In der Architektur meint der Begriff *Stütze* ein tragendes Element, das »die vertikale Belastung aus dem Gebäude in die Fundamente« (Beer 2019, S. 136) weiterleitet. Wenn wir uns dieses Bildes bedienen wollen, wird die pflegerische Versorgung durch unterschiedliche (vertikale) Elemente *gestützt* (Personal, Finanzierung, Gesetze, Institutionen, Materialsicherheit, Raumangebot, Aus-, Fort- und Weiterbildung, interprofessionelle Zusammenarbeit, *Adhärenz* der Zielgruppe etc.) und die Belastung auf eine größere Fläche (das Fundament) – in diesem Falle eine Menschenmenge (die Bevölkerung) – abgegeben. Weiter ist die implizierte Permanenz der Struktur ein prägendes Kriterium, um von Unterstützung zu sprechen, im Gegensatz zur kurzfristigen Hilfestellung. Demnach muss die Wirkung auf Dauer ausgelegt sein, was in der politischen Sphäre zumeist institutionell oder per Gesetz erfolgt.

Diese recht enge Definition schließt damit bereits ein bloßes Sichtbarmachen des Pflegenotstandes (wie etwa Medienberichte) als Unterstützung aus. Jedoch ist das Wissen um einen gesellschaftlichen Missstand die Vorbedingung dafür, dass dieser von Politikern als Problem erkannt wird (*Problemdefinition*). Klassischerweise obliegt es ab diesem Punkt der *Einschätzungsprärogative* des Gesetzgebers, ob reglementierend eingegriffen werden soll. Fällt die Entscheidung für eine gesetzliche Lösung, müssen – damit das Problem auf der politischen Agenda, zum Beispiel in Wahlprogrammen, Koalitionsverträgen und auf Tagesordnungen erscheint – andere Themen »ausgestochen« werden (*Agenda setting*). Grund hierfür sind die begrenzten Ressourcen des Bundes- bzw. Landtages, unter anderem die zeitliche Limitierung durch die Legislaturperiode und der Haushalt des Bundes/Landes.

Der Aufbau und der Erhalt des Gesundheitswesens ist in der EU den Mitgliedsstaaten selbst überlassen gemäß Art. 168 Abs. 7, S. 2 AEUV. In Deutschland hat es über das Sozialstaatsprinzip sogar Verfassungsrang gemäß Art. 20 Abs. 1 GG und gehört zu den durch die Ewigkeitsklausel geschützten Werten gemäß Art. 79 Abs. 3 GG.

> »Dazu zählt die Gewährleistung eines Grundstandards an sozialer Sicherheit. Darunter fällt die Absicherung gegen Risiken, die den Einzelnen überfordern: Krankheit, Invalidität, […] ebenso […] ganz allgemein die Gewährleistung einer menschenwürdigen Existenzgrundlage.« (Degenhart 2021, S. 233 Rn. 593)

> »Derartige Verpflichtungen stehen naturgemäß unter dem Vorbehalt des Möglichen; sie begründen auch in aller Regel keine unmittelbar gerichtlich geltend zu machenden Rechte.« (Degenhart 2021, S. 231 Rn. 588)

Was möglich ist, ist dabei keine bewusste politische Entscheidung, sondern offengehalten durch das »Prinzip der Selbstverwaltung: Der Staat gibt zwar die gesetzlichen Rahmenbedingungen und Aufgaben vor, die Versicherten und Beitragszahler sowie die Leistungserbringer organisieren sich jedoch selbst in Verbänden, die in eigener Verantwortung die medizinische Versorgung der Bevölkerung übernehmen« (BMG 2023). Es lässt sich hier also von *Governance* »als Gesamt aller auf einer bestimmten territorialen Ebene nebeneinander bestehenden Formen der absichtsvollen Regelung gesellschaftlicher Sachverhalte« (Mayntz 2008, S. 55) im Sinne eines *without government* sprechen. Dies ist gekennzeichnet durch eine bewusste Zurücknahme des Staates, dem es freisteht, (nicht) zu handeln (Möltgen-Sicking & Winter 2019). Vorteil dieser Organisationsweise ist es, dass die fachlichen Experten ihr Feld und den Wandel ihres Feldes selbst herbeiführen und gestalten können, ohne dass jedes Mal die bürokratische Hürde einer Gesetzesänderung genommen werden muss. Gleichzeitig wird der Politik (zur Wahrung der Menschenwürde – und als Reaktion auf die Verbrechen der NS-Zeit) so der Zu- und Durchgriff erschwert. Regelungen, die substantielle und oder punktuelle Veränderungen vornähmen, können nicht getroffen werden. So ist unter anderem durch die Tarifautonomie die Vergütung gesetzlicher Aufwertung entzogen. Ebenso sind durch die föderalistischen Strukturen Kompetenzen teils in Hand des Landes (Aufsicht über Gesundheitsdienst und Krankenhausplanung) teils in Bundeshand gemäß Art. 74 Abs. 1 Nr. 7, 19, 19a GG i. V. m Art. 72 Abs. 1,2 GG. Hebel über u. a. das Arbeitszeitgesetz bleiben unspezifisch.

Die Machtlosigkeit des Politikbetriebs trotz steigendem Bewusstsein gegenüber der anhaltenden Problemlandschaft im Pflegesektor im Besonderen und im Gesundheitswesen im Allgemeinen sei hier beispielhaft anhand pflegespezifischer Reformversuche auf Bundesebene ab Bundesgesundheitsminister a. D. Gröhe aufgezeigt. Die Pflegestärkungsgesetze (PSG I, PSG II, PSG III) etablierten einen neuen Pflegebedürftigkeitsbegriff. Dadurch

»haben wohl tatsächlich deutlich mehr Menschen Anspruch auf Leistungen aus der Pflegeversicherung« (Meng & Uhlig 2017, S. 17). Das Angebot wächst jedoch nicht mit der Nachfrage. Der noch 2017 gültige Satz: »Man darf Sorge vor einem ›gar nicht vor stationär‹ haben.« (ebd.) hat sich durch seine Erfüllung längst überholt. Wer es sich leisten kann, beschäftigt Laienpflegerinnen oder Laienpfleger aus dem EU-Ausland. Wer es sich nicht leisten kann, ist auf sein soziales Umfeld und sich selbst zurückgeworfen. Treffen hier die Anforderungen der veränderten Lebenssituation auf ein Ressourcendefizit, drohen Rückzug und Vereinsamung – damit weitere Unterversorgung, woraus Chronifizierung von Zuständen und psychische Belastungen erwachsen. Der Wille zur Selbstpflege geht gegebenenfalls verloren, der Handlungsraum verkleinert sich.

Doch auch ein stationärer Aufenthalt ist nicht gleichbedeutend mit Versorgung. Durch die oben beschriebenen Rahmenbedingungen gilt auch für die Normalstationen der Bundesrepublik der strukturelle Zwang zur Unterversorgung. Chronische personelle Unterbesetzung fördert iatrogene wie pflegerische Fehler, Falscheinschätzungen und Unaufmerksamkeiten. Maßnahmen wie die Pflegepersonaluntergrenzenverordnung (PpUV) greifen zu kurz – ein Tropfen auf einem sehr heißen Stein. Die durch den SPD-Minister und Epidemiologen Lauterbach angestrebte Krankenhausreform (zum Zeitpunkt des Verfassens noch im Gesetzgebungsprozess befindlich) zu Gunsten von Fachzentren soll eben diese unhaltbaren Zustände ausräumen und verhindern. Ob dies funktioniert, ist fraglich: Spezialisierung bedeutet auch immer einen Verlust des Blicks für das Gesamtbild.

Finanzieller Rahmen

Die Selbststeuerung des Gesundheitswesens erfolgt u. a. durch Mechanismen, die der Logik des Geldes folgen. Dabei ist die Finanzierung von Pflegeleistungen an die Frage gekoppelt, welche Versorgung betrachtet wird. Zahlungen werden entweder vom Leistungsempfänger direkt getätigt oder von seiner Sozialversicherung übernommen. Letztere lassen sich nach ihrer Funktion in private Krankenversicherung, gesetzliche Krankenversicherung, soziale Pflegeversicherung sowie die gesetzliche Unfallversicherung aufteilen. Mittel dieser Finanzierungstöpfe werden durch Beiträge ihrer Versicherten erbracht gemäß § 3 SGB V. Den gesetzlichen Absicherungsmodi ist der Gedanke inhärent, dass »Leistungen wirksam und wirtschaftlich« § 2 Abs. 4 SGB V i. V. m. § 4 Abs. 3 SGB XI erbracht werden sollen.

Er ist Ausdruck der Ambiguität, in der sich die Gesellschaft befindet, denn gemäß § 8 Abs. 1 SGB XI ist die pflegerische Versorgung der Bevölkerung eine »gesamtgesellschaftliche Aufgabe«. Allen soll angemessene Pflege zuteilwerden. Gleichzeitig müssen die dafür nötigen Mittel zur Verfügung stehen, was für Beitragszahlende weniger Netto vom Brutto bedeutet. Die Aushandlung erfolgt über ein elaboriertes Vertragswesen zwischen privaten und gesetzlichen Kassen, privaten und gesetzlichen Leistungserbringern und privat und gesetzlich Versicherten gemäß § 18 KHG, § 69 SGB XI. Maßgeblich sind sowohl Ort (Krankenhaus, häuslich, Pflegeeinrichtungen, Rehabilitationseinrichtungen, Hospiz), Art (vollstationär, stationsäquivalent, tagesstationär, teilstationär, vor- und nachstationär sowie ambulant), Zweig (somatisch, psychosomatisch, psychisch), Modus (präventiv, kurativ, palliativ) und Intensität (low care, care, high care, intensive care) der Versorgung als auch die Genese des Versorgungsanspruches, welcher die zuständige Kasse bestimmt. Dies ist der festgeschriebenen Trägervielfalt geschuldet, welche wiederum den Wettbewerb befördern und ein Monopol verhindern soll, was als Qualitätsanreiz gedacht ist gemäß § 4a Abs. 1 S. 1 SGB V.

Schlaglichtartig sind hier die stationären Krankenhauspflegefinanzierungsstrukturen der Somatik dargestellt: Vor 1972 erfolgte die Finanzierung der Krankenhäuser nur aus Krankenkassenbeiträgen (monistisch). Ab 1972 (mit dem Krankenhausfinanzierungsgesetz) wurden die entstandenen Kosten durch das jeweilige Bundesland (Investitionskosten) sowie die Krankenkassenleistungen (Betriebskosten) gedeckt (Land 2018). »Das führte dazu, dass die Kliniken umso mehr Geld verdienten, je länger die Patientinnen und Patienten stationär behandelt wurden, denn diese Abrechnungsform bot kaum Anreize, den Patienten frühzeitig zu entlassen« (Land 2018, S. 124). Für Pflegende bedeutete dies eine längere Zeit des Fallverstehens und eine bessere Nachsorge bereits innerhalb des Krankenhausaufenthaltes vorbereiten zu können. Zudem ergab sich ein entzerrtes Arbeitsvolumen, da Patientinnen und Patienten mit einem höheren *Selbstpflegeindex* mehr Raum und Zeit für Patientinnen und Patienten mit einem höheren Unterstützungsbedarf ließen. Seit 2003 (mit einer Übergangsphase bis 2009) wurden die *German diagnosis related groups* (*gDRGs*; vulgo: Fallpauschalen) eingeführt (BMG 2023, Milstein & Schreyögg 2020), die bis heute fortbestehen. In ihnen zusammengefasst sind alle Regelleistung, die zur Diagnostik und Therapie eines Krankheitsbildes benötigt werden. Dabei orientieren sie sich nicht am Einzelfall, sondern aus den im Schnitt erbrachten Leistungen in den spezifischen Krankheitsfällen in zur Datenübermittlung verpflichteten Krankenhäusern. Aufgrund dieser Daten erstellt das Institut für das Entgeltsystem im Krankenhaus (InEK) eine Kalkulation gemäß § 17b Abs. 3 KHG. Dabei werden nicht nur die eingesetzten Material- und Personalkosten einbezogen, sondern auch der zeitliche Aufwand. Es ergibt sich ein Zeitkorridor, der zur Umsetzung der Maßnahmen genutzt werden darf (vulgo: Liegedauer). Wird dieser Zeitkorridor unter- oder überschritten, erhalten die Leistungserbringer vom Leistungsträger nicht den vollen für das Krankheitsbild vorgesehenen Betrag. Ein Anreiz, Patientinnen und Patienten mit komplexeren Krankheitsverläufen zu entlassen, obwohl sie davon nicht profitieren (vulgo: blutige Entlassung). Diese Unterversorgung steigert das Risiko für eine Wiederaufnahme deutlich (Wasem 2020). Dem Gesetzgeber ist dies bewusst und so verbietet er eine vorzeitige Entlassung aus wirtschaftlichen Gesichtspunkten gemäß § 17c Abs. 1 Nr. 2 KHG.

gDRGs stellen gleichzeitig einen Anreiz zur Überversorgung dar, in dem Sinne, dass äquivalent indizierte Therapien unterschiedliche Einnahmen hervorbringen aufgrund unterschiedlicher Eingriffsintensität. Zudem muss, insbesondere in Hinblick auf operative Szenarien, ein Auslastungskontingent erfüllt werden, was die Patientenedukation in Hinblick auf Therapie- und Genesungsverlauf beeinflusst.

> »Der Arzt als Unternehmer reagiert instinktiv und konzentriert sich auf naheliegende Erfolgsgrößen, die es zu monitoren gilt, so er die Überlebensfähigkeit seiner Praxis (kurzfristig) gewährleisten will. Ein weiterer (langfristiger) Blick in die Zukunft fehlt jedoch oftmals. Auch hier [im Krankenhaus, Anm. d. Verf.] ist die Dominanz operativer Steuergrößen zu erkennen. Dies gilt insbesondere für Chef- und leitende (Ober-)Ärzte. Das ist nicht verwunderlich, eingedenk des vom DRG-System ausgehenden und auf den Krankenhäusern ruhenden Wirtschaftlichkeitsdrucks, auf den die Krankenhaus- und Abteilungsleitung eine Antwort finden muss« (Antonic 2016, S. 52 f)

In der Realität wird es aufgrund des hohen Aufkommens an Versorgungsbedürftigen kaum möglich sein, rein wirtschaftliche Motive nachzuweisen, als Motiv auszuschließen sind Finanzen jedoch in den seltensten Fällen. Spätestens bei der Differenzierung über lohnende Prozeduren, die Krankenhäuser, die verlustbehaftete Behandlungen durchführen, benachteiligen und schlussendlich in Schließungen und damit Unterversorgungen ganzer Regionen führen, tritt der Wirtschaftszwang jedoch deutlich zu Tage, auch, wenn »[d]ie Auswirkungen der Einführung des Fallpauschalensystems auf die Behandlungsqualität ist in Deutschland weitestgehend unerforscht« (Milstein & Schreyögg 2020, S. 34) sind.

Kaum überraschend aus pflegerischer Sicht ist, dass die mit der Covid-19-Pandemie 2020 in Kraft getretene Erweiterung der Krankenhausvergütung um eine Pflegepersonalkostenvergütung weit nach Einführung der *gDRGs* gesetzlich verankert wurde gemäß PpSG. Man kann vermuten, dass Pflege bestenfalls als selbstverständlich, im schlechtesten Fall als vernachlässigbar angesehen wird. Mit dem Pflegeerlöskatalog ergibt sich die Möglichkeit, in direkter Linie nachzuweisen, was stationäre Akutpflege monetär leistet. Im ambulanten Bereich wurden allein 2021 in Deutschland pro Einwohner 353 Mio. € ausgegeben (Gesundheitsberichterstattung des Bundes 2023). Da die ambulante Materialversorgung und der versicherungsseitig zugestandene Pflegeanspruch jedoch gesetzlich an die ärztliche Diagnose gekoppelt ist (!) gemäß § 14 Abs. 1 SGB XI i. V. m. § 28 Abs. 1 S. 2 SGB V aber, dürfte das benötigte Budget weitaus höher liegen.

Digitalisierung und digitale Transformation

Unter den Begriff der »Aufholjagd« fasst Bundesgesundheitsminister Lauterbach sein Ziel, die Gesundheitsversorgung in Deutschland in ein digitales Fundament zu gießen. Bis dato werden Patientendaten teils manuell, teils digitalisiert erhoben und je nach behandelnder Institution (Praxis, Krankenhaus) teils analog, teils digitalisiert fixiert und aufbewahrt. So angelegte Patientenakten umfassen alle patientenbezogenen Dokumente, die im Rahmen eines Therapieverlaufs zu Zwecken der Diagnostik, Therapie, Überwachung, Verhütung und Linderung von Symptomen und Krankheiten generiert werden. Angefangen mit Beginn der therapeutischen Beziehung, enden diese Aufzeichnungen entweder mit Abschluss der Behandlung oder – etwa bei wiederkehrenden Besuchen z. B. für Routinekontrollen beim Zahnarzt – wenn der Behandler gewechselt wird.

Die elektronische Patientenakte (ePA) hingegen ist gemäß § 341 Abs. 1 S. 1 Hs. 1 SGB V *eine versichertengeführte elektronische Akte*. Bereits dies ist voraussetzungsvoll: Menschen ohne Versicherung sind ebenso exkludiert wie solche ohne Zugang zur benötigten Technologie. Einmal etabliert soll sie die elektronische Patientenakte die gesamte Krankenhistorie eines Versicherten umfassen. Erklärtes politisches Ziel ist die bundesweite flächendeckende Einführung dieser Technik bis Jahresende 2024. Dieser Setzungsakt kann als eine Reaktion auf die fortgeschrittene Digitalisierung in den jeweiligen Gesundheitssystemen anderer europäischer und außer-europäischer Staaten gedeutet werden, bedeutet er doch eine Zäsur in der Historie der deutschen Gesundheitsdokumentation, die – unter anderem wissenschaftlichem Erkenntnisinteresse und Nachweispflichten geschuldet – bislang ausschließlich dem behandelnden therapeutischen Team oblag. Somit begründet die elektronische Patientenakte für die Bundesrepublik eine digitale Transformation, die über die bloße Digitalisierung bisheriger Prozesse hinausgeht.

Gleichzeitig lässt dies Versorgungsstrukturen vulnerabel werden. Gefahren stellen z. B. Hackerangriffe durch das Beschaffen von Gesundheitskarten einerseits und Heilberufsausweisen andererseits dar. Stromausfall, Programmierfehler, sowie der indirekte ökonomische Zwang zur Nutzung eines Betriebssystems, das diese Anwendung unterstützt, sind umstrittene Punkte. Bereits für digitale Anwendungen innerhalb von Kliniken ergeben sich Probleme: Teilweise lassen sich bestimmte Inhalte der Patientenakte nicht öffnen oder fordern die Eingabe bestimmter Daten, bevor sie die gewünschte Information zur Verfügung stellen. Diese Daten können aber im Akutfall nicht erhoben werden, weil es dringendere Probleme zu lösen gilt. Die Nutzung und Pflege dieser digitalen Dokumentationssysteme sind in Teilen so aufwendig, dass es nicht zu einer Arbeitserleichterung kommt, sondern zu Mehrarbeit. Hier besteht dringender Entwicklungs- und Handlungsbedarf. Dass in einer ePA, Patientinnen und Patienten bald selbst Daten einpflegen können, wenn sie zuhause Blutdruck, Gewicht und andere Merkmale erheben, ist wertvoll – birgt aber die Gefahr, dass Gesundheitsdienstleister sich evtl. auf nicht valide Informationen stützen, da nicht bekannt ist, zu welchem Zeitpunkt und unter welchen Umständen diese Daten erhoben worden sind. Zudem setzt es eine *digital literacy* bei den Anwendenden ohne Fachkenntnisse voraus, die nicht vorausgesetzt werden kann.

2.3.3 Steuerungsfunktion im Pflegeprozess

Im Pflegeberufegesetz ist festgelegt, dass die pflegerischen Aufgaben die Erhebung und Feststellung des individuellen Pflegebedarfs, die Organisation, Gestaltung und Steuerung des Pflegeprozesses sowie die Analyse, Evaluation, Sicherung und Entwicklung der Qualität der Pflege beinhalten (§ 4 Abs. 2 PflBG). Die Pflegefachperson steuert den Pflegeprozess. Sie erfasst die Situation eines Menschen und seines Umfeldes umfassend mit allen Bedarfen, Bedürfnissen und Ressourcen. Bei der Durchführung der geplanten Pflege ergeben sich weitere Informationen und Anlässe, die Bedarfe verändern sich, andere Probleme werden vorrangig, die Handlungen werden angepasst. Anschließend an Goffmans Rollenkonzept formuliert Peplau unterschiedliche Rollen der Pflegefachperson, die dieser nicht nur zugeschrieben werden, sondern die sie bewusst einnimmt, um den Pflegeprozess zu steuern und das Erreichen des Pflegeziels zu gewährleisten (Schmedes 2021). Dabei befindet sie sich im Spannungsfeld zwischen ihrer Position als verantwortlich prozesssteuernd und Teil des therapeutischen Teams in »rechtlich institutionalisierter subordinierter Position gegenüber den Ärzten« (Wolf & Vogd 2018, S. 151). Aufgrund ihrer Kenntnis um die individuelle Situation der Pflegeempfangenden kann die Pflegefachperson zu anderen Schlüssen als die behandelnde ärztliche Fachperson kommen. Auch lassen sich mündlich besprochene Konzepte nicht immer in Anordnungen abbilden, die einen Handlungskorridor im Sinne des Konzeptes eröffnen. Dies mündet in Fachgesprächen und Diskussionen, teils muss gegen Anordnungen remonstriert werden. Befürworter einer Pflegekammer sehen gerade für solche Situationen eine Berufsordnung, auf die sich Pflegende berufen können, als hilfreich an, um das Selbstbewusstsein der Pflegenden gegenüber medizinischem Fachpersonal zu stärken. Rechtlich gesehen ändert sich jedoch nichts. Aktuell sind vor allem Argumentation über die Wirtschaftlichkeit zielführend, um Entscheidungen im Sinne der Patientin oder des Patienten zu erwirken.

Speziell sind Störungen in der Pflegebeziehung zum Patienten. Ergeben sich aus temporären oder permanenten kognitiven Einschränkungen des Patienten herausfordernde Situationen, geht das zu Lasten des Zeit- und Pflegekonzeptes für andere Patientinnen und Patienten. Der Stress kumuliert mit anderen Stressoren, die sich u. a. aus Teamstrukturen, Situationen mit anderen Pflegeempfangenden oder im therapeutischen Team ergeben – oder aus dem Privaten mit in die berufliche Situation gebracht werden. Trotz der Bereitschaft, allen Menschen offen und vorurteilsfrei zu begegnen, wird es durch die anderweitig bereits aufgebrauchten Ressourcen schwierig, herausforderndem Verhalten jederzeit professionell zu begegnen.

2.3.4 Zwischenfazit

Der Professionsbegriff beinhaltet das Vorhandensein von Handlungsspielräumen. Der »Handlungsspielraum (oft wird auch von Kontrolle oder von Autonomie gesprochen) bezieht sich auf die Möglichkeit, die Situation nach eigenen Vorstellungen zu beeinflussen [...]. Dazu gehört etwa, dass man das Arbeitstempo je nach Müdigkeit und Motivation variieren kann, dass man schwierige Dinge zu Zeiten erledigen kann, wo man nicht gestört wird, oder dass man einem Vorgesetzten, der sich unfair verhält, damit drohen kann, dass man kündigen werde. Solche Spielräume sind nicht nur wirksam, wenn man sie nutzt – schon das Wissen, dass man sie nutzen kann, wenn es unerträglich wird, macht gelassener« (Schuler & Moser 2019, S. 497).

Wir haben dargestellt, dass die Handlungsspielräume Pflegender in der Realität durch verschiedene Faktoren beeinflusst und eingeengt sind. Diese Einengung beeinflusst die Qualität des Fallverstehens und der Pflegebeziehung. Dazu kommen weitere Aspekte: In § 4 Abs. 2 PflBG werden vorbehaltene Tätigkeiten für die Pflegenden ausgewiesen. Die pflegerischen Vorbehaltsaufgaben umfassen demnach

1. die Erhebung und Feststellung des individuellen Pflegebedarfs,
2. die Organisation, Gestaltung und Steuerung des Pflegeprozesses sowie
3. die Analyse, Evaluation, Sicherung und Entwicklung der Qualität der Pflege.

Ein besonderes Augenmerk sei hierbei auf die *Qualität des Fallverstehens* als Grundlage des Pflegeprozesses gelegt. Hierauf fußen Durchführung und Ergebnis der Pflege. Diese Qualität des Fallverstehens soll durch Berufsordnung und Weiterbildungspflicht gestärkt werden. Im Ergebnis befindet sich die Pflegekraft in einer immer weiter auseinanderdriftenden Kluft zwischen Anspruch und unter den Umständen Leistbarem. Hinzu kommt, dass pflegerische Vorbehaltsaufgaben inklusive der Verantwortung für die Steuerung des Pflegeprozesses aktuell nicht als solche wahrgenommen und umgesetzt werden (ggf. prallen Konzepte und Pflegeverständnisse innerhalb der Berufsgruppe aufeinander).

Bei vielen Pflegenden lassen sich Resignation und fixierte Arbeitsunzufriedenheit feststellen. Es besteht die Gefahr, dass diejenigen, auf die das zutrifft, das Versorgungsniveau senken, andere orientieren sich beruflich um, was die Situation weiter verschärft: »›Dass wir im Bereich Personalbindung und -gewinnung etwas machen müssen, das ist ja glasklar‹ [...] Oder zugespitzt formuliert: ›[...] der Markt ist einfach leergefegt‹« (Riedlinger et al 2021, S. 159). Wer einen Anspruch an die eigene geleistete Versorgungsqualität stellt, verzweifelt ggf. an sich selbst, bis zum Cool- und Burn-out. Der Pflegeprozess und die Ergebnisse dessen werden trotz aller Planung und Planungs*incentives* beliebig und zufällig, Evaluationen finden nicht statt. Pflegende, die in der Koordinationsverantwortung stehen, können weiterführende Informationen nicht einholen, weil sie unter Zeitdruck stehen.

Die Anforderungen des Berufes an Körper, Geist und Seele strapazieren. Die permanente Umverteilung des *mental load*, den das System auf den Einzelnen erzeugt, sowie der Anspruch, neben dem Beruf auch privat funktionieren zu müssen, fordern zusätzlich heraus. Unterstützende Ressourcen (Beratungsangebote, genügend Regenerationszeit, Fort- und Weiterbildungen) fehlen. In der Folge werden Pflegemaßnahmen unterlassen, die zu einer schleichenden und schrittweisen Unterversorgung (vor allem im Bereich der Mundhygiene) bis zur Gefährdung des Pflegeempfangenden führen können. Konsequenterweise wählen Pflegende den Berufsum- oder -ausstieg oder lassen sich in der Zeitarbeit besser bezahlen.

Dabei sind die einschlägigen Grundlagen der Arbeitsgestaltung organisationspsychologisch bekannt:

> »Nach Ulich (2010) wirken sich folgende Merkmale von Arbeitsaufgaben längerfristig positiv auf die Kompetenz- und Persönlichkeitsentwicklung, gleichzeitig auch auf die Erhaltung der Gesundheit und die Förderung der Arbeitsmotivation aus: (1) Ganzheitlichkeit: Aufgaben mit planenden, ausführenden und kontrollie-

renden Elementen, (2) Anforderungsvielfalt: Aufgaben mit unterschiedlichen und vielfältigen Anforderungen an psychische (kognitive und emotionale), körperliche und sinnliche Funktionen, (3) Möglichkeiten der sozialen Interaktion: Aufgaben, deren Bewältigung Kooperation und Kommunikation sowie soziale Unterstützung erfordert oder ermöglicht, (4) Autonomie: Aufgaben mit Dispositions- und Entscheidungsmöglichkeiten bzw. Spielräumen, (5) Lern- und Entwicklungsmöglichkeiten: Wechselnde Aufgaben mit neuartigen, problemhaltigen Elementen, zu deren Bewältigung die vorhandenen Qualifikationen und Kompetenzen eingesetzt und erweitert, nach Hacker (2010) zudem auf andere (Arbeits-, Freizeit-) Tätigkeiten übertragen werden können, (6) Zeitelastizität und stressfreie Regulation: Schaffen von zeitlichen Puffern und Ressourcen zur flexiblen Bewältigung von Schwankungen und Störungen und (7) Sinnhaftigkeit: Arbeit an Produkten, deren gesellschaftlicher Nutzen anerkannt und deren Nachhaltigkeit gesichert ist« (Schuler & Moser 2019, S. 535).

»Personen, die in einer Arbeitsumgebung arbeiten, die die Befriedigung grundlegender Bedürfnisse nach Autonomie, Kompetenz und sozialer Zugehörigkeit [...] ermöglicht, sind besonders zufrieden mit der Arbeit. Merkmale der Arbeit sind also maßgeblich mit der Bedürfnisbefriedigung und folglich auch der Arbeitszufriedenheit verknüpft. Z. B. ermöglicht ein hohes Ausmaß an Handlungsspielraum die Befriedigung des Bedürfnisses nach Autonomie; die Möglichkeit, vielfältige Fähigkeiten einzusetzen (»skill utilization«), dient der Befriedigung des Kompetenzbedürfnisses, und soziale Unterstützung befriedigt das Bedürfnis nach sozialer Zugehörigkeit (siehe Van den Broeck et al. 2008).« (Schuler & Moser 2019, S. 485)

Die grundsätzlichen Fähigkeiten, die eigene Arbeit zu gestalten, werden in Qualifikationsprofilen der Stellenausschreibungen ausdrücklich (und zurecht) gefordert. Dass daraus jedoch auch eine Verpflichtung des Arbeitgebers erwächst, ein Umfeld herzustellen, in dem nach diesen Maßstäben das eigene Handeln eigenverantwortlich und professionell erfolgen kann, wird weniger hochgehoben.

»Werden hohe Autonomie und Selbststeuerung in Teams lediglich als Alibi für Personaleinsparungen missbraucht, sind die Konsequenzen entsprechend fatal. Selbststeuernde Teams können ihr Potenzial nur zeigen, wenn sie entsprechend unterstützt werden und ausreichend Zeit für die Entwicklung und Abstimmung von Kommunikation und Koordination im Team erhalten.« (Schuler & Moser 2019, S. 211)

2.3.5 Organisationsformen und Selbstverwaltung

Pflegekammern und Pflegering

Kammern sind im Allgemeinen Körperschaften des öffentlichen Rechts, also juristische Personen des öffentlichen Rechts, denen aufgrund eines Gesetzes staatliche Pflichtaufgaben übertragen werden. Zu diesen Aufgaben gehört zuvorderst die Selbstverwaltung des Berufsstandes. Ebenso sind die Versorgungssicherheit, sowie die Sanktionierung der Ausübenden bei Verstoß gegen die (selbst erlassene) Berufsordnung Bestandteil ihres Einflussbereichs. Gleichwohl gilt es hierbei den Unterschied zwischen korporativen und kollektiven Akteuren zu beachten: Nach Möltgen-Sicking & Winter (2019) sind kollektive Akteure von der Zustimmung und den Ressourcen ihrer Mitglieder abhängig, während korporative Akteure von einer hierarchischen Führung kontrolliert werden. Pflegeberufekammern sollen sich – von Anschubfinanzierungen zum Aufbau der Strukturen abgesehen – selbst durch Mitgliedsbeiträge erhalten, anders als der *Pflegering* (Vereinigung der Pflegenden in Bayern (VdPB)), wie er in Bayern vorzufinden ist, in der die Mitgliedschaft für Pflegende freiwillig ist und die Finanzierung staatlich erfolgt. Die Mitgliedschaft in einer Kammer ist für alle Fachpersonen, die die Erlaubnis zur Führung der Berufsbezeichnung besitzen, verpflichtend, schließt demnach auch alle ein, die diesen Beruf nicht mehr ausüben z. B. berentet, in einem anderen Beruf in derselben oder in einer anderen Branche tätig sind. Die rheinland-pfälzische Kammerkultur bietet für letztere die freiwillige

Mitgliedschaft an. Gleichzeitig haben die Mitglieder durch eine Wahl Einfluss auf die vorgegebene Führung, anders als in einem Unternehmen oder eine Verwaltung, welche Beispiele für korporative Akteure sind. Anders als ein Unternehmen kann eine Kammer sich jedoch nicht selbst auflösen, sondern ist an die gesetzlichen Vorgaben des jeweiligen Staates gebunden. Die Bundespflegeberufekammer existiert, analog zur Bundesärztekammer, bereits als eingetragener Verein. Mitglieder sind die Pflegekammer Rheinland-Pfalz, der Deutsche Pflegerat e. V. (DPR) sowie die Pflegeberufekammer NRW. Insbesondere die juristische und politische Legitimität des bundesweiten Gesamtvertretungsanspruches unter Berücksichtigung der Arbeitnehmerkammern (Saarland, Bremen), des Pflegerings (Bayern), sowie der abgelehnten Verkammerung in Hessen, Schleswig-Holstein und Niedersachsen, ist hier in Frage zu stellen. Pflegende dieser Bundesländer haben so zunächst keinen Einfluss auf die Kammer, sofern sie nicht im DPR engagiert sind.

Vor diesem Hintergrund sind Bestrebungen in der Bundespolitik, wie sie im Koalitionsvertrag der Bundesregierung des 20. Deutschen Bundestags von 2021 festgehalten sind, einzuordnen. Da heißt es: »Mit einer bundesweiten Befragung aller professionell Pflegenden wollen wir Erkenntnisse darüber erlangen, wie die Selbstverwaltung der Pflege in Zukunft organisiert werden kann.« Diese Idee der Selbstverwaltung lässt sich neben der Initiierung durch *Policy-Entrepreneure* aus der Pflege selbst, durchaus über ein *crossloading* aus europäischen Nachbarländern erklären. Durch den weltweiten Pflegenotstand ergibt sich für jede amtierende Bundesregierung die Notwendigkeit, das eigene Land attraktiv für ausländische und zukünftige Fachkräfte zu machen. Dieser Druck besteht seit Jahrzehnten und hat mit der Covid-19-Pandemie noch zugenommen. Bei dieser Form des *crossloadings* dürfte es sich also um einen Versuch handeln, sich den Wettbewerbsbedingungen anzupassen. Dass Pflegeberufekammern ein haltender Faktor sind, darf aber vor dem Hintergrund Großbritanniens mit seiner 100-jährigen Kammergeschichte (Kellnhauser 2015) bezweifelt werden. Weiterhin ist festzuhalten, dass laut Fünften und Elften Buch Sozialgesetzbuch »die Beteiligung von Verbänden oder Berufsorganisationen der Pflegeberufe auf Bundesebene vorgesehen ist. Eine gesetzliche Definition dieser Begriffe besteht nicht. Der Begriff ›Verbände‹ wird im SGB V für öffentlich-rechtliche, aber auch zivilrechtliche Vereinigungen benutzt. Eine Bundespflegekammer könnte daher als ein solcher Verband, aber auch als Berufsorganisation verstanden werden« (Wissenschaftliche Dienste Deutscher Bundestag 2018, S. 19). Damit bestehe keine juristische Notwendigkeit für eine Bundespflegekammer. Zudem hat der Bund mit dem PflBG bereits von seiner Gesetzgebungskompetenz Gebrauch gemacht, indem er Pflegevorbehaltsaufgaben definiert hat, um das Profil des Berufs zu schärfen. Für die weitere Konkretisierung brauchte es keine Bundeskörperschaft öffentlichen Rechts. Explizit erforderliche Regelungsautonomie, wie es z. B. der Bundesärztekammer bezogen auf das Transfusionsgesetz zugestanden wird (und eine Körperschaft öffentlichen Rechts durch die Übertragung der Hoheitsaufgabe juristisch wünschenswert machen würde), ist bezogen auf den Pflegesektor nicht erkennbar.

Befürworter einer Pflegekammer sehen in ihr ein Instrument der Interessenvertretung, die ein Mitspracherecht in politischen Prozessen sichert und eine Instanz in Verhandlungen darstellt, die aus sich selbst heraus definiert, »was Pflege kann« und dieses auch überwacht. Dass eine vom Arbeitgeber unabhängige Überwachung der Arbeits- und Ausbildungsqualität durchaus angebracht ist, zeigen Mängel, z. B. fehlende Praxisanleitungen in der praktischen Ausbildung. Außerdem könnten so auch andere kritische Situationen frühzeitig angezeigt werden – selbst dann, wenn seitens des Arbeitgebers kein Anreiz besteht, an den vorliegenden Bedingungen etwas zu ändern. Dafür müsste mit einer Kammer ein Handlungsraum gegenüber dem Arbeitgeber einhergehen – zumal Pflege als Profession ihrer Natur nach kein freier Beruf ist und daher nicht über Ressourcen und Arbeitsbedingungen bestimmt. Dass Pflege durch eine Verkammerung Mitsprache in Gremien bekäme, die die Arbeitsbedingungen mit beeinflussen, indem sie den Rahmen kontrollieren, wie z. B. der Gemeinsame Bundesausschuss (G-BA), ist jedoch falsch (▶ Abb. 2.1).

Weiter sind Thesen wie die, dass eine Berufsordnung vor dem *Wegrationalisieren von gebrauchten Kräften* schütze, nach Lektüre der Berufsordnungen der Landesärztekammern nicht verifizierbar. Auch schützen Berufsordnungen nur vor der Übernahme zuarbeitender, rahmender Tätigkeiten (Brote schmieren, Material auffüllen, Essen verteilen, Reinigen von Geräten), sofern es jemand anderen gibt, der diese originär durchführt. Ist die dafür existierende Stelle unbesetzt oder die geplante Kraft abwesend, müssen diese unaufschiebbaren Tätigkeiten dennoch durchgeführt werden, um Rückschritte im Pflegeprozess zu vermeiden. Die Existenz und Durchsetzung einer Berufsordnung bedeutet also keinesfalls einen Wegfall von Tätigkeiten zur Konzentration auf wesentliche Kernelemente der Pflege, wie es die Pflegevorbehaltsaufgaben gemäß § 4 PflBG i. V. m. § 1 PflBG vorsehen.

Das oft hervorgebrachte Argument der unzureichenden demokratischen Legitimation einer per Gesetz aus der Taufe gehobenen verpflichtenden Organisationsform kann nicht bestehen. Ausgehend vom Legitimationskettenmodell, das an Stelle einer konkreten Legitimationsform nur ein hinreichendes Legitimationsniveau durch Zusammenwirken verschiedener Legitimationsformen verlangt (siehe u. a. BVerfGE 107, 59 – 103, Rn. 135), ist festzuhalten, dass vor allem die organisatorisch-personelle Legitimationsform zum Tragen kommt. Die Legitimationskette, die vom Volk ausgehend die Abgeordneten durch Wahl einsetzt, wird durch die Abgeordneten fortgeführt, die ihre Befugnisse der Verwaltung des Berufsstandes übertragen an zunächst die Ehrenamtler, die die Kammerstrukturen schaffen und dann an den gewählten Vorstand, welcher wiederum basisdemokratisch eingesetzt wird. Es handelt sich hierbei also sogar um zwei Legitimationsketten. Die sachlich-inhaltliche Legitimation in Hinblick auf die Gesetzesbindung aller staatlicher Gewalt gemäß Art. 20 Abs. 3 GG ist hierbei ebenfalls unstrittig. Es bleibt die funktionell-institutionelle Legitimation, also der Setzungsakt. Zunächst ist dies auf die Landesverfassungen zu beziehen, welche die Amtsinhaber mit Befugnissen ausstatten. Der Setzungsakt der Kammer als solche ist aus zwei Ableitungsrichtungen legitimiert. Zwar kann ein Landtag ein Gesetz zur Verkammerung aus der Taufe heben, dennoch bedarf es im Rahmen des vorgegebenen Korridors der Selbstsetzung der Berufsordnung durch die Verkammerten. Im Vergleich zu den bisher bestehenden Landesprüfungsämtern sowie Qualitätsprüfungen durch den Medizinischen Dienst (MD) ist die Legitimation also ungleich höher. Letzteres gilt jedoch nur, wenn die Wahlbeteiligung ein entsprechendes Legitimationspotential hergibt. Bei der Wahl zur ersten Kammerversammlung der Pflegeberufekammer NRW etwa lag die Wahlbeteiligung bei nur 22 % (Bekanntmachung der Wahlleitung des Errichtungsausschusses der Pflegekammer Nordrhein-Westfalen 2023).

Gewerkschaften

Gewerkschaften verhandeln mit dem Arbeitgeberverband der Länder (AdL) beziehungsweise der Vereinigung der kommunalen Arbeitgeberverbände (VKA) die Tariflöhne für die im öffentlichen Dienst beschäftigten Pflegenden. Private und wohlfahrtlich orientierte Träger können ihre Bezahlung an diesen Vorgaben ausrichten, müssen es jedoch nicht. Obwohl es mit dem Bochumer Bund e. V. seit Mai 2020 eine Gewerkschaft gibt, die, ähnlich dem Marburger Bund e. V. für Ärzte, den Pflegenden vorbehalten ist, sind Pflegende,

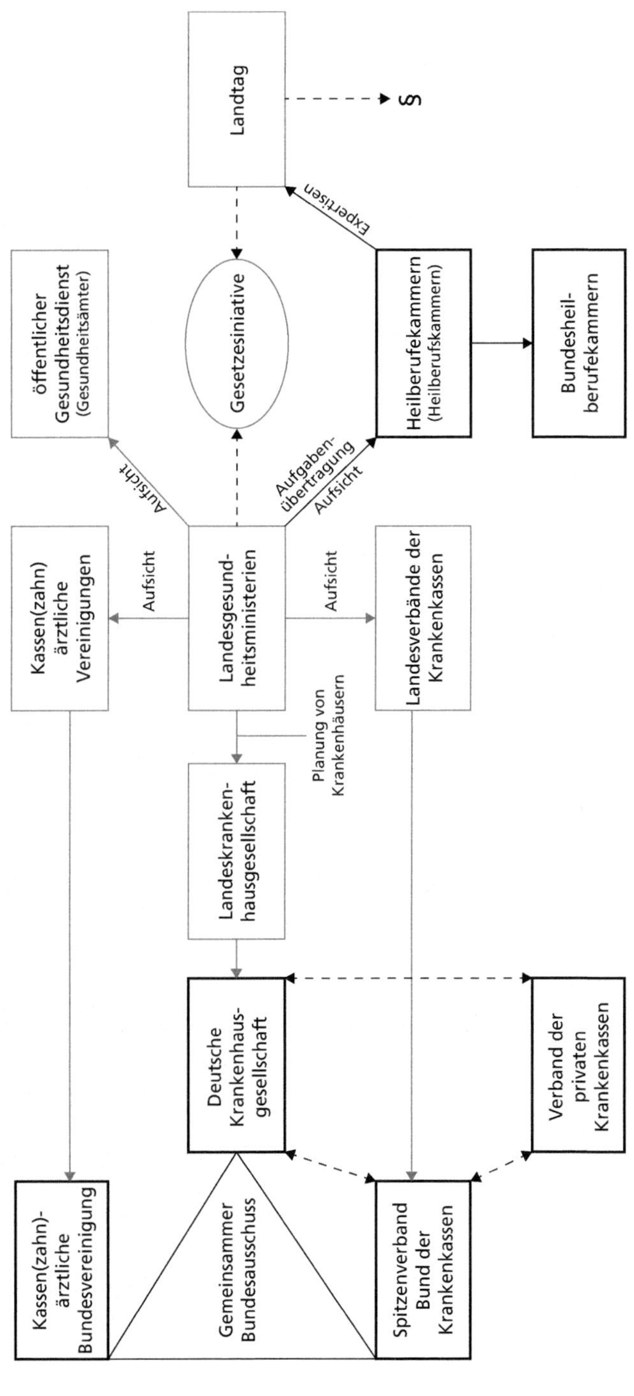

Abb. 2.1: Beziehung G-BA und Kammer (Eigene Darstellung)

wenn überhaupt in der Vereinten Dienstleistungsgesellschaft (ver.di) organisiert. Diese verhandelt neben Tariflöhnen unter anderem auch Tarifverträge für Entlastung, welche wiederum über die PpUV des Bundes hinausgehen, indem sie Bereiche einschließen, die von der Verordnung nicht erfasst werden, wie z. B. Beschäftigte auf den Normalstationen oder in den Laboren aber auch für Service und Reinigungspersonal. Befugt, fachliche Qualifikationen ihrer Mitglieder zu prüfen oder berufspolitisches Sprachrohr zu sein, ist die Gewerkschaft jedoch nicht.

Berufsverbände

Eine Vertretung des Berufs nach außen sowie eine Stärkung des Berufsbildes nach innen bieten Berufsverbände wie z. B. der Deutsche Berufsverband für Pflegeberufe e. V. (DBfK). Obwohl der Deutsche Pflegerat e. V. (DPR) der »Dachverband der bedeutendsten Verbände des deutschen Pflege- und Hebammenwesens« ist, ist (historisch gewachsen) der DBfK die Vernetzungsstelle in die europäischen und internationalen Dachverbände. Das heißt folglich, dass ausschließlich Pflegende, die sich im DBfK organisieren, Mitglieder des international *council of nurses* (ICN), der European Federation of Nurses Associations (efn) und dem DPR sind. Laut eigener Aussage fallen in den Zuständigkeitsbereich des DBfK die Herausgabe von Fachzeitschriften, die Beratung der Mitglieder in berufsrechtlichen Angelegenheiten, die Organisation von Weiterbildungen sowie die Abgabe von Expertisen zu pflegerelevanten Themen.

2.3.6 Stellschrauben und Abschlussfazit

Unter den vorgestellten Verengungen des Handlungsspielraums kommen als Stellschrauben Maßnahmen in Betracht, die dem Versorgungsauftrag über alle Lebensbereiche hinweg gerecht werden. Autonomie kann gestärkt werden durch die Rückkehr der *community nurses*. So lässt zum Beispiel die Berufsordnung der Ärztekammer Nordrhein-Westfalen Versorgungseinheiten mit hausärztlichen Strukturen offen. Der Grundsatz »ambulant vor stationär« könnte erfüllt werden, indem bestimmte Selbstpflegemaßnahmen, die nach Operationen und anderen therapeutischen Interventionen wie Chemotherapie notwendig sind (z. B. Stomaversorgung), im Voraus mit Patientinnen und Patienten eingeübt und Fragen (auch der Finanzierung) nah am sozialen Umfeld geklärt und evaluiert werden. Die Selbstbeobachtung, Selbstpflegekompetenz sowie die Beschaffung und Bewertung adäquater Gesundheitsinformationen könnte der Bevölkerung durch Edukation ermöglicht werden. Auch hier können Pflegende einen entscheidenden Beitrag zur Förderung der *Health-Literacy-Kompetenz* leisten.

Ein Hindernis ist das fehlende Vertrauen der Pflegenden, dass mit zusätzlichen Aufgaben, die mehr Verantwortung bedeuten, auch mehr system-, team- und patientenbezogener Freiraum gewährt wird. Aktuell ist zu beobachten, dass neue Aufgabenbereiche trotz Versorgungslücken in bestehenden Strukturen durch Pioniere erschlossen werden. Die neuen *skills* werden *on top* zu den bisherigen Leistungen eingesetzt, ohne, dass dafür Zeit (sowie Material und die Unterstützung der Kollegen) zur Verfügung steht. Gleichzeitig gehen in der Pflege mit höherem *grade* und höherem *skill* keine höhere Wertschätzung und Bezahlung einher, wohl aber mehr Verantwortung: Wer aufgrund seiner Qualifikation es besser wissen müsste und unachtsam handelt, steht nicht nur mit einem Bein im Gefängnis, sondern mit beiden.

Die Flucht des Humankapitals in andere Versorgungsstrukturen, Bundesländer und Länder führt zu weiterer Belastung und Unterversorgung in den bisherigen Strukturen. Die geplante Krankenhausreform führt zu weiterer Konzentration von Fachwissen in

Zentren. Lange Anfahrtswege stellen für die betroffenen Patientinnen und Patienten eine zusätzliche Hürde und Belastung dar.

> »Die Rückkehr oder Erhöhung der Stundenzahl ist für die befragten Pflegekräfte [...] nur unter Bedingungen eine Option: den eigenen Ansprüchen entsprechend und unter Anerkennung ihrer Fachlichkeit pflegen zu können, dabei von Vorgesetzten wertgeschätzt zu werden, betrieblich mitbestimmen zu können, das Privatleben nicht immer wieder ungeplant der Arbeit unterordnen zu müssen, psychisch gesund zu bleiben und dabei der Verantwortung angemessen bezahlt zu werden. [...]« (Auffenberg & Heß 2021, S. 35–36)

Ein Weg, diese Unabhängigkeit zu erreichen, wäre die Einführung von Pflegediagnosen, die nicht nur pflegerische Arbeit sichtbar machen, sondern auch den Pflegebedürftigkeitsbegriff von der ärztlichen Diagnose entkoppeln und so eine verbesserte finanzielle Abdeckung benötigter wie geleisteter Arbeit ermöglichen würden. Damit einhergehen müsste zwingend eine gesetzliche Befugnis, Rezepte für benötigte Hilfsmittel (z. B. zur Fortbewegung) selbstständig ausstellen zu dürfen. Das würde die Notwendigkeit ständiger *Workarounds* (umgehendes Verfahren, das zum gewünschten Ergebnis führt, aber den Fehler nicht beseitigt) abmildern, die aktuell viel Zeit kosten und zu unprofessioneller Versorgung führen. Das im Gesetzgebungsprozess befindliche Pflegekompetenzgesetz scheint hier ein Schritt in die richtige Richtung, auch wenn die Kritik bleibt, dass diese Leistungen on top erbracht werden müssten oder aber diese Pflegenden sich selbstständig machen könnten, was neue Lücken in die Versorgung risse.

Literatur

Antonic, B. (2016). *Patient und Arzt – ein Dialog im Schatten des Wirtschaftlichkeitszwangs*, In: Jerosch, J. & Linke, C. (Hrsg.). *Patientenzentrierte Medizin in Orthopädie und Unfallchirurgie*, 49–57. Berlin/Heidelberg: Springer.

Auffenberg, J.; Heß, M. (2021): *Pflegekräfte zurückgewinnen – Arbeitsbedingungen und Pflegequalität verbessern*. Bericht zur Studie »Ich pflege wieder, wenn ...«. Langfassung Arbeitnehmerkammer Bremen, SOCIUM Forschungszentrum Ungleichheit und Sozialpolitik der Universität Bremen.

Beer, K. (2019). *Bewehren nach DIN EN 1992-1-1 (EC2). Tabellen und Beispiele für Bauzeichner und Konstrukteure*. 7. Aufl. Wiesbaden: Springer.

Bekanntmachung der Wahlleitung des Errichtungsausschusses der Pflegekammer Nordrhein-Westfalen gemäß § 22 Abs. 8 der Wahlordnung für die Wahl zur ersten Kammerversammlung der Pflegekammer Nordrhein-Westfalen (Konstituierungswahlordnung - KonWO) vom 18. August 2021 (GV. NRW. S. 978), zuletzt geändert durch die Verordnung vom 24. März 2022 (GV. NRW. S. 353), Bekanntgemacht gem. § 1 Abs. 2 KonWO am 1. Februar 2023. https://www.pflegekammer-nrw.de/wp-content/uploads/2023/02/2023-02-01_Bekanntmachung-amtliches-Wahlergebnis.pdf

Berufsordnung Ärztekammer Nordrhein, Fassung in der Fassung vom 16.11.2019 (in Kraft getreten am 04.04.2020)

Blum, S. & Schubert, K. (2018). *Politikfeldanalyse. Eine Einführung*. 3. Aufl. Wiesbaden: Springer VS.

Bundesministerium für Gesundheit (BMG) (Hrsg.) (2023a). *Das Prinzip der Selbstverwaltung*. Zugriff am 21.07.2023 unter: https://www.bundesgesundheitsministerium.de/themen/gesundheitswesen/selbstverwaltung.html

Bundesministerium für Gesundheit (BMG) (Hrsg.) (2023b). *Fallpauschalen*. Zugriff am 21.07.2023 unter: https://www.bundesgesundheitsministerium.de/service/begriffe-von-a-z/f/fallpauschalen.html

Bundespflegekammer (Hrsg.) (2022). *Impressum*. Zugriff am 21.07.2023 unter: https://bundespflegekammer.de/impressum.html

Bundesverfassungsgericht, Beschluss der 1. Kammer des Ersten Senats vom 11. April 2017 - 1 BvR 452/17 -, Rn. 1-31, http://www.bverfg.de/e/rk20170411_1bvr045217.html

Degenhart, C. (2021). *Staatsrecht I Staatsorganisationsrecht. Mit Bezügen zum Europarecht*. 37. Aufl. Heidelberg: C. F. Müller.

Deutsche Krankenhausgesellschaft (DKG) (Hrsg.) (2019). *DKG zum Pflegestellen-Förderprogramm. Der Arbeitsmarkt für Pflegekräfte ist leergefegt*, Zugriff am 21.07.2023 unter: https://www.dkgev.de/dkg/presse/details/der-arbeitsmarkt-fuer-pflegekraefte-ist-leergefegt/

Gesundheitsberichterstattung des Bundes (GBE-Bund) (Hrsg.) (2023). *Gesundheitsausgaben in*

Deutschland in Mio. €, je Einwohner, Diese Tabelle bezieht sich auf: Art der Einrichtung: Ambulante Pflege, Art der Leistung: Gesundheitsausgaben. Zugriff am 21.07.2023 unter: https://www.gbe-bund.de/gbe/pkg_isgbe5.prc_menu_olapp_uid=gast&p_aid=22206374&p_sprache=D&p_help=2&p_indnr=863&p_indsp=6172&p_ityp=H&p_fid=

International Council of Nurses (ICN) (Hrsg.) (2002). *Nursing definition.* Zugriff am 31.07.2023 unter: https://www.icn.ch/resources/nursing-definitions

Kellnhauser, E. (2015). *Erfolgreich trotz Widerstand. in England und den USA gibt es Pflegekammern seit über 100 Jahren - ein Blick auf die Gründungsphase*, Pflege Z, 68(5), 262–266.

Koalitionsvertrag 2021–2025 zwischen der Sozialdemokratischen Partei Deutschlands (SPD), BÜNDNIS 90/DIE GRÜNEN und den Freien Demokraten (FDP)

Lademann, J. (2018). *Professionalisierung*, In: Bäcker, C. et al.: *Moderne Pflege heute. Beruf und Profession zeitgemäß verstehen und leben.* Stuttgart: Kohlhammer.

Land, B. (2018). *Das deutsche Gesundheitssystem – Struktur und Finanzierung. Wissen für Pflege- und Therapieberufe*. Stuttgart: Kohlhammer.

Matissek, R. (2019). *Lebensmittelchemie*. 9. Aufl. Heidelberg: Springer Spektrum.

Mayntz, R. (2008). *Von der Steuerungstheorie zu Global Governance*, In: Schuppert, G. F. & Zürn, M (Hrsg.). *Governance in einer sich wandelnden Welt*. Politische Vierteljahresschrift. Sonderheft (41). 43–60.

Meng, D. & Uhlig, M. (2017). *Die Branche im Umbruch: (Neben-)Wirkungen der Pflegestärkungsgesetze*. Pflege Z, 70(16).

Milstein, R. & Schreyögg, J. (2020). *Empirische Evidenz zu den Wirkungen der Einführung des G-DRG-Systems*, In: Klauber, J., Geraedts, M. et al. (Hrsg.), *Krankenhaus-Report 2020*, 25–39, Berlin/Heidelberg: Springer.

Möltgen-Sicking, K. & Winter, T. (2019). *Governance. Begriff, Varianten, Steuerungsformen, Akteure und Rollen*, In: Möltgen-Sicking, K. & Winter, T. (Hrsg.): *Governance. Eine Einführung in Grundlagen und Politikfelder*, 1–21, Wiesbaden: Springer.

Müller-Hermann, S. et al. (Hrsg.) (2018). *Professionskulturen – Charakteristika unterschiedlicher professioneller Praxen*, Wiesbaden: Springer.

Riedlinger, I. et al. (2021). *»Und der Markt ist einfach leergefegt«: Management im Krisenmodus: Ergebnisse aus einem Verbundprojekt zum betrieblichen Führungshandeln in der Pflege.* Arbeit, *30*(3), 151–169.

Schaeffer, D. und Pelikan, J. M. (Hrsg.) (2017). *Health Literacy. Forschungsstand und Perspektiven*. Bern: Hogrefe.

Schmedes, C. (2021). *Emotionsarbeit in der Pflege. Beitrag zur Diskussion über die psychische Gesundheit Pflegender in der stationären Altenpflege.* Wiesbaden: Springer.

Siepmann, M. & Groneberg, D. (2012). *Der Arztberuf als Profession – die strukturtheoretische Perspektive*, Zbl Arbeitsmed. 62, 288–292. doi: https://doi.org/10.1007/BF03346168

Stöhr, R. et al. (2019). *Schlüsselwerke der Vulnerabilitätsforschung*, Wiesbaden: Springer.

Umweltbundesamt (Hrsg.) (2020). *Ergänzung der Empfehlung »Umgang mit per- und polyfluorierten Alkylsubstanzen (PFAS) im Trinkwasser« vom 26. August 2020. Empfehlung des Umweltbundesamtes nach Anhörung der Trinkwasserkommission*, Bundesgesundheitsbl. 64, 1328–1329. doi: https://doi.org/10.1007/ s00103- 021- 03411-z

Wasem, J. (2020). Systeme der Krankenhausfinanzierung, In: Klauber, J., Geraedts, M. et al. (Hrsg.). *Krankenhaus-Report 2020*, 41–51, Berlin Heidelberg: Springer.

Wissenschaftliche Dienste Deutscher Bundestag, WD 9: Gesundheit, Familie, Senioren, Frauen und Jugend (Hrsg.) (2018). *Sachstand Zur Einrichtung von Pflegekammern. Stand, Entwicklungen und potentieller Regelungsbedarf*, WD 9 - 3000 - 085/18, Zugriff am 21.07.2023 unter: https://www.bundestag.de/resource/blob/592584/7a476c73fa0a983a33acf9e1e7c41362/wd-9-085-18-pdf-data.pdf

Wolf, J. & Vogd, W. (2018). *Professionalisierung der Pflege, Deprofessionalisierung der Ärzte oder vice versa? Überlegungen zu den organisatorischen und gesellschaftlichen Rahmenbedingungen professionellen Handelns*, In: Müller-Hermann, S., Becker-Lenz, R., Busse, S. & Ehlert, G. (Hrsg.): *Professionskulturen – Charakteristika unterschiedlicher professioneller Praxen*, 151–173, Wiesbaden: Springer.

2.4 Kompetenzbildung und -entwicklung der Profession Pflege

Matthias Drossel

Ansätze zur Kompetenzentwicklung, generalistischen Pflegeausbildung, Vorbehaltstätigkeiten Bestimmung der Pflegebedürftigkeit – was »bespielt« die Profession bereits, wo liegen zukünftige Entwicklungsaufgaben und Perspektiven?

2.4.1 Der Kompetenzbegriff

Der inflationäre Einsatz des Kompetenzbegriffs erschwert die richtige Einordnung, die nachfolgend mit der Kompetenzbildung und -entwicklung in Zusammenhang gebracht wird. Arnold (2017, S. 7 ff.) beschreibt im Kontext der Bildung »Die Kompetenzkatastrophe«. Sahmel (2015, S. 357) beschäftigt sich mit dem Kompetenzbegriff und kommt zum Resümee: »Will man am Kompetenzbegriff festhalten, so muss man sich mit seiner Ambivalenz (ideologie-)kritisch auseinandersetzen […]. Die Konjunktur des inzwischen fast inflationär gebrauchten Begriffs Kompetenz ist in einem ähnlichen Licht zu sehen.« Wissen ist also wichtig, muss jedoch in den erfordernden Situationen abgerufen werden können. Je mehr Wissen mobilisiert werden kann, desto kompetenter kann man handeln« (Erpenbeck & Sauter 2019). Wenn der Alltagsverstand oder Kolleginnen oder Kollegen mal wieder entgegnen, dass gute Lernbegleitung auch ohne Kompetenzdenken geht, dann muss vehement auf empirischer Basis, z. B. mit modernen Erkenntnissen der Gedächtnisforschung, der Neurobiologie und -psychologie entgegnet werden (Erpenbeck & Sauter 2019). Diese theoretische Auseinandersetzung mit dem Kompetenzbegriff und dem Lernprozess benötigt außerdem die Auseinandersetzung mit dem beruflichen Handlungsfeld.

Dreyfus und Dreyfus unterscheiden in ihrem Modell »From Novice to Expert« die Stufen des Kompetenzerwerbes: Novice (Anfänger), Advanced Beginner (fortgeschrittener Anfänger), Competent (kompetente Person), Proficient (erfahrene, gewandte Person) und Expert (Experte). Patricia Benner hat dieses Modell in ihrer Machbarkeitsstudie in Pflegeberufen weiter untersucht (Benner 1984, Benner 2017). Zeit und einschlägige Erfahrung im jeweiligen Handlungsfeld sind beim Kompetenzerwerb eine zentrale Determinante. Olbrich (2009) erweitert diesen Begriff und stellt das kompetenztheoretische Modell mit seinen Handlungsdimensionen und Lernebenen dar:

1. *Regelgeleitetes Handeln (Wissen anwenden, s. g. prozedurales und deklaratives Lernen)*: Regelorientierung, wissenschaftsbasiertes und normativ geleitetes Handeln.
2. *Situativ-beurteilendes Handeln (vertiefte Einfühlung und Wahrnehmung, konditionales Lernen)*: Gesamtzusammenhänge werden betrachtet und dadurch eine vertiefende Auseinandersetzung mit dem Gegenstand ermöglicht.
3. *Reflektierendes Handeln (Selbstreflexion, reflektierendes Lernen)*: Reflexion der Situation, aber auch die eigenen Gefühlen und Gedanken werden vom Erleben aus artikuliert.
4. *Aktiv-ethisches Handeln (persönliche Stärke, idenditätsförderndes Lernen)*: Aktiv werden durch handeln, kommunizieren oder streiten.

In diesem Zusammenhang wird deutlich, dass einerseits die erworbene Kompetenz im Lernprozess, aber eben auch das Sammeln von Erfahrungen im Handlungsfeld zentrale Aspekte der Kompetenzentwicklung sind. Die berufliche Handlungskompetenz steht im Mittelpunkt. Der Deutsche Qualifikationsrahmen gliedert diese in Fachkompetenz (Wissen und Fertigkeiten) und personale Kompetenz (Sozialkompetenz und Selbstständigkeit) (Bund-Länder-Koordinierungsstelle für den Deutschen Qualifikationsrahmen für lebenslanges Lernen 2013). Die Handlungskompetenz wird im Verständnis der Kultusministerkonferenz (KMK) in folgenden Dimensionen unterschieden (Breuer 2005, S. 11):

1. Fachkompetenz
2. Personale Kompetenz
3. Sozialkompetenz
4. Methodenkompetenz

> »*Fachkompetenz* bezeichnet die Bereitschaft und Fähigkeit, auf der Grundlage fachlichen Wissens und Könnens Aufgaben und Probleme zielorientiert, sachgerecht, methodengeleitet und selbständig zu lösen und das Ergebnis zu beurteilen.
> *Personalkompetenz* bezeichnet die Bereitschaft und Fähigkeit, als individuelle Persönlichkeit die Entwicklungschancen, Anforderungen und Einschränkungen in Familie, Beruf und öffentlichem Leben zu klären, zu durchdenken und zu beurteilen, eigene Begabungen zu entfalten sowie Lebenspläne zu fassen und fortzuentwickeln. Sie umfasst personale Eigenschaften wie Selbständigkeit, Kritikfähigkeit, Selbstvertrauen, Zuverlässigkeit, Verantwortungs- und Pflichtbewusstsein. Zu ihr gehören insbesondere auch die Entwicklung durchdachter Wertvorstellungen und die selbstbestimmte Bindung an Werte.
> *Sozialkompetenz* bezeichnet die Bereitschaft und Fähigkeit, soziale Beziehungen zu leben und zu gestalten, Zuwendungen und Spannungen zu erfassen, zu verstehen sowie sich mit anderen rational und verantwortungsbewusst auseinanderzusetzen und zu verständigen. Hierzu gehört insbesondere auch die Entwicklung sozialer Verantwortung und Solidarität.
> *Methoden- und Lernkompetenz* erwachsen aus einer ausgewogenen Entwicklung dieser drei Dimensionen« (Breuer 2005, S. 11).

Die Stufen der Entwicklung von Pflegekompetenz nach Benner müssen näher betrachtet werden. »From Novice to Expert« (Benner 2017):

- Stufe I: *Neulinge (Auszubildende, Wechsel in ein neues Fachgebiet)*
  Keine oder wenig Erfahrungen in Pflegesituationen. Struktur und Regeln sind für diese wichtig, bei besonderen Situationen können diese jedoch nicht transferiert werden. Sie zeigen sich daher eher als eingeschränkt handlungsfähig.
- Stufe II: *Fortgeschrittene Anfängerinnen und Anfänger*, bereits einige Erfahrungen, teilweise sich wiederholend, gesammelt. *Sie handeln in diesen Situationen adäquat, können auf Erfahrungen zurückgreifen und Pflegebedürftige und deren Bedürfnisse einschätzen.* Jedoch ist das Abwägen von Prioritäten, bezogen auf die Bedürfnisse der zu versorgenden Patientinnen und Patienten, nur eingeschränkt möglich.
- Stufe III: *Kompetente Pflegepersonen*
  Personen die zwei bis drei Jahre Erfahrung im gleichen oder ähnlichen Handlungs- und Berufsfeld haben. Sie können Handlungen und weiterführende Ziele planen. Prioritäten können gesetzt werden. Sie können Aufgaben des Alltags und auch besonderer Situationen effizient bewältigen.
- Stufe IV: *Erfahrene Pflegepersonen*
  Personen die drei bis fünf Jahre Berufserfahrung im gleichen oder ähnlichen Handlungs- und Berufsfeld haben. Sie können Pflegesituationen analysieren, ganzheitlich erfassen und vom regelhaften problemlos abweichen. Prioritäten werden gesetzt und Herausforderungen problemlos bewältigt.
- Stufe V: *Pflegeexpertinnen und Pflegeexperten*
  Personen die mehr als fünf Jahre Berufserfahrung im gleichen oder ähnlichen Handlungs- und Berufsfeld haben. Sie benötigen keine handlungs(an)leitenden Regeln und handeln intuitiv. Sie erkennen die Problemlage in kürzester Zeit und reagieren adäquat.

Pflegeexpertinnen und -experten sind in der Regel auch in der Lage, das Wissen explizierbar zu machen und weiterzugeben (North et al. 2016). Der historische Abriss der Entwicklung der Pflege als Profession wird bei dieser Beschreibung vernachlässigt.

2.4.2 Kompetenzen im Kontext von informeller und formeller Bildungskonzepte

Berufserlaubnis

Die formelle landesübergreifend regulierte Ausbildung für die Pflegeberufe ist im PflBG niedergeschrieben und ist im Deutschen Qualifikationsrahmen (DQR) auf der Stufe 4 einzuordnen. Ebenso die Ausbildung der Pflegeassistenz, die bisher in drei Bundesländern angeboten wird. Beide Ausbildungen unterscheiden sich erheblich. Dennoch wird die Paradoxie des Kompetenzmissverständnisses schon hier deutlich und noch weiter von dem Berufsfeld der Altenpflegehilfe und Gesundheits- und Krankenpflegehelfer untermauert, die ebenfalls im Bereich DQR 4 eingeordnet werden. Diese willkürliche Einordnung zieht sich im Bereich Fort- und Weiterbildung, die teilweise keiner Stufe im DQR zugeordnet sind, weiter durch. Das Bachelorstudium Pflegefachfrau/-mann wird dem DQR 6 zugeordnet.

Ausbildungen im Bereich Pflege(fach)helfer/-assistenz sind länderrechtlich reguliert. Das Bundesministerium für Bildung und Forschung (BMBF) und die Kultusministerkonferenz (KMK) beschreiben auf der Webseite folgendes:

> »Bei dieser Qualifikation handelt es sich um eine landesrechtlich geregelte Berufsausbildung an einer Berufsfachschule. Die Berufsfachschule vermittelt die erforderlichen Qualifikationen zur Ausübung eines staatlich anerkannten Ausbildungsberufes nach Landesrecht. Die Dauer dieser vollzeitschulischen Bildungsgänge beträgt mindestens 2 Jahre. Der Unterricht umfasst einen berufsübergreifenden und einen berufsbezogenen sowie gegebenenfalls fachpraktischen Lernbereich. Die Bildungsgänge orientieren sich an den beruflichen Arbeits- und betrieblichen Geschäftsprozessen. In die Ausbildung ist ein Betriebspraktikum integriert. Der erfolgreiche Abschluss befähigt zur unmittelbaren Berufsausübung als qualifizierte Fachkraft in einem landesrechtlich geregelten Ausbildungsberuf. Die Absolventen/innen erwerben die für die Ausübung einer qualifizierten beruflichen Tätigkeit notwendige berufliche Handlungsfähigkeit, die Fachkompetenz, Selbstkompetenz und Sozialkompetenz zu Handlungskompetenz verbindet und deren immanente Bestandteile Methodenkompetenz, kommunikative Kompetenz und Lernkompetenz sind. Sie verfügen über Kompetenzen zur selbständigen Planung und Bearbeitung fachlicher Aufgabenstellungen in einem umfassenden, sich verändernden beruflichen Tätigkeitsfeld.« (BMBF 2023, KMK 2023)

Die Abgrenzung der Ausbildung zur Pflegefachfrau/zum Pflegefachmann stellen das BMBF und die KMK (2023) folgendermaßen dar:

> »Bei Qualifikationen dieses Typs handelt es sich um Berufsausbildungen, die auf der Grundlage von Berufszulassungsgesetzen des Bundes geregelt sind. Für deren Ausübung ist eine staatliche Zulassung Voraussetzung. Allgemeine Ausbildungs-, Prüfungs- und Zulassungsmodalitäten zu den jeweiligen Gesundheitsfach- und Heilberufen sind in den vom Bund erlassenen Ausbildungs- und Prüfungsverordnungen geregelt. Die Umsetzung und die Ausbildungsinhalte werden von den Ländern bzw. den jeweils zuständigen Landesbehörden geregelt. Die Ausbildung wird in berufsbildenden Schulen durchgeführt, die den Schulgesetzen der Bundesländer unterstehen, oder in Schulen des Gesundheitswesens. Sie ist räumlich und organisatorisch häufig mit Krankenhäusern oder vergleichbaren Einrichtungen oder Praxisbetrieben verbunden. Umfang, Dauer, Inhalt und Verhältnis von theoretischer und praktischer Ausbildung unterscheiden sich je nach Ausbildungsberuf und Bundesland. Es gibt Ausbildungen mit einem hohen Praxisanteil in Betrieben (z. B. Hebamme/Entbindungspfleger/in, Notfallsanitäter/in, Pflegeberufe, Logopäde/in) und eher schulisch ausgerichtete Ausbildungen (z. B. Diätassistent/in, Ergotherapeut/in, Physiotherapeut/in). Die Dauer der Ausbildung beträgt mindestens 2, in der Regel jedoch 3 Jahre. Die Absolventen/innen erwerben die für die

Ausübung einer qualifizierten beruflichen Tätigkeit notwendige berufliche Handlungsfähigkeit, die Fachkompetenz, Selbstkompetenz und Sozialkompetenz zu Handlungskompetenz verbindet und deren immanente Bestandteile Methodenkompetenz, kommunikative Kompetenz und Lernkompetenz sind. Sie verfügen über Kompetenzen zur selbständigen Planung und Bearbeitung fachlicher Aufgabenstellungen in einem umfassenden, sich verändernden beruflichen Tätigkeitsfeld.« (Anmerkung: mit Inkrafttreten des Hebammenreformgesetzes am 1. Januar 2020 werden Hebammen akademisch im Rahmen eines dualen Studiums ausgebildet).

Diese abstrakten Formulierungen müssen genauer betrachtet und die verschiedenen Abschlüsse und Berufe in der Pflege abgegrenzt werden. Diese werden nachfolgend von der Anlerntätigkeit zum Studium hin beschrieben:

1. Abgrenzung Pflegehilfskraft
   Die Pflegehilfskraft, teilweise auch als Helferin oder Helfer benannt, ist eine Anlerntätigkeit. »Helfer/-innen im Bereich stationäre Krankenpflege unterstützen die Pflegefachkräfte bei der Versorgung und Pflege von Patienten. Sie helfen den Patienten bei Tätigkeiten des täglichen Lebens, die diese nicht selbst erledigen können. So leisten sie z. B. Hilfestellung beim Aufstehen, beim An- oder Umziehen, beim Toilettengang und bei der Körperpflege. Auch bei der Nahrungsaufnahme können sie behilflich sein. Sie begleiten die Patienten ggf. zu Untersuchungen und Behandlungen oder messen nach Anweisung Fieber und kontrollieren das Körpergewicht. Darüber hinaus übernehmen sie Aufgaben des alltäglichen Stationsbetriebs. Sie helfen z. B. bei der Ausgabe von Speisen und Getränken, sorgen für Sauberkeit und Ordnung in Krankenzimmern und wechseln die Bettwäsche« (BA 2023a, Jürgensen 2019). Diese gibt es auch im Kontext der Altenhilfe. Bei beiden wird keine Ausbildung vorausgesetzt und diese werden nur am Arbeitsplatz eingewiesen (ebd.).
   Bei der Betrachtung der Tätigkeit, also dem erworbenen Kompetenzlevel, wird deutlich, dass eine Schnittmenge zu den ein-, zwei-, dreijährigen Fachausbildungen definitiv gegeben ist: »Helfer/-innen im Bereich Altenpflege/Persönliche Assistenz betreuen und versorgen alte, kranke und pflegebedürftige Menschen sowie Menschen mit Behinderungen. Sie setzen bspw. Waschlappen und Hautpflegemittel ein, servieren Speisen und arbeiten mit Reinigungsmitteln. Bei einigen Tätigkeiten tragen sie Einweghandschuhe oder Mundschutz. In Pflegeheimen sind sie in Patientenzimmern, Sanitär- und Aufenthaltsräumen tätig. In der persönlichen Assistenz von Menschen mit Behinderungen arbeiten sie vor allem in den Räumlichkeiten der Wohnung. Schichtdienst ist üblich. [...] Die Helfer/-innen betten z. B. kranke Menschen um und werden bei Pflege- und Assistenztätigkeiten auch mit Körperausscheidungen und -gerüchen, Wunden oder Blut konfrontiert. Wenn sie z. B. demente Menschen versorgen, sind sie auch psychischen Belastungen ausgesetzt. Einfühlungsvermögen ist bei der Pflege wie auch bei der persönlichen Assistenz wichtig. Die Helfer/-innen folgen den Anweisungen der Fachkräfte bzw. richten sich nach den Wünschen der privat betreuten Menschen und führen alle Tätigkeiten sorgfältig aus« (ebd.).
2. Pflegefachhelferinnen und -helfer, Gesundheits- und Krankenpflegehelferinnen und -helfer, Altenpfleghelferinnen und -helfer und Pflegeassistentinnen und -assistenten:
   Diese länderrechtlich geregelten Ausbildungen dauern je nach Bundesland in Vollzeit zwischen einem und zwei Jahre.
   »Gesundheits- und Krankenpflegehelfer/-innen betreuen unter Aufsicht von Pflegefachpersonal und auf Grundlage ärztlicher Vorgaben Patienten und gehen dabei mit medizinischen Geräten um, z. B. mit Absaug- oder Inhalationsgeräten. Von Hand versorgen sie z. B. Wunden und

legen Verbände an. Sie beachten die Arbeits- und Hygienevorschriften genau und tragen Schutzkleidung. Sie sind in Fachabteilungen von Krankenhäusern und Kliniken beschäftigt und arbeiten innerhalb eines Pflegeteams. Bei der Grundpflege haben sie unmittelbaren körperlichen Kontakt zu Patienten, teilweise besteht Infektionsgefahr« (BA 2023b, Jürgensen 2019). Sie umfassen i. d. R. mindestens 700 Stunden fachpraktischen und Theorieunterricht und mindestens 850 Stunden praktische Ausbildung. Sie sind i. d. R. nicht wie die dreijährige Ausbildung generalistisch, sondern in Krankenpflege/Altenhilfe untergliedert. Jürgensen (2019) grenzt die Tätigkeit nur in Teilbereichen gegenüber Pflegefachkräften ab, z. B. ordnet sie dem Helfer die Versorgung niedriger Schwierigkeitsgrade zu. Weiter setzt sie voraus, dass die Pflegesituation stabil ist. Dafür übernehmen die Helfer auch die Durchführungsverantwortung. Ein Schnittstellenbereich zur Fachkraft sind z. B. ärztlich verordnete Maßnahmen, Sterbebegleitung, Beziehungsgestaltung, Aktivierende Pflege, Handeln in Notfällen, Interdisziplinäre/Intradisziplinäre Zusammenarbeit, Mitwirkung bei der Grundpflege/Pflegeplanung/Dokumentation und die Grundversorgung/Unterstützung bei der Alltagsgestaltung.
Vorsicht: In Bremen, im Saarland und in Sachsen-Anhalt gibt es eine weitere Form der Ausbildung, die in Vollzeit zwei bis drei Jahre dauert. Die Fachkraft für Pflegeassistenz/Pflegeassistent. Diese wird in diesem Kapitel nicht näher dargestellt. In diesem Zusammenhang ist auch darauf zu sensibilisieren, dass die Begriffe Heilerziehungspflege, Kinderpflege und Sozialassistenzen zu den Pflegeberufen nicht hinzugezählt werden (Jürgensen 2019).

3. Pflegefachfrau/-mann (Ausbildung und Studium)
»Pflegefachkräfte betreuen und versorgen [...] Patienten eigenständig und gehen dabei mit medizintechnischen Geräten um, z. B. Blutdruckmessgeräte, Überwachungsmonitore, Beatmungsgeräte. Von Hand versorgen sie z. B. Wunden und legen Verbände an. Sie beachten die Arbeits- und Hygienevorschriften genau und tragen je nach Aufgabenbereich Schutzkleidung wie Kittel, Mundschutz und Handschuhe. In der ambulanten Pflege arbeiten sie häufig allein, im stationären Bereich in einem Pflegeteam. Bei der Grundpflege haben sie unmittelbaren körperlichen Kontakt zu Patienten, teilweise besteht Infektionsgefahr. Sie sind in wechselnden Diensten - auch nachts und am Wochenende - tätig und leisten Bereitschaftsdienste« (BA 2023c).

Die Pflegefachfrau/-mann ist eine relativ neue Ausbildung nach bundeseinheitlichem Gesetz (PflBG). Sie startete erstmalig im Jahr 2020. Vorher waren die Ausbildungen in den Pflegeberufen in Altenpflege, Gesundheits- und Kinderkrankenpflege/Krankenpflege getrennt. Diese drei Ausbildungen wurden in eine Ausbildung überführt. Es ist derzeit möglich einen nicht-EU-konformen Abschluss innerhalb dieser Ausbildung zu wählen.

Die Kompetenzen werden detailreich beschrieben und in fünf Kompetenzbereiche untergliedert:

a) Pflegeprozesse und Pflegediagnostik in akuten und dauerhaften Pflegesituationen verantwortlich planen, organisieren, gestalten, durchführen, steuern und evaluieren.
b) Kommunikation und Beratung personen- und situationsorientiert gestalten.
c) Intra- und interprofessionelles Handeln in unterschiedlichen systemischen Kontexten verantwortlich gestalten und mitgestalten.
d) Das eigene Handeln auf der Grundlage von Gesetzen, Verordnungen und ethischen Leitlinien reflektieren und begründen.

e) Das eigene Handeln auf der Grundlage von wissenschaftlichen Erkenntnissen und berufsethischen Werthaltungen und Einstellungen reflektieren und begründen.

Neu und erstmalig mit im Gesetz aufgenommen sind die in § 4, PflBG vorbehaltenen Tätigkeiten:

»(1) Pflegerische Aufgaben nach Abs. 2 dürfen beruflich nur von Personen mit einer Erlaubnis nach § 1 Abs. 1 durchgeführt werden. Ruht die Erlaubnis nach § 3 Abs. 3 Satz 1, dürfen pflegerische Aufgaben nach Abs. 2 nicht durchgeführt werden.
(2) Die pflegerischen Aufgaben im Sinne des Absatzes 1 umfassen

1. die Erhebung und Feststellung des individuellen Pflegebedarfs nach § 5 Abs. 3 Nummer 1 Buchstabe a,
2. die Organisation, Gestaltung und Steuerung des Pflegeprozesses nach § 5 Abs. 3 Nummer 1 Buchstabe b sowie
3. die Analyse, Evaluation, Sicherung und Entwicklung der Qualität der Pflege nach § 5 Abs. 3 Nummer 1 Buchstabe d.

(3) Wer als Arbeitgeber Personen ohne eine Erlaubnis nach § 1 Abs. 1 oder Personen, deren Erlaubnis nach § 3 Abs. 3 Satz 1 ruht, in der Pflege beschäftigt, darf diesen Personen Aufgaben nach Abs. 2 weder übertragen noch die Durchführung von Aufgaben nach Abs. 2 durch diese Personen dulden.«

Weiterhin gibt es die Möglichkeit Pflegefachmann/-fachfrau auch im akademischen Bereich auf Bachelorniveau zu studieren (PflBG, Teil 3 Hochschulische Pflegeausbildung). Die hochschulischen Bildungsziele sind in § 37 PflBG festgeschrieben:

»(1) Die primärqualifizierende Pflegeausbildung an Hochschulen befähigt zur unmittelbaren Tätigkeit an zu pflegenden Menschen aller Altersstufen und verfolgt gegenüber der beruflichen Pflegeausbildung nach Teil 2 ein erweitertes Ausbildungsziel.
(2) Die hochschulische Ausbildung zur Pflegefachfrau oder zum Pflegefachmann vermittelt die für die selbstständige umfassende und prozessorientierte Pflege von Menschen aller Altersstufen nach § 5 Abs. 2 in akut und dauerhaft stationären sowie ambulanten Pflegesituationen erforderlichen fachlichen und personalen Kompetenzen auf wissenschaftlicher Grundlage und Methodik.
(3) Die hochschulische Ausbildung umfasst die in § 5 Abs. 3 beschriebenen Kompetenzen der beruflichen Pflegeausbildung. Sie befähigt darüber hinaus insbesondere

1. zur Steuerung und Gestaltung hochkomplexer Pflegeprozesse auf der Grundlage wissenschaftsbasierter oder wissenschaftsorientierter Entscheidungen,
2. vertieftes Wissen über Grundlagen der Pflegewissenschaft, des gesellschaftlich-institutionellen Rahmens des pflegerischen Handelns sowie des normativ-institutionellen Systems der Versorgung anzuwenden und die Weiterentwicklung der gesundheitlichen und pflegerischen Versorgung dadurch maßgeblich mitzugestalten,
3. sich Forschungsgebiete der professionellen Pflege auf dem neuesten Stand der gesicherten Erkenntnisse erschließen und forschungsgestützte Problemlösungen wie auch neue Technologien in das berufliche Handeln übertragen zu können sowie berufsbezogene Fort- und Weiterbildungsbedarfe zu erkennen,
4. sich kritisch-reflexiv und analytisch sowohl mit theoretischem als auch praktischem Wissen auseinandersetzen und wissenschaftsbasiert innovative Lösungsansätze zur Verbesserung im eigenen beruflichen Handlungsfeld entwickeln und implementieren zu können und
5. an der Entwicklung von Qualitätsmanagementkonzepten, Leitlinien und Expertenstandards mitzuwirken.

(4) Die Hochschule kann im Rahmen der ihr obliegenden Ausgestaltung des Studiums die Vermittlung zusätzlicher Kompetenzen vorsehen. Das Erreichen des Ausbildungsziels darf hierdurch nicht gefährdet werden.
(5) § 5 Abs. 4 und § 14 gelten entsprechend.«

Peters and Telieps (2023) beschreiben, dass Bemühungen bestehen die Abschlüsse von den Assistenzausbildungen bis zum zweiten beziehungsweise dritten Fortbildungsniveau so zuzuordnen, dass ein Kompetenzunterschied durch die Zuordnung deutlich wird.

Sie beschreiben darin auch die Notwendigkeit für eine attraktive und logisch aufgebaute Berufslaufbahnkonzepte für das Berufsfeld Pflege entstehen. Herausfordernd wird hier die Zuordnung von Fort- und Weiterbildungen (Peters & Telieps 2023).

Tab. 2.1: Einordnung Pflegebildung im Deutschen Qualifikationsrahmen (DQR) (angelehnt an Peters & Telieps 2023)

DQR 4	*DQR 5*	*DQR 6*	*DQR 7*
Landesrecht: Pflegeassistenz/-fachhelfer Dreijährige Ausbildung nach PflBG: Pflegefachfrau/-mann	Hier gibt es bisher keine Zuordnungen im Pflegeberuf!	Pflege mit Bachelorabschluss z. B. Pflegefachmann B. Sc.	Pflege mit Masterabschluss z. B. Advanced Nursing Practice
Herausforderung Keine Zuordnung von Fort- und Weiterbildungen, Fachweiterbildungen, etc.			

Fort-/Weiterbildung, Studium und Skills Lab

Im Bereich der Pflegeberufe ist ein Wildwuchs in der Fort-, Weiterbildungs- und Studienlandschaft festzustellen. Diese werden teilweise durch Länder, Fachgesellschaften, Bildungszentren oder (inter-)nationale Konzepte und Projekte legitimiert. Diese heterogene Bildungslandschaft erschwert die Einordnung in eine Systematik. Evidenzbasierung, Einordnung auf dem Meister-Niveau, uvm. erfolgt nur in Teilen. Teilweise werden obsolete Arbeitsgruppen ohne oder nur mit bedingtem Einfluss von Pflegenden gegründet, die auch Curricula, etc., beschreiben. Weiter gibt es ideologische Fortbildungsprogramme, die über ein Schneeballsystem und Refresherprogramm kostenintensiv und nur bedingt der Professionsbildung zuträglich sind. Ein dringender Handlungsbedarf besteht. Bestenfalls durch eine Selbstverwaltung reguliert und kontrolliert und mit einem bundeseinheitlichen gesetzlichen Legitimationshorizont.

Beispiele für Fachweiterbildungen auf Meisterniveau (meist mit 720 Theoriestunden und Praktika):

- Fachweiterbildungen Anästhesie- und Intensivpflege
- Fachweiterbildung Pflege in der Onkologie
- Pflege in der Psychiatrie, Psychosomatik und Psychotherapie
- uvm.

Beispiele für Weiterbildungen mit geringem Stundenumfang:

- Intermediate Care Pflege
- Weiterbildung neurologische Pflege (DGNR)
- Praxisanleitung
- uvm.

Eine Besonderheit stellen Pflegestudiengänge dar, die ausbildungsbegleitend oder nach der Ausbildung absolviert werden können. In der Bachelorebene zielen sie in der Regel darauf ab, dass der Transfer von Evidenz in die Versorgung noch besser gelingt, aber auch durch analytisch-reflexive Kompetenzen Problemstellungen formuliert werden, die wissenschaftlich beantwortet und operationalisiert werden. Im anschließenden Masterniveau kann dann das Level der Advanced Practice Nurse/Advanced Nursing Practice (ANP), eine hochqualifizierte, spezialisierte Versorgung von Patientinnen und Patienten erreicht werden. Auch im Bereich der Studiengänge zeichnet sich ein Wildwuchs ab: Teilweise wird schon im Bachelor versucht, eine Spezialisierung zu integrieren. Häufig werden Studiengänge, die die Überbetonung von Wissenschaft im Namen oder im Konzept tragen, angeboten. Diese suggerieren teilweise exponierte Rollen, teils patientinnen- und patientenfern. Der akademische Weg ist sehr wichtig für eine Verbesserung der Versorgung im Rahmen von Skill- und Grade-Mix. Deshalb muss dieser konsequent für die Versorgung von Patientinnen und Patienten und deren Schnittstellen ausgerichtet sein. Management- und Pädagogikstudiengänge bleiben an dieser Stelle unerwähnt. Sie können und müssen einen wichtigen Beitrag zur Kompetenzentwicklung und -erwerb beitragen!

Diese Beispiele verdeutlichen, dass es eher dem Zufall unterliegt für welche pflegerischen Kernaufgaben eine Weiterbildung besteht. In vielen Versorgungsbereichen gibt es keine Fachweiterbildungen auf Meisterniveau (z. B. ambulante Pflege, Langzeitpflege, etc.). Weiter sind auch Umfang und entsprechend erwerbbare Kompetenzen sehr unterschiedlich. Dieser fatale Wildwuchs ist sicherlich einer der Gründe, warum Pflegende und deren Aufgabenfelder häufig nicht differenziert werden. Es wird kein Skill- und Grade-Mix auf Basis von Erfahrung, Weiterbildung und Versorgungssituation eingeteilt. Dieser Einheitsbrei und fehlende Differenzierung führen zu mangelnden Karriereoptionen, Frustrationen und sicher verbesserungswürdiger Versorgungsqualität. Der zunehmende Mangel an qualifiziertem Pflegepersonal ist derzeit eine große Herausforderung. Nicht nur demografische Aspekte und Ökonomisierung stellen die Pflegebereiche vor große Herausforderungen, sondern auch das Versäumnis die Spezialisierung, z. B. in Form von Fachweiterbildungen, passgenau für die neue Ausbildung der Pflegefachfrauen/-männer, vorzubereiten. Ein weiterer Ansatz dafür können die heilkundlichen Kompetenzen nach § 63, Abs. 3c, fünftes Sozialgesetzbuch (SGB V) und die »Richtlinie des Gemeinsamen Bundesausschuss über die Festlegung ärztlicher Tätigkeiten zur Übertragung auf Berufsangehörige der Alten und Krankenpflege zur selbstständigen Ausübung von Heilkunde im Rahmen von Modellvorhaben nach § 63 Abs. 3c SGB V« sein. Ein besonderes Augenmerk verdient die Arbeit der Fachkommission nach § 53 PlBG, die ein modulares Konzept, dass vom Bundesministerium für Familie, Senioren, Frauen und Jugend (BMFSFJ) und dem Bundesministerium für Gesundheit (BMG) geprüft und genehmigt ist, vorlegen. Diese neun Module sind auf der Seite des Berufsinstitut für Berufsbildung (BIBB) veröffentlicht (BIBB 2021):

> »Sie zielen auf den Erwerb von Kompetenzen für die erweiterte heilkundliche Verantwortung für Pflege- und Therapieprozesse mit Menschen in komplexen Pflege- und Therapiesituationen. Die neuen Module beziehen sich auf die selbstständige Versorgung von Menschen im Bereich Ernährung, Ausscheidung und Atmung

- G: Ein professionelles Berufs- und Rollenverständnis mit erweiterter heilkundlicher Verantwortung entwickeln
- W 1: Erweiterte heilkundliche Verantwortung für Pflege- und Therapieprozesse mit Menschen aller Altersstufen in diabetischer Stoffwechsellage
- W 2: Erweiterte heilkundliche Verantwortung für Pflege- und Therapieprozesse mit Menschen aller Altersstufen, die von chronischen Wunden betroffen sind
- W 3: Erweiterte heilkundliche Verantwortung für Pflege- und Therapieprozesse mit Menschen, die von einer Demenz betroffen sind
- W 4: Erweiterte heilkundliche Verantwortung für Pflege- und Therapieprozesse mit Menschen aller Altersstufen, die von einem Hypertonus betroffen sind
- W 5: Erweiterte heilkundliche Verantwortung für Pflege- und Therapieprozesse mit Menschen aller Altersstufen, die von Schmerzen betroffen sind
- W6: Erweiterte heilkundliche Verantwortung für Pflege- und Therapieprozesse mit Menschen aller Altersstufen, die von spezifischen Ernährungs- oder Ausscheidungsproblemen betroffen sind

- W 7: Erweiterte heilkundliche Verantwortung für Pflege- und Therapieprozesse mit zu pflegenden Menschen aller Altersstufen mit einem Tracheostoma
- W 8: Erweiterte heilkundliche Verantwortung in Pflege- und Therapieprozessen mit Menschen aller Altersstufen, die von akuter oder chronischer Beeinträchtigung der Atmung betroffen sind«

2.4.3 Kompetenzen im Kontext von Skill- und Grade-Mix

Pflegende entsprechend ihren Kompetenzen einzusetzen, ist ein wichtiger Schritt, um eine verbesserte Versorgungsqualität und Berufszufriedenheit zu erreichen (Drossel, Feick, & Kolb 2022, Drossel, Feick, & Springs 2022). Der Kompetenzerwerb muss sich lohnen. Der Zusammenhang von beruflicher Kompetenz und Arbeitszufriedenheit muss im Fokus von Skill- und Grade-Mix analysiert werden (Drossel & Zipfel 2014). Drossel und Zipfel (2014) forderten: »Eine Lösung für den steigenden Pflegebedarf und den mangelnden Nachwuchs ist dringend nötig. Das Tätigkeitsfeld von Pflegepersonen scheint in der Bundesrepublik unklar, Stellenbeschreibungen differenzieren die erlernten Kompetenzen unzureichend.« Es muss also eine Differenzierung des Einsatzgebietes entsprechend der Qualifikation (Grade) erfolgen. Dies führt zu einer verbesserten Pflegequalität, da Tätigkeiten und Aufgaben eindeutig entsprechend der erworbenen Kompetenz zugeordnet sind. Die Attraktivität des Berufsbildes »Pflege« steigt durch Aufstiegsmöglichkeiten und auch die Berufszufriedenheit nimmt dadurch zu (Drossel et al. 2022a, Drossel et al. 2022b). Eine generalistische Pflegeausbildung und entsprechende Angebote zur Spezialisierung in der Fort- und Weiterbildung bilden das Fundament für eine entsprechende Verteilung von Aufgaben(gebieten) innerhalb des Skills- und Grade-Mix. Die akademische Pflegeausbildung muss unbedingt mitgedacht werden, insbesondere Advanced Nursing Practice (ANP). Die Pflegeversorgungsqualität steigt durch einen Skill- und Grade-Mix, kombiniert mit Advanced Nursing Practice (Leoni-Scheiber et al. 2020). Besonders wichtig ist also die Betrachtung von Kompetenzen. Pflegende können unterschiedliche Kompetenzstufen durch Erfahrung und/oder zusätzliche Erweiterung des Wissens erwerben (Benner 1984, 2004, 2017, Dreyfus & Dreyfus 1980, Benner et al. 2009). Das teilweise nicht passende Tätigkeitsprofil zur erworbenen Kompetenz führt in der Praxis zu großer Unzufriedenheit (Wolf 2009). Nachfolgendes Beispiel soll dies verdeutlichen: Ein Absolvent der Ausbildung beginnt im Bereich Intensivpflege. Nach der Einarbeitung übernimmt diese Person genauso komplexe Patientinnen und Patienten sowie pflegerische Interventionen, wie eine Fachpflegerin oder Fachpfleger, die neben dem ›Meisterstatus‹ z. B. auch noch 10 Jahre Erfahrung mitbringt. Dies kommt einem De-Skilling gleich (Daykin & Clarke 2000, Drossel et al. 2022a, Drossel et al. 2022b).

Dieses Beispiel macht deutlich, dass nicht nur Bildungsangebote notwendig sind, sondern auch individualisierte, auf die Versorgung bestimmter Pflegeempfänger bezogene Managementansätze/-konzepte benötigt werden. Diese analysieren anhand der Bedarfe der Pflegebedürftigen, welche Tätigkeitsbeschreibung einzelner Pflegekräfte in Teams notwendig ist. Dafür ist das Management verantwortlich und muss einen genauen Blick auf dieses Thema haben und es im Detail verstehen (Cunningham et al. 2019). Der Hauptfokus muss immer die Versorgung von Patientinnen und Patienten, Klientinnen und Klienten sowie Bewohnerinnen und Bewohner bleiben: »Higher nursing skill mix was significantly associated with improved patient outcomes« (Twigg et al. 2019, S. 3404).

2.4.4 Zusammenfassende Betrachtung

Die beschriebenen Kompetenzen der Pflegeassistenz/-fachhilfe (Länderrecht), der Ausbildung Pflegefachfrau/Pflegefachmann (Bundesgesetz) und des Bachelorstudiums Pflegefachfrau/Pflegefachmann (Bundesgesetz) zeichnen sich durch Basiskompetenzen aus. Die steigenden Anforderungen in der Pflegeversorgung durch komplexer werdende Pflegesituationen erfordert eine differenzierte Betrachtung der kombinierten Kompetenzen im pflegerischen Alltag. Die Betrachtung muss also versorgungszentriert (Welche zu versorgende Versorgungssituation ist vorzufinden?) erfolgen: Dies erfolgt einerseits durch den Grad der Beeinträchtigung (z. B. Pflegegrad), weitere Selbstversorgungsdefizite, Umgebungsfaktoren und die Situation der Zugehörigen. Pflegende benötigen also neben der Basiskompetenzen für eine regelhafte Versorgung spezialisierte Wissen. Dieses fach-spezifische Wissen muss nach der Ausbildung systematisch angebahnt werden. Einerseits spielen Erfahrungen und Kontinuität im Handlungsfeld eine wichtige Rolle, um Expertin/Experte zu werden, aber auch ein Kompetenzerwerb durch Studium (z. B. Master ANP), Fachweiterbildungen, Fortbildungen sind zwingend notwendig. Um diese Kompetenzentwicklung und den Einfluss auf die Versorgungsqualität sichtbar zu machen, muss der Wildwuchs und die Heterogenität in der Pflegebildung homogenisiert werden. Dabei müssen aber die Spezialisierungen für Handlungsfelder erweitert werden, ebenso sollten heilkundliche Kompetenzen gesetzlich klar geregelt sein. Es ist wichtig, aus der Perspektive der Versorgungssituation von Pflegeempfängerinnen und - empfängern heraus einen entsprechenden Skill- und Grade-Mix vorzuhalten. Am Versorgungprozess sind alle Qualifikationen mit den jeweiligen spezifischen Kompetenzen notwendig, vom ungelernten Helfer bzw. der ungelernten Helferin bis zum Master/Doktoranden bzw. zur Doktorandin der Pflege. Es ist notwendig, dass akademisch gebildetes Personal in der täglichen Versorgungspraxis vorhanden ist und dieser Einsatz gesetzlich und heilkundlich legitimiert ist und finanziert wird. Neben der formalen Qualifikation (Grade) müssen auch die Fähigkeiten (Skills) und Erfahrung beim Einsatz Berücksichtigung finden. Die Betrachtung von Kompetenzen in der Pflegeversorgung ist ein notwendiger, fluider und dynamischer Prozess, der besondere Beachtung benötigt. Es braucht ein gutes Pflegemanagement, um die erforderlichen Kompetenzen im richtigen Mix im Alltag vorzuhalten. Entsprechend ist es auch wichtig, dass die Kompetenzen auf Aktualität und Evidenzbasierung geprüft werden, z. B. durch Fortbildungsverpflichtung und Selbst-/Fremdreflexion. Diese Aspekte müssen im Professionalisierungsdiskurs endlich Berücksichtigung finden, einerseits aus der eigenen Berufsgruppe heraus, andererseits auch bei den Entscheidungsträgern auf politischer Ebene.

Literatur

Arnold, R. (2017). *Entlehrt euch!: Ausbruch aus dem Vollständigkeitswahn*. Bern: Hep Verlag.

Benner, P. (1984). *From novice to expert*. AJN, Am J Nurs, 84(12), 1479. doi: https://doi.org/10.1097/00000446-198412000-00025.

Benner, P. (2004). *Using the Dreyfus model of skill acquisition to describe and interpret skill acquisition and clinical judgment in nursing practice and education*. Bull Sci Technol Soc, 24(3), 188–199.

Benner, P. (2017). *Stufen zur Pflegekompetenz: From novice to expert*. Bern: Hogrefe.

Bundesinstitut für Berufsbildung (BIBB) (2021). *Alle Module für den Erwerb erweiterter heilkundlicher Kompetenzen sind jetzt online*. Zugriff am 01.07.2024 unter: https://www.bibb.de/de/139520.php

Bundesministerium für Bildung und Forschung (BMBF) & Kultusministerkonferenz (KMK) (Hrsg.) (2023). *Der DQR*. Referat 300 – Grundsatzfragen, Digitalisierung und Transfer. Zugriff am 01.02.2023 unter: https://www.dqr.de/SiteGlobals/Forms/dqr/de/qualifikationssuche/suche_formular.html

Breuer, K. (2005). *Berufliche Handlungskompetenz–Aspekte zu einer gültigen Diagnostik in der beruflichen Bildung*. Berufs-und Wirtschaftspädagogik online, *8*, 1–31.

Bundesagentur für Arbeit (BA) (Hrsg.) (2023a). *Helfertätigkeit in Krankenpflege und Altenpflege*. Zugriff am 01.04.2023 unter: https://web.arbeitsagentur.de/berufenet/beruf/8874 und https://web.arbeitsagentur.de/berufenet/beruf/14641

Bundesagentur für Arbeit (BA) (Hrsg.) (2023b). *Berufenet - Helferberufe/Assistenberufe*, Zugriff am 01.04.2023 unter: https://web.arbeitsagentur.de/berufenet/beruf/9063#ueberblick und https://web.arbeitsagentur.de/berufenet/beruf/30191

Bundesagentur für Arbeit (BA) (Hrsg.) (2023c). *Pflegefachfrau/-mann*. Zugriff am 01.04.2024 unter: https://web.arbeitsagentur.de/berufenet/beruf/132173

Bund-Länder-Koordinierungsstelle für den Deutschen Qualifikationsrahmen für lebenslanges Lernen (Hrsg.) (2013). *Handbuch zum Deutschen Qualifikationsrahmen. Struktur–Zuordnungen–Verfahren–Zuständigkeiten.* Zugriff am 02.09. 2024 unter: www.kmk.org/fileadmin/veroeffentlichungen_beschluesse/2013/130823_Handbuch_mit_nicht-barrierefreier_Anlage_MAM.pdf

Cunningham, J. et al. (2019). *Conceptualizing skill mix in nursing and health care: An analysis*. J Nurs Manag, *27*(2), 256–263. doi: https://doi.org/10.1111/jonm.12673

Daykin, N., & Clarke, B. (2000). *›They'll still get the bodily care‹. Discourses of care and relationships between nurses and health care assistants in the NHS*. Sociol Health Illn, *22*(3), 349–363. doi: https://doi.org/10.1111/1467-9566.00208

Dreyfus, S. E. & Dreyfus, H. L. (1980). *A five-stage model of the mental activities involved in directed skill acquisition*. In: Operations Research Center, University of California, Berkeley, CA.

Drossel, M., Feick, F. & Kolb, H. (2022a). *Bildung neu denken: Skills- & Grade-Mix Center*. Pflege Z, *75*(9), 50–53. doi: https://doi.org/10.1007/s41906-022-1906-4

Drossel, M., Feick, F., Springs, M. (2022b). Das erste Skill-&Grade-Mix Center® in Deutschland an den Bamberger Akademien für Gesundheits- und Pflegeberufe – ein Best Practice Beispiel. *Lehren und Lernen im Gesundheitswesen*, *7*, 47–55.

Drossel, M. & Zipfel, M. (2014). *Der Schuster und die Leisten. Das Konzept Skill- und Grade-Mix in der Pflege*. Pflege Z, *67*(11), 672–675.

Erpenbeck, J. & Sauter, W. (2019). *Stoppt die Kompetenzkatastrophe!: Wege in eine neue Bildungswelt*. Heidelberg: Springer.

Jürgensen, A. (2023). *Pflegehilfe und Pflegeassistenz: Ein Überblick über die landesrechtlichen Regelungen für die Ausbildung und den Beruf.* 2. Aufl. Bonn: Verlag Barbara Budrich

Leoni-Scheiber, C., Mayer, H. & Müller-Staub, M. (2020). *Relationships between the Advanced Nursing Process quality and nurses' and patient'characteristics: A cross-sectional study*. Nurs Open, 7(1), 419–429. doi: https://doi.org/10.1002/nop2.405

North, K., Brandner, A. & Steininger, T. (2016). *Die Wissenstreppe: Information – Wissen – Kompetenz*. In Wissensmanagement für Qualitätsmanager: Erfüllung der Anforderungen nach ISO 9001:2015, 5–8. Wiesbaden: Springer Fachmedien. doi: https://doi.org/10.1007/978-3-658-11250-9_2

Olbrich, C. (Hrsg.) (2009). *Modelle der Pflegedidaktik*. München: Urban & Fischer Verlag/Elsevier GmbH.

Benner, P., Tanner, C. & Chesla, C. (2009). *Expertise in nursing practice: Caring, clinical judgment, and ethics*. Heidelberg: Springer.

Peters, M. & Telieps, J. (2023). *Zuordnung der Abschlüsse in den Pflegeberufen zum DQR*. Bonn: Franz Steiner Verlag.

Sahmel, K.-H. (2015). *Lehrbuch Kritische Pflegepädagogik*. Bern: Hogrefe.

Twigg, D. E. et al. (2019). *A quantitative systematic review of the association between nurse skill mix and nursing-sensitive patient outcomes in the acute care setting.* J Adv Nurs, *75*(12), 3404–3423. doi: https://doi.org/10.1111/jan.14194

2.5 Neue Positionierung der Pflege durch Kompetenz und Heilkunde

Christa Olbrich

Ziel dieses Beitrages ist es, die Kompetenz, die Professionalität und die Heilkunde als Ressourcen der Pflegeprofession darzustellen. Die Pflege steht an einem Wendepunkt, sie versucht aus der Spirale der Dauerkrise herauszukommen und eine neue Positionierung zu finden. Dies kann jedoch nur gelingen, wenn sie sich auf ihre Stärken und auf eine neue

Identität besinnt. Auf diese Weise kann die Pflege eine positive Sichtbarkeit erlangen.

2.5.1 Vorüberlegungen

Betrachtet man die Pflege[11] derzeit, so ist auf allen Ebenen ein negativer Trend zu erkennen. Pflegende im Praxisalltag leiden unter Überlastung und klagen. Führungskräfte und Entscheidungsträger in der Pflege fordern mehr Befugnisse. Pflegeorganisationen benötigen zusätzliche finanzielle Mittel. Von der Gesellschaft erwartet man Anerkennung und Pflegegremien fordern mehr politischen Einfluss. All diese Forderungen sind berechtigt. Dennoch ist es sinnvoll, die Außenwirkung zu erkennen, um festzustellen, dass dies der gesamten Berufsgruppe nicht dienlich ist.

Entwicklungen sind dann möglich und effektiv, wenn sie auf positiver Energie basieren. Nur so können Stärke und Kreativität freigesetzt werden, sowohl auf individueller als auch auf kollektiver Ebene. Wenn eine Schülerin in der Ausbildung ihre Selbstwirksamkeit erlebt, ist sie motiviert, ihr Lernen mit Freude weiter zu gestalten. Wenn einer Gruppe von Pflegenden ihr sinnhaftes Handeln bewusst wird und sie Anerkennung und Bestätigung von außen erfährt, wird sie sich ebenfalls weiterentwickeln.

Aus der Neurowissenschaft wissen wir, dass die Aufmerksamkeit die Energie lenkt. Gedanken werden zu Worten und Worte schaffen Realität. Die subjektive Wahrnehmung von Mangel führt zur Stagnation, während Energien für Veränderungen blockiert sind. Albert Einstein sagte: »Probleme kann man niemals mit derselben Denkweise lösen, durch die sie entstanden sind.« Was bedeutet das? Kreative Veränderungen und Entwicklungen werden auf der Grundlage von Ressourcen und Selbstbewusstsein möglich.

Zusammengefasst

Pflege befindet sich in einer Abwärtsspirale der Negativität. Diese Spirale kann nur überwunden werden, wenn die Pflege ihre Kompetenz, ihre heilkundlichen Ressourcen, sowie ihre Autonomie erkennt, schätzt und sowohl nach innen als auch nach außen transformiert.

2.5.2 Die Profession Pflege ist in der Öffentlichkeit präsent

Noch nie in der Geschichte der Pflege wurde ihr so viel Aufmerksamkeit geschenkt. Dies kann als Chance gesehen werden. In fast jeder Familie und ihrem Umfeld werden Fragen zur zukünftigen oder bereits bestehender Pflegebedürftigkeit aufgeworfen. In offiziellen Umfragen wird die Befürchtung der Bevölkerung nicht altersgerecht versorgt zu sein, erfasst. Der Politik ist der Fachkräftemangel bewusst. Die Presse widmet sich auf Themen der Pflege, oft mit reißerischer Absicht, aber auch in solider Berichtserstattung. Seit der Corona-Pandemie weiß nun jeder nicht nur um die Systemrelevanz, sondern um die Existenzrelevanz der Pflege (Ehrenfels & Fajardo 2023).

Ist diese Sichtbarkeit nicht eine Chance, die Bedeutung der Pflege in die Gesellschaft zu tragen? Nicht im Sinne einer Rechtfertigung, sondern im Sinne von Klarheit. Denn kaum jemand in der Bevölkerung hat eine angemessene Vorstellung von Pflege. Viele denken immer noch, dass Pflege der Medizin untergeordnet ist. Was eine Profession ist und welchen Stellenwert die Vorbehaltsaufgaben beinhalten, wird erst nach und nach vielen Pflegenden selbst klar. Damit ist es eine Herausforderung, den Wert der Pflege selbst zu erkennen, zu benennen und dies in die

11 Mit dem Begriff *Pflege* ist die einzelne Pflegefachperson, jede Pflegeeinrichtung sowie der Beruf insgesamt gemeint.

Öffentlichkeit zu transportieren. Pflege ist ein Kompetenzberuf, das bedeutet, in komplexen, nicht vorhersehbaren und sich rasch verändernden Situationen handeln zu können. Jede einzelne Pflegefachperson kann dazu ihren Beitrag leisten. Diese Chance kann auch auf politischer Ebene gesehen werden. Wenn Pflege nicht sichtbar ist, können Politiker auch keinen Handlungsbedarf ableiten. Wenn Politiker nicht wissen, welche Bedeutung die Akademisierung der Profession hat, werden sie nicht wissen, wie wichtig ihre Entscheidungen sind.

Pflege hat auf allen Ebenen Potentiale, die es gilt »in die Welt zu tragen«. Die heutige unglaubliche Entwicklung der KI und der Medien mit ihren Möglichkeiten der Informationsgewinnung und Verbreitung sind eine Chance. Auf allen sozialen Kanälen kann die Pflege ihre positive Präsenz zeigen, vorausgesetzt, sie ist sich ihrer selbst bewusst.

Zusammengefasst

Pflege ist ein Kompetenzberuf. Kann dies auf allen Ebenen mit einfachen Worten oder mit wissenschaftlichen Argumenten sowohl innerhalb unserer Berufsgruppe als auch nach außen hin für die Gesellschaft sichtbar gemacht werden?

2.5.3 Pflege ist eine Profession

Die Frage, ob, seit wann und wodurch die Pflege als Profession bezeichnet werden kann, unterliegt vielfältiger Betrachtungsweisen (► Kap. 2.2). Die Absicht in diesem Beitrag ist nicht, diese zu vertiefen, sondern sie unter der Perspektive einer Außensicht zu betrachten. Zudem kann die Bedeutung für die Profession in ihrem Selbstverständnis reflektiert werden.

Bemerkenswert ist, dass selbst in der inzwischen gut etablierten Pflegewissenschaft, einschließlich der Literatur, der Blick auf den eigenen Beruf bzw. die eigene Profession überwiegend auf das Kritische, das noch Fehlende gerichtet ist. In einem komplexen System ist es hilfreich, Klarheit zu finden, die Fakten und Interpretationen zu trennen und subjektive Meinungen zu differenzieren. Dass das nicht immer gelingt, ist legitim. Jedoch ist es wichtig, sich der Wirkung nach innen und nach außen bewusst zu sein. Das Aufzeigen des Unvollkommenen kann, muss aber nicht eine Motivation für den Ausbau der weiteren Entwicklung sein. Das nur benennen von »sollen, müssen« (bei anderen) ist nicht förderlich. Entwicklung geschieht auf der Grundlage von Bewusstheit, z. B. der eigenen Kraft, der Sinnhaftigkeit, der Kreativität, der Selbstwirksamkeit und letztlich in der Erfahrung der personalen und kollektiven Kompetenz.

In diesem Sinne kann Pflege auf enorme Leistungen zurückblicken. In Anbetracht eines komplexen, immer unüberschaubaren Gesundheitswesens, hat Pflege eine neue Positionierung zu finden. Grundlage einer Profession ist ihre Autonomie und diese ist vorhanden, sie muss nur erkannt werden.

1. Autonomie bedarf einer formalen Kompetenz im Verständnis von Recht und Befugnis. Mit dem § 4 des Pflegeberufegesetzes (PflBG) seit 2020 wurden die Vorbehaltsaufgaben als Alleinstellungsmerkmal des Pflegeprozesses festgelegt. Es ist ein Novum in der deutschen Geschichte der Pflege. Diese Vorbehaltsaufgaben umfassen die gesamte Bandbreite der professionellen Pflege. Das zu erkennen und zu verinnerlichen ist wiederum ein Prozess. Haben wir Geduld. Ein internalisiertes Berufsverständnis braucht zu Veränderungen die Zeit von Generationen (Kämmer 2023).
2. Die zweite Grundlage für Autonomie ist die Kompetenz im Verständnis von Wissen, Können und Erfahrung. Das haben wir. Die Curricula der 3-jährigen Ausbildung enthalten fundierte Inhalte. Das

Spektrum ist so breit, dass die Auswahl der Schwerpunkte als Entscheidung von den Lehrenden verantwortet werden kann. Seit Jahrzehnten gibt es qualifizierende Fort- und Weiterbildungen, seit fast 30 Jahren haben wir Akademisierung und Forschung von genuinen Pflegewissenschaftlerinnen. Das heißt, Pflege hat als Profession ihr eigenes generiertes Wissen. Hinzu kommt die enorme Erfahrung von Pflegepraktikerinnen. Kaum eine Wissenschaftsdisziplin hat bereits ab Ausbildungsbeginn so viel Praxiserfahrung.

Worauf es nun ankommt, ist die Autonomie zu leben. Dies ist im Grunde eine Hausforderung, da in allen Bereichen und somit auch im Gesundheitssystem Machtstrukturen herrschen. Im Alltag der ambulanten und stationären Pflege wird die Pflegefachperson damit konfrontiert. Sie kann selbstbestimmt und überzeugend mit ihrem Wissen und Handeln auftreten und das in verschiedenen Kontexten – gegenüber den Patientinnen und Patienten, innerhalb des Kollegenkreises und im Umgang mit anderen Berufsgruppen. Autonomie bedeutet eigenständiges Handeln in komplexen Situationen mit voller Verantwortungsübernahme, und zwar als Person, die sich in ihrer Gesamtheit ausdrückt.

Was erfordert Autonomie auf allen Ebenen des breiten Berufsfeldes? Es erfordert eine innere Gewissheit über sich selbst. Stellen Sie sich die Frage, ob Sie sich selbst als autonom denkende und handelnde Person erleben oder ob Sie sich von anderen bestimmen lassen. Können Sie zurücktreten und Ihre eigenen Potentiale reflektieren? Haben Sie den Mut und die Verantwortungsbereitschaft, beruflich selbstbestimmt zu handeln? Selbstbestimmtes Handeln im Beruf erfordert, dass dies explizit gelernt wurde. Haben Schülerinnen gelernt, ihren Lernprozess selbstbestimmt und kompetenzbasiert zu steuern, inklusive der Bedarfsermittlung, Planung, Organisation und Evaluierung des Lernbedarfs? Haben sie gelernt, Fragen zu stellen, um ihr eigenes Handeln und Lernen zu reflektieren und in Übereinstimmung mit ihrem Selbstverständnis, ihrem Pflegeverständnis zu handeln?

Beispiel

Eine Pflegefachfrau versorgt mit Blick auf den ganzen Menschen, einen Patienten mit einer Wunde. Sie hat die formale Kompetenz (Erfassung, Ausführung, Beurteilung, Überprüfung) vielleicht hat sie eine formale Zusatzqualifikation in Form eines Zertifikates der Deutschen Gesellschaft für Wunden. Sie ist also eine Wundexpertin. Sie hat die Kompetenz im Verständnis von Wissen, Können und Erfahrung.

Jede Profession im Gesamtsystem hat immer die Herausforderung von Kooperation. So empfiehlt ihr der Arzt, die Salbe X zu nehmen. Sie beurteilt die Wundheilung aufgrund ihrer Erfahrung mit der Salbe Y. Sie verwendet diese weiter. Sie hat das Mandat des Patienten: Eine aus- oder auch nicht ausgesprochene Vereinbarung dadurch, dass der Patient ihre Versorgung annimmt. Oder sie beurteilt die Wunde und entscheidet, die Salbe X zu verwenden.

Kooperation beruht auf gegenseitiger Akzeptanz. Kommt Macht ins Spiel, so ist ein Aushandlungsprozess angesagt. Man könnte hier auf die Theorie des Professionsansatzes von Oevermann (1996) verweisen, er formulierte professionelles Handeln als: Regelwissen und individuelles Fallverstehen. Regelwissen bedeutet, Wissen, Theorien, Konzepte, Richtlinien und Normen des Berufes zu haben. Also wie man in der Regel etwas macht. Individuelles Fallverstehen ist die Beurteilung und Entscheidung in einer konkreten Situation.

In unserem Beispiel könnte das heißen: Im Regelwissen steht die Salbe X oder Y zur Wahl. In der Regel verwendet man bei dieser Art von

Wunden diese Salbe. Im individuellen Fallverstehen könnte die Erfahrung der Pflegeexpertin im Vordergrund stehen. Sie beurteilt die Situation in den verschiedenen Bezügen von Patientinnen und Patienten, der Maßnahme, der Gesamtsituation und in Bezug zu sich selbst bzw. der Pflegesituation in der Abteilung.

Ein kooperatives Miteinander ist gefordert. Ist das nicht vorhanden, so ist das normalerweise als Konflikt und nicht als Berufsbefugnis zu sehen. Diese Herausforderung ist im professionellen Handeln verankert. Anders und einfacher ist das im nicht professionellen Verständnis, also in Assistenzfunktion. Hier gilt die Anordnung, die zu befolgen ist.

Nun kann man dieses professionelle Handeln noch genauer ansehen. Zuerst muss klar sein, was das bedeutet. Professionelles Handeln findet statt in komplexen Situationen unter Berücksichtigung aller körperlichen, seelischen und geistigen Bezüge des Menschen in seiner Gesamtheit. So wie auch Kompetenz definiert ist. Das Ausführen von Regelwissen ist Assistenzfunktion. Wenn jemand auf die Wunde nur in einer Dimension blickt, so ist das noch kein professionelles Handeln. Denn nur das Regelwissen kommt zur Anwendung. In unserem Beispiel kann das heißen: Die Salbe wird sachgerecht aufgetragen. Das kann auch innerhalb der Pflege eine Helferin ausführen. Denn Beurteilen und Entscheiden ist Kompetenz bzw. Profession. Führt die Pflegefachperson nur die Anordnung aus, indem sie entgegen ihrer eigenen Beurteilung die Salbe X verwendet, so befindet sie sich in einer Assistenzfunktion.

Sinnvoll ist, innerhalb der Pflege die Begriffe gut zu klären und zu wissen, was darunter zu verstehen ist. Spricht man von einer Pflegeexpertin, so wird vorausgesetzt, dass sie über Expertenwissen verfügt, damit verbunden Erfahrungen, nach Benner mindestens fünf Jahre. Berücksichtigt man die vielfältigen Berufsfelder, so kann man unterscheiden: Nach Abschluss der 3-jährigen generalistischen Ausbildung sind Potentiale zu kompetentem oder professionellem Handeln erst einmal grundgelegt. Nach Benner (2017) sind das die Neulinge. Sie können selbstständig in allgemeinen pflegerischen Aufgaben oder in Assistenz von Pflegeexperten und -expertinnen tätig sei. Pflegeexperten können auch als Spezialistinnen bezeichnet werden (► Kap. 2.2). Da Pflege in komplexen Handlungsfeldern agiert, ist Professionalität als Selbstständigkeit und Verantwortung im umfassenden Sinn notwendig und vorhanden. Mit der akademischen Ausbildung kann Selbstständigkeit und Verantwortung in einem noch breiteren Spektrum wahrgenommen werden. Zum Beispiel zur Beratung oder Beurteilung der Pflegediagnostik und Behandlung bei Anfragen, Unklarheiten, Konfliktsituationen oder zur Weiterentwicklung der Pflegeexpertise insgesamt.

Zusammengefasst

Pflege ist eine Profession, da sie Autonomie im Sinne von Selbstständigkeit und Verantwortung hat. Sie beherrscht Regelwissen und kann in individuellen Pflegesituationen aufgrund ihrer Pflegeexpertise einen Aushandlungsprozess leisten.

2.5.4 Pflege hat Kompetenz

Wie bereits oben ausgeführt, verfügt die Profession über Kompetenz in ihrer zweifachen Bedeutung von Recht und Befugnis durch die gesetzlichen Vorgaben (§ § 4,5 und 37 PflBG) und Kompetenz in der Bedeutung von Wissen, Können, und Erfahrung, erworben durch Aus-, Weiter- und Hochschulbildung und Praxis.

Der wissenschaftliche Anspruch in der Theorie und der professionelle Anspruch in der Praxis erfordern so weit wie möglich Klarheit in der Verwendung von Sprache und Begriffen.

Kompetenz ist ein Alltagsbegriff und jeder versteht etwas anderes darunter. Das erfordert in einem beruflichen Kontext zu klären, in welchem Verständnis Kompetenz verwendet wird. Auf diesem Hintergrund gibt es seit etwa 30 Jahren Kompetenzforschung. Hier wird definiert: Kompetenz sind die Potentiale und Dispositionen einer Person. Es ist das Vermögen von uns Menschen zu denken, zu entscheiden, zu handeln und zu fühlen. Was davon zum Ausdruck kommt, wird Performanz genannt. Es ist die Entfaltung der Potentiale, die nur in der konkreten Situation sichtbar, benennbar, lernbar und beurteilbar werden.

Kompetenz ist aktuell in allen Ausbildungscurricula, in theoretischen und praktischen Vorgaben. Die Kompetenzorientierung in der Pflege ist die Folge von gesellschaftlichen Wandlungen zu immer mehr Komplexität, die in allen Lebens- und Berufsbereichen ihre Notwendigkeit aufscheinen lässt. Für berufliche Qualifizierungen reicht es nicht mehr aus, Wissen zu haben und Tätigkeiten auszuführen. Die Anforderungen an Kompetenzberufe ist das selbstständige und eigenverantwortliche Handeln in komplexen Situationen. So kann auch Pflege definiert werden. Damit erhält Pflege einen neuen Stellwert. Der Gesetzgeber hat mit der Kompetenzforderung der Pflege eine Chance gegeben, sich in einer Profession zu verorten. Die Profession ist gegeben mit der Autonomie, wie oben bereits ausgeführt. Die Kompetenzbasierung ist die Grundlage dazu. Kompetenz beinhaltet alle Potentiale per se, wie sie zum Ausdruck kommt ist einzig in der Gestaltung und Verantwortung der Pflege selbst. In den Vorgaben von PflBG, BIBB, alle CE und im EQR, im DQR sind immer im Zentrum die Selbstständigkeit und die Verantwortung. Damit ist diese formal gegeben. Um Kompetenz im Sinne von Wissen, Können und Erfahrung als Fundament der Pflege besser erkennen, weiterentwickeln und verankern zu können, ist es notwendig die Pflegepraxis zu betrachten. Denn Kompetenz ist fester Bestandteil im Pflegealltag. Dies konnte ich in der Forschung zur Pflegekompetenz nachweisen (Olbrich 2023a).

2.5.5 Pflege hat Pflegekompetenz

Auf der Grundlage von Situationsbeschreibungen aus dem Pflegealltag konnte ich mittels der Grounded Theory (Glaser & Strauss 2008) pflegerisches Handeln aufzeigen. Dieses Handeln ist genuin aus der Pflege, es ist ein Abbild der Realität. Es unterscheidet sich vom Handeln, das als Sollvorgaben in Lehrbüchern und Pflegeliteratur erscheint. Hier eine Zusammenfassung der Ergebnisse:

Pflegende handeln in vier Dimensionen:

1. Regelgeleitetes Handeln beruht auf Wissen und Fähigkeiten, Pflegemaßnahmen werden nach Plan ausgeführt, es werden keine Bezüge hergestellt und somit ist das noch keine Kompetenz.
2. Situativ-beurteilendes Handeln erfüllt den Anspruch an Kompetenz, da mit diesem Handeln eigenständige Entscheidungen getroffen werden können. Dieses Handeln geht über die Routine hinaus.
3. Reflektierendes Handeln enthält das Potential in verschiedenen Perspektiven zu denken und vor allem im Sinne einer Eigenreflexion das Handeln zu verändern.
4. Im aktiv-ethischen Handeln erkennt die Pflegeperson die zugrunde liegenden Werte; sie kann diese aufgrund ihrer personalen Stärke aktiv für sich und den Patientinnen und Patienten verantworten.

Von diesen vier Dimensionen des Handelns wird Kompetenz abgeleitet. Sie wird als Ausdruck der Pflegeperson in ihrer Gesamtheit sichtbar. Betrachten wir diese Dimensionen im Einzelnen, so erkennen wir unterschiedliche Ausdrucksformen von Kompetenz.

Regelgeleitetes Handeln

Dieses Handeln ist noch keine Kompetenz, es ist das Anwenden von Fähigkeiten und Fertigkeiten, die vorgegeben sind und die vorwiegend auf Routine beruhen. Es sind die Ausführungen innerhalb eines vorgegebenen Rahmens, der nicht vertieft und nicht hinterfragt wird. Diese Fähigkeiten können für sich genommen komplex sein und viel Wissen und Fertigkeiten erfordern. Sie sind aber nicht interaktiv, indem die Gesamtsituation berücksichtigt wird. Dieses Handeln erreicht nicht die Qualität von Kompetenz, denn der Fokus liegt auf der Ausführung von Maßnahmen, die in der Regel angeordnet sind oder sich aus den Pflegeverordnungen ableiten. Sie bieten allerdings die Basis und Voraussetzung zur Entwicklung von Kompetenzen im umfassenden Sinn. Fähigkeiten in der Dimension des regelgeleiteten Handelns zu besitzen bedeutet, Wissen auf einer methodisch handelnden Ebene anwenden zu können. Eigene Entscheidungen aufgrund eigener Beurteilung sind nicht vorhanden. Durch Erfahrungen wird dieses Handeln sicherer und kann in weiterer Entwicklung zum kompetenten Handeln führen. In der Auswertung dieser Handlungsdimension kann eine Assistenz- bzw. Helferfunktion gesehen werden.

Situativ-beurteilendes Handeln

Hier kann Kompetenz erkannt werden. Handeln in dieser Dimension bedeutet, geplant, zielgerichtet, empathisch und vorausschauend handeln zu können, und zwar nicht nur innerhalb einer Maßnahme, sondern indem die Patientin oder der Patient selbst sowie sein Umfeld in das Gesamtgeschehen miteinbezogen werden. Die Basis dazu bilden ein in die Tiefe gehendes Einfühlungsvermögen, umfassende Wahrnehmung und Beurteilung. Dieses Können bewegt sich auf ausgeprägter kognitiver und emotionaler Ebene. Kompetenz im situativbeurteilenden Handeln heißt vor allem, die Patientin oder den Patienten in seiner Gesamtheit einschließlich der individuellen Situation zu beurteilen. Das Wesentliche erkennen und die Konsequenzen daraus ziehen zu können. Die bedeutenden Komponenten sind Beurteilung, Selbstständigkeit und Verantwortung.

Reflektierendes Handeln

Pflegefachpersonen weisen Kompetenz auf, in der Form, dass sie ein Pflegegeschehen in seiner Gesamtheit wahrnehmen und beurteilen und darüber hinaus in selbstreflexiver Weise den Bezug zur eigenen Person bewusst aufgreifen. Dieses Handeln kann als intersubjektive und reflektierte Pflege bezeichnet werden. Pflegefachpersonen können sich in andere sowie in sich selbst einfühlen, darüber nachdenken und dies auch artikulieren. Kompetenz in dieser Dimension heißt, sich mit Aspekten seiner eigenen Person auseinandergesetzt zu haben und sich in selbstreflexiver Weise in das Pflegegeschehen miteinzubringen. Reflektieren kann in unterschiedlichen Bezügen: z. B. zur Maßnahme, zum Krankheitsgeschehen, zur Patientin oder zum Patienten als ganzheitlicher Mensch, zum Pflegebedarf usw. vollzogen werden. In dieser ausgewiesenen Dimension des pflegerischen Handelns ist der Fokus auf die Selbstreflexion gerichtet, das ist das Besondere. Selbstreflexion ist die Grundlage für eine sichere Identität und diese wiederum ist die Grundlage des Pflege- und Berufsverständnisses. Dies zeigte sich auch in den Auswertungen der Situationsbeispiele. Pflegefachpersonen reflektierten über den Sinn ihrer Arbeit. Sie fanden Antworten zum Wert ihres Handelns oder auch über die Grenzen und die Begründungen zu Veränderungen oder zum Ausstieg aus dem Beruf. In dieser Komponente der Selbstreflexion ist auch die Kompetenz zur Autonomie begründet. Sie basiert immer auf dem eigenen Selbstwert, indem die Selbstsicherheit im professionellen Handeln zum Ausdruck kommt.

Aktiv-ethisches Handeln

Aktiv-ethisches Handeln bedeutet ein bewusstes Aufgreifen der Werte und der Wertverletzungen, die dem Gesamtgeschehen zugrunde liegen. Oftmals wird dies als ethisches Dilemma formuliert. Auch wenn die ethische Dimension nicht als solche formuliert ist, so muss sie jedoch in ihrem Wirkzusammenhang erkannt sein. Erst wenn die Aktivitäten durch ihre Wertbegründung fundiert sind, kann von pflegerischer ethischer Kompetenz ausgegangen werden. Zugrunde liegt eine Stärke in der Person an sich: sich seiner sicher sein, entscheiden können, mitfühlend und einfühlend sein, mutig und engagiert sein, konstruktiv streiten können, etwas vertreten, auch wenn es außerhalb der Routine oder gegen die Meinung anderer ist. Dies sind personale Komponenten, die in ihrer Gesamtheit wirken und eigentlich nicht analytisch aufgeschlüsselt werden können. Ich bezeichne sie als personale Kompetenz, durch die eine Pflegefachperson ihre berufliche Autonomie ausdrückt und dabei mit sich persönlich und beruflich identisch bleibt. Kompetenz in aktiv-ethischer Dimension heißt, als Person so stark zu sein, dass die erkannten Werte innerhalb der Pflege auch aktiv handelnd oder kommunikativ ausgedrückt werden können und die Patientin oder der Patient sichtbare Hilfe erreicht. Damit wird ein besonderer Wert der Heilkunde der Pflege gelebt.

Pflege ist eine wertegeleitete Profession. Das drückt sich in jeder auch noch so einfachen Pflegehandlung aus. Den wenigsten ist das in der Routine des Alltags bewusst. Weiterentwicklung der Pflege bedeutet diese Werte zu erkennen, sie bewusst in das tägliche Handeln einzubeziehen, dies benennen zu können und damit die außergewöhnliche Leistung von Pflege in die Sichtbarkeit für die Gesellschaft zu bringen.

Mit diesen Handlungsdimensionen, die aus der Pflegepraxis entwickelt sind, lässt sich die fundierte Kompetenz der Profession Pflege darstellen und begründen. Sie kann mündlich und schriftlich artikuliert werden, und zwar hinsichtlich eines theoretischen Anspruchs, sowohl innerhalb der pflegewissenschaftlichen Auseinandersetzung als auch in einer Vereinfachung für das Verständnis und die Anerkennung durch die Bevölkerung.

2.5.6 Pflege ist Heilkunde

Wie bereits in den vorherigen Erläuterungen dargelegt, ist es notwendig, den Begriff, der Gegenstand unserer Betrachtung ist, genauer zu definieren. Das Wort »Heilkunde« lässt sich aus zwei Hauptkomponenten ableiten: »Heil« und »Kunde«.

Heil entstammt aus dem althochdeutschen Wort »heil« und bedeutet so viel wie »gesund« oder »ganz«. Damit wird der Bezug zum Menschen in seiner Ganzheit und Gesundheit hergestellt. Im Englischen haben wir das Wort »holy« was übersetzt auch »heilig« oder »vollständig« bedeutet. Es weist auf die Dimension des Menschen, die über körperliche Unversehrtheit hinausgeht und nicht vollständig erfassbar ist (Dudenredaktion 2013a).

»Kunde« kommt ebenfalls aus dem Althochdeuten »kundia«, und bedeutet so viel wie Kenntnis oder Wissen. »Kunde« bezieht sich also auf das Wissen oder die Fähigkeiten, die erforderlich sind, um Heilung und Gesundheit zu verstehen und demnach zu handeln (Dudenredaktion 2013b).

In § 1 Abs. 1 des Heilpraktikergesetzes wird die Heilkunde definiert als jede berufs- oder gewerbsmäßig vorgenommene Tätigkeit zur Feststellung, Heilung oder Linderung von Krankheiten, Leiden oder Körperschäden.

Wenn wir beide Bedeutungen von »Heil« und »Kunde« auf das pflegerische Handeln übertragen wird deutlich, dass Pflege in ihrer Essenz Heilkunde ist. Denn pflegebedürftig ist der Mensch immer in seiner Gesamtheit und die Pflegenden sind kundig, indem sie kompetent sind im Sinne des Rechts und der Befugnis und im Sinne von Wissen, Können und Erfahrung.

Betrachtet man die Kunde, also das Wissen um Heilung, so kann man davon ausgehen, dass Menschen seit jeher Wissen zur Erhaltung und Wiederherstellung von Gesundheit besitzen. Denn dieses Wissen beruht auf evolutionären Wurzeln, da die Evolution auf Überleben ausgerichtet ist. Somit verfügen Menschen von Natur aus über die Potentiale, um ihr Überleben zu sichern. Nun lässt sich dieses Wissen grob in ein archaisches, intuitives, implizites, auf Erfahrung beruhendes Wissen trennen, das bis zur Entwicklung der Naturwissenschaften ca. ab dem 17. und 18. Jhd. ihren Dienst leistete. Heute verorten wir das Wissen in die Wissenschaften mit dem Anspruch von begründet, nachweisbar, objektiv und reflektiert. Berufliches Wissen beruht auf Ausbildung und Hochschulbildung.

Heilkundliches Wissen speist sich also von einer breiten Basis von intuitivem, implizitem, auf Erfahrung beruhenden Wissens, als auch auf rational durch Forschung gewonnenes Wissen (Evidenzbasiertes Wissen). Pflege vereinbart beides.

Dieses breite Wissen als Grundlage der Heilkunde, sowie ihre evolutionäre Bedeutung bedingen die vielen unterschiedlichen Gruppen und Berufe, die Heilkundige ausüben.

Der Pflege als Beruf und mittlerweile in ihrer Autonomie als Profession kommt unter all den Berufen eine besondere Stellung zu. Denn Profession Pflege bezieht sich nicht, wie die meisten mit dem Anspruch der Heilkunde, auf einen Aspekt des Menschen, sondern sie hat immer den Menschen in seiner Gesamtheit im Blick. Zur Begründung dieser besonderen Bedeutung der Pflege als Heilkunde können die Grundlagen der »Gesunden Lebensweise«, die bereits in der Antike formuliert wurden herangezogen werden. Hippokrates entwickelte strukturiertes Wissen zum Erhalt der Gesundheit. Er nannte dies die »6 natürlichen Dinge«. Darin formulierte er: Luft, Wasser, Nahrung, Bewegung, Schlaf und Ruhe, Psychische Harmonie (Olbrich 1986). In dieser Beschreibung einer gesunden Lebensweise sah er die wesentlichen Elemente, die ein Mensch für sich beachten kann und für helfende Menschen, die damit zur Gesundung beitragen. In dieser Zeit war dies ein umfassendes Wissen, das zur Grundlage einer beschreibbaren Heilkunde führte. Eine Weiterentwicklung finden wir bei Hildegard von Bingen (2011). Sie greift diese grundsätzlichen Aspekte einer gesunden Lebensführung auf und erweitert sie vielfältig, vor allem um eine geistige Ausrichtung, die dem Heil und der Gesundheit dienen. Beide Personen können als herausragende »Heilkundige« ihrer Zeit bezeichnet werden. Medizin und Pflege werden gemeinsam gedacht und praktiziert. Eine Trennung von beiden erfolgt erst mit Entwicklung der Naturwissenschaften.

Erstaunlich ist, dass eine Weiterentwicklung dieser Grundlagen zur gesunden Lebensführung in heutiger pflegewissenschaftlicher Literatur zu finden ist. Es sind die Theorien der »Aktivitäten des täglichen Lebens« von Roper und Juchli (Neumann-Ponesch 2021). Somit können wir festhalten, dass heilkundliches Wissen seit über mehr als 2000 Jahren in der Pflege in Theorie und Praxis vorhanden ist.

An dieser Stelle noch einmal zum Begriff der Heilkunde: »Heilkunde bezeichnet die Gesamtheit der menschlichen Kenntnisse und Fähigkeiten über die Entstehung, Heilung und Verhinderung von Krankheiten. Er [der Begriff] wird als Synonym für Medizin im Allgemeinen, innerhalb der Alternativmedizin, der Volksheilkunde und jeder Form der Psychotherapie verwendet« (Ackerknecht 1992).

In der Bundesärzteordnung ist festgelegt, dass die ärztliche Berufsausübung als »die Ausführung der Heilkunde unter der Berufsbezeichnung Arzt oder Ärztin« definiert wird (§ 2 Abs. 5 der Bundesärzteordnung). Die Ausübung von Heilkunde ist also nicht auf Ärztinnen oder Ärzte beschränkt, sondern kann und wird auch durch andere Gesundheitsberufe ausgeübt, etwa auch durch Heilpraktiker/-innen, dann allerdings eben nicht unter der Berufsbezeichnung »Arzt« oder »Ärztin«.

Es ist wichtig zu beachten, dass der Begriff »Heilkunde« in verschiedenen zeitlichen und gesellschaftlichen Kontexten in Verbindung mit den jeweiligen Machtstrukturen gesehen werden muss. Dient die Heilkunde dem obersten Ziel von Gesundheit, so ist es sinnvoll die Definition der WHO aus dem Jahr 1948 (vgl. WHO 2020) heranzuziehen. Sie definiert Gesundheit und Krankheit als ein Kontinuum. Weiter definiert sie Gesundheit als mehr als die Abwesenheit von Krankheit. Dies bedeutet, dass die Beschreibung von Heilkunde im Rahmen der naturwissenschaftlichen Medizin, die sich nur auf Krankheit konzentriert, zu kurz greift. Wenn wir die Pflege betrachten, sehen wir, dass sie nicht nur Gesundheit und Krankheit integriert (wie in allen Pflegetheorien beschrieben), sondern sich auf den Menschen in seinen gesamten Lebensbezügen bezieht. Diese Zusammenhänge sind komplex, transaktional und relational. Dieses integrale Zusammenwirken habe ich als Pflegekompetenz beschrieben und es zeigt sich im konkreten Pflegehandeln. Somit zeichnet sich die Pflege als umfassendste Heilkunde aus.

2.5.7 Pflege ist ein Heilberuf

Der Beruf der Pflegefachpersonen ist ein Heilberuf. Das ergibt sich nicht explizit aus dem Pflegeberufegesetz, sondern jedoch aus dem dargestellten Aufgaben- und Tätigkeitsbereich und erschließt sich auch in rechtlicher Hinsicht, wenn das Pflegeberufegesetz zusammen mit weiteren rechtlichen Vorschriften betrachtet wird. So ist durch die Ausbildungsziele von Pflegefachpersonen, die in § 5 Abs. 3 PflBG nicht abschließend aufgeführt sind, zu erkennen, dass die Pflegefachpersonen heilberufliche Tätigkeiten ausüben. Werden weitere Rechtsvorschriften mit berücksichtigt, etwa das Sozialrecht im SGB XI, das Heimrecht und weitere Vorschriften, wird noch klarer, dass die Aufgaben, zu denen die Ausbildung befähigt, auf die Ausübung von Heilkunde ausgerichtet sind.

Nach § 37 Abs. 3 und S. 2 Nr. 1 PflBG befähigt zudem die hochschulische Ausbildung zur Steuerung und Gestaltung hoch komplexer Pflegeprozesse auf der Grundlage wissenschaftsbasierter oder wissenschaftsorientierter Entscheidungen. Dabei handelt es sich um ein erweitertes Ausbildungsziel gegenüber der beruflichen Ausbildung (Bundestagsdrucksache 18/7823, S. 87). Durch das Pflegestudiumstärkungsgesetz wird bestimmt, dass das Pflegestudium in der neuen Form als duales Studium »die zur eigenverantwortlichen und selbstständigen Ausübung von erweiterten heilkundlichen Tätigkeiten erforderlichen fachlichen und personalen Kompetenzen auf wissenschaftlicher Grundlage und Methodik in den Bereichen Diabetische Stoffwechsellage, Chronische Wunden und Demenz« vermittelt (§ 37 Abs. 2, S. 2 PflBG).

Durch diese gesetzlichen Regelungen ist ohne weiteres erkennbar, dass die Ausübung professioneller Pflege von Pflegefachpersonen als Ausübung eines Heilberufes eindeutig zu bewerten ist.

Außerdem hat auch schon das Bundesverfassungsgericht in seinem Urteil vom 24. Oktober 2002 im Zusammenhang mit dem Beruf der Altenpflegefachpersonen bereits festgestellt, dass der Pflegeberuf zu den Heilberufen zählt (Leitsatz 1 b in der Entscheidung mit dem Aktenzeichen 2 BvF 1/01, abgedruckt u. a. in der Neuen Juristischen Wochenzeitschrift (NJW) 2003, S. 41 ff.).

In der professionellen Ausübung von Pflege wird diagnostiziert, behandelt, gelindert und vorgebeugt. Zu beachten ist, dass Pflege weit über die oben definierten Aufgaben »Diagnostizieren… von Krankheiten und Behinderungen« hinausgeht. Denn Pflege ist nicht nur auf Krankheiten ausgerichtet. Ihr Diagnostizieren bezieht sich auf den Menschen in seiner Gesamtheit. Pflegesituationen umfassen den Menschen in all seinen Lebensbezügen.

In § 4 PflBG ist der Pflegeprozess als Alleinstellungsmerkmal und als Vorbehaltsaufgabe für die Pflegefachpersonen bestimmt: Die pflegerischen Aufgaben zur Erhebung und Feststellung des individuellen Pflegebedarfs, die Organisation, Gestaltung und Steuerung des Pflegeprozesses sowie die Analyse, Evaluation, Sicherung und Entwicklung der Qualität der Pflege dürfen beruflich nur von Pflegefachpersonen mit der Erlaubnis nach dem Pflegeberufegesetz also zur Führung der Berufsbezeichnungen Pflegefachperson, Pflegefachfrau, Pflegefachmann, sowie nach den bisherigen Regelungen ausschließlich ausgeübt werden.

In Kompetenzbereich I wird dies inhaltlich weiter präzisiert: »Pflegeprozesse und Pflegediagnostik in akuten und dauerhaften Pflegesituationen verantwortlich planen, organisieren, gestalten, durchführen, steuern und evaluieren« (KB I, PflBG).

Pflegediagnostik ist in den Pflegeklassifikationen und Pflegediagnosen umfangreich festgelegt (NANDA 2022). Weit mehr als 267 Pflegediagnosen sind Grundlage des pflegerischen Handelns. Diese breite Fundierung lässt sich vergleichen mit anderen geregelten Heilberufen in den jeweiligen gesetzlichen Vorgaben: Ärztliche Approbation, Apothekergesetz, Psychotherapeutengesetz, Heilpraktikergesetz. Hier finden wir die jeweiligen Regelungen immer in Bezug zu bestimmten, abgegrenzten heilkundlichen Tätigkeiten.

Pflege hingegen überspannt alle einzelnen Bereiche von Heilkunde. Zur weiteren Begründung kann angeführt werden, dass Pflege die einzige Berufsgruppe ist, die kontinuierlich am und mit dem Menschen in konkreten Pflegesituationen arbeitet, und zwar in körperlichen, seelischen und geistigen Lebensbezügen.

Diese besondere Stellung wird auch ausgedrückt im Kompetenzbereich III (PflBG): »Intra- und interprofessionelles Handeln in unterschiedlichen systemischen Kontexten verantwortlich gestalten und mitgestalten«. In diesem Sinne wird ihr eine Schnittstelle und Koordinationsfunktion zugeordnet, und zwar intra-, sowie interprofessionell.

Zusammengefasst

Pflege hat das autonome Recht, den Pflegeprozess zu verantworten. Damit ist der Pflegeberuf ein Heilberuf, und zwar nicht nur in einem speziellen Teil wie in den anderen Gesundheitsberufen, sondern in dem vollen Umfang mit Blick auf Gesundheit und Wohlbefinden des Menschen in seinen gesamten Lebensbezügen. Pflege als Heilberuf nimmt somit eine herausragende Stellung unter den anderen geregelten Heilberufen ein.

2.5.8 Pflege ist existenzrelevant

Wie kann Pflege ihre Existenzrelevanz nachweisen? Sicher nicht mit dem Hinweis, dass Pflege eine Berufung braucht und im Dienste des Menschen steht, mit Eigenschaften wie: in Kontakt treten, in Beziehung bleiben, ohne Gegenleistung handeln, Verantwortung übernehmen, Hoffnung geben und Angst nehmen (Ehrenfels & Fajardo 2022). Das leisten auch andere Berufe.

Pflege ist existenzrelevant, das zeigte sich sehr deutlich in der Corona Pandemie. Ein Teil der hohen Sterblichkeit in dieser Zeit war nicht verursacht durch mangelnde medizinische Versorgung, sondern durch Mangel an Pflegefachpersonen. Dadurch konnten viele Betten von Intensivstationen nicht belegt und Patientinnen und Patienten nicht pflegerisch versorgt werden. Bereits vor der Pandemie gab es Nachweise, dass bei Fehlen nur einer Pflegefachperson auf einer 12-Betten-Intensivstation die Mortalität um 7 % steigt.

Existenzrelevanz wird durch Studien nachgewiesen – z. B. wie hoch bei mangelnder Pflege die Mortalität ist, welche Beeinträchtigungen Individuen erleiden. Wie hoch dadurch der Leistungsausfall für einzelne Personen, sowie für die Gesellschaft ist. Damit verbunden die Höhe der Kosten in Millionen oder Mrd., die der Staat zu tragen hätte. Hier hat die Pflegeforschung eine wichtige Aufgabe.

Pflege dient dem Leben und dem Überleben. Dieses Potential beruht auf evolutionären Wurzeln. So hat jeder Mensch sein Selbstpflegevermögen, um sich gesund zu erhalten, mit seinen Genen mitbekommen. Er kann sein Leben in all seinen körperlichen, seelischen und geistigen Bezügen im Gleichgewicht halten. Nicht immer ist das möglich, die Gründe mögen unterschiedlich sein. Hier wird Pflege wirksam. Ihr Zuständigkeitsbereich umfasst den Menschen in all seinen Lebensbezügen, sie unterstützt, kompensiert oder übernimmt teilweise oder komplett die Aufgaben der Lebenserhaltung. Dieses geschieht in einfacher Weise einer besseren Lebensqualität bis hin zur vollständigen Versorgung, die dem Überleben dient. Mehr als 80 % der Pflegeleistung findet in den Familien statt.

Das breite Spektrum der Selbstpflege wird von jedem einzelnen erwachsenen Menschen verantwortet. Treten Defizite temporär oder dauerhaft auf, so können diese von anderen Menschen der Familie oder der Gemeinschaft kompensiert werden. Je nach Umfang erfolgt Pflege, Unterstützung und Fürsorge in unterschiedlicher Weise, die im Rahmen der Laienpflege zu verorten ist. Diese wird als Kostenfaktor für den Staat oder die Gesellschaft immer relevanter. Spätestens ab hier tritt professionelle Pflege in Kraft. Sie informiert, berät und unterstützt Menschen, die anderen Menschen helfen. Das können pflegende Angehörige sein oder Ratsuchende, die eine Pflegesprechstunde oder Pflegeeinrichtungen aufsuchen. Auch hier ist zu erkennen, dass professionelle Pflege nicht nur individuell die Lebensqualität verbessert, sondern der Gesellschaft einen Mehrwert bietet. Dieser Mehrwert kann sich auf ersparte Ressourcen erstrecken oder als Reduzierung von direkten Kosten erweisen.

Die Existenzrelevanz der Pflege begründet sich auch in der Bedeutung des menschlichen Seins. Denn seit den ersten Hochkulturen finden wir schriftliche Nachweise zur besseren Lebensgestaltung, und zwar in allen Bezügen des Menschseins, in körperlichen und in alltäglichen Hinweisen des Handelns und Verhaltens. Auch die Anbindung an eine geistige Dimension wurde und wird zu allen Zeiten als wichtig für die seelische Gesundheit erkannt. Heute würde man darunter den spirituellen Aspekt verstehen, der sich in fast allen Pflegetheorien wieder findet und mit unserem technisch-rationalen Menschenbild droht verloren zu gehen, aber dennoch wesentlich für die Erhaltung der gesunden Lebensqualität ist.

Mit diesem archaischen und kulturellen Rückblick kann nochmals auf die Existenzrelevanz der Pflege verwiesen werden. Denn hier finden wir die Wurzeln der heutigen professionellen Pflege. Sie leitet sich ab von dem Wissen und Können, das in schriftlicher Form immer wieder überliefert wurde. Explizit in der Diätetik der Antike und in deren Folge als Grundlagen einer »gesunden Lebensführung«. Deren Bedeutung ist bis heute unübertroffen und in unterschiedlichen Formen z. B. als »Aktivitäten des täglichen Lebens« in Theorie und Praxis der Pflege vorhanden. Alle Bereiche einer gesunden Lebensführung sind Grundlagen der Pflegediagnostik (NANDA 2022).

Zusammengefasst

Pflege dient dem Leben und dem Überleben, darin liegt die Existenzrelevanz, sie zeigt sich nachweislich in allen Bezügen der Lebensgestaltung. Pflege ermöglich das Gleichgewicht zu einer gesunden Lebensweise, das führt zu Wohlbefinden und verhindert Einschränkungen, die zum Pflegebedarf führen. Als Folge können Krankheiten verhindert werden. Pflege kompensiert Grundbedürfnisse, rettet Leben, bis hin zu einer besseren Lebensqualität in der letzten Phase des Menschseins. Sie dient letztlich nicht nur dem individuellen Leben, sondern auch der Gemeinschaft und verhindert enorme Kosten für den Staat und Gesellschaft.

2.5.9 Wie ist Pflege positioniert?

Blicken wir auf die jetzige »Positionierung« so stellt sich Pflege selbst mit all ihren Problemen in der Öffentlichkeit dar. Sie erreicht nur unzureichende Anerkennung durch die Bevölkerung, und zu wenig Beachtung bei der Politik.

Pflege ist nicht im Notstand. In großer Not ist das gesamte Gesundheitssystem, es ist krank und Pflege kompensiert die Krankheit, gemäß ihrer dienenden und unterordnenden Tradition. Dabei geht sie oftmals über die eigenen Kräfte hinaus.

Die »Not« der Pflege lässt sich bis zur Zeit der Entwicklung der naturwissenschaftlichen Medizin zurückführen. Bis dahin sorgten heilkundige Frauen und Männer in vielfacher Weise, mit vielfachen (Berufs-)Bezeichnungen für das Wohl und die Gesundheit für andere Menschen. Im Zuge gesellschaftlicher Machtstrukturen, einhergehend mit der Dominanz der Männer, wurde Pflege aus dem Verband der Heilkundigen, in der Medizin und Pflege nicht getrennt waren, ausgegliedert und als weibliche Pflege abgewertet (▸ Kap. 2.2).

Betrachten wir die letzten Jahrzehnte: In den 50er Jahren konnte Pflege keine Positionierung finden. Sie war zersplittert, das Krankenpflegegesetz von 1957 legte die Ausbildung auf zwei Jahre fest, obwohl Agnes Karll bereits 1903 die 3-jährige Ausbildung forderte. Im Ausland entwickelten sich die ersten Pflegetheorien und die Pflegewissenschaft (Lücke 2017).

In den 60er Jahren fand Pflege zu keiner eigenen Identität. 1965 absolvierte ich meine Ausbildung mit einem Lehrbuch, mit einer Unterrichtsschwester und mit 80 % Unterricht von Ärzten. Ich lernte die Nähte einer Billroth I und Billroth II Operation, ich lernte die Symptome der Tripper- und weiteren Geschlechtskrankheiten. Ich hatte als Schülerin vier Wochen Nachtdienst. Da in dieser Zeit auch bereits »Pflegenotstand« war, arbeitete ich mit philippinischen Krankenschwestern zusammen und erlebte deren Scheitern (Olbrich 2019).

In den 70er Jahren begeisterte uns die Medizintechnik. Wir übernahmen ärztliche Tätigkeiten (was heute ja wieder geplant ist), unsere originäre Pflegetätigkeit rutschte in die Bedeutungslosigkeit, die Grundpflege genannt wurde.

In den 80er Jahren war wieder einmal »Pflegenotstand«, unsere Pflegedirektorin flog nach Finnland, um Pflegekräfte zu rekrutieren. Ich erlebte abermals die an Sprache und Kultur scheiternden Kolleginnen. In diesem Jahrzehnt besann sich die deutsche Pflege auf Theorien aus Amerika und England.

In den 90er Jahren bemühte man sich, Pflege an Hochschulen zu etablieren. Dass das einigermaßen gelang, ist dem Rückgang der Studienzahlen in Deutschland zu verdanken (Wissenschaftsrat 2002). Die Robert-Bosch-Stiftung gewährte Krankenschwestern, die mit Eigeninitiative ein Studium in einer anderen Disziplin absolviert hatten, eine Promotionsmöglichkeiten und förderte damit die Akademisierung der deutschen Pflege (▸ Kap. 2.4). Welche Funktion übernahmen damals die Pflegeverbände? Die Widerstände waren groß. Seitens der Ärzte konnte man Aussagen hören: »Wozu braucht Pflege für ihr Topfschieben nun ein Studium.« Aus den eigenen Reihen wertete man die Kolleginnen ab, sie wollten jetzt was »Besseres werden und nicht mehr in der Praxis arbeiten.«

Zusammengefasst

Pflege war im letzten Jhd. ständig in Not und in Krisen, sie fand weder eine eigene Identität noch eine eigene starke Positionierung. Die letzten zwei Jahrzehnte des 21. Jahrhunderts veränderten dahingehend nichts wesentlich. Der Pflegenotstand wird unterschiedlich artikuliert, die Probleme im System im Innen und Außen werden zunehmend erkannt. Mit den gesetzlich festgelegten Vorbehaltsaufgaben bzw. dem Alleinstellungsmerkmal im PflBG (2020) ist eine Chance zur Veränderung der Pflege gegeben.

2.5.10 Wie findet Pflege eine neue Positionierung?

Wer in heutiger Zeit anerkannt werden will, muss sich positionieren, so in die Sichtbarkeit kommen, um damit als Einzelperson oder Einrichtung etwas zu erreichen. Auch der Pflege wird das nicht erspart bleiben, sofern sie sich, frei nach Kant: »Aus ihrer selbstverschuldeten Unmündigkeit« befreien will.

Um sich gut zu positionieren, braucht es Voraussetzungen. Diese sind der Nachweis, dass man über etwas verfügt, das von keinem anderen erbracht werden kann. Also ein Alleinstellungsmerkmal, das die Besonderheit und die Einzigartigkeit, mit der man sich von anderen unterscheidet, aufzeigt. Damit verbunden werden der Nutzen und der Mehrwert für den Einzelnen und für die Gesellschaft offensichtlich.

Pflege hat das Potential, sich neu zu positionieren. Diese muss, um effektiv und nachhaltig zu sein, radikal gedacht und umgesetzt werden. Es reicht nicht, eine Veränderung, eine Entwicklung oder Neuorientierung anzustreben. Will Pflege ihren Wert als Beruf und ihre Wirkung für die Gesellschaft zunehmend verdeutlichen, so muss ihre neue Positionierung grundlegend an ihrer Identität und am System beginnen.

Unabdingbare Voraussetzungen und Strategien

Pflege[12]

1. Pflege prüft, ob sie bereit ist in eine Phase der Veränderung einzutreten, und zwar mit voller Überzeugung der Notwendigkeit, im Sinne des Wendens ihrer Not. Sie prüft ihren Mut dazu.
2. Pflege stoppt ab sofort ihre negative Selbstdarstellung nach außen. Das gilt auch für die einzelne Pflegefachperson – sie erklärt der Nachbarin am Zaun nicht wie schrecklich der Nachtdienst war, sondern, wie sie in dieser Nacht Schmerzen gelindert und Leben gerettet hat. Jede Pflegeorganisation vermeidet in ihrer Außendarstellung, ihre Probleme zu erörtern.
3. Pflege analysiert und erkennt die Ursachen ihrer Situation. Sie setzt kleinere oder größere wissenschaftliche Untersuchungen ein, um schonungslos die Zusammenhänge offen zu legen. Sie verwendet ihre Ressourcen, um zu reflektieren, sich gegenseitig zu unterstützen und unabhängig von Meinungen, Kritik und Machtstrukturen von anderen, zu urteilen.
4. Pflege erkennt selbst ihren Wert, das heißt ihre Kompetenz im Sinne von Recht und Befugnis und im Sinne von Wissen, Können und Erfahrung. Sie wird sich nicht rechtfertigen, über das was sie nicht leistet, sondern stellt den Sinn ihrer Handlungskompetenz in den Vordergrund.

12 Mit dem Begriff ist die einzelne Pflegefachperson, jede Pflegeeinrichtung, sowie der Beruf insgesamt gemeint.

5. Pflege kommuniziert ihren Wert für den Einzelnen, sowie für die Gesellschaft. Sie beweist selbstsicher ihre Leistung als autonome Profession im Speziellen und im Allgemeinen. Sie stellt ihren Beitrag als Heilberuf für Gesundheit und Wohlbefinden für die Gesellschaft dar.
6. Pflege knüpft Netzwerke mit Fokus auf Stärkung ihrer Position und Autonomie individuell und als Organisation innerhalb der Pflegebranche. Sie sucht damit gegenseitige Unterstützung von Gleichgesinnten.
7. Pflege sucht und nutzt alle Medien zur Darstellung ihres Wertes für den Einzelnen und für die Gesellschaft. Sie kooperiert mit Verbündeten. Sie vermeidet Energien, die sie abwerten oder behindern.
8. Pflege entwickelt Strategien, um sich selbst zu stärken. Das können Peer-, Arbeits- oder Supervisionsgruppen sein. Diese beinhalten Themen des Berufsverständnisses, der Identitätsfindung oder zu Ideen der Veränderung.
9. Pflege ist sich bewusst, dass sie ihr Image nicht durch Übernahme ärztlicher Tätigkeiten aufwertet. Sie kompensiert nicht den Personalnotstand anderer Berufsgruppen. Da sie Heilkunde ausübt, braucht sie keine Übertragung ärztlicher heilkundlicher Tätigkeiten.
10. Pflege konzentriert sich auf ihre originären Pflegeaufgaben, die inzwischen als Alleinstellungsmerkmal des Pflegeprozesses gesetzlich festgelegt sind. Sie orientiert ihr Handeln an der Pflegediagnostik.
11. Pflege zielt mit ihrer Ausbildung auf Selbstständigkeit und Verantwortung der Lernenden, das beinhaltet selbstbestimmtes und identitätsförderndes Lernen. Pflege lehrt Denken nicht Waschen (Olbrich 2023b).
12. Pflege gestaltet ihre pflegerische Weiterentwicklung nach ihrem Maß, nicht nach den Anforderungen delegierbarer Module durch die Ärzteschaft.
13. Pflege erkennt ihre Grenzen und setzt sich individuell und kollektiv für den Wert ihres eigenen Wohlbefindens ein.
14. Pflege reagiert auf Fremdbestimmung und weiß diese abzuwehren.
15. Pflege initiiert und organisiert berufsintern und berufsübergreifend Kampagnen, um ihre Ziele einer neuen Positionierung durchzusetzen.
16. Pflege baut ihre Selbstverwaltung durch Pflegekammern weiter aus. Sie versteht sich gegenüber der Politik durchzusetzen, notfalls mit Druck und politischen Kampagnen.
17. Pflege hat Mut, Durchhaltevermögen, Überzeugungskraft, Resilienz und ist sich ihres Handelns sicher. Sie weiß um den Wert und Sinn ihres Berufes und dass es sich lohnt dafür zu kämpfen.

Diese Impulse sind eine unabdingbare Chance, Pflege in eine neue Positionierung zu bringen. Sie zielen auf eine Systemveränderung hin – das wird mit vielen Hindernissen nicht einfach sein und kommt einer Revolution gleich. Dieser radikale Ansatz ist notwendig, denn die Vergangenheit hat gezeigt, dass vorsichtige, freundliche und kooperative Bemühungen und Appelle von Einzelnen, Gruppen, berufspolitischen Gremien oder Berufsverbänden wirkungslos bleiben. Machtstrukturen sind dabei den Status Quo zu festigen und Pflege zu überrollen. Nur mit überzeugter und gemeinsamer Kraft wird es gelingen, Pflege vor einem Absinken in die Bedeutungslosigkeit zu bewahren.

Ethische Verantwortung, der Sinn, der der Pflege innewohnt und der Wert für das Leben von Einzelnen und Gesellschaft werden die Potentiale zur Veränderung ermöglichen. Davon können wir überzeugt sein.

Resümee

Pflege befindet sich zurzeit auf einer negativen Spirale der Stagnation. Sie erkennt die

Ursachen in einem kranken Gesundheitssystem. Mit Mut und einer neuen Positionierung wird sie sich diesem mit aller Kraft entgegenstellen.

Pflege ist ein Kompetenzberuf im formalen Verständnis von Recht und Befugnis und im Verständnis von Wissen, Können und Erfahrung. Ihr Handeln zeigt sich in komplexen Situationen, die auf Gesundheit ausgerichtet und in allen Lebensbereichen relevant sind. Von daher ist Pflege existenzrelevant.

Pflege ist ein Heilberuf in einer 2000-jährigen Tradition. Sie verkörpert in Theorie und Praxis Heilkunde im Verständnis einer gesunden Lebensgestaltung. Mit ihrem Alleinstellungsmerkmal der Pflegediagnostik dient sie der Gesundheit und dem Wohlbefinden von Einzelnen, sowie der Gesellschaft.

Als autonome Profession entwickelt sie eine neue Identität, in der sie Verantwortung für gerechte, angemessene Gesundheitsstrukturen übernimmt. Damit leistet sie ihren Beitrag zum Erhalt ihres eigenen sinnerfüllenden Berufes, als auch zu einer gesunden und damit lebenswerten Zukunft.

Literatur

Ackerknecht, E. H. (1992). *Geschichte der Medizin*. 7. überarb. u. erg. Aufl. von Axel Hinrich Murken. Stuttgart: Ferdinand Enke Verlag

Bingen, H. v. (2011). *Ursprung und Behandlung der Krankheiten – Causae et Curae*, vollständig neu übersetzt und eingeleitet von Ortrun Riha, hg. von der Abtei St. Hildegard, Rüdesheim/Eibingen (Hildegard von Bingen. Werke 2), Beuron: Beuroner Kunstverlag.

Combe A. & Helsper W. (Hrsg.) (1996). *Pädagogische Professionalität. Untersuchungen zum Typus pädagogischen Handelns*. Frankfurt am Main: Suhrkamp.

Dudenredaktion (2013a). Heil. *Das Herkunftswörterbuch: Etymologie der deutschen Sprache*. Berlin: Bibliographisches Institut.

Dudenredaktion (2013b). Kunde. *Das Herkunftswörterbuch: Etymologie der deutschen Sprache*. Berlin: Bibliographisches Institut.

Ehrenfels, B. & Fajado, A. (2022). *Existenz-relevant*. Stuttgart: Kohlhammer.

Glaser, B. G. & Strauss, A. L. (2008). *Grounded Theory: Strategien qualitativer Forschung*. Mannheim: Huber Verlag.

Kamitsuru S., Herdman H. T. & Lopes, C. (2022). *NANDA Pflegediagnosen Definitionen und Klassifikation. 2021-2023*. Kassel: Recom.

Lücke, S. (2017). *Reformerin, Visionärin, Weltbürgerin. Die Schwester/Der Pfleger*, 6.

Neumann-Ponesch, S. (2021). *Modelle und Theorien in der Pflege*. 5. akt. Aufl. Wien: Facultas.

Olbrich, C. (1986). *Diätetik des Hippokrates über das Mittelalter bis zur heutigen Pflege*. Dipl. Arbeit, Universität Würzburg.

Olbrich, C. (2023a). *Pflegekompetenz*. 4. Aufl. Bern: Hogrefe.

Olbrich, C. (2023b). *Kompetenzbasiertes Lehren und Lernen*. Amsterdam: Elsevier.

Olbrich, C. (2019). *Von der Kuhmagd zur Professorin*. München: Novum Verlag.

Oevermann, U. (1996) *Theoretische Skizze einer revidierten Theorie professionellen Handelns*. In: Combe A. & Helsper, W. (Hrsg.). *Pädagogische Professionalität. Untersuchungen zum Typus pädagogischen Handelns*. Suhrkamp, 70–182.

World Health Organization (WHO) (2020). *Constitution of the World Health Organization*. In: Basic Documents, 1–19. 94. Aufl. Geneva: WHO.

Wissenschaftsrat (2002). *Eckdaten und Kennzahlen zur Lage der Hochschulen von 1980 bis 2000*. Zugriff am 18.12.2023 unter: https://www.wissenschaftsrat.de/download/archiv/5125-02.pdf?__blob=publicationFile&v=1

2.6 Vorbehaltsaufgaben in der Pflege

Erika Sirsch

Derzeit sind in Deutschland sehr dynamische Entwicklungen in den Pflegeberufen zu beobachten. In diesem Kanon der Entwicklungen ist die Berufsfeldentwicklung für Pflegeberufe ein sehr relevanter, aber auch ein viel diskutierter Themenbereich. Veränderungen, die für alle Pflegefachpersonen Gültigkeit haben, sind bereits mit dem Pflegeberufereformgesetz (PflBRefG) (Deutscher Bundestag 2017) in Kraft getreten. Von Veränderungen mit Auswirkungen auf die Berufsfeldentwicklung betroffen ist insbesondere die Aus- und Weiterbildung der Pflegeberufe. Landespflegekammern widmen sich der Berufsfeldentwicklung bspw. durch die Entwicklung von Berufs- oder Weiterbildungsordnungen. Neben der seit einigen Jahren geltenden generalistischen Ausbildung werden mit dem aktuellen Pflegestudiumstärkungsgesetz (PflStudStG) zwei weitere Neuerungen geregelt. Zum einen wird nun auch, wie in der generalistischen fachschulischen Ausbildung, für den praktischen Teil der hochschulischen Ausbildung eine Vergütung obligat. Zum anderen ist in der hochschulischen Ausbildung nunmehr die Vermittlung von Kompetenzen zur eigenverantwortlichen Ausübung von erweiterten heilkundlichen Aufgaben verpflichtend.

In diesem Zusammenhang bekommen Aufgaben, die mit absolutem Vorbehalt für Pflegefachpersonen gesetzlich definiert wurden, eine erweiterte Bedeutung. Im Pflegeberufegesetz (PflBG) ist zum pflegerischen Vorbehalt ausgeführt: »Pflegerische Aufgaben nach Abs. 2 dürfen beruflich nur von Personen mit einer Erlaubnis nach § 1 Abs. 1 durchgeführt werden. […]« (PflBG § 4 Abs. 1). Die Gesetzgebung führt aus, welche Aufgaben unter den Vorbehalt gestellt werden:

> »Die pflegerischen Aufgaben im Sinne des Absatzes 1 umfassen die Erhebung und Feststellung des individuellen Pflegebedarfs nach § 5 Abs. 3 Nummer 1 Buchstabe a, die Organisation, Gestaltung und Steuerung des Pflegeprozesses nach § 5 Abs. 3 Nummer 1 Buchstabe b sowie die Analyse, Evaluation, Sicherung und Entwicklung der Qualität der Pflege nach § 5 Abs. 3 Nummer 1 Buchstabe d« (PflBG § 4 Abs. 2).

Diese etwas sperrigen Formulierungen zum pflegerischen Vorbehalt bedürfen einer Erklärung und müssen in den Kontext der vielfältigen aktuellen Entwicklung gesetzt werden. Nähern wir uns dazu der Pflege an.

2.6.1 Pflege – Annäherung an eine Definition

Bereits Virginia Henderson beschrieb Pflege als Unterstützung, die zur größtmöglichen Wiederherstellung oder dem Erhalt der Selbstständigkeit von Menschen mit Pflegebedarf beitragen soll (Henderson 1997). In der Definition des Pflegeberufegesetz wird Pflege weitergefasst. Pflege umfasst: »(…) präventive, kurative, rehabilitative, palliative und sozialpflegerische Maßnahmen zur Erhaltung, Förderung, Wiedererlangung oder Verbesserung der physischen und psychischen Situation der zu pflegenden Menschen, ihre Beratung sowie ihre Begleitung in allen Lebensphasen und die Begleitung Sterbender. Sie erfolgt entsprechend dem allgemein anerkannten Stand pflegewissenschaftlicher, medizinischer und weiterer bezugswissenschaftlicher Erkenntnisse auf Grundlage einer professionellen Ethik. Sie berücksichtigt die konkrete Lebenssituation, den sozialen, kulturellen und religiösen Hintergrund, die sexuelle Orientierung sowie die Lebensphase der zu pflegenden Menschen. Sie unterstützt die Selbstständigkeit der zu pflegenden Menschen und achtet deren Recht auf Selbstbestimmung« (PflBG § 4 Abs. 3).

Der damit verbundene Anspruch ist hoch und es wird deutlich, dass nicht nur die Steuerung des Pflegeprozesses an sich hochkomplex ist. Die Anforderungen, die an die Kompetenzen der Pflegefachkräfte gestellt werden, sind ebenfalls hochkomplex und erfordern professionelles Handeln auf hohem Niveau. Der Wissenschaftsrat (2012, S. 8) formulierte dazu bereits vor mehr als 10 Jahren,

> »dass die mit besonders komplexen Aufgaben betrauten Angehörigen der Gesundheitsfachberufe ihr eigenes pflegerisches, therapeutisches oder geburtshelferisches Handeln auf der Basis wissenschaftlicher Erkenntnis reflektieren, die zur Verfügung stehenden Versorgungsmöglichkeiten hinsichtlich ihrer Evidenzbasierung kritisch prüfen und das eigene Handeln entsprechend anpassen können (…).«

Professionelles pflegerisches Handeln im Rahmen des Pflegeprozesses setzt neben der Evidenzbasierung auch Fallverstehen voraus. Denn einerseits basiert die Steuerung des Pflegeprozesses auf dem Wissen und den Fertigkeiten, über die die Pflegefachperson verfügt. Auf der anderen Seite benötigt die Pflegefachperson eine professionelle Haltung, die es ermöglicht, in komplexen Fallzusammenhängen auch die Perspektive des Menschen mit Pflegebedarf zu berücksichtigen. Entscheidungen zur Steuerung des komplexen Pflegeprozesses sollten auf dem Regelwissen, wie es bspw. in Expertenstandards oder Leitlinien ausgewiesen wird, basieren. Gleichzeitig müssen die Perspektive der betroffenen Menschen, ihre Erwartungen und Bedürfnisse berücksichtig werden. Professionelle Pflege benötigt somit komplexes hermeneutisches Fallverstehen, dass das Regelwissen und die Bedarfe und Bedürfnisse der betroffenen Personen in Abgleich bringt. Diese Verbindung von theoretischem Verständnis und Fallverstehen im professionellen Handeln wurde bereits vor Jahren von Oevermann (2000) formuliert und auf die Pflege (Weidner 2011) übertragen. Die Pflegewissenschaftlerin Berta Schrems (2018) nutzt den Begriff der Verstehenden Diagnostik, um den komplexen Prozess der pflegerischen Diagnostik zu verdeutlichen.

Eine besondere Herausforderung ist immer dann gegeben, wenn die professionelle Einschätzung der Bedarfe oder die geplanten Maßnahmen, die der Steuerung des Pflegeprozesses zugrunde liegen nicht mit den Perspektiven und Bedürfnissen der Menschen mit Pflegebedarf übereinstimmen. Hier ist professionelles Handeln verbunden mit verstehender Diagnostik und der daran anschließenden gemeinsamen Entscheidungsfindung zur Steuerung des Pflegeprozesses erforderlich. Vor diesem Hintergrund und vor allem zur Sicherheit der Menschen mit Pflegebedarf sollte es selbstverständlich sein, dass pflegerische Aufgaben in (hoch-)komplexen Situationen Pflegefachpersonen mit einer fach- oder hochschulischen Ausbildung vorbehalten ist. Aber ist das neu?

2.6.2 Vorbehaltsaufgaben für Pflegefachpersonen – alter Wein in neuen Schläuchen?

Die vorbehaltlichen Aufgaben entsprechen dem Pflegeprozess, der seit über 50 Jahren für die deutschsprachigen Länder beschrieben ist. Autorinnen wie Sr. Liliane Juchli (1973) und Fiechter & Meier (1993) waren Vorreiterinnen für die Implementierung des Pflegeprozesses, der bereits 1981 in der pflegerischen Ausbildung verankert wurde. Er ist seitdem integraler Bestandteil der Ausbildung, in den Ausbildungs- und Prüfungsverordnungen festgelegt und somit den Pflegefachpersonen vertraut. Aber genauso lange wird darüber kontrovers diskutiert.

Pflegewissenschaftlerinnen, es waren in der Tat Frauen, formulierten Modelle und

Konzepte zur Pflege und damit auch zum Pflegeprozess. Seit den 1950er Jahren wird auf internationaler Ebene der Pflegeprozess als dynamischer und aufeinander aufbauender Prozess beschrieben. Lydia Hall (1950) legte mit ihrer Orientierung an einem Problemlösungsprozess erste Grundlagen. Ihr folgte Ida Jean Orlando (1961), die eine Pflegeprozesstheorie und Elemente des Pflegeprozesses formulierte. Ebenso wie Helen Yura und Mary B. Walsh (1967), die diese Entwicklungen auch weiterführten (Yura & Walsh 1979, Marriner-Tomey 1992). Das von Yura & Walsh beschriebene Modell von Pflege wurde von der Weltgesundheitsorganisation (WHO) aufgriffen. Der Pflegeprozess wird seit 1974 anhand von vier Schritten beschrieben:

- Assessment
- Planning
- Intervention
- Evaluation

Diese Entwicklung wurde in Deutschland in den 1980er und 1990ger Jahren fortgesetzt. Bereits im Jahr 1985 wurde der Pflegeprozess erstmals in das Krankenpflegegesetz und später auch in das Altenpflegegesetz aufgenommen. Durch Veröffentlichungen u. a. von Ruth Schröck, Monika Krohwinkel, Sabine Bartholomeyczik und Angelika Zegelin, die die Arbeiten von Roper, Logan und Tierney (Bartholomeyczik et al. 1992, Roper et al. 1993) für den deutschsprachigen Raum weiterentwickelten und bekannt machten, wurde die Diskussion weitergetragen. In diesem Rahmen wurden auch Ergebnisse zum ersten pflegewissenschaftlichen Forschungsprojekt im Auftrag des Bundesministeriums für Gesundheit (BMG) zum ganzheitlich-rehabilitierenden Pflegeprozess am Beispiel von Apoplexiekranken publiziert (Krohwinkel 1992). Das darin enthaltene vierstufige Pflegeprozessmodell wurde in der Altenhilfe weit etabliert. In diesem Modell wird davon ausgegangen, dass die direkte Pflege auf Basis der Pflegeerhebung, der Pflegeplanung, der Pflegedurchführung und der Pflegeevaluation erbracht wird.

Diese vierstufige Einteilung des Prozesses wird allerdings nicht von allen Autorinnen und Autoren geteilt. Die North American Nursing Diagnosis Association International (NANDA) propagiert ein fünfstufiges Modell, bei dem zwischen den Schritten des Assessments (Pflegeerhebung) und der Planung mit einer explizierten Pflegediagnose ein weiterer Schritt eingefügt wird. Eine definierte Pflegediagnose wird als so relevant eingestuft, dass ein eigener Schritt dazu erforderlich ist (Brobst 2007). Fichter und Meier erweiterten diesen vier- bzw. fünfschrittigen Pflegeprozess sogar auf sechs Schritte (Fiechter & Meier 1993) (▶ Abb. 2.2).

In diesem Modell werden die Schritte *Erkennen von Ressourcen und Problemen* des Menschen mit Pflegebedarf und eine *»Festlegung von Pflegezielen* als eigene Schritte aufgenommen. Seit den 1990er Jahren beschäftigen sich nunmehr Generationen von Pflegefachpersonen mit dem Pflegeprozess. Mehr oder weniger umfangreich erfassen sie den Pflegebedarf, beurteilen die Ressourcen und Probleme von Menschen mit Pflegebedarf, gelegentlich auch als explizit formulierte Pflegediagnose. Der seit Jahrzehnten bekannte Pflegeprozess ist aber nicht immer beliebt. Häufig wurde und wird er ausschließlich mit der Dokumentation von Tätigkeiten gleichgesetzt, der Aufwand der Dokumentation beklagt und die Abschaffung des Pflegeprozesses gefordert. Wobei eher zu vermuten ist, dass die Abschaffung des Dokumentationsaufwandes das Ziel ist, weniger der Pflegeprozess an sich.

Ob nun vier, fünf oder sechs Schritte, der Pflegeprozess ist ein Problemlösungsprozess, der die einzelnen Schritte des Prozesses miteinander in Beziehung setzt. Damit unterscheidet sich der Pflegeprozess von der reinen Dokumentation. Denn die Dokumentation einzelner Tätigkeiten, wie bspw. die Unterstützung bei der Körperpflege oder bei der Nahrungsaufnahme bilden den Pflegeprozess nicht ab.

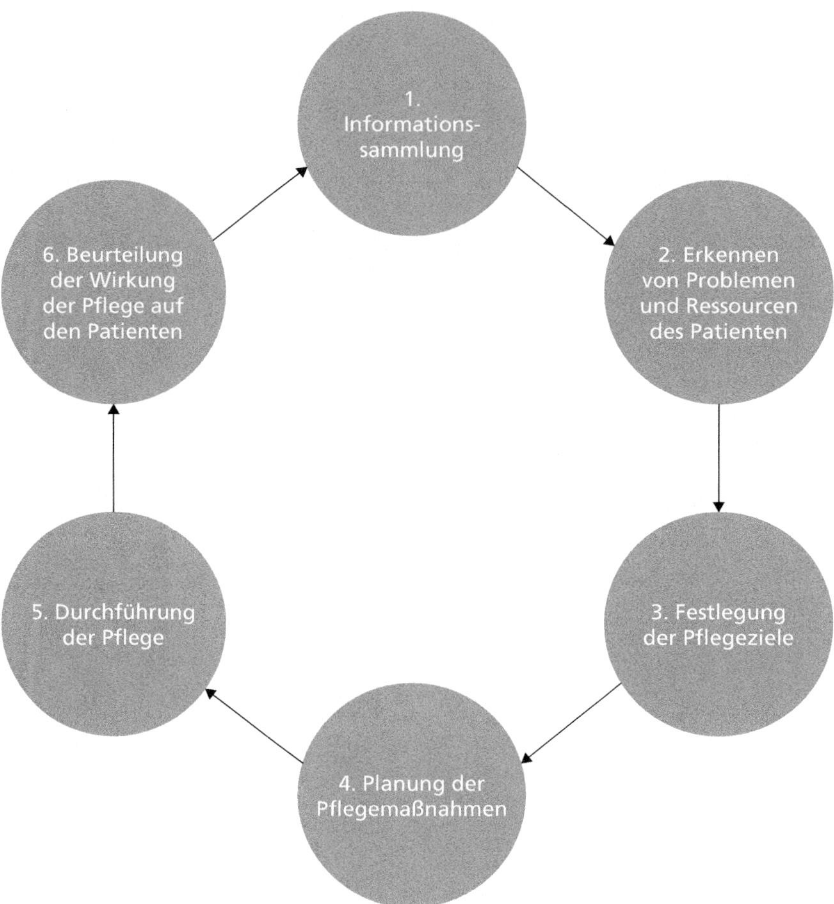

Abb. 2.2: sechsstufiger Pflegeprozess (Fiechter & Meier 1993, S. 30)

Allenfalls ist eine einzelne Tätigkeit ein Teil des gesamten Prozesses, der gesamten Aufgabe. Die Durchführung einer einzelnen Tätigkeit setzt voraus, dass die Fähigkeiten und die Bedarfe des Menschen mit Pflegebedarf zuvor eingeschätzt, entsprechende Maßnahmen geplant und danach durchgeführt werden. Der mit der Dokumentation verbundene Aufwand kann, je nach Versorgungskontext, unterschiedlich sein. Eine verpflichtende Dokumentation einzelner Tätigkeiten stellt sich möglicherweise in der Akutklinik anders dar, als in der stationären oder ambulanten Pflege. Unter den Regelungen des SGB XI können auch Vergütungsleistungen daran gekoppelt sein, die in der Akutklinik nicht zum Tragen kommen. Daher kann die Dokumentation unterschiedliche Ziele verfolgen.

Es bleibt die Verantwortung von Pflegefachpersonen für den Pflegeprozess. Dieser ist durch die Gesetzgebung definiert und erstmalig verbindlich an die professionelle Pflege gekoppelt. Die Erfassung des Pflegebedarfs, der Einschätzung, Ableitung und Evaluierung von Maßnahmen ist gesetzlich geregelt und Pflegefachpersonen vorbehalten. Das ist insbesondere im Hinblick auf Kompetenzen zur eigenverantwortlichen und selbstständigen Ausübung von erweiterten heilkundlichen Aufgaben relevant. Eine »Pflegefachfrau« oder ein »Pflegefachmann« bedarf der Erlaubnis um diese Berufsbezeichnung zu führen. Dazu ist eine qualifizierende Ausbildung oder ein entsprechendes Studium erforderlich (PflB-RefG § 1), worin die erforderlichen Kompetenzen nachgewiesen werden müssen. Angehörige anderer Berufe oder auch Personen ohne eine entsprechende abgeschlossene Ausbildung sind damit von pflegerischen Vorbehaltsaufgaben ausgeschlossen. Neu ist auch, dass eine Zuwiderhandlung für die Träger der jeweiligen Einrichtungen oder Dienste strafbewehrt ist. Der Gesetzgeber formulierte, dass eine Übernahme von vorbehaltlichen Aufgaben durch Personen, die nicht die erforderliche Erlaubnis dazu haben bzw. keinen Berufsabschluss als Pflegefachperson aufweisen, durch Arbeitgeber nicht geduldet werden darf und mit Strafen belegt ist (§ 4(3) PflBG).

Mit der Verknüpfung der vorbehaltlichen Aufgaben mit pflegerischen Kompetenzen soll die Versorgungsqualität für Menschen mit Pflegebedarf sichergestellt werden. Die Aufnahme der Vorbehaltsaufgaben in die Gesetzgebung hat damit für die Versorgung von Menschen mit Pflegebedarf und die berufliche Pflege gleichermaßen weitreichende Implikationen.

Es kann daher konstatiert werden, nicht alles ist neu – neu ist aber die Verantwortung in dieser Absolutheit. Die Ausgestaltung des Pflegeprozesses wird erstmalig unter den absoluten Vorbehalt professioneller Pflege gestellt. Wird die damit einhergehende Verantwortung von Pflegefachpersonen übernommen ist mit einem Schub zur Professionalisierung der Pflege zu rechnen.

2.6.3 Vorbehaltsaufgaben für Pflegefachpersonen – Verantwortlichkeiten

Die im Gesetz (§ 4 PflBG) getroffenen Festlegungen zu den Vorbehaltsaufgaben betreffen Pflegefachpersonen und Menschen mit Pflegebedarf gleichermaßen. In diesem Zusammenhang fällt auf, dass die Pflegeplanung und die Durchführung pflegerischer Maßnahmen nicht in absolutem Vorbehalt aufgenommen wurden. Im Fachdiskurs ist es völlig unstrittig, dass die Durchführung und die Evaluation der Pflege ohne eine vorherige Planung nicht möglich ist (Weidner 2021, Büscher et al. 2023). Die bekannten Modelle und Konzepte zur Pflege umfassen ebenfalls die Planung der Pflege. Daher handelt es sich bei der fehlenden Aussage zur *Pflegeplanung* möglicherweise um eine planwidrige Regelungslücke, bei der der Gesetzgeber diesen Aspekt nicht berücksichtig hat. Eine solche Regelungslücke könnte durch eine Auslegung geschlossen werden. Es bleibt abzuwarten, ob dies erfolgen wird – in der konkreten Versorgungssituation wird es allerdings nicht möglich sein, ohne Planung die Organisation und Evaluation der Pflege vorzunehmen.

Die *Durchführung* der Pflege wurde ebenfalls nicht in den absoluten Vorbehalt aufgenommen. Aber anders, als bei der nicht Berücksichtigung der Pflegeplanung, kann hier davon ausgegangen werden, dass diese Auslassung absichtsvoll ist. Die Durchführung einzelner pflegerischer Tätigkeiten kann damit auch an Pflegende delegiert werden, die nicht über die Qualifikation zur Pflegefachperson verfügen. Entscheidend ist allerdings, dass die Verantwortung für den gesamten Pflegeprozess – die Feststellung des Pflegebedarfes, die Steuerung und die Überprüfung der Pflegequalität – bei den Pflegefachpersonen verbleibt, auch wenn einzelne Tätigkeiten delegiert werden können.

2.6.4 Vorbehaltsaufgaben für Pflegefachpersonen – Der Blick über den Tellerrand

Vorbehaltliche Aufgaben in Gesundheitsberufen sind kein Privileg von Pflegefachpersonen. Allerdings beruhen bspw. ärztliche Vorbehaltsaufgaben, im Unterschied zu pflegerischen Vorbehaltsaufgaben, nicht ausschließlich auf fachlichen und personalen Kompetenzen oder gesetzlichen Regelungen. Vielmehr beruhen sie bei Ärztinnen und Ärzten auf Berufs- und Standesrecht oder Vergütungsregelungen der gesetzlichen Krankenkassen. Die Bundesärztekammer definiert Vorbehaltsaufgaben daher wie folgt:

> »Von Ärztinnen und Ärzten höchstpersönlich auszuübende sogenannte ›Vorbehaltsaufgaben‹ sind aus Sicht der Vertreterin der gesetzlichen Krankenkassen eine Besonderheit im deutschen Gesundheitswesen. Es werden zwei unterschiedliche Arten von Vorbehaltsaufgaben genannt: der berufsrechtliche und der krankenversicherungsrechtliche Arzt-Vorbehalt. Die vertretende wissenschaftliche Seite sieht die Kernkompetenz der Ärzteschaft bei den Aufgaben in den Bereichen von Diagnostik und Therapie.« (Bundesärztekammer 2021).

Der Ärztevorbehalt umfasst sogenannte Kernaufgaben:
»Zu den ärztlichen Kernaufgaben gehören deshalb insbesondere:

- Anamnese
- Indikationsstellung
- Untersuchung der Patientin oder des Patienten einschließlich invasiver diagnostischer Leistungen
- Stellen der Diagnose und der Differenzialdiagnose
- Aufklärung und Beratung der Patientin oder des Patienten
- Entscheidung über die Therapie/Pharmakotherapie und die Durchführung invasiver Therapien einschließlich der Kernleistungen operativer Eingriffe« (Bundesärztekammer 2021)

Damit ist deutlich, dass die pflegerischen Vorbehaltsaufgaben nicht isoliert stehen, sondern in einen interprofessionellen Behandlungskontext eingebunden sind. Interessant ist dabei, dass ärztliche Vorbehaltsaufgaben sich aus dem ärztlichen Standesrecht ableiten. Ärztinnen und Ärzte definieren aus eigenem Standesrecht ihre Aufgaben, bzw. die Aufgaben werden durch das Leistungsrecht definiert. Eine ärztliche vorbehaltene Aufgabe, bzw. eine Tätigkeit ist damit mit einer Vergütung verbunden. Dies ist bei Pflegefachpersonen nicht der Fall, eine mit pflegerischen Vorbehaltsaufgaben verbundene Vergütung ist derzeit noch nicht vorgesehen.

Unabhängig von Fragen der Begründung oder Basierung von Vorbehaltsaufgaben ist zu konstatieren, dass der Pflegeprozess in den gesamten Versorgungs- und Behandlungsprozess zu integrieren ist. Die zunehmende Komplexität der Versorgung lässt eine singuläre Betrachtung aus Sicht einer Profession nicht zu. Das ist keine neue Erkenntnis, wird aber zunehmend relevant. Zur Sicherstellung der Versorgung von Menschen mit Pflege- und Behandlungsbedarf muss sichergestellt werden, dass alle verfügbaren Informationen und Kompetenzen gebündelt werden. Befunde der verstehenden Diagnostik der Pflegefachperson müssen in den Kanon der Gesamtdiagnostik eingebunden werden. Das ist in erster Linie aus Sicht der betroffenen Menschen erforderlich, aber auch ökonomische Faktoren spielen eine Rolle. Doppelungen bspw. in der Anamnese oder der Maßnahmenplanung führen einerseits bei betroffenen Menschen zu Irritationen und andererseits zu erhöhtem Aufwand und damit zu erhöhten Kosten. Die Kompetenzen und die Aufgabenbereiche unterschiedlicher Professionen müssen in den Blick genommen, ausgehandelt und vernetzt werden.

Die Steuerung des Pflegeprozesses in einem solchen Gesamtprozess kann allerdings nur gelingen, wenn die Strukturen der Zusammenarbeit und des Versorgungsarrangements dies auch zulassen. So wird zwar seit Jahren interprofessionelles Arbeiten in der Medizin gefordert, jetzt ist es jedoch dringend geboten dies auch auf Augenhöhe weiterzuentwickeln (Robert Bosch Stiftung 2011). Interprofessionelle Zusammenarbeit braucht Rollenklärung, damit allen beteiligten Personen klar ist, wer mit welcher Kompetenz welche Aufgabe erfüllen kann und soll. Mit der Formulierung pflegerischer

Vorbehaltsaufgaben wurde ein weiterer Schritt zur Ausgestaltung der Rollen und Berufsprofile getan.

2.6.5 Vorbehaltlichen Aufgaben – Klärung oder Herausforderung?

Die im Pflegeberufegesetz definierten Vorbehaltsaufgaben sollten für Pflegefachpersonen Klärung bringen. Allerdings ist zu beobachten, dass das Gesetz auch Unsicherheiten mit sich bringt. So werden die Begrifflichkeiten im Pflegeberufegesetz nicht eindeutig genutzt, es ist sowohl von Tätigkeiten als auch von Aufgaben die Rede. In der Überschrift des § 4 werden *Vorbehaltene Tätigkeiten* benannt. Im weiteren Verlauf dieses Abschnitts werden dann wieder *Vorbehaltliche Aufgaben* beschrieben. Die Bundesärztekammer und die Landespflegekammer Rheinland-Pfalz bringen mit den *Kernaufgaben* einen dritten Begriff ein (Landespflegekammer Rheinland-Pfalz 2022). Eine Betrachtung der unterschiedlichen Begriffe kann Klärung bringen.

2.6.6 Vorbehaltliche Aufgaben versus Vorbehaltliche Tätigkeiten

Im Online Duden (2024) ist zum Begriff *Aufgabe* vermerkt: »etwas, was jemandem zu tun aufgegeben ist«, während unter einer Tätigkeit »Hantierung, Tun, Verrichtung« verstanden wird. Wo ist nun der Unterschied?

Ein Fallbeispiel kann den Unterschied der Begriffe sowie die Bedeutung und Einordnung des Pflegeprozesses in den interprofessionellen Versorgungs- und Behandlungsprozess verdeutlichen.

Fallbeispiel zum Schmerzassessment

Frau M., ist eine 74-jährige Frau, die nach einer orthopädischen Operation infolge eines Unfalls einen Beckenbruch erlitten hat. Bislang lebte sie allein und völlig selbstständig in ihrer Erdgeschosswohnung, in der sie keine Treppen steigen muss. Zurzeit kann sie das Bett nur mit viel Unterstützung verlassen. Es ist zudem unklar, ob Frau M. zu den körperlichen Einschränkungen auch an kognitiven Beeinträchtigungen oder einem Delir leidet. Ihre Angehörigen leben weit entfernt und konnten sie noch nicht besuchen. Das Medikamentenregime umfasst eine Schmerzmedikation, die in der Klinik als Standardversorgung definiert ist. Frau M. stöhnt bei jeder Bewegung, sie versucht das Aufstehen unbedingt zu vermeiden und die Krankengymnastik lehnt sie ab. Das führt dazu, dass sie fast nur im Bett liegt und das auch so möchte. Routinemäßig wird die Schmerzintensität in jeder Schicht mittels einer numerischen Rangskale (NRS) erfasst. Dabei gibt Frau M. genauso regelhaft an, dass sie geringe Schmerzen hat (NRS 3).

Einzelne pflegerische Tätigkeiten könnten in diesem Zusammenhang bspw. sein:

- Die Erfassung der Schmerzintensität
- Applikation schmerzreduzierender Maßnahmen
- Die Verabreichung der verordneten schmerzreduzierenden Medikation
- Unterstützung beim Transfer
- …

Die Listung der Tätigkeiten in Bezug auf das Schmerzmanagement ist nicht abschließend, denn sie kann je nach Person, Versorgungkontext und Zielsetzung variieren. Es macht einen Unterschied, ob Frau M. auf der Intensivstation behandelt wird, oder auf einer chirurgischen Allgemeinstation oder einer Einrichtung der stationären Altenhilfe, in der sie langjährig bekannt ist.

Die Steuerung des Pflegeprozesses erfordert, dass das Regelwissen in den Blick genommen und mit den Bedarfen der betroffenen Person in Einklang gebracht wird. Im nationalen Expertenstandard Schmerzmanagement in der Pflege wird dazu ausgeführt, dass Pflegefachpersonen die

> »[...] Kompetenz zur systematischen Schmerzeinschätzung, einschließlich der Differenzierung zwischen akutem und chronischen Schmerzen« benötigen und die jeweilige Einrichtung sicherstellen soll »[...], das[s] aktuelle, zielgruppenspezifische Einschätzungsinstrumente und Dokumentationsmaterialien zur Verfügung stehen [...]« (Deutsches Netzwerk für Qualitätsentwicklung in der Pflege (DNQP) 2020, S. 27).

Daneben zeigt das Kompetenzprofil für berufsfachschulisch ausgebildete Pflegefachpersonen (DQR-4 Ebene) auf (Deutsche Schmerzgesellschaft e. V. Ad-hoc-Kommission Curriculum Pflegefortbildung & Schmerz 2021):
»Die Pflegefachperson kann:

- die Pflegediagnose ›Schmerz‹ stellen,
- ausgewählte ein- und mehrdimensionale Schmerzerfassungsinstrumente zielgruppenspezifisch auswählen und anwenden,
- zwischen akutem und chronischem Schmerz differenzieren,
- zwischen Ruhe und Belastungsschmerz differenzieren,
- eine stabile, bzw. eine instabile Schmerzsituation erkennen und einordnen,
- die Auswahl zwischen Selbst- und Fremdeinschätzung von Schmerz treffen,
- das Ergebnis der Schmerzeinschätzung beschreiben,
- mögliche Nebenwirkungen beschreiben,
- die Evaluation der Schmerzeinschätzung vornehmen«.

Im Fallbeispiel zeigt sich, dass die Organisation, Ausgestaltung und Steuerung des Pflegeprozesses in Bezug auf schmerzreduzierende Maßnahmen sich an der Selbstaussage von Frau M. in Ruhe (NRS 3) orientieren. Daher erscheinen die getroffenen Maßnahmen passend. Allerdings zeigt die Analyse und Evaluation der Pflegesituation kein zufriedenstellendes Bild. Frau M. verlässt das Bett nicht und eine Mobilisation erfolgt nicht wie es nach der komplikationslos verlaufenen Operation zu erwarten gewesen wäre.

Für das Fallbeispiel bedeutet dies, dass die Steuerung des Pflegeprozesses die gesamte Aufgabe des Schmerzmanagements umfasst. Dazu gehören z. B. die Stellung der Pflegediagnose *Schmerz* oder die Differenzierung zwischen Ruhe- und Belastungsschmerz. Die Pflegefachperson sollte möglichst erkennen und erfassen, dass Frau M. ihre Aussagen zur Schmerzintensität in Ruhe tätigt und die Schmerzsituation nur in Ruhe stabil ist. Möglichweise weichen daher diese Aussagen von der Schmerzintensität in Bewegung ab. Oder eine Selbstauskunft ist aufgrund eines Delirs nicht ausreichend aussagekräftig.

Die Befunde aus der Erfassung des Pflegebedarfes, in diesem Fall des Schmerzassessment, fließen in die Steuerung des gesamten Pflegeprozesses ein, haben aber auch Auswirkungen auf die gesamte interprofessionelle Behandlungsplanung. Denn eine stabile oder instabile Schmerzsituation hat Auswirkungen auf die Aufgaben weiterer beteiligter Mitarbeitenden der Gesundheitsberufe, z. B. der Physiotherapie.

Kurz zusammengefasst für dieses Beispiel: Das Schmerzmanagement ist eine pflegerische Aufgabe, die auch das Schmerzassessment umfasst. Eine Tätigkeit kann eine einzelne Befragung zur Schmerzintensität mittels einer NRS oder die Applikation einer schmerzreduzierenden Maßnahme sein.

Cave – Bei der Delegation von Tätigkeiten besteht stets die Gefahr, dass die Pflege in den Taylorismus, das Systems der *Funktionspflege* zurückfällt. Aber auch wenn bspw. die Verabreichung einer schmerzreduzierenden Maßnahme wie Kälte oder Wärme delegiert werden können, die Verantwortung für dafür verbleibt bei der Pflegefachperson.

Die Renaissance der sogenannten »Runden«, wie sie zur Mobilisation, zur Erfassung von Vitalzeichen (zu denen auch die Erfassung der Schmerzintensität gehört) üblich waren, birgt Gefahren. Es scheint einen großen Wunsch zu geben, verbindlich festzulegen wer, wann und was tun darf oder eben auch nicht. Der Wunsch nach einer solchen Liste von Tätigkeiten, durch die eine unverrückbare Klärung herbeigeführt werden kann, scheint groß zu sein. Eine solche Ausweisung von Tätigkeiten wäre immer vom individuellen Bedarf, der individuellen Steuerung und den Rahmenbedingungen des jeweiligen Versorgungskontextes abhängig. Zudem bezieht sie sich auf Tätigkeiten und berücksichtigt den Gesamtkontext einer komplexen Aufgabe nicht. Somit könnte eine solche Listung nie abschließend oder allgemein gültig sein und ist daher nicht zweckmäßig.

Werden nur einzelne Tätigkeiten ausgeführt und in den Blick genommen bleibt der Zusammenhang einer Aufgabe auf den Prozess oft verborgen. Wenn es gelingt, einzelne, auch delegierte Tätigkeiten, in den Gesamtprozess und in die jeweilige Aufgabe einzubinden, kann die Steuerung des Prozesses gelingen. Pflege kann sich nicht in Listen erschöpfen – Pflege ist ein hochkomplexer Prozess.

Vorbehaltlichen Aufgaben – Ausblick

Durch aktuelle gesetzlichen Regelungen, unter anderem zu vorbehaltlichen Aufgaben, wird deutlich, dass professionelle Pflege einen genuinen Aufgaben- und Verantwortungsbereich hat. Pflegefachpersonen verantworten mit den darin enthaltenden Elementen den Pflegeprozess. Auch wenn die Planung der Pflege nicht expliziert ausgeführt ist, lässt sich die Steuerung nicht ohne Planung denken.

Die individuelle Ausdifferenzierung im Pflegeprozess muss mit Blick auf das Regelwissen sowie die Bedarfe und die Perspektive der Menschen mit Pflegebedarf erfolgen. Aber auch die individuellen Ressourcen der betroffenen Menschen und die Kontextbedingungen müssen berücksichtig werden.

Diese hochkomplexen Aufgaben werden durch Pflegefachpersonen ausgeführt und sind ihnen nun vorbehalten. Es sollte daher selbstverständlich sein, dass Pflegefachpersonen auch dafür die Verantwortung tragen.

Auch wenn ein wichtiger Schritt in der Professionalisierung getan wurde, es bleibt spannend. Warten wir ab, was das Pflegekompetenzgesetz bringt und wann vorbehaltliche Aufgaben für Pflegefachpersonen ins Leistungsrecht aufgenommen werden.

Exkurs

Noch nicht alle Aspekte und Ausführungen in den gesetzgebenden Texten sind in Bezug auf die Vorbehaltlichen Aufgaben ausreichend geklärt, wie das Fehlen der Pflegeplanung im Pflegeberufegesetz zeigt. Einen Beitrag zu dieser Klärung leistet der »Think Tank Vorbehaltsaufgaben (TT-VBA)«. Es handelt sich dabei um einen interprofessionell besetzten Arbeitskreis, der seit 2021 regelmäßig zur Bedeutung und zur Umsetzung der Vorbehaltsaufgaben in der Pflege aus pflegewissenschaftlicher, pflegefachlicher und juristischer Perspektive arbeitet (https://www.vorbehaltsaufgaben-pflege.de/thinktank (letzter Zugriff 12.01.2025).

Literatur

Bartholomeyczik, S., Donath, E., Krohwinkel, M. et al. (1992). *Projektarbeit im Agnes Karll Institut. Begleitforschungsprojekt zu »Strukturverbesserungen fur die Krankenpflege durch den Einsatz von StationsassistentInnen«.* Krankenpflege (Frankf), 46(2), 64–67.

Brobst, R. A. (2007). *Der Pflegeprozess in der Praxis.* Hrsg. von Jürgen, G., 2 .überarb. und akt. Aufl. Bern: Verlag Hans Huber.

Bundesärztekammer (2021). *Positionen der Bundesärztekammer zu einer interdisziplinären und teamorientierten Patientenversorgung (2021/S. 9)/ AG »Zukünftiges Rollenverständnis der Ärzteschaft in einer teamorientierten Patientenversorgung« der Bun-*

desärztekammer – vom Vorstand der Bundesärztekammer am 19./20.08.2021 beschlossen. Zugriff am 02.09.2024 unter: https://www.bundesaerztekammer.de/fileadmin/user_upload/BAEK/Gesundheitsfachberufe/Positionen_BAEK_zu_einer_interdisziplinaeren_u._teamorientierten_Patientenversorgung_2023-12-20.pdf

Büscher, A. et al. (2023). *Pflegeprozesse selbstbewusst verantworten.* Die Schwester/Der Pfleger, 62(4), 19–24.

Deutsche Schmerzgesellschaft e. V.: Ad-hoc-Kommission Curriculum Pflegefortbildung & Schmerz (Hrsg.) (2021). *Curriculum zum pflegerischen Schmerzmanagement.* Zugriff am 02.09.2024 unter: https://www.schmerzgesellschaft.de/fileadmin/2021/pdf/DS_Currciulum_Schmerzmanagement_Pflege_20102021_Screen.pdf

Gesetz zur Reform der Pflegeberufe (Pflegeberufereformgesetz – PflBRefG) (2017). Bundesgesetzbl Pub. L. No. 17.02.2021, Jahrgang 2017 Teil I Nr. 49 2581 Stat.

Deutsches Netzwerk für Qualitätsentwicklung in der Pflege (DNQP) (Hrsg.) (2020). *Expertenstandard Schmerzmanagement in der Pflege, Aktualisierung 2020.* Zugriff am 20.02.2024 unter: https://www.dnqp.de/expertenstandards-und-auditinstrumente/#c9577741

Fiechter, V. & Meier, M. (1993). *Pflegeplanung.* 9. Aufl. Basel: Recom Verlag.

Henderson, V. (1997). *Das Wesen der Pflege.* In: Schaeffer, D. et al. (Hrsg.) *Pflegetheorien. Beispiele aus den USA*, 39–54. Bern: Verlag Hans Huber.

Krohwinkel, M. H. (1992). *Der pflegerische Beitrag zur Gesundheit in Forschung* und Praxis. Baden-Baden: Nomos.

Landespflegekammer Rheinland-Pfalz (Hrsg.) (2022). *Kernaufgaben Registrierter Pflegefachpersonen in der Pflegerischen Praxis, Entwurf vom 05.01.2022.* Zugriff am 20.02.2024 unter: https://pflegekammer-rlp.de/download/kernaufgaben-registrierter-pflegefachpersonen-in-der-pflegerischen-praxis-pdf/

Marriner-Tomey, A. (1992). *Pflegetheoretikerinnen und ihr Werk.* 1. Aufl. Kassel: Recom Verlag.

Oevermann, U. (2000). *Die Methode der Fallrekonstruktion in der Grundlagenforschung sowie der klinischen und pädagogischen Praxis.* In: Kraimer, K. (Hrsg.): Die Fallrekonstruktion. Berlin: Suhrkamp Verlag. 58–156

Pflegestudiumstärkungsgesetz (PflStudStG) (2023). Bundesgesetzbl, BGBl.-Nr.: 359 Stat.

Robert Bosch Stiftung (Hrsg.) (2011). *Memorandum Kooperation der Gesundheitsberufe Qualität und Sicherstellung der zukünftigen Gesundheitsversorgung.* Zugriff am 20.02.2024 unter: https://www.bosch-stiftung.de/sites/default/files/publications/pdf_import/Memorandum_Kooperation_der_Gesundheitsberufe.pdf

Roper, N., Logan, W. W. & Tierney, A. (1993). *Die Elemente der Krankenpflege.* Kassel: Recom Verlag.

Schrems, B. (2018) *Verstehende Pflegediagnostik Grundlagen zum angemessenen Pflegehandeln.* 2. Aufl. Wien: Fakultas

Weidner, F. (2011). *Professionelle Pflegepraxis und Gesundheitsförderung. Eine empirische Untersuchung über Voraussetzungen und Perspektiven des beruflichen Handelns in der Krankenpflege.* Frankfurt am Main: Mabuse Verlag

Weidner, F. (2021). *Vorbehaltsaufgaben in der Praxis - Vorbehaltsaufgaben in der Praxis.* Die Schwester/Der Pfleger, 60(12), 20–25.

Yura, H., & Walsh, M.B. (1979). *Human Needs and the Nursing Process: Bk 1.* New York: Appleton-Century-Crofts.

2.7 Grundlagen und Umsetzungsstrategien der praktischen Pflegeausbildung innerhalb der generalistischen Ausbildung

Manuel Benz

2.7.1 Einleitung

Die Einführung der generalistischen Pflegeausbildung in Deutschland markiert einen bedeutenden Schritt zur Schaffung einer ganzheitlichen und vielseitigen Ausbildung für Pflegefachpersonen. Ab dem 01. Januar 2020 trat in Deutschland das Pflegeberufegesetz (PflBG) in Kraft, das die lang diskutierte Zusammenführung der Ausbildungen in Altenpflege, Gesundheits- und Krankenpflege sowie Gesundheits- und Kinderkrankenpflege zu einer einzigen generalistischen Pflegeausbildung, der Generalistik, realisierte. Vor der Einführung der Generalistik in Deutschland gab es unterschiedliche Standpunkte zu dieser Ausbildungsreform. Auf der einen Seite existierten viele Befürworter, wie Berufsverbände und der Deutsche Pflegerat, auf der anderen äußerten Fachpersonen und Interessensgruppen Kritik gegenüber dieser Reform. Es wurde häufig die Frage aufgeworfen, welche der bisher eigenständigen Professionen im Kontext der neuen Ausbildung benachteiligt sein könnte. Insbesondere aus der Altenpflege und aus der Gesundheits- und Kinderkrankenpflege kamen solche Bedenken. Bis zur endgültigen Verabschiedung des Gesetzes wurden kritische Stimmen aus allen drei Berufsfeldern laut. Nachdem nun im Jahr 2023 die ersten Absolventen der Generalistischen Pflegeausbildung aus den Berufsfachschulen ihren Abschluss erreicht haben, ist es an der Zeit eine erste Bilanz zu ziehen. Dieses Kapitel widmet sich einer ausführlichen Untersuchung der grundlegenden Aspekte sowie den Umsetzungsstrategien der praktischen Pflegeausbildung innerhalb der Generalistik, wobei ein besonderes Augenmerk auf dem praxisorientierten Teil liegt.

2.7.2 Hintergrund der Generalistik in der Pflegeausbildung

Die Evolution des Pflegeberufs und die gesellschaftlichen Anforderungen an die Pflegepraxis sind entscheidende Faktoren hinter der Einführung der generalistischen Pflegeausbildung. Ein kurzer historischer Rückblick, ergänzt durch eine Betrachtung gesetzlicher Rahmenbedingungen sowie externer Einflüsse, verdeutlicht den Entstehungskontext und die Motivation für die Veränderungen in der Pflegeausbildung.

Die Vereinheitlichung der Pflegeberufe wird in der allgemeinen Ausbildungs- und Prüfungsverordnung (PflAPrV) gemäß § 1 Abs. 1 der wie folgt beschrieben:

> »Die Ausbildung zur Pflegefachfrau oder zum Pflegefachmann befähigt die Auszubildenden in Erfüllung des Ausbildungsziels nach § 5 des Pflegeberufegesetzes, Menschen aller Altersstufen in den allgemeinen und speziellen Versorgungsbereichen der Pflege pflegen zu können. Die größte Sorge bestand darin, dass sich die Mehrheit der zukünftigen Auszubildenden, bzw. Kolleginnen und Kollegen, bevorzugt für den stationären Akutbereich der Krankenhäuser interessieren könnten – bei der ehemaligen Gesundheits- und Krankenpflege. Die hierfür erforderlichen Kompetenzen sind in Anlage 2 konkretisiert. Der Kompetenzerwerb in der Pflege von Menschen aller Altersstufen berücksichtigt auch die Anforderungen an die Pflege von Kindern und Jugendlichen, sowie alten Menschen in den unterschiedlichsten Versorgungsstationen, sowie in besonderen fachlichen Entwicklungen in den Versorgungsbereichen der Pflege.«

Was nun im deutschen Gesundheitswesen als große Reform der Ausbildungsberufe betrachtet werden kann, wurde jedoch in deren Abwicklung und Organisation, durch unterschiedliche Landesregelungen zusätzlich kompliziert gestaltet. Das Ergebnis: In den 16 Bundesländern finden keine bundeseinheitlichen Abläufe statt – hinzu kommen die unterschiedlichen Arbeitsweisen der Schulaufsichtsbehörden. Diese Tatsachen erschweren die zusätzlichen Abläufe für die Pflegeschulen, die Praxisbetriebe und Praxisanleitenden, als auch für die Auszubildenden selbst – inklusive andauerndem Personalmangel, welcher sich auf lange Sicht nicht zum Positiven regulieren wird.

2.7.3 Kernkonzepte der Generalistik

Die Integration von Theorie und Praxis sowie die Vermittlung fachübergreifender Kompetenzen bilden das Herzstück der generalistischen Pflegeausbildung. Hier liegt ein spezieller Fokus auf der Entwicklung und Implementierung eines praxisorientierten Lehrplans, der den Auszubildenden und Studierenden ermöglicht, ihr Wissen direkt in realen Pflegesituationen anzuwenden.

In der Handreichung für die Pflegeausbildung am Lernort Praxis des Bundesinstitut für Berufsbildung (BIBB) werden die Rahmenpläne der Fachkommission nach § 53 PflBG erläutert (Dauer & Jürgensen 2021, S. 32). Die Rahmenpläne der Fachkommission bestehen aus drei Teilen:

1. Der Begründungsrahmen beschreibt u. a den Zusammenhang des Rahmenlehr- und des Rahmenausbildungsplans.
2. Der Rahmenlehrplan beschreibt die Inhalte für den theoretischen Unterricht an den jeweiligen Fachschulen.
3. Der Rahmenausbildungsplan beschreibt die Abfolge der vorgeschrieben Fremdeinsätze in den entsprechenden Praxisbetrieben.

Die Ansprüche und Anforderungen durch die generalistische Pflegeausbildung sind gestiegen – explizit durch die Tatsache, dass zuvor drei unterschiedliche Ausbildungen, in nun einer Ausbildung zusammengefasst wurden.

Der Rahmenausbildungsplan orientiert sich an den unterschiedlichen Kompetenzen, welche sich in den letzten Jahren in den Pflegeberufen entwickelt haben. Es werden Niveauunterschiede aufgezeigt, welche sich innerhalb der Ausbildung sukzessive steigern – angepasst an die Rahmenlehrpläne der Fachschulen.

Die Rahmenlehrpläne stehen in einem direkten Bezug zum jeweiligen Setting, so dass der Kompetenzerwerb durch die gleichzeitig praktische Umsetzung durchgeführt werden kann. Die bundesweiten Rahmenpläne beinhalten adäquate Arbeits- und Lernaufgaben, welche an den jeweiligen Praxisorten weiterentwickelt und ggf. noch angepasster dargestellt werden können. Dies fördert die selbstständige Durchführung sowie das Verständnis und die Verantwortung den individuellen Pflegeprozess zu übernehmen, zu verstehen, zu evaluieren und auch zu reflektieren (Dauer & Jürgensen 2021).

2.7.4 Struktur der Ausbildung in Theorie und Praxis

Eine ausführliche Darstellung der Struktur und des Aufbaus der generalistischen Pflegeausbildung, insbesondere im Hinblick auf den praktischen Teil, wird hier vorgenommen. Die theoretischen Inhalte werden in direktem Zusammenhang mit praktischen Einsätzen, Übungen und Anwendungen behandelt, wobei mindestens 10 % der Ausbildungszeit explizit für praxisnahe Anleitungen und Übungen reserviert sind.

Im Kontext der Implementierung des Pflegeberufegesetz, veränderten sich nicht nur Mindestanforderungen an die Lehrpersonen in den Pflegeschulen, ebenso die Qualifikationen der Praxisanleitenden bei den Trägern der praktischen Ausbildungsstätten. Bereits vor dem Start der ersten Ausbildungskurse, wurden den Lehrpersonen und Schulleitungen vermehrt Studiengänge (Berufspädagogik B. A./Berufspädagogik M. A.) angeboten, um möglichst zügig den neuen Anforderungen zu entsprechen – entweder durch den Beginn eines geeigneten pädagogischen Studiengangs oder der direkten Zusatzqualifikation zum Master, sofern bereits ein Bachelorstudiengang im Bereich der Pflegepädagogik abgeschlossen wurde. Alle Lehrpersonen, welche bereits vor dem 31.12.2019 an Pflegeschulen in einem angestellten Verhältnis waren, erhielten einen Bestandsschutz. Zum besseren Verständnis folgt hier eine kurze Zusammenfassung aus dem PflBG § 9 Abs. 1 und den drei Mindestanforderungen an die Pflegeschulen:

1. Schulleitung: Masterabschluss in Pädagogik (oder vergleichbar).
2. Lehrkräfte: Ausreichend pädagogisch qualifizierte Fachkräfte mit Masterabschluss (oder vergleichbares Niveau).
3. Ausstattung: Erforderliche Räume, Einrichtungen und ausreichend kostenlose Lehr- und Lernmittel.

Die jeweiligen Bundesländer können zu den bereits formulierten Anforderungen aus

PflBG (1) Absatz, im Land geregelte Voraussetzungen aus § 9 (1) Abschnitt 1 und 2 PflBG festlegen – die befristeten Regelungen können bis zum 31. Dezember 2029 vorgeschrieben werden, inwieweit bis zum genannten Datum, die erforderliche, oder vergleichbaren Qualifikationen gegeben sein müssen (Dielmann 2021, S. 111). Die Praxisanleitenden erlangen durch die neue Pflegeausbildung eine höhere Wichtigkeit und stellen eine wichtige Säule für eine erfolgreiche Ausbildung mit den Auszubildenden dar – explizit in der Zusammenarbeit mit den Pflegeschulen. So müssen nun die Praxisanleitenden im Rahmen der praktischen Abschlussprüfungen an der Notenfindung teilnehmen, was deren Kompetenzen und Kompetenzbereiche erhöht. In § 6 (3) des PflBG, gibt es Hinweise zur Dauer und Struktur der Ausbildung, welcher sich inhaltlich auf die praktischen Ausbildungsstätten bezieht:

> »Die praktische Ausbildung wird in den Einrichtungen nach § 7 auf der Grundlage eines vom Träger der praktischen Ausbildung zu erstellenden Ausbildungsplans durchgeführt. [...]. Die Pflegeschule unterstützt die praktische Ausbildung durch die von ihr in angemessenen Umfang zu gewährleistende Praxisbegleitungen.« (Dielmann 2021, S. 111)

Zum Verständnis eine kurze Zusammenfassung aus der Pflegeberufe-Ausbildungs- und -prüfungsverordnung vom 02.10.2018 (PflAPrV). In § 4 der PflAPrV Praxisanleitung, werden die Qualifikationen und Aufgabenbereiche ausdifferenziert:

§ 4 (1) schreibt vor, dass es u. a. die Aufgabe der Praxisanleitenden ist, die Auszubildenden in enger Zusammenarbeit mit den Pflegeschulen auf die beruflichen Herausforderungen als Pflegefachpersonen vorzubereiten. Hierfür dient das Führen eines individuellen Ausbildungsnachweises als eine strukturierte Vorgehensweise durch den intern erstellten Ausbildungsplan. Die Einhaltung der 10 % Praxisanleitung während eines praktischen Einsatzes ist unabdingbar und eindeutig verpflichtend (PflAPrV 2018).

§ 4 (3) beschreibt die die die berufliche Eignung und Befähigungen der Praxisanleitenden. Es muss eine berufspädagogischen Zusatzqualifikation im Umfang von mindestens 300 Stunden vorliegen. Zusätzlich müssen jährliche Fortbildungen von 24 Stunden nachgewiesen werden – auch gegenüber den jeweiligen zuständigen Schulaufsichtsbehörden.

Praxisanleitende, welche bereits vor dem 31. Dezember 2019 die Qualifikation zur Praxisanleitung erworben hatten (in der Altenpflege, oder für die Berufe der Krankenpflege), wurden der neuen berufspädagogischen Zusatzqualifikation gleichgestellt (PflAPrV 2018).

2.7.5 Implementierung und Herausforderungen

Die Integration eines umfangreichen praktischen Teils in die Ausbildung birgt diverse Herausforderungen, um die gesetzlichen Vorgaben und Rahmenbedingungen folgerichtig umsetzen zu können. Die Richtlinien werden sowohl im PflBG § 7 Durchführung der praktischen Ausbildung, als auch in der PflAPrV in § 3 Durchführung der praktischen Ausbildung, exakt formuliert und vorgeschrieben. Da bis dato in den Ausbildungen (AP-Altenpflege, GKP – Gesundheits- und Krankenpflege und GKKP – Gesundheits- und Kinderkrankenpflege) zu den Pflegeberufen keine einheitlichen Vorgaben vorlagen, ist diese Neuerung ein großer Schritt, sich als eine gemeinsame Profession zu betrachten.

Mit Inkrafttreten der neue Pflegeausbildung, wurden zahlreiche Weiterbildungskurse konzipiert, angeboten und auch refinanziert. Die Qualifikation zur Praxisanleitung (PAL) umfasst mindestens 300 Stunden Weiterbildung. Explizit die Didaktik, Methodik und Pädagogik wurden noch deutlicher mit den neuen Kursen fokussiert. Für bereits ausgebildete Praxisanleitungen wurden zusätzliche Weiterbildungen angeboten, um ggf. fehlende Kompetenzen den nun vorgeschriebenen Ansprüchen zu adaptieren. Die Praxisanleitenden übernehmen in der neuen Pflegeausbildung eine noch wichtigere Rolle – so müssen sie z. B. nach den praktischen Prüfungen, in Zusammenarbeit mit den zuständigen Lehrpersonen, eine Gesamtnote abgeben; und nicht nur wie zuvor, eine Einschätzung und Reflexion. Neben vielen positiven Aspekten sorgten sich jedoch kleinere Einrichtungen der Langzeit- und ambulanten Pflege – nicht nur im Bereich der Praxisanleitung, sondern explizit der möglichen Ressourcen – überhaupt selbst auszubilden, bzw. den Rahmen für Fremdeinsätze einhalten und umsetzen zu können.

Hier zeigt sich eine große Problematik, welche je nach örtlichen Gegebenheiten und Vernetzung innerhalb der kooperierenden Einrichtungen, einen Mangel an Einsatzmöglichkeiten und somit auch Schwierigkeiten für einen reibungslosen Ausbildungsverlauf bedeuten können. Bereits vor Beginn der ersten Ausbildungskurse war bewusst, dass speziell die Einsätze in der Pädiatrie und ambulanten Versorgung zum Nadelöhr der Generalistik tituliert werden würden – was sich auch nach über drei Jahren bestätigt; es gibt weiterhin zu wenig Einsatzorte. Die pädiatrischen Einsätze können als Kompromiss in z. B. Kindertagesstätten oder Förderschulen gelegt werden, was zurecht mit Kritik unter den Experten und Expertinnen bewertet wird – wichtige Kompetenzen können nicht gelernt und gezeigt werden. Neben dem fachlichen Kompromiss, wurden zudem die im PflBG vorgegeben Einsatzstunden von insgesamt 120 Sunden, auf Minimum 60 Stunden reduziert – um das Nadelöhr durch kürzere Einsatzzeiten zu umgehen.

Was sich die letzten Jahre positiv bewährt hat, sind komplette Freistellungen der Praxisanleitenden. Dies bedeutet, dass Praxisanleiterinnen und -anleiter ausschließlich für die Auszubildenden zur Verfügung stehen – für die eigenen Auszubildenden, aber auch für Auszubildende, welche sich vor Ort im Fremdeinsatz befinden.

Durch die hohen Anforderungen an die zuständigen Praxisanleitenden, in Form der 10 % geplanten Anleitungen, Reflexionen, Beurteilungen und das korrekte Ausfüllen des individuellen Ausbildungsplans, sinnvollerweise die Teilnahme an den geforderten Praxisanleitungen und praktischen Prüfungen mit den Lehrpersonen, der intensivere Austausch mit den Schulen (nicht selten sind es unterschiedliche) und Kooperationspartnern (mit Einrichtungen, welche von den eigenen Auszubildenden im Fremdeinsatz betreut werden), sollten alle Einrichtungen über die Stellenbeschreibungen und den Umfang ihrer Praxisanleitenden nachdenken – denn ohne Praxisanleitende, ist keine kompetente Ausbildung möglich, was auf Dauer weitere Auswirkungen auf die zukünftigen Interessierten und das Image der generalistischen Pflegeausbildung bedeuten könnte.

2.7.6 Qualitätssicherung und Evaluation

Eine gründliche Betrachtung von Instrumenten und Maßnahmen zur Qualitätssicherung des praktischen Ausbildungsteils ist unerlässlich. Regelmäßige Evaluationsprozesse, Feedback-Mechanismen und klare Richtlinien für die praktische Ausbildung gewährleisten einen hohen Qualitätsstandard. Die Reflexion über die Effektivität der Praxisanleitungen und deren Auswirkungen auf die Lernenden wird hier ebenfalls behandelt.

Nach einem insgesamt bundesweit erfolgreichen Start in die neue Pflegeausbildung, kam die Pandemie 2020 zu einem sehr ungünstigen Zeitpunkt. Bereits mit der Unsicherheit aller Schulen und praktischen Einrichtungen, kamen weitere Hürden und Probleme auf alle Beteiligten Personen hinzu – bei den Schulschließungen angefangen, bis hin zu Praxisbegleitungen an Puppen, oder sogar via Videokonferenz. Die Verunsicherung stieg sukzessive an – die Auszubildenden betitelten sich selbst als »die Versuchskaninchen«. Mit einer im April 2023 veröffentlichten Pressemitteilung des Statistischen Bundesamtes (2023), wurden erste Zahlen evaluiert und

Prognosen zusammengefasst – die Angaben entstammen der amtlichen Datenerhebung auf Grundlage der Pflegeberufe-Ausbildungsfinanzierungsverordnung (PflAFinV).

2.7.7 Datenlage in einzelnen Bundesländern

Die Datenlage ist in den Bundesländern derzeit sehr unterschiedlich. Während unter anderem in Bremen, Rheinland-Pfalz und Sachsen davon ausgegangen wird, dass es zu keinen größeren Abweichungen zwischen vorläufigen und endgültigen Ergebnissen kommt, sind die Ergebnisse in einigen anderen Bundesländern derzeit noch mit erheblichen Unsicherheiten behaftet (▸ Tab. 2.2). Die Angaben entstammen der amtlichen Datenerhebung auf Grundlage der Pflegeberufe-Ausbildungsfinanzierungsverordnung (PflA-FinV):

Tab. 2.2: Neu abgeschlossene Ausbildungsverträge im Beruf Pflegefachfrau/-mann (Statistisches Bundesamt 2025)

Neuabschlüsse zum 31.12.	2023	2022	Veränderung zum Vorjahr in %
Deutschland	54 360	52 134	+ 4
Baden-Württemberg	6 546	5 889	+ 10
Bayern	6 405	6 162	+ 4
Berlin	2 343	2 337	+ 0,3
Brandenburg	1 395	1 434	- 3
Bremen	510	465	+ 9
Hamburg	1 194	1 137	+ 5
Hessen	3 240	3 108	+ 4
Mecklenburg-Vorpommern	1 275	1 269	+ 0,5
Niedersachsen	5 547	5 187	+ 6,5
Nordrhein-Westfalen	14 934	14 298	+ 4
Rheinland-Pfalz	2 286	2 202	+ 4
Saarland	903	798	+ 12
Sachsen	3 045	3 360	- 10
Sachsen-Anhalt	1542	1 347	+ 13
Schleswig-Holstein	1 488	1 542	- 4
Thüringen	1 707	1 599	+ 6

Bestätigt wurden die Prognosen in einer Pressemitteilung vom Juli 2024, wonach im Jahr 2023 rund 54.400 Personen eine Ausbildung zur Pflegefachfrau oder zum Pflegefachmann begonnen haben. Die Zahl der neu abgeschlossenen Ausbildungsverträge in der Pflege stieg somit gegenüber dem Vorjahr um 4 % oder 2.200 Personen (2022: 52.134 Neuverträge/ 2021: 56.259 Neuverträge) (Statistisches Bundesamt 2024, 2025). Im Sommer 2023 erhielt der erste Abschlussjahrgang nach Einführung der generalistischen Pflegeausbildung im Jahr 2020 sein Examen. Einen Abschluss mit Schwerpunkt Gesundheits- und Kinderkrankenpflege (300 Abschlüsse) oder Altenpflege (100 Abschlüsse) erwarben nur 1 % der Absolventinnen und Absolventen des Jahres 2023. Weiterhin existiert ein hoher Frauenanteil bei den Neuabschlüssen in der Pflegeausbildung: Im Jahr 2023 schlossen 39.800 Frauen und 14.600 Männer einen neuen Ausbildungsvertrag zur Pflegefachfrau oder zum Pflegefachmann ab. Der Anteil von Frauen in der Pflegeausbildung blieb damit hoch und stieg im Vergleich zum Vorjahr um einen Prozentpunkt auf 75 % (Statistisches Bundesamt 2025). Über alle Ausbildungsjahre hinweg befanden sich zum Jahresende 2023 insgesamt rund 146.900 Personen in der Ausbildung zum Beruf der Pflegefachfrau beziehungsweise des Pflegefachmanns. Das Durchschnittsalter (Median) bei Ausbildungsbeginn im Bereich Pflege lag auch im Jahr 2023 bei 21 Jahren. Eine Ausbildung in der Pflege wird häufig auch im mittleren Alter begonnen. So starteten 22,8 % (12.408) der Auszubildenden im Jahr 2023 ihre Ausbildung im Alter von 21 bis 24 Jahren. Rund 7 % (4.053) begannen ihre Ausbildung erst im Alter ab 40 Jahren. Festzustellen ist auch, dass Teilzeitausbildungen weiterhin die Ausnahme bleiben. 2023 begannen 53.643 (99 %) der Auszubildenden in der Pflege eine Vollzeitausbildung. Demgegenüber starteten 717 Personen ihre Ausbildung in Teilzeit. Damit blieb die Ausbildung in Vollzeit die vorherrschende Ausbildungsform im Berufsbild Pflege (Statistisches Bundesamt 2025).

2.7.8 Zukunftsausblick

Der Ausblick auf zukünftige Entwicklungen in der praxisorientierten generalistischen Pflegeausbildung schließt Empfehlungen für eine *effektive Gestaltung und Optimierung* ein. Nach einem insgesamt bundesweit erfolgreichen Start in die neue Pflegeausbildung, kam die Pandemie 2020 zu einem sehr ungünstigen Zeitpunkt. Bereits mit der Unsicherheit aller Schulen und praktischen Einrichtungen, kamen weitere Hürden und Probleme auf alle Beteiligten Personen hinzu – bei Schulschließungen angefangen, bis hin zu Praxisbegleitungen an Puppen, oder sogar via Videokonferenz. Die Verunsicherung stieg sukzessive an. Inzwischen sind die Bildungsanbieter in die Praxis zurückgekehrt und haben neue, innovative Ansätze zur Gestaltung und weiteren Verbesserung des praktischen Ausbildungsteils entwickelt, wie Sammelanleitungen, Ausbildungsstationen oder das Einbetten des dritten Lernorten *Skills-Lab* in bestehende Konzepte. Ebenso setzen sich erprobte Konzepte wie die Freistellung der Praxisanleiterinnen und -anleiter allmählich flächendeckend durch.

Dennoch besteht weiterhin dringend Entwicklungsbedarf. Die Praxis kann zurecht als Nadelöhr der Ausbildung bezeichnet werden: Kooperationen mit geeigneten Einsatzbereichen der Pflicht- und Vertiefungseinsätze (z. B. Pädiatrie und Psychiatrie) sowie das Vorhanden- oder Nichtvorhandensein von Praxisanleitenden sind limitierende Faktoren.

Und: Wie alles im Gesundheitswesen müssen auch diese Ausbildungsangebote refinanziert werden. Damit stehen und fallen sie mit dem Engagement und Interesse des Trägers der praktischen Ausbildung.

Literatur

Dauer, B. & Jürgensen A. (2021). *Handreichung für die Pflegeausbildung am Lernort Praxis*. Bonn: Bundesinstitut für Berufsbildung (Hrsg.).

Dielmann, G. (2021). *Pflegeberufegesetz und Ausbildungs- und Prüfungsverordnung. Kommentar für die Praxis*. Frankfurt am Main: Mabuse-Verlag

Statistisches Bundesamt (2024). *Pressemitteilung Nr. 284 vom 24. Juli 2024*, Zugriff am 12.01.2025 unter: https://www.destatis.de/DE/Presse/Pressemitteilungen/2024/07/PD24_284_212.html

Statistisches Bundesamt (2025). *Statistischer Bericht - Statistik nach der Pflegeberufe- Ausbildungsfinanzierungsverordnung 2023*, Zugriff am 12.01.2025 unter: https://www.destatis.de/DE/Themen/Gesellschaft-Umwelt/Bildung-Forschung-Kultur/Berufliche-Bildung/_inhalt.html#sprg229334

2.8 Herausforderungen in der Pädiatrie

Katja Weber

Die Pflege in der Pädiatrie muss sich aktuell zwei großen Herausforderungen stellen. So ist die Personalsituation in den Kinderkliniken in den letzten Jahren bei steigenden Fallzahlen deutlich angespannt. Laut einer Erhebung aus dem Jahr 2022 der Deutschen Vereinigung für Intensiv- und Notfallmedizin (DIVI), konnten von 607 möglichen Betten in Kinderkliniken nur 367 Betten betrieben werden. Das bedeutete 39,5 % der Betten im Kinderintensivbereich konnten auf Grund von Personalmangel nicht belegt werden, so die Rückmeldung aus 110 erfassten Häusern (kma Online 2022).

Hinzu kommt, dass am 01.01.2020 eine Änderung des Pflegeberufegesetzes (PflBG) in Kraft getreten ist. Die bis dahin getrennten Pflegeausbildungen zur Gesundheits- und Kinderkrankenpflege, Gesundheits- und Krankenpflege und Altenpflege wurden in eine generalisierte Ausbildung zusammengefasst. Für die Pädiatrie bedeutet dies, dass im praxisbezogenen Anteil der Ausbildung in der Generalistik jetzt Pflegefachpersonen bis zum Ende 2024 mit nur noch 60 bis 120 Stunden in die pädiatrische Versorgung eingeplant werden können. Pflegefachpersonen, die nach ihrer Ausbildung in einem Fachbereich der pädiatrischen Versorgung beginnen, verfügen somit nur noch über wenig Wissen über die Versorgung von Kindern.

Die angespannt Personalsituation und die deutlich geringere Erfahrung der frisch examinierten Pflegefachpersonen im pädiatrischen Bereich stellen in den kommenden Jahren eine große Herausforderung dar.

2.8.1 Pädiatrie und Generalistik

»Kinder sind keine kleinen Erwachsenen. Kinder sind Kinder.« (Montessori o. D.)

Die körperlichen und emotionalen Fähigkeiten von Kindern sind in ihren einzelnen Altersgruppen sehr unterschiedlich und genauso unterschiedlich sind auch die Erkrankungen, die in diesen Altersabschnitten auftreten können. Die Altersstufen werden unterteilt in Neugeborene, Säuglinge, Kleinkinder, älteres Kind und Jugendliche. In jeder dieser Altersstufen können Phänomene auftreten, die in der Erwachsenenmedizin nicht bekannt sind. Viele Herzfehler müssen bspw. in der Kindheit operiert werden, um das Leben der Kinder zu sichern. So versterben unbehandelte Kinder mit einer Fallo`schen Tetralogie zu 95 % bis zum ersten Lebensjahr. Stoffwechselerkrankungen, wie bspw. eine angeborene Hypothyreose, haben massivere Auswirkungen auf die weitere körperliche und geistige Gesundheit des Kindes, als sie es im Erwachsenenalter haben. Bestimmte pflegerische Handlungen sind sowohl aufgrund der körperlichen Unterschiede zwischen Kindern und Erwachsenen als auch durch den

Umgang und Pflege dieser kindheitsspezifischen Krankheitsbilder ausschließlich in der Pädiatrie verankert. Dagegen gibt es wenige Erkrankungen in der Erwachsenenmedizin, die nicht in der Pädiatrie vorkommen. So können auch Kinder bzw. Jugendliche bspw. an Diabetes Typ 2 und an Demenz erkranken. Die Anforderungen, die sich dadurch an das Berufsfeld Pädiatrie stellen, sind sehr hoch.

Der Berufsverband Kinderkrankenpflege Deutschland e. V. (BeKD) beschreibt das Berufsbild der Kinderkrankenpflege wie folgt:

> »Gesundheits- und Kinderkrankenpflege ist seit mehr als einem Jhd. ein eigenständiger Pflegeberuf und umfasst die pflegerische Dienstleitung am Lebensanfang sowie in den Entwicklungsphasen des Kindes bis zum Erwachsenenalter. Ziel und Nutzen dieses professionellen Handelns ist die Entwicklung der Selbstpflegekompetenz des Kindes/Jugendlichen bzw. Dependenzpflegekompetenz seiner Bezugsperson für ein gesundes Aufwachsen.« (BeKD e. V. 2020, o. S.)

Die European Association for children in hospital (EACH) hat in der EACH-Charta die Rechte und in Pflichten von Kindern im Krankenhaus festgelegt. Hierbei heißt es in Artikel 8:

> »Kinder haben das Recht auf Betreuung durch Personal, das durch Ausbildung und Einfühlungsvermögen befähigt ist, auf die körperlichen, seelischen und entwicklungsbedingten Bedürfnisse von Kindern und ihren Familien einzugehen.« (AKIK[13] 2016).

Und auch der Bundesverband Das frühgeborene Kind e. V. hat für sich definiert, welche Fachkompetenz von pflegerischer Seite für die Arbeit auf einer neonatologischen Station vorliegen muss: »Alle beteiligten Berufsgruppen sind im Umgang mit Frühgeborenen und kranken Neugeborenen qualifiziert und in entwicklungsfördernder Betreuung geschult.« (Bundesverband Das frühgeborene Kind e. V. 2006, S. 6).

Dies zusammengefasst bedeutet: Pflegefachpersonen, die auf pädiatrischen und/oder neonatologischen Stationen arbeiten, müssen eine qualifizierte pädiatrische Ausbildung erhalten haben und die Bedürfnisse sowohl der Eltern als auch der Kinder erkennen, darauf eingehen und ihre Kompetenzen stärken und unterstützen.

Das erste Säuglingsheim, welches als Ursprungsgedanke von Versorgung und Pflege im Sinne der heutigen Kinderkliniken angesehen werden kann, wurde 1898 vom Kinderarzt Arthur Schlossmann in Deutschland gegründet. Bemerkenswert ist, dass Schlossmann schon den besonderen Anspruch an die Pflegekräfte erkannte und die erste Schule für Säuglingspflegerinnen[14] gründete, in welcher erstmalig Fachkräfte speziell für die Säuglingspflege ausgebildet wurden (BeKD. o. D.). Bis zu diesem Zeitpunkt betrug die Sterblichkeitsrate von Säuglingen und Kindern auf den »Säuglingsstationen« in Berlin und Leipzig zwischen 50–60 % (Eickmeyer 2017). Schlossmann gelang es, durch ein besonderes Augenmerk auf die Ernährung mit Muttermilch und die Versorgung der Kinder durch Fachkräfte in Säuglingspflege, die Sterblichkeitsrate auf unter 30 % zu reduzieren. Zusätzlich erlangte man zu dieser Zeit erste Erkenntnisse in Bezug auf die Notwenigkeit von emotionaler Zuwendung und Bindung zu einer Bezugsperson auf die Auswirkungen der Entwicklung und Gesundheit von Kindern. Es reichte nicht aus, dass die Säuglinge und Kinder satt und sauber waren, sondern sie benötigten professionelle und kompetente Unterstützung für ihre Entwicklung und Gesundheit.

In den weiteren Jahrzehnten wurde die Position der Kinderkrankenpflege und späteren Gesundheits- und Kinderkrankenpflege

13 AKIK: Aktionskomitee Kind im Krankenhaus

14 Zu diesem Zeitpunkt erlernten und übten nur Frauen diesen Beruf aus, daher wird an dieser Stelle nur die weibliche Form genannt.

immer mehr durch die Krankenpflegegesetze gefestigt. Mittlerweile ist mehrfach dargelegt und belegt worden, dass die Entwicklung von Kindern zu gesunden und verantwortungsvollen Erwachsenen durch ein Zusammenspiel aus Anlage und Umwelt entsteht. Die Umwelt betreffen dabei alle Dinge und Erfahrungen, die Kinder in der Schwangerschaft und nach ihrer Geburt erleben. Vor allem in den ersten zwei Lebensjahren finden im Gehirn durch Erfahrungen, die ein Kinder durchlebt, massive Veränderungs- und Gestaltungsprozesse statt.

Ein Aufenthalt im Krankenhaus in dieser vulnerablen Zeit kann massive Auswirkungen auf die Entwicklung und das Outcome von Kindern haben. Aber auch nach diesen zwei Jahren kann ein Aufenthalt in einem Krankenhaus entscheidenden Einfluss auf die physische und psychische Entwicklung von Kindern und Jugendlichen bedeuten. Die Aufenthaltsdauer von Kindern (im besten Fall zusammen mit einem Elternteil) in einer Kinderklinik kann stark variieren. So ist diese von wenigen Stunden bis zu Monaten möglich. In dieser Zeit nimmt das Krankenhaus, und vor allem die Pflegefachperson – da sie in der Regel den längsten Zeitraum, eng zusammen mit der Patientin oder dem Patienten, den Eltern und Angehörigen verbringt – Einfluss auf die physische, psychische, kognitive und emotionale Entwicklung des Kindes. Sie ist Teil der Umwelt des Kindes.

Krankheitsverläufe sind vollkommen unterschiedlich. Betrachtet man bspw. die Normwerte der Vitalparameter von Erwachsenen und Kindern, so unterscheiden sie sich deutlich voneinander. Die Normwerte der Herzfrequenz von Frühgeborenen betragen 120–160bpm. Die Werte eines gesunden Erwachsenen 60–80 pbm. Ist dieser Unterschied bspw. nicht bekannt, könnte ein Problem eines Kindes nicht erkannt werden und es würde im schlimmsten Fall zum Tod des Kindes führen. Die Vorboten durch eine verbale Krankheitsbeschreibungen entfallen häufig, Infektion müssen hauptsächlich durch Krankenbeobachtung erkannt werden und bekannt sein. Betrachtet man die Symptomatik einer Hirnblutung bei einem Frühgeborenen im Vergleich zu einem Erwachsenen, so sind die Symptome eines Erwachsenen u. a. Lähmungserscheinungen der Extremitäten, der Gesichtsmuskulatur oder einer ganzen Körperseite, Sprach- und Sprechstörungen und Bewusstseinsstörungen. Viele dieser Krankheitszeichen (z. B. Sprachstörungen) lassen sich bei einem Frühgeborenen nicht erfassen. Ein Frühgeborenes mit einer Hirnblutung zeigt zumeist recht unspezifische Symptome, diese können Apnoen, Bradykardien, Temperaturregulationsprobleme, Nahrungsunverträglichkeit und Unruhe sein. Diesen unspezifischen Symptomkomplex muss man kennen und erkennen, um die erforderlichen Handlungsabläufe in Gang setzen zu können.

Zusätzlich ist eine adäquate Rückfrage in Bezug auf das eigene Befinden und die Bedürfnisse, zum Teil auf Grund des Alters der Kinder nicht möglich. Eltern müssen bei der Versorgung und Pflege immer mit bedacht und einbezogen werden und als Partner bzw. Partnerin zum Wohle des Kindes angesehen werden. Der Umgang mit Eltern in der Rolle als pflegende Angehörige ist oftmals emotionaler und fordernder als die Gespräche mit den Angehörigen in der Erwachsenenpflege. Eltern befinden sich häufig auch nach der akuten Versorgung ihres Kindes in einer emotionalen und zum Teil traumatischen Ausnahmesituation, in der von der Pflegefachperson kompetentes und professionelles Handeln gefordert wird.

Im Weiteren wird nun der Bereich der Neonatologie genauer betrachtet, da es sich hierbei um eine besonders vulnerable Patientinnen- und Patientengruppe handelt. Der Bereich Neonatologie beschäftigt sich mit den typischen Erkrankungen des Neu- und Frühgeborenen und ihrer Behandlung. Es ist ein Spezialbereich der Kinder- und Jugendmedizin. Die Neonatologie wird hierbei exemplarisch gewählt, da hier die Unterschiede zwischen Erwachsenen und Kinder am deutlichsten sind.

Das Institut für Qualitätssicherung und Transparenz im Gesundheitswesen stellt fest, dass im Jahr 2021 in Deutschland 7,85 % der 738.800 lebend geborenen Kinder unter der 37. Schwangerschaftswoche (SSW) auf die Welt gekommen sind. Von diesen Kindern wurden 82,4 % in der 37–32 SSW, 10,3 % in der 31–28 SSW und 7,3 % unter der 28 SSW geboren (IQTiG 2022). Aktuell überleben 80 % der Kinder, die vor der 28 SSW geboren worden sind. Die erstmalige Aufenthaltsdauer eines frühgeborenen Kindes in der 22 SSW beträgt im Minimum 13 Wochen (bis zur errechneten 35 SSW) auf einer neonatologischen Station. Während dieser Zeitpanne, ist der sich noch entwickelnde Organismus des Kindes besonders anfällig für die Wirkung von äußeren Einflüssen. Je früher ein Kind auf die Welt kommt, umso größer ist die Gefahr von kognitiven Entwicklungsstörungen (EPIPAGE 2 Studie 2021). Positive und negative Erfahrungen, denen ein Kind und seine Eltern in dieser Zeit ausgesetzt sind, können daher einen starken Einfluss auf die Entwicklung des Kindes haben. So kann bspw. Stress, hervorgerufen durch eine Trennung von der Mutter, Lärm, oder Licht, zu Veränderungen in der Gehirnstruktur führen – was zu einer veränderten Reaktion auf Stress im weiteren Leben führen kann (Bind 2022). Ein Frühgeborenes gerät auf Grund seiner Unreife schnell in einen Zustand der physiologischen Dysregulation. Die Aufgabe der Pflegefachkraft besteht darin, diese auslösende Situation zu erkennen oder im besten Fall zu vermeiden. Häufige Ursachen dafür können Pflegemaßnahmen, Störung des Schlafs, Hunger und Schmerz sein. Eine entscheidende Rolle der Pflegefachperson, die Stressauslöser zu erkennen, sie zu benennen, an die Eltern weiterzugeben, diese kompetent anzuleiten und das Frühgeborene – soweit es medizinisch möglich ist – davor zu schützen. Damit nimmt die Pflegefachperson eine entscheidende Rolle ein, die Entstehung von kognitiven und sensomotorischen Einschränkungen durch das Umfeld bzw. Umwelt, in dem ein Kinder sich befindet, maßgeblich zu beeinflussen (Martinet-Sutter et al. 2017).

Das Anleiten der Eltern oder das Vermeiden von stressauslösenden Faktoren ist der Pflegefachperson aber nur möglich, wenn sie über die entsprechende Fachkompetenz verfügt. Sie ist in der Lage die stressauslösenden Faktoren und die Anzeichen für Stress beim Kind zu erkennen und abwehrende Maßnahmen einzuleiten und wahrzunehmen. Eine Studie von Lake et al. (2012) zeigte bspw. auf, dass das Outcome von Frühgeborenen auf einer neonatologischen Intensivstation durch die Qualität der Pflegefachpersonen erhöht werden konnte. Die Studie stellte dar, dass das Auftreten von Hirnblutungen als auch die Mortalität von extrem Frühgeborenen durch diesen Umstand gesenkt wurde.

Seitdem 01.01.2020 ist die Ausbildung der Gesundheits- und Kinderkrankenpflege, der Gesundheits- und Krankenpflegepflege und Altenpflege durch die Generalistik in eine Ausbildung zusammengefasst worden, mit dem Ziel

> »[…] allen Menschen, die sich für den Pflegeberuf interessieren, eine hochwertige und zeitgemäße Ausbildung anzubieten, die den breiten beruflichen Einsatzmöglichkeiten und den Entwicklungen in der Gesellschaft und im Gesundheitswesen Rechnung trägt« (BMG 2023a).

Zu Beginn der Ausbildungen haben die Auszubildenden die Möglichkeit, sich für einen Vertiefungseinsatz im pädiatrischen Bereich oder im Bereich der allgemeinen Langzeitpflege in stationären Einrichtungen oder der allgemeinen ambulanten Akut- und Langzeitpflege mit der Ausrichtung auf den Bereich der ambulanten Langzeitpflege zu entscheiden und erhalten dann gegen Ende der Ausbildung den gesonderten Abschluss der »Gesundheits- und Kinderkrankenpflegerin bzw. -pflegers« oder der »Altenpflegerin bzw. -pflegers«. Dies bedeutet, dass spätestens im letzten Ausbildungsdrittel die theoretischen und praktischen Inhalte in diesen Themenbereich fallen und die abschließenden Prüfungen auch diese umfassen werden (§ 59 Abs. 2,3,5 PflBG, § 16 Abs. 3 PflAPrV). Diese Möglichkeit der Wahl soll gegen Ende 2025 noch einmal überprüft werden, was zur Folge haben kann, dass die Spezialisierungsmöglichkeiten abgeschafft werden (§ 62 Abs. 1 PflBG).

Im Rahmenlehrplan zur Ausbildung in der Generalistik gibt es einen praktischen Pflichtstundenanteil in der Pädiatrie (derzeit noch übergangsweise bis zum 31.12.2024) von 60 Stunden und später 120 Pflichtstunden. Diese Stunden können neben einem Ausbildungsort auf einer pädiatrischen Station im Krankenhaus, auch in einer Kindertagesstätte, Kinderarztpraxis oder Wochenbettstation absolviert werden (§ 1 DVO-PflBG NRW). Dies bedeutet, eine Pflegefachperson mit einem Abschluss in der Generalistik kann auf einer pädiatrischen oder neonatologischen Station nach der Ausbildung beginnen, ohne jemals zuvor ein krankes oder zu frühgeborenes Kind und seine Eltern unter stationären Bedingungen und mit den daraus resultierenden Herausforderungen in Bezug auf die Pflege, Krankheitsbilder und psychosoziale Betreuung und Ausnahmesituation der Eltern und des Kindes kennengelernt zu haben. Zusätzlich hat sie wenig bis keine Erfahrung damit, entwicklungsfördernde Pflege durchzuführen, was die Entwicklung des Kindes in unterschiedlichen Bereichen und damit die Aufenthaltsdauer des Kindes im Krankenhaus negativ beeinflussen kann.

Der Gemeinsame Bundesausschluss (G-BA) fordert, dass für die Erfüllung der G-BA Richtlinien weiterhin für der Einsatz von Gesundheits- und Kinderkrankenpflegerinnen oder -pflegern oder Pflegefachpersonen mit dem Vertiefungseinsatz Pädiatrie mit einem Pflichteinsatz von mindestens 700 bis 1200 Stunden erforderlich ist.

> »Hingegen würde ein Abweichen von diesen Standards zulasten des besonders schützenswerten und intensivpflegerisch zu versorgenden Patientenkollektivs die Erreichung der Ziele der Richtlinie gefährden.« (G-BA 2020)

Damit macht er deutlich, dass für ihn ein immenser Unterschied zwischen der Ausbildung der Pflegefachperson und der »Gesundheits- und Kinderkrankenpflegerin bzw. -pflegers« existiert. Stellt man die Forderungen des G-BA und die Forderungen des Rahmenlehrplans zur Ausbildung in der Generalistik gegenüber, in Bezug auf die praktischen Stunden, entsteht hierbei eine Differenz von bis zu 1140 Stunden. Findet der Einsatz während der Ausbildung in einer Kinderarztpraxis oder einem Kindergarten statt, so fehlen in Bezug auf die Forderungen des G-BA bis zu 1200 Stunden.

Auch in einer Stellungnahme des BeKD Deutschland e. V. von 2019 wird die Notwendigkeit einer festen praktischen Stundenanzahl gefordert. Eine Weiterbildung im Bereich der Kinderkrankenpflege nach Abschluss der Ausbildung in der Generalistik wird als notwendig erachtet wird (BeKD 2019).

Während früher der Auszubildende im Verlauf der zahlreichen praktischen Ausbildungsstunden in die Rolle der Pflegefachkraft *hineinwachsen* konnte, stellt ein direkter Einstieg in die pädiatrische oder neonatologische Versorgung von Kindern, eine immense Herausforderung für Pflegefachpersonen mit einem Abschluss in der Generalistik dar. Aktuell befinden wir uns in einer Situation des Fachkräftemangels, was in Bezug auf die Einarbeitung eine große Herausforderung darstellt. Im Moment beträgt die Einarbeitungszeit einer neu examinierten Pflegefachperson in der Allgemeinpflege sechs bis zwölf Wochen und in der Intensivpflege drei bis sechs Monate. Realistisch gesehen ist es aktuell auf Grund des Fachkräftemangels nur in wenigen Kinderkliniken möglich, den *frisch examinierten* Pflegefachpersonen einen optimalen Einstieg bzw. Einstiegszeit in das Berufsleben zu ermöglichen. Praxisanleitende sind durch die Pflichteinsätze in der Pädiatrie und die gesetzlich vorgegebenen Anleitungsstunden der Auszubildenden schon deutlich ausgelastet und am Rande ihrer Kapazitäten angekommen. Zusätzlich ist das Interesse daran, Praxisanleiter oder Praxisanleiterin zu werden bzw. als solcher oder solcher tätig zu sein, begrenzt. Häufig kommt diese *on top*, d. h., ist noch eine zusätzliche Belastung im der normalen Stationsroutine und findet kaum Anerkennung bspw. in Form von Gehaltsänderungen. Die Tätigkeit als Praxisanleiter oder Praxisanleiterin setzt in der Regel eine hohe intrinsische Motivation der Mitarbeitenden voraus.

Die ersten Kolleginnen und Kollegen aus der Generalistik sind jetzt in den Kinderkliniken angekommen. Erste Erfahrungen zeigen: Es holpert deutlich. Dies zeigt sich schon bei basalen Dingen, wie dem einfachen Dreisatzrechnen: Standarddosen, wie in der Erwachsenenpflege durch den Medikamentenhersteller üblich, sind in der Pädiatrie kaum vorhanden. Viele Medikamente liegen nicht in der für das Kind notwendigen Dosis vor und müssen auf das Körpergewicht des Kindes angepasst werden. Medikamente müssen verdünnt werden, Tabletten müssen in Nahrungsspritzen mit Wasser verdünnt und es darf nur der für die individuelle Patientin oder den individuellen Patienten errechnete Teil appliziert werden. Auch das Handling von Kindern ist ein anderes, das Umlagern einer erwachsenen Patientin oder eines erwachsenen Patienten zur Dekubitusprophylaxe stellt eine andere Art von Herausforderung dar, als ein Frühgeborenes entwicklungsfördernd zu lagern.

Dies alles bedeutet in der Konsequenz, dass nach der abgeschlossenen generalistischen Ausbildung noch eine weitere Ausbildung/Weiterbildung erfolgen *muss* um auf einer pädiatrischen oder neonatologischen Station arbeiten zu können.

2.8.2 Pädiatrie und Personalengpässe

Der demographische Wandel, der medizinische Fortschritt und die fortlaufende Qualifizierung und Differenzierung einzelner Fachdisziplinen sorgen für eine deutlich erhöhte Nachfrage an qualifizierten Pflegefachpersonen. Im Jahr 2022 gab es 37.000 offene Stellen im Pflegebereich (BA 2023). Es ist davon auszugehen, dass bis zum Jahr 2030 ca. 300.000 Stellen in der Pflege nicht besetzt sind. Zusätzlich hat die Anzahl der Auszubildenden als Pflegefachperson im Jahr 2023 um nur 4 % (2.200) zum Vorjahr gestiegen (nach einer Abnahme von 7 % im Jahr 2022) (Statistisches Bundesamt 2024). Etwa 30 % der Auszubildenden brechen die Ausbildung zur Pflegefachperson ab, dies ist branchenübergreifend die höchste Abbruchquote. Die Ursachen sind: schlechte Arbeitsbedingungen, fehlende Anleitungszeit und hohe emotionale Belastung (Springer Pflege 2021). Durch die Corona-Pandemie wurde der Personalmangel in der Pflege in den Medien und der breiten Öffentlichkeit wirklich sichtbar. Es hatte den Anschein, dass sowohl in der Bevölkerung als auch in der Politik deutlich geworden ist, wie wichtig und essentiell Pflege für eine Gesellschaft ist. Doch das Interesse daran ist – so scheint es nach der akuten Bedrohungssituation der Corona-Pandemie – abgeflacht.

Gründe für die Personalengpässe sind vielfältig. So ist der Pflegeberuf lange Zeit ein ausschließlicher Frauenberuf gewesen. Sowohl das Ansehen des Berufes, die sogenannte Passion und die Bezahlung sind sehr von dem Frauenbild der letzten Jahrhunderte geprägt und nicht mehr zeitgemäß. Der Beruf wurde vor allem als *Berufung* angesehen und damit waren Bezahlung und Wertschätzung zweitrangig. Wirkliche Aufstiegschancen waren und sind aktuell eher wenig vorhanden.

Jahrelang war der Beruf »Pflege« zu leise, erst in den letzten Jahren erhebt er die Stimme. Ein Streik in der Pflege war vor einigen Jahren noch undenkbar, da die Patientinnen und Patienten nicht »im Stich gelassen werden dürften« und ihnen durch den Streik »Schaden entstehen könnte«. Mit diesen Argumenten wurde die Berufsgruppe der Pflege jahrelang mundtot gemacht und ihnen ein schlechtes Gewissen eingeredet, wenn sie für ihre Rechte streiken wollten. Doch mittlerweile stellt sich eher die Frage, ob es den Patientinnen und Patienten nicht mehr schadet, wenn das Fachpersonal an der Grenze seiner Belastbarkeit arbeitet und aus diesem Grund eine höhere Fehlerquote erzeugt, Hygienedefizite vermehrt auftreten oder sie schließlich aus der Pflege aussteigen und sich damit das Problem noch vergrößert.

Aufgrund des Personalmangels und des erhöhten Stressaufkommens reduzieren viele Pflegefachpersonen ihre Stelle oder suchen sich eine für sie weniger belastende Arbeitsstelle in einem komplett anderen Bereich als der Pflege. Damit verliert die Pflege weitere wichtige Kompetenzen und Erfahrungen, was ein zusätzliches Loch in der Personaldecke entstehen lässt. Aktuell ist die Lage in den Kinderkliniken auf Grund des Personalmangels über das ganze Jahr hinweg angespannt. Entspannungsmonate wie früher in den Schulferien gibt es nicht mehr und die Lage verschärft sich vor allem in den Wintermonaten durch die RSV[15]-Kinder und die allgemeine Infektionswelle noch einmal. Studien belegen, dass eine hohe Auslastung zu einer Erhöhung der Sterblichkeit von Patientinnen und Patienten führt (Sharma et al. 2022). Zusätzlich erhöht sich die Anzahl der nosokomial erworbenen Infektionen auf Grund von Zeitmangel, Hygienedefiziten und fehlendem hygienerelevantem Wissen (Kolbe et al. 2022). Insgesamt führt es zur Verlängerung des Krankenhausaufenthaltes von Patientinnen und Patienten und einer weiteren Belastung der Krankenhäuser bzw. Kinderkliniken.

Im normalen Kinderklinikalltag erlebt man diese Effekte schon sehr deutlich. Kinder können nicht nach Hause entlassen werden, da die ambulante Krankenversorgung nicht gewährleistet ist, weil es an Pflegefachpersonen mangelt, die Kinder ambulant zu Hause betreuen können. Untersuchungen, von denen Entlassungen abhängen, können erst verspätet stattfinden, da die notwendige Assistenz bei Untersuchungen nicht vorhanden ist. Anleitungen in Bezug auf essentielle Pflegemaßnahmen für zu Hause können mit den Eltern zusammen nur mit deutlicher zeitlicher Verzögerung durchgeführt und erlernt werden, da die zeitlichen Kapazitäten dazu fehlen. Dies alles hat unmittelbare Auswirkungen auf den Gesundheitszustand und die Entwicklung der Kinder. Kinder sind eine besonders vulnerable Gruppe, in denen Defizite oder Fehler, die durch Personalmangel entstehen, massivere Auswirkungen haben können als bei erwachsenen Patientinnen und Patienten.

Daher stellt sich die Frage, welche Möglichkeiten bestehen, um der Herausforderung des Personalmangels entgegenzuwirken. Ein Schritt kann die Aufwertung des Berufes durch die Akademisierung und die Gründung einer Pflegekammer sein, welche auf lange Sicht dafür verantwortlich sein muss, dass Qualifizierungsmöglichkeiten geschaffen werden, diese Qualifizierung aber auch von den Pflegepersonen fordert. Die Akademisierung der Pflege ist notwendig, da Pflege ohne aktuelle oder neue wissenschaftliche Erkenntnisse und Forschungen, die professionell ausgewertet und analysiert werden können, nicht mehr möglich ist und sein sollte.

Zusätzlich sollte es zu einer Ausweitung der Kompetenzen in der Pflege kommen. Durch das aktuelle Pflegeberufegesetz wurden erstmalig in § 4 *vorbehaltene Tätigkeiten* für Pflegefachpersonen definiert. Dies kann als Möglichkeit gesehen werden, die Attraktivität des Berufes vor allem für junge Menschen zu erhöhen. In Kanada, den Niederlanden oder den USA existiert schon länger das

15 RSV: Respirartorisches-Synzytial-Virus

Advanced Practice Nursing (APN). Dort übernehmen Advanced nurse practitioners bspw. die Erstellung von Diagnosen, verordnen Sachmittel oder Medikamente und führen Untersuchungen durch (DBFK 2019).

Die Digitalisierung ist ein wichtiger Punkt, um das Arbeiten zu erleichtern und Zeit einzusparen. In vielen Kliniken erfolgt das Erfassen von Vitalzeichen, Alarmen und Medikamentenanordnungen durch eine handschriftliche Dokumentation. Es würde eine deutliche Zeitersparnis sowohl für die Pflegefachperson als auch den ärztlichen Dienst bedeuten, wenn dies nicht mehr in schriftlicher Form stattfinden muss und es wäre zusätzlich ein großer Schritt in Bezug auf die Qualitätssicherung und Sicherheit der Patientin oder des Patienten. Im Strategie-Heft »Gemeinsam Digital« des BMG (2023b) werden unterschiedliche Punkte dazu genannt, die für die Kinderkrankenpflege bedeutsam sind – bspw. die Zeitersparnis und damit ein Gewinn an Zeit für Pflegefachpersonen und der Betreuung der Kinder und ihrer Eltern. Die elektronische Patientenakte wäre vor allem für chronisch kranke Kinder von Vorteil, da dadurch alle Befunde vor Ort wären und bspw. Untersuchungen nicht doppelt laufen müssten.

Eine weitere Ressource liegt im Ausbau der ambulanten Strukturen bzw. der Ambulantisierung des Gesundheitswesens, da sie die Möglichkeit schaffen kann, dass auch Kinder früher entlassen oder nicht aufgenommen werden können oder müssen. Z. B. besteht die Möglichkeit, dass die Sondenentwöhnung und das Erlernen des »vollen Stillens« zum größten Teil zu Hause stattfinden kann. Dies ist häufig einer der letzten Gründe, die eine Entlassung von Frühgeborenen nach Hause verhindert, da Frühgeborenen oftmals aufgrund von Still-, Trink- oder Fütterungsproblemen noch stationär versorgt werden. Um diese ambulante Betreuung gewährleisten zu können, ist die Zusammenarbeit der Eltern mit Still-, Laktations- und oder Flaschenberaterinnen, Logopäden und Logopädinnen und engerer Einbindung des Case Management erforderlich. Damit könnte die Entlassung eines Frühgeborenen im Durchschnitt drei bis 16 Tage früher stattfinden (Krastnitzer-Leiter et al. 2023). Diese Studie zeigt nicht nur die kürzere Verweildauer auf, sondern zusätzlich das vor allem die late-preterm-Kinder[16] eine längere Stilldauer haben, was sich positiv auf die Gesundheit und Entwicklung der Kinder auswirkt. Vor allem der ambulante Bereich bietet eine gute Option für flexible oder selbsteingerichtete Arbeitszeiten, sodass damit die Möglichkeit geschaffen werden könnte, Eltern mit Kindern ein flexibles Arbeitszeitmodell anzubieten.

2.8.3 Fazit

Die Anforderungen an die Kinderkrankenpflege sind in der Generalistik unterschätzt worden. In den Köpfen existiert immer noch der Begriff *kleine* und *große* Krankenpflege und die Abwertung der Gesundheits- und Kinderkrankenpflege als *Herzchenschwestern*. Eine Reform der Pflegeberufe war aus vielen Gründen notwendig, bspw. um die Position der Altenpflege zu stärken. Aber die Reform hätte auch ein »danach« abbilden müssen.

Um die Fachlichkeit in der Gesundheits- und Kinderkrankenpflege weiterhin aufrecht erhalten zu können, muss man die Pflegenden dort abholen, wo sie aktuell stehen und ihnen die Möglichkeit bieten, ihre Fachkompetenz, die sie durch ihre Ausbildungen in weiten Teilen der Pflege erhalten haben, zu zeigen und die Lücken, die noch vorhanden sind, durch Weiterbildungsmaßnahmen oder besondere Programme zu füllen. Einige Kliniken haben schon damit gestartet, spezielle Programme zu erarbeiten. Es muss aber – um es lebbar zu gestalten und den Forderungen des G-BA und dem BeKD e. V. nachzukommen –

16 Late preterm: Ein Kind was in der 34–37 SSW geboren worden ist.

ein einheitliches Konzept erarbeitet werden. Dies muss sowohl die theoretische als auch die praktische Zusatzqualifikation abbilden.

Die Qualifizierung der Pflege muss dringend vorangetrieben werden. Hierbei stellt die Pflegekammer eine entscheidende Ressource dar, gestärkt durch den Umstand, dass sie ab jetzt die Zuständigkeit für die Fort- und Weiterbildung in den Pflegefachberufen besitzt. Damit ist ein Meilenstein für die Berufsgruppe Pflege geschaffen worden. Zusätzlich muss es zu einer deutlichen Aufwertung der Berufsgruppe Pflege kommen. Dies kann durch Erweiterung der Kompetenzen, Akademisierung, Zielvereinbarungsgesprächen mit entsprechenden Bonusmöglichkeiten, flexible Arbeitszeitmodelle und vielen mehr geschehen. Nur so wird es möglich sein, langjährige Fachkräfte zu halten und neue Fachkräfte zu gewinnen und zu binden.

Literatur

Ahmed, A. H., & Rojjanasrirat, W. (2021). *Breastfeeding Outcomes, Self-Efficacy, and Satisfaction Among Low-Income Women With Late-Preterm, Early-Term, and Full-Term Infants*. J Obstet Gynecol Neonatal Nurs. 50(5), 583–596. doi: https://doi.org/10.1016/j.jogn.2021.06.010

Berufsverband Kinderkrankenpflege Deutschland e. V. (BeKD) (Hrsg.) (o. J.): *Meilensteine des Berufes und des Berufsverbandes Kinderkrankenpflege Deutschland (BeKD e.v.) von den Anfängen bis zur Gegenwart*. Zugriff am 09.11.2023 unter: https://bekd.de/bekd-story/#:~:text=1957%20Das%201.,Kinderkrankenschwester%20ersetzt%20und%20staatlich%20geschützt.

Berufsverband Kinderkrankenpflege Deutschland e. V. (BeKD) (Hrsg.) (2019). *Eckpunkte zur Umsetzung des Pflegeberufegesetzes aus der Perspektive der Gesundheits- und Kinderkrankenpflege*, Zugriff am 17.11.2023 unter: https://bekd.de/wp-content/uploads/2020/11/Edckpkt_Umsetzg.PfBG_GKKPfl_092019_Ge_neueGSAnschr.pdf

Berufsverband Kinderkrankenpflege Deutschland e. V. (BeKD) (Hrsg.) (2020): *Berufsbild der Gesundheits- und Kinderkrankenpflege*, Zugriff am 19.11.223 unter: https://bekd.de/gesundheits-und-kinderkrankenpflege/#handlungsfeld

Bindt, C. (2022) *Frühgeburt: Risiko für die psychische Gesundheit?: Wie elterliche Belastungen und frühkindliche Entwicklungsbedingungen zusammenwirken*. Psychotherapeut. 67(1), 28–33. doi: https://doi.org/10.1007/s00278-021-00552-z

Bundesagentur für Arbeit (BA) (Hrsg.) (2023): *Statistik der Bundesagentur für Arbeit Berichte: Blickpunkt Arbeitsmarkt – Arbeitsmarktsituation im Pflegebereich*, Nürnberg, Zugriff am 17.11.2023 unter: https://statistik.arbeitsagentur.de/DE/Statischer-Content/Statistiken/Themen-im-Fokus/Berufe/Generische-Publikationen/Altenpflege.pdf?__blob=publicationFile

Bundesministerium für Gesundheit (BMG) (Hrsg.) (2022). *Pflegeberufegesetz*, Zugriff am 17.11.2023 unter: http://www.bundesgesundheitsministerium.de/pflegeberufegesetz.htm

Bundesministerium für Gesundheit (BMG) (Hrsg.) (2023a). *Fragen und Antworten zum Pflegeberufegesetz*. Zugriff am 17.11.2023 unter: https://www.bundesgesundheitsministerium.de/pflegeberufegesetz/faq-pflegeberufegesetz#collapse-control-529

Bundesministerium für Gesundheit (BMG) (Hrsg.) (2023b). *Gemeinsam digital – Digitalisierungsstrategie gemeinsam für das Gesundheitswesen und die Pflege*, Zugriff am 26.11.2023 unter: https://www.bundesgesundheitsministerium.de/fileadmin/Dateien/3_Downloads/D/Digitalisierungsstrategie/BMG_Broschuere_Digitalisierungsstrategie_bf.pdf

Bundesverband »das frühgeborene Kind« e. V. (Hrsg.) (2016). *Leitsätze zur entwicklungsfördernden Pflege e. V.*, Frankfurt am Main

Crum, K.I. & Moreland, A.D. (2017): *Parental Stress and Children's Social and Behavioral Outcomes: The Role of Abuse Potential over Time.* J Child Fam Stud. 26, 3067–3078. doi: https://doi.org/10.1007/s10826-017-0822-5

Deutscher Berufsverband für Pflegeberufe - DBfK Bundesverband e. V. (Hrsg.) (2019): *Advance Practice Nursing*, Berlin, 13, Zugriff am 17.11.2023 unter: https://www.dbfk.de/media/docs/download/Allgemein/Advanced-Practice-Nursing-Broschuere-2019.pdf

Eickemeyer, D. (2017): *Arthur Schlossmann*, Zugriff am 2.12.2023 unter: https://saebi.isgv.de/biografie/Arthur_Schloßmann_(1867-1932)#:~:text=Am%201.8.1898%20wurde%20schließlich,Säuglingsheim%20mit%20fünf%20Betten%20eröffnet.

Gemeinsamer Bundesausschuss (G-BA) (Hrsg.) (2020): *Tragende Gründe zum Beschluss des Gemeinsamen Bundesausschusses über eine Änderung der Qualitätssicherungs-Richtlinie Früh- und Reifgeborene (QFR-RL): Änderung der §§ 6, 8, 10, Anlagen 3 und 5 sowie Änderungen hinsichtlich des Pflegeberufegesetzes*. Zugriff am 18.11.2023 unter: https://www.g-ba.de/downloads/40-268-7270/

2020-12-17_QFR-RL_diverse-Paragrafen-Anlage-3-5_TrG.pdf

Institut für Qualitätssicherung und Transparenz im Gesundheitswesen (IQTiG) (Hrsg.) (2022). *Perinatalmedizin: Geburtshilfe. Erfassungsjahr 2021*, Zugriff am 12.01.2025 unter: https://iqtig.org/downloads/auswertung/2021/pmgebh/DeQS_PM-GEBH_2021_BUAW_V01_2022-06-30.pdf

Kma Online (2022). *Fast 40 Prozent der Intensivbetten in Kinderkliniken gesperrt.* Stuttgart: Thieme Verlag, Zugriff am 09.11.2023 unter: https://www.kma-online.de/aktuelles/klinik-news/detail/fast-40-prozent-

Kolbe, V. et al. (2022): *Einflussgrößen auf nosokomiale Infektionen*. Hygiene & Medizin 47(4), 39-

Krasnitzer-Leiter, F. (2023): *Entlassung von Frühgeborenen mit liegender Magensonde*, Monatsschr Kinderheilkd 171, 776–783. doi: https://doi.org/10.1007/s00112-023-01805-8

Lake, E.T., Staiger, D., Horbar, J. et al. (2012). *Association between hospital recognition for nursing excellence and outcomes of very low-birth-weight infants.* JAMA 307(16): 1709–16. doi: https://doi.org/10.1001/jama.2012.504

Martinet-Sutter, M. et al. (2017). *Der Nutzen der Entwicklungsfördernden Pflege für Frühgeborene.* Schweizerische Ärztezeitung, 98(50), 1672–1673. doi: https://doi.org/10.4414/saez.2017.06282

Montessori, M. (o. D.): »*Montessori-heute*«, Zugriff am 06.12.2023 unter: https://www.montessori-freising.de/Montessori-heute

Pflegenot-Deutschland (o. D.): *Abbruchquote in Pflegeausbildungen überdurchschnittlich hoch*, Zugriff am 7.12.2023 unter: https://www.pflegenot-deutschland.de/ct/pflegeausbildung-abbruchquote/#:~:text=Rund%2030%25%20der%20Auszubildenden%20in,zählt%20branchenübergreifend%20zu%20den%20höchsten

Rieländer, M. (1982): *Sozialwaisen – Kleinkinder ohne Familie Auswirkungen von Hospitalismus.* Systemmagazin – Online-Journal für systemische Entwicklung. Zugriff am 10.11.2023 unter: https://systemagazin.com/120-geburtstag-von-rene-a-spitz/

Sharma, N., Moffa, G., Schwendimann, R. et al. (2022): *The effect of time-varying capacity utilization on 14-day in-hospital mortality: a retrospective longitudinal study in Swiss general hospitals*. BMC health services research 22(1): 1551. doi: https://doi.org/10.1186/s12913-022-08950-y

Siegler, R. (2021): *Entwicklungspsychologie im Kindes- und Jugendalter*. 5. Aufl. Berlin/Heidelberg: Springer Verlag.

Springer Pflege (2021). *KAP-erste Erfolge und bleibende Herausforderungen*. Zugriff am 07.12.2023 unter: https://www.springerpflege.de/-kongresspflege/kongress-pflege-2021/18807294

Statistisches Bundesamt (Hrsg.) (2024). *33 600 Pflegefachfrauen und -männer im Jahr 2023 erfolgreich ausgebildet*, Zugriff am 12.01.2025 unter: https://www.destatis.de/DE/Presse/Pressemitteilungen/2024/07/PD24_284_212.html

2.9 Professionalisierung der Pflege durch den Einsatz von Advanced Practice Nurses

Katrin Blanck-Köster

2.9.1 Einführung

Die Alterung der Bevölkerung in Deutschland geht mit einem steigenden Bedarf an pflegerischen und medizinischen Versorgungsleistungen einher (Statistisches Bundesamt 2019). Zur Deckung des erhöhten Versorgungsbedarfs sind innovative Versorgungskonzepte erforderlich, die mit einer erweiterten und vertieften Pflegepraxis (Advanced Nursing Practice) und einer Eigenverantwortung der Pflegenden in spezifisch definierten Handlungsfeldern verbunden sein können (Gaidys 2019) und eine Stärkung der akademisch ausgebildeten klinischen Pflegeexpertinnen und Pflegeexperten erfordern (Dreier et al. 2016). Um die Pflege professionell weiterzuentwickeln, werden in Deutschland akademische klinische Karrierewege benötigt, die Wissenschaft und Praxis miteinander verknüpfen (Gaidys 2011).

In Deutschland wird die akademische Ausbildung von klinischen Pflegeexpertinnen und Pflegeexperten APN auf Masterniveau (M. Sc.) für die Versorgung chronisch kranker Menschen zunehmend diskutiert und an Hochschulen seit dem Jahr 2007 umgesetzt (Gaidys 2019). Eine Pflegefachperson, die die Anforderungen einer erweiterten und vertieften Pflegepraxis erfüllt, wird als Advanced Practice Nurse (APN) bezeichnet (Schober & Affara 2008), die Fachwissen, Entscheidungskompetenz in komplexen Situationen und klinische Kompetenzen für eine erweiterte Pflegepraxis erworben hat. Die Ausprägung der Kompetenzen hängt vom Kontext und/oder den Bedingungen des Landes ab, in dem sie zur Ausübung ihrer Tätigkeit zugelassen ist. Als Voraussetzung gilt ein Masterabschluss in Pflegewissenschaft (Nursing Science) (DBfK et al. 2013, Hamric et al. 2019).

Die APNs haben sich entweder auf ein bestimmtes Krankheitsbild wie Demenz, ein medizinisches Fachgebiet wie Intensivpflege oder ein spezifisches klinisches Problem wie Delir spezialisiert. Bisherige Studien bestätigen, dass der Einsatz von APNs für ambulante Patientinnen und Patienten (Kilpatrick et al. 2013), für Dialysepatientinnen und -patienten (McCrory et al. 2018) und in der Notfallversorgung (Jennings et al. 2014) mit besseren pflegeintensiven Patientinnen- und Patienteneoutcomes verbunden ist. Im Vergleich zur ärztlichen Versorgung unterscheiden sich diese Outcomes kaum (Lovink et al. 2017). In diesem Zusammenhang werden kürzere Krankenhausaufenthalte, geringere Wiedereinweisungsraten und geringere Gesundheitsausgaben genannt (Martin-Misener et al. 2015). Mit der Etablierung von klinisch orientierten Masterstudiengängen an deutschsprachigen Hochschulen verändert sich auch in Deutschland das pflegerische und klinische Wissen und ANP wird mit einer evidenzbasierten Pflege in Verbindung gebracht, die sich durch Spezialisierung, Fortschritt und Entwicklung auszeichnet (Spirig et al. 2004). Der Begriff »klinisch« bezieht sich dabei auf alle Orte, an denen Patientinnen und Patienten pflegerisch versorgt werden (Spirig et al. 2004, S. 363). In der Literatur lassen sich zahlreiche Publikationen zur Etablierung von ANPs im nationalen und internationalen Raum identifizieren (Bryant-Lukosius & Dicenso 2004, Gaidys 2019, Ullmann-Bremi et al. 2011).

2.9.2 Entwicklung von Advanced Nursing Practice

Die Rolle der APN definiert sich aus der Fähigkeit komplexe gesundheitliche Versorgungssituationen in eigener Verantwortung bewältigen zu können und wird mit den Eigenschaften des klinischen Expertentums, Führungsqualitäten, Autonomie im Handeln und der Entwicklung der eigenen Rolle verbunden (Dowling et al. 2013). Dennoch wird »a lack of consistency and clarity regarding titles, role definition, reporting systems and access to professional development« beschrieben (Newall et al. 2017, S. 72). Zudem existieren in deutschsprachigen Ländern nur wenig Rollenvorbilder in der Praxis und es besteht die Gefahr, dass der Nutzen der APN-Rollen, der mit einer erweiterten und vertieften Spezialisierung in der Pflegepraxis einhergeht, unerkannt bleibt (Schober & Affara 2008).

Im amerikanischen und nordeuropäischen Kulturraum zählen seit den 1960er Jahren Clinical Nurse Specialists (CNSs), Nurse Anesthetists, Certified Nurse Midwifes (CNMs) sowie Nurse Practitioners (NPs) zu den akademisierten Pflegenden mit erweiterter und vertiefter Pflegepraxis (Gaidys 2019, Sheer & Wong 2008). CNSs werden als Expertinnen und Experten in einem bestimmten Bereich der Pflege beschrieben. NPs sind meist in der Primärversorgung tätig und verfügen über vertiefte Kenntnisse und Fähigkeiten in Assessment, Diagnostik und Medikamentenverordnung und wenden diese auch eigenverantwortlich an. Die Frage der Verordnungsbefugnis wird international kontrovers diskutiert. In Nordamerika ist der Begriff APN ein Überbegriff, der sowohl NPs als auch CNSs umfasst. In Großbritannien hat sich die erweiterte und vertiefte Pflegepraxis seit dem Jahr 2000 etabliert und der National Health Service (NHS) hat die Rollen von APN, Advanced Practitioner (AP) und CNS definiert und zukünftige Aufgaben für spezialisierte Pflegekräfte an Universitäten beschrieben (Gaidys 2019).

ANP ist eine hochschulische Masterqualifikation, die auf einem Bachelorabschluss und einem generalistisch angelegten Qualifikationsprofil aufbaut und eine fachwissenschaftliche Vertiefung mit Fokus auf multiprofessionelle Zusammenarbeit anstrebt. Pflegeexpertinnen und -experten APN spezialisieren sich auf die Beratung und Versorgung von Menschen mit spezifischen Gesundheitsproblemen und sind in der Lage, komplexe und schwierige Situationen systematisch und aus wissenschaftlicher Perspektive zu bearbeiten. Die Spezialisierung kann sich dabei auf Patientinnen- und Patientengruppen wie z. B. Herz- oder Brustkrebspatientinnen und -patienten oder auf klinische Probleme wie Schmerz oder Delir konzentrieren (Spirig & De Geest 2004). Es existiert ausreichend Evidenz dafür, dass die Implementierung von APN-Rollen in Bezug auf ihre Handlungsmöglichkeiten zu einem ebenso guten Outcome führt wie bei Ärztinnen und Ärzten (Donald et al. 2013, Jennings et al. 2014, Kilpatrick et al. 2012, Martin-Misener et al. 2015, McCleery et al. 2014, McCrory et al. 2018). APN-Rollen scheinen sich aufgrund der Entwicklung medizinischer und pflegerischer Spezialisierungen, medizinischer Technologien sowie eines Ärztemangels aufgrund eines eingeschränkten Zugangs zur Gesundheitsversorgung im ambulanten und gemeindenahen Bereich entwickelt zu haben (Schober & Affara 2008).

NPs sind selbstständig oder in Einrichtungen des Gesundheitswesens tätig, meist in der Primärversorgung, und verfügen wie die CNS über vertiefte Kenntnisse und Fertigkeiten in der Beurteilung, Diagnostik und Medikamentenverordnung von Patientinnen und Patienten (DiCenso et al. 2010, Schober & Affara 2008). Rechtlich sind NPs in der Lage, definierte ärztliche Tätigkeiten wie Diagnosestellung und Medikamentenverordnung durchzuführen (Sheer & Wong 2008). Das Thema Diagnosestellung und Medikamentenverschreibung wird international kontrovers diskutiert (Schober & Affara 2008). Die Rollen von CNS und NPs unterscheiden sich auch darin, dass NPs zu den Generalistinnen gezählt werden, die ein Assessment unter allen Rahmenbedingungen durchführen können. Demgegenüber sind CNS spezialisierte Pflegefachpersonen in einem Fachgebiet und die Diagnose ist im Setting bereits festgelegt.

Die Bedeutung von ANP in der europäischen Gesundheitsversorgung liegt in der Entwicklung einer differenzierten und spezialisierten Versorgung und in der Entwicklung einer offenen, gemeindenahen und quartiersorientierten Gesundheitsversorgung (Begley et al. 2014). In der Schweiz werden seit den 2000er Jahren APNs erfolgreich an Universitätsspitälern ausgebildet (Neumann-Ponesch & Leoni-Scheiber 2020). In einem gemeinsamen »Positionspapier - APN« des *Schweizer B*erufsverband der Pflegefachfrauen und Pflegefachmänner (SBK), des Deutschen Berufsverbands für Pflegeberufe (DBfK) und des Österreichischen Gesundheits- und Krankenpflegeverbands (ÖGKV) aus dem Jahr 2013 finden sich Forderungen zur Qualifizierung von »Pflegeexpertinnen und Pflegexperten APN« in konsekutiven Masterprogrammen (DBfK et al. 2013).

2.9.3 Professionalisierung der Pflege in Deutschland durch den Einsatz von Advanced Practice Nurses

Aufgrund des Anspruchs der Bevölkerung auf eine optimale Gesundheitsversorgung, des eingeschränkten Zugangs zur Gesundheitsversorgung im ambulanten und gemeindenahen Bereich, der Zunahme spezifischer Bedarfe einer alternden Gesellschaft, eines sich stetig weiterentwickelnden medizinisch-pflegerischen Fortschritts und der Erschließung zusätzlicher Beschäftigungspotenziale wird auch in Deutschland zunehmend über eine erweiterte, vertiefte und spezialisierte Pflegepraxis in der Rolle von CNS und NPs diskutiert (Gaidys 2019).

In Deutschland etablieren sich APNs vor allem in der stationären Versorgung, meist in der Rolle der CNS (Keinath 2018). Für diese klinischen Bereiche existieren bereits Rollenmodelle wie die APN für Intensivpflege, Neurologie, Notaufnahme, Psychiatrie, Pädiatrie und Onkologie (Feuchtinger & Weidlich 2023). Auch wenn die ersten Pflegeexpertinnen und -experten APN bereits ihre Arbeit in den verschiedenen Handlungsfeldern der Pflege aufgenommen haben, so gelten die Pflegeexpertinnen und -experten APN immer noch als Exotinnen und Exoten in der Pflegelandschaft (Keinath 2018). Überzeugen APNs in ihrer Organisation hinsichtlich einer verbesserten Versorgung von Patientinnen und Patienten, wie auch der interprofessionellen Zusammenarbeit, spiegelt sich dies in einer steigenden Nachfrage nach APNs wider (Ullmann-Bremi et al. 2011). Bei der APN-Rollen Entwicklung müssen internationale und rechtliche Besonderheiten in Deutschland berücksichtigt werden müssen (Blanck-Köster et al. 2020, Mendel & Feuchtinger 2009, Schober & Affara 2008).

Seit dem Jahr 2007 können an Hochschulen in Deutschland Masterpflegestudiengänge auf der Basis von ANP studiert werden. Parallel dazu wird der Aufbau von primärqualifizierenden Bachelorstudiengängen und darauf aufbauenden konsekutiven Masterstudiengängen vorangetrieben, um die Aufgabenprofile der Pflegenden weiterzuentwickeln. Der Wissenschaftsrat rechnet für das Jahr 2022 mit einer Akademisierungsquote von 3 % in den Gesundheitsfachberufen. Von der Empfehlung des Wissenschaftsrates einer Akademisierungsquote von 20 % ist Deutschland noch weit entfernt (Geschäftsstelle des Wissenschaftsrats 2022). ANP ist demnach auch das Ergebnis gesellschaftlich und politisch bedingter Veränderungen.

2.9.4 Rollen und Kompetenzen auf der Grundlage von Advanced Nursing Practice

APNs sind Teil einer sich professionalisierenden Pflege (Neumann-Ponesch & Leoni-Scheiber 2019), deren erweiterte Kompetenzen in allen Versorgungssektoren und Altersgruppen wirksam werden können. Professionelles Handeln setzt wissenschaftliches Wissen, berufspraktisches Können, Erfahrungswissen, Patientinnen- und Patientenorientierung und hermeneutisches Fallverstehen voraus (Schwarz 2007). Professionell Pflegende reflektieren ihr Handeln vor dem Hintergrund organisationaler und gesellschaftlicher Rahmenbedingungen (Schwarz 2007), ermutigen andere zu Innovationen und bewirken gemeinsam Veränderungen. Diese Praktiken stehen in direktem Zusammenhang mit APN - Clinical Leadership (Blanck-Köster et al. 2020, Heinen et al. 2019, Lamb et al. 2018) und besitzen auf der Basis von Shared Governance-Strukturen (Maucher et al. 2022, Spirig et al. 2018) das Potenzial, evidenzbasiertes Wissen und Managementkompetenzen im pflegerischen Umfeld zusammenzuführen (Blanck-Köster et al. 2020, Kocks et al. 2022).

Um APN-Rollen zu beschreiben, werden in der Regel Kernkompetenzen und/oder Rollenkompetenzen herangezogen, die die Einschätzung beruflicher Leistungen ermöglichen (Schober & Affara 2008). Hamric et al. (2019) formulieren sieben Kernkompetenzen:

1. direkte Pflegepraxis,
2. Coaching/Anleitung, Beratung,
3. Evidence basierte Pflegepraxis (EBN),
4. Führung und Management (Leadership),

5. Kooperation/Zusammenarbeit (Kollaboration)
6. und ethische Entscheidungsfindung.

In den Rollen und Subrollen können die Rollen zu Kompetenzen zusammengeführt werden. Hamric & Spross (1989) bezeichnen mit den Subrollen einer APN die Rollen der Praktikerin, der Beraterin, der Pädagogin, der Forscherin, des Mitglieds im interdisziplinären Teams sowie der Managerin/Leader. Mirr Jansen & Zwygart-Stauffacher (2006) beschreiben weitere Rollen, die der Advokatin, des Change Agent und der Case Managerin (Mirr Jansen & Zwygart-Stauffacher 2006). Der ICN (2020) beschreibt ANPs auf der Grundlage spezifischer Fähigkeiten, wie Advanced Assessment, judgement, decisionmaking and diagnoses reasoning skills. Die klinische Entscheidungsfindung gestaltet die Pflegefachperson durch kritisches Denken, indem sich kritisch denkende Pflegende ihres eigenen Denkens bewusstwerden, um Wissen und Denkstrategien zu verbessern (Müller-Staub 2019).

2.9.5 Implementierung von Advanced Practice Nurses in Deutschland

Unter den Aspekten des Kostendrucks und der wachsenden Komplexität der Pflegebedarfe reichen traditionelle Weiterbildungsstrukturen nicht mehr aus und die Etablierung von akademisch ausgebildeten Pflegefachpersonen in der direkten Versorgung von Patientinnen und Patienten ist dringend erforderlich (Blanck-Köster 2017). Im Gutachten des SVR (2007) wird bereits gefordert, dass die Pflege im Sinne von ANP evidenzbasiert umzusetzen sei und dabei die Pflegefachpersonen eigenständig pflegerische Bedarfe einschätzen, Interventionen durchführen und die Resultate der pflegerischen Versorgung verantworten sollen. Die Etablierung dieser Stellen beruht einerseits auf Pionierarbeit sowie auf Entwicklungsprozessen innerhalb der Kliniken, die als ein fortlaufender Prozess betrachtet werden müssen (Blanck-Köster 2017). Die APNs können einzelnen (Fach)-Abteilungen zugeordnet werden oder sind Abteilungsübergreifend tätig. Der Schwerpunkt ihrer Tätigkeiten orientiert sich vornehmlich an den speziellen Versorgungsbedarfen der Patientinnen und Patienten, Bewohnerinnen und Bewohner wie auch Klientinnen und Klienten. Das PEPPA-Framework (*P*articipatory, *E*vidence-Based, *P*atient-Focused *P*rocess for *A*dvanced Practice Nursing Role Development, Implementation and Evaluation) von Bryant-Lukosius et al. (2009) und der Bezug auf die Kompetenzen nach Hamric et al. (2019) bieten bei der Entwicklung von APN-Rollen eine deutliche Hilfestellung.

Für die Implementierung von APN-Rollen im deutschsprachigen Raum sollen APNs sowohl über erweiterte ANP-Fachkompetenzen (Hardskills) als auch über soziale Kompetenzen (Softskills) verfügen. Dabei sind die speziellen Pflegesituationen ausreichend komplex und fortgeschritten, so dass die dafür erforderliche Expertise über den allgemeinen Rahmen der Pflegepraxis hinausgeht (Gaidys 2019). Somit können APN-Kompetenzen in Deutschland folgende Bereiche umfassen: Expertenwissen und Know-how in einem spezifischen Bereich der Pflege, Fähigkeiten, andere zu führen und fachlich zu befähigen, Fähigkeit, mit interdisziplinären Teams zusammenzuarbeiten, Kenntnisse wissenschaftlicher Methoden und Fähigkeiten, um diese zur Verbesserung der Pflege einzusetzen, Fähigkeiten, Konsultationen in komplexen Fällen durchzuführen und Fähigkeiten, ethische Entscheidungen zu treffen und zu ethischen Entscheidungsfindungen beizutragen(Deutsches Netzwerk APN/ANP g. e. V. 2023).

Der Qualifikationsrahmen (QR) für lebenslanges Lernen verknüpft verschiedene nationale Qualifikationen der allgemeinen, beruflichen und hochschulischen Bildung und bildet diese in einem einheitlichen System von acht Niveaus ab (BMBF 2021). Dabei werden »Wissen«, »Fertigkeiten« und »Kompetenzen« betrachtet, wobei »Kompetenzen« im Sinne der Übernahme von Verantwortung und Selbstständigkeit beschrieben werden. Mit dem Masterabschluss (M. Sc.) wird das Niveau 7 des Deutschen Qualifikationsrahmen (DQR) erreicht:

> »[...] über Kompetenzen zur Bearbeitung von neuen komplexen Problemstellungen sowie zur eigenverantwortlichen Steuerung von Prozessen in einem wissenschaftlichen Fach oder in einem strategieorientierten beruflichen Tätigkeitsfeld verfügen. Die Anforderungsstruktur ist durch häufige und unvorhergesehene Veränderungen gekennzeichnet« (BMBF 2021).

Das eigenverantwortliche Steuern von Prozessen bedarf einer Autonomie von ANPs in der klinischen Praxis, die mit Unabhängigkeit und Zusammenarbeit verbunden ist (Cotter 2016, Dempster 1994, Turner et al. 2007).

APNs bedürfen im Zusammenhang mit der eigenverantwortlichen Steuerung von Prozessen Autonomie und klinischer Entscheidungskompetenz, die diagnostische Urteilsbildung, therapeutische Entscheidungsfindung und ethische Entscheidungsfindung umfassen (Neumann-Ponesch & Leonie-Scheiber 2019). APNs stützen sich dabei, analog zum Pflegeprozess, beim sogenannten Clinical Reasoning-Prozess auf klinische Daten, Präferenzen der Patientinnen und Patienten, ihr eigenes Urteilsvermögen und Wissen (Higgs et al. 2008, Klemme & Siegmann 2006). Clinical Reasoning gehört zu den kognitiven Prozessen und kann unter Berücksichtigung von klinisch tätigen Personen wie Pflegenden, Therapeuten und Therapeutinnen sowie Ärzten und Ärztinnen als ein »Denk-, Handlungs- und Entscheidungsprozesse, die klinisch tätige Personen [...] entweder allein oder in Auseinandersetzung mit Berufskollegen und/oder Patienten treffen« definiert werden (Beushausen & Walther 2010, S. 30). Beim erweiterten klinischen Assessment kann der Fokus der APNs auf der digitalen Überprüfung und Bewertung der Aufnahmen und Entlassungen von Patientinnen und Patienten sowie der individuellen Daten der Patientinnen und Patienten, Assessmentanalysen, Pflegeberichte, CIRS – Berichte und Anforderungen für APN-Konsultationen liegen (Lehwaldt 2020). Auf der Basis der Ergebnisse aus der körperlichen Untersuchung, der Befunde des klinischen Assessment, der medizinischen und pflegerischen Dokumentation und der medizinischen Anamnese entscheidet die APN z. B. in ihrer Rolle als sogenannte Outreach Nurse auf der Intensivstation, wer von den intensivpflichtigen Patientinnen und Patienten auf die Normalstation verlegt werden kann (Lehwaldt 2020). Bei der erneuten Konsultation der verlegten Patientinnen und Patienten auf die Normalstation, führt die Outreach Nurse ein klinisches Assessment und eine körperliche Untersuchung durch. Die Outreach Nurse agiert dabei als erste Ansprechpartnerin- und -partner (Advokat/Advokatin) für die Fragen, Sorgen und Ängsten bei Patientinnen und Patienten und deren Familien (Lehwaldt 2020).

2.9.6 Nutzen von Advanced Nursing Practice (ANP)

In der Diskussion um eine evidenzbasierte Praxis sind rechtliche und ökonomische Gründe handlungsleitend (Friesacher 2009). Internationale Studien belegen, dass APNs in der Lage sind, die Versorgung von Patientinnen und Patienten eigenständig und in gleicher Qualität wie die Berufsgruppe der Ärztinnen und Ärzte zu übernehmen und dabei kosteneffektiv zu sein (Aiken et al. 2017, Mundinger et al. 2000). Der Einsatz von Pflegeexpertinnen und -experten APN zeigt einen positiven Zusammenhang auf Ergebnisse und Zufriedenheit der Patientinnen und Patienten hinsichtlich der Aufenthaltsdauer, Kosten, und Komplikationen (Keienburg 2016, Waldboth 2012). APNs können zukünftig die Lücke in der ambulanten und stationären gesundheitlichen Versorgung schließen, indem sie Kompetenzen entwickeln, die sie in die Lage versetzen als erste Ansprechpartnerin und -partner auf komplexe und individuelle Situationen zu reagieren, sei es in der gemeindenahen Versorgung (wie Pflegesprechstunden) als auch in der kliniknahen Ersteinschätzung (wie in der Notaufnahme) sowie in der Intensivpflege (wie beim Weaning) (Gaidys 2011). APNs können eigene Handlungsbereiche wie die der Delirprävention anhand evidenzbasierter Leitlinien identifizieren und weiterentwickeln, wobei interdisziplinäre Versorgungskonzepte Anwendung finden (Pelz 2022) und andere pflegerische Qualifikationen mit einbezogen werden (Kegel et al. 2023).

Rechtliche Situation

Es existieren im deutschsprachigen Raum keine geschützten Berufsbezeichnungen, wie die APN Qualifikation und Titel benannt werden können, es fehlen Regulierungen für eine strukturell gesicherte Integration von ANP in Gesundheitseinrichtungen sowie Personalentwicklungsstrategien und adaptierte Führungsmodelle, die die Eigenständigkeit von APNs unterstützen (Gaidys 2019, Schober & Affara 2008). Die Berufsverbände in der Pflege in Deutschland fordern daher für die Ausrichtung und Qualifizierung von APNs eine Registrierung von Pflegenden, ein Titelschutz und ein qualifizierenden Masterabschluss (DBfK et al. 2013).

Im Zusammenhang mit einer eigenverantwortlichen Ausübung Pflegender, finden sich erstmalig im neuen Pflegeberufegesetz (PflBG) gemäß § 4 definierte Vorbehaltsaufgaben, die von Pflegefachkräften eigenverantwortlich übernommen werden und deren Ausübung in bestimmten, klar definierten Bereichen verfassungsrechtlich zulässig sind. Im Sinne des PflBG (2020) wird formuliert, dass Bachelorabsolventinnen und -absolventen zur Steuerung und Gestaltung komplexer Pflegeprozesse und auf der Grundlage wissenschaftsbasierter Entscheidungen befähigt werden, vertieftes Wissen über den gesellschaftlich-institutionellen Rahmens des pflegerischen Handelns sowie des normativ-institutionellen Systems der Versorgung befähigt werden. Sie gestalten und entwickeln die gesundheitliche und pflegerische Versorgung maßgeblich weiter. Sie sind befähigt sich Forschungsgebiete der professionellen Pflege zu erschließen und forschungsgestützte Problemlösungen wie auch neue Technologien in das berufliche Handeln zu übertragen. Zu den Vorbehaltsaufgaben werden die Erhebung und Feststellung des individuellen Pflegebedarfs, die Organisation, Gestaltung und Steuerung des Pflegeprozesses sowie dessen Evaluation und Analyse sowie die Sicherung und Entwicklung der Pflegequalität definiert. Konkrete Abgrenzungen zur ärztlichen Verantwortung und Tätigkeit in Diagnostik und Therapie können im Einzelfall geklärt werden (Hausner et al. 2007). Das im Jahr 2024 in Kraft getretene Pflegestudiumstärkungsgesetz (PflStudStG) formuliert u. a. die fachlichen und personalen Kompetenzen zur eigenverantwortlichen und selbstständigen Ausübung erweiterter heilkundlicher Tätigkeiten auf wissenschaftlicher Grundlage und Methodik. Insbesondere sollen in einem ersten Schritt ab dem Jahr 2025 erweiterte Kompetenzen zur selbstständigen Ausübung von Heilkunde im Studium vermittelt werden. Konkret geht es um Pflege- und Therapieprozesse bei Menschen in diabetischer Stoffwechsellage sowie bei Menschen mit chronischen Wunden oder Demenz. Hintergrund sind die entsprechenden Module der Fachkommission nach § 53 PflBG, wie sie für die Modellvorhaben nach § 63 Abs. 3c oder § 64d des SGB V entwickelt wurden (PflStudStG).

Einsatz von Advanced Practice Nurses in der Intensivpflege

Die zunehmende Komplexität chronisch kranker Menschen erfordert eine qualitative Weiterentwicklung der pflegerischen Versorgung auf der Basis von ANP. Durch die

Spezialisierung auf ein Handlungsfeld wie z. B. die Intensivpflege, kann APNs ein klarer formulierter, eigenständiger Kompetenz- und Aufgabenbereich zugewiesen werden (Blanck-Köster et al. 2018). Auch die Deutsche Gesellschaft für Fachkrankenpflege und Funktionsdienste e. V. (DGF) fordert in ihrem Positionspapier eine wissenschaftliche Weiterentwicklung der Intensivpflege auf Masterniveau (Blanck-Köster et al. 2018). Akademisierte Pflegefachpersonen reflektieren ihr Handeln auf der Basis wissenschaftlicher Erkenntnisse, prüfen evidenzbasierte Versorgungsmöglichkeiten und passen ihr eigenes Handeln an wissenschaftliche Erkenntnisse an (SVR 2007). Evidenzbasierte Leitlinien können so zielgerichtet in die Praxis gelangen und direkt umgesetzt werden (Keienburg 2016).

Dies beinhaltet einen eigenen pflegerischen Entscheidungsbereich im interprofessionellen Team der Intensivstation, der z. B. den Beatmungs- und Weaningprozess betrifft, das Ernährungsmanagement, das Wund- und Schmerzmanagement, das Delirmanagement, die Regulierung des Elektrolyt- und Flüssigkeitshaushaltes (Keienburg 2016), aber auch die Integration der Alltags- und biografischen Perspektive der Patientinnen und Patienten und deren Angehörige in den Versorgungsprozess miteinbezieht (Gaidys 2011).

APNs benötigen eine pflegewissenschaftlich fundierte Expertise und die Fähigkeit, Patientinnen und Patienten in den verschiedenen Sektoren und Einrichtungen des Gesundheitswesens zu versorgen. Auf der Grundlage von Clinical Leadership-Kompetenzen können APNs Prozesse initiieren und steuern und in einem interprofessionellen Team Entscheidungen (mit)verantworten (Blanck-Köster et al. 2020). Der Erwerb dieser Entscheidungskompetenzen muss auf einem wissenschaftlich evidenzbasierten Bildungsprozess basieren. In Bezug auf die unterschiedlichen Qualifikationsniveaus und die Zusammenarbeit von APNs in einem interprofessionellen Team, bedarf es für die unterschiedlichen Qualifikationsniveaus eine klare Rollenbeschreibung (DPR 2023).

Literatur

Aiken, L. H., Sloane, D., Griffiths, P. et al. (2017). *Nursing skill mix in European hospitals: Cross-sectional study of the association with mortality, patient ratings, and quality of care.* BMJ Qual Saf, 26(7), 559–568. doi: https://doi.org/10.1136/bmjqs-2016-005567

2.10 Ausländische Pflegefachkräfte in Deutschland – Potentiale und Realitäten

Eileen Goller

2.10.1 Einleitung

Die Pflegebranche in Deutschland steht vor signifikanten Herausforderungen. Die zunehmende Globalisierung, der demografische Wandel und der steigende Bedarf an qualifizierten Pflegefachkräften erfordern innovative Ansätze zur Deckung des Pflegebedarfs. Die verstärkte Rekrutierung von ausländischen Pflegefachkräften hat in den letzten Jahren an Bedeutung gewonnen.

Der vorliegende Beitrag analysiert das Potential und die tatsächlichen Gegebenheiten im Zusammenhang mit der Integration ausländischer Pflegefachkräfte im deutschen Gesundheitssektor. Hierbei werden aktuelle Literaturquellen, Grundlagen sowie neueste Forschungsergebnisse berücksichtigt. Der Buchbeitrag bietet einen Überblick über das Thema »Ausländische Pflegefachkräfte in Deutschland« und beleuchtet eingehend die Potenziale und Realitäten, die mit ihrer Integration in das deutsche Gesundheitssystem einhergehen. Besonderes Augenmerk liegt dabei auf der Bedeutung dieser Fachkräfte für die Bewältigung der aktuellen Herausforderungen in der Pflegebranche. Darüber hinaus werden konkrete Empfehlungen präsentiert, wie die Rahmenbedingungen zur Förderung ihrer erfolgreichen Integration verbessert werden können.

Laut Christine Vogler vom Deutschen Pflegerat wird bis 2030 eine Lücke von etwa 500.000 Pflegekräften erwartet, wenn nicht entscheidend gegengesteuert wird (Ärzteblatt 2021). Das aktuelle Gutachten des Sachverständigenrats Gesundheit & Pflege (SVR) (2024) untermauert die angespannte Fachkräftemangelsituation und stellt eindeutige Versorgungsengpässe fest, was auf strukturelle Defizite im deutschen Gesundheitssystem hinweist. Entsprechend empfiehlt der SVR (2024) ein Maßnahmenbündel, damit künftig die wertvolle Ressource der Fachkräfte gezielter im Sinne des Patientenwohls eingesetzt werden kann. Die Forscher des RWI prognostizieren bis 2030 einen Anstieg auf bis zu 5,7 Mio. Pflegebedürftige in Deutschland, der bis 2040 auf 6,4 Mio. steigen könnte. Dies würde laut RWI (2023) einen zusätzlichen Bedarf von 322.000 stationären Pflegeplätzen bis 2040 bedeuten. Zur Bewältigung dieser steigenden Nachfrage werden erheblich mehr Pflegekräfte benötigt. Bis 2040 wird demnach sogar ein Bedarf von 163.000 bis 380.000 zusätzlichen Vollzeitkräften in der stationären Pflege und 97.000 bis 183.000 in der ambulanten Pflege erwartet, wobei Pflegefachkräfte einen zusätzlichen Bedarf zwischen 124.000 und 210.000 ausmachen (RWI 2023).

Neueste Hochrechnungen des Statistischen Bundesamtes vom Januar 2024 gehen davon aus, dass der Bedarf an erwerbstätigen Pflegekräften von 1,62 Mio. im Jahr 2019 voraussichtlich um 33 % auf 2,15 Mio. im Jahr 2049 steigen. Es wurden zwei Szenarien betrachtet: Die »Trend-Variante« berücksichtigt positive Trends aus den 2010er Jahren und zeigt einen Anstieg auf 1,87 Mio. (+ 15 % bis 2049). Die »Status quo-Variante« betrachtet ausschließlich demografische Entwicklungen und prognostiziert einen Rückgang auf 1,46 Mio. (- 10 % bis 2049). Selbst im günstigsten Szenario (Trend-Variante) würde bis 2049 eine Lücke von 280.000 Pflegekräften bestehen. In der ungünstigsten Variante (Status quo) könnte es bis 2034 zu einem Mangel von 350.000 Pflegekräften kommen, der bis 2049 auf 690.000 anwachsen könnte (► Abb. 2.3). Die Pflegekräftevorausberechnung 2024 kombiniert Bevölkerungsprognosen aus Daten des Mikrozensus mit Daten zur Erwerbstätigenquote in den Pflegeberufen aus der Pflege- und der Krankenhausstatistik (Statistisches Bundesamt 2024).

Der Fachkräftemangel in der Pflegebranche bleibt eine der drängendsten Herausforderungen im Gesundheitswesen, mit Auswirkungen auf die Versorgungsqualität und die Arbeitsbedingungen der Pflegekräfte. Diese komplexe Problematik wird durch verschiedene Faktoren beeinflusst, und die Politik setzt sich nicht nur für Maßnahmen zur Gewinnung von Nachwuchskräften und Verbesserung der Arbeitsbedingungen ein (RWI 2023). Um dem Fachkräftemangel zu begegnen, setzt die deutsche Pflegebranche verstärkt und seit Jahren auch auf ausländische Arbeitskräfte. Dieser Trend wird jedoch von bedeutenden Herausforderungen begleitet, darunter Sprachbarrieren, kulturelle Unterschiede und die Anerkennung ausländischer Qualifikationen, die teilweise immer noch erhebliche Hürden darstellen. Die Anwerbung ausländischer Pflegekräfte als Lösung für den Fachkräftemangel ist ein viel diskutiertes Thema.

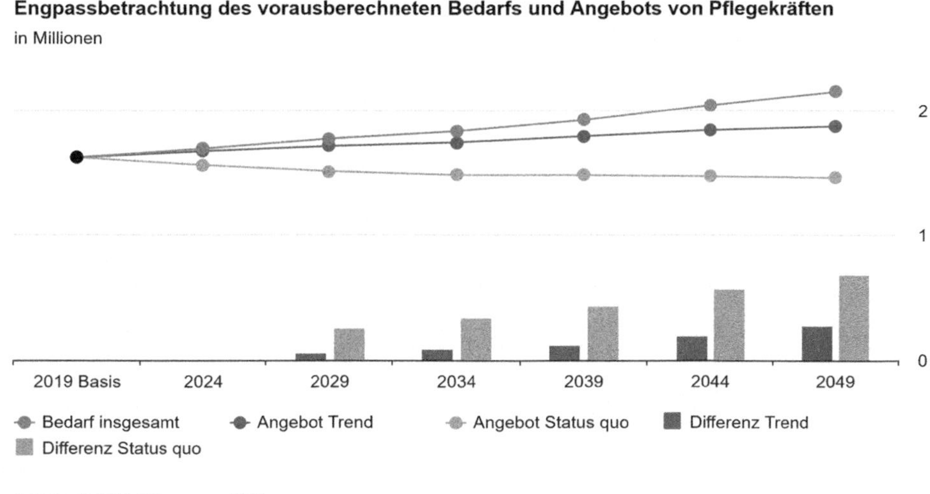

Abb. 2.3: Engpassbetrachtung des vorausberechneten Bedarfs und Angebots von Pflegekräften (© Statistisches Bundesamt 2024)

Eine Studie von Lauxen et al. (2019) verdeutlicht, dass die Gewinnung von Pflegefachkräften aus dem Ausland eine vielversprechende Option ist, jedoch mit sozialen, kulturellen und beruflichen Herausforderungen einhergeht. Lauxen et al. (2019) betonen, dass die internationale Rekrutierung nicht nur den quantitativen Bedarf deckt, sondern auch die Diversität im Pflegebereich fördern kann. Dies birgt jedoch gleichzeitig die Notwendigkeit, sich mit kulturellen Unterschieden auseinanderzusetzen, um eine effektive Integration zu gewährleisten und dass dazu weiter passende betriebliche Lösungen gefunden werden müssen (Lauxen et al. 2019).

Gegenwärtig sind von 1,76 Mio. Beschäftigten in den Pflegeberufen mehr als 200.000 ausländische Pflegekräfte in Deutschland tätig, was einen dreifachen Anstieg im Vergleich zu 2013 bedeutet. Etwa jede achte Pflegekraft in Krankenhäusern und Altenheimen stammt aus dem Ausland. In ähnlicher Weise besitzt etwa jeder siebte Arzt in Deutschland nicht die deutsche Staatsbürgerschaft, wobei der Anteil ausländischer Ärzte in den meisten ostdeutschen Bundesländern mittlerweile über 15 % liegt (Seyda et al. 2021). In der Krankenpflege beträgt der Anteil ausländischer Pflegekräfte rund 12 %, während er in der Altenpflege bei etwa 16 % liegt. Im Jahr 2021 waren in der deutschen Gesundheitswirtschaft deutlich mehr Pflegekräfte aus Drittstaaten (120.000) als aus der EU (90.000) beschäftigt. Die Top 5 Staatsangehörigkeiten der in Deutschland tätigen ausländischen Pflegekräfte sind Polen, Bosnien und Herzegowina, Türkei, Kroatien sowie Rumänien. Zudem werden Pflegekräfte aus Ländern wie den Philippinen, Tunesien, Mexiko, Brasilien und El Salvador durch entsprechende Abkommen mit Staaten außerhalb der EU unterstützt (Seyda et al. 2021). Insbesondere die Beschäftigung von Pflegekräften aus den Westbalkanstaaten hat in den letzten fünf Jahren deutlich zugenommen, wobei sich die Zahl der sozialversicherungspflichtig Beschäftigten in der Pflege aus diesen Staaten auf 43.000 nahezu verdoppelt hat (Seyda et al. 2021).

Eine Recherche des u. a. von der Robert Bosch Stiftung sowie der Beauftragten der Bundesregierung für Migration, Flüchtlinge und Integration geförderten Mediendienstes

Integration konnte auf Anfrage bei der BA herausfinden, dass der Anteil an ausländischen Fachkräften und Hilfskräften in der Pflege aus Nicht-EU-Ländern steigt. Demnach kommt die deutliche Mehrheit der ausländischen Pflegekräfte von außerhalb der EU (»Drittstaaten«, 122.300 im März 2021). Ihr Anteil beläuft sich mittlerweile auf 60 %. In den letzten Jahren kam es zu einer zusätzlichen Zunahme von Pflegekräften vom Westbalkan, insbesondere aus Serbien (9.500 im März 2021), unter anderem aufgrund der »Westbalkan-Regelung«. Eine beträchtliche Anzahl von Pflegekräften, mehr als 15.000, stammt aus den »Top-8-Asylherkunftsstaaten«, viele von ihnen sind Geflüchtete, die im Jahr 2015 nach Deutschland gekommen sind (Mediendienst Integration 2021).

Die Zahl der Anerkennungsanträge von ausländischen Fachkräften im Pflegebereich steigt weiter an. Z. B. hat sich die Anzahl der Anerkennungsanträge in den Pflegeberufen in Berlin im Vergleich von 2021 zu 2022 verdoppelt – von knapp 400 Anträgen im Jahr 2021 auf mehr als 800 im Jahr 2022 (Seyda et al. 2021). In Deutschland ist die Anerkennung von Abschlüssen in Gesundheitsberufen gesetzlich geregelt und wird von den jeweiligen Landesregierungen und nachgeordneten Behörden durchgeführt. Dies beinhaltet eine Prüfung der im Ausland erworbenen Abschlüsse sowie eine Kenntnisprüfung der fachlichen und sprachlichen Kompetenzen von Bewerberinnen und Bewerbern aus dem Ausland. Es zeigt sich jedoch, dass ein gewisser Anteil der Bewerberinnen und Bewerber mit im Ausland erworbenen Abschlüssen die Kenntnisprüfung nicht im ersten Anlauf besteht und daher ihre Kompetenzen weiterentwickeln müssen.

Die Weltgesundheitsorganisation (WHO) hatte bereits im Jahr 2010 einen globalen Verhaltenskodex herausgegeben, der Regeln für die internationale Anwerbung von Gesundheitspersonal festlegt, um damit verbundene Probleme für die Herkunftsländer zu vermeiden (Angenendt et al. 2014). Dieser Verhaltenskodex weist jedoch Widersprüche auf: Er empfiehlt einerseits, auf die Rekrutierung aus bestimmten Ländern zu verzichten, betont aber gleichzeitig das Recht der Fachkräfte auf internationale Mobilität, das nicht eingeschränkt werden soll. Viele Industrieländer versuchen, diesen Widerspruch zu lösen, indem sie sich an eine von der WHO im Jahr 2006 erstellte Liste von 57 Staaten halten, die einen »kritischen Mangel« an Gesundheitsfachkräften haben – obwohl diese Liste auf unzureichenden Daten und zweifelhaften Kriterien basiert. Die WHO hat klargestellt, dass die Liste keine genaue Analyse der Länder ersetzen kann. Die Frage bleibt: Wie können Deutschland und andere Industriestaaten ihren steigenden Bedarf decken, ohne den Herkunftsländern zu schaden (Angenendt et al. 2014)? Idealerweise sollten bilaterale Projekte in Form von Ausbildung und Unterstützung in wirtschaftlich schwächeren Ländern initiiert werden, um die Gesundheitsversorgung zu stärken und Pflegekräfte nicht nur abwandern zu lassen. In der Realität zeigt sich jedoch oft eine Einbahnstraße, bei der die Abwanderung von Fachkräften die Gesundheitssysteme in wirtschaftlich weniger entwickelten Ländern zusätzlich schwächt (Angenendt et al. 2014).

2.10.2 Bedeutung von Pflegefachkräften aus dem Ausland

Im Falle von Fachkräftemangel kann eine Volkswirtschaft ihre vorhandenen Potenziale nicht vollständig nutzen. Es wäre vorteilhaft, Engpässe, so Bonin (2019), zu beseitigen, wodurch Arbeitnehmende, Arbeitgebende und öffentliche Haushalte profitieren können. Nachhaltige Lösungen sind jedoch notwendig, um das Problem nicht lediglich von einem Arbeitsmarktsektor auf einen anderen zu verlagern. Die Abwerbung begehrter Arbeitskräfte durch potentere Arbeitgebende der Ersatz von Fachkräften in der Pflegebranche durch Rekrutierung aus der Altenpflege oder Zuwanderung in boomende Regionen auf Kosten wirtschaftlich schwächerer Regionen sind keine langfristigen Lösungen (Bonin 2019). Ein nachhaltiger Ansatz kann nach Bonin (2019) eine verstärkte Zuwanderung in den deutschen Arbeitsmarkt sein, wie es die Bundesregierung mit dem Fachkräftezuwanderungsgesetz anstrebt. Jedoch reicht allein die weitere Lockerung des rechtlichen Rahmens für Arbeitsmigration wahrscheinlich nicht aus, um dieses Ziel zu erreichen. Internationale Rekrutierung scheitert oft in der Praxis an sprachlichen Barrieren, fehlender Unterstützung und hohen Kosten bei der Personalsuche im Ausland, Unsicherheiten bei der Bewertung ausländischer Qualifikationen und an einer unzureichenden Willkommenskultur. Insbesondere kleine und mittlere Unternehmen, die in der Pflegebranche typisch sind, haben Schwierigkeiten, diese Hürden zu überwinden. Eine vielversprechende Strategie zur gezielten Gewinnung internationaler Fachkräfte ist die Einrichtung unternehmensübergreifender Informationsstellen, wie sie bspw. in Baden-Württemberg mit der Förderung von »Welcome Centers« begonnen wurde. Diese sollen kleinen und mittleren Unternehmen als zentrale Beratungsstellen für Fragen der Personalbeschaffung im Ausland und der Integration internationaler Fachkräfte dienen (Bonin 2019).

Die Qualifikationen und Erfahrungen ausländischer Fachkräfte sind von unschätzbarem Wert und doch teilweise nicht kompatibel mit dem deutschen Verständnis von pflegerischen Versorgungsprozessen sowie Anerkennungspraktiken. Angesichts der enormen Arbeitsbelastung, dem noch in den Anfängen steckenden Potenzial der Digitalisierung und weiteren Belastungsfaktoren ist die interkulturelle Dynamik in Pflegeteams eine zusätzliche Herausforderung. Die Integration, um eine entlastende, gesundheitsfördernde und effiziente Zusammenarbeit zu gewährleisten, gestaltet sich keineswegs als unkompliziert.

Bund und Länder erkennen die zentrale Bedeutung der Gewinnung ausländischer Pflegefachkräfte als essenziellen Schwerpunkt in der Strategie gegen den Fachkräftemangel. Maßnahmen wie »Triple Win« der Bundesagentur für Arbeit (BA), die im Rahmen der »Konzertierten Aktion Pflege« beschlossen wurden, zeigen bereits Wirkung. Unterstützt durch Initiativen wie der Deutschen Fachkräfteagentur für Gesundheits- und Pflegeberufe, werden notwendige Antragsverfahren beschleunigt.

Die Anwerbung ausländischer Pflegekräfte als Lösung für den Fachkräftemangel ist ein viel diskutiertes Thema und doch kein neues Phänomen, sondern hat laut Lauxen et al. (2019) eine historische Dimension. Bereits in den 1960er- und 1970er-Jahren gab es Anwerbeinitiativen in Südkorea und den Philippinen. In den 1990er-Jahren erfolgte die Migration aus den Staaten des ehemaligen Jugoslawiens und der Sowjetunion. Die gegenwärtigen Anwerbungs- und Migrationsbewegungen vollziehen sich jedoch unter veränderten Rahmenbedingungen, geprägt von einer Zuwanderungspolitik mit aktivierenden Zügen und arbeitsmarktpolitischen Motivationen. Zudem zeichnet sich eine zunehmende Professionalisierung des Migrationsmanagements ab, wobei Arbeitsmarktintermediäre wie Vermittlungsagenturen und Leiharbeitsfirmen verstärkt in der Akquise von Fachkräften aktiv sind (Lauxen et al. 2019).

Gegenwärtig kommt etwa ein Drittel der Berufseinsteiger in den Pflegefachberufen aus dem Ausland. Die Rekrutierung ausländischer Pflegefachkräfte liegt grundsätzlich in der Verantwortung der Arbeitgeber im Pflegesektor, da sie am besten beurteilen können, wie viele Fachkräfte mit welchen Qualifikationen konkret benötigt werden. Der Staat unterstützt diese Bemühungen durch Beratung und etablierte Anwerbeprogramme (Jaburek 2023).

Allein über das Programm »Triple Win« kamen zwischen 2013 und 2021 etwa 4.700 Pflegekräfte nach Deutschland, vor allem aus

Bosnien und Herzegowina, den Philippinen und Tunesien. Kooperationen laufen außerdem mit Mexiko, Brasilien und El Salvador. Zum Beginn der Corona-Pandemie erklärte Serbien, dass es nicht länger Arbeitskräfte nach Deutschland schicken werde und nicht mehr an »Triple Win« mit dem Grund, selbst die Pflegekräfte zu benötigen teilnehme. Danach kamen kaum noch neue Pflegekräfte aus Serbien über das Programm (Mediendienst Integration 2021).

2.10.3 Arbeitsrecht und Qualifikationsanerkennung

Die Beschäftigung ausländischer Pflegefachkräfte ist durch rechtliche Rahmenbedingungen geregelt. Der Gesetzgeber hat mit dem Pflegeberufegesetz (PflBG) und der Anerkennung ausländischer Qualifikationen (Berufsqualifikationsfeststellungsgesetz) die Grundlagen für die Integration geschaffen. Hierbei werden ausländische Pflegekräfte auf ihre fachliche Eignung geprüft und können in das deutsche Pflegesystem integriert werden. Eine Vielzahl an rechtlichen Anforderungen und Prozessen, die ausländische Pflegefachkräfte durchlaufen müssen, um in Deutschland arbeiten zu können, ist damit verbunden.

Das Anerkennungsgesetz des Bundes umfasst seit 2012 einerseits das »Berufsqualifikationsfeststellungsgesetz« (BQFG) unter der Zuständigkeit des Bundesministeriums für Bildung und Forschung (BMBF). Andererseits beinhaltet es Regelungen zur Anerkennung von Berufsqualifikationen in etwa 60 bundesrechtlichen Berufsgesetzen und Verordnungen, die für reglementierte Berufe gelten, darunter auch die Gesundheitsberufe (Bundesärzteordnung, Pflegeberufegesetz). Zusätzlich haben auch die Länder eigene Gesetze erlassen, die für die Berufe in ihrer Zuständigkeit gelten, wie z. B. soziale Berufe (BMBF 2023).

Vor der Beschäftigungsverordnung vom 01. Juli 2013 war es in Deutschland nur unter besonderen Umständen gestattet, ausländisches Pflegepersonal in Pflegeeinrichtungen anzustellen. Die damaligen restriktiven Zuwanderungsregelungen erlaubten Pflegekräften aus Nicht-EU-Staaten nur in Ausnahmefällen die Arbeit in Deutschland, basierend auf speziellen Vermittlungsabsprachen. Selbst Pflegekräfte aus osteuropäischen EU-Beitrittsländern mussten bestimmte Hürden überwinden, bevor sie als vollwertige Pflegekräfte galten. Mit der Einführung der Arbeitnehmerfreizügigkeit für alle EU-Mitgliedsstaaten entfällt seitdem die Notwendigkeit einer Arbeitserlaubnis für Menschen aus diesen Ländern. Sie genießen den gleichen Status wie inländische Arbeitnehmer. Allerdings blieben die Hürden für die Anwerbung von Pflegekräften aus Nicht-EU-Staaten hoch und teilweise unüberwindlich für Arbeitgeber (Sell 2019).

Die Situation für Geflüchtete in Deutschland ist etwas komplizierter. Zu Beginn stellen sie einen Asylantrag. Während des Asylverfahrens ist der Aufenthalt gestattet. Obwohl die Aufenthaltsgestattung noch keinen dauerhaften Aufenthaltstitel darstellt, ermächtigt sie die Betroffenen, bis zum Abschluss des Asylverfahrens in Deutschland zu leben. Unter bestimmten Voraussetzungen, wie z. B. nach einer festgelegten Wartezeit, besteht zudem die Möglichkeit, zu arbeiten oder eine Ausbildung aufzunehmen (Fendi et al. 2020). Zum 01. Januar 2023 trat das Chancenaufenthaltsgesetz in Kraft. Geduldete, die zum Stichtag am 01. Oktober 2022 fünf Jahre oder länger in Deutschland lebten, sollen gemeinsam mit ihren Angehörigen eine Aufenthaltserlaubnis »auf Probe« bekommen. Das neue Einbürgerungsgesetz tritt 2024 in Kraft (Mediendienst Integration 2023).

Nach dem Fachkräfteeinwanderungsgesetz, das am 01. März 2020 in Kraft getreten ist, ist das Anerkennungsverfahren gemäß BMBF (2023) in der Regel eine Voraussetzung für die Einwanderung von Fachkräften aus Drittstaaten nach Deutschland. Dies betrifft insbesondere beruflich qualifizierte Fachkräfte und solche, die in reglementierten Berufen tätig sein möchten. Diese Regelung fördert Transparenz und gewährleistet Qualität, sowohl für Arbeitgeber als auch für die Fachkraft (BMBF 2023). Dabei hilft die am 01.02.2020 neu geschaffene Zentrale Servicestelle Berufsanerkennung (ZSBA), die bei der Zentralen Auslands- und Fachvermittlung (ZAV) der Bundesagentur für Arbeit in Bonn angesiedelt ist, beim zentralen Anerkennungsverfahren und berät über eine Hotline (BMBF 2023). Dafür muss vorab bei einem Herkunftsland außerhalb der Europäischen Union bei der entsprechenden Deutschen Botschaft im Herkunftsland ein Visum beantragt werden.

Somit müssen auch Pflegefachkräfte mit ausländischer Berufsqualifikation ihre Qualifikation in Deutschland anerkennen lassen, um die Berufsbezeichnungen »Pflegefachmann« bzw. »Pflegefachfrau«, »Gesundheits- und Krankenpfleger« bzw. »Gesundheits- und Krankenpflegerin« sowie »Altenpfleger« bzw. »Altenpflegerin« führen zu dürfen (§ § 1 Abs. 1, 58 Abs. 1 und 2 des Pflegeberufegesetzes (PflBG)). Die Erlaubnis zur Führung der Berufsbezeichnung wird gemäß § 2 Nr. 1 PflBG auf Antrag erteilt, wenn die antragstellende Person die vorgeschriebene berufliche oder hochschulische Ausbildung nach PflBG absolviert und die staatliche Abschlussprüfung bestanden hat. § § 40 ff. PflBG regeln die Erteilung der Erlaubnis zur Führung der Berufsbezeichnung bei ausländischen Berufsabschlüssen. Die Dauer des Verwaltungsverfahrens zur Prüfung der Gleichwertigkeit ausländischer Berufsabschlüsse ist durch § 43 Abs. 3 der Pflegeberufe-Ausbildungs- und Prüfungsverordnung (PflAPrV) normiert: Das Verfahren darf längstens vier Monate bei Drittstaatsanträgen und drei Monate bei EU-Anträgen dauern, jeweils ab Vollständigkeit der Antragsunterlagen (Jaburek 2023).

Die Integration ausländischer Pflegefachkräfte mit akademischen Qualifikationen in das deutsche Gesundheitssystem gewinnt an Bedeutung, da Deutschland verstärkt auf die Professionalisierung des Pflegeberufs setzt. Studien legen nahe, dass die Anerkennung akademischer Qualifikationen eine entscheidende Rolle bei der Integration ausländischer Pflegefachkräfte spielt (Pütz et al. 2019). Dabei ist die Harmonisierung von Bildungsstandards und Qualifikationsanerkennung auf internationaler Ebene von großer Bedeutung.

2.10.4 Zur Situation ausländischer Auszubildenden in der Pflege in Deutschland

Im Jahr 2021 begannen von den rund 102.900 Pflegeauszubildenden in Deutschland etwa 56.300 eine generalistische Ausbildung zum Pflegefachmann bzw. zur Pflegefachfrau (Statistisches Bundesamt 2022). Die Regelungen zur Berufsausbildung von Migranten sind im § 16a AufenthG festgelegt. Auch hier hemmen die Sprachbarrieren und die Anerkennung ausländischer Schulabschlüsse die Integration. Die Motivation zur Einwanderung nach Deutschland ist auf eine verbesserte Lebensqualität zurückzuführen und nimmt zu (Stapf & Pfeffer-Hoffmann 2016, Graf 2020). Die Entscheidung, das eigene Land zu verlassen, ist oft bedingt durch schwierige Arbeitsbedingungen, niedrige Einkommen oder wirtschaftliche Ausnahmezustände (Graf 2020). Diese Heterogenität der Lernenden in der Pflegeausbildung erfordert individuelle Lern- und Betreuungsangebote, die bisher statistisch kaum nachgewiesen sind (Euler & Severing 2020). Migration als prägendes Lebensereignis beeinflusst nicht nur schulische Herausforderungen, sondern zeigt laut Europäischer Kommission (2019) auch emotionale und soziale Hürden. Die ausländischen Auszubildenden bewältigen ihre Ausbildung unter den Herausforderungen ihrer kulturell geprägten Lebensgeschichte, dem Einwanderungsmotiv, dem Aufenthalt in Deutschland und der aktuellen Pflegesituation. Ein positives Gefühl des Ankommens und Wohlfühlens in Deutschland trägt zur erfolgreichen Integration bei (Stapf & Pfeffer-Hoffmann 2016). Fehlende Unterstützungsmöglichkeiten während der beruflichen Ausbildung führen jedoch unweigerlich zur vorzeitigen Beendigung des Ausbildungsverhältnisses (Bauer & Schreyer 2016). Die Integration von Jugendlichen mit Zuwanderungs- und Migrationshintergrund in berufliche Ausbildungen wird insgesamt als unbefriedigend betrachtet, selbst wenn sie in Deutschland aufgewachsen sind (Beicht & Walden 2018, Ertl et al. 2022). Die Analyse der auftretenden Herausforderungen und deren Bewältigung ist daher von großer Relevanz, um ein erfolgreiches Absolvieren der Ausbildung und einen zukünftigen Aufenthalt in Deutschland zu gewährleisten. Aktuelle Forschungen konzentrieren sich bisher hauptsächlich auf die Integration von Geflüchteten in Ausbildung und Beruf, ohne spezifischen Bezug zur generalistischen Pflegeausbildung oder den individuellen Entwicklungsstand und die kulturelle Einbindungsfähigkeit der Betroffenen (Ertl et al. 2022). Organisationen wie das deutsche Kompetenzzentrum für internationale Fachkräfte in den Gesundheits- und Pflegeberufen sowie das Institut für Sozialforschung und Sozialwirtschaft e. V. beschäftigen sich im Rahmen des Modellprojekts INGE bereits mit Handlungsbedarfen und Kriterien für eine migrationssensible Pflegeausbildung (Fendi et al. 2020).

2.10.5 Integrationsmaßnahmen und Spracherwerb

Die Sprachbarriere und die kulturelle Integration sind zentrale Herausforderungen bei der Integration ausländischer Pflegefachkräfte. Deutschkenntnisse sind für eine erfolgreiche Pflege unerlässlich, da die Kommunikation mit Patientinnen und Patienten, wie auch Kolleginnen und Kollegen essenziell ist. Der Gemeinsame Europäische Referenzrahmen für Sprachen (GER) dient als allgemeiner Rahmen zur Bestimmung des Sprachniveaus und ermöglicht den Vergleich verschiedener europäischer Sprachzertifikate. Er schafft einen einheitlichen Maßstab für den Erwerb von Sprachkenntnissen, wobei die Levels der elementaren (A), selbstständigen (B) und kompetenten (C) Sprachverwendung jeweils in zwei Niveaus differenziert werden (Fendi et al. 2020). Das Eckpunktepapier der Bundesländer zur Überprüfung der erforderlichen Deutschkenntnisse in den Gesundheitsfachberufen legte für Pflegefachkräfte die notwendige Niveaustufe des GER auf B2 fest (GMK 2019). Somit ist es für angehende Pflegefachkräfte während ihrer Ausbildung erforderlich, das B2-Niveau zu erreichen und nachzuweisen. Integrationsprogramme, die Sprachkurse und kulturelle Schulungen anbieten, können hierbei hilfreich sein. Die erfolgreiche Integration ausländischer Pflegefachkräfte erfordert eine Sensibilität für kulturelle Unterschiede und die Bereitstellung angemessener Unterstützungssysteme (Pütz et al. 2019). Hierarchien und deren Umgang variieren in verschiedenen Kulturkreisen, insbesondere in einigen asiatischen Ländern, im Vergleich zu hiesigen Praktiken. Dies kann sich im Arbeitsalltag durch eine erhöhte Respektbezeugung gegenüber Vorgesetzten zeigen oder durch das angegebene Verständnis von Anweisungen, obwohl dies möglicherweise nicht der Fall ist. Bspw. kann auch der Umgang mit Fehlern oder Konflikten auf der kollegialen Ebene kulturell stark differieren. Eine umfassende kulturelle Schulung und Sensibilisierung sowohl für die ausländischen Fachkräfte als auch für das inländische Personal sind entscheidend (Fendi et al. 2020).

Pütz et al. (2019) heben hervor, dass eine inklusive Organisationskultur geschaffen werden muss, die Vielfalt fördert und Diskriminierung entgegenwirkt. Die Schaffung von interkulturellen Schulungsprogrammen und die Einführung von Mentoring-Programmen einschließlich Sprachkursen und Unterstützungsprogrammen können dazu beitragen, den Integrationsprozess zu erleichtern.

Die Unsicherheiten in den Phasen der Statuspassage, insbesondere beim »Ankommen im Status einer anerkannten Pflegefachkraft«, umfassen zwei nach Pütz et al. (2019) entscheidende Aspekte. Erstens, das Erfüllen der Auswahlkriterien im Anwerbeprozess, einschließlich der Erlangung des erforderlichen Visums, insbesondere für Drittstaatsangehörige. Zweitens, die erfolgreiche staatliche Anerkennung des Pflegeabschlusses. Pflegefachkräfte mit im Ausland erworbenen Abschlüssen müssen die Gleichwertigkeit ihres Abschlusses mit einem deutschen Pflegefachkraftabschluss nachweisen, wofür das Anerkennungsgesetz von 2012 sowie das Fachkräfteeinwanderungsgesetz von 2020 einen Rechtsanspruch gewährt (▶ Kap. 2.10.3) (Pütz et al. 2019).

Für die betriebliche Integration und die Bewältigung der Statuspassage ist von Bedeutung, dass im Ausland erworbene akademische Abschlüsse in vielen Fällen als gleichwertig mit den entsprechenden deutschen nichtakademischen Ausbildungsabschlüssen anerkannt werden müssen. Während Pflegeabschlüsse aus EU-Staaten automatisch anerkannt werden, müssen Drittstaatler zusätzliche Auflagen erfüllen, wie den Nachweis von Deutschkenntnissen auf B1- oder B2-Niveau, den Besuch einer Ausgleichsmaßnahme oder die Ablegung einer Prüfung. Die Anerkennungsprozedur für Drittstaatler muss innerhalb von 18 Monaten abgeschlossen sein, um weiterhin in Deutschland arbeiten zu können (Pütz et al. 2019).

Neben der formalen Anerkennung spielen, so Pütz et al. (2019), informelle Anerkennungs- und Missachtungspraktiken eine zentrale Rolle für die betriebliche Integration. In den Interaktionen am Arbeitsplatz manifestieren sich diese als »Anerkennungskämpfe«. Die Integration neu migrierter Pflegefachkräfte lässt sich demnach in drei wichtige Interaktionsfelder unterscheiden: die Interaktion mit Kolleginnen und Kollegen, Vorgesetzten sowie Patientinnen und Patienten bzw. deren An- und Zugehörigen. Anerkennungs- und Missachtungserfahrungen in diesen Bereichen beeinflussen maßgeblich den Verlauf der Integrationsprozesse im Gesundheitsbetrieb. Dabei variieren die Dynamiken in Krankenhäusern, Altenpflege und ambulanten Pflegediensten/häuslicher Intensivpflege. Während im Krankenhaus das Team und die Interaktion mit Kollegen stärker im Fokus stehen, wird in der Altenpflege sowie der häuslichen Pflege und Intensivpflege die Arbeit oft einzeln durchgeführt. Dennoch bleibt die Interaktion mit Patientinnen und Patienten für die meisten Pflegefachkräfte zentral und erfordert neben professionellem medizinisch-technischem Handeln auch emotionale Arbeit (Pütz et al. 2019).

Schulungsinhalte sollten Aspekte wie Kultur und Wertesysteme, den Umgang mit Stereotypen, die Reflexion der individuellen Perspektive, gewaltfreie Kommunikation, die Auseinandersetzung mit dem eigenen Konfliktverhalten sowie Empathie und Perspektivwechsel umfassen. Diese Maßnahmen zielen darauf ab, eine bessere Handhabung und Akzeptanz in der Zusammenarbeit zu fördern. Ein Best practice-Projekt dafür scheint »Kompetenzzentrum in Bad Kötzting für die Aus- und Weiterbildung von Pflegekräften und Gesundheitsberufen im bayerisch-tschechischen Grenzraum« der Technischen Hochschule Deggendorf zu sein, das vom Bayerischen Staatsministerium der Finanzen, für Landesentwicklung und Heimat im Zeitraum 2016 bis 2019 gefördert wurde (Bossle & Kunhardt 2023).

Eine faire und nachhaltige Rekrutierung ausländischer Mitarbeiterinnen und Mitarbeiter erfordert ein systematisches und konzeptbasiertes Vorgehen. Durch klare, für alle verständliche Konzepte, die systematisch implementiert werden, kann ein Unternehmen seine Strukturen anpassen und Prozesse transparent gestalten. Ein positives, bewusstes und konsequentes Handeln während des Einstellungsprozesses ist dabei förderlich. Dazu hat das Deutsches Kompetenzzentrum für internationale Fachkräfte in den Gesundheits- und Pflegeberufen (DKF) 15 Anforderungsfelder identifiziert, die Unternehmen dabei unterstützen, ein betriebliches Integrationsmanagementkonzept zu entwickeln und so eine nachhaltige Unterstützung für neue Mitarbeiterinnen und Mitarbeiter zu gewährleisten. Darüber kann bspw. auch die Haltung des Unternehmens in Bezug auf ethisch vertretbare und faire Anwerbung gut transportiert werden. Dabei sind bereits vorhandene Mitarbeitende einzubeziehen. Der »Werkzeugkoffer Willkommenskultur & Integration« beschreibt die Inhalte der Anforderungsfelder konkret, Beispiele aus der Praxis werden aufgezählt sowie Hinweise und Unterstützung bei der Umsetzung angeboten. Es handelt sich hierbei um ein dynamisches Projekt, deren Inhalte ständig ergänzt und aktualisiert werden. Anwerbende Unternehmen können mit dem 2021 eingeführten Gütesiegel »Faire Anwerbung Pflege Deutschland« ausgezeichnet werden, wenn ein schriftliches Konzept für das Integrationsmanagement vorgelegt wird (DKF & KDA 2021).

2.10.6 Schlussbetrachtung

Entsprechend der Prognosen und Meinungen von Expertinnen und Experten ist ein Ausbau der Anwerbung, Anerkennung und Integration ausländischer Pflegefachkräfte, wie auch Auszubildender bedeutend und unabdingbar, um die Fachkraftmangelsituation perspektivisch einzudämmen. Die Anpassung an kulturelle Unterschiede ist dabei ein entscheidender Faktor für die Integration von ausländischen Pflegefachkräften in Deutschland. Sowohl diese Fachkräfte als auch deutsche Patientinnen und Patienten aber auch Kolleginnen und Kollegen müssen sensibel auf kulturelle Unterschiede reagieren. Laut einer Umfrage des Deutschen Instituts für angewandte Pflegeforschung (DIP) sehen 58 % der ausländischen Pflegefachkräfte kulturelle Unterschiede als eine herausfordernde Komponente an. Die kulturellen Fragestellungen und alltäglichen Interaktionsformen der zugewanderten Pflegekräfte sind tief verwurzelt und bleiben auch nach einem längeren Aufenthalt in Deutschland präsent. Gleichzeitig stoßen diese Vorstellungen und Verhaltensmuster teilweise auf kontrastierende oder sogar konfliktreiche Aspekte der hiesigen Alltagskultur (Fendi et al. 2020). Die Entwicklung interkultureller Kompetenzen ist entscheidend, um diese Herausforderungen erfolgreich zu bewältigen. Ein gut ausgestaltetes Integrationsmanagementkonzept (auch im Ausbildungssetting) sichert ein nachhaltiges Onbording und lässt sich über ein 2021 eingeführtes Gütesiegel nachweisen.

Die internationale Erfahrung ausländischer Pflegefachkräfte spielt eine bedeutende Rolle bei der Vernetzung von Gesundheitseinrichtungen und der Förderung internationaler Best Practices. Studien zeigen, dass ausländische Pflegekräfte ein breites Spektrum an internationalen Erfahrungen mitbringen, wodurch sie wertvolle Erkenntnisse aus verschiedenen Gesundheitssystemen einbringen können. Diese Vielfalt an Perspektiven trägt zur Förderung von Innovationen und zur Steigerung der Qualität im deutschen Gesundheitswesen bei.

Literatur

Adams, L. (2021). *Cultural sensitivity in nursing: A review of the literature.* J Nurs Educ Pract, 11(3), 45–52.

Ärzteblatt (2021). *»Wir wissen, dass 2030 circa 500.000 Pflegekräfte fehlen werden«.* Zugriff am 22.01.2024 unter: https://www.aerzteblatt.de/nachrichten/128103/Wir-wissen-dass-2030-circa-500-000-Pflegekraefte-fehlen-werden

Angenendt, S., Clemens M. & Merda, M. (2014). *Der WHO-Verhaltenskodex. Eine gute Grundlage für die Rekrutierung von Gesundheitsfachkräften?* Stiftung Wissenschaft und Politik, Deutsches Institut für Internationale Politik und Sicherheit (Hrsg.). Zugriff am 16.01.2024 unter:

https://www.swp-berlin.org/publications/products/aktuell/2014A25_adt_clemens_merda.pdf

Bauer, A. & Schreyer, F. (2016). *Ausbildung von unbegleiteten minderjährigen Flüchtlingen. Sinnvoll ist Unterstützung über Volljährigkeit hinaus.* IAB Kurzbericht 13/2016.

Beicht, U. & Walden, G. (2018). *Übergang nicht studienberechtigter Schulabgänger/-innen mit Migrationshintergrund in vollqualifizierende Ausbildung: Analysen auf Basis des Nationalen Bildungspanels unter besonderer Berücksichtigung von Zuwanderungsgeneration und Schulabschlussniveau.* BIBB Report 6. Zugriff am 16.01.2024 unter: https://www.bibb.de/dienst/veroeffentlichungen/de/publication/download/9391

Bonin, H. (2019). *Fachkräftemangel in der Gesamtperspektive*, In: Jacobs, K., Kuhlmey, A., Greß, S. et al. (Hrsg.) (2019). *Pflege-Report 2019. Mehr Personal in der Langzeitpflege – aber woher?* Berlin: Springer

Bossle, M. & Kunhardt, H. (2023). *Integration ausländischer Mitarbeiter in die Pflege Theorien, Konzepte sowie pädagogische Erfahrungen und Rahmenempfehlungen für die Praxis.* Bern: Hogrefe

Bundesministerium für Bildung und Forschung (BMBF) (Hrsg.) (2023). *Anerkennung ausländischer Berufsqualifikationen.* Zugriff am 16.01.2024 unter: https://www.bmbf.de/bmbf/de/bildung/integration-durch-bildung-und-qualifizierung/anerkennung-auslaendischer-berufsqualifikationen/anerkennung-auslaendischer-berufsqualifikationen_node.html

Bundesministerium für Familie, Senioren, Frauen und Jugend (BMFSFJ) (Hrsg.) (2019). Ausbildungsoffensive Pflege (2019). Vereinbarungstext: Ergebnis der Konzertierten Aktion Pflege/AG1. Zugriff am 16.01.2024 unter: https://www.bmfsfj.de/resource/blob/135564/63509cfe1ba9a83a10e1cc456320c001/ausbildungsoffensive-pflege-2019-2023-data.pdf

Deutscher Berufsverbund für Pflegeberufe (DBFK) (Hrsg.) (2020). *Integration von Auszubildenden mit Migrationshintergrund in die Pflege.* Zugriff am 16.01.2024 unter: https://www.dbfk.de/media/docs/regionalverbaende/rvsw/TOP-Themen/2020_Positionspapier-final-Auszubildende-mit-Migrationshintergrund.pdf

Deutsches Kompetenzzentrum für internationale Fachkräfte in den Gesundheits- und Pflegeberufen (DKF) & Kuratorium Deutsche Altershilfe (KDA) (Hrsg.) (2021). *Werkzeugkoffer, Willkommensstruktur und Integration.* Zugriff am 16.01.2024 unter: https://dkf-kda.de/werkzeugkoffer-wi/

Dubois, H.F. W., Padovano, G. & Stew, G. (2006). *Improving international nurse training: an American-Italian case study.* Int Nurs Rev, 53(2), 110–6. doi: https://doi.org/10.1111/j.1466-7657.2006.00464.x

Ertl, H., Granato, M., Helmrich, R. et al (Hrsg.) (2022). *Integration Geflüchteter in Ausbildung und Beruf: Chancen für Geflüchtete und Herausforderungen für das Bildungssystem.* Zugriff am 16.01.2024 unter: https://bibb-dspace.bibb.de/rest/bitstreams/b326296e-8baa-4eb5-b797-827506d7ea96/retrieve

Euler, D. & Severing, E. (2020). *Heterogenität in der Berufsbildung – Vielfalt gestalten.* Gütersloh: Bertelsmann Stiftung.

Europäische Kommission/EACEA/Eurydice (2019). *Integration von Schülern mit Migrationshintergrund an Schulen in Europa: Nationale politische Strategien und Maßnahmen*, Eurydice Bericht, Luxemburg: Amt für Veröffentlichungen der Europäische Union. doi: https://doi.org/10.2797/83185

Fendi, S., Hielscher, V. & Rößler, J. (2020). *Handlungsbedarfe und Kriterien für eine Migrationssensible Pflegeausbildung. Ausarbeitung im Rahmen des vom Bundesministerium für Gesundheit geförderten Modellprojektes »Integration von Menschen mit Flucht- bzw. Migrationshintergrund in Gesundheitsberufe« (INGE).* Zugriff am 16.01.2024 unter: https://www.iso-institut.de/wp-content/uploads/iso-Report_5_Handlungsbedarfe-und-Kriterien-fuer-eine-migrationssensible-Pflegeausbildung.pdf

Geiger, R. & Hochleitner, T. (2020). *Beschulung von Zugewanderten in Bayern – Strategien und Konzepte zur Integration in das Berufsbildungssystem.* In: Bundesinstitut für Berufsbildung (Hrsg.) Zugang zu beruflicher Bildung für Zuwandernde – Chancen und Barrieren. Leverkusen/Opladen: Verlag Barbara Budrich.

Graf, J. (2020). *Wanderungsmonitoring: Bildungs- und Erwerbsmigration nach Deutschland; Jahresbericht 2019.* (Berichtsreihen zu Migration und Integration, Reihe 1). Nürnberg: Bundesamt für Migration und Flüchtlinge (BAMF) Forschungszentrum Migration, Integration und Asyl (FZ). Zugriff am 22.10.2024 unter: https://nbn-resolving.org/urn:nbn:de:0168-ssoar-68903-9

Jaburek, G. C. (2023). *Anerkennung ausländischer Berufsabschlüsse in der Pflege*, In: Bossle, M., Kunhardt, H. (2023). Integration ausländischer Mitarbeiter in die Pflege Theorien, Konzepte sowie pädagogische Erfahrungen und Rahmenempfehlungen für die Praxis. Bern: Hogrefe

Lauxen, O., Larsen, C. & Slotala, L. (2019). *Pflegefachkräfte aus dem Ausland und ihr Beitrag zur Fachkräftesicherung in Deutschland. Das Fallbeispiel Hessen.* Bundesgesundheitsbl 62, 792–797. doi: https://doi.org/10.1007/s00103-019-02956-4

Leibniz-Institut für Wirtschaftsforschung (RWI) (2023). *Pflegeheim Rating Report 2024: Wirtschaftliche Lage deutscher Pflegeheime hat sich leicht verbessert, Personal wird zunehmen knapp*. Zugriff am 22.01.2024 unter: https://www.rwi-essen.de/presse/wissenschaftskommunikation/pressemitteilungen/detail/pflegeheim-rating-report-2024-wirtschaftliche-lage-deutscher-pflegeheime-hat-sich-leicht-verbessert-personal-wird-zunehmen-knapp

Mediendienst Integration (2021). *Factsheet Zuwanderung von Pflegekräften und Ärztinnen & Ärzten. Das Wichtigste in Kürze.* Zugriff am 22.01.2024 unter: https://mediendienst-integration.de/fileadmin/Dateien/Pflege_Fachkraefte_Ausland_Mediendienst_Factsheet_neu_2021.pdf

Müller, A. & Fischer, K. (2018). *Recognition of foreign nursing qualifications in Germany*. Int J Nurs Pract, 24(2), e12666.

Pütz, R., Kontos, M., Larsen, C. et al. (2019). *Betriebliche Integration von Pflegefachkräften aus dem Ausland. Innenansichten zu Herausforderungen globalisierter Arbeitsmärkte*. Hans Böckler Stiftung. Zugriff am 22.01.2024 unter: https://www.boeckler.de/pdf/p_study_hbs_416.pdf

Sachverständigenrat Gesundheit & Pflege (SVR) (2024). *Gutachten Fachkräfte im Gesundheitswesen. Nachhaltiger Einsatz einer knappen Ressource.* Zugriff am 22.06.2024 unter: https://www.svr-gesundheit.de/publikationen/gutachten-2024/

Schmidt, H. (2019). The potential of international nurse recruitment to address the nursing shortage in Germany. *Journal of Health Services Research & Policy*, 24(1), 52–58.

Sell, S. (2019): *Potenzial und Grenzen von Zuwanderung in die Pflege*, In: Jacobs, K., Kuhlmey, A., Greß, S. et al. (Hrsg.) (2019). *Pflege-Report 2019. Mehr Personal in der Langzeitpflege – aber woher?* Heidelberg: Springer

Seyda, S., Köppen, R. & Hickmann, H. (2021). *KOFA kompakt. Pflegeberufe besonders vom Fachkräftemangel betroffen.* Zugriff am 02.01.2024 unter: https://www.iwkoeln.de/fileadmin/user_upload/Studien/KOFA_kompakt_und_Studien/2021/KOFA_Kompakt_Pflegeberufe.pdf

Stapf & Pfeffer-Hoffmann (2016). *Mensch-Technik-Interaktion für den demografischen Wandel im Bereich Arbeitsmigration: Berufliche Integration von internationalen Fachkräften durch technische Assistenzen. Forschungsbericht und zukünftige Forschungsaufgaben*. Zugriff am 18.09.2024 unter: https://minor-kontor.de/wp-content/uploads/2018/04/Minor_DINTA_Mensch-Technik-Interaktion-Arbeitsmigration_2016.pdf

Statistisches Bundesamt (Hrsg.) (2024). *Presse. Bis 2049 werden voraussichtlich mindestens 280 000 zusätzliche Pflegekräfte benötigt.* Zugriff am 02.01.2024 unter: https://www.destatis.de/DE/Presse/Pressemitteilungen/2024/01/PD24_033_23_12.html

Statistisches Bundesamt (Hrsg.) (2022). *Pressemitteilung Nr. 314 vom 26. Juli 2022*. Zugriff am 16.01.2024 unter: https://www.destatis.de/DE/Presse/Pressemitteilungen/2022/07/PD22_314_212.html

2.11 Leiharbeit in der Pflege

Carsten Hermes

Manche der folgenden spezifischen arbeitsrechtlichen Begriffe und Bezeichnungen weisen bei genauer semantischer Auslegung und im juristischen Kontext Unterschiede auf. Dennoch werden viele im allgemeinen Sprachgebrauch synonym verwendet. Die nachfolgenden Erläuterungen sollen dazu beitragen, bestimmte Abgrenzungen und Kategorisierungen besser zu verstehen.

Das deutsche Arbeitsrecht ist anspruchsvoll und setzt sich aus zahlreichen individuellen Gesetzen und Normen zusammen, die auf grundlegenden Prinzipien der Verfassung, wie z. B. der freien Persönlichkeitsentfaltung gemäß Art. 2 GG oder der Gewährleistung der freien Berufswahl gemäß Art. 12 GG, basieren. Spezifische Gesetze wie das Bürgerliche Gesetzbuch (BGB), das Arbeitsschutzgesetz, das Mutterschutzgesetz oder das Tarifvertragsgesetz ergänzen das autonom geschaffene Arbeitsrecht durch Verträge. Es ist zu beachten, dass im Arbeitsrecht insbesondere eine beträchtliche Anzahl von »ungeschriebenen Gesetzen« existiert, deren Ausprägung auf

Gewohnheitsrecht oder betrieblicher Übung beruht. Dies ist relevant, da im Arbeitsrecht bei konkurrierenden Normen vom Rangprinzip abgewichen wird, zugunsten des Günstigkeitsprinzips. Das Günstigkeitsprinzip vergleicht gegenüberstehende arbeits- und tarifvertragliche Regelungen und bestimmt, welche für den Arbeitnehmer oder die Arbeitnehmerin vorteilhafter ist, selbst wenn ein höheres Recht eine andere Regelung vorsieht. Ein Beispiel hierfür ist die Regelung des Urlaubs. Wenn einem Arbeitnehmer laut Arbeitsvertrag mehr Urlaubstage zustehen als nach dem Bundesurlaubsgesetz, gilt die Regelung des Arbeitsvertrags. Dies trifft gleichermaßen auf das Arbeitsentgelt zu. Wenn in einem Arbeitsvertrag ein höheres Arbeitsentgelt festgelegt ist als in einem gültigen Tarifvertrag, besteht darauf ein rechtlicher Anspruch (Bundesarbeitsgericht, Urteil vom 15. April 2015, Aktenzeichen 4 AZR 587/13).

Im folgenden Kapitel wird grundlegend davon ausgegangen, dass Arbeit dazu dient, den Lebensunterhalt zu bestreiten, und gegen eine Vergütung ausgeführt wird. Der Begriff »Dienst« wird dabei gleichbedeutend mit »Arbeit« verwendet, da es keine klare Abgrenzung zwischen den Begriffen gibt (Karassek 2017). Im Sinne des Arbeitsschutzgesetzes werden Arbeitgebende als natürliche oder juristische Personen bzw. Personalgesellschaften bezeichnet, die auf der Grundlage einer vertraglichen Vereinbarung von einem Arbeitnehmer/einer Arbeitnehmerin eine Arbeitsleistung einfordern können. Der Arbeitgebende hat dabei das Recht, Weisungen bezüglich Inhaltes, Durchführung, Zeit und Ort der Tätigkeit zu erteilen. Dadurch befindet sich der Arbeitnehmende in einem sowohl persönlich als auch wirtschaftlichen Abhängigkeitsverhältnis.

Für Arbeitnehmende wird die Legaldefinition § 611a BGB herangezogen. Danach werden Personen, die vertraglich zur Erbringung weisungsgebundener, fremdbestimmter Arbeit in persönlicher Abhängigkeit stehen und dienstlich einem anderen verpflichtet sind, als Arbeitnehmende bezeichnet. Als weisungsgebunden gilt, wer nicht wesentlich die Freiheit hat, seine Tätigkeit selbst zu gestalten und seine Arbeitszeit eigenständig zu bestimmen. Der Grad der persönlichen Abhängigkeit ist auch von der Art der jeweiligen Tätigkeit abhängig. Alle Arbeitnehmenden unterliegen einem speziellen Schutz des Gesetzgebers, der im sogenannten Arbeitsrecht zum Ausdruck kommt und keine Einzelnorm darstellt. Zur Feststellung, ob ein Arbeitsvertrag vorliegt, ist eine umfassende Betrachtung aller Umstände erforderlich. Wenn die tatsächliche Durchführung des Vertragsverhältnisses zeigt, dass es sich um ein Arbeitsverhältnis handelt, ist die Bezeichnung im Vertrag nicht ausschlaggebend (§ 611a BGB). Geringfügig Beschäftigte sind ebenso als Arbeitnehmende, mit gleichen Rechten und Pflichten, anzusehen – unabhängig davon, ob es sich um eine nebenberufliche Tätigkeit, eine Aushilfstätigkeit oder eine Anstellung als Werkstudierende handelt. Eine weitere Differenzierung wird dabei fast ausschließlich im Kontext des Steuer- und Sozialversicherungsrechts relevant und bezieht sich auf den sogenannten Minijob, eine geringfügig entlohnte Beschäftigung auf 520-Euro-Basis, und einen Midijob, eine Anstellung im Übergangsbereich (ehemals Gleitzone) mit Arbeitsentgelten im Bereich von 520,01 € bis 2.000 € (BA 2023). Es ist in Deutschland prinzipiell jedem Individuum gestattet, eine selbstständige Tätigkeit auszuüben. Dieses Recht beruht insbesondere auf Grundsätzen wie der freien Entfaltung der Persönlichkeit, der Garantie der freien Berufswahl (Art. 2, 11, 12 GG) und der Freizügigkeit. Die grundlegende Gewerbefreiheit erlaubt es zudem jedem, jedes Gewerbe auszuüben (§ 1 Abs. 1 GewO).

Sowohl steuerlich als auch betrieblich ist es von Bedeutung, eine klare Abgrenzung von Selbstständigen zu Arbeitnehmenden vorzunehmen. Die entscheidenden Kriterien für diese Unterscheidung sind stets eine umfassende Beurteilung aller spezifischen Umstände im Einzelfall. Der Hauptunterschied zwischen Selbstständigen und Arbeitnehmern liegt in der persönlichen Unabhängigkeit gegenüber dem Arbeitgebenden. Eine wirtschaftliche Unabhängigkeit ist grundsätzlich nicht als Unterscheidungsmerkmal relevant. Selbstständig ist demnach eine Person, der nicht in die Organisationsstruktur des Unternehmens eingegliedert ist und keine Weisungen bezüglich Zeit, Ort und Inhalt der zu erbringende Arbeit erhält. Zusätzlich ist zu beachten, dass Selbstständige, insbesondere als Gewerbetreibende, eine Gewinnerzielungsabsicht haben und ihre Arbeitsleistung nicht persönlich erbringen müssen (BAG, 13.01.1983 - 5 AZR 149/82). Liegen diese Merkmale – auch nur vereinzelt – vor, besteht in der Regel eine sogenannte Scheinselbstständigkeit oder arbeitnehmerähnliche Selbstständigkeit. Die Unterscheidung ist vor allem im Hinblick auf die Sozialversicherungspflicht relevant, da selbstständige Personen aus Sicht der beauftragenden Unternehmen weder der Rentenversicherung noch anderen lohn- und sozialversicherungspflichtigen Verpflichtungen unterliegen (§ 7 SGB IV). Die Möglichkeit, als selbstständige Honorarkraft in der klinischen und stationären Versorgung tätig zu sein, wurde durch das Grundsatzurteil des Bundessozialgerichts im Juni 2019 praktisch ausgeschlossen. Gemäß diesem Urteil gelten Pflegefachpersonen, die als Honorarpflegende arbeiten, nicht als Selbstständige, sondern unterliegen der Sozialversicherungspflicht (BSGB 12 R 6/18 R). Eine rein freiberufliche und/oder selbstständige Tätigkeit ist im regulären Dienstbetrieb deutscher Kliniken durch das aktuelle Urteil des Bundessozialgerichts (Az. BSG B 12R 11/ 18 R) faktisch nicht mehr möglich.

Dieser Umstand betrifft auch sogenannte Gestellungsverträge der Schwesternschaften. Das Bundesarbeitsgericht ändert seine bisherige Rechtsprechung, wonach Mitglieder einer DRK-Schwesternschaft nicht als Arbeitnehmerinnen und Arbeitnehmer im Sinne des nationalen Rechts gelten. Dadurch waren Einschränkungen verbunden, wie das Fehlen des Streikrechts, der Zugang zu staatlichen Arbeitsgerichten und die Teilnahme an Betriebsratswahlen. Analog zu anderen Leiharbeitnehmenden sind diese Personen für den Entleiher weisungsgebunden tätig und unterliegen den gleichen Bestimmungen in Bezug auf Urlaub, Krankheit, Mutterschutz und Elternzeit wie andere Arbeitnehmende. Somit ist davon auszugehen, dass die Schwesternschaften die größte Arbeitnehmerüberlassung in Deutschland darstellen (Aktenzeichen EuGH C-216/15).

Eine Arbeitnehmerüberlassung (ANÜ) ist in Deutschland gesetzlich geregelt und unterliegt einer Genehmigungspflicht nach dem Arbeitnehmerüberlassungsgesetz (§ 1 Abs. 1 S. 2 AÜG). Leiharbeit, Zeitarbeit und Arbeitnehmerüberlassung sind Begriffe, die häufig synonym verwendet werden und im Wesentlichen auf eine flexible Beschäftigungsform von Arbeitnehmerinnen und Arbeitnehmern abzielen. Der Begriff Zeitarbeit wird im umgangssprachlichen Gebrauch sowohl für die Beschäftigungsform der Leiharbeit als auch für befristete Dienst- und Arbeitsverhältnisse verwendet. Im Falle von Leiharbeit verrichtet die/der Arbeitnehmende (z. B. eine Pflegefachperson) ihre/seine Arbeit nicht im Unternehmen des eigentlichen Arbeitgebenden (Vermittlungsagentur, Arbeitnehmerüberlassung), sondern im Betrieb des Entleihenden (z. B. ein Krankenhaus oder eine Pflegeeinrichtung). Dies führt zu einem sozialversicherungspflichtigen Beschäftigungsverhältnis zwischen der Zeitarbeitsfirma und dem Arbeitnehmenden sowie zu einer Weisungsbefugnis des Entleihenden gegenüber dem Arbeitnehmenden, die im Rahmen eines Arbeitnehmerüberlassungsvertrags festgehalten wird. Für diese Kapitel wird Folgenden der Begriff *Leiharbeit* für alle diese Formen der Leih- und Zeitarbeit im Sinne des AÜG verwendet. Die Leiharbeitenden sind in die Arbeitsstruktur des Entleihers integriert und unterliegen gemäß der vertraglichen Gestaltung den Rahmenbedingungen seiner Anweisungen – dennoch können erhebliche Unterschiede in den Arbeitsbedingungen im Vergleich zu den Festangestellten bestehen. Das betrifft z. B. das Gehalt, insbesondere da sie nicht dem Tarifrecht des Entleihers unterliegen und ihre Vergütung vom Verleiher erhalten. Es stehen den Leiharbeitenden dabei eine Vielzahl von Rechten gemäß AÜG zu, wie z. B. dem Mitbestimmungsrecht des Betriebsrates in beiden Betrieben.

Alle diese Umstände führen teilweise auch zu einer sehr kritischen Betrachtung der Leiharbeit, welche häufig sehr emotional geführt wird.

2.11.1 Ein kurzer Überblick der Situation

Weltweit wird Leih- und Zeitarbeit als eine Form der Beschäftigung eingesetzt, um unbesetzte Stellen zu besetzen und den Herausforderungen eines angespannten Arbeitsmarktes oder kurzfristigen Projektspitzen zu begegnen oder spezielle Fachkenntnisse kurzfristig zu nutzen. Auch Gesundheitsorganisationen stehen unter wachsendem Druck, ökonomisch zu handeln und Kosten zu reduzieren (Riessen et al. 2020). Personalkosten stellen auf der Ausgabenseite den größten Kostenfaktor in Kliniken dar. Im deutschen DRG-System werden im Gegensatz zu ärztlichen Leistungen die pflegerischen Leistungen unzureichend auf der Erlösseite berücksichtigt (Riessen et al. 2018). Dies führte in den letzten Jahren zu erheblichen Personaleinsparungen, insbesondere im pflegerischen Bereich, was dem tatsächlichen Bedarf widerspricht. Trotz eines Anstiegs der Behandlungsfälle in deutschen Kliniken seit 1991 um 25 %, ist die Anzahl der Krankenhäuser von 2.400 auf 1.942 gesunken, was zu einer deutlichen Arbeitsverdichtung führte (Radtke 2020). Diese Situation wird durch den demografischen Wandel weiter verschärft, da in den nächsten 20 Jahren ein Rückgang der erwerbsfähigen Bevölkerung und eine Zunahme von Seniorinnen und Senioren sowie Pflegeempfängerinnen und Pflegeempfängern in Deutschland erwartet wird (Statistisches Bundesamt 2019). Obwohl dies in den 1990er Jahren zu einer Stabilisierung der Arbeitsmärkte und Löhne führte (Houseman et al. 2003), führen die quantitativen Anforderungen an Pflegefachpersonen in Deutschland im internationalen Vergleich zu einem erhöhten Burnout-Risiko, steigenden Fehlzeiten und einem verstärkten Verlassen des Berufsfelds (Simon 2005, Fischer 2022). Viele deutsche Kliniken versuchen, dem akuten Personalmangel durch verschiedene Maßnahmen entgegenzuwirken, darunter fallen Überlastungsanzeigen, Poolmitarbeitende, Flex-Pools, Überstunden, flexible Arbeitszeitmodelle und den Einsatz von Leiharbeitenden, um die Versorgung von Patientinnen und Patienten aufrechtzuerhalten (Nydahl et al. 2016). Dennoch bestehen seit mehr als 15 Jahren zunehmend Schwierigkeiten, Pflegepersonal zu rekrutieren und/oder als feste Mitarbeitende zu halten. Daher wird auch im deutschen Pflegesystem auf Leih- und Zeitarbeit sowie entsprechende Vermittlerfirmen zurückgegriffen (Blum et al. 2019, BA 2023, Bünte 2023). Etwa 2 % aller sozialversicherungspflichtigen Pflegefachpersonen in Deutschland gehen dieser Arbeitsform nach. Gemäß Daten aus dem Deutschen Institut für Pflegeforschung (DIP) bevorzugen derzeit etwa 10 % der Auszubildenden in den Bereichen Altenpflege, Gesundheitspflege und (Kinder-)Krankenpflege den Einstieg in Zeitarbeitsfirmen (Isfort et al. 2022). Während in anderen Branchen die Zahl der Leiharbeitnehmer aufgrund der Covid-19-Pandemie und einer späteren Konjunkturabschwächung abnahm, blieb diese Arbeitsform im Pflegebereich stabil und stieg sogar um 0,3 % an (BA 2023).

Im internationalen Vergleich zeichnet sich die deutsche Versorgung durch eine hohe Bettenanzahl, eine niedrige Personalausstattung, das Fehlen einer Hierarchisierung von Versorgungsstrukturen sowie eine minimale Erfassung struktureller Daten oder Kerndatensätzen aus. Die Vergütung von medizinischen und pflegerischen Leistungen im deutschen Gesundheitssystem erfolgte bis vor kurzem hauptsächlich über Fallpauschalen im Krankenhaus, die im Rahmen des German Diagnosis Related Groups (G-DRG)-Systems angewandt werden. Im stationären Sektor wird die Vergütung durch Entgeltverhandlungen geregelt. Es ist zu beachten, dass bisher unterschiedliche Refinanzierungen der Leiharbeit in der Klinik und im stationären Setting erfolgten. In der Klinik wurde die Leiharbeit als Leasing auch den Sachkosten zugeordnet, und es bestand die Möglichkeit der fast vollständigen Refinanzierung der Personalkosten. Dies ist im ambulanten Bereich und teilweise in der stationären Langzeitversorgung nicht möglich, da die Pflegesatzverhandlungen dort steigende Personal- und Sachkosten im laufenden Geschäftsjahr nicht abbilden. Ein Nachverhandeln darüber ist umständlich und selten erfolgreich.

In manchen Sektoren kann die pflegerische Versorgung nicht mehr vollständig und teilweise sogar überhaupt nicht mehr zuverlässig gewährleistet werden. Das betrifft in besonderen Maßen die Bereiche mit unzureichender oder fehlender Fachkräftequote, wie z. B. in der Altenpflege. Die hat zur Folge, dass qualifizierte Pflegefachpersonen mit einer großen Zahl unzureichend qualifizierter Hilfspersonal arbeiten müssen. Der Gesetzgeber hat erst spät auf diese Entwicklung reagiert. Er hat z. B. versucht, durch die Festlegung verbindlicher Personaluntergrenzen und Vorgaben die Betreiber von Kliniken und Einrichtungen dazu zu bringen, eine gewisse Mindestversorgung sicherzustellen. Die vorgegebenen Mindestpersonenzahlen stellen jedoch lediglich eine Untergrenze dar, werden aber leider häufig als Obergrenze verstanden. Zudem sind es häufig willkürliche Werte, die nicht am tatsächlichen pflegerischen Bedarf ausgerichtet sind. Abweichungen von den Mindestvorgaben werden mit Strafzahlungen geahndet. Einrichtungen setzen dann unter anderem punktuell und vorübergehend auf Leiharbeitskräfte. Gemäß einer Stellungnahme der Pflegekammer NRW (2023) sind Hinweise vorhanden, dass manche Kliniken rechenbasiert vorgehen und Leiharbeit nur einsetzen, solange der erzielte Erlös positiv ist.

Dennoch wird diese Arbeitsform aus verschiedenen Gründen zunehmend kritisiert. In der Regel handelt es sich dabei um eine emotionale und wenig faktenbasierte Diskussion, die postuliert, dass eine wachsende Distanz der beruflichen Pflegefachpersonen zu ihren Arbeitsplätzen und zu den zu versorgenden Personen ebenso die Abläufe erschwert wie auch eine mangelnde Integration von Leiharbeitenden in die täglichen Abläufe. Sogar die Zersplitterung von Pflegeteams und eine hohe Belastung des Stammpersonals werden Leiharbeitenden als verursachend zugeschrieben. Leiharbeitende verfügten oft über unzureichende Detailkenntnisse des konkreten einrichtungsbezogenen pflegerischen Umfelds, und die hohen Stundensätze begünstigen die fortschreitende Ökonomisierung des Pflegesystems. Dies trägt zu einer negativen Wahrnehmung des Berufsbildes bei, da der Eindruck entsteht, dass beruflich Pflegende primär darauf abzielen, schnell hohe Einkommen zu erzielen und in der kurzen Zeit ihres Einsatzes nicht in der Lage sind, die notwendigen individuellen Beziehungen aufzubauen. Neben der Bezahlung werden auch die flexiblen Arbeitszeiten pauschal kritisiert. Laut der Deutschen Krankenhausgesellschaft (DKG) können Leiharbeiterinnen und Leiharbeiter ihre Schichten so planen und vorgeben, dass für das Stammpersonal nur unliebsame Zeiten wie Wochenenden, Feiertage oder Nachtschichten verbleiben (DPR 2022, DKG 2023). Viele dieser Argumente konnte bereits wissenschaftlich widerlegt werden. Die Ergebnisse einer umfassenden Überblicksarbeit zeigten, dass es keinen nachweisbaren Zusammenhang zwischen dem Einsatz von Leiharbeitskräften auf Intensiv- und Überwachungsstationen gibt und deren Einfluss auf Mortalität, Liegedauer,

Hygienefehler, Infektionen, Dekubitalulzera, körperliche Fixierungen, Pflegezeit, Herz-Kreislauf-Ereignisse sowie allgemeine Gefährdungen und Sicherheit der Patientinnen und Patienten. Es gibt allerdings Hinweise, dass es durchaus eine neuralgische Menge gibt (Hermes & Petersen-Ewert 2020). Eine Studie zeigte, dass bei der Versorgung von Pflegeempfängerinnen und -empfängern auf einer Normalpflegestation in einer Klinik durch Leiharbeitskräfte, die 1,5 Stunden pro Tag pro Patientin oder Patient und/oder 0,5 Stunden pro Patientin oder Patient aufwiesen, eine höhere Wahrscheinlichkeit für Sterblichkeit bestand. Es ist jedoch zu betonen, dass es sich bei Letzteren um den Einsatz von ungelernten Hilfskräften handelte (Dall'Ora et al. 2020). Ebenso zeigen verschiedene Arbeiten, dass sich die negativen Einflüsse durch fehlende Einarbeitung, wie z. B. Unkenntnis in Routineabläufe, auch auf Poolmitarbeiterinnen und -mitarbeiter auswirken (Driscoll et al. 2018).

2.11.2 Leiharbeit als Karriereweg?

Erhebungen von Karagiannidis et al. (2019) für den Intensivbereich oder die der Europäischen NEXT-Studie (nurses early exit study) (Simon et al. 2005) verdeutlichten, dass ungünstige Arbeitsbedingungen und unzureichende Vergütungen dazu führen können, dass Pflegefachpersonen ihren Beruf aufgeben oder ihre Arbeitszeit reduzieren. Arbeitnehmende, die festangestellt sind und zugleich in der Leiharbeit tätig sind, zeigen häufiger Unzufriedenheit im Vergleich zu anderen Gruppen, z. B. denjenigen, die festangestellt sind ohne Nebenerwerb oder mit einem Nebenerwerb außerhalb der Leiharbeit (Hermes et al. 2022). Diese Konstellation könnte als eine Art Karriereweg betrachtet werden, bei dem die Unzufriedenheit durch eine Nebentätigkeit und ein höheres Gehalt vor einem möglichen Wechsel entweder aus dem Bereich der Versorgung von Patientinnen und Patienten oder vollständig in die Leiharbeit kompensiert werden soll. Eine Untersuchung von Hermes et al. (2022) ergab, dass der Wunsch, in die Leiharbeit zu wechseln, stark vom persönlichen Nettoeinkommen abhängt. Dabei ist jedoch zu beachten, dass das Gehalt lediglich einer von mehreren Faktoren ist, die bei dieser Entscheidung eine Rolle spielen. Neben dem Gehalt wurden auch ein insgesamt besserer Personalschlüssel für alle Bereiche, ein prospektiv geplanter fester Betreuungsschlüssel für alle Schichten und Wochentage, eine Verringerung der spürbaren Arbeitsbelastung sowie weniger Zeitdruck bei der pflegerischen Tätigkeit genannt. Strukturierte Praxisanleitung und die Möglichkeit zur eigenständigen Ausübung von Heilkunde im Sinne von Vorbehaltsaufgaben wurden ebenfalls als Faktoren genannt, die zu einer höheren Berufszufriedenheit führen können. Die Mehrheit der beruflich Pflegefachpersonen trifft die Entscheidung, ihre vertraute Arbeitsumgebung zu verlassen, in der Hoffnung, eine verbesserte Befriedigung ihrer Bedürfnisse bezüglich Arbeitszufriedenheit, Work-Life-Balance und Flexibilität zu finden. Pflegefachpersonen, die in der Leiharbeit tätig sind, sind sich dessen bewusst, dass sie in den zugewiesenen Einrichtungen hauptsächlich in eine Situation des Mangels geraten, ähnlich wie es aus ihrer bisherigen beruflichen Erfahrung bekannt ist. Der Unterschied für die in der Leiharbeit tätigen Pflegefachpersonen liegt jedoch in den individuell variierenden Rahmenbedingungen, die durch die Ausübung von Leiharbeit weitgehend so gestaltet werden können, dass sie den persönlichen Vorstellungen eines ausgewogenen Verhältnisses von Arbeit und Privatleben gerecht werden. Würden Einrichtungen ihren Arbeitsplatz derart gestalten, wären Leiharbeitskräfte oft auch bereit, zurück in feste Strukturen zu gehen, wobei auch hier einige eher grundsätzlich die Leiharbeit einem festen Anstellungsverhältnis vorziehen. Es obliegt jeder einzelnen Pflegefachperson, eigenständig darüber zu bestimmen, wo und wie sie die berufliche Tätigkeit ausübt. Dies schließt die Möglichkeit der Leiharbeit ein, um den Lebensunterhalt zu sichern und die individuellen Fähigkeiten zu entwickeln. Diese persönlichen Entscheidungen verdienen Achtung und sollten nicht mit Sanktionen belegt werden.

2.11.3 Antworten und Lösungen

Das Bestreben, eine dauerhafte Kontinuität in der Betreuung pflegebedürftiger Personen sicherzustellen, sollte das Ziel aller an der Behandlung beteiligten Personen und Parteien darstellen. Das ist keine leichte Herausforderung. Schon jetzt sehen zahlreiche Einrichtungen und Unternehmen erhebliche Schwierigkeiten, die angemessene Versorgung ihrer pflegebedürftigen Personen sicherzustellen. Sie stehen vor enormen finanziellen Herausforderungen. Pflegeteams befinden sich ständig im Wandel und sind mit wiederkehrenden Herausforderungen, wie Personalengpässen, konfrontiert. Die Einarbeitung neuer Mitarbeitender, die Begleitung von Auszubildenden und die Integration von »Aushilfen« aus anderen Bereichen sind alltägliche Aufgaben in diesen Organisationen, die es zu bewältigen gilt. Die Pflege ist eine vielseitige und eigenständige Profession mit unterschiedlichen Disziplinen und spezifischen Anforderungen. Die Anforderungen an professionelle Pflegefachpersonen variieren erheblich, je nachdem ob sie z. B. eine polytraumatisierte Patientin oder einen Patienten auf einer Intensivstation oder eine desorientierte Bewohnerin oder einen Bewohner im Langzeitpflegebereich betreuen. Es ist wichtig zu betonen, dass die oft behauptete geringere Pflegequalität durch Leiharbeitskräfte eine pauschale Behauptung ist und in aktuellen Studien nicht nachweisbar ist (Hermes et al. 2023, Hermes & Petersen-Ewert 2022).

Was belegt ist, ist dass die individuelle Qualifikation und Berufserfahrung neben der quantitativen Personalausstattung für das Outcome entscheidend sind. Die Fachkenntnisse eines professionellen Pflegepersonals zeigen sich in der individuellen Fähigkeit, innerhalb kürzester Zeit ein angemessenes Maß an Beziehungsarbeit zu leisten, um den Pflegeempfangenden Sicherheit und professionelle Pflege zu bieten. Es ist nicht gerechtfertigt, Leiharbeitenden pauschal vorzuwerfen, dass sie nur auf eine höhere Entlohnung aus sind. Jahrzehntelang wurde daran gearbeitet, dass sich beruflich Pflegende professionalisieren, den dienenden und diakonischen Gedanken der Selbstaufopferung ablegen und für sich und ihre Werte eintreten.

Arbeit hat einen Wert, und in Zeiten knapper personeller Ressourcen steigt der Wert beruflicher Arbeit in einem marktwirtschaftlichen System. Es gibt Anzeichen dafür, dass Leiharbeit in der freien Wirtschaft eher dem Niedriglohnbereich des Dienstleistungssektors zugeordnet wird und stark von Personalabbau und ungünstigen Arbeitsbedingungen betroffen ist. Dies lässt darauf schließen, dass Leiharbeit in der Pflegebranche ein Indikator dafür sein kann, dass eine Festanstellung zu den vorherrschenden Bedingungen nicht mehr akzeptiert wird, insbesondere bei schlechteren Arbeitsbedingungen und niedrigerem Lohn. Schließlich wird die Tätigkeit als solches nicht aufgegeben. Es ist daher erforderlich, ein Umdenken zu fördern. Bei dem digitalen »Leiharbeitsgipfel« der Ruhrgebietskonferenz-Pflege am 28.03.2023 wurde geäußert, dass im Bereich der stationären Langzeitpflege nicht mehr als 26 €/Brutto pro Stunde aufgrund der Pflegesatzverhandlungen gezahlt werden können. Für eine 38,5-Stundenwoche sind das durchschnittlich 167 Arbeitsstunden und somit ein Arbeitgeberbrutto von 4.342 €. Das entspricht einem Arbeitnehmerbrutto von 3.605 €[17] und liegt

17 Steuerklasse 1, Abrechnungsjahr 2024, keine Kinder, gesetzlich versichert, Kirchensteuer, Berechnungen gemäß Brutto-Netto-Rechner (2023).

damit knapp 400 € unter der Forderung. Dies entspricht dem Median des Verdienstes in der Gesundheits- und Krankenpflege 2019 (Staeck 2021). Auch mit Blick auf die generalistische Ausbildung und die vielfältigen Möglichkeiten, einer Arbeit im Bereich der Pflege nachzugehen, bedarf es keiner Sanktionen, sondern eines generellen Umdenkens.

Für komplexe Probleme, die ihren Ursprung in vergangenen Jahrzehnten haben, existieren keine einfachen oder schnellen Lösungen. Es ist von erheblicher Bedeutung, dass Personalverantwortliche in Kliniken langfristige Planungshorizonte von mehr als drei Jahren für Auszubildende und alle Angestellten berücksichtigen. Durch das Aufzeigen klarer Wege seitens der Personalverantwortlichen können Mitarbeitende ihre beruflichen Ziele definieren und die notwendigen Schritte erkennen, um diese zu erreichen. Während dieses Zeitraums sollten deutliche und individuelle Karrierewege sowie Entwicklungsmöglichkeiten gemeinsam erörtert werden. Es wäre denkbar, Eignungsüberprüfungen vor Berufsantritt, z. B. nach DIN 33430 (Ackerschott et al. 2016) durchzuführen. Insgesamt ist ein langfristiger Planungshorizont mit klaren und individuellen Karrierewegen sowie Entwicklungsmöglichkeiten von entscheidender Bedeutung, um die langfristige Bindung von Auszubildenden und Mitarbeitenden zu fördern und sicherzustellen. Andernfalls wird sich der Einsatz von Leiharbeit aufgrund der sich zunehmend verschärfenden Personalknappheit im Bereich der beruflichen Pflege und der damit verbundenen marktwirtschaftlichen Dynamik (niedriges Angebot bei hoher Nachfrage) erheblich verschärfen.

Zudem ist im Sinne einer Selbstverpflichtung die Einführung von Qualitätsindikatoren für die Pflegeberufe notwendig. Dazu gehört die Entwicklung eines pflegewissenschaftlich fundierten Instruments zur Personalbemessung. Ebenso sollte die Implementierung alternativer Ausfallsysteme an allen Wochentagen und in sämtlichen Schichten in Unternehmen erfolgen, um flexibel auf Personalausfälle reagieren zu können. Es ist wichtig, den beruflich Pflegenden ein Gehalt zu gewähren, das ihrer täglichen Verantwortung und Arbeitsleistung angemessen ist. Für beruflich Pflegende, die in Leiharbeitsfirmen tätig sind, sollte der Nachweis einer entsprechenden Expertise für den geplanten Einsatzbereich (idealerweise in Absprache mit Betriebsrat und Vertretungen von Mitarbeitenden) vor dem Einsatz obligatorisch sein. Die Rahmenbedingungen innerhalb der Einrichtungen sollten attraktiv gestaltet werden. Dies umfasst wertschätzendes Verhalten, die verbindliche Einhaltung von Absprachen zur Dienstplanung, Fort- und Weiterbildungen sowie Entwicklungsmöglichkeiten. Des Weiteren sind an Bedürfnisse angepasste Arbeits- und Ablaufplanungen sowie die Tarifbindung entscheidende Elemente. Es bedarf Mindeststandards und Qualitätssicherung für die Arbeitnehmerüberlassung. Überlassungsagenturen und Entleihende sollten sich auf Zulassungsverfahren für Vermittlungsagenturen verständigen, die die Qualitätsmerkmale der Einsatzorte und die besonderen Anforderungen der Pflege angemessen berücksichtigen. Gesundheit darf nicht mehr ausschließlich gewinnorientiert sein. Unternehmen und Einrichtungen des Gesundheitsbereiches müssen auch wirtschaftlich agieren und dennoch nicht mehr ausschließlich gewinnorientiert und renditeorientiert. Dies dient dem Schutz – auch dem emotionalen Schutz – der beruflich Pflegenden sowie den Pflegeempfangenden.

Die wichtigsten zwei Punkte sind:

1. Gesundheit und pflegerische Versorgung sind eine Daseinsfürsorge und dürfen nicht gewinnorientiert betrieben werden.
2. Pflege findet nicht immer nur am Bett, aber immer für und mit Menschen statt.

Literatur

Ackerschott, H., Gantner, N. & Schmitt, G. (2016). *Eignungsdiagnostik. Qualifizierte Personalentscheidungen nach DIN 33430. Mit Checklisten, Planungshilfen, Anwendungsbeispiele.* *Beuth Kommentar*. Berlin: Beuth Verlag.

Fischer, F. (2022). *Nachhaltigkeit im Pflegeberuf: Soziale und ökologische Verantwortung übernehmen.* In: Badura, B., Ducki, A., Meyer, M. et al. (2022). *Fehlzeiten-Report 2022. Verantwortung und Gesundheit.* Heidelberg: Springer

Blum, K., Offermanns, M. & Steffen, P. (2019). *Situation und Entwicklung der Pflege bis 2030.* Zugriff am 27.12.2023 unter: https://www.dkgev.de/fileadmin/default/Mediapool/1_DKG/1.7_Presse/1.7.1_Pressemitteilungen/2019/2019-10-22_PM_Anlage_DKG_zum_DKI-Gutachten_Pflege.pdf

Brutto-netto-rechner.info (2023): *Gehaltsrechner.* Zugriff am 27.12.2023 unter: https://www.brutto-netto-rechner.info/gehalt/gehaltsrechner-arbeitgeber.php

Bundesarbeitsgericht (Deutschland) (2015). *Vorabentscheidungsersuchen eingereicht am 12. Mai 2015, Betriebsrat der Ruhrlandklinik gGmbH gegen Ruhrlandklinik gGmbH* (Rechtssache C-216/15)

Bundesarbeitsgericht (Deutschland) (2015). Urteil vom 15.04.2015, 4 AZR 587/13

Bundessozialgericht (Deutschland) (2019). Urteil vom 04.06.2019, B 12 R 11/18 R

Bundessozialgericht (Deutschland) (2019). Urteil vom 07.06.2019, B 12 R 6/18 R.

Bundesagentur für Arbeit (BA) (Hrsg.) (2023). *Arbeitsmarktsituation im Pflegebereich.* Zugriff am 27.12.2023 unter: https://statistik.arbeitsagentur.de/DE/Statischer-Content/Statistiken/Themen-im-Fokus/Berufe/Generische-Publikationen/Altenpflege.pdf?__blob=publicationFile

Dall'Ora, C., Maruotti, A. & Griffiths, P. (2020). *Temporary staffing and patient death in acute care hospitals: a retrospective longitudinal study.* J Nurs Scholarsh, 52(2), 210–216. doi: https://doi.org/10.1111/jnu.12537

Deutscher Pflegerat e. V. (DPR) (Hrsg.) (2022). *Ursachen und Auswirkungen der Leiharbeit in der Pflege entgegenwirken – Verbesserung der Arbeitsbedingungen als Schlüsselfaktor.* Zugriff am 27.12.2023 unter: https://deutscher-pflegerat.de/profession-staerken/pressemitteilungen/ursachen-und-auswirkungen-der-leiharbeit-in-der-pflege-entgegenwirken-verbesserung-der-arbeitsbedingungen-als-schluesselfaktor

Deutsche Krankenhausgesellschaft (DKG) (Hrsg.) (2023). *Krankenhäuser fordern drastische Beschränkung der Pflege-Leiharbeit.* Zugriff am 27.12.2023 unter: https://www.dkgev.de/dkg/presse/details/verbot-als-ultima-ratio-krankenhaeuser-fordern-drastische-beschraenkung-der-pflege-leiharbeit/

Driscoll, A., Grant, M. J., Carroll, D. et al. (2018). *The effect of nurse-to-patient ratios on nurse-sensitive patient outcomes in acute specialist units: a systematic review and meta-analysis.* Eur J Cardiovasc Nurs. 17(1), 6–22. doi: https://doi.org/10.1177/1474515117721561.

Hermes, C., Blanck-Köster, K., Gaidys, U. et al. (2023). *Einfluss der Arbeitsbedingungen und des Gehalts auf die Leiharbeit für Intermediate-Care und Intensivstationen.* Med Klin Intensivmed Notfmed. 118(3), 202–2013. doi: https://doi.org/10.1007/s00063-022-00929-1

Hermes, C. & Petersen-Ewert, C. (2022). *Leih- und Zeitarbeit in der Intensivpflege: Auswirkungen auf die Patientenversorgung der Überwachungs- und Intensivstationen.* Med Klin Intensivmed Notfmed, 117(1), 16–23. doi: https://doi.org/10.1007/s00063-020-00753-5

Houseman, S. N., Kalleberg, A. L. & Erickcek, G. A. (2003). *The Role of Temporary Agency Employment in Tight Labor Markets.* Upjohn Institute Working Paper No. 01-73. Kalamazoo, MI: W.E. Upjohn Institute for Employment Research.

Isfort, M., Gessenich, H. & Tucman, D. (2022). *Kurzbericht zur Studie: Berufseinmündung und Berufsverbleib in der Pflege in NRW.* Zugriff am 27.12.2023 unter: https://www.mags.nrw/system/files/media/document/file/berufseinmuendung_kurzbericht.pdf

Karagiannidis, C., Hermes, C., Krakau, M. et al. (2019). *Intensivmedizin: Versorgung der Bevölkerung in Gefahr.* Dtsch Arztebl, 116(10), A-462 / B-378 / C-374.

Karassek, R. (2017). *»Arbeitnehmer« und »Arbeitgeber« – eine begriffsgeschichtliche Spurensuche.* Arbeit – Bewegung – Geschichte, Heft II, 106–127

Nydahl, P., Krotsetis, S., Hähnel, A. & Hermes, C. (2016). *Pflegestolz und Wertschätzung in der Intensivpflege. Pflege Z,* 4 (69), 1–6.

Pflegekammer Nordrhein-Westfalen (NRW) (2023). *Stellungnahme zu Leih-, Zeitarbeit und Arbeitnehmerüberlassung in Pflegeberufen.* Konsensuspapier aller Fraktionen. Düsseldorf, 22.06.2023. Zugriff am 27.12.2023 unter: https://www.pflegekammer-nrw.de/wp-content/uploads/2023/06/2023-06-23_PKNRW_Stellungnahme_Leiharbeit.pdf

Radtke, R. (2020). *Fallzahlen in deutschen Krankenhäusern bis 2018.* Statista. Zugriff am 27.12.2023 unter: https://de.statista.com/statistik/daten/studie/157058/umfrage/fallzahlen-in-deutschen-krankenhaeusern-seit-1998

Riessen, R., Markewitz, A., Grigoleit, M. et al. (2020). *Diskussionspapier für eine Reform der*

Krankenhausfinanzierung in Deutschland aus der Perspektive der Intensivmedizin. Med Klin Intensivmed Notfmed, 115 (1), 59–66. doi: https://doi.org/10.1007/s00063-019-00629-3

Riessen, R., Hermes, C., Bodmann, K. F. et al. (2018). *Vergütung intensivmedizinischer Leistungen im DRG-System*. Med Klin Intensivmed Notfmed, 113, 13–23. doi: https://doi.org/10.1007/s00063-017-0390-x

Simon, M., Tackenberg, P., Hasselhorn, H.-M. et al. (2005). *Auswertung der ersten Befragung der NEXT-Studie in Deutschland*. Zugriff am 27.12.2023 unter: https://www.researchgate.net/publication/325908204_Auswertung_der_ersten_Befragung_der_NEXT-Studie_in_Deutschland

Staeck, F. (2021). *Deutscher Pflegerat - 4000 Euro für Pflegefachkräfte? Die Realität sieht anders aus*. Zugriff am 27.12.2023 unter: https://www.aerztezeitung.de/Politik/4000-Euro-fuer-Pflegefachkraefte-Die-Realitaet-sieht-anders-aus-422382.html9

Statistisches Bundesamt (Hrsg.) (2019). *Bevölkerung im Erwerbsalter sinkt bis 2035 voraussichtlich um 4 bis 6 Mio*. Zugriff am 27.12.2023 unter: https://www.destatis.de/DE/Presse/Pressemitteilungen/2019/06/PD19_242_12411.html

2.12 Die Profession Pflege: Einblicke und Kernkonzepte – Kritische Diskussion und Perspektive

Eileen Goller und Cindy Scharrer

Der zweite Teil dieses Sammelwerkes wurde von Peters (▸ Kap. 2.1) mit einem einfachen Zitat von Florence Nightingale eingeleitet: »Nursing is an art.« Über verschiedene Entwicklungsstadien und Definitionserweiterungen durch die folgenden Jahrzehnte entfaltet sie dieses Statement bis zur Feststellung, dass die professionelle Pflege heute, mehr als 100 Jahre später, noch immer in der Entwicklung zur tatsächlichen Profession und auf der Suche nach ihrer – berufskulturell und gesellschaftlich bedingt diversen und niemals statischen – Kernidentität ist. Eines kann konstatiert werden: Professionelle Pflege ist anders und sie ist mehr als die Summe ihrer Rollen und Tätigkeiten. Im ▸ Kap. 2.2 zeigt Peters Traditionslinien des Berufes, Entwicklungspotentiale, Kontextfaktoren und Abgrenzungen auf, die helfen können, das Profil des Berufsfelds zu schärfen und uns im Gesundheits- und Sozialwesen eindeutiger und als disruptive Game-Changerinnen und -Changer zu positionieren.

Peters deutet die ambivalente pflegepolitische Haltung der Fraktionen im Deutschen Bundestag sowie der zuständigen Ministerien in ihrem Beitrag bereits an – wir wollen es hier noch einmal hervorheben, denn hierin liegt unseres Erachtens ein Kriterium, das entscheidend für die zukünftige Entwicklung ist: Begründet wurde das neue Gesetz über die Pflegeberufe (Pflegeberufegesetz – PflBG) mit der darin festgeschriebenen Umstellung auf den generalistischen Ansatz in Ausbildung und Studium mit dem demographischen Wandel und der Notwendigkeit, vor allem in der Pflege alter Menschen und im ambulanten Sektor kompetent hochkomplexe Pflegesituationen gestalten zu können, sowie der Notwendigkeit, den Beruf attraktiver und seine Angehörigen universell einsetzbar zu machen (Drucksache 18/12847, 2017, ▸ Kap. 2.2). Mit dem Gesetz wurde der *Pflegeprozess als Kern pflegerischen Handelns* definiert und die *Pflegewissenschaft als Grundlage professionellen Handelns* anerkannt. Medizin ist ab jetzt eine Bezugswissenschaft (PflBG 2017/11.7.2021, ▸ Kap. 2.2). Wir möchten überspitzend hochheben: Sie ist »nur« noch eine Bezugswissenschaft, kein leitendes Paradigma mehr.

Ist die Profession Pflege aber wirklich von der Medizin ausreichend »emanzipiert« und

»selbstständig« geworden und darauf vorbereitet, dies und den daraus resultierenden Anspruch umzusetzen? Sind wir als Pflegende schon dort – in den Weiten des Pflegeprozesses – angekommen oder denken wir immer noch in anatomischen, physiologischen und pharmakologischen Schwerpunkten? Ist es für uns wichtig, dass unsere Auszubildenden lernen, Menschen in ihrer aktuellen, individuellen Lebenssituation wahrzunehmen und sie hierin bedarfs- und bedürfnisorientiert zu unterstützen? Wollen wir, dass sie hierfür den systemischen Ansatz von Hundenborn und Kreienbaum (Hundenborn 2007) zugrunde legen, ihr Pflegehandeln in einer Pflegesituation verorten und umfassendes Situationsverständnis erlangen? Sind den Praxisanleitenden vor Ort die konstitutiven Elemente einer Pflegesituation und die Art, wie sich die Pflegesituationen im Kontext und unter einrichtungsbezogenen und gesellschaftlichen Rahmenbedingungen darstellt, genauso wichtig wie den Lehrenden in der Schule? Wir glauben nicht, dass die Berufsgruppe in ihrem Denken hier angekommen ist und sich dieses weite Berufsfeld erschlossen hat: Hochkomplexe Pflegesituationen kompetent und sektorenübergreifend für Menschen aller Altersgruppen zu steuern – den Pflegeprozess zu steuern.

Die Entwicklung des Berufsfeldes Pflege, stellt Peters fest, wird wesentlich davon abhängen, ob es der Berufsgruppe gelingt, *genuin pflegewissenschaftlich generierte Konzepte im deutschen Gesundheits- und Sozialwesen zu verankern*. Wir bezweifeln, dass Pflege als Berufsgruppe, als Profession und als Wissenschaft dies zum jetzigen Zeitpunkt leisten kann, wir sehen nicht, dass sie national und international ausreichend fundiert, konsolidiert und vernetzt ist – und dass sie innerpolitisch ausreichend Standing, Einfluss und Gestaltungsraum hat, das Berufsfeld mit eigener Wissenschaft zu entfalten, zu entwickeln und zu finanzieren. Pflege in Deutschland ist abhängig, unselbstständig und – zumindest im ambulanten Sektor – im Zweifelsfall entbehrlich.

Peters hat in ihrem Beitrag bemerkt, dass die zitierte Drucksache ebenso wie das Gesetz und das Parlament, Pflege nicht als ademischen Beruf und Profession denken: Es wird von *hochschulischer Pflegeausbildung* geschrieben, nicht von *Studium*. Sie bemerkt auch, dass die pflegewissenschaftlichen Grundlagen für ein prozesshaftes Handeln im Sinne des Pflegeprozesses nicht in der Breite der Berufsgruppe vermittelt wurden und die zeitlichen und personellen Ressourcen sowie die fehlende Handlungsautonomie die Umsetzung des Pflegeprozesses erschweren. Pflege braucht als Berufsstand und Berufsfeld Autonomie, Abstraktheit und Autorität, um altruistisch handeln zu können.

Sie bemerkt, dass es die Gesellschaft ist, die festlegt, wer oder was die Berufsgruppe darstellt. Wenn Pflege aus dem Schatten der Fremdzuschreibung und -definition heraustreten will, müssen wir als gesellschaftliche Akteurinnen und Akteure festlegen, was und wie Pflege sein soll und sein muss. Wir müssen unser eigenes Berufsbild als Allgemeinwissen in der breiten Gesellschaft verankern. Soll Pflege eine zentrale Rolle im zukünftigen Gesundheitswesen einnehmen, muss sie basierend auf der kritischen Kenntnis ihrer Geschichte ihre Rolle definieren, einnehmen und Wirklichkeit schaffen.

Koch und Scharrer haben u. a. gesellschaftliche, berufspolitische und finanzielle Herausforderungen angeschaut, denen die Profession sich gegenübersieht und hochgehoben, dass der Handlungsspielraum, in dem Pflege unterwegs ist, tatsächlich sehr eingeschränkt ist. Vieles, was sich als autonomer Raum und Selbstbestimmungsmöglichkeit darstellt, entpuppt sich beim näheren Hinschauen als Farce, limitiert durch Rahmenbedingungen, normative Vorgaben oder ungünstige Finanzierungsstrukturen. Um dennoch dem Auftrag gerecht zu werden, die zumindest einfache Grund-Versorgung der Bevölkerung über alle Altersstrukturen, Lebensbereiche und Bedarfe hinweg zu sichern, müsste an einigen Stellschrauben gedreht werden. Exemplarisch seien genannt: die *Autonomie* der Profession Pflege (zum Beispiel durch Implementierung von community nurses), ein konsequentes, nachhaltiges und ehrliches Umsetzen des Grundsatzes *ambulant vor stationär*, oder die Stärkung der Gesundheits- bzw. Health-Literacy-Kompetenz der Bevölkerung durch (präventive) Patientinnen- und Patienten- oder Familienedukationsmaßnahmen. Koch und Scharrer schlagen zudem die flächendeckende Einführung von Pflegediagnosen und die Entkopplung des Pflegebedürftigkeitsbegriffes von der ärztlichen Diagnose vor, um eine verbesserte finanzielle Abdeckung benötigter wie geleisteter Arbeit zu ermöglichen. Damit einhergehen – und entsprechend durch die Pflegekammer vorbereit werden – müsste die gesetzliche Befugnis, Rezepte für benötigte Hilfsmittel (z. B. zur Fortbewegung) selbstständig ausstellen zu dürfen.

Pflegende müssten sich dieser und weiterer Arbeitsfelder annehmen, Koch und Scharrer vermuten jedoch, dass zum aktuellen Zeitpunkt mit diesen neuen, zusätzlichen Aufgaben, die im Vergleich zum Status quo mehr Verantwortung mit sich bringen (und den Anspruch des Pflegeberufegesetzes umsetzen) würden, nicht gleichzeitig auch mehr system-, team- und patientinnen- und patientenbezogener Freiraum gewährt wird, das jeweilige Feld gut zu beackern. Aktuell ist zu beobachten, dass diese Aufgabenbereiche trotz Versorgungslücken in bestehenden Strukturen durch Pioniere erschlossen werden, on top und ohne, dass dafür Zeit, Material oder Unterstützung zur Verfügung steht. Es gehen mit höherem grade und skill für gewöhnlich keine höhere Wertschätzung und Bezahlung einher, wohl aber die Möglichkeit, in noch höherem Grad in Regress genommen werden zu können. Die Autorinnen bemerken zudem auch eine Bewegung und Konzentration von Versorgungs- und Pflegeleistung und Kompetenz. Sie beschreiben die Flucht des Humankapitals in andere Versorgungsstrukturen oder (Bundes)Länder und die durch die geplante Krankenhausreform verursachte Konzentration von Fachwissen in (Ballungs-)Zentren. Die Folge wird sein: Viel Personal und Expertise an wenigen Orten – und viele weiße Flecken, in denen es zu einer Unterversorgung der Bevölkerung kommen wird – vor allem im ambulanten Pflegesektor in ländlichen Räumen.

Weber hat in ihrem Beitrag (▸ Kap. 2.8) zur Situation der pädiatrischen Pflege und den besonderen Herausforderungen der Pädiatrie in Deutschland spezifische Anforderungen an Angehörige dieses Berufszweiges hervorgehoben: *Kinder* können das eigene Befinden und die Bedürfnisse aufgrund ihres Alters oft nicht *verbalisieren*. Hier bedarf es einer besonders hohen *Fach-Expertise* der Pflegefachpersonen. *Eltern* werden bei der Versorgung und Pflege immer als Partner bzw. Partnerin zum Wohle des Kindes *einbezogen* und *ausgebildet*. Hier besteht ein hoher Bedarf an *pädagogischer Expertise* mit ihren fachlichen, fachdidaktischen und kommunikativen Anteilen. Der Umgang mit Eltern in der Rolle als pflegende Angehörige wird als emotional und herausfordernd beschrieben. Eltern befinden sich auch nach der akuten Versorgung ihres Kindes in einer emotionalen und zum Teil traumatischen Ausnahmesituation. Hier ist von der Pflegefachperson kompetentes und professionelles Handeln gefordert – die benötigten Fähigkeiten im Bereich *Psychologie*, insbesondere *Traumaprävention* (Stabilisieren, ermutigendes Führen und Begleiten) gehen weit über das Maß normaler Anforderungen hinaus.

Es erschließt sich von allein, dass Weber hier kritisch und besorgt auf die Ausbildung schaut und sich eine Spezialisierung im Bereich Pädiatrie geradezu herbeisehnt. Das würde bedeuten, dass im letzten Ausbildungsdrittel ausschließlich pädiatrische Inhalte in Theorie und Praxis gelehrt und die abschließenden Prüfungen auch diese umfassen würden (§ 59 Abs. 2,3,5 PflBG, § 16 Abs. 3 PflAPrV, ▸ Kap. 2.8). Dies ist aktuell eine Option, die Ende 2025 überprüft werden wird (§ 62 Abs. 1 PflBG, ▸ Kap. 2.8). In einer

Spezialisierung sehen wir keinen Nutzen für den Berufsstand – nicht zuletzt aufgrund der fehlenden internationalen Anerkennung und unklaren Situation vorbehaltlicher Tätigkeiten außerhalb des pädiatrischen Bereiches. Wohl aber sehen wir in der pädiatrischen *Vertiefung* großes und (aufgrund fehlender Einsatzbereiche und Praxisanleitende) unzureichend genutztes Potential. Bedauerlicherweise führt der Bedarf an Pflegefachpersonen dazu, dass auch Pflegende ohne pädiatrische Vertiefung direkt im Arbeitsbereich eingesetzt werden. Weber bemerkt hier, dass die 60 bis 120 Stunden pädiatrischen Pflichteinsatzes auch in einer Kindertagesstätte, Kinderarztpraxis oder Wochenbettstation absolviert werden können (§ 1 DVO-PflBG NRW, ▶ Kap. 2.8). Dies bedeute nach Weber, eine Pflegefachperson kann auf einer pädiatrischen oder neonatologischen Station nach der Ausbildung beginnen, »ohne jemals zuvor ein krankes oder zu frühgeborenes Kind und seine Eltern unter stationären Bedingungen und mit den daraus resultierenden Herausforderungen in Bezug auf die Pflege, Krankheitsbilder und psychosoziale Betreuung und Ausnahmesituation der Eltern und des Kindes kennengelernt zu haben«. Sie hat keine vorweisbare Erfahrung darin, entwicklungsfördernde Pflege durchzuführen, was die Entwicklung des Kindes negativ beeinflussen kann und die Aufenthaltsdauer des Kindes im Krankenhaus verlängert. Das ist die Realität – und sie ist zutiefst besorgniserregend. Es besteht dringender Handlungsbedarf und die zwingende Notwendigkeit einer begleiteten Berufseinmündung mit parallelem Qualifizierungskonzept für Berufseinsteiger in der Pädiatrie. Hier verweisen wir auf den Beitrag von Dean Shams im ▶ Kap. 5.3 dieses Buches, der darlegt, wie ein solches Curriculum konzipiert und umgesetzt werden kann.

Weber verweist darauf, dass der Gemeinsame Bundesausschluss (G-BA) einen deutlichen Unterschied zwischen der Ausbildung zur Pflegefachperson und der/des Gesundheits- und Kinderkrankenpflegerin bzw. -pflegers sieht. Der G-BA fordert, dass für den Einsatz von Gesundheits- und Kinderkrankenpflegerinnen oder -pflegern oder Pflegefachpersonen mit dem Vertiefungseinsatz Pädiatrie ein Pflichteinsatz von mindestens 700 bis 1200 Stunden zu erbringen sind. Ein Abweichen von diesen Standards zulasten der besonders schützenswerten und intensivpflegerisch zu versorgenden Patientinnen und Patienten würde die Erreichung der Ziele der Richtlinie gefährden (G-BA 2020, ▶ Kap. 2.8). Aus unserer Sicht ist die Mindeststundenzahl von 700 Stunden für Anbieterinnen und Anbieter, die über entsprechende Bereiche verfügen, durchaus umsetzbar: 120 Stunden Pflichteinsatz in den ersten zwei Ausbildungsjahren plus 580 Stunden Vertiefung im dritten Ausbildungsdrittel sind realistisch – jedoch nur, wenn entsprechende Einsatzbereiche und qualifizierte Ausbilderinnen und Ausbilder (Praxisanleitende) zur Verfügung stehen. Von beiden gibt es zu wenig. 30 % der Auszubildenden brechen die Ausbildung zur Pflegefachperson ab und geben als Ursache schlechte Arbeitsbedingungen, *fehlende Anleitungszeit* und hohe emotionale Belastung an (Springer Pflege 2021, ▶ Kap. 2.8).

Eine Lösung liegt darin, die bestehenden Angebote synergetisch und anbieterübergreifend zu nutzen. Dazu ist es nötig, den Fokus nicht nur auf die Sicherung der Ausbildung der eigenen Auszubildenden und der Versorgung der eignen Patientinnen und Patienten zu legen, sondern einrichtungsübergreifend Kooperationen zur Sicherung der *Versorgung der regionalen Bevölkerung* zu schließen. Hier sehen wir die Kommunen in der Verantwortung, die Einrichtungen und Ausbildungsanbieter inklusive der dort arbeitenden Fachpersonen in Theorie (Schulen für Pflegefachberufe) und Praxis (ambulante und stationäre Pflege- und Versorgungsanbieter und Krankenhäuser) entsprechend zu unterstützen. Wir laden ein zu einem *Bündnis zur Entwicklung der Region mit dem Ziel der umfänglichen Versorgung der Bevölkerung*. Hierzu gehört auch der von Weber geforderte Ausbau ambulanter Strukturen des Gesundheitswesens, die zusätzlich die Möglichkeit schaffen würden, eine stationäre Aufnahme von Kindern zu vermeiden bzw. Kinder früher zu entlassen und Eltern mit Kindern ein flexibles Arbeitszeitmodell anzubieten.

Fast proklamatorisch klingt Webers Einlass, der Beruf *Pflege* sei zu leise gewesen, erst in den letzten Jahren würden die Pflegenden ihre Stimme erheben, und ihre Aufforderung, in die Verantwortung des Berufsstandes zu treten: Wollen wir es mit unserem Berufsethos vereinbaren, den Patientinnen und Patienten zu schaden, indem wir als Fachpersonen permanent an der Grenze unserer Belastbarkeit arbeiten? Nehmen wir in Kauf, mehr und schwerere Fehler zu machen, unhygienisch zu arbeiten und unseren Beruf schon nach kurzer Zeit wieder zu verlassen? Beinhaltet unser Berufsethos ethische Dimensionen, wie von Tronto (»Care« ▸ Kap. 1.2) beschrieben (Kohlen et al. 2022, S. 222, ▸ Kap. 1.2)? Die Lesenden mögen selbst entscheiden, ob sie sie in den berufspolitischen Kontext einbetten möchten: *Aufmerksamkeit* (und Achtsamkeit) – Ignoranz ist als moralisches Übel nicht zugelassen – *Verantwortlichkeit* (die von der Erfüllung von Pflichten unterschieden wird), *Kompetenz und Resonanz*.

Abschließen wollen wir dieses Kapitel mit Olbrich (▸ Kap. 2.5). Sie bemerkt, »Pflege befindet sich in einer Abwärtsspirale der Negativität. Diese Spirale kann nur überwunden werden, wenn die Pflege ihre Kompetenz, ihre heilkundlichen Ressourcen, sowie ihre Autonomie erkennt, schätzt und sowohl nach innen als auch nach außen transformiert«. Pflege hat auf allen Ebenen Potentiale, die es gilt in die breite Öffentlichkeit zu bringen und dafür auch die (sozialen) Medien mit ihren Möglichkeiten der Informationsgewinnung und Verbreitung als Chance zu nutzen. Pflege kann und muss ihre positive Präsenz zeigen – und dazu muss sie ist sich ihrer selbst bewusst werden und den eigenen Blick auf sich als Profession, der fast ausschließlich durch Mangel, Unvollkommensein und Kritik geprägt ist, in seiner Innen- und Außenwirkung reflektieren. Olbrich (▸ Kap. 2.5) bemerkt, dass Entwicklung auf der Grundlage von Bewusstheit der eigenen Kraft, der Sinnhaftigkeit, der Kreativität, der Selbstwirksamkeit und in der Erfahrung der personalen und kollektiven Kompetenz geschieht. Pflege kann auf enorme Leistungen zurückblicken – diese dürfen in das öffentliche Bewusstsein gebracht werden! Die Profession Pflege ist herausgefordert, in einem komplexen und unüberschaubaren Gesundheitswesen eine neue Positionierung zu finden. Grundlage ist ihre Autonomie – diese muss erkannt und gelebt werden. Dazu braucht es innere Gewissheit über sich selbst, die Wahrnehmung seiner selbst als autonom denkende und handelnde Person, die Fähigkeit, eigene Potentiale zu reflektieren und Mut und Verantwortungsbereitschaft, beruflich selbstbestimmt zu handeln. Das darf und muss schon in der Ausbildung und im Studium beginnen, wo angehende Pflegefachfrauen und -männer ihren Lernprozess selbstbestimmt und kompetenzbasiert steuern lernen, inklusive der Ermittlung, Planung, Organisation und Evaluierung des Lernbedarfs, der Fähigkeit, Fragen zu stellen, um ihr eigenes Handeln und Lernen zu reflektieren und in Übereinstimmung mit ihrem Selbstverständnis und ihrem Pflegeverständnis zu handeln.

Literatur

Hundenborn, G. (2007): *Fallorientierte Didaktik in der Pflege*. 1. Aufl. Amsterdam: Elsevier.

3 Pflegerische Versorgungsstrukturen: Einblicke und Grenzen

Eileen Goller

3.1 Ausgangslage

Die derzeitige Ausgangslage im Bereich der pflegerischen Versorgungsstrukturen zeichnet sich durch komplexe Herausforderungen und gleichzeitig durch innovative Ansätze aus. Pflege in Deutschland steht vor der Aufgabe, dem steigenden Bedarf an Versorgung gerecht zu werden, insbesondere vor dem Hintergrund einer alternden Bevölkerung und einer zunehmenden Prävalenz chronischer Erkrankungen (Statistisches Bundesamt 2024, RKI 2021). Das Durchschnittsalter der deutschen Bevölkerung betrug 2021 etwa 45 Jahre, was einen Anstieg um gut fünf Jahre seit der deutschen Vereinigung 1990 (39 Jahre) darstellt. Die Alterung zeigt sich besonders deutlich bei der Babyboom-Generation (1955–1970), die im Jahr 1990 die größte Altersgruppe bildete und heute ins höhere Erwerbsalter übergeht. Die Anzahl der Menschen ab 70 Jahren stieg von 8,0 Mio. (1990) auf 13,5 Mio. (2021), wobei die gestiegene Lebenserwartung, besonders bei Männern, bemerkenswert ist. Wanderungsgewinne in den 2010er-Jahren haben nicht nur der Bevölkerungsschrumpfung entgegengewirkt, sondern auch zur Verjüngung des Erwerbspersonenpotenzials beigetragen. Die Alterung der Gesamtbevölkerung, hauptsächlich durch die Babyboom-Generation, und gesteigerte Lebenserwartung, wurde jedoch kaum beeinflusst (Statistisches Bundesamt 2021). Ab dem mittleren Erwachsenenalter (ab 45 Jahren) steigt die Prävalenz chronischer Erkrankungen wie Herz-Kreislauf-Erkrankungen, Diabetes, chronisch obstruktive Lungenerkrankungen und Arthrose schrittweise bis ins hohe Erwachsenenalter an. Über 60 % der älteren Erwachsenen (ab 65 Jahren) geben an, an einer chronischen Krankheit oder einem lang andauernden gesundheitlichen Problem zu leiden. Nur noch die Hälfte berichtet von einer guten oder sehr guten subjektiven Gesundheit. Allergien und depressive Symptome nehmen in dieser Lebensphase ab. Es zeigen sich zudem Unterschiede nach Geschlecht und Bildung bei einigen Krankheiten. Damit zeigt sich gemäß RKI (2021) eine öffentliche Gesundheitsrelevanz altersassoziierter körperlicher chronischer Erkrankungen und gesundheitsbedingter Einschränkungen im Alltag in einer Gesellschaft des demografischen Wandels. Viele statistische Zahlen sind aus dem Jahr 2020/21, da die Coronawelle laut Analysen vom Statistischen Bundesamt zu einer Übersterblichkeit führte und damit die Werte z. B. der Pflegebedürftigen, Demenzerkrankten oder chronisch Kranken stagnierte.

An dieser Stelle sei ein qualitativer Hinweis zum Phänomen der Übersterblichkeit während der Coronajahre erlaubt. Es zeigt sich eine deutliche Ausbuchtung bei den Jahrgängen, die am Anfang ihres achten Lebensjahrzehnts stehen, hauptsächlich aufgrund des geburtenreichen Jahrgangs von 1940. Dies führte in den Jahren 2020 und 2021, während der COVID-19-Pandemie, zu einem signifikanten Anstieg des Anteils der über 80-Jährigen aufgrund der alternden Bevölkerungsstruktur. Da die Sterbewahrscheinlichkeiten im höheren Alter stark ansteigen, war in diesen Jahren mit etwa 2 % mehr Todesfällen in Deutschland zu rechnen, was vom Statistischen Bundesamt in den Jahresergebnissen berücksichtigt wird. Das Statistische Bundesamt wies in seiner Pressemitteilung Nr. 563 vom 9. Dezember 2021 dementsprechend darauf hin, dass 70 % der an COVID-19 Verstorbenen über 80 Jahre waren und vielfältige Vorerkrankungen hatten (Statistisches Bundesamt 2021). De Nicola und Kauermann (2022) empfehlen, dass zukünftig unbedingt eine robuste altersadjustierte Berechnung der erwarteten Todesfälle einbezogen werden muss. Ein einfacher gewichteter Mittelwert aus Bevölkerungsstruktur und Sterbetafeln liefert eine verzerrte erwartete Todeszahl, da Personen, die zum Jahreswechsel eine bestimmte Altersgruppe haben, im Laufe desselben Jahres in eine höhere Altersgruppe fallen können. Eine einfache Mittelwertbildung der Sterbetafeln führt zu einer korrigierten Schätzung der Todeszahlen. Ebenso ist eine Mittelwertbildung bei der Berechnung von Übersterblichkeiten für verschiedene Altersgruppen zu berücksichtigen (De Nicola & Kauermann 2022).

Laut den RKI-Analysen besteht auch ein Versorgungsbedarf einiger Gesundheitsprobleme bereits im jungen Erwachsenenalter aufgrund des frühen Morbiditätsgeschehen (RKI 2021). Dies erfordert eine kritische Analyse bestehender Pflegestrukturen sowie die Identifikation von Grenzen und Möglichkeiten zur Weiterentwicklung.

Einblicke in die gegenwärtigen pflegerischen Versorgungsstrukturen verdeutlichen eine Vielzahl von Akteuren und Settings, darunter ambulante Pflegedienste, stationäre Pflegeeinrichtungen, Pflege in der Gemeinschaft und innovative Modelle wie Gesundheitskioske (BMG 2019). Trotz dieser Vielfalt zeigen sich jedoch auch Limitationen, wie etwa Personalmangel, unzureichende Ressourcen und eine teilweise unkoordinierte Versorgung bis hin zu Versorgungsengpässen (SVR 2024, DKG 2021). Dieses Kapitel widmet sich den prägnanten Fakten der deutschen Gesundheitsstrukturen, angefangen von der stationären Langzeitpflege, über die ambulante Versorgung bis hin zur Sektorenbetrachtung und deren Überwindung. Abschließend wird die intersektorale Versorgungssteuerung sowie Schnittstellen- und Netzwerkmanagement diskutiert, hier wird die Rolle der größten Heilberufegruppe Pflege in den Blick genommen, die fast die Hälfte aller in Heilberufen Tätigen in Deutschland ausmacht (▶ Kap. 3.5). Pflege kann sich zur Schlüsselprofession entfalten und im Rahmen von Case Management bzw. Versorgungssteuerung die intersektorale Zusammenarbeit auf Augenhöhe unterstützen. Nicht nur über die Vorbehaltsaufgaben ist die Berufsgruppe der professionell Pflegenden in den einzelnen Versorgungssettings mündig, zentrale Versorgungsansätze und Pflegeinterventionen entsprechend des individuellen Versorgungsbedarfs anzubahnen. Problematisch ist darüber hinaus, das der demografische Wandel auch die Gesundheitsberufe vor Herausforderungen stellt, insbesondere in Bezug auf die bedarfsgerechte Versorgung. Der Altersdurchschnitt der Ärzteschaft liegt bei etwa 54 Jahren, wobei bei den Hausärztinnen und Hausärzten der Anteil der über 60-Jährigen mit über einem Drittel besonders hoch ist. Die zunehmende innerärztliche Spezialisierung verstärkt diesen Trend weiter. Traditionelle Versorgungsmodelle werden zukünftig insbesondere in ländlichen Regionen nicht mehr flächendeckend die ärztliche Grundversorgung sicherstellen können. Die anhaltende Mangelversorgung in der ärztlichen Betreuung und die daraus resultierende Gefährdung gleichwertiger Lebensverhältnisse prägen bereits seit Jahren die gesundheitspolitischen Debatten, jedoch bisher ohne ausreichende Lösungsansätze (BKK Dachverband 2020).

Fakt ist auch, dass Anfang der 2000er Jahre der Markt für die Privatisierung des deutschen Gesundheitssektors geöffnet wurde. Gemäß Bois (2023) gipfelte damit die bereits in den 1980er Jahren einsetzende neoliberale Wirtschaftspolitik mit der Privatisierung von öffentlichen Unternehmen (wie VW, Lufthansa oder DB). Auch wenn hinter der Privatisierungspolitik die Hoffnung steckte, im Falle defizitärerer Betriebe die Staatsfinanzen zu entlasten und Steuereinnahmen zu generieren, sollten die privatwirtschaftlichen Unternehmen vor allem effizienter und besser wirtschaften als schwerfällige Staatsbetriebe (Bois 2023). Inzwischen ist klar, öffentliche Daseinsvorsorge und Marktinteressen harmonisieren nicht miteinander, da die Anreize an falscher Stelle gesetzt werden und Effizienz sowie Gewinnorientierung sich nicht mit realer Patientinnen- und Patientenorientierung vereinbaren lassen. Das Vorhalten von Gesundheitsdienstleistungen rund um die Uhr ist dafür einfach zu kostenintensiv.

Die Analyse der bestehenden Situation eröffnet die Möglichkeit, die Effektivität und Effizienz der pflegerischen Versorgung zu verbessern. Gleichzeitig gilt es, die Grenzen dieser Strukturen kritisch zu reflektieren, um gezielte Maßnahmen zur Weiterentwicklung einzuleiten. Die Herausforderungen und Chancen in den pflegerischen Versorgungsstrukturen bilden somit die Grundlage für ein vertieftes Verständnis und die Ableitung zukunftsweisender Perspektiven im folgenden Kapitel. Dazu werden bspw. im ▸ Kap. 3.5 Burtzoorg und *Care Share 13* kritisch betrachtet.

Ergänzend dazu zeigen sich die von der BKK in die Diskussion gebrachten kommunalen pflegerische Versorgungszentren (KpVZ) für eine bedarfsgerechte gesundheitliche Versorgung interessant, die einen Beitrag zur Überwindung der Sektoren leisten könnten und den Blick auf die individuellen Versorgungsbedarfe der Bevölkerung lenken (BKK Dachverband 2019). Das KpVZ fungiert als Bestandteil des Care Managements und als Brücke zur medizinischen Versorgung in einer Stadt oder Region. Es zielt gemäß BKK Dachverband (2019) darauf ab, die Betreuung und Versorgung von Versicherten, die von Krankheit und Pflegebedürftigkeit bedroht oder betroffen sind, zu verbessern. Das KpVZ soll bestehende Versorgungslücken schließen oder vermeiden und dabei Doppelstrukturen verhindern. Es soll von hochqualifizierten Pflegefachkräften, insbesondere Advanced Practice Nurses (APN), geleitet werden, die erweiterte medizinische Kompetenzen besitzen. Langfristiges Ziel ist die Qualifikation auf der Ebene einer APN. Die APN verfügen über anerkannte Ausbildungsprogramme und durchlaufen formale Lizenzierungs-, Registrierungs- und Zertifizierungsprogramme. Sie übernehmen Aufgaben wie Forschung, Studium, klinisches Management, Case Management, Assessments, Beratung, Entscheidungsfindung, Diagnosestellung, Medikamentenverschreibung und haben spezifische Gesetzgebungen (BKK Dachverband 2019).

Das KpVZ koordiniert und bündelt die Versorgung älterer und pflegebedürftiger Menschen unter qualifizierten Pflegefachkräften. Es führt individuelle Assessments durch, veranlasst medizinische Tests und Bildgebung, behandelt bei stabilen chronischen Erkrankungen, verschreibt definierte Arzneimittel, erstellt Folgeverordnungen, verordnet häusliche Krankenpflege und Pflegehilfsmittel. Zudem integriert es die (primär-)ärztliche Versorgung, bietet Case Management, und fungiert als regionaler Erstansprechpartner bei gesundheitlichen Problemen (BKK Dachverband 2019). Die APN im KpVZ benötigen einen verbindlichen Rahmen durch Pflegekammern, die ihre Zulassung und fachliche Qualität sichern. Das KpVZ spielt eine Schlüsselrolle in der Versorgung von Menschen mit stabilen chronischen Erkrankungen, indem es Pflege, Beratung und präventive Maßnahmen koordiniert, insbesondere in Zusammenarbeit mit regionalen Gesundheitsprofessionen. Die Kommune wird als ideales Setting betrachtet, um solche pflegerischen Versorgungszentren zu verankern, da hier alle relevanten Akteure vor Ort sind und gesundheitlich belastete Menschen in ihren alltäglichen Lebenszusammenhängen erreicht werden können (BKK Dachverband 2019).

Literatur

BKK Dachverband e. V. (Hrsg.) (2019). *Kommunale pflegerische Versorgungszentren (KpVZ) für eine bedarfsgerechte gesundheitliche Versorgung Impuls des BKK Dachverbands*. Zugriff am 07.02.2024 unter: https://www.bkk-dachverband.de/fileadmin/Artikelsystem/Positionspapiere/Kommunale_pflegerische_Versorgungszentren__KpVZ___002_.pdf

Bundesministerium für Gesundheit. (BMG) (Hrsg.) (2019). *Stärkung der Pflege - Sicherung der Versorgung*. Zugriff am 22.01.2024 unter: https://www.bundesgesundheitsministerium.de/pflege.html

De Nicola, G. & Kauermann, G. (2022). *Übersterblichkeit durch Corona? Statistisches Bundesamt | WISTA | 1 | 2023*. Zugriff am 22.01.2024 unter: https://www.destatis.de/DE/Methoden/WISTA-Wirtschaft-und-Statistik/2023/01/uebersterblichkeit-durch-corona-012023.pdf?__blob=publicationFile

Deutsche Krankenhausgesellschaft (DKG) (Hrsg.) (2021). *Krankenhaus Barometer*. Zugriff am 18.09.2024 unter: https://www.dkgev.de/fileadmin/default/Mediapool/3_Service/3.5._Publikationen___Downloads/3.4.5._Krankenhaus_Barometer/2021-12-21_KH-Barometer.pdf

Bois, M. (2023). *»Weniger Staat, mehr Markt«. Eine kurze Geschichte der Privatisierungen in Deutschland*. Friedrich-Ebert-Stiftung (Hrsg.) Zugriff am 22.01.2024 unter: https://www.fes.de/themenportal-geschichte-kultur-medien-netz/artikelseite/geschichte-der-privatisierung

Robert Koch-Institut (RKI) (Hrsg.) (2021). *Gesundheitliche Lage von Erwachsenen in Deutschland – Ergebnisse zu ausgewählten Indikatoren der Studie GEDA 2019/2020-EHIS*. J Health Monit 6(3). doi: https://doi.org/10.25646/8456

Sachverständigenrat Gesundheit & Pflege (SVR) (Hrsg.) (2024). *Gutachten Fachkräfte im Gesundheitswesen. Nachhaltiger Einsatz einer knappen Ressource*. Zugriff am 22.06.2024 unter: https://www.svr-gesundheit.de/publikationen/gutachten-2024/

Statistisches Bundesamt (Hrsg.) (2021). *Pressemitteilung Nr. 563 vom 9. Dezember 2021*. Zugriff am 15.09.2024 unter: https://www.destatis.de/DE/Presse/Pressemitteilungen/2021/12/PD21_563_12.html

Statistisches Bundesamt (Hrsg.) (2024). *15. koordinierte Bevölkerungsvorausberechnung*. Zugriff am 22.01.2024 unter: https://www.destatis.de/DE/Themen/Gesellschaft-Umwelt/Bevoelkerung/Bevoelkerungsvorausberechnung/begleitheft.html

3.2 Sektor stationäre Langzeitpflege

Tom Schaal und Tim Tischendorf

3.2.1 Einleitung Pflegeberufe

Im Jahr 2021 verzeichnete der deutsche Gesundheitsmarkt ein beeindruckendes Volumen von etwa 474 Mrd. €, was im Vergleich zu 2020 einen Anstieg von 33 Mrd. € bzw. 7,5 % bedeutete. Diese Zunahme setzte sich fort, nachdem bereits in den Jahren 2018 und 2019 Wachstumsraten von 6,4 % bzw. 5,3 % erreicht wurden. Der Anteil der Gesundheitsausgaben am Bruttoinlandsprodukt (BIP) zeigte ebenfalls eine stetige Steigerung von 11,7 % im Jahr 2018 auf 13,2 % im Jahr 2021. Dieser Wert liegt deutlich über dem Anteil vor der Finanzkrise im Jahr 2008 (10,4 %), was die Bedeutung des Gesundheitssektors in der deutschen Wirtschaft unterstreicht (Statistisches Bundesamt 2023a). Innerhalb des Gesundheitsmarktes nimmt der professionelle Pflegemarkt eine bedeutende Position ein. Hierunter fällt die stationäre Pflege in Pflegeheimen und die ambulanten Sachleistungen, die von Pflegediensten erbracht werden. Insgesamt belief sich der aus den sozialen Pflegeversicherungen finanzierte professionelle Pflegemarkt auf rund 53,9 Mrd. € (Stand 2021). Dies platziert die Pflege an zweiter Stelle im Gesundheitswesen hinter Krankenhäusern (85,9 Mrd. €), aber deutlich vor Apotheken

(46,6 Mrd. €) und Arztpraxen (44,8 Mrd. €). Dieser Trend zeigt die wachsende Relevanz und Bedeutung der Pflege in der Gesundheitsbranche, die sich in den kommenden Jahren voraussichtlich weiterentwickeln wird (VDEK 2023a und 2023b).

3.2.2 Bedarfsorientierte Ansätze

Der Begriff *Langzeitpflege* umfasst alle Pflegemaßnahmen, die über einen längeren Zeitraum oder dauerhaft erbracht werden, wobei sich Art und Höhe der Leistungen aus der Pflegeversicherung nach dem Grad der Pflegebedürftigkeit richten. Ferner unterstreicht ein Anspruch auf Leistungen aus der Pflegeversicherung bei bestehender Pflegebedürftigkeit die sektorale Abgrenzung gegenüber z. B. der Krankenversicherungsleistung, was eine Vernetzung im Sinne der bedarfsorientierten Versorgung maßgeblich einschränken kann. Es existiert keine konkrete gesetzliche Definition, wie lange die Pflegebedürftigkeit anhalten muss, damit die erbrachten Pflegemaßnahmen als Langzeitpflege gelten. Allerdings ist gemäß § 14 des Elften Buches Sozialgesetzbuch (SGB XI 2023) eine Pflegebedürftigkeit entweder dauerhaft oder für mindestens sechs Monate erforderlich, um Leistungen aus der Pflegeversicherung in Anspruch nehmen zu können (Deutscher Bundestag 2017).

Die stationäre Langzeitpflege ist ein wichtiger Bereich der Gesundheitsversorgung, welcher sich mit der Betreuung und Pflege von Menschen beschäftigt, die aufgrund von chronischen Erkrankungen, Pflegebedürftigkeit oder Altersbeschwerden auf dauerhafte Unterstützung angewiesen sind. In diesem Zusammenhang stehen zwei grundlegende Ansätze zur Diskussion: die *bedarfsorientierte Versorgung* und die *sektorenbezogene Versorgung*. Beide Ansätze haben unterschiedliche Vor- und Nachteile, und ihre Implementierung kann erhebliche Auswirkungen auf die Lebensqualität der Pflegebedürftigen sowie die Effizienz und Kosten des Gesundheitssystems haben. Die *bedarfsorientierte Versorgung* zielt darauf ab, die individuellen Bedürfnisse und Anforderungen der Pflegebedürftigen in den Mittelpunkt zu stellen. Hierbei stehen die persönlichen Wünsche und Bedürfnisse der Pflegebedürftigen im Fokus und die Versorgung wird entsprechend maßgeschneidert angepasst. Dieser Ansatz betont die Würde und Selbstbestimmung der Pflegebedürftigen und strebt eine möglichst hohe Autonomie und Teilhabe am gesellschaftlichen Leben an. Die bedarfsorientierte Versorgung setzt auf eine interdisziplinäre Zusammenarbeit verschiedener Fachkräfte, um eine ganzheitliche Betreuung zu gewährleisten. Diese Form der Versorgung kann zu einer besseren Lebensqualität und Zufriedenheit der Pflegebedürftigen führen, da ihre individuellen Bedürfnisse berücksichtigt werden. Auf der anderen Seite steht die *sektorenbezogene Versorgung*, welche sich auf die Aufteilung der Pflegeleistungen in verschiedene Sektoren konzentriert. Hierbei sind die Leistungen in der Regel aufgeteilt zwischen Krankenhäusern, ambulanten Pflegediensten und stationären Pflegeeinrichtungen. Dieser Ansatz kann zu einer klaren Strukturierung und Spezialisierung der Versorgung führen, da jede Einrichtung ihre spezifischen Aufgaben hat. Allerdings kann dies auch zu Fragmentierung führen und den Informationsaustausch zwischen den verschiedenen Sektoren erschweren. Zudem besteht die Gefahr, dass die individuellen Bedürfnisse der Pflegebedürftigen weniger berücksichtigt werden, da die Versorgung eher standardisiert und auf die jeweiligen Sektoren ausgerichtet ist (Jacobs et al. 2022). Forschungsergebnisse zeigen, dass eine bedarfsorientierte Versorgung in der stationären Langzeitpflege zu einer höheren Zufriedenheit der Pflegebedürftigen und Pflegenden führen kann (Brandenburg & Baranzke 2017).

Auch wenn die *Öffnung stationärer Pflegeeinrichtungen* in das Gemeinwesen zu Beginn der 1980er-Jahre *mit dem Ziel, den Ausschluss von Heimbewohnern zu verhindern*, gefördert wurde, fand in der vergangenen Dekade eine Stärkung weiterer Ansätze der Heimöffnung statt (Hummel 1986, Hämel & Brandenburg 2021). Teil der Neuausrichtung der Altenpflege ist die *Quartiersentwicklung*, die als ganzheitliche Aufgabe betrachtet wird. Vor Ort engagieren sich stationäre Pflegeanbieter zunehmend als (Mit-)Gestalter, um eine erfolgreiche Versorgung und Teilhabe älterer und pflegebedürftiger Menschen im Quartier zu ermöglichen. Dabei stellt sich unter anderem die Frage, inwiefern Pflegeheime trotz ihrer bisherigen Ausrichtung als Einrichtungen der Exklusion einen Beitrag zu einem inklusiven Gemeinwesen leisten können. Des Weiteren gewinnt der Ausbau von *sektorübergreifenden Versorgungsmodellen* zunehmend an Bedeutung in der gesundheitspolitischen Diskussion. Besonders im Bereich der Langzeitversorgung ist dies von großer Relevanz, um angemessen auf das komplexe Problem der *Pflegebedürftigkeit* reagieren zu können. Stationäre Pflegeanbieter haben bereits begonnen, ihre Dienstleistungen auch für ältere Menschen, die in ihren eigenen Häusern leben, zugänglich zu machen. Im Fokus stehen dabei Fragen, wie Versorgungslücken zwischen ambulanter und stationärer Pflege gemildert werden können und inwiefern eine Unterstützung für ältere Menschen im häuslichen Umfeld oder Quartier, auch aus Pflegeheimen heraus, mitgestaltet werden kann (Hämel & Brandenburg 2021). Der Ansatz wurde im Modellprojekt »Pflege stationär – Weiterdenken!« konkret am Beispiel einer integrierten Tagespflege (iTP) umgesetzt und evaluiert. Ziel war es, die Versorgung alter, pflege- und hilfebedürftiger, chronisch kranker Menschen zu verbessern. Die beteiligte stationäre Pflegeeinrichtung wurde zum Quartierszentrum, was die Erweiterung des Angebotsportfolios in teilstationäre, pflegeergänzende, niedrigschwellige, offene Beratungsangebote erforderte. Gleichzeitig fand ein struktureller Ausbau zum Gesundheitszentrum statt, womit die Vernetzung mit der medizinischen und/oder geriatrisch-rehabilitativen Versorgung im Quartier sichergestellt werden konnte. Zudem wurde ein Netzwerk lokaler Pflege-Akteure im Sinne einer *Pflegeallianz* geschaffen, das u. a. die Versorgung einzelner Pflegebedürftiger durch individuelle Fallkoordination zum Ziel hatte. Als größte Chance konnte herausgearbeitet werden, dass integrierte Tagespflege Pflegebedürftige unterschiedlicher Sektoren versorgt und zusammenbringt. Ferner wurden aus Perspektive der Mitarbeitenden organisatorische Herausforderungen aufgezeigt. Die gleichzeitige Versorgung zweier Klientelen forderte ein Umdenken und fiel den betroffenen Fachkräften nicht leicht, zumal das Ankommen bzw. der Aufbruch der Gäste die stationären Routinen unterbrach und Personal eingebunden wurde, welches parallel keine Aufgaben für stationäre Bewohnerinnen und Bewohner mehr übernehmen konnte. Im Ergebnis bedarf es daher auch der Anpassung von Prozessabläufen (Cramer & Schönberg 2020).

Ergänzend kann *Geriatrie beispielgebend für eine sektorale Verknüpfung zwischen Pflege- und Krankenversicherung* sein. Sie widmet sich den spezifischen gesundheitlichen, ressourcen- und symptomorientierten Bedürfnissen älterer Menschen. Diese Versorgung ist interdisziplinär und an der Schnittstelle zwischen Pflege- und Krankenversicherung angesiedelt. In vielen Ländern wurde auf die veränderten quantitativen und qualitativen Versorgungsansprüche älterer Menschen reagiert, indem vernetzte, geriatrische Versorgungsstrukturen ausgebaut wurden. Die Ausgestaltung dieser Strukturen variiert je nach Gesundheitssystem und kann eine akute und langfristige vernetzte Grundversorgung sowie eine spezialisierte stationäre Versorgung umfassen. Bisher existiert jedoch kein allgemein anerkanntes Versorgungsmodell, das sich als das effektivste für alle Akteure erwiesen hat. *In Deutschland ist die geriatrische Versorgung*, die quer zu den Versorgungsstrukturen ausgerichtet ist, *bisher nur begrenzt etabliert*. Die Gründe für diese rückständige Entwicklung liegen vor allem in der Problematik einer sozialrechtlichen Verankerung und der Überwindung von Grenzen zwischen den Versorgungssektoren. Eine der größten Herausforderungen für medizinisch-pflegerische Versorgungsstrukturen besteht in der unzureichenden Informationsvermittlung und Zusammenarbeit zwischen verschiedenen Berufsgruppen, versorgenden Angehörigen, Sektoren und Leistungsbereichen. Dadurch zeigt sich die Problematik der Fragmentierung des Versorgungssystems besonders deutlich. *Die wechselnden Versorgungsansprüche von älteren Menschen mit chronischen Erkrankungen und Mehrfacherkrankungen erfordern eine Aufhebung sektoraler Grenzen und die Entwicklung integrierter Versorgungskonzepte* (Freund 2013, Hower et al. 2019).

Divergierend zu bedarfsorientierten Ansätzen wird in der pflegerischen Langzeitpflege oft kritisiert, dass verschiedene Maßnahmen und Interventionen aufgrund gesetzlicher und rechtlicher Grundlagen nicht von Pflegefachpersonen erbracht werden dürfen. *Im internationalen Vergleich sind Pflegefachpersonen in Deutschland nur unzureichend befähigt, ihre Kompetenzen angemessen einzusetzen*, da ihre Tätigkeit stark durch die Vorgaben der Sozialgesetzbücher und ärztliche Anordnungen geprägt ist. Das Pflegeberufegesetz (PflBG) adressiert nun berufsrechtliche Fragen und Ausbildungsziele. Ein Rechtsgutachten, in Auftrag gegeben von Hasseler et al. (2021), hinterfragte diese Zusammenhänge und trug dazu bei, die Frage der Eigenständigkeit und Delegationsrelevanz verschiedener pflegerischer und gesundheitlicher Maßnahmen für eine qualitativ hochwertige Versorgung zu klären. Gemäß dem PflBG sind Pflegefachpersonen befugt, gesundheitliche Zustände wahrzunehmen, zu beschreiben und auf Basis eigener Pflegediagnosen entsprechende Maßnahmen abzuleiten. Sie tragen die Verantwortung, aufgrund von Veränderungen im Gesundheitszustand zu entscheiden, ob eine Konsultation von Ärzten, Ärztinnen oder Rettungsleitstellen erforderlich ist. Aufgaben mit geringem Gefährdungspotenzial können von behandelnden Ärzten und Ärztinnen an Pflegefachpersonen in Pflegeheimen delegiert werden. Um eine angemessene Versorgung in der Langzeitpflege sicherzustellen, sind konzeptionelle Entwicklungen auf der Grundlage pflegefachlicher, pflegewissenschaftlicher, rechtlicher und medizinischer Aspekte erforderlich. Die Ausarbeitung von § 4 PflBG ist eine bedeutende Aufgabe, da sie zur Klärung fachlicher und rechtlicher Fragen sowie der Aufgaben und Verantwortlichkeiten von Pflegefachpersonen beiträgt. Obwohl Pflegefachpersonen in den Einrichtungen keine direkte vertragliche Beziehung zu den Bewohnerinnen und Bewohnern haben, kann bei möglichem Fehlverhalten die Haftung auf Grundlage von § 823 Abs. 1 BGB (Haftung wegen unerlaubter Handlung) in Betracht gezogen werden. Wenn Pflegefachpersonen nicht angemessen nach pflegefachlichem, aktuellem pflegewissenschaftlichem und medizinischem Wissensstand handeln und den Bewohnern und Bewohnerinnen dadurch Schaden zufügen, können sie persönlich schadenersatzpflichtig sein. Dies gilt auch, wenn sie lediglich den Anweisungen der Einrichtung folgen. *Die Option, nicht zu handeln oder Verantwortung an die nächsthöhere Ebene abzugeben, ist daher keine geeignete Alternative* (Hasseler et al. 2021, PflBG 2021, BMG 2023).

3.2.3 Perspektiven und Herausforderungen in der stationären Langzeitpflege

Die Entwicklung der stationären Pflege in Deutschland ist eng mit der Einführung der Pflegeversicherung verknüpft. Als fünfte Säule der Sozialversicherung wurde diese 1995 eingeführt. Zunächst auf ambulante Pflegeleistungen begrenzt, wurden zum 1. Juli 1996 stationäre Versicherungsleistungen dem Leistungsrahmen hinzugefügt. Mit der Pflegeversicherung wurde ein bedeutender Schritt unternommen, um die finanzielle Absicherung und Versorgung von pflegebedürftigen Menschen im Sinne einer Grundabsicherung zu gewährleisten. Während vor Einführung der

Pflegegrade bei stationär pflegebedürftigen Personen mit Erhöhung der vormaligen Pflegestufen auch der zu tragende Selbstkostenanteil anstieg, gilt gegenwärtig ein einrichtungseinheitlicher Eigenanteil (EEE) ab den Pflegegraden 2-5. Der EEE errechnet sich aus den monatlichen Gesamtkosten des stationären Pflegeplatzes abzüglich der pauschalen Leistungen der Pflegeversicherung je Pflegegrad für pflegebedingte Aufwendungen. Seit Anfang 2022 beteiligen sich die Pflegekassen zudem mit einem ergänzenden Leistungszuschlag in Abhängigkeit des Heimaufenthaltes ab Pflegegrad 2 am EEE. In den ersten zwölf Monaten lag dieser bis 2023 bei 5 % und danach bei 25 %. Nach 24 Monaten beträgt der Zuschlag 45 % und nach 36 Monaten 70 % des EEE. Ohne Abzug dieses Vergütungszuschlags lag der bundesweite EEE 2023 im Durchschnitt bei 2.468 € (VDEK 2023c). Seit Anfang 2024 wird ab dem Heimeinzug ein Zuschlag von 15 % des EEE gezahlt. Nach zwölf Monaten erhöht sich der Zuschlag auf 30 %, nach 24 Monaten auf 50 % und nach 36 Monaten auf 75 % (VDEK 2024).

Die Pflegeversicherung ist eine soziale Pflichtversicherung, in die alle gesetzlich versicherten Bürgerinnen und Bürger einzahlen, um im Bedarfsfall Leistungen bei Pflegebedürftigkeit zu erhalten (BMG 2023a). Im Zuge der Einführung der Pflegeversicherung wurden auch vermehrt stationäre Pflegeeinrichtungen geschaffen oder modernisiert, um den steigenden Bedarf an Pflegeplätzen zu decken (► Abb. 3.1).

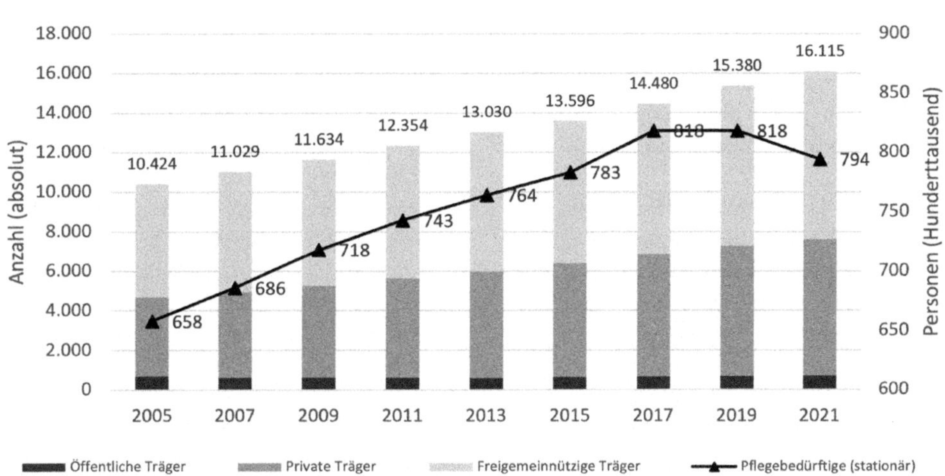

Abb. 3.1: Anzahl stationärer Pflegeeinrichtungen und Pflegebedürftige (eigene Darstellung, in Anlehnung an: Statistisches Bundesamt 2022a, 2023b)

Gemessen an der Verweildauer verbrachten 30,2 % der Pflegbedürftigen bis zwölf Monate, 19,1 % mehr als zwölf bis 24 Monate, 14,1 % mehr als 24 bis 36 Monate und 36,4 % mehr als 36 Monate in stationären Pflegeeinrichtungen (VDEK 2021). Die mittlere Auslastung stationärer Pflegeeinrichtungen lag zwischen 2013 und 2021 bei 88,8 % (Statistisches Bundesamt 2022a). Ein Bedarf an weiteren Pflegeeinrichtungen ergibt sich ab einer bundesweiten Auslastung über 98 % (Heger et al. 2019). *Die Inanspruchnahme von stationärer Pflege zeigt erhebliche regionale Unterschiede.* Im Durchschnitt beträgt der Anteil stationär Pflegebedürftiger 25,3 %, jedoch variieren die Zahlen regional deutlich, mit Werten zwischen 11,3 % und 53,7 % Insbesondere Schleswig-Holstein und Bayern weisen höhere Werte auf als andere Regionen. Augurzky et al. (2011) führten eine multivariate Regressionsanalyse durch, um verschiedene Faktoren zu untersuchen, die den Anteil stationärer Fälle erklären könnten. Dabei ergaben sich interessante Erkenntnisse. So liegt der Anteil stationärer Fälle in ländlichen Gebieten signifikant niedriger, vermutlich aufgrund einer stärkeren Inanspruchnahme des Pflegegeldes in diesen Regionen. Ebenso führt ein höherer Anteil von potenziellen pflegenden Angehörigen (Personen im Alter von 55-69 Jahren) zu einem signifikant niedrigeren Anteil von stationären Pflegebedürftigen. Dies legt nahe, dass die *Unterstützung und Pflege durch Angehörige dazu beitragen können, die Notwendigkeit einer stationären Pflege zu reduzieren* (Augurzky et al. 2011, Heger et al. 2019).

Die *demografische Entwicklung in Deutschland* wird durch eine alternde Bevölkerung geprägt, was sich auf die Zahl zukünftiger Pflegebedürftiger auswirkt. Laut der 15. Koordinierten Bevölkerungsprognose wird die Gesamtbevölkerung bis 2070 leicht zurückgehen, während die Zahl älterer Menschen stark steigen wird. Die Anzahl der 67- bis 79-Jährigen wird von 10,2 Mio. im Jahr 2021 auf 14 Mio. bis 2037 ansteigen und bis 2070 bei 12,4 Mio. liegen. Diese Entwicklung wird hauptsächlich durch den aktuellen Altersaufbau bestimmt, wobei die Sterblichkeitsrate in dieser Altersgruppe eine größere Auswirkung hat als bei anderen. Erst in den 2060er-Jahren wird eine starke Nettozuwanderung einen zusätzlichen Effekt haben, da auch die Zuwanderinnen und Zuwanderer altern. Für die Gruppe, der über 80-Jährigen wird ein dynamischer Zuwachs von ca. 57 % erwartet, von 6,1 Mio. im Jahr 2023 auf 8,2 Mio. bis 2060 (Statistisches Bundesamt 2023c, BMG 2023c).

Die steigende Nachfrage an Pflegeleistungen und die Zunahme Pflegebedürftiger insgesamt erfordern gleichermaßen die Vorhaltung ausreichend qualifizierten Personals. Das Pflegestärkungsgesetz II brachte im Jahr 2017 eine Reform in der Pflegeversicherung mit sich, bei der die bisherigen drei Pflegestufen durch fünf Pflegegrade ersetzt wurden. Diese Änderung wurde unter anderem vorgenommen, da die bisherigen Pflegestufen nur körperliche Einschränkungen berücksichtigten und daher Menschen mit Demenz oder ähnlichen Erkrankungen keinen Anspruch auf Leistungen der Pflegeversicherung hatten. Seit 2017, als der neue erweiterte Pflegebedürftigkeitsbegriff eingeführt wurde, trat somit ein Sondereffekt auf, der zu einem überdurchschnittlichen Anstieg der Zahl der Pflegebedürftigen führte (► Abb. 3.2). Mit der Einführung der Pflegegrade gab es vor allem in den niedrigeren Pflegegraden 1 und 2 einen deutlichen Anstieg an Pflegebedürftigen, da nun mehr Menschen die Kriterien für diese niedrigeren Pflegegrade erfüllten. Darüber hinaus ist ein Teil dieses Anstiegs im Jahr 2021 (ungefähr 160.000 Pflegebedürftige) auf die Korrektur einer vorherigen Untererfassung im Pflegegrad 1 zurückzuführen (Statistisches Bundesamt 2023d).

Das Angebot an stationären Pflegeeinrichtungen wuchs stetig, um eine angemessene Versorgung pflegebedürftiger Personen sicherzustellen (Statistisches Bundesamt 2022a). In den folgenden Jahren wurde die Pflegeversicherung mehrfach reformiert, um den gestiegenen Herausforderungen einer alternden Gesellschaft gerecht zu werden. Die Anforderungen an die Qualität der Pflege wurden erhöht und es wurden neue Wohn- und Betreuungsformen entwickelt, um den individuellen Bedürfnissen der Pflegebedürftigen besser gerecht zu werden. Im Laufe der Zeit stieg die Zahl der pflegebedürftigen Menschen in Deutschland kontinuierlich an, da die Lebenserwartung stetig anwuchs und die Babyboomer-Generation das Rentenalter erreichte. Dadurch entstand eine steigende Nachfrage nach stationärer Pflege. Bis heute ist die Zahl der Pflegebedürftigen in Deutschland auf gegenwärtig 5,7 Mio. gestiegen (Statistisches Bundesamt 2025) Aufgrund der demografischen Entwicklung und des zunehmenden Pflegebedarfs ist die stationäre Pflege nach wie vor ein wichtiger Bestandteil des deutschen Gesundheits- und Sozialsystems. Aktuelle Pflegevorausberechnungen gehen von einem Anstieg der Zahl der Pflegebedürftigen um 2,6 Mio. bis 2055 aus (Statistisches Bundesamt 2023f).

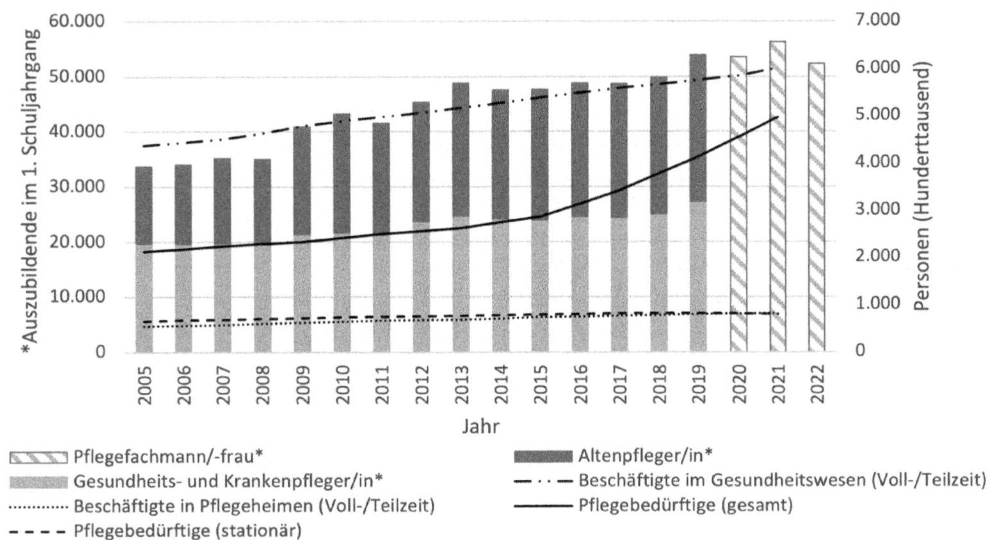

Abb. 3.2: Trends in Pflegefachberufen, Berufsstand und Pflegebedürftigkeit (eigene Darstellung, in Anlehnung an: Statistisches Bundesamt 2021, 2022a, 2022b, 2023b, 2023e)

Basierend auf der gestiegenen Anzahl Pflegebedürftiger insgesamt, zeigt sich in den letzten Jahren ein gegensätzliches Bild bei der stationären Versorgung. Im Jahr 2021 waren 794.000 Personen in einem Pflegeheim untergebracht, was im Vergleich zu 2019 einem Rückgang von 3 % entspricht – dies ist der erste Rückgang seit Beginn des neuen Jahrtausends. Auch im Vergleich zu den Vorjahren war die Veränderung in der stationären Versorgung nur minimal. Die Zahl der Pflegebedürftigen in Pflegeheimen war in den Jahren 2017 und 2019 nahezu identisch und nur geringfügig höher als im Jahr 2021. Werden die Jahre 2017 mit 2015 verglichen, zeigt sich lediglich ein Anstieg von 4,5 %. *Diese Entwicklung zeigt den politisch gewollten Vorrang der häuslichen Versorgung gegenüber der stationären Versorgung, welcher seit den Pflegereformen deutlich zum Ausdruck kommt.* Die Heimquote, also der Anteil der Menschen in Pflegeheimen, ist seit dem Jahr 2001 weitgehend stabil bei etwa 30 % geblieben. Allerdings ist sie seit 2015 deutlich gesunken und betrug im Jahr 2021 nur noch 16,0 % (► Abb. 3.2). Obwohl die Zahl der Pflegebedürftigen, die in Pflegeheimen leben, seit dem Jahr 2001 gestiegen ist, fällt der Anstieg derjenigen, die zu Hause leben, wesentlich stärker aus, wodurch der Anteil der Heimbewohner im Vergleich zu allen Pflegebedürftigen abnimmt. Die derzeitige Stagnation bei der Anzahl der Pflegebedürftigen in der stationären Versorgung ist das Ergebnis besonderer Umstände. *Allerdings zeigt sich als langfristiger Trend ein deutlicher Anstieg der stationär versorgten Pflegebedürftigen, weshalb in den kommenden Jahren eine deutliche Erweiterung der Versorgungsstrukturen erforderlich sein wird.* Dafür ist vor allem eine Investition in den Ausbau des Pflegepersonals notwendig. Zum einen ist dies wichtig, um eine angemessene Pflegequalität durch einen ausreichenden Personalschlüssel zu gewährleisten. Zum anderen trägt dies dazu bei, die Belastung des Pflegepersonals zu reduzieren und langfristig eine gesunde und motivierte Belegschaft zu erhalten, die den Beruf weiterhin gerne ausüben möchte (Sommer 2023). Die lineare Wachstumsrate der Beschäftigten lag zwischen 2005 und 2021 bei 2 %. Mit Blick auf die Entwicklung der Ausbildungsplätze in den vormaligen Gesundheitsfachberufen und den neuen Gesundheitsfachberufen seit 2020, ist die Nachfrage jährlich um 5,9 % gestiegen.

Beachtlich ist die kontinuierlich wachsende Anzahl an Neuzugängen in stationären Pflegeeinrichtungen direkt aus dem Krankenhaus bei bisher unklarer Ursache. Lag der Anteil 2005 noch bei 31 %, stammten 2017 bereits 75 % aller Neuzugänge aus dem Krankenhaus. *Vor dem Hintergrund der zunehmend alternden Gesellschaft und steigendem Bedarf vollstationärer Pflegeplätze empfiehlt es sich für Pflegeheime enger mit Krankenhäusern vor Ort zusammenzuarbeiten.* In Abwägung sozialpolitischer versus wirtschaftlicher Bestrebungen drängt sich die Frage auf, ob eine Vielzahl an Pflegefällen vermeidbar wäre, wenn während des Krankenhausaufenthaltes dazu entsprechende Maßnahmen ergriffen worden wären (Heger et al. 2019). In Anlehnung an Herberg et al. (2023) ist erkennbar, dass die wachsende Fallschwere, höheres Lebensalter und teilweise fehlende familiäre Betreuungsnetze dazu beitragen, dass die Koordination medizinisch-pflegerischer Leistungen und sozialer Unterstützungsleistungen im Einzelfall nicht zu einer adäquaten Versorgungssituation beitragen. Verschiedene Lösungsansätze konnten dazu diskutiert werden. *Um Menschen möglichst im eigenen Lebens- und Betreuungsumfeld zu halten, ist ein ausgewogener Care-Mix aus Familienpflege und professioneller Pflege notwendig.* Die Betreuung eines vulnerablen Personenkreises erfordert eine professionelle Koordination zwischen professionellen und informellen Akteuren. Das Prinzip des Case Managements kann dabei effektiv genutzt werden, um medizinische, pflegerische und betreuende Leistungen abzustimmen. Eine starke Koordination von Pflegeleistungen ist als notwendig erkannt und wird in verschiedenen Projektansätzen wie Case Management, Pflegelosten, professioneller Krankenhausnachbetreuung und Gemeindeschwesteransätzen erprobt. *In Fällen, in denen die Regelversorgung an ihre Grenzen stößt, ist ein Case Management für Menschen mit Pflegebedarf besonders sinnvoll.* Die Entscheidung, ob eine neue Case Management-Organisation geschaffen oder bestehende Beratungsstrukturen einbezogen werden sollen, hängt von den regionalen Gegebenheiten und etablierten Versorgungsprozessen vor Ort ab (Herberg et al. 2023).

Vor dem Hintergrund der steigenden Zahl Pflegebedürftiger und zunehmendem Fachkräftemangel wird häufig über *Verbesserungen der Arbeitsbedingungen in der Pflege* berichtet und diskutiert. Pflegefachkräfte und Auszubildende wurden hinsichtlich ihrer aktuellen monatlichen Vergütung sowie ihrer Einschätzung im Vergleich zu anderen Berufsgruppen nach einer als angemessen empfundenen *Bezahlung* befragt. Die Ergebnisse zeigen, dass Pflegefachkräfte ohne Leitungsverantwortung im Durchschnitt eine um 37 % höhere Bezahlung als angemessen betrachten, während bei Pflegefachkräften mit Leitungsfunktion eine um 30 % höhere Bezahlung als angemessen angesehen wird. Insbesondere Berufsanfänger und Auszubildende äußern einen starken Wunsch nach einer verbesserten Bezahlung. Auch für die Gewinnung von Quereinsteigern und Berufsrückkehrern spielt die Vergütung aus Sicht der Pflegefachkräfte eine herausragende Rolle: Eine angemessene Bezahlung wird als besonders wichtiger Faktor genannt, der ihre Entscheidung für eine Beschäftigung in der Pflege beeinflusst. Gemessen an der Relevanz nimmt die Vergütung den höchsten Stellenwert ein. *Weitere relevante Faktoren sind Pflegequalität, Führung und Teamatmosphäre sowie Gesundheitsförderung und Prävention.* Damit wird erkennbar, dass sowohl unternehmensinterne als auch externe Faktoren relevante Stellschrauben für bessere Arbeitsbedingungen sein können (BMG 2023). Bezogen auf die Entlohnung wurde vom Gesetzgeber mit dem dritten Pflegestärkungsgesetz zum 1. Januar 2017 erstmals allen Pflegeeinrichtungen die Möglichkeit eröffnet, Tariflohnniveau im Rahmen von Pflegesatzverhandlungen durchzusetzen und damit Einfluss auf die Arbeitsattraktivität zu nehmen. Eine Lohnanpassung erfolgte dennoch nur zögerlich in der stationären Langzeitpflege. Mit Bewilligung von Tariflöhnen waren Betreiber von Pflegeeinrichtungen in der Pflicht, verhandelte Löhne ohne Einbehalte an Mitarbeitende auszuzahlen, was anhand der Grundlohnsumme der Sozialversicherungsbeiträge überprüft wurde. Damit wurde der vormalige Handlungskorridor zwischen verhandelten Entgelten und vertraglicher Entlohnung eingeschränkt und kann als mögliche Ursache der schleppenden Tarifdurchsetzung in Betracht gezogen werden. Erst mit dem Gesundheitsversorgungsweiterentwicklungsgesetz wurden Tariflöhne in der stationären Pflege seit September 2022 für zugelassene Einrichtungen verpflichtend eingeführt (BMG 2017, BMG 2021). Während Krankenhäuser in Abgrenzung zur stationären Langzeitpflege bereits 2012 erstmals durchschnittlich höhere Bruttovergütungen als das produzierende Gewerbe und Dienstleistungen zusammen an das Pflegepersonal vornahmen, gelang Pflegeeinrichtungen dieser Vorsprung erst 2020 (▶ Abb. 3.3).

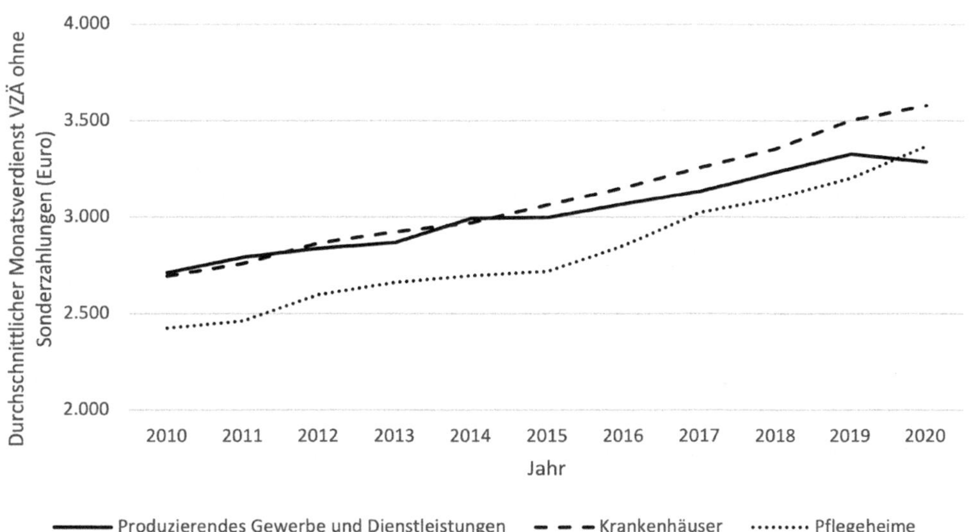

Abb. 3.3: Bruttoverdienste von Fachkräften in Deutschland (© Statistisches Bundesamt 2021)

Im Jahr 2020 lag die Grundvergütung ohne Zuschläge und Boni in Krankenhäusern 8,9 % und in Pflegeheimen 2,5 % über dem produzierenden Gewerbe und Dienstleistungen. Trotz zweier Betrachtungsjahre und ohne Wertung der Angemessenheit, liegen beide Werte hinter der subjektiv als angemessen empfundenen Bezahlung von 37 % über anderen Branchen.

Der Gesetzgeber verfolgt ferner zur Ressourcenstärkung eine Änderung der Personalsituation in der stationären Pflege. Bisher galt in den stationären Pflegeeinrichtungen in der Regel eine Fachkraftquote von jeweils 50 % Fachkräften und 50 % Hilfskräften. Seit der Verabschiedung des Pflege-Versicherungsgesetzes im Jahr 1994 sind mehrere Versuche zur Einführung eines einheitlichen Personalbemessungsinstrumentes in vollstationären Einrichtungen gescheitert. Jedoch hat der Gesetzgeber im Zweiten Pflegestärkungsgesetz nun die Vertragspartner der gemeinsamen Selbstverwaltung in der Pflege damit beauftragt, ein *wissenschaftlich fundiertes Verfahren zur einheitlichen Bemessung des Personalbedarfs in Pflegeeinrichtungen* nach quantitativen und qualitativen Maßstäben zu entwickeln und zu erproben. Den Zuschlag für die Entwicklung dieses Instruments erhielt die Universität Bremen mit der Forschungsgruppe um Prof. Rothgang nach einer europaweiten Ausschreibung. Nach Abschluss der Entwicklungsphase steht nun ein Personalbemessungsinstrument zur Verfügung, welches die angemessene Personalmenge für die Pflegebedürftigen in einer Einrichtung differenziert nach Qualifikationsniveaus ausweist. Dieses Instrument verwendet ein mathematisches Modell, dessen Parametrisierung als Algorithmus 1.0 anhand der empirischen Sollwerte erfolgt. Es ermöglicht sowohl eine Berechnung nach Pflegegraden als auch nach anderen Klassifizierungen von Pflegebedürftigen. Dabei haben sich die Pflegegrade als überraschend aussagekräftig in Bezug auf die angemessene Personalmenge erwiesen und eignen sich daher grundsätzlich gut. Insgesamt lässt sich feststellen, dass die Pflegepersonalkapazitäten deutlich gesteigert wurden. Dabei betrifft die Steigerung jedoch hauptsächlich Assistenzkräfte, vor allem ausgebildete Assistenzkräfte mit einer ein- oder zweijährigen Ausbildung nach Landesrecht. *Die Einrichtungen stehen hierbei vor einer doppelten strukturellen Herausforderung: Zum einen ist es erforderlich, zusätzliches Personal zu rekrutieren, und gleichzeitig müssen die innerbetrieblichen Strukturen weiterentwickelt werden.* Im Zuge dieser Entwicklungen werden Pflegefachpersonen vermehrt für ihre fachliche Kompetenz geschätzt. Gemäß den Empfehlungen des Berichts sollen sie sich verstärkt auf die Steuerung des Pflegeprozesses und die Koordination der Versorgung konzentrieren. In komplexen Versorgungssituationen wird von ihnen auch erwartet, die pflegerische Versorgung selbst zu übernehmen, insbesondere in Bezug auf die Vorbehaltsaufgaben gemäß § 4 Pflegeberufegesetz (PflBG). Darüber hinaus gehört es zu den Aufgaben der Pflegefachpersonen, die Pflegehilfs- und Assistenzpersonen aktiv in die pflegerische Versorgung einzubinden. In weniger komplexen Pflegesituationen sollen Pflegehilfs- und Assistenzpersonen hauptsächlich in der körperbezogenen Pflege und pflegerischen Betreuung tätig sein. Dies ermöglicht es den Pflegefachpersonen, entlastet zu werden und mehr Zeit für ihre spezifischen fachlichen Aufgaben zu haben. Im Januar 2021 wurde eine Modellphase gestartet, in der der neue Algorithmus der Rothgang-Studie in ausgewählten Einrichtungen erprobt wurde. Diese Testphase dauerte bis Juli 2023, danach wurden die gesammelten Erfahrungen ausgewertet und die Berechnungsmethode verbessert. Auf Grundlage dieser Erkenntnisse wird ein Algorithmus entwickelt, der bis Ende des Jahres 2025 mit einer Übergangsfrist in allen stationären Einrichtungen eingeführt werden soll. *Dieser Algorithmus wird festlegen, wie viele Pflegekräfte pro Bewohner eines bestimmten Pflegegrads notwendig sind, wie es im § 113c SGB XI definiert ist* (Rothgang 2020, BMG 2021b). Nach Stellungnahme des GKV-Spitzenverbandes hierzu sind erkennbare Effekte eher mittel- bis langfristig zu erwarten. Um das neue Personalbemessungsverfahren erfolgreich umzusetzen, sind mehr Schritte notwendig als nur die Vereinbarung einer Bundesempfehlung und die Anpassung der Rahmenverträge auf Landesebene. Es ist entscheidend, gleichzeitig die Hindernisse bei der Umsetzung zu analysieren und flankierende Maßnahmen sowohl auf der Bundes- als auch auf Landesebene zu ergreifen, um die angestrebte Personalmenge mit dem richtigen Qualifikationsmix flächendeckend zu erreichen. *Derzeit steht einer Einführung der neuen qualifikationsbezogenen Systematik die Tatsache entgegen, dass ausreichend Hilfskraftpersonal mit einer landesrechtlich geregelten Helfer- oder Assistenzausbildung in der Pflege, die mindestens ein Jahr dauert, auf dem Arbeitsmarkt fehlt.* Selbst wenn die oben genannten Maßnahmen ergriffen werden, um dieses Ziel zu erreichen, wird es noch mehrere Jahre dauern. Es liegt nun in der Verantwortung des Gesetzgebers zu entscheiden, ob eine unbefristete Verzögerung bei der Umsetzung der qualifikationsbezogenen Vorgaben des § 113c SGB XI akzeptabel ist. Andernfalls wäre eine gesetzliche Änderung im Umgang mit dem Hilfskraftpersonal mit einer landesrechtlich geregelten Helfer- oder Assistenzausbildung erforderlich (GKV-Spitzenverband 2023).

3.2.4 Zusammenfassung

Die Umsetzung bedarfsorientierter Pflege in stationären Pflegeeinrichtungen in Deutschland kann variieren. Grundsätzlich ist das Ziel der stationären Langzeitpflege, die individuellen Bedürfnisse und Pflegeanforderungen der Bewohnerinnen und Bewohner zu berücksichtigen und eine bedarfsgerechte Versorgung zu gewährleisten. Dazu gehört die Förderung der Selbstbestimmung, der Teilhabe und eine umfassende Betreuung. In vielen Pflegeeinrichtungen wird versucht, bedarfsorientierte Pflegekonzepte umzusetzen, welche auf die spezifischen Anforderungen und Bedürfnisse der Bewohnerinnen und Bewohner eingehen. Dies kann z. B. durch individuelle Pflegepläne, regelmäßige Bedarfsanalysen sowie die Einbindung der Bewohnerinnen und Bewohner in die Pflegeplanung geschehen. Auch konnten verschiedene Modellansätze zeigen, dass die Öffnung der stationären Versorgung und die Integration von Tagespflege eine Möglichkeit zur Steigerung der bedarfsorientierten Pflege darstellen können. Allerdings ist es wichtig zu beachten, dass es auch Herausforderungen gibt, die die bedarfsorientierte Pflege in der stationären Langzeitpflege beeinflussen können. Dazu gehören z. B. Personalmangel, Zeitressourcen und bürokratische Strukturen, welche die individuelle Pflegeplanung und Betreuung erschweren können. *Letztendlich hängt die Umsetzung bedarfsorientierter Pflege von der jeweiligen Pflegeeinrichtung, dem Personal und den vorhandenen Ressourcen ab.* Es gibt sicherlich Einrichtungen, die erfolgreich bedarfsorientierte Pflege praktizieren, während es in anderen noch Verbesserungspotenzial geben kann. Infolge der gesetzlichen Neuausrichtung der Pflegeberufe mit entsprechender Kompetenzverortung und dem neuen Personalbemessungsansatz ist die Komplexität in der stationären Pflegelandschaft insgesamt angestiegen. Letztlich bleibt abzuwarten, in welchem Umfang die formulierte Stärkung der Pflegerolle und die Erhöhung qualifizierter Assistenzkräfte zur Optimierung von Routineprozessen und Arbeitsabläufen führen kann und damit auch die Voraussetzung einer bedarfsorientierten Versorgung erfüllt. Externe Einflüsse des Gesetzgebers zur Verbesserung der Arbeitssituation sind mit den genannten Reformschritten erkennbar. Ein unmittelbarer Einfluss auf die Pflegequalität ist damit gegeben, letztlich dennoch maßgeblich von einrichtungsinternen Gegebenheiten wie Standards etc. abhängig. Pflegeunternehmen obliegt ferner durch geeignete Maßnahmen Einfluss auf Führung und die Teamatmosphäre sowie Gesundheitsförderung und Prävention zu nehmen. Branchenspezifische Besonderheiten wie überdurchschnittlich hohe Krankenstände, Fluktuation und Ausstieg aus dem Pflegeberuf konterkarieren nicht zuletzt die besten Zielabsichten im Sinne verbesserter Arbeitsbedingungen und lassen deren Umsetzung in die Ferne rücken.

Trotz einiger problematischer Aspekte wird der Pflegemarkt als ein lukrativer Wachstumsmarkt angesehen. Dies bedeutet, dass es die Möglichkeit gibt, langfristig gute finanzielle Erträge im Bereich der *Sozialimmobilien* zu erzielen. Eine Herausforderung besteht darin, dass der Pflegemarkt durch die Verpflichtung der Pflegeversicherung zur Zusammenarbeit mit allen Anbietern geprägt ist, was zu einer Veränderung der Priorität von sozialer Versorgung hin zu wirtschaftlicher Effizienz führen kann. In diesem Kontext haben Unternehmen, welche in diesem Bereich tätig sind, bestimmte Handlungsspielräume, um sich selbst an soziale Zielen zu binden, wie zum Beispiel durch *Corporate Social Responsibility*. In der Politik der Europäischen Union wird auch von *Sozialunternehmen* gesprochen, jedoch sind damit explizit nicht die sozialen Organisationen der freien Wohlfahrtspflege gemeint (Schulz-Nieswandt 2020).

Die Nettoumsatzrendite, also das Betriebsergebnis abzüglich von Steuern, Zinsen und Pacht, bezogen auf den Umsatz, liegt durchschnittlich zwischen 2 % und 6 %. Laut Deutschem Sparkassen und Großverband betrug der Median für stationäre Pflegeeinrichtungen bundesweit im Jahr 2017 3,5 %, was einen Anstieg gegenüber 2003 (1,35 %) und 2010 (2,0 %) verdeutlicht (Heger et al. 2019, Schulz-Nieswandt 2020). Bezogen auf Korian, den größten Pflegeheimbetreiber in Deutschland, entspricht dies bei einem Umsatz von 3,135 Mrd. € im Jahr 2017 einem Gewinn von knapp 10 Mio. € (Korian 2018).

Literatur

Augurzky, B., Krolop, S., Mennicken, R. et al. (2011). *Pflegeheim Rating Report 2011: Boom ohne Arbeitskräfte?*. RWI Materialien, No. 68, Rheinisch-Westfälisches Institut für Wirtschaftsforschung (RWI). Zugriff am 04.09.2024 unter: https://d-nb.info/1019311975/34

Brandenburg, H. & Baranzke, H. (2017). *Personenzentrierte Langzeitpflege – Herausforderungen und Perspektiven.* Zeitschrift für medizinische Ethik, 63(1), 3–14. doi: https://doi.org/10.14623/zfme.2017.1.3-14

Bundesministerium für Gesundheit (BMG) (Hrsg.) (2021). Gesetz zur Weiterentwicklung der Gesundheitsversorgung. Zugriff am 26.07.2023 unter: https://www.bundesgesundheitsministerium.de/gesundheitsversorgungsweiterentwicklungsgesetz.html

Bundesministerium für Gesundheit (BMG) (Hrsg.) (2021a). *Roadmap zur Verbesserung der Personalsituation in der Pflege und zur schrittweisen Einführung eines Personalbemessungsverfahrens für vollstationäre Pflegeeinrichtungen.* Zugriff am 26.06.2023 unter: https://www.bundesgesundheitsministerium.de/fileadmin/Dateien/3_Downloads/K/Konzertierte_Aktion_Pflege/Roadmap_zur_Einfuehrung_eines_Personalbemessungsverfahrens.pdf

Bundesministerium für Gesundheit (BMG) (Hrsg.) (2023). *Zahlen und Fakten zur Pflegeversicherung.* Zugriff am 16.07.2024 unter: https://www.bundesgesundheitsministerium.de/fileadmin/Dateien/3_Downloads/Statistiken/Pflegeversicherung/Zahlen_und_Fakten/Zahlen_und_Fakten_Dezember_2023.pdf

Bundesministerium für Gesundheit (BMG) (Hrsg.) (2023a). *Ratgeber Pflege.* Berlin

Bundesministerium für Gesundheit (BMG) (Hrsg.) (2023b). *Pflegearbeitsplatz mit Zukunft.* Berlin

Bundesministerium für Gesundheit (BMG) (Hrsg.) (2017). *Drittes Pflegestärkungsgesetz (PSG III).* Zugriff am 26.07.2023 unter: https://www.bundesgesundheitsministerium.de/service/begriffe-von-a-z/p/pflegestaerkungsgesetz-drittes-psg-iii.html

Cramer, H. & Schönberg, F. (2020). *Chancen und Herausforderungen integrierter Tagespflege aus Nutzer- und Mitarbeiterperspektive. Ergebnisse einer Evaluationsstudie.* Pflege und Gesellschaft, 25(3), 228–241.

Deutscher Bundestag (2017). *Kurzinformation Langzeitpflege*, Berlin.

Freund, H. (2013). *Altersmedizin und Geriatrisches Assessment.* ÄP NeurologiePsychiatrie (1) 24–31.

GKV-Spitzenverband (Hrsg.) (2023). *Gemeinsame Empfehlungen nach § 113c Absatz 4 SGB XI zum Inhalt der Rahmenverträge nach § 75 Absatz 1 SGB XI i. V. m. § 113c Absatz 5 SGB XI in der vollstationären Pflege.* Zugriff am 26.07.2023 unter: https://www.gkv-spitzenverband.de/media/dokumente/pflegeversicherung/richtlinien__vereinbarungen__formulare/rahmenvertraege__richtlinien_und_bundesempfehlungen/2023_02_22_Empfehlungen_nach_113c_Abs_4_SGB_XI.pdf

Hämel K. & Brandenburg H. (2021) *Versorgung und Teilhabe im Quartier – Beiträge stationäre Pflegeeinrichtungen.* Z Gerontol Geriat 54, 321–323. doi: https://doi.org/10.1007/s00391-021-01909-4

Hasseler, M., Janda, C., Czaputa, E. et al. (2021). *Eigenständig handeln in der Langzeitpflege.* Pflege Z, 74 (10), 14–18. doi: https://doi.org/10.1007/s41906-021-1130-7

Heger, D., Augurzky, B., Kolodziej, I. et al. (2019). *Pflegeheim Rating Report 2020.* Heidelberg: Medhochzwei.

Herberg, S., Teuteberg, F. & Zerth, J. (2023). *Case Management für Personen mit Pflegebedarf und gebrechliche ältere Personen.* Gesundheitsökonomie & Qualitätsmanagement 28(01), 26–33. doi: https://doi.org/10.1055/a-1989-6370

Hower, K., Şahin, C., Stock, S. et al. (2019). *Medizinisch-pflegerische Versorgung älterer Menschen in Deutschland.* In: Schulz-Nieswandt, F., Hank, K., Wagner, M. & Zank, S. (Hrsg.). Alternsforschung, 285–312. Baden-Baden: Nomos.

Hummel, K. (1986). *Das gemeinwesenorientierte Konzept der Altenarbeit.* In: Hummel, K. &

Steiner-Hummel, I. (Hrsg.). Wege aus der Zitadelle: gemeinwesenorientierte Konzepte in der Altenpflege, 1–72. Hannover: Vincentz.

Jacobs, K., Kuhlmey, A., Greß et al. (2022). *Pflege-Report 2022. Spezielle Versorgungslagen in der Langzeitpflege.* Berlin: Springer.

Korian (2018). *Pressebericht vom 14. März 2018.* Korian Jahreszahlen 2017. München.

Rothgang, H. (2020). *Pflegepersonalbemessungsinstrument für stationäre Langzeitpflege. Verband der Ersatzkassen.* Zugriff am 26.07.2023 unter: https://www.vdek.com/magazin/ausgaben/2020-02_corona/personalbemessung.html

Schulz-Nieswandt, F. (2020). *Der Sektor der stationären Langzeitpflege im sozialen Wandel.* Wiesbaden: Springer.

Sommer, P. (2023). *Die Zahl der Pflegebedürftigen steigt auf 5 Mio. - weit überwiegend in häuslicher Versorgung. Infografiken Sozialpolitik und Soziale Lage.* Universität Duisburg Essen. Zugriff am 25.07.2023 unter: https://www.sozialpolitik-aktuell.de/files/sozialpolitik-aktuell/_Politikfelder/Gesundheitswesen/Datensammlung/PDF-Dateien/abbVI16_Thema_Monat_02_23.pdf

Statistisches Bundesamt (Hrsg.) (2021). *Löhne in der Pflege: Bruttoverdienste von Fachkräften in Krankenhäusern und Heimen 2020 rund ein Drittel höher als 2010.* Zugriff am 21.07.2023 unter: https://www.destatis.de/DE/Presse/Pressemitteilungen/2021/05/PD21_N032_622.html

Statistisches Bundesamt (Hrsg.) (2022a). *Pflegestatistik 2021.* Wiesbaden. Zugriff am 14.09.2024 unter: https://www.destatis.de/DE/Themen/Gesellschaft-Umwelt/Gesundheit/Pflege/Publikationen/Downloads-Pflege/laender-pflegebeduerftige-5224002219005.html

Statistisches Bundesamt (Hrsg.) (2022b). *Ausbildung in der Pflege 2021: 5 % mehr neue Ausbildungsverträge als im Vorjahr.* Zugriff am 21.07.2023 unter: https://www.destatis.de/DE/Presse/Pressemitteilungen/2022/07/PD22_314_212.html

Statistisches Bundesamt (Hrsg.) (2023a). *Gesundheitsausgaben.* Zugriff am 20.07.2023 unter: https://www.destatis.de/DE/Themen/Gesellschaft-Umwelt/Gesundheit/Gesundheitsausgaben/_inhalt.html

Statistisches Bundesamt (Hrsg.) (2023b). *Zahl der Beschäftigten in ambulanten Pflegediensten binnen 20 Jahren mehr als verdoppelt.* Zugriff am 20.07.2023 unter: https://www.destatis.de/DE/Presse/Pressemitteilungen/2023/05/PD23_N029_23.html

Statistisches Bundesamt (Hrsg.) (2023c). *15. koordinierte Bevölkerungsvorausberechnung.* Zugriff am 21.07.2023 unter: https://www.destatis.de/DE/Themen/Gesellschaft-Umwelt/Bevoelkerung/Bevoelkerungsvorausberechnung/begleitheft.html

Statistisches Bundesamt (Hrsg.) (2023d). *Mehr Pflegebedürftige.* Zugriff am 25.07.2023 unter: https://www.destatis.de/DE/Themen/Querschnitt/Demografischer-Wandel/Hintergruende-Auswirkungen/demografie-pflege.html

Statistisches Bundesamt (Hrsg.) (2023e). *Weniger neue Ausbildungsverträge in der Pflege im Jahr 2022.* Zugriff am 21.07.2023 unter: https://www.destatis.de/DE/Presse/Pressemitteilungen/2023/04/PD23_134_212.html

Statistisches Bundesamt (Hrsg.) (2025). *Pressemitteilung Nr. 478 vom 18. Dezember 2024.* Zugriff am 11.01.2025 unter: https://www.destatis.de/DE/Presse/Pressemitteilungen/2024/12/PD24_478_224.html

Verband der Ersatzkassen (VDEK) (Hrsg.) (2021). *Finanzielle Entlastung für Heimbewohner.* Zugriff am 20.07.2023 unter: https://www.vdek.com/magazin/ausgaben/2021-06/pflege-finanzielle-entlastung-heimbewohner.html

Verband der Ersatzkassen (VDEK) (Hrsg.) (2023a). *Daten zum Gesundheitswesen.* Zugriff am 20.07.2023 unter: https://www.vdek.com/presse/daten/d_versorgung_leistungsausgaben.html

Verband der Ersatzkassen (VDEK) (Hrsg.) (2023b). *Daten zum Gesundheitswesen: Soziale Pflegeversicherung.* Zugriff am 20.07.2023 unter: https://www.vdek.com/presse/daten/f_pflegeversicherung.html

Verband der Ersatzkassen (VDEK) (Hrsg.) (2023c). *Daten zum Gesundheitswesen: Soziale Pflegeversicherung (SPV).* Zugriff am 20.07.2023 unter: https://www.vdek.com/presse/daten/f_pflegeversicherung.html

Verband der Ersatzkassen (VDEK) (Hrsg.) (2024). *Leistungszuschlag (Pflegeheim).* Zugriff am 17.01.2024 unter: https://www.vdek.com/presse/glossar_gesundheitswesen/leistungszuschlag-pflegeheim.html

3.3 Sektor ambulante Pflege

Sabrina Roßius

3.3.1 Entwicklung und Aufbau des Gesundheitswesens

Um zahlreiche Zusammenhänge verstehen zu können, lohnt sich ein Blick zu den historischen Wurzeln des deutschen Gesundheitssystems. Diese reichen bis ins Mittelalter zurück. In dieser Zeit wurden verschiedene Handwerker z. B. in sogenannten Zünften organisiert. Interessanterweise finden sich in diesen Zünften Vorläufer des heutigen solidarischen Krankenversicherungssystems. Die Mitglieder der Zünfte leisteten Beiträge in einen gemeinsamen Fonds, aus dem individuelle Unterstützung gewährt wurde, fällt ein Mitglied aufgrund von Krankheit in Not.

Mit dem Beginn der Industrialisierung im 19. Jhd. entstanden schließlich Fabrikarbeiter-Krankenkassen. Eine Vereinheitlichung der verschiedenen sozialen Absicherungsformen erfolgte durch die sozialpolitischen Maßnahmen gegen Ende des 19. Jahrhunderts, insbesondere durch die sogenannte Bismarck'sche Sozialgesetzgebung. 1883 wurde die Krankenversicherung als erste Säule eingeführt und hatte zunächst die Absicht, insbesondere die arbeitende Bevölkerung in Industrie, Handwerk und Kleingewerbe abzusichern (Simon 2021).

Alle Versicherten hatten einen rechtlichen Anspruch auf kostenlose ärztliche Versorgung und Medikamente sowie auf Kranken- und Sterbegeld. Etwa 10 % der Bevölkerung waren zu dieser Zeit krankenversichert. Dies steht im Gegensatz zu heute, da nahezu 100 % der Bevölkerung eine Krankenversicherung haben und eine entsprechende Verpflichtung vorliegt (Simon 2021).

Die Einführung der gesetzlichen Unfallversicherung folgte im Jahr 1884 und wurde durch die Rentenversicherung im Jahr 1889 ergänzt. Die Arbeitslosenversicherung für Arbeiter und Angestellte wurde 1927 eingeführt. Die Unfallversicherung bietet unter anderem medizinische Leistungen im Falle von arbeitsbedingten Unfällen und Berufskrankheiten sowie finanzielle Unterstützung bei arbeitsbedingter Erwerbsunfähigkeit und im Todesfall. Sie finanziert sich ausschließlich durch Beiträge der Arbeitgeber. Die gesetzliche Rentenversicherung wird zu gleichen Teilen durch Beiträge der Arbeitnehmer und Arbeitgeber finanziert. Sie zahlt Altersrenten, Erwerbsminderungsrenten und bietet Rehabilitationsleistungen für erwerbstätige Personen an (Simon 2021).

Erst im Jahr 1995 wurde der fünfte Zweig des Sozialversicherungssystems eingeführt: die Pflegeversicherung. Diese wird in diesem Kapitel zur ambulanten Gesundheitsversorgung, eine große Bedeutung einnehmen. Die Pflegeversicherung übernimmt einen Anteil der Kosten für Betreuung und Pflege, wenn Menschen in Deutschland pflegebedürftig werden. Die gesetzlichen Vorgaben zu den fünf Zweigen der Sozialversicherung finden sich in den entsprechenden Sozialgesetzbüchern (Simon 2021).

Auf nationaler Ebene übernimmt das Bundesministerium für Gesundheit (BMG 2023a) die Verantwortung für die Gestaltung der Gesundheitspolitik in Deutschland. Das Ministerium ist maßgeblich an der Erarbeitung von Gesetzen und der Ausarbeitung von Verwaltungsvorschriften für die Aktivitäten der Selbstverwaltung im Gesundheitswesen beteiligt. Darüber hinaus beaufsichtigt das BMG (2023a) eine Reihe von Institutionen und Behörden, die sich mit umfassenden Gesundheitsfragen beschäftigen. Dazu gehören das Bundesinstitut für Arzneimittel und Medizinprodukte (BfArM) und das Paul-Ehrlich-Institut (PEI). Für die Zulassung von Arzneimitteln ist beispielweise das BfArM verantwortlich, während das PEI die Zulassung von Impfstoffen überwacht.

Im Rahmen der gesetzlichen Krankenversicherung spielt der Gemeinsame Bundesausschuss (G-BA) eine zentrale Rolle als höchstes Beschlussgremium der gemeinsamen Selbstverwaltung im Gesundheitswesen auf Bundesebene. Der G-BA setzt sich aus Vertretern von Ärztinnen und Ärzten, Zahnärztinnen und Zahnärzten, Psychotherapeutinnen und Psychotherapeuten, gesetzlichen Krankenkassen, Krankenhäusern und Patientenvertreterinnen und -vertretern zusammen. Als zentrales Organ der Selbstverwaltung auf Bundesebene trifft der G-BA Entscheidungen über die Leistungen, die von den gesetzlichen Krankenkassen finanziert werden, und darüber, wie sie erbracht werden sollen. Großes Defizit in der Zukunftsgestaltung relevanter Entscheidungen in Bezug auf die berufliche Pflege, ist die fehlende Beteiligung der Interessenvertretung Profession Pflege im G-BA.

Ebenfalls verantwortlich sind die Verantwortlichen im G-BA für die Implementierung von Qualitätsmaßnahmen in der Versorgung. Bei seiner Arbeit wird der G-BA vom Institut für Qualität und Wirtschaftlichkeit im Gesundheitswesen (IQWiG) unterstützt. Das IQWiG bewertet den Nutzen und die Risiken medizinischer Behandlungs- und Untersuchungsmethoden. Die gewonnenen Erkenntnisse werden von Experten in ausgewählten Themenbereichen ausgewertet (Simon 2021).

Im deutschen Gesundheitswesen gibt es eine breite Palette von Akteurinnen und Akteuren aber auch Organisationen, die eine entscheidende Rolle spielen (Simon 2021):

1. *Krankenkassen*: Gesetzliche Krankenkassen sind verpflichtet, Bürgerinnen und Bürger zu versichern und sicherzustellen, dass sie medizinische Leistungen erhalten. Sie schließen Verträge mit verschiedenen Institutionen und Organisationen, darunter die Kassenärztlichen und Kassenzahnärztlichen Vereinigungen sowie Verbände von Ärzten, Krankenhäusern und Apothekern. Der Dachverband aller gesetzlichen Krankenkassen auf Bundesebene ist als »GKV-Spitzenverband« bekannt. Private Krankenversicherungen bieten Voll-, Teil- und Zusatzversicherungen an und werden durch den PKV-Verband vertreten.
2. *Kassenärztliche und -zahnärztliche Vereinigungen*: Ärztinnen und Ärzte und psychologische Psychotherapeutinnen und -therapeuten, die Leistungen über die gesetzliche Krankenversicherung abrechnen, sind in den Bundesländern in Kassenärztlichen Vereinigungen (KV) und Zahnärztinnen und Zahnärzte in Kassenzahnärztlichen Vereinigungen (KZV) organisiert. Auf Bundesebene sind die Kassenärztliche Bundesvereinigung (KBV) und die Kassenzahnärztliche Bundesvereinigung (KZBV) für die Koordinierung und Interessenvertretung zuständig.
3. *Krankenhausgesellschaft*: Die Deutsche Krankenhausgesellschaft (DKG) vertritt die Interessen von Spitzen- und Landesverbänden verschiedener Krankenhausträger, darunter gemeinnützige Städte, Gemeinden, Kirchen, Organisationen und private Träger.
4. *Ärzte-, Zahnärzte-, Psychotherapeuten- und Apothekerkammern*: Auf Landesebene sind Ärztinnen und Ärzte, Zahnärztinnen und Zahnärzte, Psychotherapeutinnen und Psychotherapeuten und Apothekerinnen und Apotheker Pflichtmitglieder ihrer jeweiligen Landeskammer. Diese Kammern überwachen die Berufspflichten, die Einhaltung der Richtlinien zur Strahlensicherheit, kümmern sich um die Berufsanerkennung, Facharztprüfungen und Schlichtung bei Behandlungsfehlervorwürfen. Auf Bundesebene haben sie entsprechende Bundeskammern eingerichtet.
5. *Öffentlicher Gesundheitsdienst (ÖGD)*: Der ÖGD hat die Aufgabe, die Bevölkerung vor Gesundheitsgefahren zu schützen. Dies umfasst Maßnahmen zur Hygiene in Gemeinschaftseinrichtungen, den Infektionsschutz und die allgemeine Gesundheitsförderung. Die kommunalen Gesundheitsämter spielen dabei eine wichtige Rolle

und bieten auch Beratung und Unterstützung bei psychosozialen Problemen.

6. *Apothekerinnen und Apothekerverbände*: Apotheken sind für die Abgabe von Arzneimitteln an Verbraucher zuständig und bieten Informationen und Beratung zu Arzneimitteln. Die Apothekerinnen und Apothekerverbände schließen Verträge mit den Krankenkassen bzw. dem GKV-Spitzenverband (BMG 2022a).

3.3.2 Der ambulante Versorgungssektor

Der ambulante Versorgungssektor in Deutschland bezieht sich auf die medizinische Versorgung und Pflege, die außerhalb von Krankenhäusern und anderen stationären Einrichtungen stattfindet. Dieser Sektor umfasst eine breite Palette von Gesundheitsdiensten, die von niedergelassenen Ärzten, Fachärzten, Zahnärzten, Psychologen, Therapeuten und anderen Gesundheitsfachkräften erbracht werden.
Die ambulante Gesundheitsversorgung in Deutschland zeichnet sich durch verschiedene wichtige Merkmale und Dienstleistungen aus (Simon 2021):

1. *Niedergelassene Ärztinnen und Ärzte:* In Deutschland gibt es eine Vielzahl von niedergelassenen Ärztinnen und Ärzte, darunter Allgemeinmedizinerinnen und -mediziner und Fachärztinnen und Fachärzte. Patientinnen und Patienten können einen Termin vereinbaren, um medizinische Versorgung und Beratung in den Praxen zu erhalten.
2. *Hausärztinnen und Hausärzte:* Die Hausärztin oder der Hausarzt spielen eine wichtige Rolle im deutschen Gesundheitssystem und dienen oft als erste Anlaufstelle für medizinische Probleme. Patientinnen und Patienten können bei Bedarf von ihrer Hausärztin oder ihrem Hausarzt, wie auch Fachärztin oder Facharzt überwiesen werden.
3. *Spezialisierte Fachärztinnen oder Fachärzte:* Es gibt eine breite Palette von spezialisierten Fachärztinnen und Fachärzten, die auf bestimmte medizinische Fachgebiete wie Kardiologie, Gastroenterologie, Dermatologie, Neurologie und viele andere spezialisiert sind.
4. *Zahnärztinnen und Zahnärzte:* Diese kümmern sich um die Mundgesundheit und bieten Dienstleistungen wie Zahnreinigungen, Füllungen, Wurzelbehandlungen und Zahnersatz an.
5. *Psychologische und psychotherapeutische Dienstleistungen:* Psychologinnen und Psychologen sowie Psychotherapeutinnen und Psychotherapeuten bieten Behandlungen für psychische Gesundheitsprobleme und psychosoziale Unterstützung an.
6. *Apotheken:* Apotheken sind weit verbreitet und versorgen die Bevölkerung mit verschreibungspflichtigen und rezeptfreien Medikamenten. Apothekerinnen und Apotheker bieten auch pharmazeutische Beratung an.
7. *Physiotherapie und Ergotherapie:* Diese Dienstleistungen werden angeboten, um Patientinnen und Patienten bei der Rehabilitation nach Verletzungen oder Operationen zu unterstützen und die Beweglichkeit wiederherzustellen.
8. *Präventive Maßnahmen:* Ambulante Gesundheitsdienste umfassen auch präventive Maßnahmen wie Impfungen, Gesundheitsvorsorgeuntersuchungen und Gesundheitsberatung.
9. *Ambulante Operationen:* Einige chirurgische Eingriffe können ambulant in spezialisierten Einrichtungen durchgeführt werden, ohne dass ein stationärer Aufenthalt erforderlich ist.
10. *Pflegedienste:* Ambulante Pflegedienste bieten Unterstützung und Pflege für ältere Menschen, Kranke oder Menschen mit Behinderungen in ihrem eigenen Zuhause an.

Die ambulante Gesundheitsversorgung in Deutschland ist darauf ausgerichtet, eine breite Palette von Gesundheitsbedürfnissen der Bevölkerung zu erfüllen und einen leicht zugänglichen, qualitativ hochwertigen medizinischen Service zu bieten. Die meisten Menschen suchen zunächst ambulante Gesundheitsdienste auf, bevor sie gegebenenfalls in ein Krankenhaus eingewiesen werden, dies soll die Effizienz des Gesundheitssystems fördern (KBV 2023).

3.3.3 Finanzierung des ambulanten Gesundheitssektors

Die ambulante Gesundheitsversorgung in Deutschland wird über ein komplexes System der Finanzierung und Abrechnung geregelt. Folgende Übersicht stellt die wichtigsten Finanzierungsquellen und -mechanismen für die ambulante Gesundheitsversorgung in Deutschland dar (Simon 2021):

1. *Gesetzliche Krankenversicherung (GKV):* Die Mehrheit der Bevölkerung in Deutschland ist gesetzlich krankenversichert. Arbeitnehmer und Arbeitgeber zahlen Beiträge zur GKV, die den Großteil der Finanzierung der ambulanten Versorgung abdecken. Die GKV erstattet die Kosten für Arztbesuche, Medikamente und andere ambulante Leistungen, wobei die Patientinnen und Patienten in der Regel eine Zuzahlung leisten müssen.
2. *Kassenärztliche Vereinigungen (KV):* Die KV sind regionale Organisationen von Ärztinnen und Ärzten, die die ambulante Versorgung organisieren und abrechnen. Sie schließen Verträge mit den Krankenkassen, um sicherzustellen, dass die Patientinnen und Patienten Zugang zu Ärztinnen und Ärzten, aber auch anderen Gesundheitsdienstleisterinnen und -dienstleistern haben.
3. *Honorarärztinnen sowie Honorarärzte und -leistungen*: Ärztinnen und Ärzte im ambulanten Sektor werden in der Regel nach dem Einheitlichen Bewertungsmaßstab (EBM) vergütet. Dieser Maßstab legt fest, wie viele Ärzte bestimmte Leistungen erhalten. Die Gebührenordnung für Ärztinnen und Ärzte (GOÄ) gilt für privat versicherte Patientinnen und Patienten sowie Selbstzahlerinnen und Selbstzahler und ermöglicht Ärztinnen und Ärzte, ihre Leistungen privat zu berechnen.
4. *Private Krankenversicherung (PKV)*: Privatversicherte Patientinnen und Patienten haben eine private Krankenversicherung und erhalten ambulante Leistungen, einschließlich der Kosten für Besuche bei Ärztinnen und Ärzten und Medikamente, über ihre Versicherung. Die PKV erstattet oft höhere Beiträge für Leistungen als die GKV.
5. *Eigenanteil und Zuzahlungen:* In Deutschland sind Patientinnen und Patienten in der Regel verpflichtet, einen Eigenanteil und Zuzahlungen für bestimmte Leistungen zu leisten. Dies soll ein Kostenbewusstsein schaffen und die Gesundheitskosten kontrollieren.
6. *Steuermittel:* Ein Teil der Finanzierung der ambulanten Versorgung stammt aus Steuermitteln. Die öffentliche Hand trägt zur Finanzierung des Gesundheitssystems bei und gewährleistet die Versorgung von Patientinnen und Patienten, die nicht gesetzlich oder privat versichert sind.
7. *Budgetierung:* In einigen Bereichen der ambulanten Versorgung werden Budgets festgelegt, um die Ausgaben für Ärztinnen und Ärzte u. a. Gesundheitsdienstleisterinnen und -dienstleister zu begrenzen. Dies soll die Kosten im Gesundheitssystem kontrollieren.

Es ist wichtig zu beachten, dass die Finanzierung der ambulanten Gesundheitsversorgung in Deutschland von verschiedenen Faktoren abhängt, einschließlich des Versicherungsstatus der Patientinnen und Patienten, der Art der erbrachten Leistungen und der regionalen

Gegebenheiten. Das deutsche Gesundheitssystem zeichnet sich durch eine Kombination aus gesetzlicher und privater Krankenversicherung sowie staatlichen und privaten Finanzierungsmitteln aus, um die ambulante Gesundheitsversorgung sicherzustellen (BMG 2023c).

Beispielsweise wurden im Jahr 2021 81,4 Mrd. € für das Gesundheitswesen in Deutschland aus staatlichen Geldern und Zuschüssen finanziert. Das ist eine Steigerung von 12,9 Mrd. € im Vergleich zum Vorjahr. Diese staatlichen Zahlungen machen jetzt 17,5 % der Gesamtausgaben von 465,9 Mrd. € aus. Ein primärer Grund für diesen Anstieg sind die direkten Gelder, die die Regierung eingesetzt hat, um gegen die COVID-19 Pandemie zu kämpfen.

Im Beispielsjahr 2021 hat die Regierung direkt über den Gesundheitsfonds 17,2 Mrd. € für verschiedene Dinge bezahlt, wie zum Beispiel an Gesundheitseinrichtungen, um Schutzmasken zu kaufen, um COVID-19 Tests durchzuführen und um Impfzentren zu unterstützen. Zusätzlich zu diesen direkten Zahlungen hat die Regierung noch 5,0 Mrd. € für andere Dinge bezahlt, um der Pandemie entgegenzuwirken. Auch die Beschaffung von Impfstoffen hat die Regierung mit etwa 3,5 Mrd. € unterstützt. Ebenfalls haben die Regierungsverantwortlichen 1,0 Mrd. € für die Pflege bezahlt, um zusätzliche Kosten zu decken.

Die Hauptquelle für das Geld, das für das Gesundheitswesen ausgegeben wurde, waren immer noch die Beiträge zur Sozialversicherung, die 286,8 Mrd. € ausmachten. Sie stellten 61,6 % der Gesamtausgaben von 465,9 Mrd. € dar. Arbeitgeber zahlen 113,7 Mrd. € (24,4 %), und Arbeitnehmer zahlen 111,7 Mrd. € (24,0 %) dieser Beiträge. Andere Beiträge zur Sozialversicherung, wie z. B. Beiträge von Rentenversicherungsträgern für die Krankenversicherung von Rentnerinnen und Rentnern, machen 13,2 % (61,4 Mrd. €) der Gesamtausgaben aus (Statistisches Bundesamt 2023a).

Zusätzlich zur Sozialversicherung gab es noch andere Einnahmen aus dem Inland, wie zum Beispiel Zahlungen von Privathaushalten für Pflege, die 61,9 Mrd. € oder 13,3 % der Ausgaben ausmachten. Es gab auch Pflichtprämien, wie sie für private Krankenversicherungen erhoben wurden, die 29,8 Mrd. € oder 6,4 % der Ausgaben darstellen. Freiwillige Prämien, wie für Zusatzkrankenversicherungen, machen 5,9 Mrd. € oder 1,3 % der Gesamtausgaben aus (Statistisches Bundesamt 2023a).

3.3.4 Die Pflegeversicherung – eine besondere Rolle bei der Leistungserbringung

Die Pflegeversicherung wurde am 1. Januar 1995 als eigenständiger Zweig der Sozialversicherung eingeführt und gilt für gesetzlich und privat Versicherte. Gesetzlich krankenversicherte Personen sind automatisch in der sozialen Pflegeversicherung versichert, während privat krankenversicherte Personen eine private Pflegeversicherung abschließen müssen. Die Finanzierung der Leistungen erfolgt durch Beiträge, die Arbeitnehmerinnen und Arbeitnehmer sowie Arbeitgeberinnen und Arbeitgeber überwiegend paritätisch entrichten.

Die Leistungen aus der sozialen Pflegeversicherung hängen von der Dauer der Pflegebedürftigkeit, dem Pflegegrad und der Art der Pflege ab. Pflegebedürftige haben unterschiedliche Pflegegrade, abhängig von ihren Einschränkungen der Selbstständigkeit und Fähigkeiten. Dieser Grad bestimmt, welche Art der Pflege und Unterstützung benötigt wird.

Die Pflegeversicherung bietet Pflegebedürftigen die Wahlmöglichkeit, wie und von wem sie gepflegt werden möchten. Sie können professionelle Fachkräfte in Anspruch nehmen oder Geldleistungen erhalten, die z. B. als finanzielle Anerkennung an pflegende Angehörige ausgezahlt werden. Das oberste Ziel ist es, dass pflegebedürftige Menschen so selbstbestimmt wie möglich leben können.

Allerdings deckt die soziale Pflegeversicherung oft nicht vollständig alle anfallenden

Pflegekosten ab. Pflegebedürftige tragen einen Teil der Kosten selbst, und gegebenenfalls müssen auch Angehörige oder die Sozialhilfe finanzielle Unterstützung leisten. Aus diesem Grund wird die Pflegeversicherung als »Teilleistungssystem« bezeichnet. Die wichtigsten Regelungen zur Pflegeversicherung sind im Elften Buch des Sozialgesetzbuches (SGB XI) festgelegt.

Die Pflegeversicherung ist ein nach wie vor wichtiger Bestandteil, um die anfallenden Kosten durch eine immer älter werdende Bevölkerung auffangen zu können. In Deutschland wird die Zahl älterer Menschen nachweislich, weiterhin stark steigen. Mit zunehmendem Alter steigt auch die Wahrscheinlichkeit, auf Pflege angewiesen zu sein. Dies stellt Betroffene und ihre Angehörigen vor erhebliche physische, psychische und finanzielle Herausforderungen, insbesondere angesichts veränderter Familienstrukturen und der Tatsache, dass in vielen Familien weniger Kinder leben und diese oft berufstätig sind, was die Pflege von Angehörigen erschwert (BMG 2023b).

3.3.5 Herausforderungen des ambulanten Sektors im Deutschen Gesundheitssystem

Der ambulante Sektor des deutschen Gesundheitswesens steht vor verschiedenen Herausforderungen, die die Bereitstellung qualitativer Gesundheitsversorgung und die Sicherstellung eines effizienten Betriebs beeinträchtigen können. Dies sind einige der wichtigsten Herausforderungen (Amelung et al. 2021):

1. *Mangel an Ärztinnen und Ärzten:* In einigen Regionen Deutschlands gibt es einen Mangel an Hausärztinnen und Hausärzten sowie Fachärztinnen und Fachärzten. Dies führt zu längeren Wartezeiten für Termine bei Ärztinnen und Ärzten und kann die Erreichbarkeit von Gesundheitsdiensten beeinträchtigen.
2. *Demografischer Wandel:* Die alternde Bevölkerung in Deutschland führt zu einem erhöhten Bedarf an Gesundheitsversorgung, insbesondere in der Pflege und bei der Betreuung chronisch kranker Patientinnen und Patienten.
3. *Bürokratie und Abrechnung:* Das deutsche Gesundheitssystem ist bekannt für seine komplexen Abrechnungs- und Dokumentationsanforderungen. Dies kann zu einem hohen administrativen Aufwand für Ärztinnen und Ärzte und Pflegekräfte führen.
4. *Veränderungen im Versorgungsbedarf:* Die steigende Prävalenz von chronischen Erkrankungen und psychischen Gesundheitsproblemen erfordert eine Anpassung der ambulanten Versorgung, um die Bedürfnisse dieser Gruppen von Patientinnen und Patienten effektiv zu erfüllen.
5. *Finanzierung und Budgetierung:* Die Budgetierung und die Begrenzung der Finanzmittel in einigen Bereichen des ambulanten Sektors können zu finanziellen Engpässen und Einschränkungen bei der Versorgung von Patientinnen und Patienten führen.
6. *Koordination der Versorgung:* Die Koordination der Versorgung zwischen verschiedenen Gesundheitsdienstleistern und -einrichtungen kann komplex sein und erfordert eine bessere Vernetzung und Kommunikation, um die Versorgung zu gewährleisten.
7. *Digitalisierung und Datenschutz:* Die Einführung digitaler Gesundheitsdienste und die elektronische Patientenakte bringen Vorteile, aber auch Herausforderungen im Bereich Datenschutz und Datensicherheit mit sich.
8. *Arbeitsbelastung und Burnout:* Ärztinnen und Ärzte, Pflegekräfte und andere Gesundheitsdienstleister im ambulanten Sektor stehen oft unter hohem Druck

und können einem erhöhten Risiko für Burnout ausgesetzt sein.

9. *Zugang zur Gesundheitsversorgung:* Die Gleichberechtigung des Zugangs zur Gesundheitsversorgung für alle Bürgerinnen und Bürger, unabhängig von ihrem sozialen oder wirtschaftlichen Status, bleibt eine anhaltend wichtige Herausforderung.
10. *Qualitätskontrolle und Sicherheit:* Die Sicherstellung von Qualitätsstandards und Sicherheit von Patientinnen und Patienten im ambulanten Sektor erfordert eine effektive Überwachung und Regulierung.

Diese Herausforderungen erfordern kontinuierliche Anstrengungen und Reformen im deutschen Gesundheitssystem, um die ambulante Versorgung zu verbessern, die Versorgungsqualität zu erhöhen und die Bedürfnisse einer sich verändernden Bevölkerung zu erfüllen. Die Politik, Gesundheitseinrichtungen und Fachkräfte arbeiten daran, diese Herausforderungen anzugehen und das Gesundheitssystem weiterzuentwickeln (Rothgang 2020).

3.3.6 Zahlen, Daten, Fakten zur aktuellen Situation

Mit einer wachsenden Zahl pflegebedürftiger Menschen steigt der Bedarf an Fachkräften im Pflegebereich. Ambulante Pflegedienste gewinnen dabei eine Bedeutung, da sie dazu beitragen, die Belastung der pflegenden Angehörigen zu reduzieren – insbesondere angesichts der steigenden Anzahl von Menschen, die zu Hause gepflegt werden. Nach Angaben des Statistischen Bundesamts waren Ende 2021 in Deutschland 442.900 Menschen in ambulanten Pflegeeinrichtungen tätig, was einem Anstieg von 134 % im Vergleich zu Ende 2001 entspricht, als 189.600 Menschen in diesem Sektor arbeiteten. Gleichzeitig erhöhte sich die Anzahl der Pflegebedürftigen, die von ambulanten Diensten zu Hause betreut wurden, um 141 % in diesem Zeitraum.

Es ist erwähnenswert, dass Pflegebedürftige, die in Heimen betreut werden, oft einen höheren Pflegegrad aufweisen. Ende 2021 hatten 44,7 % der vollstationär versorgten Personen den Pflegegrad 4 oder 5, verglichen mit 16,5 % bei Pflegebedürftigen, die von ambulanten Pflegediensten versorgt wurden. Diese Statistiken verdeutlichen die steigende Bedeutung der Pflegebranche angesichts des wachsenden Bedarfs an Pflegepersonal und der Verlagerung der Pflege in privaten Haushalten.

Die Bedeutung der ambulanten Pflege nimmt mit der steigenden Zahl pflegebedürftiger Menschen zu, und dies spiegelt sich auch in der Zunahme der ambulanten Pflegedienste wider. Innerhalb von 20 Jahren stieg die Zahl der ambulanten Pflegedienste um 45,1 %. Während es Ende 2001 noch 10.600 solcher Dienste gab, erhöhte sich ihre Zahl bis Ende 2021 auf 15.400. Interessanterweise betreiben etwa zwei Drittel dieser Dienste (67,8 %) private Träger, deren Zahl von 5.500 im Jahr 2001 auf 10.400 im Jahr 2021 gestiegen ist. Im Gegensatz dazu ist der Anteil der Dienste in der Hand freigemeinnütziger Träger (zuletzt 30,8 %) und öffentlicher Träger (1,3 %) kontinuierlich gesunken.

Trotz des Anstiegs der Beschäftigten in Pflegeeinrichtungen arbeiten viele von ihnen in Teilzeit. Bei den ambulanten Diensten lag die Teilzeitquote zwischen 2001 und 2021 relativ stabil zwischen 65,0 % (im Jahr 2001) und 70,9 % (im Jahr 2007), während sie im Jahr 2021 bei 68,1 % lag. Bei weiblichen Beschäftigten betrug die Teilzeitquote 71,5 %, bei männlichen 49,1 %. In Pflegeheimen war die Teilzeitquote etwas niedriger, stieg jedoch im Laufe der Zeit von 47,6 % Ende 2001 auf zuletzt 63,3 %. Hier war die Teilzeitquote bei weiblichen Beschäftigten mit 67,7 % deutlich höher als bei männlichen (44,0 %).

Im Vergleich zu anderen abhängig Beschäftigten ist die Teilzeitquote im Pflegebereich überdurchschnittlich hoch. Laut Ergebnissen des Mikrozensus arbeiten im Jahr 2021 nur

30 % der abhängigen Beschäftigten in Teilzeit über alle Wirtschaftszweige hinweg. Bei Frauen betrug die Teilzeitquote 49 %, bei Männern 12 %.

Eine weitere interessante Erkenntnis ist, dass ein Viertel der Beschäftigten in Pflegeeinrichtungen keinen Berufsabschluss hat. In ambulanten Pflegeeinrichtungen haben 26,0 % der Beschäftigten einen Berufsabschluss außerhalb der pflege- und betreuungsbezogenen Berufe. Immerhin 11,0 % haben überhaupt keinen Berufsabschluss. Die wichtigsten Pflegeberufe in diesem Kontext sind die Altenpflege (22,9 %) und die Gesundheits- und Krankenpflege (16,7 %) der Beschäftigten.

Obwohl die Gesamtzahl der Pflegebedürftigen steigt, wird ein geringerer Anteil von ihnen vollstationär in Pflegeheimen versorgt. Von den rund 5,7 Mio. pflegebedürftigen Menschen in Deutschland im Jahr 2023 wurden nur etwa ein Sechstel Siebtel (0,8 Mio. Menschen) vollstationär gepflegt. Die überwiegende Mehrheit, fünf von sechs Pflegebedürftigen, erhielten ihre Pflege zu Hause. Ein Teil von ihnen wurde auch von ambulanten Pflegediensten versorgt, während die meisten Pflegegelder erhielten und vorrangig von Angehörigen betreut wurden. Sogar unter den Pflegeempfängern mit dem höchsten Pflegegrad (Pflegegrad 5), welche die schwersten Beeinträchtigungen aufwiesen, wurden im Jahr 2021 immer noch 51,4 % zu Hause gepflegt. Diese Trends verdeutlichen die Notwendigkeit einer breiten Palette von Pflegeoptionen, um den unterschiedlichen Bedürfnissen der Pflegebedürftigen gerecht zu werden (Statistisches Bundesamt 2023b, GKV-Spitzenverband 2024) (► Kap. 1.8).

3.3.7 Qualität und Transparenz in der ambulanten Versorgung

Ein neues Qualitätssystem für die ambulante Pflege ist in Entwicklung und wurde durch unabhängige Pflegewissenschaftler sowie einen umfassenden Praxistest (Pilotierung) überprüft. Die Ergebnisse dieser Tests bilden die Grundlage für die Überarbeitung der Qualitätsinstrumente. Nach dem Abschluss dieser Testphase wird die Pflege-Selbstverwaltung die Einführung des neuen Qualitätssystems in der ambulanten Pflege vorbereiten.

Ähnlich wie in der stationären Pflege werden die Qualitätsprüfungen in der ambulanten Pflege künftig stärker auf Ergebnisqualität ausgerichtet sein. Dies bedeutet, dass die Prüfungen sich nicht nur auf die Aktenlage beziehen, sondern sich verstärkt auf den tatsächlichen Pflegezustand der Menschen konzentrieren. Die Qualität wird sowohl bei Pflegeheimen als auch bei ambulanten Pflegediensten überprüft, und auch die Abrechnungen werden kontrolliert.

Pflegeeinrichtungen, sowohl stationär als auch ambulant, werden regelmäßig einmal im Jahr einer Qualitätsprüfung unterzogen. Vollstationäre Pflegeeinrichtungen, die ein hohes Qualitätsniveau erreicht haben, werden in kürzeren Intervallen geprüft. Dabei werden die Ergebnisse der Qualitätsprüfungen sowie die Versorgungsergebnisse anhand von Qualitätsindikatoren herangezogen.

Die Qualitätsprüfungen werden von den Landesverbänden der Pflegekassen in Auftrag gegeben und von unabhängigen Prüforganisationen wie z. B. dem Medizinischen Dienst durchgeführt. Diese Einrichtungen prüfen nicht nur die Qualität, sondern beraten die Einrichtungen in Qualitätsfragen und geben Empfehlungen zur Verbesserung der Qualität.

Die Ergebnisse der Qualitätsprüfungen werden veröffentlicht und können von Verbrauchern eingesehen werden. Die Qualitätsergebnisse werden z. B. im Internet oder in Pflegestützpunkten kostenfrei veröffentlicht und sollen auch in den Pflegeeinrichtungen sichtbar ausgehängt werden.

Wenn Qualitätsmängel festgestellt werden, können Maßnahmen ergriffen werden, um diese Mängel zu beseitigen. Dazu gehören Fristen zur Behebung der Mängel, Kürzungen der Pflegevergütungen und gegebenenfalls die Kündigung von Versorgungsverträgen. In besonders schwerwiegenden Fällen kann ein Versorgungsvertrag ohne Einhaltung einer Frist gekündigt werden.

Die Pflegekassen haben auch die Möglichkeit, die weitere Versorgung durch einen Pflegedienst vorläufig zu unterstützen und eine nahtlose Versorgung durch einen anderen geeigneten Dienst zu vermitteln. Bei schwerwiegenden, kurzfristig nicht zu behebenden Mängeln in Pflegeheimen sind die Pflegekassen verpflichtet, auf Antrag des Pflegebedürftigen ein neues Pflegeheim zu vermitteln (BMG 2023e)

3.3.8 Aufgaben und Tätigkeitsfelder im ambulanten Versorgungsbereich

Ein ambulanter Pflegedienst spielt eine entscheidende Rolle bei der Unterstützung von Pflegebedürftigen und ihren Angehörigen, um eine Pflege zu Hause zu ermöglichen. Diese Dienste bieten eine Vielzahl von Leistungen, um Familien im Alltag zu helfen und pflegende Angehörige zu entlasten. Das Leistungsangebot eines ambulanten Pflegedienstes erstreckt sich über verschiedene Bereiche, darunter:

1. *Körperbezogene Pflegemaßnahmen:* Zu diesen Tätigkeiten gehören die Körperpflege, die Ernährung und die Förderung der Bewegungsfähigkeit.
2. *Pflegerische Betreuungsmaßnahmen:* Dies Hilfe bei der Orientierung, Unterstützung bei der Gestaltung des Alltags und umfasst bei der A solidarischen sozialen Kontakte.
3. *Häusliche Krankenpflege:* Hierbei handelt es sich um Leistungen der gesetzlichen Krankenversicherung, wie die Gabe von Arzneimitteln, Verbandswechsel und Injektionen.
4. *Beratung:* Ambulante Pflegedienste bieten Beratung für Pflegebedürftige und deren Angehörige in pflegerischen Angelegenheiten sowie Unterstützung bei der Vermittlung von Hilfsdiensten wie Essenslieferung oder Organisation von Fahrdiensten und Krankentransporten.
5. *Hilfen bei der Haushaltsführung:* Dazu gehören Tätigkeiten wie das Kochen und Reinigen der Wohnung.

Die ambulante Pflege ermöglicht es Pflegebedürftigen, in ihrer vertrauten Umgebung zu bleiben. Die Pflegeversicherung deckt die Kosten für ambulante Pflegesachleistungen für Pflegebedürftige ab Pflegegrad 2. Die maximalen monatlichen Leistungen variieren je nach Pflegegrad und decken körperbezogene Pflegemaßnahmen, pflegerische Betreuungsmaßnahmen sowie Hilfen bei der Haushaltsführung bis zu einem gesetzlich vorgeschriebenen Höchstbetrag ab.

Pflegebedürftige haben ebenfalls die Möglichkeit, die Gestaltung und Zusammenstellung ihrer gewünschten Leistungen in der häuslichen Pflege selbst zu wählen. Dabei müssen die zu beauftragenden Pflegedienste von den Pflegekassen zugelassen sein. Zusätzlich zur ambulanten Pflegesachleistung kann der nicht verbrauchte Leistungsbetrag für den Bezug ambulanter Sachleistungen verwendet werden, um eine zusätzliche Kostenerstattung für Leistungen der nach Landesrecht anerkannten Angebote zur Unterstützung im Alltag zu beantragen.

Einzelpflegekräfte, die sich rechtmäßig selbstständig gemacht haben, können von Pflegebedürftigen in Anspruch genommen werden, insbesondere von Pflegegrad 2 bis 5. Die Abrechnung erfolgt direkt zwischen der Einzelpflegekraft und der Pflegekasse.

Zusätzlich zu ambulanten Pflegediensten wurden Betreuungsdienste als zugelassene Leistungserbringer im Rahmen der sozialen Pflegeversicherung eingeführt. Diese Dienste erbringen Leistungen der häuslichen Betreuung und Hilfen bei der Haushaltsführung unter der Leitung einer verantwortlichen Fachkraft. Diese Fachkraft muss keine Pflegefachkraft sein. Das Angebot der Betreuungsdienste umfasst persönliche Hilfeleistungen, die zur Orientierung und Gestaltung des Alltags eingesetzt werden (VDEK 2022).

3.3.9 Die Rolle der Pflege im ambulanten Gesundheitssektor

Pflegekräfte im ambulanten Versorgungsbereich Deutschlands übernehmen wichtige Aufgaben und Rollen, um die Gesundheit und das Wohlbefinden ihrer Patientinnen und Patienten sicherzustellen. Im Folgenden sind einige der wichtigsten Aufgaben und Rollen von Pflegekräften im ambulanten Versorgungsbereich genannt:

1. *Grundpflege:* Pflegekräfte unterstützen Patientinnen und Patienten bei grundlegenden Aktivitäten des täglichen Lebens, wie Baden, Ankleiden, Essen und Mobilität, insbesondere wenn die Patientinnen und Patienten aufgrund von Krankheiten oder Behinderungen auf Hilfe angewiesen sind.
2. *Medizinische Versorgung:* Pflegekräfte verabreichen verschriebene Medikamente, führen Injektionen durch und überwachen die Vitalwerte der Patientinnen und Patienten, um sicherzustellen, dass sie ihre medizinische Behandlung ordnungsgemäß erhalten.
3. *Wundversorgung:* Sie kümmern sich um Wunden, wechseln Verbände und sorgen für die richtige Pflege von Hautproblemen oder Verletzungen.
4. *Krankenbeobachtung:* Pflegekräfte überwachen den Gesundheitszustand der Patientinnen und Patienten, erkennen Veränderungen und geben diese Informationen an Ärztinnen und Ärzte oder andere Fachkräfte weiter.
5. *Pflegeplanung und -dokumentation:* Sie erstellen Pflegepläne, um die Bedürfnisse der Patientinnen und Patienten zu erfassen und sicherzustellen, dass die Pflege entsprechend den medizinischen Anforderungen und den individuellen Bedürfnissen erfüllt wird. Sie dokumentieren auch alle durchgeführten Pflegemaßnahmen.
6. *Beratung von Patientinnen und Patienten:* Pflegekräfte bieten Unterstützung und Beratung für Patientinnen und Patienten und deren Angehörige, insbesondere bei chronischen Erkrankungen und in Fragen der Gesundheitsförderung und -prävention.
7. *Koordination der Pflege:* Sie koordinieren die Gesundheitsversorgung von Patientinnen und Patienten, insbesondere wenn mehrere Gesundheitsdienstleisterinnen und Gesundheitsdienstleister oder Therapeutinnen und Therapeuten beteiligt sind.
8. *Unterstützung bei Therapie und Rehabilitation:* Pflegekräfte helfen Patientinnen und Patienten bei der Durchführung von Übungen und Therapien zur Rehabilitation nach Verletzungen oder Operationen.
9. *Palliativ- und Hospizpflege:* In der ambulanten Versorgung bieten Pflegekräfte Unterstützung und Pflege für Patientinnen und Patienten in fortgeschrittenen Krankheitsstadien und am Lebensende, um Schmerzen zu lindern und die Lebensqualität zu verbessern.
10. *Gesundheitsaufklärung:* Sie informieren die Patientinnen und Patienten über gesunde Lebensführung, Medikamenteneinnahme und die Bedeutung der Einhaltung ärztlicher Anweisungen.
11. *Dokumentation und Berichterstattung:* Pflegekräfte erstellen Pflegeberichte und kommunizieren regelmäßig mit Ärztinnen und Ärzten, aber auch anderen Gesundheitsdienstleisterinnen und Gesundheitsdienstleistern, um den Patientinnen und Patienten die bestmögliche Versorgung zu gewährleisten.

Die genauen Aufgaben und Rollen von Pflegekräften im ambulanten Versorgungsbereich können je nach Pflegekrafttyp, z. B. Gesundheits- und Krankenpflegerin und -pfleger, Altenpflegerin und Altenpfleger, Pflegehelferin und Pflegehelfer oder Pflegefachkraft, variieren. Pflegekräfte spielen immer eine entscheidende Rolle bei der Unterstützung von Patientinnen und Patienten in der ambulanten Gesundheitsversorgung und tragen dazu bei, die Lebensqualität der Patientinnen und Patienten zu verbessern und ihre Gesundheit zu erhalten (Fichtinger & Rabl 2014).

3.3.10 Aktuelle Situation

Finanzielle Lage

Beispielhaft für die angespannte Situation in der pflegerischen Versorgung ist das Ergebnis einer kürzlich durchgeführten Umfrage. Hier gaben 250 teilnehmende Pflegeeinrichtungen an, dass sie insgesamt 7,3 Mio. € an ausstehenden Zahlungen von den Bezirksämtern verzeichneten. Diese Einrichtungen, sowohl stationäre als auch ambulante Pflegedienste in der Altenpflege, berichten von monate- oder sogar jahrelangen Verzögerungen bei der Begleichung von Rechnungen.

Die Behörden begründen die Verzögerungen mit Personalmangel, unvollständigen Unterlagen und gestiegenen Fallzahlen.

Des Weiteren ergab eine ebenfalls durchgeführte Umfrage, dass die wirtschaftliche Situation vieler Pflegeeinrichtungen äußerst besorgniserregend ist. Laut Angaben des Verbandes Ambulante Dienste und Stationäre Einrichtungen (bad) berichten zwei Drittel der teilnehmenden Pflegeeinrichtungen, dass ihre monatlichen Ausgaben die monatlichen Einnahmen übersteigen. Um die laufenden Kosten zu decken, sehen sich diese Einrichtungen gezwungen, auf alternative Finanzierungsquellen zurückzugreifen. Dies umfasst das Aufzehren betrieblicher Rücklagen (54 %), die Aufnahme von Bankdarlehen (26 %) oder die Verwendung von Privatkapital zur finanziellen Kompensation (22 %).

Im Hinblick auf ihre Zukunftsaussichten bewerten drei Viertel der befragten Einrichtungen diese als »eher negativ«. Insbesondere die in den letzten zwölf Monaten stark gestiegenen Personalkosten und Sachkosten, sowie die unzureichende Refinanzierung seitens der gesetzlichen Kostenträger, haben bei einem Drittel der Pflegeeinrichtungen zur Reduzierung des Personals geführt. Des Weiteren gaben die Ergebnisse preis, dass die letzte Hälfte der vollstationären Einrichtungen in den zwölf Monaten aufgrund von Personalmangel Heimplätze reduziert oder einen Belegungsstopp ausgesprochen haben (bad 2023).

Digitalisierung

Digitalisierung bietet erhebliche Chancen, um die beruflich Pflegenden in der ambulanten und stationären Langzeitpflege zu entlasten. Um dieses Entlastungspotenzial zu fördern, unterstützt die Pflegeversicherung Investitionen in digitale und technische Ausrüstung und damit in Zusammenhang stehende Schulungen. Die Förderung der Digitalisierung in Pflegeeinrichtungen richtet sich an alle nach § 72 SGB XI zugelassenen ambulanten und stationären Pflegeeinrichtungen. Die Förderung beträgt 40 % der Kosten, die die Pflegeeinrichtung für digitale oder technische Ausrüstung sowie verwandte Ausgaben aufgewendet hat, und ist auf maximal 12.000 € pro Einrichtung begrenzt. Die Förderung erstreckt sich über einen Zeitraum von fünf Jahren, von 2019 bis 2023.

Förderfähige Anschaffungen und Maßnahmen umfassen den Erwerb von Software- und Hardwarelizenzen, PCs, Laptops, Bildschirme, Router, Headsets, Drucker und mehr. Ebenfalls förderfähig sind die Umstellung von analoger auf digitale Abrechnungssoftware, Serverumstellungen zur Technikverbesserung, IT-Arbeitsplätze zur Entlastung des Pflegepersonals, Zeiterfassungssysteme, Systeme zur mobilen Datenerfassung der Pflegedokumentation und die Digitalisierung der Essensverwaltung, sofern sie zur Entlastung des Pflegepersonals beitragen.

Die Antragstellung erfolgt bei den Pflegekassen, dem Landesverband oder der gemeinsamen Stelle, die für die Beantragung und Bewilligung zuständig ist. Weitere Informationen und Antragsdetails finden sich auf den Websites der DAK und AOK, und es existiert ein Antragsmuster, das vom GKV-Spitzenverband entwickelt wurde. Rechtsgrundlage für das Förderprogramm ist § 8 Abs. 8 SGB XI und die Richtlinien des GKV-Spitzenverbandes nach § 8 Abs. 8 SGB XI zur Förderung der Digitalisierung in stationären und ambulanten Pflegeeinrichtungen (BMG 2021).

Pflegeunterstützungs- und Entlastungsgesetz

Das Pflegeunterstützungs- und -entlastungsgesetz (PUEG) in Deutschland bringt vermeintlich wichtige Verbesserungen für Pflegebedürftige und ihre Angehörigen sowie die Pflegeversicherung, Arbeitsbedingungen für Pflegefachkräfte und die Digitalisierung im Pflegebereich. Der Gesetzesentwurf wurde im Mai 2023 vom Deutschen Bundestag verabschiedet. Die Leistungsbeträge der sozialen Pflegeversicherung werden schrittweise erhöht. Ab dem 1. Januar 2024 wurden Pflegegeld und ambulante Sachleistungen um 5 % angehoben. Im Jahr 2025 steigen alle Leistungsbeträge um 4,5 %, und 2028 erfolgt eine weitere Erhöhung, orientiert am Anstieg der Kerninflationsrate. Das Pflegeunterstützungsgeld, das Beschäftigten erlaubt, bis zu zehn Arbeitstage zur Pflege von Angehörigen zu übernehmen, wird verbessert. Seit 2024 kann es pro Kalenderjahr für bis zu zehn Arbeitstage je pflegebedürftige Person in Anspruch genommen werden. Darüber hinaus werden gemeinsame Verhinderungspflege und Kurzzeitpflege zu einem Jahresbetrag zusammengefasst, um die Flexibilität bei der Nutzung dieser Leistungen zu erhöhen. Die zeitlichen Höchstdauern für Verhinderungspflege und Kurzzeitpflege werden angeglichen, und die sechsmonatige Vorpflegezeit entfällt ab 1. Juli 2025 (BMG 2023c). Die Kosten für die Pflege in stationären Einrichtungen werden reduziert, da die Pflegeversicherung Leistungszuschläge erhöht, die sie für Pflegebedürftige in vollstationären Einrichtungen übernimmt. Die Beitragssätze zur Pflegeversicherung werden moderat erhöht, und Eltern zahlen geringere Beiträge als Kinderlose. Es gibt auch eine befristete Übergangsregelung für den Nachweis der Anzahl berücksichtigungsfähiger Kinder. Das Gesetz fördert die Digitalisierung in der Pflege durch die Einrichtung eines Kompetenzzentrums für Digitalisierung und Pflege, bindet Pflegeeinrichtungen an die Telematikinfrastruktur und regelt die Vergütung von digitalen Pflegeanwendungen. Die Arbeitsbedingungen für Pflegefachkräfte werden durch ein erweitertes Förderprogramm zur Vereinbarkeit von Pflege, Familie und Beruf und eine verbesserte Regelung für Springerkräfte gestärkt. Zusätzlich werden Modellvorhaben gefördert, die innovative Unterstützungsmaßnahmen und -strukturen für Pflegebedürftige vor Ort und im Quartier erproben. Städte und Gemeinden erhalten das Initiativerecht zur Einrichtung von Pflegestützpunkten zur Beratung von Pflegebedürftigen und ihren Angehörigen.

Das Pflegeunterstützungs- und -entlastungsgesetz soll die Lebensqualität von Pflegebedürftigen und deren Pflegepersonen verbessern, die Pflegeversicherung stabilisieren und die Arbeitsbedingungen in der Pflegebranche optimieren. Diese Reformen sollen auch die Digitalisierung in der Pflege fördern und eine langfristige Verbesserung des Pflegesektors in Deutschland bewirken (BMG 2023d, PUEG 2023).

3.3.11 Fazit

Die Aussichten für die Pflegesituation in Deutschland sind alarmierender als bisher angenommen. Laut einer aktualisierten Expertenhochrechnung im Barmer-Pflegereport wird die Zahl der Pflegebedürftigen in Deutschland bis 2030 voraussichtlich auf etwa sechs Mio. Menschen steigen, was einer Steigerung von über 30 % entspricht. Dies liegt deutlich über früheren Schätzungen, die von fünf Mio. Pflegebedürftigen ausgehen. Die Konsequenzen sind höhere Leistungsausgaben und ein erheblich größerer Bedarf an Pflegekräften. In acht Jahren könnten mehr als 180.000 zusätzliche Pflegekräfte benötigt werden.

Die Ergebnisse dieser Studie sind besorgniserregend, so Christoph Straub, Vorstandsvorsitzender der Barmer. Die bereits jetzt schwierige Pflegesituation wird sich in wenigen Jahren erheblich verschärfen, wenn die Politik nicht rasch Maßnahmen ergreift. Der Koalitionsvertrag enthält vielversprechende Pläne, die jedoch schnell umgesetzt werden müssen. Die Autoren der Studie, unter der Leitung des Pflegewissenschaftlers Heinz Rothgang aus Bremen, arbeiten mit verschiedenen Szenarien, die unterschiedliche Annahmen zur Geburtenrate, Lebenserwartung und Migration beinhalten. Die Prognose von sechs Mio. Pflegebedürftigen basiert auf einem mittleren Szenario und ist keineswegs ein Worst-Case-Szenario. Laut Rothgang (2020) könnte die Zahl der Pflegebedürftigen nach dem mittleren Modell zwischen 2020 und 2030 um 1,32 Mio. Menschen steigen. Der größte Anstieg beträfe die leichteren Pflegegrade 1 bis 3. Die Prognose, dass in acht Jahren fast drei Mio. Pflegebedürftige von ihren Angehörigen gepflegt werden, betrug seit 2020 rund 630.000 mehr. Hinzu kommen etwa eine Million Pflegebedürftige in Pflegeheimen (ein Anstieg von 26 %) und 1,17 Mio., die von ambulanten Pflegediensten zu Hause betreut werden (ein Anstieg von 16 %). Ohne weitere Leistungsverbesserungen würde allein die gestiegene Anzahl der Leistungsberechtigten zu einer Kostensteigerung von 10 Mrd. € führen, von 49 Mrd. € im Jahr 2020 auf 59 Mrd. € im Jahr 2030. Bis 2055 wird mit einer weiteren Steigerung auf 80 Mrd. € gerechnet. Es gibt eine wachsende Lücke an Pflegekräften bis 2030, die sich auf 182.000 beläuft, bestehend aus 81.000 Fachkräften, 87.000 Hilfskräften mit und 14.000 ohne Ausbildung. Dies sind 23.000 mehr als bisher angenommen. Zusätzlich fehlen noch 11.000 Fachkräfte, 4.000 ausgebildete Hilfskräfte und 8.000 ungelernte Kräfte (Rothgang & Müller 2022).

Literatur

Amelung, V., Ex, P. & Ledeganck, M. (2021). *Braucht ein komplexerer Versorgungsbedarf auch komplexere Versorgungsstrukturen? – Herausforderungen der ambulanten Versorgung.* Gesundheitswesen 2021; 83: 345–348.

Bundesministerium für Gesundheit (BMG) (Hrsg.) (2021). *Digitalisierung in Pflegeeinrichtungen gemäß § 8 Abs. 8 SGB XI.* Zugriff am 20.06.2024 unter: https://pflegenetzwerk-deutschland.de/fileadmin/files/Downloads/210729_BMG_PND_Foederprogramme_Technik.pdf

Bundesministerium für Gesundheit (BMG) (Hrsg.) (2023a). *Das deutsche Gesundheitssystem.* Zugriff am 05.10.2023 unter: https://www.bundesregierung.de/breg-de/service/publikationen/das-deutsche-gesundheitssystem-deutsche-ausgabe–1765012

Bundesministerium für Gesundheit (BMG) (Hrsg.) (2023b). *Die Pflegeversicherung.* Zugriff am 19.09.2023 unter: https://www.bundesgesundheitsministerium.de/themen/pflege/online-ratgeber-pflege/die-pflegeversicherung#:~:text=Die%20Pflegeversicherung%20wurde%20am%201,in%20der%20sozialen%20Pflegeversicherung%20versichert.

Bundesministerium für Gesundheit (BMG) (Hrsg.) (2023c). *Bedeutung der Gesundheitswirtschaft.* Zugriff am 20.08.2023 unter: https://www.destatis.de/DE/Themen/Gesellschaft-Umwelt/Gesundheit/Gesundheitsausgaben/_inhalt.html

Bundesministerium für Gesundheit (BMG) (Hrsg.) (2023d) *PUEG.* Zugriff am 20.09.2023 unter: https://www.bundesgesundheitsministerium.de/ministerium/gesetze-und-verordnungen/guv-20-lp/pueg.html

Bundesministerium für Gesundheit (BMG) (Hrsg.) (2023e). *Qualitätssystem in der ambulanten Pflege.* Zugriff am 01.10.2023 unter: https://www.bundesgesundheitsministerium.de/themen/pflege/online-ratgeber-pflege/qualitaet-und-transparenz-in-der-pflege.html

Bundesverband Ambulante Dienste und Stationäre Einrichtungen (bad) e. V. (Hrsg.) (2023). *Ergebnis der bad-Umfrage zur wirtschaftlichen Lage von Pflegeeinrichtungen.* Zugriff am 27.09.2023 unter: https://www.bad-ev.de/pdf/Pflege_Ist_in_Not_Umfrageergebnisse.pdf

Fichtinger, C. & Rabl, R. (2014). *Arbeitsumfeld Hauskrankenpflege, Herausforderungen in der ambulanten Pflege erkennen und meistern.* Heidelberg: Springer.

GKV-Spitzenverband (Hrsg.) (2024). *Kennzahlen der sozialen Pflegeversicherung.* Zugriff am 19.06.2024 unter: https://www.gkv-spitzenverband.de/media/grafiken/pflege_kennzahlen/spv_kennzahlen_05_2024/SPV_Kennzahlen_Booklet_05-2024_300dpi_2024-05-22_BF.pdf

Kassenärztliche Bundesvereinigung (KBV) (Hrsg.) (2023). *Gesundheitsdaten.* Zugriff am 20.10.2023 unter: https://www.kbv.de/html/zahlen.php

Rothgang, H. (2020). *Pflegepersonalbemessungsinstrument für stationäre Langzeitpflege.* Verband der Ersatzkassen. Zugriff am 26.07.2023 unter: www.vdek.com/magazin/ausgaben/2020-02_corona/personalbemessung.html

Rothgang, H. & Müller, R. (2022). *Barmer Pflegereport. Stationäre Versorgung und COVID-19.* Zugriff am 20.09.2023 unter: https://www.barmer.de/resource/blob/1142760/9ec71d5ae2f750239f74532a33d14490/barmer-pflegereport-2022-bifg-data.pdf

Simon, M. (2021). *Das Gesundheitssystem in Deutschland: Eine Einführung in Struktur und Funktionsweise.* 7. Aufl. Göttingen: Hogrefe. doi: https://doi.org/10.1024/86147-000

Statistisches Bundesamt (Hrsg.) (2023a) *Gesundheitsausgaben Deutschland,* Zugriff am 10.10.2023 unter: https://www.destatis.de/DE/Themen/Gesellschaft-Umwelt/Gesundheit/Gesundheitsausgaben/_inhalt.html

Statistisches Bundesamt (Hrsg.) (2023b). *Pressemitteilung Nr. N029 vom 11. Mai 2023.* Zugriff am 15.10.2023 unter: https://www.destatis.de/DE/Presse/Pressemitteilungen/2023/05/PD23_N029_23.html#:~:text=Ein%20Viertel%20der%20Besch%C3%A4ftigten%20ohne%20Berufsabschluss&text=Dabei%20spielen%20ambulante%20Dienste%20eine,Personen%20bei%20ambulanten%20Pflegeeinrichtungen%20besch%C3%A4ftigt.

Verband der Ersatzkassen (VDEK) (Hrsg.) (2023). *Daten zum Gesundheitswesen.* Zugriff am 15.09.2023 unter: https://www.vdek.com/presse/daten/d_versorgung_leistungsausgaben.html

3.4 Überwindung der Sektorengrenzen – auch eine Chance für die stationäre Akutpflege?

Michel Hummel und Christian Pihl

3.4.1 Einführung

Krankenschwester oder Krankenpfleger, Gesundheits- und Krankenpflegerin und -pfleger, Pflegefachmann oder -frau – die Berufsbezeichnungen der Pflegefachkräfte haben sich stetig gewandelt. Damit einher gehen steigende Anforderungen im beruflichen Alltag (Pätzmann-Sietas & Baumgart 2022). Das wird z. B. daran deutlich, dass im Gesetz über die Pflegeberufe nunmehr vorbehaltliche Tätigkeiten definiert sind: Dazu zählen die Erhebung und das Feststellung des individuellen Pflegebedarfs; Organisation, Gestaltung und Steuerung des Pflegeprozesses sowie Analyse, Evaluation, Sicherung und Entwicklung der Qualität der Pflege (§ Abs. 2 PflBG).

Die verändernden Rahmenbedingungen prägen sektorenübergreifend das Gesundheitssystem (Neubauer 2023). Infolge des demografischen Wandels steigt einerseits der Bedarf an Fachkräften, andererseits führen eine alternde Bevölkerung und medizinischer Fortschritt zu einem steigenden Bedarf an Gesundheitsleistungen. Die Schere zwischen Versorgungsbedarf und Personalmangel erfordert einen effizienten Ressourceneinsatz. Da Tätigkeiten im Gesundheitswesen vor allem als Dienstleistungen erbracht werden, besteht eine hohe Abhängigkeit vom Faktor Mensch (Oppel & Schreyögg 2017).

Dabei hindert der Investitionsstau die Möglichkeit von Rationalisierungsinvestitionen (Hermann & Mussa 2020). Eine Ursache ist die Dominanz des Prinzips der Kostenerstattung in den Vergütungssystemen (► Kap. 3.4.3). Durch mangelnde Gewinne werden auch Kreditaufnahmen erschwert. Um die Produktivität zu steigern, können Assistenzsysteme oder Digitalisierungsstrategien helfen. So können pflegegeleitete Strukturen entwickelt und umgesetzt sowie Gesundheitskompetenz gefördert werden (DPR 2023).

Der medizinisch-technische Fortschritt führt zu einem Wandel bei der Behandlung der Patientinnen und Patienten (Neubauer 2023). Minimalinvasive Eingriffe oder konservative Medizin führen zu weniger Hospitalisierungen. Neben der Verbesserung des medizinischen Ergebnisses entspricht das auch den Präferenzen der Patientinnen und Patienten, wenn ein Krankenhausaufenthalt vermieden wird. Da stationsersetzende Leistungen nicht notwendigerweise adäquat vergütet werden, fehlen Anreize, diese Leistungen ambulant zu erbringen. Aufgrund des drohenden Erlösverlustes wird entsprechend nur unzureichend von der Option Gebrauch gemacht, Krankenhausleistungen an Medizinische Versorgungszentren abzugeben. Diese können durch das Krankenhaus betrieben werden oder mit diesem kooperieren. In der Stellungnahme der Regierungskommission für eine moderne und bedarfsgerechte Krankenhausversorgung (2022) wird eine Reform der DRG-Fallpauschalenvergütung empfohlen, die diese Ansätze aufgreift und damit eine Perspektive für die Pflege bietet. Unter anderem wird vorgeschlagen, die Krankenhausversorgung an einheitlichen Leveln zu orientieren. Besonderheit hierbei ist die unterste Stufe, welche die integrierte ambulant/stationäre Grundversorgung bildet (Level Ii). Die Leitung der Einrichtungen sollte ursprünglich durch qualifizierte Pflegefachpersonen erfolgen. Notwendig sind Akademisierung bzw. Professionalisierung, indem nötige Hochschulabschlüsse und Tätigkeiten definiert werden und wissenschaftliche Begleitung erfolgen (DPR 2023).

3.4.2 Entwicklung der Krankenhauslandschaft im Kontext des DRG-Fallpauschalensystems

Im GKV-Gesundheitsreformgesetz 2000 wurde neben anderen Maßnahmen der Grundsatzbeschluss getroffen, die Finanzierung der Krankenhausleistungen von krankenhausindividuellen, tagesgleichen Pflegesätzen auf das System der DRG-Fallpauschalen (Diagnosis Related Groups) umzustellen (Haubrock 2020, Simon 2021). Seit 2004 gilt die Abrechnung nach DRG verpflichtend für alle somatischen Krankenhäuser. Die Fallpauschalen bilden einen Bereich der dualen Krankenhausfinanzierung. Investitionen sollen durch öffentliche Förderung – aus Steuermitteln – finanziert werden. Für Krankenhäuser, die in der Krankenhausplanung geführt werden, erfolgt diese Finanzierung aus Mitteln der Bundesländer. Die Systematik wird von dem Grundgedanken getragen, dass die Vorhaltung von Krankenhäusern eine Aufgabe des Staates im Sinne der Daseinsvorsorge ist. Somit kommen die Patientinnen und Patienten bzw. die Kostenträger nur für die Kosten der Benutzung auf. Die pflegesatzfähigen Leistungen – Betriebskosten – werden über die Fallpauschalen getragen. Mithilfe eines Klassifikationssystems werden die Patientinnen und Patienten nach medizinischen und ökonomischen Kriterien – anhand von Haupt- und Nebendiagnosen sowie den medizinischen Leistungen – in Gruppen klassifiziert.

Seit 2020 werden die Pflegepersonalkosten separat vergütet (Pflegebudget). Für die Zuordnung der Patientinnen und Patienten in das Fallgruppensystem dienen zertifizierte Gruppierungssoftwares. Kodieren bezeichnet die Dateneingabe für die Fallzuordnung. In

DRG-Fallgruppen zusammengefasste Fälle weisen nahezu gleiche Kosten auf – eine sogenannte Kostenhomogenität. Für die Berechnung des Zahlbetrages der Pauschale wird die Bewertungsrelation der DRG mit dem Landesbasisfallwert multipliziert. Eine Bewertungsrelation gibt die Kostenintensität gegenüber anderen DRGs an. Dabei handelt es sich nicht um die tatsächlichen Kosten. Die Basisfallwerte werden jährlich zwischen den Selbstverwaltungspartnern auf Landesebene ausgehandelt. In Budgetverhandlungen wird ein Gesamtbetrag für einen folgenden Zeitraum festgelegt.

Das DRG-System ist zunehmender Kritik ausgesetzt. Der Tenor lautet, dass ökonomische Zielstellungen prioritär gegenüber den Interessen der Patientinnen und Patienten verfolgt werden (Kranich 2019, Maio 2019). Deutlich wird dies unter anderem durch den Leistungsdruck, der auf Pflegekräfte wirkt (z. B. durch verkürzte Verweildauern), die Vernachlässigung von Gespräch und Zuwendung aufgrund der Bevorzugung medizinisch-technischer Prozeduren sowie Qualitätsdefizite in Behandlung und Pflege aufgrund des zunehmenden Zeitdrucks. Daran wird die Problematik der Fehlanreize deutlich, die durch das System der Fallpauschalen gesetzt werden: Die Einrichtungen orientieren sich an lukrativen Krankheitsbildern, um Leistungen zu generieren. Das Ziel ist es, bei möglichst kurzer Verweildauer hohe Pauschalen abzurechnen. Die Entwicklung der letzten Jahre macht deutlich, dass die Zahl der Betten und Verweildauern sinken, während die Summe der Fälle steigt. Zwar wird damit der Problematik begegnet, dass im System der Pflegesätze Verweildauern ausgedehnt werden, jedoch werden in der Finanzierung durch Fallpauschalen keine Qualitätsaspekte berücksichtigt. Außerdem müssen Leistungen abgerechnet werden, um Vorhaltekosten decken zu können. Beobachtet werden kann auch, dass die Zahl der leistungsveranlassenden Ärztinnen und Ärzte in den vergangenen Jahren gestiegen ist, während die Zahl der Pflegekräfte gesunken ist. Der Mangel an Pflegepersonal wurde befördert, da das nicht-ärztliche Personal vor allem als Kostentreiber betrachtet wurde. Der Personalmangel führt zu Arbeitsverdichtung und -belastung; die Attraktivität des Pflegeberufes wird gemindert. Das Image der Pflege kann z. B. durch Interessenvertretung, angemessene Vergütung, bessere Aufstiegschancen und eine Durchlässigkeit zwischen Krankenpflege- und Hochschulen begünstigt werden. Zusätzlich ist eine Qualitätssicherung notwendig, um Über-, Unter- und damit Fehlversorgung zu vermeiden. Diese soll sich auf die Sicherung der Behandlungsqualität fokussieren, aber auch die Notwendigkeit einer Therapie prüfen und die Qualität von Pflege und Betreuung überwachen. Aufgrund des wirtschaftlichen Drucks ist auch eine sinkende Anzahl an Krankenhäusern erkennbar. An Kennzahlen zur Krankenhausentwicklung in Deutschland werden die Entwicklungen deutlich. In ▸ Abb. 3.4 ist dies seit Einführung des DRG-Systems nach Trägerschaften aufgeschlüsselt.

Seit 2004 ist die Zahl der Krankenhäuser von 2.166 auf 1.887 in 2021 gesunken (Statistisches Bundesamt 2022c). Im gleichen Zeitraum verringerte sich die Zahl der Betten von 531.333 auf 483.606. Dem gegenüber stieg die Fallzahl von 16.801.649 bis 2019 auf 19.415.555 und sank pandemiebedingt in den nachfolgenden Jahren (▸ Abb. 3.5). Die durchschnittliche Verweildauer sank von 8,7 auf 7,2 Tage. Zwischen 2004 und 2018 lag die Bettenauslastung relativ stabil zwischen 74,9 und 77,9 %. 2019 bzw. 2020 betrug diese 67,3 und 68,2 %.

Die Zahl der Beschäftigten in deutschen Krankenhäusern stieg von 2004 bis 2021 von 1.071.846 auf 1.359.894 (805.988 und 958.926 Vollzeitäquivalenzen, VZÄ) (Statistisches Bundesamt 2022b). Die Statistik unterscheidet zwischen ärztlichem und nicht-ärztlichem Personal, welches auch die Pflegekräfte umfasst (▸ Abb. 3.6). Während im Jahr 2004 nur 129.817 Ärztinnen und Ärzte in deutschen Krankenhäusern beschäftigt waren, sind es 2021 schon 203.286 (117.681 und 173.096 VZÄ). In diesem Zeitraum entwickelte sich die Summe des nichtärztlichen Personals von 942.029 (688.307 VZÄ) auf 1.156.608 (785.830 VZÄ).

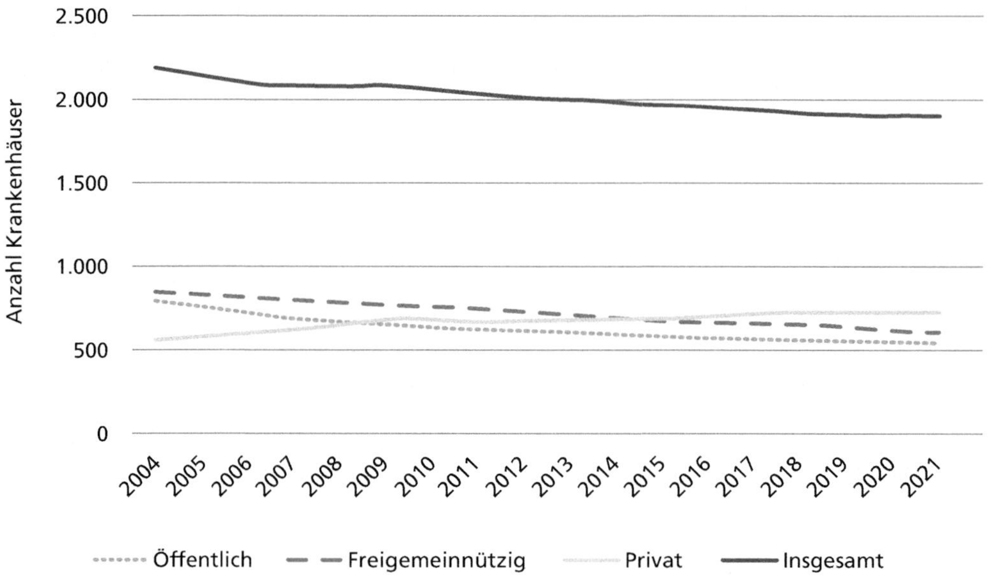

Abb. 3.4: Entwicklung der Anzahl der Krankenhäuser nach Trägerschaft im DRG-System (eigene Darstellung, in Anlehnung an: Statistisches Bundesamt 2022a)

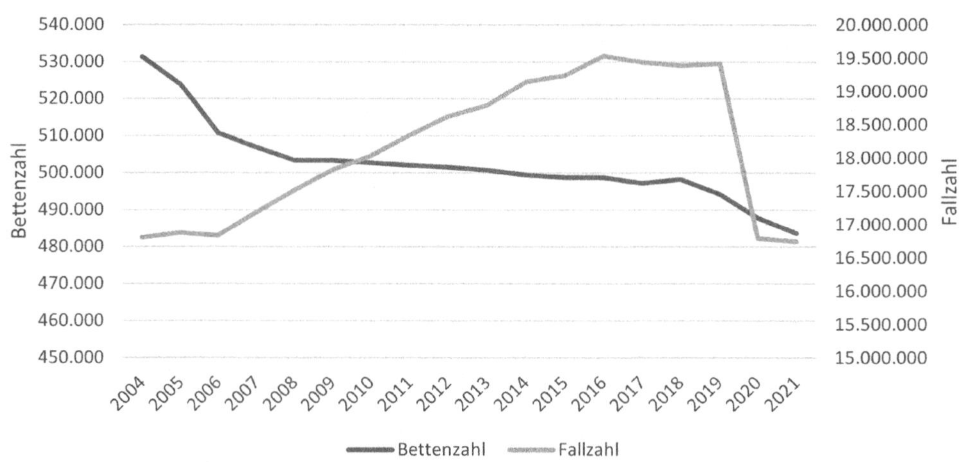

Abb. 3.5: Entwicklung von Betten- und Fallzahl seit Einführung der DRGs (eigene Darstellung, in Anlehnung an: Statistisches Bundesamt 2022c)

Die Evidenz zu Auswirkungen des Fallpauschalensystems auf die Behandlungsqualität ist schwach (Milstein & Schreyögg 2020). Ziel der Umstellung auf DRGs war die Steigerung von Wirtschaftlichkeit, Effizienz und Transparenz. Negative Auswirkungen aufgrund von Fehlanreizen umfassen Selektion von bestimmten Patientinnen- und Patientengruppen bei der Aufnahme, die Vermeidung von notwendigen, kostenintensiven Prozessen sowie die verfrühte

Entlassung von Patientinnen und Patienten. Wasem (2020) definiert Ziele eines Vergütungssystems im Krankenhaus. Diese umfassen:

- Bedarfsgerechte Versorgung
- Qualität der Versorgung
- Effizienz der Leistungserbringung
- Gerechtigkeit gegenüber Leistungserbringern
- Fairness gegenüber Kostenträgern.

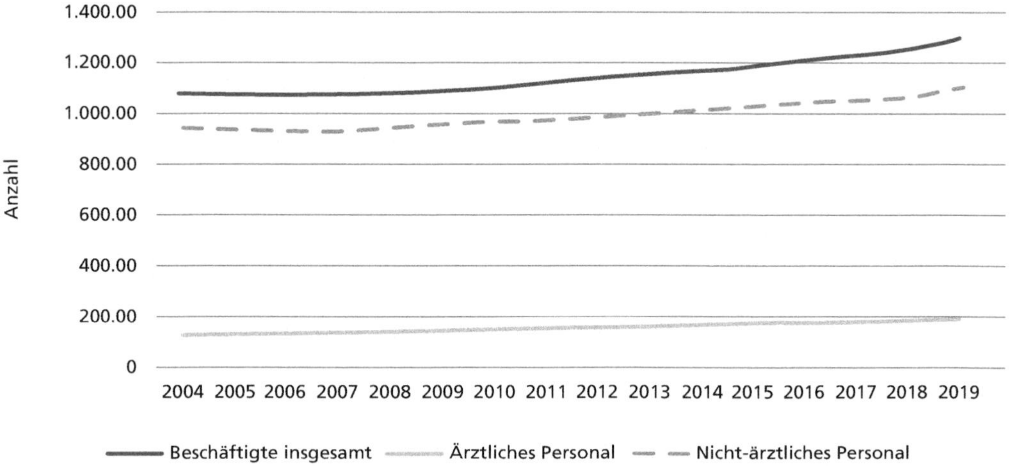

Abb. 3.6: Entwicklung des Personals in deutschen Krankenhäusern seit Einführung der DRGs (eigene Darstellung, in Anlehnung an: Statistisches Bundesamt 2022b)

Mit Blick auf diese Zielstellungen gilt es als diskussionswürdig, ob das DRG-System angemessen ist. Bedarfsgerechtigkeit und Qualitätssicherung können nur unzureichend gewährleistet werden, da ökonomische Interessen im Vordergrund stehen, auch wenn gegenüber den Pflegesätzen eine Effizienzsteigerung erfolgte.

3.4.3 Gesundheitspolitische Maßnahmen mit Einfluss auf die stationäre Akutpflege

Durch gesundheitspolitische Maßnahmen wird deutlich, dass Bestrebungen stattfinden, die Situation der Pflege bzw. der Gesundheitsversorgung insgesamt zu verbessern. Ein aktuelles Beispiel für Maßnahmen sind Reformbemühungen in Bezug auf die Krankenhauslandschaft und -versorgung (Regierungskommission für eine moderne und bedarfsgerechte Krankenhausversorgung 2022). Die 3. Stellungnahme der Regierungskommission für eine Reform der Krankenhausvergütung basiert auf drei Kernelementen. Unter anderem werden bundesweit einheitliche Krankenhaus-Level vorgeschlagen. Diese umfassen neben den Fachkliniken die Level Ii, (integrierte ambulant/stationäre Versorgung), Level In (mit Notfallstufe 1), Level II und III sowie Level IIIU (Universitätsmedizin). Eine Sonderform bildet die Grundversorgung, die zur Überwindung der Sektorengrenzen beitragen soll. Level Ii-Krankenhäuser sollen wohnortnah allgemeine und spezialisierte ambulante fachärztliche Leistungen anbieten und in Akutbetten bspw. Beobachtungen und Basistherapie sicherstellen. Diese können damit als regionale Gesundheitszentren fungieren. Es werden keine Notaufnahme und keine Intensivbetten vorgehalten; bei ärztlicher Abwesenheit gilt eine Rufbereitschaft. Eine Besonderheit ist die Leitung durch qualifizierte Pflegefachpersonen. Weiterhin sollen definierte Leistungsgruppen eingeführt werden. Das Behandlungsspektrum soll spezifischer als die Fachabteilungen und weniger präzise als die DRGs definiert werden. Die Leistungsgruppen sind so strukturiert, dass Behandlungen in einer Kategorie ähnliche Qualifikationen, Kompetenzen, Erfahrungen und technische Ausstattungen benötigen. Orientierung kann das Modell aus Nordrhein-Westfalen bieten, welches 60 Leistungsgruppen für somatische Medizin vorsieht. Die Leistungsgruppen sind an die Krankenhaus-Versorgungslevel geknüpft. Dritter Bestandteil des Reformvorschlags ist die Überwindung des DRG-Systems in der bisherigen Form. Das Zwei-Säulen-Modell sieht als zweiten wesentlichen Bestandteil die Vergütung von Vorhalteleistungen vor. Die zusätzlichen Pauschalen gelten jeweils für Leistungsgruppen. Unabhängig von der Menge der Behandlungen je Gruppe sieht das Modell eine Vergütung vor. Damit wird dem Fehlanreiz durch die Ausdehnung von Mengen gegengesteuert.

Das Eckpunktepapier zur Krankenhausreform weicht von den Vorschlägen der Kommission elementar ab (BMG 2023). Unabhängig von der Leistungserbringung ist eine Vorhaltevergütung vorgesehen. Die Basis bilden definierte Leistungsgruppen, die sich am Modell aus Nordrhein-Westfalen orientieren. Das Pflegebudget wird beibehalten. Die Leitung von Level Ii-Krankenhäusern durch qualifizierte Pflegefachpersonen ist aber nicht vorgesehen. Trotz des bestehenden Arztvorbehaltes wurde dies mit der Begründung, dass eine Weisungsbefugnis der Pflegekräfte gegenüber Ärztinnen und Ärzten bestünde, ausgeschlossen.

Mit Beginn des Jahres 2020 wird die Reform der Pflegeausbildung durch das Pflegeberufegesetz umgesetzt (Hundenborn 2020). Die Konzeption der Ausbildung basiert von da an auf einer kompetenzorientierten, generalistischen Ausbildung, um komplexen Pflege- und Versorgungsbedarfen zu begegnen. Die Ausbildungen zu Gesundheits- und Kranken-, Alten- sowie Kinderkrankenpflege werden zusammengefasst. 2023 schließen die ersten Pflegefachmänner und -frauen ihre Ausbildung ab. Positiv ist, dass ein erweitertes Pflege- und Berufsverständnis zugrunde gelegt wird. Erstmals sind durch die Definition von vorbehaltlichen Tätigkeiten der Pflege autonome Verantwortungsbereiche gegeben. Außerdem ist die Ausbildung stärker auf situationsbezogene Kompetenzen ausgerichtet. Zur Vereinheitlichung der Lehrinhalte gibt es erstmals bundeseinheitliche Lehrplanempfehlungen. Zuständig für Entwicklung und Aktualisierung ist eine Fachkommission. Vorgesehen sind zwei Qualifikationswege: Berufsausbildung an Pflegeschulen und primärqualifizierendes Studium an einer Hochschule. Da das System nicht komplett auf eine akademische Ausbildung umgestellt wurde – ähnlich der Hebammenausbildung –, senkt es die Attraktivität für die Aufnahme eines Studiums. Das komplexe Verantwortungs- und Aufgabenprofil akademisch qualifizierter Pflegefachpersonen muss sich zudem auch in Stellenbeschreibungen und tariflichen Eingruppierungen widerspiegeln.

Seit 2020 erfolgt eine Ausgliederung der Pflegepersonalkosten aus den DRGs. Jedes Krankenhaus verhandelt mit den Kostenträgern jährlich ein individuelles Pflegebudget (Heeser 2021, Kohrs 2019). Basis bildet das Selbstkostendeckungsprinzip. Problematisch war bzw. ist die Abgrenzung von unterstützenden Kräften und einzelnen Berufsgruppen. So trat die Frage auf, wie Servicekräfte finanziert werden. Deren Aufgaben wurden zum Teil wieder an Fachkräfte übertragen. Eine Korrektur erfolgte mit der Ergänzung der sonstigen Berufe z. B. um die Pflegeassistenz. Nunmehr werden auch Notfallsanitäter berücksichtigt. Auch die Vergütung von Leiharbeit nur bis zur Höhe des Tariflohnes wurde kritisiert. Insgesamt handelt es sich bei der

Ausgliederung der Pflege aus der Fallpauschalenvergütung um einen Paradigmenwechsel hin zu einer »zweckgebundenen Ist-Kosten-Finanzierung« (Heeser 2021).

Seit 2019 gelten Pflegepersonaluntergrenzen für pflegeintensive Bereiche als Qualitätssicherungsmaßnahme (GKV-Spitzenverband 2023, Jahn 2020, Leber & Vogt 2020). Die Bereiche, in denen die Untergrenzen gelten, werden kontinuierlich ausgebaut. Die Festlegung erfolgt durch die Selbstverwaltungspartner: die Deutsche Krankenhausgesellschaft (DKG) und den GKV-Spitzenverband im Benehmen mit dem Verband der privaten Krankenversicherung. Die Festlegung basiert auf Daten des Instituts für das Entgeltsystem im Krankenhaus (InEKs). Seit 2019 gelten die Grenzwerte z. B. für Intensivmedizin und Unfallchirurgie. Seit 2023 gelten auch in den Bereichen Hals-Nasen-Ohrenheilkunde sowie Urologie festgelegte Grenzwerte. Herausforderungen bei der Festlegung sind die Heterogenität des Pflegeaufwands, der Qualifikationsmix des Pflegepersonals, organisatorischer Bezug, da die pflegerische Versorgung von Patientinnen und Patienten oft interdisziplinär auf Stationen aufgebaut ist, der zeitliche Bezug auf Schichtmodelle oder Werktage sowie die Sanktionierung bei Nichteinhaltung. Jahn (2020) kritisiert die dadurch begünstigte Verlagerung von Personal in Bereiche, in denen Pflegepersonaluntergrenzen gelten. Außerdem fehle es an einer fachlichen Rechtfertigung, da die Ermittlung der Untergrenzen nicht am Pflegebedarf orientiert ist. Angestrebt werden sollen stattdessen Pflegebudgets in Verbindung mit einem Instrument zur Pflegepersonalbemessung – übergangsweise mithilfe der Pflegepersonalregelung (PPR) 2.0.

Zahlreiche Gesetzesvorhaben bezogen sich auf die Finanzierung von Krankenhausstrukturen (Hermann & Mussa 2020). Im Krankenhausfinanzierungsgesetz ist die duale Finanzierung festgeschrieben (§ 4 KHG). Demnach werden die Investitionskosten über eine öffentliche Förderung gedeckt. Entgegen diesem Grundprinzip sind die Einrichtungen seit Jahren unterfinanziert. Da kein Zielbild für optimale Strukturen vorliegt, kann der Investitionsstau nur unzureichend beziffert werden. Schätzungen liegen zwischen 5,4 und 6 Mrd. € jährlich (Hermann & Mussa 2020). 2009 wurde im KHRG die Option ermöglicht, dass die Bundesländer anstelle der Einzel- und Pauschalförderung auf leistungsorientierte Investitionspauschalen setzen. Dafür erstellt das Institut für Entgeltkalkulationen einen Katalog mit Investitionsbewertungsrelationen als Basis. Das Ziel ist eine sachgerechte Auszahlung. Mit dem Krankenhausstrukturgesetz wurde 2016 der Strukturfonds eingeführt, um die Krankenkassen an der Finanzierung von Investitionen zu beteiligen. Die Einführung der DRG-Fallpauschalen sollte die Strukturen der Krankenhausversorgung effizienter gestalten. Im Zusammenhang mit der Unterfinanzierung von Investitionen hat sich die wirtschaftliche Situation der Einrichtungen verschärft: Fehlende Investitionskosten werden zum Teil durch Betriebserlöse aus den DRGs gedeckt. Mit dem Ziel der Steigerung der Erlöse werden Fehlentwicklungen sichtbar. Dazu zählen zum Beispiel der Abbau von Pflegepersonal in der Vergangenheit oder die Fallzahlsteigerungen.

3.4.4 Perspektive der Pflege durch Ambulantisierung

Als Teil der staatlichen Daseinsvorsorge ist die Sicherstellung der Krankenhausversorgung gesetzlich geregelt als »qualitativ hochwertige, patienten- und bedarfsgerechte Versorgung der Bevölkerung mit leistungsfähigen digital ausgestatteten, qualitativ hochwertig und eigenverantwortlich wirtschaftenden Krankenhäusern« (§ 6 KHG). Durch den normativen Begriff der Bedarfsgerechtigkeit ist es komplex, die subjektiven Bedarfe der Patienten zu objektivieren (Herr et al. 2018). Es gilt, Über- und Unter- bzw. Fehlversorgung zu vermeiden sowie eine qualitativ hochwertige Versorgung sicherzustellen. Im Vergleich zu anderen Ländern werden in Deutschland überproportional viele Leistungen stationär erbracht und Potenziale im ambulanten Sektor nicht ausgeschöpft. Föderalismus – Krankenhausplanung durch die Bundesländer – oder historisch gewachsene Strukturen erschweren Reformen, was die Debatte um die Stellungnahme der Regierungskommission für eine moderne und bedarfsgerechte Krankenhausversorgung (2022) zeigt. So liegt der Fokus vor allem auf dem Fortschreiben von Bettenkapazitäten und weniger auf einer Analyse von Morbiditätsdaten. Eine sektorenübergreifende Planung findet nicht statt, was vor allem den unterschiedlichen Finanzierungssystemen geschuldet ist (Simon 2021). Basis für die gegenwärtige Planung ist häufig die Hill-Burton-Formel in Form einer Fortschreibung der Bettenkapazitäten. Grundlage sind Einwohnerzahl, Verweildauer, Krankenhaushäufigkeit und Bettennutzungsgrad. Ziel sollte die Ausrichtung an einem leistungsorientierten Ansatz sein, der z. B. die Leistungsmengenentwicklung schätzt. Seit Einführung des DRG-Systems ist ein Rückgang der Anzahl an Krankenhäusern erkennbar (▸ Abb. 3.4). Auch unter Berücksichtigung der Einwohnerzahl ist dieser erkennbar. Ursachen sind vor allem Schließungen und Fusionen. Während die Summe öffentlicher und freigemeinnütziger Krankenhäuser sank, nahm die Anzahl privater Einrichtungen zu. Die Privatisierung betraf meist öffentliche Krankenhäuser. Während seit der Einführung des DRG-Systems die Anzahl an Betten und die Verweildauern sanken, stiegen die Fallzahlen. Allerdings bleibt festzuhalten, dass sich gemessen an der Zahl der Betten der größere Teil in öffentlicher Hand befindet.

Herr et al. (2018) kommen zu dem Fazit, dass das deutsche Gesundheitssystem tendenziell Überkapazitäten in der stationären Versorgung aufweist. Zu den häufig stationär durchgeführten Prozeduren zählen Hüft- und Knieoperationen. Nur ein geringer Teil der ambulanten Leistungen wird in Krankenhäusern durchgeführt. Wesentliches Hindernis für die Optimierung der Integrierten Versorgung zwischen ambulantem und stationärem Sektor ist vor allem das Vergütungssystem (Hansen et al. 2017). Eine kontinuierliche Versorgung und Kontrolle der Prozessqualität kann Krankenhauseinweisungen vermeiden (Schuettig & Sundmacher 2022). Eine sektorenübergreifende Angebotssteuerung basiert auf der Schaffung von Kapazitäten und Versorgungsaufträgen, die sich auf Vertragsärzte *und* Krankenhäuser bezieht (Scheller-Kreinsen et al. 2018). Die Problematik der schlechten Verzahnung ist insbesondere auf die differenzierten Vergütungssysteme zurückzuführen (Albrecht et al. 2020). Die Folgen sind nicht leistungsgerechte Vergütung sowie das fehlende Auslasten von ambulanten Kapazitäten. So werden leichte Herzrhythmusstörungen abhängig von der Aufenthaltsdauer um den 2,6–7-fachen Faktor im stationären Sektor vergütet. Auch die Wahl der Behandlungsmethoden unterscheidet sich. Im ambulanten Sektor werden bei Leistenhernienchirurgie vor allem offene und im Krankenhaus endoskopische Verfahren angewendet. Ursache kann sein, dass ambulante endoskopische Leistenhernienoperationen nicht kostendeckend sind. Außerdem wird kritisiert, dass keine Leistungsgerechtigkeit gegeben ist, wenn die Höhe der Vergütung vom Ort der Behandlung abhängig ist. Weiterhin können sektorenübergreifende Versorgungsformen zu einer Sicherstellung in ländlichen Regionen beitragen (z. B. durch intersektorale Gesundheitszentren). Die Fallbeispiele zu den Vergütungsunterschieden ergeben erhebliche Differenzen: So werden Therapien zu Schlafapnoe und Diabetes mellitus stationär (2 Tage) mit 1.058 € bzw. 2.443 € und ambulant mit 477 € bzw. 236 € vergütet. Das heißt, dass Diabetes-mellitus-Behandlungen stationär um das 10,3-fache höher vergütet werden. Ursachen sind unterschiedliche Vergütungssystematiken und -kalkulationen zwischen DRG und Einheitlichem Bewertungsmaßstab (EBM) (▸ Tab. 3.1).

Tab. 3.1: Vergleich der ambulanten und stationären Vergütungssysteme (Albrecht et al. 2020)

	DRG	**EBM**
Vergütungssystematik	Struktur- und Niveaukomponente	
	Bewertungsrelationen und Landesbasisfallwert	Punktzahlen und -wert
Vergütungskalkulation	Prinzip der Vollkostenrechnung	
	Zuschlagskalkulation: Zuordnung von Gemeinkosten zu Fallgruppen als Kostenträger	Direkte Zurechnung der Kostenarten (ärztl./techn.) zu Einzelleistungen mit Zeitbedarf (Ausnahme Versichertenpauschalen)
	Ist-Kosten (Kalkulationshäuser)	Soll-Kosten (Schätzungen/normativ)
	Regelmäßige, umfassende Erhebung und Anpassung	Nur partielle Erhebungen, keine regelmäßige Überprüfung
	Institut für Entgeltsystem im Krankenhaus (InEK)	Bewertungsausschuss (BewA) und Institut des Bewertungsausschusses (InBA)

Augurzky und Finke (2023) stellen ein Modell zur Vergütung komplexer ambulanter Leistungen zur Überwindung der unterschiedlichen Vergütungssysteme am Beispiel von Medizinischen Versorgungszentren vor. Dabei handelt es sich um komplex-ambulante DRG, die mit einer Prozedur vergütet werden. Es können homogene Fallgruppen gebildet werden, aber sie sollten nach Komplexität und Anforderungen differenziert werden. Es werden drei Schweregrade gebildet: Basis, erhöht und sehr erhöht. Stufe 1 (Basis) umfasst Patientinnen und Patienten ohne Begleiterkrankungen bei einer Eingriffsdauer unter 30 Minuten (► Tab. 3.2). Stufe 2 (erhöht) bezieht sich auf Patientinnen und Patienten mit einer Begleiterkrankung und/oder einer Eingriffsdauer von 30 bis 60 Minuten. Die dritte Stufe (sehr erhöht) bilden Patientinnen und Patienten mit mindestens zwei Begleiterkrankungen oder einer Eingriffsdauer von über 60 Minuten. Außerdem sind in Stufe 3 Patientinnen und Patienten eingruppiert, die die Kriterien der American Society of Anesthesiologists (ASA) 3 erfüllen. Für jede Stufe sollten – abhängig von Schweregrad und Leistungsart – Anforderungen an Personal und Infrastruktur definiert sein. Die Mindestanforderungen beziehen sich auf Untersuchung, Nachbeobachtung und Vorbereitung sowie Notfallversorgung. Am Beispiel von drei Leistungen wird deutlich, dass die Erlöse von komplex-ambulanten DRG nach dem Stufenmodell unter oder über den 1-Tagesfällen nach DRG liegen. Allerdings sind alle Basis-Erlöse, nachdem der Großteil der Patientinnen und Patienten zugeordnet werden würde, deutlich geringer als nach dem klassischen DRG-System.

Der Reformvorschlag der Regierungskommission für eine moderne und bedarfsgerechte Krankenhausversorgung (2022) nimmt Bezug auf die anzustrebende Ambulantisierung. Vorgeschlagen werden Krankenhäuser des Levels Ii auf der ersten Ebene, integrierte ambulant/stationäre Krankenhäuser, die unter Leitung von qualifizierten Pflegefachpersonen mit Zusatzweiterbildung stehen sollen. Das bietet Raum für berufliche Weiterentwicklung. Eine Realisierung kann als regionales Gesundheitszentrum erfolgen. Notwendig ist eine sektorenübergreifende Harmonisierung der Planungs- und Vergütungsinstrumente. Angestrebt werden sollen regional flexible Versorgungsmodelle unter Einbezug paritätisch besetzter Gremien. Das Leistungsspektrum umfasst Innere Medizin und/oder Chirurgie mit dem Schwerpunkt auf ambulante Leistungen. Weitere Fachdisziplinen sind möglich. Akutpflegebetten müssen zwingend vorgehalten werden, eine Zuordnung zu Fachabteilungen erfolgt nicht. Erwünscht sind Kooperationen mit niedergelassenen Ärztinnen und Ärzten. Durch zu schaffende gesetzliche Regelungen soll eine Ermächtigung der Pflegekräfte erfolgen. Das Diskussionspapier des Deutschen Pflegerates (2023) definiert mögliche Aufgaben einer pflegegeleiteten Versorgung. Diese umfassen unter anderem:

- Primärversorgung und Sicherung von Versorgungskontinuität
- Erweiterte Gesundheitsförderung sowie Prävention
- Wiederholungs- und Kontrolluntersuchungen
- Monitoring und Management chronischer Krankheiten oder
- Eigenverantwortliche Behandlung z. B. von Erkältungskrankheiten.

Tab. 3.2: Schweregrade nach Stufenmodell (Augurzky & Finke 2023)

Begleiterkrankungen	**Eingriffsdauer**		
	< 30 Min.	**30-60 Min.**	**> 60 Min.**
0	Basis	erhöht	sehr erhöht
1, nicht ASA 3	erhöht	erhöht	sehr erhöht
Min. 2 und/oder ASA 3	sehr erhöht	sehr erhöht	sehr erhöht

Daraus ergeben sich sechs Tätigkeiten der führend verantwortlichen und leitenden Pflege. Dazu zählen klinisches Assessment und körperliche Untersuchungen; Ersteinschätzung und Beratung; Gesundheitserhaltung und -förderung; Befähigung; Koordination, Kooperation und Leadership sowie Bedarfserhebung.

Notwendig ist also eine Professionalisierung der Pflege gegenüber historisch dominierenden Ärztinnen und Ärzten (Höppner & Zoege 2022, Klotz 2022). Mit Ausnahme der vorbehaltlichen Tätigkeiten (§ 4 PflBG) sind Pflegekräfte gegenüber diesen weisungsgebunden. Professionalisierung meint neben Akademisierung auch eine konsequente Disziplinenentwicklung. Im Vergleich zur Ausbildung der Hebammen, die seit 2020 hochschulisch organisiert ist, wurde die Pflege nicht vollständig akademisiert. Vorteile der akademischen Ausrichtung sind die kontinuierliche Weiterentwicklung der Berufe durch Qualitätssicherung, Evidenzbasierung und theoretische Reflexion. Gefördert werden außerdem Zukunftsausrichtung, Interprofessionalität, und Internationalität. Die Akademisierung kann zur Eruierung neuer Handlungsfelder beitragen und die internationale Sonderstellung Deutschlands überwinden, sodass die Ausbildung auf Sekundarstufe erfolgt. Die Professionalisierung wird auch gestiegenen Anforderungen gerecht. Dazu zählen chronische Erkrankungen, Multimorbidität im Alter oder psychiatrische Diagnosen. Aufgrund des medizinischen Fortschritts steigen die Anforderungen an Therapie und Diagnostik.

Auch durch die Zunahme an Patientinnen und Patienten mit diversen Hintergründen ist eine Kultursensibilität notwendig. So soll wissenschaftliche Problemlösung zu einer Kompetenz professionell Pflegender entwickelt werden. Die pflegerischen Fähigkeiten basieren nun auf einem biopsychosozialen Grundverständnis von Gesundheit und Krankheit. Somit geht die Entwicklung über die klassische Perspektive heilender und pflegender Gesundheitsfachberufe hinaus. Wesentlich ist eine zielgruppenspezifische Ausrichtung an den Patientinnen und Patienten. Anhand der akademischen Abschlüsse Bachelor, Master und Promotion ergeben sich differenzierte Handlungsfelder. Berufsangehörige mit Bachelor fungieren unmittelbar in der Versorgung von Patientinnen und Patienten als »reflektierte Praktiker« (Klotz 2022). Schlüsselpositionen sollen durch Pflegeexperten auf Master-Niveau besetzt werden. Das Konzept der Advanced Practice Nurse ist allerdings in Deutschland nicht weit entwickelt. Promovierte Pflegekräfte können in der Forschung zur Weiterentwicklung des Berufsstandes eingesetzt werden. Gegenwärtig ist in Deutschland die Gliederung nach Fach- und Hilfskräften dominierend. Durch die Akademisierung der Pflege kann außerdem die Attraktivität des Berufes gesteigert werden, da durch aufbauende Bildungsabschlüsse Karrierewege ermöglicht werden. Hinzu kommt, dass die Interessenvertretung der Pflege heterogen und gesplittet in Berufsverbände, Gewerkschaften und Kammern ist. Als Vorbild kann die Organisation der Ärzteschaft in Kammern und Verbänden herangezogen werden. Für die zukünftige Ausrichtung ist neben der Überwindung traditioneller Machtkonstellationen und berufsständigen Denkens das Ausschöpfen des fachlichen Potenzials notwendig.

Professionalisierung umfasst also drei Dimensionen: Neben der Qualifikation durch akademische Ausbildung; die Erbringung einer Leistung mit hohem Stellenwert für Gesellschaft und Sozialwesen; Autonomie, Problemlösekompetenz und Berufsethos sowie die organisierte Vertretung beruflicher Interessen.

3.4.5 Schlussfolgerung

Mit Einführung des DRG-Systems zur Finanzierung von Krankenhausleistungen im deutschen Gesundheitswesen ist eine Ökonomisierung erfolgt (Krampe 2014, Simon 2019). Übergeordnetes Ziel war die Beitragssatzstabilität in der Gesetzlichen Krankenversicherung (GKV). Weitere Zielstellungen umfassten die Förderung des Wettbewerbs, Verkürzung der Verweildauern und Abbau von Bettenkapazitäten sowie die damit verbundene Förderung der Wirtschaftlichkeit der Krankenhäuser. Da die Einführung des DRG-Systems keine Senkung der GKV-Ausgaben herbeiführte, wurde dieses Ziel nicht erreicht. Kritisiert wird, dass es keine einheitliche Definition von Wirtschaftlichkeit im Krankenhaus gibt. Anhand der Grafiken wird deutlich, dass seit der Einführung eine Privatisierung der Einrichtungen stattfindet. Aufgrund von Fusionen und Schließungen sank die Gesamtzahl der Krankenhäuser in Deutschland. Auch die Zahl der Betten ging seitdem zurück, während die Fallzahlen – mit Ausnahme der Auswirkungen der SARS-CoV-2-Pandemie – stiegen. Die absolute Zahl der Beschäftigten im Krankenhaussektor stieg ebenso. Das bezieht sich auf ärztliches und nicht-ärztliches Personal gleichermaßen, ist aber vor dem Hintergrund demografischer Entwicklungen und der einzelnen Arbeitszeitkontingente zu betrachten. Fehlanreize durch die Einführung der Finanzierung durch Fallpauschalen führten z. B. zum Abbau von Pflegepersonal. Einerseits sollte die Umstellung auf Fallpauschalenfinanzierung die Wirtschaftlichkeit der Einrichtungen steigern. Andererseits kommen die Bundesländer den Bedarfen an Investitionsmitteln nicht nach, wie es das System der dualen Krankenhausfinanzierung vorsieht.

In der Vergangenheit gab es bereits verschiedene gesundheitspolitische Maßnahmen, um die Situation der Pflege zu verbessern. Dazu zählt die Einführung der generalistischen Pflegeausbildung, die wiederum eine vollständige Akademisierung verhindert. Reformen mündeten oft in einem stetigen Wechsel zwischen Aktion und Reaktion zwischen Politik und Leistungserbringern. So führte die Etablierung der Pflegebudgets dazu, dass von Servicekräften ausgeführte Tätigkeiten wieder von Pflegekräften übernommen wurden, was nicht zur Stärkung der personellen Ausstattung beiträgt. Auch die Umsetzung zu der Personaluntergrenzen führte zu Substitutionen, indem Personal aus Bereichen ohne geltende Grenzwerte abgezogen und dort eingesetzt wurde, wo Grenzen gelten. Das führte zur kontinuierlichen Erweiterung der Bereiche, in denen Pflegepersonaluntergrenzen festgelegt werden.

Aufgrund steigender Anforderungen ist eine Professionalisierung der Pflege unabdingbar. Die Krankenhäuser des Levels Ii unter pflegerischer Leitung hätten eine Möglichkeit geboten, die Entwicklung zu begünstigen. Eine Ambulantisierung von stationären Leistungen ist unabdingbar, scheitert aber oftmals an den unterschiedlichen Vergütungssystematiken im ambulanten und stationären Sektor.

Zusammenfassend kann gesagt werden, dass die Pflege und das Gesundheitssystem insgesamt aufgrund von demografischen Entwicklungen und medizinischem Fortschritt vor steigenden Anforderungen stehen. Mit Blick auf eine Bedarfsorientierung befindet sich die Pflege in einem Spannungsfeld zwischen Ökonomisierung und Professionalisierung.

Literatur

Albrecht, M., Al-Abadi, T., Czihal, T. et al. (2020). *Sektorenübergreifende Versorgung und Vergütung.* In: Klauber, J.et al. (Hrsg.), Krankenhaus-Report 2020, 243–261. Berlin: Springer.

Augurzky, B. & Finke, S. (2023). *Ambulantisierung der Medizin – Potenziale, Hürden und Handlungsvorschläge.* In: Knüppel, D. et al. (Hrsg.), *Medizinische Versorgungszentren: Versorgungs- und Unternehmensform mit Zukunft,* 39–46. Berlin: MWV Medizinisch Wissenschaftliche Verlagsgesellschaft.

Bundesministerium für Gesundheit (2023). *Eckpunktepapier Krankenhausreform.* Zugriff am 10.11.2023 unter: https://www.bundesgesundheitsministerium.de/fileadmin/Dateien/3_Downloads/K/Krankenhausreform/Eckpunktepapier_Krankenhausreform_final.pdf

Deutscher Pflegerat (DPR) (2023). *Diskussionspapier Pflegerische Leitung in Kliniken der ortsnahen und regionalen Grundversorgung Level 1i.* http://deutscher-pflegerat.de/wp-content/uploads/2023/03/2023-01-23_Diskussionspaper-Pflegerische-Leitung-in-Level-1i-Kliniken.pdf

GKV-Spitzenverband (2023). *Pflegepersonaluntergrenzen 2023.* Zugriff am 10.11.2023 unter: https://www.gkv-spitzenverband.de/krankenversicherung/krankenhaeuser/pflegepersonaluntergrenzen/ppu_2023/ppug_2023.jsp

Hansen, H., Pohontsch, N. J., Bole, L. et al. (2017). Regional variations of perceived problems in ambulatory care from the perspective of general practitioners and their patients – an exploratory focus group study in urban and rural regions of northern Germany. *BMC family practice, 18*(1), 68. doi: https://doi.org/10.1186/s12875-017-0637-x

Haubrock, M. (2020). *Gesundheitsökonomie und Gesundheitspolitik: Lehrbuch für Führungskräfte in der Gesundheitswirtschaft.* 1. Aufl. Bern: Hogrefe. doi: https://doi.org/10.1024/85944-000

Heeser, A. (2021). *Pflegebudget und -bedarfe: Patient Pflege: Wenn Pflege zum Pflegefall wird.* kma - Klinik Management aktuell, *26*(12), 37–39. doi: https://doi.org/10.1055/s-0041-1741347

Hermann, C. & Mussa, N. (2020). *Investitionsfinanzierung und ineffiziente Krankenhausstrukturen.* In: Klauber, J., Geraedts, M., Friedrich, J. et al. (Hrsg.), *Krankenhaus-Report 2020,* 231–242. Berlin: Springer.

Herr, D., Hohmann, A., Varabyova, Y. et al. (2018). *Bedarf und Bedarfsgerechtigkeit in der stationären Versorgung.* In: Klauber, J., Geraedts, M., Friedrich, J. et al. (Hrsg.), *Krankenhaus-Report: Bd. 2018. Krankenhaus-Report 2018: Schwerpunkt: Bedarf und Bedarfsgerechtigkeit,* 23–38. Stuttgart: Schattauer.

Höppner, H. & Zoege, M. (2022). *Entwicklung der Gesundheitsfachberufe in Deutschland und ihr Beitrag zu einer bedarfsorientierten Gestaltung des Gesundheitssystems.* In: Haring, R. (Hrsg.), *Gesundheitswissenschaften,* 941–952. Berlin: Springer.

Hundenborn, G. (2020). *Ausbildung in der Pflege.* In: Klauber, J., Geraedts, M., Friedrich, J. et al. (Hrsg.), *Krankenhaus-Report 2020,* 149–163. Berlin: Springer.

Jahn, P. (2020). *Untergrenzen oder Personalbemessung in der Pflege*. Der Onkologe, 26(11), 1040–1046. doi: https://doi.org/10.1007/s00761-020-00838-y

Klotz, S. (2022). *Professionalisierung und Handlungsfelder in den Gesundheitsfachberufen*. In: Haring, R. (Hrsg.), *Gesundheitswissenschaften*, 953–962. Berlin: Springer.

Kohrs, J. (2019). *Pflegebudget: Systemwechsel*. kma - Klinik Management aktuell, *24*(12), 38–39. doi: https://doi.org/10.1055/s-0039-1701107

Krampe, E.-M. (2014). *Professionalisierung der Pflege im Kontext der Ökonomisierung*. In: Manzei-Gorsky, A. & Schmiede, R. (Hrsg.) *Gesundheit und Gesellschaft. 20 Jahre Wettbewerb im Gesundheitswesen: Theoretische und empirische Analysen zur Ökonomisierung von Medizin und Pflege*, 179–197. Heidelberg: Springer.

Kranich, C. (2019). *Das Elend der Fallpauschalen und Modelle zu ihrer Überwindung*. In: Dieterich, A., Braun, B., Gerlinger, T. et al. (Hrsg.), *Geld im Krankenhaus*, 273–291. Wiesbaden: Springer Fachmedien.

Leber, W.-D. & Vogt, C. (2020). *Reformschwerpunkt Pflege: Pflegepersonaluntergrenzen und DRG-Pflege-Split*. In: Klauber, J., Geraedts, M., Friedrich, J. et al. (Hrsg.), *Krankenhaus-Report 2020*, 111–144. Berlin: Springer.

Maio, G. (2019). *Von der Umwertung der Werte durch Ökonomisierung der Medizin*. In: Dieterich, A., Braun, B., Gerlinger, T. & Simon, M. (Hrsg.), *Geld im Krankenhaus*, 187–199. Wiesbaden: Springer Fachmedien.

Milstein, R. & Schreyögg, J. (2020). *Empirische Evidenz zu den Wirkungen der Einführung des G-DRG-Systems*. In: Klauber, J., Geraedts, M., Friedrich, J. et al. (Hrsg.), *Krankenhaus-Report 2020*, 25–39. Berlin/Heidelberg: Springer.

Neubauer, G. (2023). *Zeitenwende in der Gesundheitsversorgung: Entwicklungen, Herausforderungen und Antworten*. In: Knüppel, D., Neubauer, G., Stauch-Eckmann, S. et al. (Hrsg.), *Medizinische Versorgungszentren: Versorgungs- und Unternehmensform mit Zukunft*, 3–19. Berlin: Medizinisch Wissenschaftliche Verlagsgesellschaft.

Oppel, E.M. & Schreyögg, J. (2017). *Krankenhausstandort Deutschland im Umbruch: Implikationen für das Personalmanagement*. In: Prölß, J. van Loo M., Andersen, G. et al. (Hrsg.), *Attraktiver Arbeitgeber Krankenhaus: Employer Branding - Personalgewinnung – Mitarbeiterbindung*, 3–14. Berlin: Medizinisch Wissenschaftliche Verlagsgesellschaft.

Pätzmann-Sietas, B. & Baumgart, K. (2022). *Zusammen sind wir stärker: Pflegepersonal und Ärzt:innenschaft*. Monatsschrift Kinderheilkunde, *170*(5), 453–457. doi: https://doi.org/10.1007/s00112-022-01460-5

Regierungskommission für eine moderne und bedarfsgerechte Krankenhausversorgung (Hrsg.) (2022). *Grundlegende Reform der Krankenhausvergütung: Dritte Stellungnahme und Empfehlung der Regierungskommission für eine moderne und bedarfsgerechte Krankenhausversorgung*. Dritte Stellungnahme und Empfehlung.

Scheller-Kreinsen, D., Lehmann, K., Botero, G. et al. (2018). *Sektorenübergreifende Angebotssteuerung für Vertragsärzte und Krankenhausambulanzen*. In: Klauber, J., Geraedts, M., Friedrich, J. et al. (Hrsg.), *Krankenhaus-Report: Bd. 2018. Krankenhaus-Report 2018: Schwerpunkt: Bedarf und Bedarfsgerechtigkeit*, 209–232. Stuttgart: Schattauer.

Schuettig, W. & Sundmacher, L. (2022). The impact of ambulatory care spending, continuity and processes of care on ambulatory care sensitive hospitalizations. *The European journal of health economics: HEPAC: health economics in prevention and care*, *23*(8), 1329–1340. doi: https://doi.org/10.1007/s10198-022-01428-y

Simon, M. (2019). *Das deutsche DRG-System: Weder Erfolgsgeschichte noch leistungsgerecht*. In: Dieterich, A., Braun, B., Gerlinger, T. et al. (Hrsg.). *Geld im Krankenhaus*, 295–324. Wiesbaden: Springer Fachmedien.

Simon, M. (2021). *Das Gesundheitssystem in Deutschland: Eine Einführung in Struktur und Funktionsweise*. 7. Aufl. Göttingen: Hogrefe. doi: https://doi.org/10.1024/86147-000

Statistisches Bundesamt (Hrsg.) (2022a). *Grunddaten der Krankenhäuser: Fachserie 12 Reihe 6.1.1*. Zugriff am 10.11.2023 unter: https://www.destatis.de/DE/Themen/Gesellschaft-Umwelt/Gesundheit/Krankenhaeuser/Publikationen/Downloads-Krankenhaeuser/grunddaten-krankenhaeuser-2120611217004.pdf?__blob=publicationFile

Statistisches Bundesamt (Hrsg.) (2022b). *Krankenhäuser. Ärztliches und nichtärztliches Personal in Krankenhäusern*. Zugriff am 10.11.2023 unter: https://www.destatis.de/DE/Themen/Gesellschaft-Umwelt/Gesundheit/Krankenhaeuser/Tabellen/personal-krankenhaeuser-jahre.html

Statistisches Bundesamt (Hrsg.) (2022c). *Krankenhäuser. Einrichtungen, Betten und Patientenbewegung*. Zugriff am 10.11.2023 unter: https://www.destatis.de/DE/Themen/Gesellschaft-Umwelt/Gesundheit/Krankenhaeuser/Tabellen/gd-krankenhaeuser-jahre.html

Wasem, J. (2020). *Systeme der Krankenhausfinanzierung*. In: Klauber, J., Geraedts, M., Friedrich, J. et al. (Hrsg.), *Krankenhaus-Report 2020*, 41–52. Berlin: Springer.

3.5 Intersektorale Versorgungssteuerung und Netzwerkmanagement: Chancen und Grenzen des neuen Pflegeberufegesetzes

Annemarie Fajardo und Lutz Hager

Ausgehend von den gängigen Versorgungssettings und der notwendigen interprofessionellen Zusammenarbeit zwischen den einzelnen Heilberufen im Gesundheitswesen, werden in diesem Kapitel die Bedeutung des Pflegeberufes und damit die verbundenen unterschiedlichen Ansätze des Netzwerkmanagements dargestellt, um eine konkrete Vorstellung zur intersektoralen Zusammenarbeit an den unterschiedlichen Schnittstellen zu erhalten. Dabei werden die Chancen des neuen Pflegeberufegesetzes aufgezeigt, die besonders mit den neuen Vorbehaltsaufgaben des Pflegeberufes die Grundlage für intersektorales Zusammenarbeiten bilden. Auf dieser Basis wird das Case Management als Handlungskonzept für eine intersektorale Versorgung vorgestellt. Um das Case Management in Verbindung mit dem neuen Pflegeberuf zu konkretisieren, werden ein fiktives Beispiel der ambulanten Pflege, das internationale Beispiel Buurtzorg sowie der kommunale Versorgungsansatz Care Share 13 vorgestellt. Die intersektorale Zusammenarbeit kann nur gelingen, wenn Pflegefachpersonen entlang ihrer Größe und ihres Leistungs- und Kompetenzspektrums im Gesundheitswesen personalrechtlich, berufsrechtlich und leistungsrechtlich eindeutiger abgebildet werden.

3.5.1 Bedeutung des Pflegeberufes in den Versorgungssettings

Pflegefachpersonen sind in sehr vielen verschiedenen Versorgungssettings im Gesundheitswesen, etwa in Krankenhäusern, ambulanten und stationären Altenpflegeeinrichtungen/Pflegeeinrichtungen oder auch in Rehabilitationseinrichtungen sowie in unterschiedlichen Regionen Deutschlands mit länderspezifischen[18] Ausrichtungen tätig. Der Pflegeberuf stellt sich damit als komplex und vielseitig dar (Pfabigan et al. 2021). Neben dieser Komplexität und Vielseitigkeit kommt auch die messbare Größe dieses Berufs im Gesundheitswesen hinzu. Der Anteil der Pflegefachpersonen inkl. Hebammen[19] und der Gesundheits- und Krankenpflegehelferinnen und -helfer umfasst, im Verhältnis zu den anderen Heilberufen nach Artikel 74 Abs. 1 Nr. 19 GG[20], rund 46 % (Wissenschaftsrat 2012). Der Pflegeberuf macht demzufolge fast die Hälfte aller in Heilberufen Tätigen in Deutschland aus.

Insgesamt waren im Jahr 2022 knapp 1,7 Mio. Pflegekräfte in Deutschland sozialversicherungspflichtig beschäftigt. Davon sind 62 % examinierte Fachkräfte, weitere 30 % sind Pflegehelferinnen und -helfer, die entweder keine oder eine ein- bis zweijährige Ausbildung absolviert haben. Die übrigen 7 % zählen zu den Spezialistinnen und Spezialisten in ihrem Berufsfeld (BA 2023). Die fast 1,7 Mio. Pflegekräfte lassen sich darüber hinaus mit 693.000 in Krankenhäusern, 507.000 in

18 Jedes Bundesland regelt entlang der Heilberufsgesetze Besonderheiten für die landesrechtlich geregelten Heilberufe, etwa in den Bereichen der Fort- und Weiterbildung oder auch im Bereich von Anerkennungsverfahren.

19 Der Hebammenberuf gehört international zu den Pflegeberufen (Dichter et al. 2020).

20 Die Heilberufe gehören zu den geregelten Gesundheitsberufen in Deutschland und werden nach Artikel 74 Absatz 1 Nummer 19 Grundgesetz durch den Bund hinsichtlich ihrer Erstzulassung geregelt.

stationären Pflegeeinrichtungen und 286.000 in ambulanten Pflegediensten entsprechend aufteilen (BA 2023).

Ausgehend von dieser mengenmäßigen Aufteilung der Pflegekräfte, scheinbar zugunsten der Krankenhäuser, kann jedoch eine mutmaßlich geringe Nachfrage nach professionellen Leistungen in der Altenpflege nicht abgeleitet werden. Deutlich wird vielmehr eine kontinuierlich steigende Nachfrage anhand der zahlenmäßigen Entwicklung in diesen beiden Settings der Langzeitpflege: Während im Jahr 2009 noch 679.000 ambulante und stationäre Pflegekräfte beschäftigt waren, ist die Zahl im Jahr 2019 um 40 % auf 954.000 gestiegen. Besonders stark gewachsen ist die Zahl der Beschäftigten im Bereich der ambulanten Pflegedienste mit einem Plus von 61 % zwischen 2009 und 2019. Im stationären Bereich war es ein Plus von 30 % (Statistisches Bundesamt 2022). Diese Entwicklungen zeigen den zunehmenden Bedarf an Pflegekräften in der Langzeitpflege, jedoch wird damit noch nicht klar, in welchem konkreten Zusammenhang die 1,7 Mio. Pflegekräfte zwischen den Sektoren miteinander in Verbindung stehen. Im nachfolgenden Abschnitt wird die Vielseitigkeit des Pflegeberufes anhand der unterschiedlichen Berufsabschlüsse vorgestellt. Mit der neuen generalistischen Ausrichtung des Pflegeberufes sollen Chancen in der Versorgung aufgezeigt werden.

3.5.2 Von der Vielseitigkeit des Pflegeberufes bis hin zur generalistischen Ausrichtung

Die oben bereits angesprochene Vielseitigkeit des Pflegeberufes aufgrund seiner zahlreichen Einsatzfelder in den verschiedenen Settings hat sich in den vergangenen Jahrzehnten oft auch in den Berufsabschlüssen sowie in den Pflege- und Berufssituationen widergespiegelt (Saul & Jürgensen 2021). Von der Berufsbezeichnung Krankenschwester über die Berufsbezeichnung der Gesundheits- und Krankenpflegerin hin zur Pflegefachfrau/zum Pflegefachmann bzw. zu Pflegefachpersonen nach dem neuen Pflegeberufegesetz (PflBG) sind viele berufspolitische Debatten geführt worden (Reiber et al. 2016, Kälble & Pundt 2016). Relevant wurde die Zusammenführung der bis zur Einführung des neuen Pflegeberufegesetzes dreigeteilten Pflegeausbildung der Krankenpflege, Kinderkrankenpflege und Altenpflege zu einer gemeinsamen Pflegeausbildung u. a. aufgrund europäischer Entwicklungen im Zuge des Bologna-Prozesses (Bischoff-Wanner 2008, Kühn-Hempe & Thiel 2017, Sahmel 2018). Die Durchlässigkeit innerhalb des Bildungssystems auf EU-Ebene stand im Vordergrund dieser Entwicklungen (Freitag 2011, Bernhard & Powell 2010). Die in diesem Zusammenhang entstandene *Berufsanerkennungsrichtlinie* der Europäischen Union (EU-BAR) gibt seit 2005 eine Vergleichbarkeit der Berufsabschlüsse der geregelten Heilberufe innerhalb der EU vor und wirkte sich auf die berufspolitischen Diskurse rund um den Pflegeberuf in Deutschland aus (Hofmann 2012, Zobel 2013).

Die bisherige Dreiteilung schien allerdings entlang betriebsbezogener Anforderungen für die Pflegebetriebe sinnvoller zu sein als eine Zusammenführung mehrerer Berufsabschlüsse nach EU-Vorgaben (Hofmann 2012, Bonin et al. 2015). Kurz gesagt: Die Krankenhäuser bilden Krankenpflegepersonal aus, die Kinderkliniken bilden Kinderkrankenpflegepersonal aus und die Altenheime bilden Altenpflegepersonal aus. Die Pflegebetriebe haben sich schließlich mit den bisherigen Vorgaben zu den landesrechtlich geregelten Personalschlüsseln und Fachkraftquoten vertraut gemacht und müssen diese vorerst weiterhin so umsetzen (Wasem et al. 2005, Möwisch & Hons 2010, Arndt 2022).

Vorgaben zu den Personalschlüsseln und weiteren Personalregelungen auf Landesebene, die auch nach fast vier Jahren nach Einführung des Pflegeberufegesetzes immer noch ihre entsprechende *personalrechtliche* Relevanz und Aktualität für die Krankenhäuser, Kinderkliniken und Altenheime haben, scheinen jedoch den Blick auf die *Fachlichkeit des Pflegeberufes im europäischen Kontext* zu blockieren (Hasseler et al. 2021, Schmedes 2021, Schroeder 2022). Dabei ist besonders in *berufsrechtlicher* Hinsicht eine Debatte über die Fachlichkeit des Pflegeberufes durch Anhebung der Berufsabschlüsse auf europäisches Niveau für die *Weiterentwicklung der Versorgung* von Patientinnen und Patienten sowie Bewohnerinnen und Bewohner in den Betrieben vordergründig zu führen (Smolibowski 2023). Personalrechtliche Diskurse werden jedoch noch zu selten mit berufsrechtlichen Diskursen in Verbindung gebracht (Wirth et al. 2021, Jahn 2021). Auf europäischer Ebene wird im Ländervergleich der EU-Mitgliedsstaaten deutlich, dass der Pflegeberuf in seiner Grundausrichtung generalistisch ist und ein Bachelor-Studium die Voraussetzung für den Zugang zum Pflegeberuf darstellt (Slotala et al. 2022). Hierzulande bezog sich die Fachlichkeit des Pflegeberufes vielmehr auf die Sektoralität des Gesundheitswesens und viel weniger auf die Fachlichkeit des Pflegeberufes selbst, so dass sich die einzelnen Zweige des Pflegeberufes (Gesundheits- und) Kinderkrankenpflege und Altenpflege, entlang dieser Sektoralität entwickeln und spezialisieren konnten bzw. mussten (Slotala et al. 2022).

Welche Chancen liegen im PflBG, das die bisherige Dreiteilung des Pflegeberufes überwiegend auflöst und im Kern eine generalistische Ausrichtung des Pflegeberufes schafft? Die Zusammenlegung dieser drei Berufszweige lässt den Eindruck erwecken, dass vielmehr eine sektorenübergreifende Versorgung von Patientinnen und Patienten sowie Bewohnerinnen und Bewohnern aller Altersstufen in akut und dauerhaft stationären sowie ambulanten Pflegesituationen sowie auch zwischen den etablierten Versorgungsformen wie Krankenhaus und Pflegeheim unterstützt und gefördert werden könnte. Hinzu kommen die neuen Vorbehaltsaufgaben der Pflegefachpersonen:

Nach § 4 Abs. 2 PflBG gehören

1. die Erhebung und Feststellung des individuellen Pflegebedarfs,
2. die Organisation, Gestaltung und Steuerung des Pflegeprozesses sowie
3. die Analyse, Evaluation, Sicherung und Entwicklung der Qualität der Pflege

zu den Vorbehaltsaufgaben der Pflegefachpersonen.
Pflegefachfrauen und Pflegefachmänner organisieren, gestalten und steuern dem neuen Gesetz zufolge die Pflegeprozesse und damit alle wesentlichen Prozesse rund um die Patientinnen und Patienten sowie Bewohnerinnen und Bewohner. Mit dem neuen PflBG wird somit eine Chance sichtbar, die die sektorenübergreifende Zusammenarbeit mit allen relevanten Berufsgruppen sowohl innerhalb wie außerhalb der Versorgungssettings zu verbessern sucht.

Die neu angelegten Vorbehaltsaufgaben für den Pflegeberuf werden außerdem durch die Ausbildungsziele nach § 5 PflBG erweitert und umfassen nach Abs. 2:

> »präventive, kurative, rehabilitative, palliative und sozialpflegerische Maßnahmen zur Erhaltung, Förderung, Wiedererlangung oder Verbesserung der physischen und psychischen Situation der zu pflegenden Menschen, ihre Beratung sowie ihre Begleitung in allen Lebensphasen und die Begleitung Sterbender. [...] Sie berücksichtigt die konkrete Lebenssituation, den sozialen, kulturellen und religiösen Hintergrund, die sexuelle Orientierung sowie die Lebensphase der zu pflegenden Menschen. Sie unterstützt die Selbständigkeit der zu pflegenden Menschen und achtet deren Recht auf Selbstbestimmung.«

Der Pflegeberuf erscheint mit seinen Vorbehaltsaufgaben in einer *sehr eindeutigen Schlüsselposition* zur Steuerung der intersektoralen Versorgung zu sein. Diese Aufgaben sind unabhängig von Sektoren und beziehen sich in erster Linie auf den zu pflegenden Menschen. Sie werden ebenso unabhängig von einer konkreten ärztlichen Delegation angewendet, denn präventive, kurative, rehabilitative, palliative und sozialpflegerische Maßnahmen finden in allen Versorgungssettings der ambulanten und stationären Sektoren durch beruflich Pflegende statt und sind *eindeutig nicht* an ärztliche Tätigkeiten bzw. an den Arztvorbehalt gekoppelt.

Eine sektorenübergreifende Zusammenarbeit jedoch nur über eine pflegeberufsbezogene Transformation theoretisch herbeiführen zu wollen, wird vermutlich angesichts der *sektorenbezogenen Komplexität, der gleich gebliebenen Versorgungslandschaften der Krankenhäuser und Pflegeeinrichtungen* und der bereits angesprochenen Vielseitigkeit in den Pflege- und Berufssituationen nicht ausreichen. Der Fokus auf die konkrete Zusammenarbeit zwischen den einzelnen Sektoren muss demnach besonders die betriebsbezogenen Anforderungen berücksichtigen. Wie verändern sich Betriebe angesichts des neuen Pflegeberufes?

3.5.3 Betriebsbezogene Anforderungen unter generalistischen Gesichtspunkten

Die konkreten fachlichen Auswirkungen des neuen Pflegeberufs können bislang noch nicht gemessen bzw. wissenschaftlich ausgewertet werden, denn die ersten Absolventinnen und Absolventen sind erst seit 2023 auf dem Arbeitsmarkt. Bislang liegen auch noch keine validen Zahlen vor, wie viele Absolventinnen und Absolventen der generalistischen Ausbildung eine Stelle im Krankenhaus, in der Kinderklinik oder etwa in der ambulanten und stationären Altenpflege angetreten sind. Lediglich über die sinkende Anzahl an neuen Ausbildungsverträgen in der Pflege im Jahr 2022 ist berichtet worden (Statistisches Bundesamt 2023). Bei näherer Betrachtung der Pflege- und Klinikbetriebe zeigt sich außerdem, dass die mit dem neuen PflBG einhergehenden fachlichen Veränderungen, etwa die erstmals ins Gesetz geschriebenen Vorbehaltsaufgaben, in den Stellenprofilen bzw. Stellenausschreibungen einerseits noch keine flächendeckende Berücksichtigung finden, andererseits werben einige Einrichtungen mit vakanten Stellen für die *Pflegefachkraft mit Vorbehaltsaufgaben*, z. B. die Gesundheits- und Pflegeeinrichtungen Lindenbrunn e. V. mit dem Haus Viktoria Luise[21]. Gemeinsamkeiten zwischen Krankenhäusern und Pflegeheimen lassen sich in der Regel kaum finden, wenn nicht etwa die Berufsgruppen, oder noch konkreter die zu versorgende Klientel, betrachtet werden. Professionelle Gemeinsamkeiten liegen vielmehr im *neu definierten Pflegeberuf* trotz der weiterhin geltenden Sektoralität und können schließlich an den Sektorengrenzen bzw. in Überschreitung dieser genutzt werden, z. B. im Bereich des Entlass- bzw. Case Managements eines Krankenhauses oder im Aufnahmemanagement einer Pflegeeinrichtung.

In den folgenden Abschnitten wird deshalb untersucht, ob, wo und welche möglichen Gemeinsamkeiten und kommunikativen Verbindungen zwischen den Sektoren vorliegen und welche (weitergehenden) Chancen des PflBG im Praxisalltag konkret genutzt werden können. Dabei soll der Fokus beispielhaft auf die Versorgungseinheiten Krankenhaus und Pflegeeinrichtung sowie das Handlungskonzept des Case Management gelegt werden.

21 Die Einrichtung Haus Viktoria Luise beschreibt sich auf ihrer Homepage www.haus-viktoria-luise.de als Zentrum für innovative rehabilitative Pflege und Betreuung (Stand: 27.07.2023).

3.5.4 Intersektorale Zusammenarbeit mittels Case Management

Um eine intersektorale Zusammenarbeit mittels Case Management zu verdeutlichen, muss zunächst erläutert werden, was unter dem Begriff *Case Management* zu verstehen ist. Case Management wird nach einer offiziellen Definition der Deutsche Gesellschaft für Care und Case Management (DGCC) als eine bedarfsorientierte Steuerung (Management) einer Fallsituation (Case) zur Bewältigung einer personenbezogenen Problematik verstanden. Diese Steuerung erfolgt innerhalb einer Organisation und innerhalb einer regionalbezogenen Versorgungsstruktur (DGCC 2020). Außerdem sind verschiedene Professionen und Organisationen sektorenübergreifend beteiligt und arbeiten gemeinsam entlang dieses Handlungskonzeptes. Näher erklärt werden muss auch der Begriff Fall (Case), denn hiermit wird die *problematische Lebenssituation einer Person* bezeichnet, die Unterstützungsbedarf hat (DGCC 2020). Unter Beteiligung verschiedener Organisationen und Professionen wird die Bearbeitung dieser Situation und Problematik in einem Bezugsfeld der sozialen und räumlichen Umgebung gemeinsam gesteuert. Die subjektiven Wünsche und Bedürfnisse dieser Person werden anhand der *Bedarfsfeststellung im Einzelfall* berücksichtigt und direkt zu Beginn dieses Prozesses aufgenommen. Die Berücksichtigung der Wünsche und Bedürfnisse folgt fachlichen und ethischen Regeln und hat zum Ziel, die Alltagssituation dieser Person in sozialer und gesundheitlicher Hinsicht zu verbessern (DGCC 2020).

Das Handlungsfeld des *Case Managements* kann auf eine intersektorale Zusammenarbeit zwischen stationärem Sektor und ambulantem Sektor übertragen werden, besonders bei der Verlegung eines chronisch kranken Patienten/einer chronisch kranken Patientin aus dem stationären Sektor in den ambulanten Sektor und umgekehrt (Geiger & Wilhelm 2013). Das Case Management unterstützt den Patienten und die Patientin, die für ihn vorgesehenen Leistungen richtig in Anspruch zu nehmen. In den meisten Fällen findet sich der Patient oder die Patientin im Gesundheitswesen eher nicht zurecht, kennt die Leistungsangebote zu bestimmten Krankheiten nicht und kann sie demnach nicht passgenau in Anspruch nehmen (BMC 2023). Um den Patienten oder die Patientin besser durch die Leistungsangebote zu führen, wird das Case Management von Gesundheitslotsen unterstützt. Gesundheitslotsen werden insbesondere dort eingesetzt, wo komplexe Versorgungsbedarfe mit hohem Koordinierungsaufwand auftreten, etwa im Bereich der Geriatrie oder der Onkologie (BMC 2023). Sie vermitteln zwischen dem ambulanten und stationären Sektor, informieren Patientinnen und Patienten zu Leistungen aus mehreren Sozialgesetzbüchern, unterstützen bei der Inanspruchnahme von Leistungen, koordinieren Maßnahmen und erstellen individuelle Hilfepläne (BMC 2023).

Um etwas konkreter noch auf die Bezeichnungen *ambulanter Sektor* und *stationärer Sektor* eingehen zu können, wird die Definition dazu näher untersucht. Die Definition *eines ambulanten und eines stationären Sektors* orientiert sich in der Literatur zu Case Management und Sektorenübergreifender Versorgung an ambulanter (speziell) fachärztlicher und akutstationärer Versorgung mit dem Fokus auf medizinische Leistungen (Roeder & Kasper 2022, Struckmann et al. 2021, Gruhl 2017, Ludt et al. 2013). Die konkrete Trennung zwischen *Krankenhaus und Pflegeheim* wird in der für diesen Beitrag gesichteten Literatur nicht als Sektorentrennung per se verstanden. Vielmehr werden diese beiden Versorgungsformen als stationäre Einheiten bezeichnet, die sich jedoch im Leistungsrecht nach SGB V (Sozialgesetzbuch Fünftes Buch Gesetzliche Krankenversicherung) und SGB

XI (Sozialgesetzbuch Elftes Buch Soziale Pflegeversicherung) grundsätzlich voneinander unterscheiden. Die Zusammenarbeit zwischen Pflegeheimen und ambulant tätigen Fachärztinnen und Fachärzten erscheint vor dem Hintergrund einer intersektoralen Beziehung besonders erwähnenswert:
Es findet – ausgehend von der fachärztlichen Praxis – in der Regel eine nach SGB V definierte leistungsrechtliche *Delegation von fachärztlichen Leistungen* aus dem ambulanten Sektor an die *Pflege im Heim* nach SGB XI statt (Abrams-Pompe et al. 2022). Die Pflege im Heim liegt somit nur indirekt im ärztlichen Tätigkeitsspektrum und folglich nur indirekt im ambulanten und stationären Sektor nach SGB V. Unter Betrachtung der beiden Sozialgesetzbücher wird jedoch eine pragmatische Zusammenarbeit deutlich: Die delegierten Aufgaben aus dem einen Sozialgesetzbuch werden in das Versorgungsfeld eines anderen Sozialgesetzbuchs hineindelegiert. Genaugenommen arbeiten die *fachärztliche Praxis* und das *Pflegeheim* nach diesem Erklärungsansatz sozialgesetzbuchübergreifend zusammen.

In *sprachlicher Hinsicht* wird sogar deutlich, dass eine sektorenübergreifende Zusammenarbeit zwischen einer *ambulanten* Facharztleistung und einer *stationären* Pflegeleistung stattfindet. Wesentlicher Bestandteil dieser Zusammenarbeit ist die (fach-)ärztliche Delegation an Pflegefachpersonen. Im Zuge dieser Delegation findet schließlich Case Management statt. Sowohl die Pflegefachpersonen wie auch die Medizinerinnen und Mediziner arbeiten *gemeinsam* zwischen der fachärztlichen Praxis und einer stationären Pflegeeinrichtung an einem Fall bzw. an einer Patientin oder einem Patienten (Grafen 2019, Langner 2022). Gesundheitslotsen, wie sie bereits oben kurz erwähnt werden, unterstützen den Patienten oder die Patientin bei der Erklärung und Vermittlung sowie der Inanspruchnahme der notwendigen Leistungen aus unterschiedlichen Gesetzbüchern und entlasten dabei sowohl das medizinische wie auch das pflegerische Personal (BMC 2023). Die *Steuerung eines Pflegeprozesses*, den Patienten oder die Patientin betreffend, kann entlang des neuen PflBG mithilfe der *Vorbehaltsaufgaben* näher erläutert werden. In den nachfolgenden Abschnitten werden konkrete Fallbeispiele zu den Potenzialen der intersektoralen Versorgungssteuerung durch Pflegefachpersonen vorgestellt.

3.5.5 Potenzielle Ausgestaltung intersektoraler Zusammenarbeit (Fiktives Fallbeispiel)

Wie wichtig die Steuerung des Pflegeprozesses den Patienten oder die Patientin betreffend ist, soll anhand eines fiktiven Beispiels mit dem Fokus auf die neuen Vorbehaltsaufgaben der Pflegefachpersonen näher erläutert werden:

> Die Patientin Frau M. ist gerade bei ihrem Facharzt für Chirurgie Herr Dr. T. eingetroffen und wird von ihm beraten. Herr Dr. T. informiert Frau M., dass sie zukünftig ein ambulanter Pflegedienst versorgen wird, denn der Dekubitus Grad 3 an der linken Ferse kann nicht mehr allein von ihr versorgt werden. Die Wundversorgung müssen geschulte Pflegefachpersonen übernehmen. Die medizinische Fachangestellte Frau A. erhält von Herrn Dr. T. den Auftrag, noch am gleichen Tag einen ambulanten Pflegedienst zu informieren. Herr Dr. T. stellt für die Wundversorgung durch den ambulanten Pflegedienst eine Verordnung aus und delegiert damit eine fachärztliche Leistung an die Häusliche Pflege. Der ambulante Pflegedienst »Sonnenschein am Eck« erhält den Auftrag und holt gleich am nächsten Tag die Verordnung in der Praxis ab. Auch weitere Informationen zum Krankheitsbild von

Frau M. erhält der Pflegedienst. Der Pflegedienst Sonnenschein am Eck verfügt über zwei ausgebildete Wundexpertinnen, die sich im Wechsel um Frau M. kümmern können. Die Pflegedienstleistung des Pflegedienstes hat bereits eine Patientenakte von Frau M. für die Versorgung über den Pflegedienst angelegt. Die Erhebung des Pflegebedarfs von Frau M. wird von der ausgebildeten Pflegefachperson und Wundexpertin Frau B. durchgeführt. Sie ist aufgrund ihrer dreijährigen Ausbildung zur Pflegefachperson (früher Gesundheits- und Krankenpflegerin) und ihrer Qualifikation als Wundexpertin bestens dafür geeignet, den Pflegebedarf zu erheben. Alle weiteren Prozesse, die rund um die Wundversorgung koordiniert werden müssen, übernimmt Frau B. ebenfalls als Vorbehaltsaufgabe einer Pflegefachperson.

Dieses Fallbeispiel zeigt deutlich, dass die enge Zusammenarbeit mit der zuständigen Facharztpraxis zum einen auf der ärztlichen Delegation und zum anderen auf der pflegefachlichen Kenntnis für Wundversorgung aufbaut. Die Versorgung von Frau M. wäre in dieser intersektoralen Zusammenarbeit nicht gelungen, wenn ein ambulanter Pflegedienst entweder die Kapazitäten nicht hat, Frau M. als Patientin aufzunehmen, noch das geschulte Personal einsetzen kann, das für die Versorgung eines Dekubitus aber dringend benötigt wird. Deutlich werden anhand dieses Fallbeispiels darüber hinaus die *Vorbehaltsaufgaben:*

Zwangsläufig gehören direkt ab der fachärztlichen Delegation, wie im oben beschriebenen Fallbeispiel dargestellt, die *Erhebung des Pflegebedarfs* von Frau M. durch Frau B. zur wichtigsten Aufgabe der Pflegefachperson im Bereich des Case Managements. Die fortlaufende Versorgung von Frau M. durch den ambulanten Pflegedienst ist mit der zuständigen Pflegefachperson Frau B. möglich. Sie *steuert den gesamten Pflegeprozess* zur Versorgung des Dekubitus und informiert die Patientin Frau M. aber auch den zuständigen Arzt Herrn Dr. T. bei Veränderungen des Dekubitus. Da die Versorgung des Dekubitus zu einer ärztlich angeordneten Maßnahme der medizinischen Diagnostik, Therapie und Rehabilitation nach § 5 Abs. 3 Nr. 2 PflBG gehört, ist der zuständige Arzt in regelmäßigen Abständen über Veränderungen zu informieren, die *Steuerung des Pflegeprozesses* selbst bleibt aber in der Verantwortung der zuständigen Pflegefachperson. Die *Evaluation der Qualität der Pflege* erfolgt ebenfalls über Frau B., da sie im Bereich der Wundversorgung geschult ist und dadurch am besten Auskunft darüber geben kann, ob eine Veränderung des Pflegebedarfs erhoben werden konnte oder der geplante Pflegeprozess umgestaltet werden muss. Wie kann solch eine fiktive Vorgehensweise entlang der Vorbehaltsaufgaben eigentlich aussehen, wenn sich ein Pflegebetrieb damit auseinandersetzen würde? Die Übertragung von Vorbehaltsaufgaben auf bestehende Pflegebetriebe setzt möglicherweise eine gänzlich andere Form der Unternehmung voraus. Im folgenden Abschnitt wird deshalb das Beispiel *Buurtzorg* erläutert, das sich mit den Aufgaben zur Steuerung von Pflegeprozessen ausführlich beschäftigt hat.

3.5.6 Netzwerkmanagement anhand eines internationalen Beispiels

Die *Steuerung des Pflegeprozesses* durch eine in einem ambulanten Pflegedienst zuständige Pflegefachperson lässt sich sehr gut anhand des internationalen Beispiels *Buurtzorg* darstellen, das im Folgenden zunächst als Unternehmen im niederländischen Gesundheitswesen und anschließend als *intersektorales Netzwerk* vorgestellt wird.

Vorstellung des ambulanten Pflegeunternehmens Buurtzorg

Die Pflegefachpersonen in diesem in den Niederlanden vom Krankenpfleger *Jos De Blok* gegründeten ambulanten Pflegeunternehmen sind als *nurse-led organization* (dt. durch Pflegefachpersonen geführte Organisation) primär für die *Steuerung des Pflegeprozesses* rund um die Patientin/den Patienten im häuslichen Setting zuständig (Monsen & De Blok 2013). Dieses niederländische Organisationsmodell hat keine klassischen Managementstrukturen und wird mit autonomen Pflegeteams regionalbezogen geführt (Laloux 2015). Diese Pflegeteams arbeiten mit bis zu zwölf Pflegekräften *selbstständig und eigenverantwortlich* in Begleitung eines regionalen Coaches. Dieser wiederum ist für insgesamt 40 bis 50 Pflegeteams zuständig (Laloux 2015).

Der Unterschied zu einer gewöhnlichen Führungsperson eines ambulanten Pflegedienstes, die in der Regel für mehrere Pflegeteams die fachliche und disziplinarische Verantwortung trägt, liegt beim regionalen Coach ohne jegliche Entscheidungs- und Verantwortungsmacht gegenüber dem angestellten Pflegepersonal (Laloux 2015). Da das Unternehmen vollständig auf hierarchische Strukturen verzichtet, muss das Management und die Koordination für alle anfallenden Aufgaben von den Pflegeteams selbst übernommen werden. Die regionalen Coaches unterstützen und begleiten situationsbezogen.

Das Besondere an dieser Organisationsform ist die regionale Zuteilung der Pflegeteams, die ihre anfallenden Aufgaben innerhalb einer Region an sich selbst verteilen, von Managementaufgaben bis zu den ganz konkreten medizinischen und pflegerischen Tätigkeiten an der Patientin oder dem Patienten (Laloux 2015). Die Größenordnung von 40–50 Teams pro Coach führt dazu, dass ganz gezielt nur wenig Zeit für die wichtigsten Fragestellungen eines Pflegeteams bleibt. Mehr Zeit für das Coaching der Pflegeteams ist nicht vorgesehen, da ansonsten die Selbstständigkeit eines Teams negativ beeinflusst werden würde und dies wiederum negative Auswirkungen auf die Versorgung der Patientinnen und Patienten innerhalb der zugeteilten Region hätte (Laloux 2015). Die Rolle des Coaches zielt darüber hinaus darauf ab, optimale Rahmenbedingungen zur selbstständigen Reflexion und Entwicklung von Problemlösungsstrategien zu schaffen, so dass die Pflegeteams sich vollständig auf ihre sich selbst zugewiesenen Aufgaben konzentrieren können (Laloux 2015).

Intersektorales Netzwerkmanagement bei Buurtzorg

Unter Betrachtung eines intersektoralen Netzwerkmanagements ist das Buurtzorg-Modell ein sehr geeignetes Beispiel für die kritische Auseinandersetzung mit den in Deutschland bisher genutzten Netzwerkstrukturen zwischen ambulantem und stationärem Sektor. Ausgehend von einem interprofessionellen und auf die Häuslichkeit des zu pflegenden Menschen fokussierten Ansatzes, lassen sich zur näheren Erläuterung zunächst verschiedene Ebenen darstellen.

Im Zentrum befindet sich die Klientin und der Klient bzw. Patientin oder Patient bzw. *der pflegebedürftige Mensch* mit seinen Bedürfnissen und persönlichen Ressourcen. Umgeben ist der pflegebedürftige Mensch von einem *Netzwerk der informellen Pflege*, z. B. pflegende Zu- und Angehörige, Freunde und Nachbarn. Dieses informelle Netzwerk der Pflege wird wiederum umschlossen von den *selbstorganisierten Teams von Buurtzorg* mit max. zwölf Pflegenden sowie ausgebildeten Community Health Nurses (de Blok et al. 2023). Dieses Team arbeitet schließlich auf der *Ebene der formellen Pflege* mit dem Hausarzt, dem Facharzt, den Krankenhäusern und den Apotheken zusammen (Knausz 2021). Im Vergleich zu den deutschen Netzwerkstrukturen gibt es im Buurtzorg-Modell eine konkrete Definition und Unterscheidung zwischen der formellen und informellen Pflege, dezentral organisiert durch das Buurtzorg-Team (Wendt & Löcherbach 2020). Die Kommunikation etwa zwischen *Nachbarn und Apotheken* wird durch das zuständige Buurtzorg-Team gezielt auf die Bedürfnisse des pflegebedürftigen Menschen ausgerichtet, so dass sowohl die Zielsetzungen wie auch die Maßnahmen eindeutig besprochen werden können (de Blok et al. 2023). Durch diese gezielte Ausrichtung wird das informelle Netzwerk der Versorgung stabilisiert. Wendt & Löcherbach (2020) sprechen von *Care Management* als Binnenorganisation eines Versorgungsbetriebs. Die Adressaten und Interessenten, die innerhalb eines sozialen Raumes miteinander kooperieren sollen, werden mittels Care Management eingebunden und beteiligt.

Das oben bereits angesprochene Case Management wird insbesondere bei einem übergreifenden professionellen Einsatz nötig, etwa wenn Fachärztin, Logopädin und eine Community Health Nurse gemeinsam in interprofessioneller Hinsicht den pflegebedürftigen Menschen nach einem Schlaganfall mit anschließenden Spracheinschränkungen in seiner Häuslichkeit versorgen müssen. Wendt & Löcherbach (2020) sprechen im Kontext des Case Managements schließlich von generalistisch ausgebildeten Berufsgruppen, die den Überblick über die Versorgung behalten und Lotsenfunktionen bzw. Gatekeeper-Rollen übernehmen.

In den selbstorganisierten Teams von Buurtzorg wird qua Ausbildung der Pflegefachpersonen bereits ein generalistisches Management der Pflegeprozesse umgesetzt bzw. durch die Community Health Nurse der *Überblick über das gesamte Versorgungsgeschehen* sichergestellt. In diesem übergreifenden professionellen Netzwerk können die beteiligten Fachkräfte ihre Kompetenzen als koordinierende Bezugsperson einbringen und sogar noch erweitern (Wendt & Löcherbach 2020).

Übertragen auf Deutschland kommen die rechtlichen Änderungen des Pflegeberufes noch einmal anders zu Geltung. Die *generalistische Ausrichtung mit den Vorbehaltsaufgaben* könnte sehr gut in einem Care- und Case Management eingesetzt werden, denn die Bedarfserhebung, die Prozesssteuerung und die Qualitätssicherung erfolgt durch die Pflegefachperson. Entlang des Buurtzorg-Modells würden Pflegefachpersonen hierzulande das interprofessionelle Netzwerkmanagement über die verschiedenen Sektoren hinweg federführend steuern können (de Blok et al. 2023). Bisher ist eine flächendeckende Anwendung von Buurtzorg in Deutschland nicht möglich. Doch welche nationalen Ansätze könnten hierzulande Anwendung finden, wenn der neue Pflegeberuf entlang seiner Vorbehaltsaufgaben besser in das bestehende System integriert werden soll? Um diese Frage zu beantworten, wird im nächsten Abschnitt ein neuer Systemtyp vorgestellt, der u. a. die bisher beschriebenen Kompetenzen und Managementansätze aufgreifen soll.

3.5.7 Kommunale Versorgung mit pflegeberuflichem Ansatz – Care Share 13

Unter Betrachtung der bereits vorgestellten Vorbehaltsaufgaben der Pflegefachpersonen sind insbesondere die Pflegeprozesse rund um die Patientinnen und Patienten sowie Bewohnerinnen und Bewohner Kern einer modernen menschzentrierten Versorgung des neuen Pflegeberufes. Buurtzorg fokussiert die menschzentrierte Versorgung ebenfalls. Hinzu kommen noch die eindeutig voneinander abgegrenzten informellen und formellen Netzwerke, die eine menschzentrierte Versorgung erst ermöglichen:

Buurtzorg ist eines der erfolgreichsten Organisations- und Versorgungsmodelle weltweit (Hilbert et al. 2019, Laib et al. 2020), weil Pflegefachpersonen menschzentriert bzw. klientenzentriert arbeiten können. Diese Ausrichtung der Organisation und der Versorgung ist in Deutschland bisher aufgrund unterschiedlicher Faktoren nicht möglich, u. a. scheitert dieses Erfolgsmodell am Leistungsrecht bzw. Versicherungssystem der Kranken- und Pflegeversicherung (Mayerhofer 2021, Hiob et al. 2022, Heer & Rosenthal 2022).

Das Institut für Pflege, Altern und Gesundheit[22] (IPAG) mit Sitz in Aurich hat sich in den vergangenen zwei Jahren mit diesen unterschiedlichen Faktoren im deutschen Versicherungssystem sowie mit einem menschzentrierten Versorgungsansatz auseinandergesetzt. In Form eines Think Tanks haben Expertinnen und Experten dieses Institutes zunächst über Grenzen der Finanzierung für pflegerische Leistungen, die aus dem Versicherungssystem der Kranken- und Pflegekassen resultieren, sowie über die geringfügige Einbindung der neuen Vorbehaltsaufgaben der Pflegeberufe in den Pflegebetrieben reflektiert. Aus diesem Reflexionsprozess heraus wurde ein *neuer Ansatz der Versorgung für Menschen mit Pflegebedarf* entwickelt, der insbesondere die berufliche Pflege im sozialen Raum stärken soll. So beschreibt das Institut auf seiner Internetseite seinen neu entwickelten Ansatz als »eine neue fundamentale Ausrichtung des Gesundheitssystems«, das Care Share 13-Systemarchitektur genannt wird (IPAG 2023). Die Schwerpunkte dieses Ansatzes beziehen sich auf eine menschzentrierte, integriert-interprofessionelle und zugehend ausgerichtete Versorgung. Dieser Ansatz knüpft folglich sehr gut an das oben beschriebene Netzwerkmanagement von Buurtzorg an.

Mit dem Titel *Care Share 13* ist nun ein Positionspapier des IPAG (hier: Two-Pager) veröffentlicht worden, das *einen neuen Systemtyp für eine moderne Gesundheitsversorgung* vorschlägt (IPAG 2023a). Der Schwerpunkt dieses neuen Systemtyps liegt auf der staatlichen Daseinsvorsorge der Gesundheitsversorgung, die den Menschen unterstützen soll, möglichst lange gesund in seiner eigenen Häuslichkeit leben zu können. Um diesen Systemtyp zu entwickeln, werden folgende grundsätzlich neue Strukturen vorgeschlagen:

- Regionale Care Share-Verbünde als neue Care Share Governancestruktur
- Medizinisch-pflegerische Tandem-Versorgung ist »Zentrallinie«
- Care Share Finanzierung ist solidarisch, salutogenetisch und gemeinwohlorientiert

Die Regionalität spielt eine übergeordnete Rolle in der Versorgung des Menschen mit Pflegebedarf. So schreibt das IPAG, dass die Versorgung bzw. der Care Share 13-Ansatz von einer zu implementierenden regionalen Steuerungsebene sozialraumbezogen interprofessionell geplant, organisiert und verantwortet wird. Die Governancestruktur setzt sich dabei aus den Gebietskörperschaften (Bundesländer, Kommunen, Landkreise, Stadt), den »bisherigen Selbstverwaltungsorganen« (Kassen, Kassenärztliche Vereinigungen) sowie neuen Akteurinnen und Akteuren wie v. a. Vertreterinnen und Vertretern der Berufspflege zusammen. Sie arbeiten in Form einer Shared Leadership und koordinieren dabei auch die Einbindung anderer Berufsgruppen, z. B. Apothekerinnen und Apotheker, Therapeutinnen und Therapeuten sowie der Zivilgesellschaft vor Ort, etwa An- und Zugehörige, die Nachbarschaft, usw. (IPAG 2023a).

Um diese Zusammenarbeit vertraglich optimal abzubilden, schlägt das IPAG eine Tandem-Versorgung zwischen Medizin und Fachpflege vor. Die Versorgung des Menschen setzt sich hausärztlich-pflegerisch zusammen, ohne Berücksichtigung des Ärztinnen- und Ärztevorbehaltes nach § 15 und 28 SGB V und des Pflegebedürftigkeitsbegriffs nach § 14 SGB XI. Ergänzt wird diese aufsuchende regionalbezogene Tandem-Versorgung durch eine logistisch sinnhafte, ressourcenschonende Tourenplanung mit unterstützenden Elementen aus der Telemedizin und Telepflege (IPAG 2023a). Die Tandem-Versorgung rich-

22 Nähere Informationen zum Institut aber auch zu den kürzlich veröffentlichten Positionspapieren sind auf der Internetseite www.i-pag.de abrufbar.

tet sich nach Patientinnen- und Patientenpfaden aus. Orientiert an Clinical Leadership können Tandems zwischen Medizin und Fachpflege auch in regionalen Versorgungszentren tätig sein.

In diesem Zusammenhang beantwortet das IPAG (2023a) auch die Frage der Finanzierung. Sie gehen dabei auf Care Share-Kostenträger ein, die sich aus den bisherigen Kranken- und Pflegekassen zu Care Share-Kooperativen weiterentwickeln. Für die Private Krankenversicherung (PKV) gibt es eine EXIT-Strategie aus dem Krankenversicherungsvollgeschäft, die entweder in Aufgabe oder Transformation in Care Share-Kostenträger mündet. Mit dieser neuen Struktur soll ein einheitliches Versicherungssystem geschaffen werden, das mit neuen Expertisen, z. B. der Wirtschaftsgeographie oder der gemeinwohlorientierten Finanztheorie, diesen neuen Versorgungsansatz neu bestimmen und moderne Finanzierungspraktiken entwickeln kann.

3.5.8 Fazit und Ausblick

Der Pflegeberuf hat sich in den vergangenen Jahrzehnten über viele Berufsreformen hinweg immer mehr zu einem hochqualifizierten und anspruchsvollen Beruf entwickelt. Die Pflegeberufsgruppe stellt außerdem nicht nur die größte Heilberufsgruppe im deutschen Gesundheitswesen dar, sondern auch den komplexesten und vielseitigsten Beruf, der mit der generalistischen Ausbildung bzw. mit dem generalistischen Studium und den rechtlich verankerten Vorbehaltsaufgaben eine neue Ausgangsbasis erhalten hat. Daran anknüpfend lassen sich interprofessionelle und sektorenübergreifende Netzwerkarbeiten optimieren, immer mit dem Ziel, die Verbesserung der Versorgung des Menschen, sowohl in Krankenhäusern wie auch in Pflegeeinrichtungen, im Blick zu behalten.

Das Buurtzorg-Modell hat diese Zielsetzung im Bereich der Häuslichkeit fokussiert und einen radikal anderen Ansatz für die Organisation der häuslichen Pflege durch Pflegefachpersonen entwickelt. In dieser professionalisierten Netzwerkarbeit zwischen informellen und formellen Netzwerken erscheint das Buurtzorg-Pflegeteam als essenziell zur Sicherstellung der Kommunikation zwischen diesen Netzwerken rund um den zu versorgenden Menschen. Unter Berücksichtigung der Vorbehaltsaufgaben der Pflegefachpersonen in Deutschland könnte Buurtzorg auch hierzulande erfolgreich angewendet werden, denn die Steuerung des Pflegeprozesses mit allen an der Versorgung beteiligten Akteuren obliegt nun ihnen – unabhängig des Arztvorbehaltes und des Pflegebedürftigkeitsbegriffs. Der Erfolg dieses menschzentrierten und sozialraumbezogenen Ansatzes in Deutschland setzt jedoch andere Strukturen hinsichtlich der Zusammenarbeit zwischen Gebietskörperschaften, Selbstverwaltungsorganen und den Heilberufen voraus (IPAG 2023a). Werden derartige Strukturen nach diesem Verständnis transformiert, müssen auch die bisherigen Finanzierungsstrukturen verändert werden.

Die Klärung derartiger Veränderungen muss demnach politisch erfolgen. Zum einen werden zwar Möglichkeiten der autonomen Gestaltung innerhalb des Netzwerkmanagements durch Pflegefachpersonen im Zuge des neuen Pflegeberufegesetzes in Gang gesetzt, zum anderen müssen die Potenziale des Pflegeberufes immer noch setting- und sektorabhängig identifiziert werden, um sie im Gesundheitssystem besser zu integrieren. Insbesondere der Fokus auf die Vorbehaltsaufgaben, die interprofessionelle und sektorenübergreifende Zusammenarbeit sowie die Weiterentwicklung des Gesundheitssystems in Richtung einer aufsuchenden Praxis im häuslichen Kontext erfordert eine viel stärkere Beteiligung und Einbindung der Pflegefachpersonen in übergeordnete Gremien, wie etwa den Gemeinsamen Bundesausschuss (G-BA). Die aktuellen gesetzlichen Grundlagen reichen bisher nicht aus, um die größte Heilberufsgruppe in das bestehende System mit einem eigenen Leistungsrecht zu integrieren. Personalrechtliche Regelungen müssten mit den neuen berufsrechtlichen Regelungen abgeglichen und schließlich angepasst werden, um z. B. die Vorbehaltsaufgaben nicht durch vorgegebenen Personalschlüssel zu blockieren. Leistungsrechtliche Grundlagen müssten analog zu den personalrechtlichen und berufsrechtlichen Regelungen angepasst werden, damit Krankenhäuser und Pflegeheime die neuen Leistungen des Pflegeberufes finanzieren können.

Die Berufsgruppe ist der Schlüssel für eine erfolgreiche Umsetzung des interprofessionellen Netzwerkmanagements und damit für eine erfolgreiche menschzentrierte Versorgung in allen Versorgungsbereichen. Sie kann jedoch nur zum Zuge kommen, wenn die Strukturen zur vollumfänglichen Ausübung ebendieser Aufgaben geschaffen werden. Mit dem Pflegeberufegesetz ist immerhin schon mal der Anfang dieser notwendigen Systemtransformation gesetzt.

Literatur

Abrams-Pompe, R. S., Fisch, M., Rödder, K. et al. 2022). *Sektorenübergreifende Versorgung im Landkreis Hamburg-Harburg: Beispiel einer urologischen Kooperation.* Die Urologie, 61(9), 939–947. doi: https://doi.org/10.1007/s00120-022-01894-5

Arndt, M. (2022). Ralf Kaminski, *Die Pflegesatzverhandlung.* GesundheitsRecht, *21*(10), 679–680. doi: https://doi.org/10.9785/gesr-2022-211024

Bernhard, N., Graf, L. & Powell, J. J. (2010). *Wenn sich Bologna und Kopenhagen treffen: erhöhte Durchlässigkeit zwischen Berufs- und Hochschulbildung?* WZB-Mitteilungen, (130), 26–29.

Bischoff-Wanner, C. (2008). *Die Lehrerbildung in der Pflege im Zeichen von »Bologna«.* In: Bischoff-Wanner, C. & Reiber, K. (Hrsg.) *Lehrerbildung in der Pflege. Standortbestimmung, Perspektiven und Empfehlungen vor dem Hintergrund der Studienreformen*, 11–40. München: Juventa.

Bonin, H., Braeseke, G. & Ganserer, A. (2015). *Internationale Fachkräfterekrutierung in der deutschen Pflegebranche. Chancen und Hemmnisse aus Sicht der Einrichtungen.* Gütersloh: Bertelsmann Stiftung.

Bundesagentur für Arbeit (BA) (Hrsg.) (2023). *Arbeitsmarktsituation im Pflegebereich.* Zugriff am 04.09.2024 unter: https://statistik.arbeitsagentur.de/DE/Statischer-Content/Statistiken/Themen-im-Fokus/Berufe/Generische-Publikationen/Altenpflege.pdf?__blob=publicationFile

Bundesverband Managed Care (BMC) (Hrsg.) (2023). *Gesundheitslotsen – Wegbegleiter für eine bessere Versorgung.* Zugriff am 04.09.2024 unter: https://www.bmcev.de/wp-content/uploads/2023-01-12-BMC-Positionspapier-Gesundheitslotsen.pdf

De Block, J., Heuberger, M., Vilain, M. et al. (2023). *Keep it small – keep it simple: Netzwerke, Technik und Pflege. Was wir aus dem Buurtzorg-Modell lernen können.* In: Vilain, M., Schulz, C. (Hrsg.) *Schatten der Zukunft – wie Megatrends die Sozial- und Gesundheitswirtschaft verändern New Work und Innovation. Tagungsband zum Social Talk 2018 und 2019*, 77–89. Baden-Baden: Nomos.

Deutsche Gesellschaft für Care und Case Management (DGCC) (Hrsg.) (2020). *Was ist Case Management (CM)?* Zugriff am 04.09.2024 unter: https://www.dgcc.de/case-management/

Dichter, M., Kocks, A., Meyer, G. et al.(2020). *Pflege ist systemrelevant–nicht nur in Corona-Zeiten. Gemeinsame Stellungnahme zum Internationalen Jahr der Pflegenden und Hebammen vor dem Hintergrund der Corona-Pandemie in Deutschland.* Zugriff am 04.09.2024 unter: https://dg-pflegewissenschaft.de/wp-content/uploads/2021/01/2020_05_12-Gemeinsame-Stellungnahme-zum-internationlen-Jahr-der-Pflegenden-und-Hebammen-FINAL.pdf

Fajardo, A. (2023). *Agil interdisziplinär – Herausforderungen für das moderne Pflegemanagement.* In: Vilain, M. & Schulz, C. (Hrsg.) *Schatten der Zukunft – wie Megatrends die Sozial- und Gesundheitswirtschaft verändern New Work und Innovation. Tagungsband zum Social Talk 2018 und 2019*, 89–104. Baden-Baden: Nomos.

Freitag, W. K. (2011). *Recognition of Prior Learning«- Anrechnung vorgängig erworbener Kompetenzen: EU-Bildungspolitik, Umsetzung in Deutschland und Bedeutung für die soziale und strukturelle Durchlässigkeit zur Hochschule.* Zugriff am 04.09.2024 unter: http://hdl.handle.net/10419/116663

Geiger, S. & Wilhelm, N. (2013). *Das »Speyerer Modell«-ein sektorenübergreifendes Case-Management-Projekt im Krankenhaus.* In: Deimel, D. & Müller, M.-L. (Hrsg.) *Entlassmanagement. Vernetztes Handeln durch Patientenkoordination*, 235–253. Stuttgart: Thieme.

Grafen, J. (2019). *Faktoren für eine erfolgreiche Zusammenarbeit zwischen Ärzten und Pflegeheimmitarbeitern* (Doctoral dissertation, Technische

Universität München). Zugriff am 04.09.2024 unter: https://mediatum.ub.tum.de/doc/1380322/1380322.pdf

Gruhl, M. (2017). *Die Mauer muss weg – ein Konzept für eine sektorenübergreifende Versorgung im deutschen Gesundheitswesen.* Gesundheits- und Sozialpolitik, 71(3/4), 24–31. Zugriff am 04.09.2024 unter: https://www.jstor.org/stable/26766301

Hasseler, M., Janda, C., Czaputa, E. et al. (2021). *Eigenständig handeln in der Langzeitpflege.* Pflege Z, 74, 14–18.

Heer, P. & Rosenthal, T. (2022). *Reinventing Organizations und Buurtzorg – Integration der neuen Ansätze in das deutsche Pflegesystem.* In: Rosenthal, T. & Fittkau, B. (Hrsg.) *Gemeinwohlökonomie im Gesundheitswesen: eine zukunftsweisende Perspektive,* 93–148. Heidelberg: Springer.

Hilbert, J., Merkel, S. & Technau, J. (2019). *Transformation der Pflegewirtschaft: Buurtzorg und der Nutzen digitaler Technik – Erkenntnisse aus den Niederlanden, Gestaltungsperspektiven für Deutschland.* In: Heinze, R. G., Kurtenbach, S. & Üblacker, J. (Hrsg.) *Digitalisierung und Nachbarschaft: Erosion des Zusammenlebens oder neue Vergemeinschaftung?,* 185–206. Baden-Baden: Nomos.

Hiob, N., Penquitt, A. K. & Lux, G. (2022). *Das Buurtzorg-Modell für die häusliche Pflege.* In: Lux, G. & Matusiewicz, D. (Hrsg.) *Pflegemanagement und Innovation in der Pflege: Wie sich Mensch und Maschine sinnvoll ergänzen,* 127–139. Heidelberg: Springer.

Hofmann, I. (2012). *Die Rolle der Pflege im Gesundheitswesen.* In: Bundesgesundheitsblatt, Gesundheitsforschung-Gesundheitsschutz, *55*(9), 1161–1167.

Institut für Pflege, Altern und Gesundheit e.V. (IPAG) (Hrsg.) (2023). *Unsere Vision: Ein Gesundheits- und Pflegesystem, das uns sorgend trägt.* Zugriff am 04.09.2024 unter: https://www.i-pag.de

Institut für Pflege, Altern und Gesundheit e.V. (IPAG) (Hrsg.) (2023a). *Care Share 13. Gesundheitsversorgung benötigt Infrastruktur. Ein Architekturentwurf für einen neuen Systemtyp.* Zugriff am 04.09.2024 unter: https://jimdo-storage.global.ssl.fastly.net/file/2dd9b569-76f0-4ee6-becd-0a66f414d046/Care%20Share%2013_Two-Page%20Paper.pdf

Jahn, P. (2021). *Untergrenzen oder Personalbemessung in der Pflege.* Der Urologe, 60(6), 796–802. doi: https://doi.org/10.1007/s00120-021-01566-w

Kälble, K. & Pundt, J. (2016). *Pflege und Pflegebildung im Wandel – der Pflegeberuf zwischen generalistischer Ausbildung und Akademisierung.* In: Jakobs, K., Kuhlmey, A. et al. (2016). *Pflege-Report 2016. Schwerpunkt: Die Pflegenden im Fokus,* 37-50. Stuttgart: Schattauer.

Knausz, I. (2021). *Das Prinzip pflegerischer Verantwortung – Lösungswege in der Betreuung und Pflege älterer Menschen.* In: Schippinger, W., Likar, R. & Pinter, G. (Hrsg.) *Das ganze Leben leben.* Berlin/Heidelberg: Springer. doi: https://doi.org/10.1007/978-3-662-62486-9_10

Kühn-Hempe, C. & Thiel, V. (2017). *Die generalistische Pflegeausbildung in Modulen: berufspädagogische Überlegungen.* Frankfurt/M.: Mabuse.

Laib, A., Lieberherr, N. & Schachinger, V. (2020). *Selbstorganisation – Ein Managementmodell am Puls der Zeit?.* In: Wörwag, S. & Cloots, A. (Hrsg.) *Arbeitskulturen im Wandel.* Springer. doi: https://doi.org/10.1007/978-3-658-30451-5_7

Laloux, F. (2015). *Reinventing organizations: ein Leitfaden zur Gestaltung sinnstiftender Formen der Zusammenarbeit.* München-Schwabing: Vahlen.

Langner, B. (2022). *Schnittstellenmanagement im Pflegeheim.* Pflege Z, 75(10), 14–17. doi: https://doi.org/10.1007/s41906-022-1935-z

Ludt, S., Heiss, F., Glassen, K. et al. (2013). *Die Patientenperspektive jenseits ambulant-stationärer Sektorengrenzen – Was ist Patientinnen und Patienten in der sektorenübergreifenden Versorgung wichtig?* Das Gesundheitswesen, 76(06), 359-365.

Mayerhofer, B. (2021). *Buurtzorg (Nachbarschaftshilfe) – die niederländische Alternative?.* Public Health Forum, 29(3), 227–229. doi: https://doi.org/10.1515/pubhef-2021-0050

Monsen, K. A. & De Blok, J. (2013). *Buurtzorg: nurse-led community care.* Creative nursing, *19* (3), 122–127.

Möwisch, A., & Hons, C. (2010). *Der Heimvertrag. Wohn- und Betreuungsvertrag für stationäre Pflegeeinrichtungen.* 2., völlig neu bearbeitete Auflage. Heidelberg: CF Müller.

Pfabigan, D., Rappold, E. & Schrems, B. (2021). *Pflegeberufe: vielseitig, interessant und anspruchsvoll.* In: Sailer, G. (Hrsg.) *Pflege im Fokus: Herausforderungen und Perspektiven-warum Applaus alleine nicht reicht,* 1–33. Berlin/Heidelberg: Springer.

Reiber, K., Winter, M. H. J., Gottwald, H. & Weber, D. (2016). *Pflegerische Versorgung in Baden-Württemberg von morgen: sicher, flächendeckend, kompetent. Analyse der neuen Pflegeausbildungsstrukturen im Spiegel des Qualifikationsbedarfs in der Versorgungspraxis.* Ein Projekt der Baden-Württemberg Stiftung gGmbH. Unveröffentlichter Projektbericht. Esslingen. Zugriff am 05.09.2024 unter: https://www.rwu.de/sites/default/files/2020-07/Abschluss_Projektbericht.pdf

Roeder, N. & Kasper, N. (Hrsg.) (2022). *Ihr Krankenhaus 2030 - sicher und stark für die Zukunft: Zukünftige Rahmenbedingungen sowie praktische Hilfestellung für eine erfolgreiche Neuausrichtung.* Stuttgart: Kohlhammer.

Saul, S. & Jürgensen, A. (2021). *Handreichung für die Pflegeausbildung am Lernort Pflegeschule: Erläuterungen des PflBG, der PflAPrV und des Rahmenlehrplans der Fachkommission nach § 53 PflBG: Umsetzungshilfe für schulinterne Curricula.* Bundesinstitut für Berufsbildung. Leverkusen/Opladen: Verlag Barbara Budrich.

Sahmel, K. H. (2018). *Die Entwicklung der Pflegelehrer-Bildung in Deutschland–Rückblick und Ausblick.* In Sahmel, K. H. (Hrsg.) *Hochschuldidaktik der Pflege und Gesundheitsfachberufe*, 41–51, Berlin: Springer.

Schmedes, C. (2021). *Diskussion der Forschungsergebnisse.* In: Schmedes, C. *Emotionsarbeit in der Pflege: Beitrag zur Diskussion über die psychische Gesundheit Pflegender in der stationären Altenpflege*, 307–322. Berlin/Heidelberg: Springer. doi: https://doi.org/10.1007/978-3-658-31914-4

Schroeder, W. (2022). *Grenzen staatlichen Handelns zur Förderung schwacher Interessen.* WSI-Mitteilungen, 75(1), 37–44. doi: https://doi.org/10.5771/0342-300X-2022-1-37

Smolibowski, J. (2023). *Recht in der Pflege verstehen.* Berlin/Heidelberg: Springer. doi: https://doi.org/10.1007/978-3-662-66341-7_10

Slotala, L., Noll, N., Klemm, M. & Bollinger, H. (Hrsg.). (2022). *Die Internationalisierung der beruflichen Pflege in Deutschland* (129). Frankfurt/M.: Mabuse.

Statistisches Bundesamt (Hrsg.) (2023). *Weniger neue Ausbildungsverträge in der Pflege im Jahr 2022.* Pressemitteilung Nr. 134 vom 04. April 2023. Zugriff am 10.11.2023 unter: https://www.destatis.de/DE/Presse/Pressemitteilungen/2023/04/PD23_134_212.html

Statistisches Bundesamt (Hrsg.) (2022). *Zahl der Beschäftigten im Pflegedienst in Kliniken binnen zehn Jahren um 18 % gestiegen.* Pressemitteilung Nr. N026 vom 11. Mai 2022. Zugriff am 10.11.2023 unter: https://www.destatis.de/DE/Presse/Pressemitteilungen/2022/05/PD22_N026_2313.html

Struckmann, V., Winkelmann, J. & Busse, R. (2021). *Versorgungsprozesse und das Zusammenspiel der Sektoren im internationalen Vergleich.* In: Klauber, J., Wasem, J. Beivers, J. et al. (Hrsg.) *Krankenhaus-Report 2021: Versorgungsketten – Der Patient im Mittelpunkt*, 3–24, Berlin: Springer.

Wasem, J., Rothgang, H. & Greß, S. (2005). *Vergütungsfindung auf dem stationären Pflegemarkt in Nordrhein-Westfalen: Bestandaufnahme und Alternativen* (144). Diskussionsbeitrag, Universität Duisburg-Essen. Zugriff am 10.11.2023 unter: https://hdl.handle.net/10419/23148

Wendt, W. R. & Löcherbach, P. (2020). *Zur Einführung: transprofessionell kooperieren.* Care und Case Management. Transprofessionelle Versorgungsstrukturen und Netzwerke, 15–22. Stuttgart: Kohlhammer.

Wirth, L. M., Ruppert, N., Schilke, K. et al. (2021). *Gesunde Personalbemessung: Arbeitsschutz und Gesundheitsförderung in Kontexten der systematischen Personalbemessung für die Pflege (GePAG).* Abschlussbericht im Auftrag der Berufsgenossenschaft für Gesundheitsdienst und Wohlfahrtspflege (BGW). Osnabrück. Zugriff am 10.11.2023 unter: https://osnadocs.ub.uni-osnabrueck.de/handle/urn:nbn:de:gbv:700-202103234139

Wissenschaftsrat (Hrsg.) (2012). *Empfehlungen zu hochschulischen Qualifikationen für das Gesundheitswesen.* Zugriff am 05.09.2024 unter: https://www.wissenschaftsrat.de/download/archiv/2411-12.pdf?__blob=publicationFile&v=1

Zobel, M. (2013). *Stellungnahme zum Eckpunktepapier »Weiterentwicklung der Pflegeberufe«. JuKiP* – Ihr Fachmagazin für Gesundheits- und Kinderkrankenpflege, 2(02), 93–93. doi: https://doi.org/10.1055/s-003-25124

3.6 Pflegerische Versorgungsstrukturen: Einblicke und Grenzen – Kritische Diskussion und Perspektive

Eileen Goller und Cindy Scharrer

Im ► Kap. 3 wurden die Sektoren der Gesundheitsversorgung betrachtet – die stationäre Akutversorgung, die ambulante Langzeitversorgung und die stationäre Langzeitversorgung. Die sektorale Einteilung wird u. a. mit Finanzierungsaspekten und Organisationsstrukturen begründet. Die Gesetzgebung schaffte den normativen Rahmen dafür.

Schaal und Tischendorf (▸ Kap. 3.2) haben festgestellt, dass der Ausbau der *sektorenübergreifenden Versorgungsmodelle* an Bedeutung in der gesundheitspolitischen Diskussion gewinnt. Sektorenübergreifende Versorgung braucht eine gute Organisation und erfordert vor allem ein Umdenken der Fachpersonen in Richtung Interdisziplinarität. Eine der größten Herausforderungen besteht in der Informationsvermittlung und Zusammenarbeit zwischen verschiedenen Berufsgruppen, versorgenden Angehörigen, Sektoren und Leistungsbereichen.

Wir stellen zusätzlich fest, dass eine sektorenübergreifende Versorgung nicht zwangsläufig eine *bedarfsorientierte* Versorgung bedeutet. Eine *sektorenübergreifende und gleichzeitig bedarfsorientierte* Versorgung würde der Bevölkerung jedoch in ihren gesundheitsbezogenen Bedarfen sinnvoller begegnen und durch bedarfsbegründete, angepasste Versorgungsleistungen (quer durch die Sektoren) dazu beitragen, das Gesundheitssystem finanziell und personell zu entlasten. Dazu bedarf es jedoch eines Umdenkprozesses auf mehreren Ebenen, die wir im Folgenden darlegen möchten:

Vorab wollen wir festhalten, das *eine, effektivste* Versorgungsmodell für *alle Akteure* zu finden (▸ Kap. 3.2) war im internationalen Kontext und bei verschiedenen Modellversuchen nicht möglich und ist nach unserer Einschätzung auch perspektivisch nicht umsetzbar. Stattdessen zeigt dieses Anliegen ein grundlegendes Problem des Sektorenbezugs, nicht zuletzt bedingt durch die sektorenbezogene Abrechnung und Finanzierung von Leistungen. Hier ist ein Umdenken für alle am Prozess Beteiligten (inklusive des Pflegeempfangenden und seines sozialen Bezugsrahmens) notwendig: Gesucht sind Strukturen, in denen es gelingt, den Fokus auf den Pflegeempfangenden zu legen und *für ihn* effektiv und wirksam zu handeln – unter Berücksichtigung der zur Verfügung stehenden finanziellen Rahmenbedingungen. In einem solchen Setting arbeiten alle professionellen Akteure im Pflege-/Versorgungsprozess interdisziplinär, lösungsorientiert und kreativ für den Versorgungsempfangenden zusammen. Dazu müssten sich die Versorgungsanbieter vom sektorenbezogenen Denken und Finanzieren distanzieren. Das geschieht nicht von allein. Hilfreich wäre ein gesellschaftlicher und einrichtungsbezogener Konsens für eine *angemessene* (nicht maximale) bedarfsorientierte Versorgung der Versorgungsempfangenden. Gesamtgesellschaftlich sehen wir diesen Diskurs zum jetzigen Zeitpunkt nicht realistisch umsetzbar, auf kommunaler Ebene wohl. Aus unserer Sicht ist es möglich, mit den geeigneten Kooperationspartnern und Netzwerken auf kommunaler Ebene, eine *angemessene* Versorgung unter sinnvoller Berücksichtigung der zur Verfügung stehenden Ressourcen umzusetzen – hier bedarf es allerdings wiederum den Konsens, um den Begriff *angemessene Versorgung* mit Inhalt zu füllen. Wir schließen uns Schaal und Tischendorf an und verstehen angemessene Versorgung als eine, bei der der Fokus auf Würde, Selbstbestimmung, hohe Autonomie, Teilhabe am gesellschaftlichen Leben, Lebensqualität und Zufriedenheit liegt – die jeweils für den einzelnen Pflegeempfangenden adressatengerecht übersetzt und formuliert werden müssen. Dies ist eine Aufgabe für Pflegefachfrauen und -männer.

Zuerst einmal bedarf es dafür der *Schaffung von Bewusstsein* über die *wechselnden Versorgungsansprüche* und die fluiden, variablen Bedarfe von Menschen mit chronischen – auch psychischen – Erkrankungen und Mehrfacherkrankungen sowie Menschen im fortgeschrittenen Lebensalter. Hilfreich wäre eine interdisziplinäre Ausbildung bzw. Studium mit einer Durchgängigkeit und Vertiefung in die verschiedenen Unterstützungsrichtungen. Unumgänglich ist die *Stärkung* der Kompetenzen Pflegender, die sie in Ausbildung,

Studium und Weiterbildung bereits erwerben, aber – kontext- und struktur- bzw. sektorenbedingt – nur eingeschränkt einsetzen können. Hierzu gehört u. a. die Anerkennung einer umfassenden Diagnosekompetenz (im Sinne einer klientenzentrierten und lebensweltorientierten Erfassung der Bedarfe und Bedürfnisse der Pflegeempfangenden unter Einbeziehung ihrer Bezugspersonen) und das Respektieren der Steuerungskompetenz von Pflegefachpersonen im Pflege- und Versorgungsprozess. Insbesondere Pflegende, die ein Studium (DQR-7-Niveau) absolviert haben, sind in der Lage, komplexe Aufgaben- und Problemstellungen zu lösen und hochkomplexe Prozesse, die durch häufige und unvorhersehbare Veränderungen gekennzeichnet sind, in einem beruflichen Tätigkeitsfeld eigenverantwortlichen und vollumfänglich unter Einbeziehung strategischer Ressourcen zu steuern. Niveau 8 beschreibt zusätzlich Kompetenzen zur Entwicklung innovativer Lösungen und Verfahren in einem beruflichen Tätigkeitsfeld. Auch hier ist die Anforderungsstruktur durch neuartige und unklare Problemlagen gekennzeichnet (BMBF 2024). Diese zutiefst originären pflegerischen Kompetenzen sind aktuell an das Case-Management in den Krankenhäusern delegiert, was in einem sektorenbezogenen Denken sinnvoll ist, aber im Sinne der Bedarfsorientierung oft am Pflegeempfangenden und seiner Familie vorbei geht.

Fajardo und Hager (► Kap. 3.5) sehen große Chancen im Pflegeberufegesetz (PflBG), welches die bisherige (sektorenbezogene – Anm. der Autoren) Dreiteilung des Pflegeberufes überwiegend auflöst und im Kern eine generalistische Ausrichtung des Pflegeberufes schafft. Sie betonen aber auch, dass die Zusammenlegung dieser drei Berufszweige nur den Eindruck erweckt, dass eine sektorenübergreifende Versorgung von Pflegeempfangenden aller Altersstufen in akut und dauerhaft stationären sowie ambulanten Pflegesituationen sowie auch zwischen den etablierten Versorgungsformen wie Krankenhaus und Pflegeheim unterstützt und gefördert werden könnte. »Eine sektorenübergreifende Zusammenarbeit nur über eine pflegeberufsbezogene Transformation theoretisch herbeiführen zu wollen, wird vermutlich angesichts der sektorenbezogenen Komplexität, der gleich gebliebenen Versorgungslandschaften der Krankenhäuser und Pflegeeinrichtungen und der bereits angesprochenen Vielseitigkeit in den Pflege- und Berufssituationen nicht ausreichen.«

Hier sehen wir die Notwendigkeit einer Erweiterung des Pflegeprozesses um die Perspektive Versorgungsprozess. Auch dies ist mit einem Umdenken seitens der Berufsgruppe Pflege verbunden. Durch die Erweiterung des Pflegebegriffs auf Pflege und Versorgung erhoffen wir eine Loslösung vom sektorenbezogenen Denken und ein erweitertes Verständnis für veränderliche Bedarfe im Laufe der Lebensspanne – unter strenger Einbeziehung sozialer und familialer Ressourcen. Für eine interdisziplinäre Pflege- und Versorgungsplanung ist die Steuerung durch Pflegefachpersonen elementar. Pflegefachpersonen haben die Kompetenz der Erhebung des Pflege- und Versorgungsbedarfes, der Diagnostik, Planung notwendiger, sinnvoller und angemessener Maßnahmen und Leistungen sowie der Evaluation des Pflege- und Versorgungs-Prozesses. Was es braucht, ist die Legitimierung für Pflegefachpersonen in Deutschland, ihre Kompetenzen entsprechend den gesetzlich verankerten Vorbehaltstätigkeiten angemessen einzusetzen. Dies wird ein Prozess, der mehrere Jahre in Anspruch nehmen wird und gesamtgesellschaftlich, sowie berufspolitisch – auch berufsgruppenübergreifend kommuniziert werden muss: Mit der Steuerungsverantwortung der entsprechend qualifizierten professionellen Pflegefachpersonen erlischt die Dominanz und Weisungsbefugnis ärztlicher Anordnungen gegenüber Pflegenden.

Nicht zuletzt muss es zu einer Anpassung kommunaler (auch baulicher) Strukturen kommen: Eine sektorenübergreifende Versorgung hat ihre Basis im Quartier, erstreckt sich über Präventions- und gesundheitsförderliche Angebote – auch in Kindertagesstätten und Bildungseinrichtungen – umfasst hausärztliche und medizinische Versorgungszentren, Krankenhäuser der Allgemeinversorgung und Einrichtungen mit adaptiven Angeboten für wechselnde Versorgungsbedarfe – allesamt in Kooperation und räumlicher Nähe unter Stärkung eines Care-Mix aus Familienpflege und professioneller Pflege und Versorgung. Roßius (▸ Kap. 3.3) hat in ihrem Beitrag die vielfältigen Bedarfsfelder bei der Pflege und Versorgung von Pflegeempfangenden aufgezeigt, denen in einem interprofessionellen Team mit Grade- und Skill-Mix sinnvoll und effizient begegnet werden kann und die Arbeitsbelastung sinnvoll reduziert bzw. aufgeteilt wird. Unumgänglich ist hierbei, die Versorgung von Pflegeempfangenden zu einer gesellschaftlichen Aufgabe zu machen, anstatt sie an eine Profession zu delegieren – zumal inzwischen neun von zehn Pflegeempfangende zu Hause, von ihrer Familie versorgt werden. Die große Gruppe dieser Leistungserbringer muss gestärkt und in ihrem Handeln steuernd unterstützt und legitimiert werden. Hier sehen wir ein weiteres Arbeitsfeld von Pflegefachpersonen, das noch erschlossen werden darf. Hummel und Pihl (▸ Kap. 3.4) sprechen in ihrem Beitrag Assistenzsysteme oder Digitalisierungsstrategien an. Wir sehen diese u. a. in diesem Kontext, insbesondere, um den Versorgungsprozess zu steuern, den Kontakt zu am Prozess beteiligten Personen und Ansprechpartnern zu erleichtern, eine interdisziplinäre Dokumentation und ein sinnvolles Notfallmanagement zu ermöglichen.

Nicht zuletzt bedeutet dies alles die Priorisierung sozialer Versorgung vor wirtschaftlicher Lukrativität. Ein wirtschaftliches Nullsummenspiel wäre aus unserer Sicht im Rahmen von Genossenschaftsverbünden denkbar, ist aber vermutlich nicht realisierbar – unter diesen Bedingungen würden sich vermutlich keine Investoren finden. Aber Gewinne auf Kosten der Pflegeempfangenden, ihrer Familien und der Pflegepersonen wie am Beispiel des Pflegedienstes Korian, der 2017 einen Gewinn von knapp 10 Mio. € erwirtschaftet hat (Pflegemarkt 2018) möchten wir angesichts der im Beitrag von Roßius (▸ Kap. 3.3) beschriebenen besorgniserregenden Zustände und der alarmierenden Aussichten auf die Pflegesituation in Deutschland in Frage stellen. Ob die Auflösung der sozialrechtlichen Verankerung der Sektoren und Leistungen (Sozialgesetzbücher, Kranken- und Pflegeversicherung) und eine Anpassung weiterer Rechtsverordnungen in absehbarer Zeit umsetzbar und sinnvoll ist, überlassen wir der Prüfung und Diskussion durch die Pflegekammer, ebenso die Frage, wie die aktuell vorhandenen bürokratischen Hürden weiter abgebaut und die Qualität und Sicherheit der Pflege und Versorgung aufrechterhalten und kontrolliert werden können.

Literatur

Bundesministerium für Bildung und Forschung (BMBF) (Hrsg.) (2024). *Der DQR: DQR-Niveaus.* Zugriff am 05.11.2023 unter: www.dqr.de/dqr/de/der-dqr/dqr-niveaus/deutscher-qualifikationsrahmen-dqr-niveaus.html,

Pflegemarkt (2018): *Korian gibt Halbjahresergebnis 2018 bekannt.* Zugriff am 27.01.2024 unter: https://www.pflegemarkt.com/news/korian-halbjahresergebnis-2018/#:~:text=Korian%2C%20Europas%20f%C3%BChrender%20privater%20Anbieter,Euro.

4 Lebensweltgestützte kommunale Einsatzfelder als Lösungsansatz

4.1 Ausgangslage

Eileen Goller

In den ersten drei Kapiteln des Buches haben die Autorinnen und Autoren die Pflegeempfänger und ihre Angehörigen sowie die Profession Pflege in den verschiedenen bisher erschlossenen Handlungsfeldern und die pflegerischen Versorgungsstrukturen dargestellt. Insgesamt wurde ein gemischtes Bild gezeichnet: Die Urbanisierung schreitet weiter voran, ebenso der demografische Wandel und soziale und epidemiologische Übergänge (RKI 2015) sowie eine zunehmende Diversität innerhalb der Gesellschaft, die sich unter anderem in unterschiedlicher Herkunft, Religion, Weltanschauung, Geschlechtsidentität und sexueller Orientierung zeigt. Traditionelle Familienstrukturen treten zunehmend in den Hintergrund und familiale Versorgungsstrukturen, die in früheren Jahren gegriffen haben, existieren in dieser Form nicht mehr und müssen nun neu gedacht werden. Insgesamt muss festgestellt, werden, dass große Teile der pflege- und versorgungsbedürftigen Bevölkerung nicht die Unterstützung erhalten, die angemessen und notwendig wäre. Neben Überversorgung kommt es in weiten Bereichen gerade ländlicher Regionen zu Unterversorgung.

Das sind nur einige der Herausforderungen, denen sich professionelle und informelle Leistungserbringer gegenübersehen. Auf der anderen Seite sind große Chancen und viel Potential vorhanden, gute Lösungen für die aktuellen Aufgaben und Herausforderungen zu finden. Sowohl die Profession Pflege als auch die pflegenden Angehörigen und Freunde erarbeiten bereits heute kreative Lösungen, um alte oder chronisch kranke und multimorbide Menschen in ihren sozialen Gefügen versorgen zu können. Um diese Potentiale noch stärker nutzen zu können, bedarf es einer verstärkten Erschließung lebensweltgestützter kommunaler Einsatzfelder – und damit auch der Stärkung der Kommune. Eine besondere Herausforderung stellt dabei die sektorenbezogene Finanzierung von Versorgungsleistungen dar, die immer noch nicht in ausreichendem Maße überwunden ist. Betrachtet man die Bedarfe der Bevölkerung im Rahmen der pflegerischen, medizinischen und sozialen Versorgungssituationen, so ist erkennbar, dass die bestehenden Versorgungslücken und Versorgungsmängel vor allem hierin ihre Ursache haben. Abzuhelfen wäre dem durch eine gezielte kommunale Erhebung der tatsächlichen Bedarfe und der Einsteuerung von angemessenen Leistungen.

Es gibt unterschiedliche Ansätze, dies umzusetzen: An den Schnittstellen zur medizinischen Versorgung durch Akutkrankenhäuser eröffnen Pflegekonferenzen solch ein Steuerungspotential (Schnitger 2011). Weiterhin wird der Einsatz von ausgebildeten Lotsen oder die Implementierung von Case Management-Prozessen diskutiert, um Versorgungsarrangements zu begleiten und Versorgungslücken und Krisensituationen vorbeugen (Luther et al. 2019). Quartierspflegeansätze und verschiedene Formen von Sorgegemeinschaften sind weitere Optionen, die bereits erfolgreich in Umsetzung sind. Im ▶ Kap. 4 dieses Buches geht es um solche lebensweltgestützten kommunalen Einsatzfelder und ihr Potential als Lösungsansatz in der derzeitigen Versorgungssituation. Im Hinblick auf die Profession Pflege muss hierbei jedoch hervorgehoben werden, dass die zunehmenden Versorgungsdefizite und die Erschließung dieser neuen Handlungsfelder auch eine Neuformulierung der Aufgaben und Tätigkeiten professioneller (akademisierter) Pflegefachpersonen erfordern (BMFSFJ 2019). Hier steht die Berufsgruppe Pflege vor der Aufgabe, neue Berufsbilder zu entwickeln, diese zu definieren und institutionell und kommunal zu etablieren und zu verankern.

Literatur

Bundesministerium für Familie, Senioren, Frauen und Jugend (BMFSFJ) (Hrsg.) (2019). *Ausbildungsoffensive Pflege (2019). Vereinbarungstext: Ergebnis der Konzertierten Aktion Pflege/AG1.* Zugriff am 16.01.2024 unter: https://www.bmfsfj.de/resource/blob/135564/63509cfe1ba9a83a10e1cc456320c001/ausbildungsoffensive-pflege-2019-2023-data.pdf

Luther, B., Barra, J. & Martial, M.-A. (2019): *Essential Nursing Care Management and Coordination Roles and Responsibilities: A Content Analysis.* Professional Case Management 24(5): 249–258. doi: https://doi.org/10.1097/NCM.0000000000000355.

Robert Koch-Institut (RKI) (Hrsg.) (2015): *Gesundheit in Deutschland. Gesundheitsberichterstattung des Bundes gemeinsam getragen von RKI und Destatis.* Berlin. Zugriff am 21.01.2024 unter: https://www.rki.de/DE/Content/Gesundheitsmonitoring/Gesundheitsberichterstattung/GesInDtld/gesundheit_in_deutschland_2015.pdf?__blob=publicationFile

Schnitger, M. (2011): *Pflegekonferenzen als geeignetes Instrument zur Optimierung des deutschen Pflegemarktes? Steuerungspotential lokaler Politiknetzwerke im Rahmen von Wohlfahrtsmärkten.* In: Lehrstuhl für Public und Nonprofit Management der Wirtschafts- und Sozialwissenschaftlichen Fakultät der Universität Potsdam (Hrsg.) (2011) *Schriftenreihe für Public und Nonprofit Management.* Potsdam: Universitätsverlag.

4.2 Kommunale Strukturen und Netzwerke im Handlungsfeld Pflege

Eileen Goller

Das Dritte Gesetz zur Stärkung der pflegerischen Versorgung und zur Änderung weiterer Vorschriften (Drittes Pflegestärkungsgesetz, PSG III) beinhaltet eine Stärkung der Rolle der Kommunen. Im § 8, Satz 2, SGB XI wird dies wie folgt formuliert:

> »Die Länder, die Kommunen, die Pflegeeinrichtungen und die Pflegekassen wirken unter Beteiligung des Medizinischen Dienstes eng zusammen, um eine leistungsfähige, regional gegliederte, ortsnahe und aufeinander abgestimmte ambulante und stationäre pflegerische Versorgung der Bevölkerung zu gewährleisten.«

Mit dem § 9 SGB XI wird diese Umsetzungsverantwortung mit einer Ausführungsgestaltung auf die einzelnen Länder übertragen (§ 9 SGB XI Aufgaben der Länder):

> »Die Länder sind verantwortlich für die Vorhaltung einer leistungsfähigen, zahlenmäßig ausreichenden und wirtschaftlichen pflegerischen Versorgungsstruktur.«

Die Beteiligung verschiedener weiterer Partner wird dabei empfohlen, um zu einem einvernehmlichen Votum zu kommen.

Durch diese Offenheit wird eine individuelle Herangehensweise auf kommunaler Ebene ermöglicht. Im Handlungsfeld Pflege ergibt sich daraus für die Kommunen ein weites Spektrum an Möglichkeiten, um regionale Bedarfe zu bedienen.

In diesem Beitrag wollen wir dieses Spektrum betrachten – die Möglichkeiten, aber auch die Herausforderungen, Hindernisse und Umsetzungsbedarfe, damit die Kommune ihre zentrale Rolle und Verantwortung in der Versorgung der Bevölkerung wahrnehmen kann.

4.2.1 Rolle und Gestaltungspotential der Kommune

Mit dem PSG III wurden die in einer Bund-Länder-Arbeitsgruppe zur Stärkung der Rolle der Kommunen in der Pflege zwischen Bund, Ländern und kommunalen Spitzenverbänden vereinbarten Empfehlungen umgesetzt. Diese beziehen sich auf drei Themenbereiche:

- Sicherstellung der Versorgung
- Beratung
- Empfehlungen zu zusätzlichen Betreuungs- und Entlastungsleistungen der Pflegeversicherung (BMG 2017)

Die dabei im § 8, unter Satz 2, SGB XI genannten Akteure (inklusive der Kommune)

> »tragen zum Ausbau und zur Weiterentwicklung der notwendigen pflegerischen Versorgungsstrukturen bei, das gilt insbesondere für die Ergänzung des Angebots an häuslicher und stationärer Pflege durch neue Formen der teilstationären Pflege und Kurzzeitpflege sowie für die Vorhaltung eines Angebots von die-Pflege-ergänzenden Leistungen zur medizinischen Rehabilitation. Sie unterstützen und fördern darüber hinaus die Bereitschaft zu einer humanen Pflege und Betreuung durch hauptberufliche und ehrenamtliche Pflegekräfte sowie durch Angehörige, Nachbarn und Selbsthilfegruppen und wirken so auf eine neue Kultur des Helfens und der mitmenschlichen Zuwendung hin.«

Unter § 8a wird dies durch eine § 8a SGB XI Gemeinsame Empfehlungen zur pflegerischen Versorgung ergänzt. Dazu steht im § 8a SGB XI Abs. 5:

> »Empfehlungen der Ausschüsse nach den Absätzen 1 bis 3 zur Weiterentwicklung der Versorgung sollen von den Vertragsparteien nach dem Siebten Kapitel beim Abschluss der Versorgungs- und Rahmenverträge und von den Vertragsparteien nach dem Achten Kapitel beim Abschluss der Vergütungsverträge einbezogen werden.«

Z. B. wurden in Bayern, wie auch in anderen Bundesländern, dazu landesrechtliche Änderungen im Gesetz zur Ausführung der Sozialgesetze (AGSG 2024) vorgenommen, damit die landesrechtlichen Voraussetzungen geschaffen, und somit die Neuerungen vom PSG III auf Landesebene wirken können und davon Gebrauch gemacht werden kann.

Einerseits ergibt sich daraus eine *Stärkung der Rolle der Kommune* und gleichzeitig bietet sie aber auch eine Empfehlung zur *sektorenübergreifenden Zusammenarbeit* in der Versorgung von Pflegebedürftigen (§ 8a Abs. 2 SGB XI – LPA). In der aktuellen Fachdiskussion wird bemerkt, dass eine *kommunale Steuerung und Verantwortung* ein nicht zu unterschätzender Lösungsansatz für eine regionale Versorgungsverbesserung, wie auch eine Entlastung der Ressourcen bedeuten kann. Der siebte Altenbericht des BMFSFJ (2017) beschreibt die Bedeutung der Kommune zur Bewältigung des demografischen Wandels als sehr hoch. Zu diesem Zweck seien gesetzliche Grundlagen für die *Durchsetzung einer integrierten Steuerung vor Ort*, die von den Kommunen im Zusammenwirken mit den anderen Beteiligten moderiert wird, zu schaffen. Dazu gehören sowohl *Abstimmungsgremien wie Pflegekonferenzen*, die einige Landespflegegesetze vorsehen, als auch integrierte *Care und Case Managementstrukturen unter Einbeziehung der Pflegeberatung* (BMFSFJ 2017).

Brettschneider (2020) gibt im AOK-Pflegereport 2019 einen Überblick über die ver-

schiedenen Handlungs- und Gestaltungsfelder kommunaler Pflegepolitik und diskutiert die tatsächlichen Einfluss- und Gestaltungsmöglichkeiten der Kommunen auf die Ausgestaltung der lokalen pflegerischen Versorgungstruktur. Auf bundesgesetzliche Rahmenbedingungen vor dem Hintergrund der vielfältigen Änderungen im Zusammenhang mit den Pflegestärkungsgesetzen (PSG I–III) geht der Autor dabei ebenso ein, wie auf die Bedeutung der landesrechtlichen Rahmenbedingungen am Beispiel des Bundeslandes Nordrhein-Westfalen und der dortigen 2014 reformierten Landesgesetzgebung. In Nordrhein Westfahlen sind die Kommunen gemäß § 8 des Alten- und Pflegegesetz (APG NRW) gesetzlich dazu verpflichtet, eine *Kommunale Konferenz Alter und Pflege* einzurichten und deren Geschäftsführung zu übernehmen. Damit wird die Etablierung und Koordination lokaler Akteursnetzwerke, die in der Regel auf dem Prinzip der freiwilligen Teilnahme – ohne hierarchische Verpflichtungsmacht – beruhen, gefördert (Brettschneider 2020). Der Erfolg hängt von einer funktionierenden lokalen Diskurs- und Vereinbarungskultur der beteiligten Akteure ab und diese sind nur durch innere Überzeugung zur Mitwirkung gemeinsam definierter und verfolgter Ziele zu bewegen (Klie & McGovern 2010).
Die tatsächlichen Gestaltungspotentiale zeigen sich laut Brettschneider (2020) in mehreren Bereichen:

- Der Ausbau und die Weiterentwicklung der kommunalen Pflegelandschaft können unmöglich von einem einzelnen Akteur oder einer einzelnen Institution geleistet werden, sondern erfordern das *koordinierte Zusammenwirken einer Vielzahl von Akteuren*.
- Auf kommunaler Ebene kann, trotz der eingeschränkten formalen Kompetenzen, mittels Vielzahl von kleineren Stellschrauben durchaus (begrenzter) Einfluss auf die lokale Pflegelandschaft genommen und damit die lokale Versorgungsstruktur und den lokalen Pflegemarkt in ihrem Sinne beeinflusst werden.
- Eine Divergenz liegt in der Ausgestaltung und den Bemühungen einzelner Bundesländer, die Einflussmöglichkeiten der Kommunen auf die lokale Pflegestruktur zu stärken.

Die Gestaltungsmöglichkeiten der kommunalen Pflegepolitik, gerade in den Kernbereichen der pflegerischen Versorgung, wird nach wie vor sehr begrenzt bleiben. Insbesondere das dritte Pflegestärkungsgesetz, welches explizit auf die Stärkung der Kommunen abzielen sollte, blieb gemäß Expertenmeinung verschiedener Fachpublikationen in dieser Hinsicht weit hinter den Möglichkeiten und Erwartungen zurück, da es den Kommunen weder im Hinblick auf die Planung und Ausgestaltung der regionalen Pflegestruktur noch im Hinblick auf die Organisation der Beratung von Pflegebedürftigen und ihren Angehörigen wesentliche neue Instrumente oder Kompetenzen an die Hand gegeben hat. Auch wenn die Kommunen dafür verantwortlich scheinen, dass in ihrem jeweiligen örtlichen Zuständigkeitsbereich eine leistungsfähige und bedarfsgerechte Pflegeinfrastruktur zur Verfügung steht, so fehlen doch noch Ressourcen, Kompetenzen und Werkzeuge, wie Steuerungsinstrumente. Zusätzliche Kompetenzen bei der Pflegestrukturplanung und der individuellen Beratung und Fallsteuerung an die Kommunen würden unter allen Umständen zu einer tatsächlichen Verbesserung der Selbstbestimmung, Versorgungssicherheit und Wahlfreiheit der Pflegebedürftigen führen. Hinsichtlich der Möglichkeiten und Grenzen einer verbindlichen kommunalen Bedarfsplanung legen die Erfahrungen der Vergangenheit nach Rothgang (2000, in Brettschneider 2020) jedenfalls eine eher nüchterne Einschätzung nahe. Ein vielversprechender Ansatz zur Stärkung der Kommunen in der Senioren- und Pflegepolitik wäre nach Brettschneider (2020) sicherlich die Revitalisierung der Altenhilfe nach

§ 71 SGB XII, die aktuell in vielen Kommunen ein Schattendasein führt. Seitens verschiedener Verbände wird schon seit längerem (und zu Recht) gefordert, die Altenhilfe zu einer kommunalen Pflichtaufgabe zu machen und mit einem entsprechenden Budget auszustatten (AWO 2016, in Brettschneider 2020). Auf diese Weise könnte es Kommunen erleichtert werden, ihre Rolle in der Daseinsvorsorge wieder aktiv zu übernehmen und gezielte soziale Dienstleistungsangebote zur Verbesserung der Teilhabe älterer Menschen auszubauen. Angesichts der vielfältigen demografischen Herausforderungen, vor der die Kommunen stehen, wäre die Stärkung der Altenhilfe als kommunale Pflichtaufgabe nach Ansicht von Bogumil et al. (2013), Kühnel et al. (2016, in Brettschneider 2020) nur einer von vielen notwendigen Bausteinen bei der Etablierung einer ganzheitlichen und bereichsübergreifenden kommunalen Demografiepolitik. Dabei zeigen sich dazu gerade in Hinblick auf die Ziele der Sicherstellung und Weiterentwicklung einer bedarfsgerechten Versorgungsstruktur, der Umsetzung des Grundsatzes »ambulant vor stationär« sowie der Förderung einer lokalen Sorgekultur erkennbare Erfolge auf kommunaler Ebene, was mehrere Fachpublikationen zeigen (Brettschneider 2020).

4.2.2 Arbeitsfelder der Kommune

Insgesamt sind die Aufgaben der Kommunen weitreichend und vielseitig. Handlungsansätze aus neuen gesetzlichen Regelungen in das bestehende System einzubinden, stellen jedoch eine Herausforderung dar. Für eine zielgerichtete und nachhaltige Entwicklung werden dazu seit Jahren auf Länderebene notwendige Anreizsysteme, wie Förderprogramme und Ausführungsverordnungen umgesetzt. Um diese sinnvoll zu nutzen, sollten die Akteure vor Ort sich einen Überblick zur Struktur, zu Inhalten sowie Verortung machen. Eine hilfereiche Übersicht zu kommunalen Aufgabenbereichen im Bereich Pflege, Versorgung und Senioren hat Klie (2017) vorgestellt (▸ Abb. 4.1). Die dargestellten Handlungsbereiche Planung, Case- und Care Management, Infrastruktur, Örtliche AG/Pflegekonferenz, Quartiersmanagement sowie Altenhilfe/Teilhabe/Betreuung mit den gängigen Förderprogrammen innerhalb SGB XI und SGB XII (§ 71) beinhalten wesentliche Kriterien zur Ausführung. Im Bereich Örtliche AG/ Pflegekonferenz liegt in dieser Darstellung die Federführung bei der Kommune und ermöglicht eine Verankerung innerhalb der Gesundheitsregionen^{plus}. Insbesondere seit Einführung der Pflegeversicherung und auch unter Finanzierungsaspekten legen immer mehr Kommunen ihren Schwerpunkt darauf, Hilfestrukturen im Bereich der Betreuung und Pflege älterer Menschen aktiv zu gestalten und zukunftsgerecht auszurichten (BMFSFJ 2017, S. VII). Diese positive Entwicklung gilt es zu unterstützen und stärken.

Die Kommune erhält zur Bewältigung des demografischen Wandels eine bedeutende Rolle (BMFSFJ 2017). Die kommunale Daseinsvorsorge wird als zentraler Ansatz im Zusammenhang mit der Forderung an die Kommunen, auf die gegebenen Veränderungen zu reagieren sowie die lokalen Strukturen weiterzuentwickeln, aufgeführt (BMFSFJ 2017). Die kommunale Verantwortung für die Aufgaben der Daseinsvorsorge, leitet sich aus Artikel 28 Abs. 2 des Grundgesetzes (GG) ab. Die Kommunen beeinflussen dementsprechend die Lebensbedingungen der älteren und pflegebedürftigen Menschen auf vielfältige Weise. Trotzdem gibt es Kommunen, die insbesondere seit Einführung der Pflegeversicherung und auch unter Finanzierungsaspekten keinen Schwerpunkt darauflegen, Hilfestrukturen im Bereich der Betreuung und Pflege älterer Menschen aktiv zu gestalten und zukunftsgerecht auszurichten (BMFSFJ 2017). Gemäß BMFSFJ (2017) hat das Bundeskabinett am 2. September 2015 die weiterentwickelte Demografiestrategie »Jedes Alter

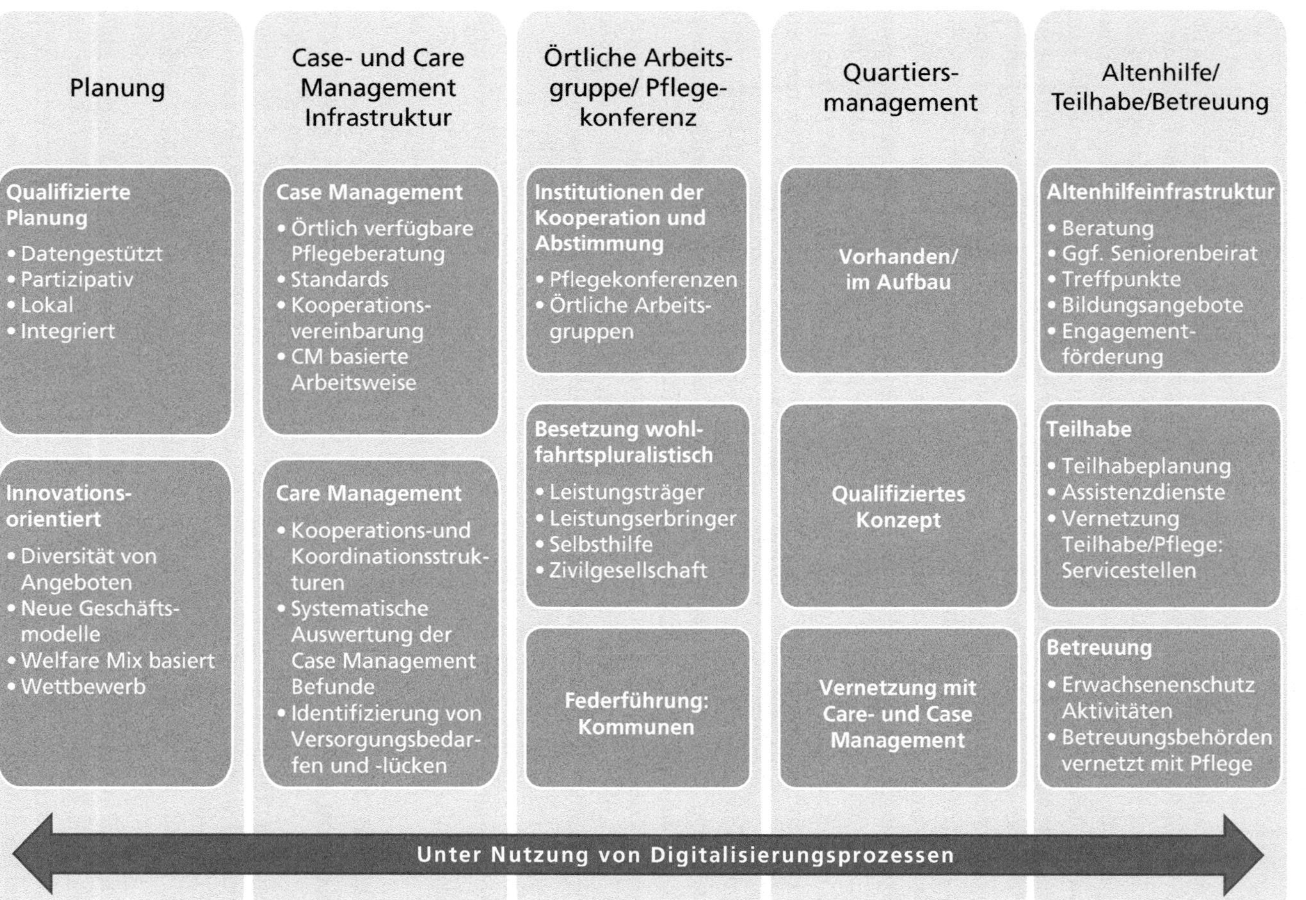

Abb. 4.1: Mögliche Aufgabenbereiche der Kommunen im Kontext von Pflege, Versorgung sowie Seniorinnen und Senioren (LGL 2022, in Anlehnung an: Klie 2017)

zählt – für mehr Wohlstand und Lebensqualität aller Generationen«, beschlossen. Diese hat das Ziel, Rahmenbedingungen zu schaffen, die den Wohlstand für die Menschen aller Generationen in unserem Land erhöhen und die Lebensqualität weiter verbessern. Im Rahmen der Demografiestrategie wurde auch deutlich gemacht, dass die Unterstützung der Gleichwertigkeit der Lebensverhältnisse und der Arbeitsbedingungen in allen ländlichen und städtischen Regionen sowie die Sicherung einer hohen Lebensqualität und guter Beschäftigungs- sowie Umweltbedingungen in Stadt und Land wichtige Ziele sind. Betont wurde dabei, dass den Kommunen als Lebensort für ein selbstbestimmtes Leben im Alter und als Akteuren bei der Gestaltung des demografischen Wandels eine besondere Bedeutung zukommt. Es wurde die Notwendigkeit dargelegt, Prozesse zur Gestaltung des demografischen Wandels vor Ort anzustoßen und zu begleiten. Die eingesetzte Expertenkommission identifiziert das *Subsidiaritätsprinzip* als weiteres zentrales Element zur Begegnung der aktuellen Herausforderungen. Subsidiarität setzt voraus, dass eine übergreifende Gesamtaufgabe auf eine Vielfalt von Akteuren und Trägern verteilt ist, die sich ergänzen, um zur Erfüllung der Gesamtaufgabe aus ihrer Sicht beizutragen. Einfache Bilder von konzentrischen Kreisen der Verantwortung werden unserer modernen, funktional ausdifferenzierten Gesellschaft dabei nicht mehr gerecht. Hierzu geht die Expertenkommission auch auf das Wohlfahrtspluralistische Zusammenwirken am Beispiel Pflege und Sorge ein (Klie 2017, BMFSFJ 2017).

Eine vernetzte Versorgung basiert auf dem Ineinandergreifen unterschiedlicher Hilfen und Unterstützungsformen. Sektorenabgrenzungen müssen gelockert, verschiedene Professionen vernetzt werden. Vernetzte Versorgungskonzepte und ein Welfare-Mix stellen Bedingungen für die Schaffung effizienter Versorgungsstrukturen dar und bilden zugleich jenen Kontext, in dem sich Sorgende Gemeinschaften (weiter-)entwickeln können.

4.2.3 Bedingungen und Notwendigkeiten für eine vernetzte Versorgung

Eine sozialintegrierte, vernetzte Versorgung setzt ein strategisches Umdenken der zentralen Akteure und neue Kooperationen zwischen sozialen Diensten, Netzwerken, Kommunen und anderen Trägern (z. B. der Wohnungswirtschaft) voraus. Aus der im Subsidiaritätsprinzip angelegten Zielvorstellung der Selbstbestimmung ergibt sich, dass die Verhandlungsmacht der Pflegebedürftigen und ihrer Angehörigen zu stärken ist. Setzt man auf einen Welfare-Mix, verlangt dies nach einer entsprechenden Infrastruktur, nach Beratung und advokatischer Begleitung derjenigen, die ein solches Arrangement nicht selbst gestalten können – dies insbesondere auf kommunaler Ebene. Die örtlichen Kontexte bilden den optimalen Rahmen des Zusammenwirkens der unterschiedlichen an der Wohlfahrtsverantwortung beteiligten Akteure. Sie stellen Beratungsangebote bereit, im Bedarfsfall auch ein Case Management, wobei generell ein gutes Zusammenwirken vor Ort (Care Management) zu gewährleisten ist. Damit sind zentrale Voraussetzungen für das Gelingen von Subsidiarität in einer modernen Gesellschaft benannt. Subsidiarität ist in diesem Sinne Ordnungsprinzip und Resultat zugleich. Aus dem Prinzip der Subsidiarität lässt sich keine Aussage darüber ableiten, wer, wann, wie und wofür zuständig ist. Es geht vielmehr um Verantwortungsteilung und Aushandlung unter der Zielsetzung einer passfähigen Unterstützung und Hilfe – aufbauend auf einer tragfähigen Infrastruktur. Soziale Unterstützung hat sich, soweit das möglich ist, *von unten her* aufzubauen. Es gilt, die Selbstorganisationsfähigkeit der Einzelnen und der Familien in neuen Familienformen zu stärken und die *Institution Familie,* um die *Wahlverwandtschaften* zu erweitern. Wo dies aber nicht gelingt und solange dies nicht gelingt, ist die nächste Ebene von Verantwortlichkeit gefragt, wie etwa die Beratung, das

Case Management, um die solidarische Unterstützung zu stärken, zu ermöglichen, zu organisieren und professionell zu begleiten. Dabei stellt sich die Frage, was die Kompetenz ausmacht, worauf zu achten ist und woraus sich die Güte und Tragfähigkeit der solidarischen Unterstützung ergeben. Anders als in vormodernen Gesellschaften mit ihren klaren Rollenzuweisungen in Familie und Gesellschaft, mit konzentrischen Kreisen einer subsidiären Ordnung, gilt für eine moderne Gesellschaft, dass sie eine Vielfalt von Akteuren und Arrangements kennt, die eine pluralistische Form von Subsidiarität verlangt, die eine aktive Sozialpolitik voraussetzt. Der Grad der Wohlfahrtsstaatlichkeit korreliert mit vormodernen und modernen Spielarten von Subsidiarität. In vormodernen Gesellschaften wird auf traditionelle Solidarität in Familien gesetzt, in (spät-) modernen Gesellschaften gewinnt zivilgesellschaftlich geleistete und geschlechtergerecht organisierte Subsidiarität an Bedeutung. Um sie in der Kultur und in den Haltungen aller zu verankern, bedarf es einer Parallelität von Soziogenese und Psychogenese. Darum ist die im Subsidiaritätsprinzip verankerte Anthropologie und Zivilisation so bedeutsam und als Grundlage der Sozialpolitik zurückzugewinnen (BMFSFJ 2017, S. 52 f.).

Die Frage, wie die Kooperation zwischen den Gesundheitsberufen insbesondere im ländlichen Bereich zur Verbesserung der Versorgung und zur Verwirklichung einer stärkeren Patientenorientierung weiterentwickelt werden kann, wurde bereits in verschiedenen Zusammenhängen diskutiert und besitzt weiterhin hohe Dringlichkeit. Auf der einen Seite wird eine stärkere Beteiligung von Pflegefachkräften an der Gesundheitsversorgung propagiert und erprobt (Gemeindeschwester, präventiver Hausbesuch, Erweiterung der Leistungen der häuslichen Krankenpflege), auf der anderen Seite werden Konzepte erweiterter Aufgaben medizinischer Fachangestellter in Arztpraxen implementiert (BMFSFJ 2017, S. 164).

Die in Zukunft für eine nachhaltige Gesundheitsversorgung erforderlichen Vernetzungs-, Koordinations- und Integrationsleistungen können nur im Rahmen eines dezentralisierten Gesundheitswesens erbracht werden. Kommunen können – als die einem gebietsbezogenen Ansatz verpflichteten Akteure – im Vergleich zu jenen Akteuren, die stärker einer sektoralen Logik folgen, (a) eher eine sachgerechte, zeitnahe und bürgernahe Versorgung, die den spezifischen örtlichen Bedingungen Rechnung trägt, garantieren. Und sie können (b) durch eine bessere Vernetzung der Versorgungsangebote und der Akteure im Gesundheits-, Sozial- und Bildungsbereich dazu beitragen, dass ein Mehr an Effizienz und Qualität erreicht wird. Für die Zuordnung von Koordinierungsaufgaben in der Gesundheitsversorgung an die Kommunen spricht nach Burgi (2013), dass Kommunen am besten in der Lage sind, Koordinierungsergebnisse an die in den einzelnen Feldern verantwortlichen Träger weiterzugeben:

> »Die Kommunen sind als einzige infrage kommende Einheit vielfach selbst verantwortlicher Träger und sie besitzen bereits in mehreren Feldern Koordinierungskompetenzen« (Burgi 2013, S. 118) (BMFSFJ 2017).

4.2.4 Steuerung von Vernetzungsstrukturen durch die Kommune

In Bayern und Niedersachsen bilden sogenannte Gesundheitsregionen eine Basis für kommunale Aktivitäten im Handlungsfeld Pflege. Die Geschäftsstellen dieser Gesundheitsregionen arbeiten bedarfsorientiert – angedockt an regionale Gesundheitsämter oder kommunale Fachämter. Als eine Möglichkeit, könnte die Gesundheitsregion am Ende mit ihrer bereits vorhandenen Organisation und Erfahrung ein Motor für die strukturierte Einsteuerung von bedarfsgesteuerten Maßnahmen innerhalb der PSG XI-Umsetzungsstrategie auf Länderebene sein und damit die Rolle der Kommune zusätzlich stärken.

Die Gesundheitsregionen^{plus} bemühen sich um die Optimierung der regionalen Gesundheitsvorsorge und -versorgung sowie der Pflege in Bayern. Für die Gesundheitsregionen^{plus} bietet die Realisierungsstrategie im Haupthandlungsfeld Pflege verschiedene Themenfelder zur Bearbeitung auf kommunaler Ebene.[23]

Gemeinsames Ziel ist es, den Verbleib pflegebedürftiger Menschen in ihrer vertrauten häuslichen und familiären Umgebung und ein selbstbestimmtes Leben zu unterstützen. Schon jetzt haben sich umfangreiche Netzwerkstrukturen auf kommunaler Ebene entwickelt. ► Abb. 4.2 bietet – ohne Anspruch auf Vollständigkeit – einen ersten Überblick über zentrale Vernetzungsstrukturen auf kommunaler Ebene, die (u. a.) mit pflegerischen Themen befasst sind und wichtige Netzwerkpartnerinnen und -partner im Handlungsfeld Pflege sein können (LGL 2022).

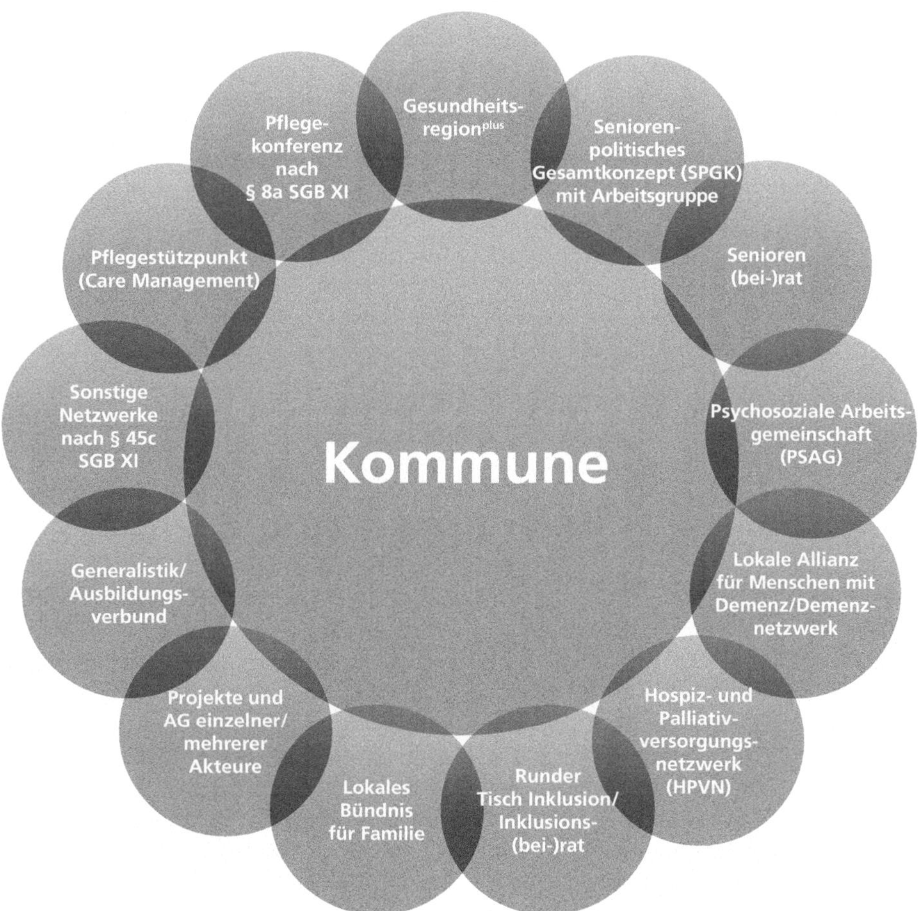

Abb. 4.2: Mögliche Vernetzungsstrukturen im Handlungsfeld Pflege auf kommunaler Ebene (LGL 2022 in Anlehnung an: Klie 2017, S. 32)

23 Für weitere Informationen siehe www.lgl.bayern.de/gesundheit/gesundheitsversorgung/gesundheitsregionenplus/, Zugriff am 23.08.2024.

Die Bundesarbeitsgemeinschaft der Senioren-Organisationen (BAGSO 2023) bringt auch im Zusammenhang mit dem Thema Pflege das seinerzeit von Ziller (1991) entwickelte Konzept eines Altenhilfestrukturgesetzes ins Spiel. Die im Auftrag der Bertelsmann Stiftung durchgeführte Studie zu »kommunalen Gestaltungsmöglichkeiten bedürfnisorientierter Altenpflegestrukturen« (Schnitger et al. 2016) unterstreicht die Bedeutung umfassender und aktiver Vernetzungsarbeit vor Ort in entsprechenden Gremien (etwa Pflegekonferenzen), örtlicher Beratungs- und Case-Managementstrukturen, einer aktiven pflegepolitischen Rolle der Kommunen mit ausdrücklichem Gestaltungsanspruch und Formen partizipativer Planung mit geeigneten Methoden der Einbeziehung von Bürgerinnen und Bürgern. Dabei müssen auf Quartiersebene Beteiligungsformen entwickelt werden, die es allen Gruppen, auch den weniger »partizipationserfahrenen«, ermöglicht, sich zu beteiligen (BMFSFJ 2017, S. 217). Wie dies gelingen kann, zeigt das folgende Kapitel.

4.2.5 Steuerungsinstrumente der Kommune – Erkenntnisse und Schlussfolgerungen für die Praxis

Gesetzliche Grundlagen für die Durchsetzung einer integrierten Steuerung vor Ort, die von den Kommunen im Zusammenwirken mit den anderen Beteiligten moderiert wird, sind zu schaffen. Dazu gehören sowohl Abstimmungsgremien wie *Pflegekonferenzen*, die einige Landespflegegesetze vorsehen, als auch integrierte *Care und Case Managementstrukturen* unter Einbeziehung der *Pflegeberatung* (BMFSFJ 2017, S. 218). Angebote zur Gesundheitsförderung und Prävention müssen in stärkerem Maße *lebensweltorientiert* gestaltet werden. Diese Aufgabe lässt sich am besten lösen, wenn Bildungs-, Sport-, ambulante Rehabilitationseinrichtungen, Sozial- und Pflegedienste sowie Hausarztpraxen enger kooperieren, um *praxisorientierte Gesundheits- und Präventionskonzepte* zu entwickeln und umzusetzen, die auf den Lebensstil sowie auf die Lebenslage des Individuums zugeschnitten sind. Unter dieser Zielsetzung ist die Etablierung von *regionalen Gesundheits- und Pflegekonferenzen* sinnvoll. Hier sollten die Kommunen eine koordinierende Funktion wahrnehmen. Zudem sind – gemeinsam mit den Zielgruppen – in städtischen und dörflichen Wohnquartieren Maßnahmen zur *Verbesserung der gebauten und sozialen Umwelt* zu entwickeln, die Selbstständigkeit, Autonomie und Teilhabe fördern. Wenn Kommunen in die gesundheitliche Prävention investieren, profitieren derzeit nicht sie selbst davon, wenn Ausgaben für kurative medizinische Behandlungen eingespart werden, sondern die Kranken- und Pflegekassen. Die Strukturen sollten so verändert werden, dass diejenigen Akteure, die von einer gesünderen Bevölkerung finanziell profitieren, auch an den Kosten für die Präventionsmaßnahmen beteiligt werden (BMFSFJ 2017).

Pflegekonferenzen können nach Schnitger (2011) aufgrund ihrer (koordinations-)instrumentenspezifischen Eigenschaften Möglichkeiten der indirekten Steuerung bieten. Allerdings beschränkt sich dieses Steuerungspotential auf Bereiche, in denen Pflegekonferenzen auf Basis eines geringen Wettbewerbs (Steuerungs-)Möglichkeiten zur Unsicherheitsreduktion bieten, wodurch das Steuerungsinteresse der Anbieter geweckt wird. Diese indirekten Steuerungspotentiale sind daher auf den stationären Bereich konzentriert, da hier der Wettbewerb zwischen den Anbietern weniger stark ausgeprägt ist als im ambulanten Sektor. Darüberhinausgehende Steuerungspotentiale waren weder im Rahmen der empirischen Erhebung identifizierbar, noch erscheinen sie aufgrund der vorangegangenen Analyse wahrscheinlich. Verantwortlich hierfür ist die steuerungssystembedingte Konzentration der Handlungsressourcen auf Landes- und Bundesebene, wodurch die Steuerungsmöglichkeiten in hohem Maße begrenzt werden. Hierbei wird insbesondere durch den engen Pflegebedürftigkeitsbegriff und die Verhandlungen von Rahmenverträgen, Leistungskomplexen sowie Vergütungsvereinbarungen vorab ein wenig flexibler Leistungskatalog definiert, welcher nur ein eingeschränktes Dienstleistungsangebot zulässt und die Entwicklung neuer Angebote weitgehend begrenzt. Als wesentlicherer Erklärungsfaktor hat sich in der Analyse jedoch das Koordinationsinstrument *Markt* herausgestellt, welches das Steuerungsinteresse der Anbieter durch seinen zentralen Koordinationsmechanismus *Wettbewerb* von vornherein einschränkt. Dies erklärt zum einen die Begrenzung auf Steuerungspotentiale, die mit der Reduktion von Unsicherheit verbunden sind und zum anderen die Konzentration auf den stationären Sektor. Zwischen beiden Koordinationsinstrumenten besteht somit ein »trade-off«, welcher im institutionellen Rahmen des pflegepolitischen Wohlfahrtsmarktes primär zugunsten des Marktes aufgelöst wird.

An der Schnittelle zur medizinischen Versorgung durch Akutkrankenhäuser hingegen eröffnen *Pflegekonferenzen* ein erhebliches Steuerungspotential, da die entsprechenden Handlungsressourcen lokal verfügbar sind und auch der Wettbewerb keinen negativen Einfluss auf die Handlungsorientierungen der Akteure ausübt. Allerdings stehen diesen grundsätzlichen Steuerungsmöglichkeiten erhebliche Herausforderungen in Bezug auf das Steuerungsinteresse der lokalen Akteure gegenüber. Steuerungssystembedingt ergibt sich die klassische Schnittstellenproblematik der fehlenden strukturellen Interdependenz zwischen den (lokalen) Akteuren, da sowohl negative als auch positive Effekte primär auf Landesebene bei den Krankenkassen konzentriert sind. Allerdings bieten Pflegekonferenzen bzw. ein entsprechendes Netzwerk-Management durchaus die Möglichkeit, ein solches Steuerungsinteresse normativ zu entwickeln, wie die Erarbeitung von Überleitungsbögen als einzige idealtypische Steuerungsleistung der KPS[24] am Beispiel von Schnitger (2011) gezeigt hat. Über die beiden für diese Arbeit zentralen Steuerungsbereiche hinaus hat sich innerhalb der empirischen Erhebung zudem noch die quantitative Angebotssteuerung als potenzieller Steuerungsbereich herauskristallisiert. Analog zum Steuerungsbereich *Angebotsdifferenzierung* ergibt sich hier jedoch die Problematik, dass sich Steuerungspotentiale nur unter der Bedingung des entspannten Marktgeschehens und in Kombination mit der Reduzierung von Unsicherheit auftun.

In Bezug auf die individuellen Möglichkeiten von Ländern und Kommunen, die Ausschöpfung des beschriebenen Steuerungspotentials zu fördern, hat das Fallbeispiel einer nordrhein-westfälischen Kommune gezeigt, dass der Einfluss von Kommunen und Ländern sich größtenteils auf die Etablierung von Pflegekonferenzen sowie deren generelle Funktionsfähigkeit beschränkt. Hierbei spielen insbesondere die Länder eine zentrale Rolle, da sie durch eine entsprechende Ausgestaltung des Steuerungssystems die Motivation zur Einrichtung, die Beteiligung der Akteure, sowie die grundsätzliche Stützung von Pflegekonferenzen in ihren fünf Grundfunktionen positiv beeinflussen können. Aber auch den Kommunen kommt eine zentrale Rolle im Rahmen des lokalen Netzwerk-Managements zu, wobei insbesondere die organisatorische Ausgestaltung und der Einfluss auf das Agenda-Setting Steuerungsmöglichkeiten bieten. Hinsichtlich der Steuerungsfunktion bleiben die Möglichkeiten jedoch limitiert. Weder können Länder und Kommunen auf die steuerungssystembedingte Konzentration der Handlungsressourcen auf Länderebene signifikant Einfluss nehmen, noch bieten sich ihnen grundlegende Mög-

24 Konferenz für Pflegeinfrastruktur und Seniorenpolitik der Stadt Herne.

lichkeiten das koordinationssystembedingt niedrige Steuerungsinteresse der Akteure zu erhöhen. Schnitger (2011) stellt die Frage nach dem »Trade-Off«, da sich die identifizierten Steuerungspotentiale nur unter der Bedingung eines eingeschränkten Wettbewerbs auftun. Hierzu müssten insbesondere die mit beiden Koordinationsinstrumenten verbundenen Steuerungsleistungen abgewogen werden. Inwiefern fördert ein starker Wettbewerb die Bedarfsorientierung der Produktions- und Allokationsprozesse bzw. inwiefern wird diese durch ein entspanntes Marktgeschehen vermindert? Würden die mit Pflegekonferenzen verbundenen Steuerungspotentiale einen Verlust an marktbedingter Bedarfsorientierung aufwiegen? Schnitger (2011) verweist darauf, dass zu untersuchen bleibt, welche Steuerungspotentiale im Bereich der Offenen Altenhilfe mit Pflegekonferenzen verbunden sind. Och und Pfau-Effinger (2008, in Schnitger 2011) sehen hier erhebliche Steuerungspotentiale, insbesondere auch auf Basis idealtypsicher Netzwerksteuerung. Im Rahmen der Einzelfallstudie wurde diesem Steuerungsbereich allerdings nur wenig Relevanz von den Interviewpartnern zugesprochen, obgleich die zentrale organisatorische Verankerung durch die AG2 durchaus Gegenteiliges vermuten lässt (Schnitger 2011). Am Ende sieht Schnitger (2011) Anpassungen in den gesetzlichen Rahmengesetzen innerhalb des SGB mit speziellem Fokus auf Versorgung, Pflege, Pflegebedürftigkeitsbegriff, Demenz sowie Flexibilisierung des Leistungskatalogs bzw. Finanzierungsverbesserung. Schnitger (2011) verwies damals auf die spannende Frage, ob ein kluges Einsteuern von verbesserten Rahmenbedingungen der marktbasierten Koordination hier bereits eine bedarfsgerechte Differenzierung des Angebots ermöglichen wird, sodass eine »Nachsteuerung« über Pflegekonferenzen, unter grundsätzlich verbesserten Steuerungsmöglichkeiten, überflüssig wird.

Im Bereich der Integrierten Versorgung sieht das PWG die Einrichtung von *Pflegestützpunkten* mit entsprechenden *Case-Management-Strukturen* (§ 92c SGB XI) und die Erleichterung der Etablierung von *Heimärzten* (§ 119 SGB V) vor. Hierbei bleibt ebenfalls zunächst abzuwarten, inwiefern sich durch diese einzelfall- bzw. einrichtungsbezogenen Maßnahmen eine stärker integrierte Versorgung einstellen wird und sich dadurch die Steuerungsnotwendigkeit für Pflegekonferenzen verringert. In jedem Fall verbleibt für Pflegekonferenzen weiterhin die Aufgabe des lokalen Schnittstellen-Managements bezüglich der strukturellen Hindernisse für die interorganisatorische Koordination. Das Case-Management der Pflegestützpunkte kann hierbei zur Erhöhung der Transparenz hinsichtlich der zentralen lokalen Schnittstellen-Problematiken beitragen. Grundsätzlich dürfte eine Verbindung von Pflegekonferenzen und Pflegestützpunkten das Steuerungspotential von Pflegekonferenzen in diesem Steuerungsbereich erhöhen. Insbesondere die Beteiligung der Krankenkassen als Träger der Pflegestützpunkte lässt hoffen, dass hierdurch die Steuerungsherausforderungen in Bezug auf eine ebenen- und systemübergreifende Koordination reduziert werden (Schnitger 2011).

Literatur

Bayerisches Landesamt für Gesundheit und Lebensmittelsicherheit (LGL) (Hrsg.) (2022). *Mögliche Beiträge der Gesundheitsregionen^plus im Handlungsfeld Pflege. Leitfaden für Gesundheitsregionen^plus in Bayern.*

Bönisch, S. (2017): *Was bringt Vernetzung im Gesundheitswesen*. Wiesbaden: Springer Verlag.

Brettschneider, A. (2020): *Die Rolle der Kommunen: Ziele, Handlungsfelder und Gestaltungsmöglichkeiten kommunaler Pflegepolitik*. In: Jacobs, K., Kuhlmey, A., Greß, S. et al. (Hrsg.) *Pflege-Report 2019. Mehr Personal in der Langzeitpflege – aber woher?*. 219–240. Berlin: Springer Open.

Bundesarbeitsgemeinschaft der Seniorenorganisationen e. V. (BAGSO) (Hrsg.) (2023). *Altenarbeit in Kommunen. Eine Handreichung zur Umsetzung von § 71 SGB XII.* Zugriff am 23.08.2023 unter: https://www.bagso.de/publikationen/themenheft/altenarbeit-in-kommunen/

Bundesministerium für Familie, Senioren, Frauen und Jugend (BMFSFJ) (Hrsg.) (2017): *Siebter Altenbericht. Sorge und Mitverantwortung in der Kommune – Aufbau und Sicherung zukunftsfähiger Gemeinschaften und Stellungnahme der Bundesregierung.* 2. Aufl. Frankfurt/M.: Zarbock GmbH & Co. KG.
Bundesministerium für Gesundheit (BMG) (Hrsg.) (2017): *Drittes Pflegestärkungsgesetz (PSG III).* Zugriff am 23.08.2023 unter: https://www.bundesgesundheitsministerium.de/service/begriffe-von-a-z/p/pflegestaerkungsgesetz-drittes-psg-iii.html.
Burgi, M. (2013). *Kommunale Verantwortung und Regionalisierung von Strukturelementen in der Gesundheitsversorgung.* Baden-Baden: Nomos
Klie, T. (2017): *7. Altenbericht der Bundesregierung. Konsequenzen für Kommunen?.* Vortrag gehalten am 26.07.2017 im Caritas Pirckheimer Haus in Nürnberg im Rahmen der Vorstellung des 7. Altenberichtes.
Mielck, A. (2000). *Soziale Ungleichheit und Gesundheit. Empirische Ergebnisse, Erklärungsansätze, Interventionsmöglichkeiten.* 1. Aufl. Bern: H. Huber.
Schnitger, M, Plazek, M. & Rothen, H. J. (2016). *Pflege kommunal gestalten.* In: wegweiser-kommune.de, 2, Zugriff am 20.06.2024 unter: https://www.bertelsmann-stiftung.de/fileadmin/files/Projekte/76_Kommunen_gestalten/AK-2-2016_PflegeKommunalGestalten.pdf
Schnitger, M. (2011): *Pflegekonferenzen als geeignetes Instrument zur Optimierung des deutschen Pflegemarktes? Steuerungspotential lokaler Politiknetzwerke im Rahmen von Wohlfahrtsmärkten.* In: Lehrstuhl für Public und Nonprofit Management der Wirtschafts- und Sozialwissenschaftlichen Fakultät der Universität Potsdam (Hrsg.) Schriftenreihe für Public und Nonprofit Management. Potsdam: Universitätsverlag.
Ziller, H. (1991): *Altenhilfe als System.* In: Nachrichtendienst des Deutschen Vereins für Öffentliche und Private Fürsorge (NDV) 71(5), 160–161.

4.3 Sorgegemeinschaften und genossenschaftliche Ansätze

Eileen Goller

4.3.1 Einleitung und Relevanz

Sorgegemeinschaften oder auch Caring Community, Sorgende Gemeinschaft, Sorgende Gemeinde oder Verantwortungsgemeinschaft kann als gelingendes sektor-, zielgruppen- und themenübergreifendes Konzept zur Bewältigung sozialer Aufgaben verstanden werden (ISS 2014). Das ISS (2014, S. 4) spricht dabei von einem »Zusammenspiel von Bürgerinnen und Bürgern, Staat, Organisationen der Zivilgesellschaft und professionellen Dienstleistern in der Bewältigung der mit dem demografischen Wandel verbundenen Aufgaben«.

In den letzten Jahren haben sich im deutschsprachigen Raum soziale Bewegungen und Sorgemodelle entwickelt, die sich auf die Förderung von sorgenden Gemeinschaften konzentrieren (Wild et al. 2020). Caring Communities beziehen sich oft auf die Pflege von betagten und kranken Menschen oder die Betreuung von Menschen mit geistiger Behinderung. Obwohl es verschiedene Formen von Caring Communities gibt, fehlt bisher eine allgemeingültige Definition oder klare Abgrenzung zu anderen Unterstützungsformen (Sempach 2019). Die Weltgesundheitsorganisation (WHO 2005) betont in ihrer Gesundheitsdefinition die Bedeutung der Gemeinschaft für das individuelle Wohlbefinden, insbesondere psychische und soziale Aspekte. Der Bedarf an Fürsorge ist besonders im Säuglingsalter, in der frühen Kindheit und im hohen Lebensalter am höchsten. Auch im Erwachsenenalter kann der Care-Bedarf bei Krankheit oder Krise plötzlich steigen. Die Themen Caring und Community erstrecken sich daher über die gesamte Lebensspanne (► Abb. 4.3) (Sempach & Steinebach 2023):

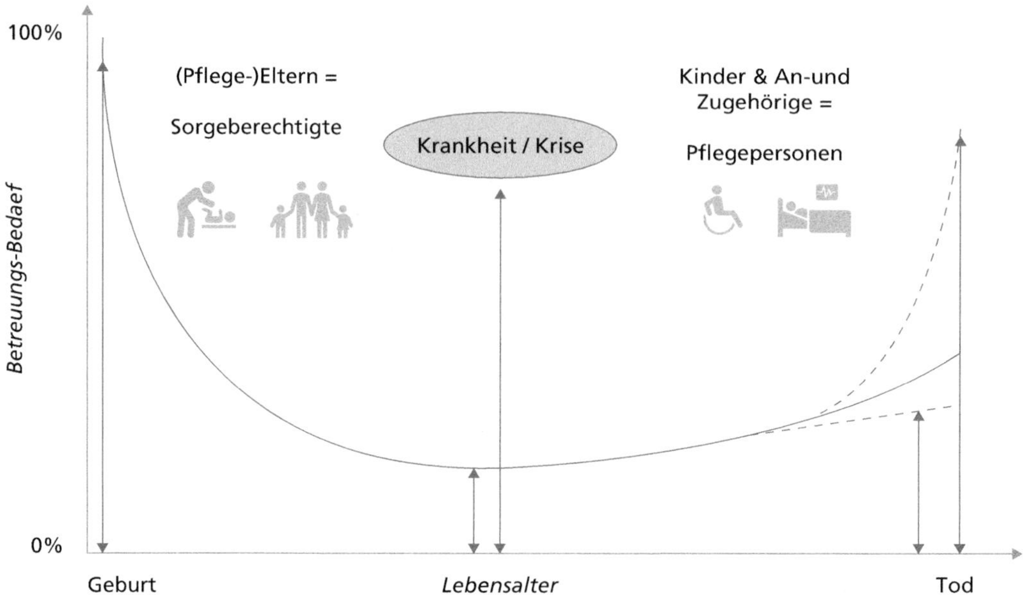

Abb. 4.3: Care-Bedarf im Lebensverlauf (in Anlehnung an: auf Sempach & Steinebach 2023)

Sorgende Gemeinschaften entstehen nicht spontan, sondern erfordern persönliche Lernerfahrungen und gesellschaftliche Rahmenbedingungen. Die Fähigkeit zur empathischen Versetzung in die Situation anderer sollte bereits in der Kindheit entwickelt werden. Die Entwicklung von Caring Communities lässt sich idealerweise als aufeinander aufbauendes Pyramidenmodell darstellen, das verschiedene Lebensbereiche umfasst (▶ Abb. 4.4) (Sempach & Steinebach 2023).

Diese Gemeinschaften sind in der Regel kleinräumig organisiert und setzen in lokalen Kontexten an, um Gemeinden und Quartiere als Orte des guten Zusammenlebens und der sozialen Teilhabe zu gestalten. Verschiedene Begriffe wie Sorgende Gemeinde, Verantwortungsgemeinschaft oder Compassionate City werden verwendet, um solche Gemeinschaften zu beschreiben. Die zentrale Idee ist eine gemeinschaftliche Sorge und geteilte Verantwortung, die nicht nur von Einzelnen, sondern durch Zusammenwirken verschiedener Akteure gedeckt wird. Sorgende Gemeinschaften streben nicht nur die Optimierung von Hilfemixen an, sondern zielen auf die Bildung von Gemeinschaft und gemeinsam getragener Verantwortung ab. Hier lassen sich Parallelen zum Konzept der Commons erkennen. Die Vielfalt von Caring Communities ergibt sich aus lokalen, sozial-ethischen Lern- und Kulturentwicklungsprozessen, die je nach Akteurskonstellation unterschiedlich ausfallen. Damit sich Sorgende Gemeinschaften stabil entwickeln können, ist ein intelligentes Zusammenwirken der Beteiligten, eine Kultur der Verständigung und Aushandlung sowie ökonomische Effizienz erforderlich. Es ist wichtig zu betonen, dass das Konzept der Sorgenden Gemeinschaft oft unkritisch befürwortet wird, was die Gefahr birgt, den transformatorischen Anspruch in Bezug auf nachhaltige und gerechte Strukturen sowie eine Kultur des Miteinanders und der Gegenseitigkeit zu vernachlässigen (Wegleitner & Schuchter 2020, Wild et al. 2020).

Care Aufgaben in einer Community gemeinsam gestalten und verantworten
Sich gemeinschaftlich organisieren
Sich gelegentlich gegenseitig unterstützen
Sich füreinander interessieren, Anteil nehmen
Sich gegenseitig wahrnehmen, miteinander in Kontakt treten

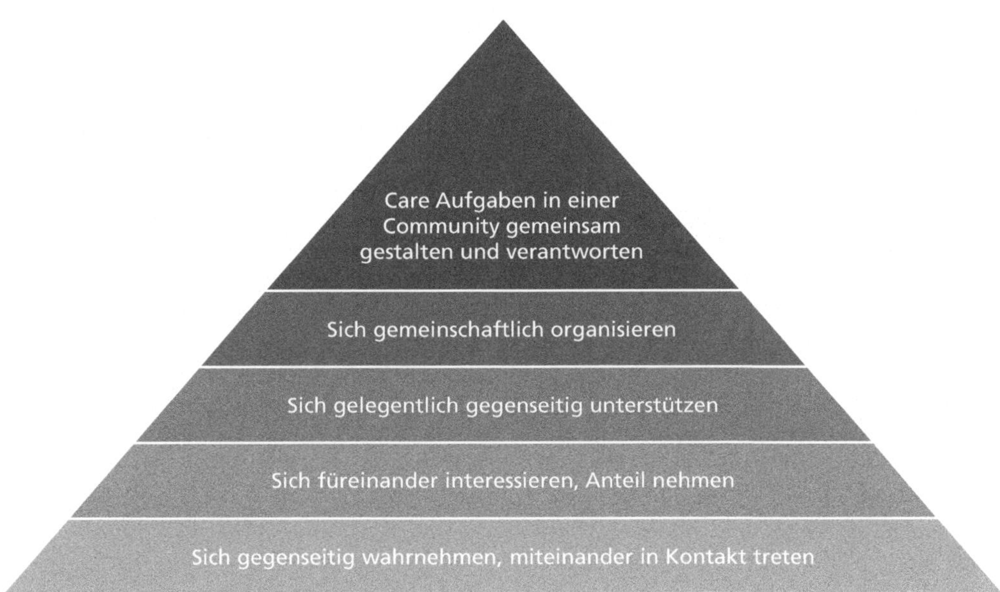

Abb. 4.4: Caring Community Pyramide – vom Individuum zur Gemeinschaft (eigene Darstellung, in Anlehnung an: Sempach & Steinebach 2023)

4.3.2 Sorgegemeinschaften und genossenschaftliche Ansätze eine Annäherung

Die aktuelle Diskussion um den Begriff der Sorge wirft – so das ISS (2014) – verschiedene Reaktionen auf. Einige empfinden ihn als altmodisch, andere lehnen ihn aufgrund seiner Verbindung mit einem patriarchalen Fürsorgeverständnis ab. Trotzdem gewinnt die Sorge heute neue Bedeutung. Sorge wird hier als vorausschauende, anteilnehmende Verantwortungsübernahme für sich selbst und andere definiert, jenseits einer reinen Dienstleistung. Die Wiederentdeckung dieses scheinbar altmodischen Begriffs stellt eine kritische Auseinandersetzung mit der Dominanz ökonomischer Sichtweisen dar. Die Sorge umfasst mehr als nur die Qualität von Dienstleistungen. Kritik wird an Organisationen geäußert, die Solidarität auf eine Kundenbeziehung reduzieren. Das ISS (2014) empfiehlt, die Gesellschaft sollte sich von der rein ökonomischen Perspektive lösen und die Sorge füreinander wieder in den Vordergrund stellen. Die Irritationsqualität des Begriffs »Sorge« liegt in seiner Fähigkeit, Reflektionsprozesse anzustoßen. Bürgerinnen und Bürger sind besorgt um die Sorge selbst, und es besteht die Furcht, im Bedarfsfall nicht ausreichend versorgt zu werden. Die Wiederentdeckung des Sorgebegriffs im öffentlichen Diskurs kann wichtige Reflexionen über die Grundfragen des Lebens und sozialen Miteinanders anstoßen (ISS 2014).

Die Vorstellung einer ›Caring Community‹ beinhaltet die Idee von ›Sorgenden Gemeinschaften‹. Die Definition von ›Sorgenden Gemeinschaften‹ als Zusammenwirken von Staat, Dienstleistern und Nachbarschaften bzw. Angehörigen wird kritisch betrachtet. Z. B. wird im Freiburger Modell für Wohngruppen für Menschen mit Demenz stattdessen laut ISS (2014) der Begriff der ›geteilten Verantwortung‹ verwendet. Dieser Begriff prägt die deutschsprachige Diskussion und betont das aufeinander bezogene Handeln von Profis, Familienangehörigen und staatlichen Instanzen. ›Geteilte Verantwortung‹ bedeutet nicht nur eine Mischung von Hilfsleistungen, sondern erfordert auch das Vorhandensein von Gemeinschaft. Gemeinschaften werden nicht nur durch Wohlfahrtsarrangements geprägt, sondern auch durch Zugehörigkeit und gemeinsame Werte. Verschiedene Formen von Gemeinschaften, wie Familie, Nachbarschaften, Freundeskreise, Selbstorganisation und Glaubensgemeinschaften, spielen eine entscheidende Rolle. Die Vielfalt von Religiosität und Weltanschauungen in der modernen Gesellschaft führt zu einer Flexibilisierung der Moral und bildet eine Grundlage für gegenseitige Sorge. Territoriale Gemeinschaften, wie Kommunen auf verschiedenen Ebenen, können ›Sorgende Gemeinschaften‹ sein oder werden. Die Entscheidung, welcher Gemeinschaft man sich zugehörig fühlt, hängt von individuellen Entscheidungen und der Offenheit der Gemeinschaften ab, so das ISS (2014). Verantwortung und Vertrauen sind grundlegend für eine zukunftsfähige Gesellschaft. In kleinen Lebenskreisen spielen erlebte Zugehörigkeit, soziale Aufmerksamkeit, geteilte Werte und ein Gefühl von Sicherheit eine bedeutende Rolle im Kontext von Vertrauen und Verantwortung. Der Staat hat die Aufgabe, Bedingungen zu fördern, unter denen Gemeinschaft entstehen und gepflegt werden kann, insbesondere dort, wo gemeinschaftliches Leben nicht von selbst funktioniert oder gefährdet ist. Programme wie das seit 1999 laufende ›Soziale Stadt‹-Programm zur Städtebauförderung nehmen die Voraussetzungen für ›Sorgende Gemeinschaften‹ in den Blick und fördern ihr Entstehen. Das Inklusionsanliegen wird dabei von der Zielsetzung einer gemeinschaftlichen Gesellschaft der Vielfalt geleitet (ISS 2014).

Im Kontext der Diskussion um die »Caring Community« stellt sich die Frage nach einer Revision des Subsidiaritätsbegriffs. Baumgartner und Korff haben bereits 1999 darauf hingewiesen, dass die solidarische Unterstützung auf verschiedenen Ebenen gesellschaftlicher Interaktion subsidiär gelöst werden sollte. Subsidiarität sollte in modernen Gesellschaften nicht nur als formales Prinzip betrachtet werden, das staatliches Handeln bindet. Eine zeitgemäße Interpretation von Subsidiarität bedeutet, die Vielfalt der sich von unten her aufbauenden sozialen Einheiten in ihrer Eigenfunktion zu respektieren, zu bewahren und zu stärken. Dies geht über das primäre Ziel kostengünstiger Lösungen für soziale Probleme hinaus. Emmanuel Lévinas verankert die Ethik der Subsidiarität in der »Güte der unbegrenzten Verantwortlichkeit«, die in der familialen Erfahrung ihren Ursprung hat und sich in der Beziehung zum fremden Nächsten bewährt (ISS 2014). Die anthropologische Grundlage des Subsidiaritätsprinzips und seine fast schon religiöse bzw. humanistische Qualität werden in dieser Formulierung deutlich. Die »Güte der unbegrenzten Verantwortlichkeit« lässt sich nicht durch rationales Kalkül erfassen. Die Sozialisation spielt eine zentrale Rolle bei der kulturellen Vermittlung dieser grundlegenden Bedeutung der Verantwortlichkeit für den anderen als Voraussetzung für das soziale Miteinander. Marktlogiken im Sozialen, die Erwartungen an den Sozialstaat und Machtstrukturen der Sozialadministration können die Grundlagen der Subsidiarität beschädigen. Eine subsidiär angelegte Gesellschaftsordnung bedeutet laut Heinz Bude drei Ebenen zu unterscheiden: die selbsttätige und eigeninitiative Person, die haltende und unterstützende Sozialwelt und den gewährleistenden und regulierenden Staat. Dies umfasst die Aufforderung, das eigene Leben zu führen, sich um den Nächsten zu kümmern und das Allgemeine zu verstehen (ISS 2014).

4.3.3 Historische Betrachtung von Familienstrukturen

Darüber hinaus ist es bedeutend die historische Entwicklung der Familienstrukturen in Deutschland zu betrachten, da diese primären Strukturen noch im 19. und 20. Jhd. familiäre Sorgearbeit inkludierten. Innerhalb der Großfamilien wurden sowohl Kinder als auch die Alten von den einzelnen Generationen versorgt. Die Evolution von Familienstrukturen ist ein faszinierendes Forschungsfeld, das tiefe Einblicke in die sozialen und kulturellen Veränderungen im Laufe der Geschichte ermöglicht. Historische Familienstrukturen spiegeln nicht nur die individuellen Präferenzen wider, sondern stehen auch im engen Zusammenhang mit gesellschaftlichen, ökonomischen und politischen Entwicklungen. Die Entwicklung der Familienstrukturen in Deutschland spiegelt die gesellschaftlichen Veränderungen und historischen Entwicklungen wider, die das Land im Laufe der Jahrhunderte durchlebt hat. Die vormoderne Gesellschaft zeichnete sich durch ausgedehnte, mehrere Generationen umfassende Großfamilien aus, die gemeinsam Ressourcen teilten und auf eine kollektive Verantwortung setzten (Aries 1996). In vormodernen Zeiten stellten sich besonders deutsche Familienstrukturen durch ausgedehnte Großfamilien dar, die oft gemeinsam Landwirtschaft betrieben und eng miteinander verbunden waren. Dies änderte sich mit dem Übergang zur Moderne im 19. Jahrhundert, als industrielle und wirtschaftliche Veränderungen zu kleineren, kernfamiliären Einheiten führten, die sich stärker auf individuelle Autonomie und Selbstständigkeit konzentrierten (Kälble 2007, Goody 2012). Die Entwicklung der Familienstrukturen in Deutschland im 20. Jhd. spiegelt den Wandel von einer betonten Nuklearfamilie mit klaren Geschlechterrollen nach den Weltkriegen zu einer Periode der Abkehr von traditionellen Familienmodellen in den 1960er und 1970er Jahren wider (Lasch 1995, Oertzen 1999, Mattes 2008). In der Nachkriegsära dominierte die Nuklearfamilie mit einer klaren Arbeitsteilung zwischen Mann und Frau, wobei der Mann für den Erwerb und die Frau für die Kindererziehung und den Haushalt verantwortlich war (Lasch 1995). Die 1960er und 1970er Jahre markierten jedoch einen Paradigmenwechsel in Deutschland, ausgelöst durch die feministische Bewegung und gesellschaftliche Veränderungen. Dies führte zu einem deutlichen Wandel in den Geschlechterrollen und zu neuen Familienformen (Oertzen 1999, Mattes 2008). Dieser Wandel reflektiert nicht nur lokale, sondern auch internationale Entwicklungen, die die Vielfalt und Dynamik der deutschen Familienstrukturen im Laufe der Zeit prägten. Die sozialen Umwälzungen der 1960er und 1970er Jahre führten zu einem Wandel in den Familienstrukturen. Feministische Bewegungen und sozioökonomische Veränderungen führten zu einem verstärkten Streben nach Gleichberechtigung und neuen Formen von Familienarrangements (Hareven 1985). In der heutigen deutschen Gesellschaft manifestiert sich die Vielfalt von Familienstrukturen durch eine breite Palette unterschiedlicher Lebensformen. Nicht-traditionelle Familienmodelle wie Patchworkfamilien, Alleinerziehende und gleichgeschlechtliche Partnerschaften sind integraler Bestandteil der deutschen Gesellschaft geworden. Daneben gibt es immer mehr Alleinstehende, die in Einpersonenhaushalte leben und niemanden haben, der sich um sie kümmert.

Darüber hinaus manifestiert sich die Vielfalt von Familienstrukturen in einem komplexen Geflecht kultureller, ethnischer und sozioökonomischer Einflüsse. In diesen Kontext fügt sich die Sorgeverantwortung für Pflegebedürftige und damit die Frage, wer aus der Familie sowie Freundeskreis oder Nachbarschaft, sich der Herausforderung stellt, die Versorgung zu übernehmen und damit auch als Ratsuchender im Setting der Pflegeberatung zu erfassen ist.

Die historische Betrachtung von Familienstrukturen verdeutlicht, dass diese nicht statisch, sondern ständigen Veränderungen unterworfen sind, die von den jeweiligen gesellschaftlichen Kontexten geprägt werden.

4.3.4 Sorge, Mitverantwortung und Daseinsvorsorge: Kommunale Verantwortung im Fokus

Die alternde Bevölkerung wird zunehmend prägend für unsere Gesellschaft. Die steigende Anzahl älterer Menschen resultiert aus den geburtenstarken Jahrgängen der »Baby-Boomer«, die nun das Rentenalter erreichen. Die Lebenserwartung hat sich seit dem 19. Jhd. mehr als verdoppelt, und aktuell sind 22 % über 65 Jahre alt. Bis 2050 wird voraussichtlich mehr als jeder vierte Bürger 65 Jahre oder älter sein (Demografie Portal 2024). Pflege und Sorge sind heute größtenteils in informelle Unterstützungs- und Gemeinschaftsformen eingebettet. Die Präferenzen der Generation 50+ zielen oft auf nicht von Professionellen dominierte Pflegearrangements. Gleichzeitig nimmt die Wahrscheinlichkeit, in klassischen Familienkonstellationen gepflegt zu werden, ab. Ein informelles, familiäres oder nachbarschaftlich getragenes Sorge- und Pflegenetzwerk ist oft klein (BMFSFJ 2016).

Gemäß der Studie »Möglichkeiten und Grenzen selbstständiger Lebensführung in Privathaushalten« (MUG III), (Schneekloth & Wahl 2005) umfasst das private Helfernetzwerk von Pflegebedürftigen durchschnittlich 2,2 Personen. Hielscher et al. (2017) kommen in ihrer Studie auf durchschnittlich 1,8 involvierte Personen im Rahmen des privaten Helfernetzwerkes. Die Stabilität und Qualität der sozialen Netzwerke sind entscheidend für häusliche Pflegearrangements. Gemischte Sorge- und Pflegearrangements erscheinen laut BMFSFJ (2016) als zentrale Perspektiven für zukünftige Unterstützungsbedarfe Hochbetagter.

Das Konzept der sorgenden Gemeinschaft steht im Spannungsverhältnis zur zunehmenden Individualisierung und Vermarktlichung des Pflegesektors. Ein rein marktorientiertes Modell kann den gesamten Unterstützungsbedarf nicht abdecken, besonders in Familien mit geringen Einkommen. Der Rückgriff auf den Sorgebegriff betont die Relationalität des Menschen und seine Abhängigkeit von emotionaler Zuwendung und sozialer Wertschätzung (BMFSFJ 2016).

In den demografischen, sozialen und kulturellen Wandlungsprozessen gewinnen soziale Netzwerke, insbesondere Nachbarschaften und Freundeskreise, an Bedeutung. Initiativen und Modellprojekte für gemeinschafts- und gemeinwesenbezogene Ansätze werden praktiziert, doch müssen geschlechtsspezifische Rollenbilder reflektiert werden. Die Diskussion um Caring Communities wird als wichtiger Teil der Auseinandersetzung mit neuen Formen der Vergesellschaftung von Sorgeaufgaben betrachtet, jedoch nicht als sozialstaatliches Territorium vereinnahmt. Solche Initiativen erscheinen interessant, erfordern jedoch lokale Unterstützung und Beratung (BMFSFJ 2016).

Es ist entscheidend, dass Politik für ältere Menschen darauf abzielt, ein eigenständiges und selbstbestimmtes Leben zu ermöglichen, sowie soziale Teilhabe zu fördern und zu sichern. Aufgrund unterschiedlicher Entwicklungen in deutschen Kommunen sieht die Bundesregierung seit Jahren einen besonderen Handlungsbedarf in der Seniorenpolitik. Einige Gemeinden haben sich gut auf den demografischen Wandel eingestellt, während andere, besonders in ländlichen und strukturschwachen Regionen, vor Herausforderungen stehen. Die Sicherstellung gleichwertiger Lebensverhältnisse für ältere Menschen ist eine Herausforderung, insbesondere in finanziell belasteten Gemeinden. Daher ist es von zentraler Bedeutung, dass Kommunen in der Lage sind, ihrer Verantwortung für die regionale Daseinsvorsorge nachzukommen und eine umfassende Infrastruktur über Grundbedürfnisse hinaus aufrechtzuerhalten (BMFSFJ 2016).

Die Sachverständigenkommission des siebten Altenberichts hob zu Recht die kommunale Verantwortung für die Daseinsvorsorge hervor, die sich aus Art. 28 Abs. 2 des Grundgesetzes (GG) ableitet. Kommunen beeinflussen die Lebensbedingungen älterer, behinderter und pflegebedürftiger Menschen auf verschiedene Weisen. Einige verfolgen eine aktivierende Politik mit Beteiligung dieser Zielgruppe, während andere keinen starken Fokus auf die Gestaltung von Hilfestrukturen im Bereich der Betreuung und Pflege legen (BMFSFJ 2016).

Die Bundesregierung hat bereits Maßnahmen ergriffen, um die Zusammenarbeit in der Pflege zu verbessern und die Rolle der Kommunen zu stärken. Die Demografiestrategie »Jedes Alter zählt« betont die Bedeutung der Kommunen als Lebensort für ein selbstbestimmtes Leben im Alter. Bauleitplanung und Städtebauförderung spielen dabei eine entscheidende Rolle (BMFSFJ 2016).

Die Planung von Daseinsvorsorgemaßnahmen sollte als integraler Bestandteil der Stadt- und Gemeindeentwicklung betrachtet werden. Die Umsetzung von Gesamtkonzepten ist entscheidend, um die Lebensqualität der älteren Menschen zu sichern. Dabei trägt die Kommune gemäß § 71 SGB XII die Gesamtverantwortung für die Altenhilfe (BMFSFJ 2016).

Die Subsidiarität als Ordnungsprinzip betont die Bedeutung informeller Hilfenetzwerke, die aus Familien, Nachbarschaften und bürgerschaftlich Engagierten bestehen. Bund, Länder und Kommunen sollten sicherstellen, dass öffentliche Daseinsvorsorge durch eigenverantwortliche Sorge und Mitverantwortung der Bürgerinnen und Bürger ergänzt werden kann (BMFSFJ 2016).

Die Weiterentwicklung der Subsidiarität entspricht einer modernen Engagementpolitik, die die Komplexität gesellschaftlicher Strukturen berücksichtigt. Bürgerschaftliches Engagement ist zwar eine wesentliche Bedingung für die Bewältigung gesellschaftlicher Herausforderungen, kann jedoch staatliche Daseinsvorsorge nur sinnvoll ergänzen, nicht ersetzen (BMFSFJ 2016).

4.3.5 Konzepte und Praxisimplikationen

Um den Herausforderungen unserer Zeit gerecht zu werden, versuchen Projekte die genannten Ansätze zukunftsfähig und mit modernen Aspekten umzusetzen. Von der nachhaltigen Umsetzung der Sorgegemeinschaften, einem partizipativen Technikentwicklungsprojekt sowie Förderprogrammen sollen einige dieser Ideen anschließend präsentiert werden.

Sorgegemeinschaften

Mit dem näher rückenden Ende des Lebens sind viele Menschen auf Unterstützung und teilweise umfassende Pflege angewiesen, was eine wachsende Herausforderung für alternde Gesellschaften darstellt. Ein innovatives Konzept zur Bewältigung dieser Aufgabe sind sogenannte Sorgegemeinschaften. Ein interdisziplinäres Projekt an der Universität Heidelberg, in dem Wissenschaftlerinnen und Wissenschaftlicher aus Theologie, Politikwissenschaft und Gerontologie zusammenarbeiten, untersucht, wie diese Sorgegemeinschaften nachhaltig etabliert werden können und welche entscheidenden Faktoren dabei eine Rolle spielen (Ackermann et al. 2023).

Mit dem zunehmenden Bedarf an häuslicher Pflege geht eine sinkende Bereitschaft zur familiären Pflege einher, bedingt durch gesellschaftliche Fragmentierung und Individualisierung. Die Etablierung neuer sozialer Unterstützungsnetzwerke, der Sorgegemeinschaften, ist daher entscheidend. Die Digitalisierung kann dabei als Instrument dienen, Pflegearrangements auf sozialräumlicher Ebene zu gestalten und zu koordinieren. Dabei ist eine partizipative Entwicklung der Technologien sowie deren Integration in bestehende Strukturen essenziell. Dies erfordert nicht nur umfassende Einbeziehung der Bedürfnisse der zukünftigen Nutzerinnen und Nutzer, sondern auch ihre aktive Beteiligung im Entwicklungsprozess. Zudem sollte die Technik an vorhandenen Versorgungsstrukturen und sozialräumlichen Gegebenheiten ausgerichtet sein. Anhand eines Fallbeispiels aus einem partizipativen Technikentwicklungsprojekt zeigt dieser konzeptionelle Beitrag auf, wie soziotechnische Innovationen für und mit Sorgegemeinschaften entwickelt, implementiert und nachhaltig wirksam gemacht werden können (Wörle et al. 2023).

Soziale Netzwerke

Soziale Netzwerke bilden langfristige, meist informelle Beziehungen zwischen Individuen und Gruppen, darunter primäre (Familie, Freunde), sekundäre (Selbsthilfe, Verbände) und tertiäre Netzwerke (professionelle Hilfssysteme). Diese Netzwerke unterstützen die Bewältigung von Krankheiten und fördern die Gesundheit auf individueller und lokaler Ebene. Epidemiologische Studien zeigen, dass eine Einbindung in soziale Netzwerke (soziale Unterstützung) mit einer geringeren Krankheitshäufigkeit und höheren Lebenserwartung verbunden ist. Aufgrund des zunehmenden Wegbrechens traditioneller Netzwerke gewinnt die Förderung von sozialen Netzwerken, insbesondere in der Pflege älterer Menschen und chronisch Kranker zunehmend an Bedeutung (Trojan 2020). Um ähnliche Netzwerke regional zu etablieren, wurden diese als regionale Netzwerke nach § 45c SGB XI gesetzlich verankert. Dafür hat die Bundesregierung seit dem 1. Januar 2017 finanzielle Mittel der sozialen Pflegeversicherung und (anteilig) der privaten Pflegepflichtversicherung in Höhe von 10 Mio. € pro Kalenderjahr für die Förderung regionaler Netzwerke nach § 45c SGB XI ins Leben gerufen. Die regionalen Netzwerke nach § 45c SGB XI zielen u. a. darauf ab, Versorgungs- und Unterstützungsbedarfe von Pflegebedürftigen als auch deren Angehörigen sowie von vergleichbar nahestehenden Pflegepersonen zu identifizieren und mit dem Auf- und Ausbau entsprechender Angebote zu beantworten. Die Angebote stehen allen Pflegebedürftigen und sonstigen Betroffenen in der jeweiligen Region offen. Grundlage für die Förderung ist die Empfehlung des GKV-Spitzenverbandes und des Verbandes der Privaten Krankenversicherung e. V. zur Förderung regionaler Netzwerke nach § 45c Abs. 9 SGB XI (GKV-Spitzenverband 2022) sowie die in § 45c Abs. 9 SGB XI festgeschriebenen Grundsätze.

Zu diesen Netzwerken können auch die sogenannten »Sorgenetzwerke« zählen, die ehrenamtliche Gruppenangebote zur Unterstützung, Betreuung und Entlastung von Pflegebedürftigen sowie Personen mit erheblichem Betreuungsbedarf und deren Angehörigen anbieten, ▸ Abb. 4.5 (Weber-Fiori & Schütz 2022).

Diese zielen darauf ab, die Sorgekreise der Betroffenen zu erweitern und auf mehrere Schultern zu verteilen (Wegleitner & Schuchter 2021).

(Senioren-)Genossenschaften

Die Genossenschaft, als bewährte Rechtsform mit einer langen Geschichte, hat ihre Wurzeln in Deutschland bei Friedrich Wilhelm Raiffeisen und Hermann Schulze-Delitzsch. Vor über 150 Jahren gründeten sie unabhängig voneinander die ersten Genossenschaften im landwirtschaftlichen und handwerklichen Bereich, die Vorläufer der heutigen Volks- und Raiffeisenbanken. Diese langjährige Tradition hat den Genossenschaften Stabilität verliehen, und angesichts der aktuellen wirtschaftlichen, technologischen Veränderungen sowie dem demografischen Wandel gewinnen sie erneut an Bedeutung. Die Vereinten Nationen erklärten 2012 zum Internationalen Jahr der

Genossenschaften, und die Deutsche UNESCO-Kommission würdigte die Genossenschaftsidee im Jahr 2014 als Kulturform und nahm sie in die UNESCO-Liste des Immateriellen Kulturerbes auf, als Ausdruck bürgerschaftlichen Engagements im sozialen, wirtschaftlichen und kulturellen Bereich, unabhängig von privaten und staatlichen Wirtschaftsformen. Das Genossenschaftsgesetz definiert eine Genossenschaft als eine »Gesellschaft von nicht geschlossener Mitgliederzahl, deren Zweck darauf gerichtet ist, den Erwerb oder die Wirtschaft ihrer Mitglieder oder deren soziale oder kulturelle Belange durch gemeinschaftlichen Geschäftsbetrieb zu fördern« (§ 1 GenG). Diese Definition hebt den wesentlichen Unterschied zu vielen anderen Unternehmensformen hervor, denn das zentrale Element einer Genossenschaft ist die Förderung ihrer Mitglieder. Diese Zielsetzung wird durch die grundlegenden Strukturprinzipien der Selbsthilfe, Selbstverwaltung und Selbstverantwortung realisiert. Die Mitglieder einer Genossenschaft sind somit gleichzeitig Entscheidungsträger, Geschäftspartner und Kapitalgeber, was ein weiteres entscheidendes Abgrenzungskriterium zu anderen Rechtsformen darstellt (StMAS 2019).

Zielstellung: Kreis der „Carers" vergrößern
Sorge-fördernde Gesamtpolitik
Ressourcen und Finanzierung
Aufmerksamkeit und gerechte Verteilung der Sorge-Arbeit
„Anwaltschat für Sorge bedürftige Gruppen"
Einbeziehung der Menschen in den Kommunen
Frühzeitige Gespräche und Kontaktaufnahmen
Beteiligen an Initiativen
Organisation außerhalb des Sozial- und Gesundheitssystems
Vereine, Schulen, Unternehmen, Kirchen, usw.
Nachbarschaften und „Community"
Sorgekultur stärken
Sorgekreise und Beteiligungen erweitern
Mediale Öffentlichkeit
Präzens
Darstellung von Sorgetätigkeit
Sichtbarmachen der Sorgenden
Unmittelbar Betroffene und ihre Zugehörigkeiten
Beteiligung „Netzwerk-Blick":
Care-Arrangements
Sorge-förderliche Umwelten
Natur, Städtebau
Gemeinde- und Regionalentwicklung
Organisation des Sozial- und Gesundheitssystems (Profis)
Neuorientierung: Prävention und Zuständigkeit für soziale Systeme
Vernetzung mit anderen und in die Gemeinde hinein

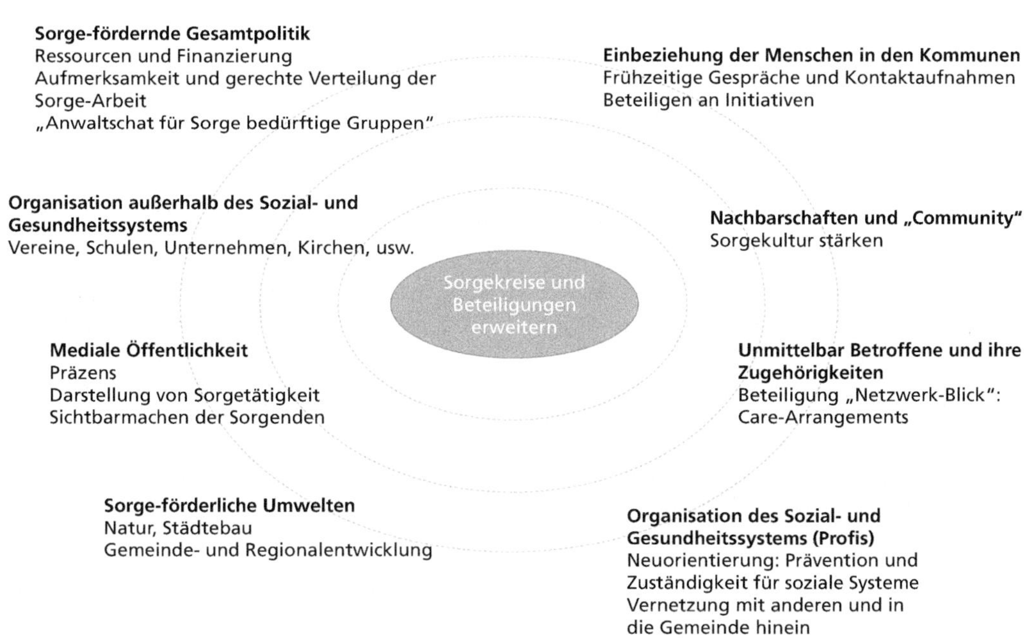

Abb. 4.5: Kreis der »Carers« vergrößern, Bayerisches Forschungszentrum Pflege digital (Weber-Fiori & Schütz 2022, S. 26, in Anlehnung an: Steffen & Biedermann 2018, Wegleitner & Schuchter 2021)

Durch das Identitätsprinzip vereinen Genossenschaften zwei Funktionen: Sie sind gleichzeitig Träger und Nutzer. Diese Besonderheit fördert höheren Einsatz und stärkt die Identifikation der Mitglieder, erfordert jedoch auch erhöhte Verantwortung und unternehmerisches Know-how. Das Prinzip der gegenseitigen Förderung (Förderprinzip) ist nicht nur ein zentrales Wesensmerkmal, sondern auch ein Vorteil im Vergleich zu vielen anderen Gesellschaftsformen. Im Mittelpunkt steht nicht die Kapitalvermehrung zugunsten von Investoren oder Dachorganisationen. Stattdessen kommt die Wertschöpfung unmittelbar den Mitgliedern oder dem Zweck der Genossenschaft zugute. Die Genossenschaftsform ist darauf ausgerichtet, die unterschiedlichen Fähigkeiten und finanziellen Mittel der Mitglieder so zu nutzen und auszutarieren, dass im Idealfall jeder Einzelne sowohl finanzielle als auch ideelle Vorteile erzielt (StMAS 2019). In Seniorengenossenschaften wird bürgerschaftliches Engagement im Geiste der Hilfe auf Gegenseitigkeit praktiziert. Mitglieder unterstützen sich gegenseitig und können für ihre Beteiligung ein Entgelt erhalten oder sich entsprechende Zeit gutschreiben lassen. Diese angesammelte Zeit kann dann bei Bedarf in Form von Dienstleistungen genutzt werden. Zum Beispiel kann jemand, der 100 Stunden durch freiwillige Arbeit anspart, diese Stunden später kostenfrei in Anspruch nehmen. Aufgrund komplexer steuer- und sozialversicherungsrechtlicher Fragen ist es ratsam, sich vor der Gründung frühzeitig an das Finanzamt zu wenden und rechtlichen Rat einzuholen (StMAS 2024).

Die »Hand-in-Hand Mehrgenerationengenossenschaft eG« im Landkreis München, initiiert von Vertretern der Arbeiterwohlfahrt, Caritas, Bayerischen Roten Kreuzes und des Paritätischen Wohlfahrtsverbandes, strebt z. B. die Schaffung eines landkreisweiten sozialen Netzwerks für bürgerschaftliches Engagement an. Ihr Hauptziel ist die Hilfe für ältere Menschen mit körperlichen oder geistigen Einschränkungen, um deren selbstständige Lebensführung zu unterstützen. Die Genossenschaft bietet verschiedene Dienstleistungen wie Besuchsdienste, Einkaufsunterstützung, Begleitdienste und betreutes Wohnen an, um ein eigenständiges Leben für die Betroffenen zu ermöglichen. Bereits in der Gemeinde Höhenkirchen-Siegertsbrunn im Südosten der Landeshauptstadt München gibt es eine regionale Anlaufstelle, die ältere Bürgerinnen und Bürger vor Ort tatkräftig unterstützt. Weitere Informationen sind unter www.hand-in-hand-genossenschaft.de verfügbar. Aber auch die »Gemeinsam eG« aus Nittendorf (Landkreis Regensburg) verfolgt das Ziel, ältere Mitbürgerinnen und Mitbürger bei der Bewältigung des Alltags zu unterstützen, damit sie möglichst lange in ihrer vertrauten Umgebung bleiben können. Die Genossenschaft legt besonderen Fokus auf die Sicherung und Verbesserung der Daseinsvorsorge in wirtschaftlicher, kultureller und sozialer Hinsicht. Weitere Informationen sind unter www.gemeinsam-eg.de verfügbar (StMAS 2019).

Mehrgenerationenhäuser

Mehrgenerationenhäuser sind Begegnungsstätten, die Menschen unterschiedlichen Alters zusammenbringen, um das Miteinander und Füreinander der Generationen zu fördern und den gesellschaftlichen Zusammenhalt zu stärken. Das Bundesministerium für Familie, Senioren, Frauen und Jugend initiierte das Aktionsprogramm Mehrgenerationenhäuser im Jahr 2006, wodurch diese Häuser entstanden. Sie dienen als Anlaufstellen für Menschen aller Altersgruppen, unabhängig von Herkunft, sozialer Lage und anderen Merkmalen (BAFzA 2024).

Die Mehrgenerationenhäuser fördern generationenübergreifende Interaktionen durch niedrigschwellige Informations-, Beratungs- und Begegnungsangebote. Diese unterstützen das freiwillige Engagement aller Altersgruppen und stärken das nachbarschaftliche Miteinander. Charakteristisch ist der »Offene Treff« als zentrale Anlaufstelle für generationenübergreifende Begegnungen. Die Häuser sind vernetzt, sowohl untereinander als auch mit Kooperationspartnern aus Verwaltung, Zivilgesellschaft und Wirtschaft (BAFzA 2024). Mit bedarfsorientierten Angeboten helfen Mehrgenerationenhäuser laut BAFzA (2024), den Herausforderungen der demografischen Entwicklung und veränderten familiären Strukturen zu begegnen. Als fester Bestandteil der Demografiestrategie der Bundesregierung tragen sie dazu bei, gute Entwicklungschancen und faire Teilhabemöglichkeiten für alle Menschen in Deutschland zu schaffen. Das Bundesprogramm »Mehrgenerationenhaus. Miteinander – Füreinander« fördert rund 530 Mehrgenerationenhäuser bundesweit von 2021 bis 2028 (BMFSFJ 2024).

Die Häuser entwickeln gemäß BMFSFJ (2024) passende Angebote, indem sie eng mit ihren Besuchern, Engagierten, Kommunen und weiteren Partnern zusammenarbeiten. Dabei unterstützen sie bei der Vereinbarkeit von Familie und Beruf, fördern digitale Kompetenzen, beraten gegen Einsamkeit und ermöglichen Teilhabe und Mitgestaltung. Mehrgenerationenhäuser tragen so, unabhängig von der lokalen Geographie, zu einem attraktiven Wohn- und Lebensumfeld bei und sorgen dafür, dass sich Menschen in ihren Kommunen in Deutschland wohl und unterstützt fühlen.

4.3.6 Zusammenschau und Ausblick

In der Diskussion um lokale Gemeinschaften in der »Verantwortungsgesellschaft« geht es nicht nur um die Exekutive von Verteilungsstandards und die Beteiligung an qualitätsgesicherten Angeboten ökonomischer Anbieter. Marianne Heimbach-Steins betont vielmehr die Bedeutung von Orten und Trägern der Wohlfahrtsverantwortung sowie das Spannungsverhältnis zur gesamtgesellschaftlichen Solidarität. Dies erfordert eine sozialstaatliche Rahmensetzung und lokale Gestaltungsoptionen, wie sie von verschiedenen Institutionen, darunter Bertelsmann, Bosch, das Netzwerk: Soziales neu gestalten (SONG) und das Kuratorium Deutsche Altershilfe (KDA) in Empfehlungen und Hinweisen unterstützt werden (ISS 2014).

Die Wiederentdeckung der Kommunen spielt eine zentrale Rolle im Kontext einer Politik der »Sorgenden Gemeinschaft«. Die Infrastrukturverantwortung sollte auf die kommunale Ebene übertragen werden, wobei Kommunen zu Nutznießern sozialer Investitionen gemacht werden. Die faktische Dominanz zentraler Steuerung durch nationale Agenturen marginalisiert jedoch die Steuerungsfähigkeit und -bereitschaft der Kommunen. Im Sinne der »Sorgenden Gemeinschaften« sollten Kommunen als Orte des guten Lebens, des gelingenden Wohnens und der Inklusion gestaltet werden. In einer Gesellschaft des langen Lebens und demografischen Wandels wird die Qualität einer Kommune als inklusives Gemeinwesen zu einem wesentlichen Standortfaktor (ISS 2014).

Die Gemeinde als Ort von Gemeinschaften konstituiert sich politisch als kleinste räumlich-administrative Verwaltungseinheit. Hier können sich Gemeinschaften auf verschiedenen Ebenen bilden, und der Begriff der »Inklusionsgemeinschaft« kann hilfreich sein. Dies bedeutet ein neues Gemeindeleben als Form eines stärker gemeinschaftlich akzentuierten interpersonalen Lebens. Eine substanzielle Rekommunalisierung erfordert die Überwindung ökonomischer Logiken, eines anachronistisch-romantischen Familialismus und die Praxis einer neuen Gastfreundschaft gegenüber dem Homo Patiens. Es erfordert auch die Offenheit für genossenschaftliche Antworten auf Voraussetzungen der Daseinsvorsorge sowie die Entfaltung einer Innovationskultur (ISS 2014).

Die Umsetzung einer solchen Rekommunalisierung ist jedoch nicht selbstverständlich. Die Bereitschaft der Kommunen und zentrale Akteure, Macht und Ressourcen abzugeben, ist uneinheitlich. Dennoch zeigt die Resonanz in verschiedenen politischen Lagern und bei der örtlichen Bevölkerung, dass das Leitbild der »Sorgenden Gemeinschaften« Potenzial hat. Dies erfordert jedoch erhebliche Anstrengungen, um politisch verfolgt zu werden. Unterschiedliche Pflege-Kulturen und Sorgetypen in europäischen Ländern zeigen, dass die Bereitschaft zur Sorge in Familienkontexten von verschiedenen Faktoren beeinflusst wird. Die Skandinavier bieten Beispiele, wie Solidarität in Familien mit einem ausgebauten Sozialstaat auf kommunaler Ebene verbunden werden kann (ISS 2014).

Die Frage, in welchen Gemeinschaften Sorge und Solidarität gelebt werden, steht im Mittelpunkt der Diskussion um »Sorgende Gemeinschaften«. Soziologisch identifizierte Einflussfaktoren zeigen, dass eine aktive Sozialpolitik notwendig ist, um die Bereitschaft zur Sorge zu fördern. Eine kulturelle Neuorientierung und Anstrengungen zur Integration der Sorge in die Lebensgestaltung sind erforderlich. Lokale Potenziale für genossenschaftliche Organisationen sind in vielen Kommunen vorhanden, und Programme wie »Aktiv im Alter« des Bundesfamilienministeriums haben diese sichtbar gemacht. Eine erfolgreiche Förderung »Sorgender Gemeinschaften« ist daher in ein breit angelegtes Kommunalentwicklungsprogramm eingebettet, das unterschiedliche Typen von Kommunen berücksichtigt und eine Vielzahl von Herausforderungen, von der Überwindung ökonomischer Logiken bis zur Entfaltung einer Innovationskultur, adressiert. Die Resonanz auf das Leitbild und die Notwendigkeit einer neuen vorsorgenden und sorgenden Sozialpolitik geben diesem Ansatz erhebliches Potenzial. Damit dies gelingt, muss sich die bisherige Sozialplanung innerhalb einer hierarchischen Verwaltung, hin zu einer integrierten Sozialplanung mit einer beteiligungsorientierten Steuerung entwickeln, die die Mobilisierung von Mitverantwortung und Aktivierung interdisziplinärer und zivilgesellschaftlicher Potenziale fördert (Weber-Fiori & Schütz 2022).

Literatur

Ackermann, K., Hausmann, A. & Wiloth, S. (2023). Sorgegemeinschaft. Lebensformen im Alter. *Ruberto Carola Forschungsmagazin Anfang & Ende*. 21. doi: https://doi.org/10.17885/heiup.ruca.2023.21.24736

Aries, P. (1996). *Centuries of Childhood: A Social History of Family Life*. London (UK): Pimlico

Bayerisches Staatsministerium für Familie, Arbeit und Soziales (StMAS) (Hrsg.) (2024). *Seniorengenossenschaften*. Zugriff am 16.01.2024 unter: https://www.stmas.bayern.de/wohnen-im-alter/genossenschaften/index.php

Bayerisches Staatsministerium für Familie, Arbeit und Soziales (StMAS) (Hrsg.) (2019). *Sozialgenossenschaften in Bayern – Der Ratgeber zur erfolgreichen Gründung*. Zugriff am 16.01.2024 unter: https://www.bestellen.bayern.de/application/eshop_app000007?SID=97743981&ACTIONxSESSxSHOWPIC(BILDxKEY:%2710010729%27,BILDxCLASS:%27Artikel%27,BILDxTYPE:%27PDF%27)

Bundesamt für zivilgesellschaftliche Aufgaben (BAFzA) (Hrsg.) (2024). *Mehrgenerationenhäuser*. Zugriff am 26.01.2024 unter: https://www.bafza.de/engagement-und-aktionen/mehrgenerationenhaeuser

Bundesministerium für Familie, Soziales, Frauen und Jugend (BMFSFJ) (Hrsg.) (2024). *Mehrgenerationenhäuser*. Zugriff am 26.01.2024 unter: https://www.bmfsfj.de/bmfsfj/themen/engagement-und-gesellschaft/mehrgenerationenhaeuser/mehrgenerationenhaeuser-74018

Bundesministerium für Familie, Soziales, Frauen und Jugend (BMFSFJ) (Hrsg.) (2016). *Siebter Altenbericht. Sorge und Mitverantwortung in der Kommune – Aufbau und Sicherung zukunftsfähiger Gemeinschaften und Stellungnahme der Bundesregierung*. Zugriff am 16.01.2024 unter: https://www.siebter-altenbericht.de/fileadmin/altenbericht/pdf/Der_Siebte_Altenbericht.pdf

Demografie Portal (2024). *Ältere Bevölkerung*. Zugriff am 16.01.2024 unter: https://www.demografie-portal.de/DE/Fakten/aeltere-bevoelkerung.html

GKV-Spitzenverband (Hrsg.) (2022). *Empfehlungen des GKV-Spitzenverbandes und des Verbandes der Privaten Krankenversicherung e. V. zur Förderung von Angeboten zur Unterstützung im Alltag, von ehrenamtlichen Strukturen und von Modellvorhaben zur Erprobung neuer Versorgungskonzepte und Versorgungsstrukturen sowie zur Förderung der Selbsthilfe nach § 45c Abs. 7 SGB XI i. V. m. § 45d SGB XI und zur Förderung regionaler Netzwerke nach § 45c Abs. 9 SGB XI vom 24.07.2022* in der Fassung vom 20.12.2021. Zugriff am 16.01.2024 unter: https://www.gkv-spitzenverband.de/media/dokumente/pflegeversicherung/richtlinien__vereinbarungen__formulare/rahmenvertraege__richlinien_und_bundesempfehlungen/2022_01_28_Pflege_Empfehlungen_45c_Abs_7_SGB_XI.pdf

Goody, J. (2012). *The Development of the Family and Marriage in Europe*. Cambridge: University Press.

Hareven, T. K. (1985). *The History of the Family and the Complexity of Social Change.* The American Historical Review, 96(1), 95–124, doi: https://doi.org/10.2307/2164019.

Hielscher, V., Kirchen-Peters, S., Nock, L. et al. (2017). *Pflege in den eigenen vier Wänden: Zeitaufwand und Kosten. Pflegebedürftige und ihre Angehörigen geben Auskunft.* Zugriff am 16.01.2024 unter: https://www.boeckler.de/pdf/p_study_hbs_363.pdf

Institut für Sozialarbeit und Sozialpädagogik e. V. (ISS) (Hrsg.) (2014): *Sorgende Gemeinschaften - vom Leitbild zu Handlungsansätzen. Unter Mitarbeit von Ludger Klein und Hans-Georg Weigel.* ISS im Dialog. Frankfurt/M.

Kaeble, H. (2007). *Sozialgeschichte Europas. 1945 bis zur Gegenwart.* München: C. H. Beck.

Klie, T. (2014a): *Wen kümmern die Alten? Auf dem Weg in eine sorgende Gesellschaft.* München: Pattloch.

Klie, T. (2014b) *Caring Community – leitbildfähiger Begriff für eine generationenübergreifende Sorgekultur.* Institut für Sozialarbeit und Sozialpädagogik e. V. (ISS) (Hrsg.). *Sorgende Gemeinschaften–Vom Leitbild zu Handlungsansätzen.* Frankfurt/M..

Klie, T. (2016). *Leitbild Caring Community? Die politischen Implikationen des Siebten Altenberichts.* In: Evangelische Arbeitsgemeinschaft für Altenarbeit (Hrsg.): *Werkheft: Sorgende Gemeinde werden – ein Auftrag und ein Anliegen. Grundlagen, Konzepte, Material,* 16–19. Zugriff am 16.01.2024 unter: https://www.ekd.de/eafa/download/Werkheft_einzelseiten.pdf.

Körber-Stiftung (Hrsg.) (2021). *Smart Ageing. Technologien für die altersfreundliche Stadt. Praxis, Hintergrund, Empfehlungen. Körber Demografie Symposium. Hamburg, 3.–4.11.* Zugriff am 16.01.2024 unter: https://www.berlin-institut.org/fileadmin/Redaktion/Publikationen/164-Smart_Age/Broschuere_Demografie-Symposium_Smart-Ageing.pdf.

Kruse, A. (2016). *Überlegungen zu den Verantwortungsbezügen und Sorgeformen älterer Menschen und der Bedeutung kommunaler Sorgestrukturen.* In: Evangelische Arbeitsgemeinschaft für Altenarbeit (Hrsg.): *Werkheft: Sorgende Gemeinde werden - ein Auftrag und ein Anliegen. Grundlagen, Konzepte, Material,* 10–15. Zugriff am 16.01.2024 unter: https://www.ekd.de/eafa/download/Werkheft_einzelseiten.pdf.

Lasch, C. (1995). *Haven in a Heartless World: The Family Besieged.* New York City (US): W. W. Norton & Company

Mattes, M. (2008). *Ambivalente Umbrüche. Frauen, Familie und Arbeitsmarkt zwischen Konjunktur und Krise,* in: Jarausch, K. H. (Hrsg.), *Das Ende der Zuversicht? Die siebziger Jahre als Geschichte,* 214–228. Göttingen: Vandenhoeck & Ruprecht.

Oertzen, C. von (1999). *Teilzeitarbeit und die Lust am Zuverdienen. Geschlechterpolitik und gesellschaftlicher Wandel in Westdeutschland 1948-1969,* Göttingen: Vandenhoeck & Ruprecht.

Schneekloth, U. & Wahl, H.W. (Hrsg.) (2005). *Möglichkeiten und Grenzen selbständiger Lebensführung in privaten Haushalten (MuG III). Repräsentativbefunde und Vertiefungsstudien zu häuslichen Pflegearrangements, Demenz und professionellen Versorgungsangeboten.* Integrierter Abschlussbericht, im Auftrag des Bundesministeriums für Familie, Senioren, Frauen und Jugend. Zugriff am 22.06.2024 unter: https://dnb.info/977682005/34

Sempach, R. & Steinebach, C. (2023). *Die Gruppe als sorgende Gemeinschaft: Grundlagen, Wirkungen und Entwicklungschancen in Zeiten der Pandemie.* In: Sempach, R., Steinebach, C., Zängl, P. (Hrsg.) *Care schafft Community – Community braucht Care.* Wiesbaden: Springer VS. doi: https://doi.org/10.1007/978-3-658-32554-1_14

Sempach, R. (2019). *Caring Communities: Gelebte Sorgekultur. Caring Communities auf dem Prüfstand.* Die Zeitschrift von Dialog Ethik (140), 32–35.

Sempach, R., Steinebach, C. & Zängl, P. (2023) *Care schafft Community – Community braucht Care.* Wiesbaden: Springer VS. doi: https://doi.org/10.1007/978-3-658-32554-1_14

Trojan, A. (2020). *Soziale Netzwerke und Netzwerkförderung. In: Bundeszentrale für gesundheitliche Aufklärung* (BZgA) (Hrsg.). Leitbegriffe der Gesundheitsförderung und Prävention. Glossar zu Konzepten, Strategien und Methoden. doi: https://doi.org/doi.org/10.17623/BZGA:Q4-i108-2.0

Weber-Fiori, B. & Schütz, J. (2022). *Die Kommune als sorgende Gemeinschaft - Interdisziplinär-wissenschaftliche Perspektive, gehalten am Fachtag für Kommunen: »Innovative Wege zur Pflege«.* Zugriff am 05.09.2024 unter: https://www.bayern-pflegewohnen.de/files/bayernpflegewohnen/Die%20Kommune%20als%20sorgende%20Gemeinschaft_Weber-Fiori_Sch%C3%BCtz.pdf.

Wegleitner, K. & Schuchter, P. (2020): *Sorgende Gemeinschaften im Kanton Bern – Modellprojekte in Oberaargau Ost, Langnau und Jegenstorf, Evaluationsbericht.* Verein Sorgenetz - Eigenverlag. Wien.

World Health Organization (WHO) (2005). *Constitution of the World Health Organisation.* Zugriff am 16.01.2024 unter: https://apps.who.int/gb/bd/PDF/bd47/EN/constitution-en.pdf

Wild, M., Wegleitner, K. & Schuchter, P. (2020): *Wie möchten wir zusammenleben? – Sorgenetze in der Gemeinde stärken. Ein Caring-Community-Modellprojekt des Österreichischen Roten Kreuzes.* Case Management 3, 115–120.

Wörle, T., Schaller, M. & Fischer, F. (2023). *Soziotechnische Innovationen für Sorgegemeinschaften.* Gerontol Geriat 56, 636–641. doi: https://doi.org/10.1007/s00391-023-02251-7

4.4 Beratungs- und Case Managementansätze

Eileen Goller

4.4.1 Einleitung und Relevanz (Einordnung und Bedeutung)

Pflegeberufe nehmen eine Schlüsselrolle ein. Sie sind oft die ersten Ansprechpartner für Patientinnen und Patienten und Angehörige in Erstsituationen von Krankheit oder chronischen Belastungen. In diesen Phasen besteht ein hoher Informations- und Klärungsbedarf, oft begleitet von emotionaler Belastung. Kommunikation spielt eine entscheidende Rolle, um die Situation zu verbessern und bildet so die Grundlage für Pflegeberatung, besonders in komplexen Versorgungssituationen (von Reibnitz et al. 2017). Zegelin konstatierte bereits vor vielen Jahren: »Beratung ist eine zentrale Aufgabe der Pflegeberufe« und hob jüngst hervor, dass Pflege ein Kommunikationsberuf sei (Schieron et al. 2021). Als eigenständige pflegerische Aufgabe wurde die Beratung im neuen Pflegeberufegesetz (PflBG) unter § 5 fixiert und mit der PflAPrV zur Erreichung der staatl. Prüfung zur/zum Pflegefachfrau/-mann (§ 9) im Kompetenzbereich II verankert.

Beratung als Konzept hat historische Wurzeln in der Antike, wobei der Fokus zunächst auf alltäglichen Problemen lag und keinerlei Professionalität implizierte (von Reibnitz et al. 2017). In der Frühphase der Beratung wurde Rat von Personen gesucht, die durch ihre analytischen Fähigkeiten und objektiven Blick auf Situationen befähigt waren, andere Menschen zu beraten (von Reibnitz et al. 2017). Die Professionalisierung begann im 20. Jahrhundert. Die professionelle Beratung fand nach Roddewig (2014) in den 1920er Jahren besonders an amerikanischen Colleges und Universitäten ihren Ursprung. Dort etablierte sie sich als Hilfeform für College- und Universitätsstudenten bzgl. Studienorientierung, Berufswahl und Lebensberatung, wobei der Ansatz stets unabhängig – und nicht in Konkurrenz mit der Therapie nach Krause 2002 – zu sehen ist. Beratung kann als Kurzzeitintervention verstanden werden, die sich an einzelne Klientinnen und Klienten oder auch an Gruppen richtet (Dewe & Schaeffer 2012). Es handelt sich dabei stets um einen Prozess, in dem die Problemlösung schrittweise erfolgt (Doll & Hummel-Gaatz 2007). Die zentralen Komponenten der Beratung umfassen eine Beraterin bzw. einen Berater, eine Klientin oder einen Klienten sowie die Interaktion und Kommunikation zwischen den Beteiligten (Krause 2002). Sie kann lösungsorientiert nach Bamberger (2015) gestaltet werden und impliziert die Hilfe zur Selbsthilfe (Krause 2002, Schaeffer & Schmidt Kaehler 2012). Professionelle Pflegeberatung erfordert gemäß Koch-Straube (2008) bestimmte Kompetenzen und Voraussetzungen, darunter dialogische Kommunikation, Achtung vor der Menschenwürde, Wahrnehmung der Kompetenz der Pflegebedürftigen, Förderung der Ressourcen, Respekt vor der

Selbstbestimmung, Wahl ermöglichen, Umweltbedingungen einbeziehen, vom biografischen Geworden-Sein und den Zukunftsperspektiven. Die Notwendigkeit professioneller Beratung zeigt sich, wenn individuelle Kompetenzen oder informelle Hilfen nicht ausreichen, um krisenhafte Situationen zu bewältigen (Koch-Straube 2008). Ein verwandter Begriff ist die Patientenedukation, die Information sowie Schulung subsummiert, und somit als Beratung betrachtet werden kann. Beratungsangebote sollten bestimmten Kriterien wie fachlicher Aus- und Weiterbildung, methodischem Vorgehen nach Standards und Interprofessionalität entsprechen. Dennoch sollten sie auch immer auf die individuellen Bedarfe und Bedürfnisse des Ratsuchenden in seiner Lebenswelt abzielen (von Reibnitz et al. 2017).

Die Herausforderungen der zunehmend komplexen Versorgungsproblematiken im Pflegekontext erfordern innovative Ansätze zur Bewältigung. Pflegeberatungs- und Case-Managementansätze spielen dabei eine entscheidende Rolle, indem sie eine individuelle und koordinierte Betreuung sicherstellen. Diese Ansätze berücksichtigen nicht nur die physischen, sondern auch die psychosozialen Aspekte der Pflegebedürftigkeit. Die Bedeutung von Pflegeberatung in Deutschland wird durch die gesetzlichen Grundlagen betont. Gemäß § 7a SGB XI haben Pflegebedürftige und ihre Angehörigen Anspruch auf individuelle, trägerunabhängige Pflegeberatung. Hierfür stehen qualifizierte Pflegeberaterinnen und Pflegeberater bereit, um eine bedarfsgerechte Unterstützung zu gewährleisten (GKV-Spitzenverband 2023a). Case Managementansätze ergänzen diese Beratungsleistungen durch eine umfassende Koordination von Pflege und Unterstützungsangeboten. Das Konzept des Case Managements wird als effektive Methode zur Integration von Dienstleistungen in komplexen Pflegesituationen betrachtet (Leutz 1999). Es zielt darauf ab, die Kontinuität der Versorgung sicherzustellen und die Ressourcen optimal zu nutzen. Im Rahmen des Case Managements wird gemeinsam mit der Patientin oder dem Patienten an individuellen Lösungen gearbeitet. Dabei koordinieren und stimmen mehrere Leistungserbringer kontinuierlich ihre Bemühungen ab, um aus Sicht der Patientin und des Patienten kohärente Unterstützung zu bieten (DGCC 2024).

Im Kontext von Health Literacy Diskussionen wird deutlich, dass Pflegeberatung und Case Management auch die Förderung der Gesundheitskompetenz (Health Literacy) der Pflegebedürftigen und ihrer Angehörigen einschließen müssen. Gesundheitskompetenz ist entscheidend für das Verständnis von medizinischen Informationen, die Navigation im Gesundheitssystem und die eigenverantwortliche Gestaltung der Pflege (Sørensen et al. 2012).

Daran anknüpfend nehmen die Unterstützung sozialer Teilhabe und die Förderung einer selbstbestimmten Lebensweise eine herausragende Stellung ein, besonders im Kontext pflegebedürftiger Menschen. Empowerment-Prozesse ermöglichen es Menschen, ihr Leben eigenständiger und selbstbestimmter zu führen. Das übergeordnete Ziel besteht darin, sowohl die individuellen Fähigkeiten einzelner Personen (individuelles Empowerment) als auch die kollektiven Kompetenzen von Gruppen von Menschen zu stärken, wie zum Beispiel einer Selbsthilfegruppe pflegender Angehöriger. Die Selbstbestimmung von Patientinnen und Patienten sowie Klientinnen und Klienten im Gesundheits- und Pflegewesen erfordert grundlegend eine praktische Anerkennung der Patientinnen und Patienten als Expertinnen und Experten in eigener Sache (Beauchamp & Childress 2001, Herriger 2014), inklusive ihrer Perspektiven und geäußerten Willensbekundungen (Huth 2022). Empowerment ist ein zentrales Konzept in der Beratung, das darauf abzielt, Selbstbestimmung und Autonomie zu stärken. Beratung basiert auf der Annahme, dass Betroffene Partner in selbstverantwortlichem Handeln sind, weshalb die Förderung der

Motivation zur Nutzung von Hilfsangeboten im Vordergrund steht. Die Priorität liegt immer auf der Unterstützung der Patientinnen und Patienten und ihrer Angehörigen (von Reibnitz et al. 2017).

Anzumerken sei, dass Ratsuchende sehr heterogen zu betrachten sind und nicht nur aufgrund ihrer persönlichen Situation eine Beratung in Anspruch zu nehmen, sondern auch ihrer Motivation und Möglichkeiten entsprechend diese für sich nutzen. Anknüpfend an und ergänzend zu COMPASS Private Pflegeberatung (Kühn-Hempe & Roes 2011, zit. in ZQP 2023, S. 12) lassen sich vier Kategorien von Ratsuchenden identifizieren:

- Ratsuchende, bei denen Überforderung und Hilflosigkeit deutlich werden,
- Aufgeklärte Ratsuchende mit konkreten Fragen auf der Suche nach realisierbaren Interventionen,
- Ratsuchende mit Widerstandspotenzial, die einerseits über langjährige Erfahrung in der Pflege und Betreuung chronisch Kranker verfügen, das Gesundheitssystem gut kennen und konkrete Wünsche äußern, andererseits ihre Bedarfe erkennen und Änderungsbedarf identifizieren, zu Veränderungen jedoch nicht bereit sind sowie
- Personen, die nicht realisiert haben, dass sie von Beratung profitieren könnten.

Die Integration von Pflegeberatungs- und Case Managementansätzen in die Pflegepraxis erfordert eine ganzheitliche Perspektive und die Berücksichtigung der individuellen Bedürfnisse. Dies bedeutet nicht nur die Anpassung an die aktuelle Gesetzeslage, sondern auch die kontinuierliche Weiterentwicklung, um den sich verändernden Anforderungen der Pflege gerecht zu werden. Hierzu werden seit vielen Jahr Konzepte erarbeitet und im Rahmen der Implementierung auf gesetzliche und strukturelle Rahmenbedingungen geschaffen.

4.4.2 Begriffsbestimmungen und Konzepte

Die Notwendigkeit professioneller Beratung ergibt sich, wenn individuelle Kompetenzen oder informelle Hilfen für die Bewältigung krisenhafter Situationen nicht mehr ausreichen. Hierbei spielt die Beziehung zwischen Pflegepersonen und Klientinnen und Klienten eine heilsame Rolle, orientiert an Hoffnungsunterstützung und Ermutigung (Abt-Zegelin 2009a). Die prominentesten Konzepte zur Beratung stammen so Olbrich (2023) aus den Bereichen der Sozialwirtschaft, Psychologie und Medizin, wobei moderne Literatur sie zunehmend als integrative Ansätze beschreibt. Eine mögliche Systematik ordnet Beratung im Rahmen von Therapie sowie Entwicklung und Kompetenzerweiterung im Kontext der Persönlichkeitsentwicklung ein. Die Kategorie der Entwicklung und Kompetenzerweiterung umfasst dabei Aspekte wie Pädagogik, Management, Supervision und Lebensberatung. Hierzu zählt auch die Lernberatung. Im therapeutischen Setting sind bekannte Formen die klientenzentrierte Gesprächsführung, Verhaltenstherapie, Familientherapie sowie Beratung im medizinischen oder psychosomatischen Bereich. In diesem Kontext wird der Mensch oft in einem Krankheitsgeschehen betrachtet, wodurch eine enge Definition von Therapie entsteht. Die Herausforderung liegt darin, Beratung im Kontext von Alltagsberatung zu verstehen und einen fließenden Übergang zwischen Kranksein und Gesundsein zu akzeptieren, was eine klare Einordnung von Beratung erschwert (Olbrich 2023).

Zentral ist, dass sich sowohl die Themen als auch die Ziele der Beratung nach dem individuellen Bedarf richten. Bedarfsorientiert und entsprechend der Lebenswelt und Lebensumstände ist, die Selbstbestimmung und Selbstständigkeit des Ratsuchenden zu stärken (ZQP 2016). Dabei können verschieden Beratungsziele in den Fokus rutschen und verschiedene Themen relevant werden (ZQP, 2016).

Im direkten Pflegehandeln innerhalb des Pflegeprozesses taucht der Begriff Patientenedukation auf. Er bezieht sich laut Zegelin (2021) auf verschiedene psycho-pädagogische Interventionen, darunter Beratung, Schulung, Information und Moderation. Georg (2004, 2017, zit. in Georg 2021) betont die Zuständigkeit und Verantwortung von Pflegepersonen für Pflegediagnosen und Beratungsbedarfe. Diese bilden die Grundlage für die Auswahl, Planung und Durchführung von informierenden, schulenden und beratenden Pflegeinterventionen. Das Ziel des Pflegeassessments und der Bewertung von Lernmotivation und -bedarf besteht darin, neben der Ermittlung von Ressourcen auch Pflegediagnosen sowie Lern- und Beratungsbedarfe zu erkennen und zu benennen (Georg 2004, 2017, zit. in Georg 2021). Die Erkennung von Beratungsbedarf erfolgt nach Georg (2021) im diagnostischen Prozess, wobei unterschiedliche Formen des Bedarfs je nach Art des Gesundheitsproblems oder der Lernbereitschaft der Patientinnen und Patienten benannt werden können. Dies kann durch problemfokussierte Pflegediagnosen, Risikopflegediagnosen, potenzielle Komplikationen oder Gesundheitsförderungspflegediagnosen geschehen. Potenzielle Komplikationen im Lernprozess beziehen sich auf physiologische Komplikationen, die von Individuen selbst beobachtet werden können, während Gesundheitsförderungspflegediagnosen den Bedarf an Beratung für Personen beschreiben, die sich in einem Übergangsstatus zu einem höheren Gesundheitsniveau befinden oder den Wunsch nach Beratung äußern. Ein Beispiel hierfür wäre die Bereitschaft zur Verbesserung der Ernährung (Georg 2021). Beratungshemmnisse können so Georg (2021) bei ängstlichen, furchtsamen, erschöpften, kognitiv oder sensorisch beeinträchtigten, fremdsprachigen oder unsicher fühlenden Personen auftreten. Diese Faktoren, wie Angst, Furcht, Erschöpfung, Machtlosigkeit, Hoffnungslosigkeit, Sprachbarrieren, Analphabetismus oder Wahrnehmungs- und Gedächtnisstörungen, können dazu führen, dass Informationen in Beratungssituationen nicht aufgenommen, verarbeitet und behalten werden können. Es ist wichtig, solche Hemmnisse zu erkennen und zu behandeln, um die Effektivität von Beratungsgesprächen zu gewährleisten (Georg 2021). Die Vielfalt der Interaktionsformen reicht dabei von Aufnahme- und Entlassungsgesprächen bis zu Alltagssituationen und schweigender Anwesenheit (Zegelin 2021).

Eine umfassende Theoriebildung zur »sprechenden Pflege« fehlt bisher, so Zegelin (2021). Die Begrifflichkeit »Patientenedukation« wurde gewählt, da »patient education« international bereits etabliert ist. Es umfasst nicht nur Patientinnen und Patienten, sondern alle Nutzerinnen und Nutzer im Gesundheitsbereich, einschließlich Angehörige oder Gebärende. Der Begriff bezieht sich nicht auf »Erziehung« im traditionellen Sinne, sondern auf einen umfassenden Bildungsbegriff. In der Psychiatrie existiert bereits der Begriff »Psychoedukation«, während in der Pflege eine eigenständige Beratungskultur erst in den letzten Jahren entstanden ist. Früher wurde Pflege oft als Dienstleistung für Ärztinnen und Ärzte betrachtet, doch mit der Entdeckung der Pflegebedürftigkeit wurde sie zu einem eigenständigen Bereich mit eigenem Gesprächsmonopol, so Zegelin (2021). Die Bedeutung der »sprechenden Pflege« wird von externen Beobachtern immer wieder betont. Frühzeitig wurden Kategorien wie informieren, trösten, ermutigen und andere in der Interaktionsarbeit identifiziert. In Bereichen, in denen die Pharma- und Hilfsmittel-Branche aktiv ist, gibt es bereits umfassende Programme zur Begleitung von Patientinnen und Patienten, vor allem vor elektiven Operationen. Die »sprechende Pflege« benötigt jedoch noch mehr Anerkennung und systematische Konzepte. Es besteht Bedarf an einer umfassenden Theoriebildung und empirischen Arbeiten, um die verschiedenen Interaktionsformen zu ordnen und zu strukturieren (Zegelin 2021). Es existiert keine einheitliche Beratungstheorie, und folglich gibt es keine universelle und umfassende Begriffsbestimmung. Die Einflussbereiche erstrecken sich wie beschrieben über Psychologie, Pädagogik und Soziologie, in denen verschiedene Formen der Unterstützung wie Erziehung, Teamentwicklung sowie Pflege und Betreuung zusammengefasst werden (Roddewig 2014).

Versuche einer Begriffsbestimmung unternahmen z. B. der BAC (1993), Culley (2011), Engel et al. (2012) oder das ZQP (2023). Beratung kann bezogen auf die Professionalität und organisationaler Rahmen verschiedenen Formalisierungsgraden unterliegen (Schieron 2021, Hüper & Hellige 2009).

Beratung ist grundsätzlich ein prozesshaftes Geschehen, das sowohl spontane als auch geplante Beratungen umfasst. Der Beratungsprozess folgt in der Regel einer Systematik, die jedoch nicht zwingend vollständig eingehalten werden muss. Es gibt verschiedene Beschreibungen des Beratungsprozesses und seiner Phasen, wobei die Anzahl der beschriebenen Phasen zwischen vier und zwölf variieren kann (Büker 2015). Hummel-Gaatz & Doll (2007) entwickelten ein Phasenmodell für die Beratung in der Pflege, das sich am Pflegeprozess orientiert und aus sechs Phasen besteht:

1. Beziehung herstellen
2. Beratungsbedarf und -bedürfnisse erfassen
3. Beratungsziele aushandeln
4. Lösungen entwickeln
5. Beratungsprozess reflektieren
6. Beratung beenden

Dokumentation und Selbstreflexion schließen den Beratungsprozess für professionell Beratende ab.

Im Verlauf seiner klientenzentrierten Beratung und Psychotherapie benannte Carl R. Rogers klassische Beratungshaltungen, die die Beratungsbeziehung maßgeblich beeinflussen. Die Grundhaltungen Empathie, Akzeptanz und Kongruenz sind laut Rogers entscheidender für den Erfolg einer Beratung als technisches Können und Wissen (Rogers 1983). Rogers betonte die Wertschätzung der subjektiven Individualität jedes Menschen, unabhängig von Etiketten oder Bewertungen. Die Anerkennung der Menschlichkeit steht im Vordergrund. Diese Grundhaltungen, ursprünglich in der Psychotherapie entwickelt, werden heute als entscheidend für professionelle helfende Beziehungen in verschiedenen Kontexten anerkannt. Die Prinzipien der humanistischen Psychologie, insbesondere Empathie, Akzeptanz und Kongruenz, finden sich in nahezu allen Beratungsansätzen wieder (Schieron 2021).

Die zwei Ansätze, lösungsorientierte Beratung nach Bamberger und patientenzentrierte Beratung nach Rogers, betonen Ganzheitlichkeit, Selbstbestimmung, Selbstständigkeit, Selbstpflegekompetenz, Datenschutz und Verschwiegenheit als Leitprinzipien (von Reibnitz et al. 2017).

Das Beratungsmodell HUGADO (Doll & Hummel-Gaatz 2006) wurde durch die Integration von Ergebnissen einer quantitativen Studie sowie unter Einbezug systemischer und systemtheoretischer Literatur entwickelt (Hummel-Gaatz & Doll 2007). Es bietet eine umfassende Darstellung der vielschichtigen Aspekte im Bereich »Beratung in der onkologischen Pflege« (► Abb. 4.6) und visualisiert die komplexen Interaktionen und Interdependenzen aller Beteiligten im Beratungsprozess. Insbesondere werden in diesem Modell die Kontexte, Interaktionen und Wechselbeziehungen der »Lebenswelt Patient« und des »Betreuungssystems« herausgestellt. Die Patientin/der Patient wird durch vier Dimensionen repräsentiert, während die Bezugsperson durch vier Kompetenzbereiche und vier Dimensionen dargestellt wird. Ebenso werden die betreuenden Pflegefachpersonen mit vier Kompetenzbereichen abgebildet.

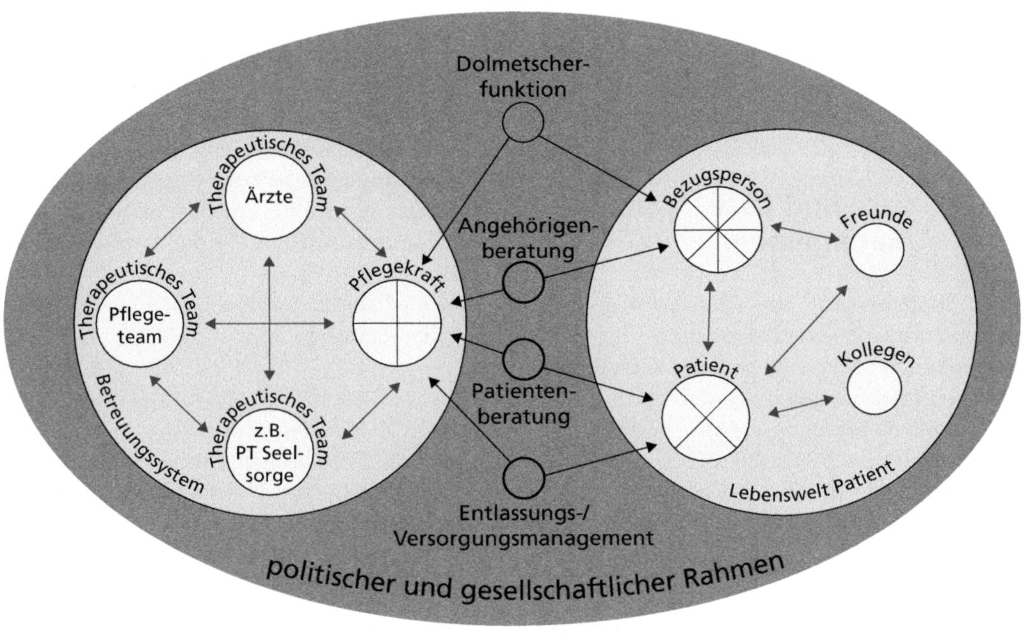

Beratungsprozess
Interaktion
Pflegekraft mit vier Kompetenzbereichen
Patient mit vier Dimensionen
Bezugsperson mit vier Kompetenzbereichen und vier Dimensionen

Abb. 4.6: HUGADO (Hummel-Gaatz & Doll 2006, S. 212)

Die Wittener Werkzeuge[25] basieren auf dem »Double-Care-Ansatz«, der sich an Klientinnen und Klienten sowie Pflegenden orientiert. Der Ansatz zielt darauf ab, kommunikative Fertigkeiten und eine förderliche Haltung für die Kommunikation mit Klientinnen und Klienten, aber auch Angehörigen zu vermitteln. Ein humanistisches Menschenbild bildet den Hintergrund dieses Ansatzes, wobei die Haltung gegenüber den Beratenden, insbesondere die Signalisierung von Solidarität, von besonderer Bedeutung ist. Der Erwerb von Fertigkeiten erfolgt durch das Konzept der lösungsorientierten Beratung in Zusammenarbeit mit Bamberger. Die Werkzeuge orientieren sich an den fünf Beratungsmodalitäten Sehen, Hören, Sprechen, Fühlen und Handeln. Dabei richten sich die Werkzeuge an die Klientinnen und Klienten (PatientCare) und die Beratenden (SelfCare). Die Grundannahme lautet, dass der Einsatz der Werkzeuge des »PatientCare« nur sinnvoll durch Personen erfolgen kann, die in der Lage sind, sich selbst zu achten und zu ermutigen, wie von Abt-Zegelin & Kocks (2013) postuliert.

Das Konstrukt adressatengerechte Beratung spielt in der Pflege keine Rolle. Goller et al. (2021) weisen im Rahmen ihrer narrativen Fallanalyse unter Einbezug des Phasen- und HUGADO-Modells von Hummel-Gaatz & Doll darauf hin, dass die angewendete Pflegeberatungsmodelle nicht auf subjektive Bedürfnisse und Ressourcen der Ratsuchen-

25 Weiter Informationen zu den Wittener Werkzeugen finden sich unter: www.wittener-werkzeuge.de/ (Zugriff am 25.10.2024)

den im Hinblick auf Selbstpflege- sowie Gesundheitskompetenz eingehen und Adressatengerechtigkeit eher im Rahmen von Informationsbroschüren diskutiert wird.

4.4.3 Care und Case Management

Care Management, in Abgrenzung zum bedarfs- und personenbezogenen Case Management, bezieht sich auf die Gestaltung personenunabhängiger Sorgestrukturen im regionalen Versorgungsgefüge. Begriffe wie Fallmanagement, Unterstützungsmanagement und Lotsenmanagement werden teils synonym, teils als spezifische Ausformungen oder in Abgrenzung zum generellen Case Management verwendet. Auf der Ebene organisierter Versorgung bezeichnet Care Management die Regie zur Optimierung der Versorgung im regionalen Zuständigkeitsbereich und wird synonym mit Netzwerkmanagement und Systemmanagement verwendet (DGCC 2022).

Weiter Informationen zu Case und Care Management können unter: www.dgcc.de sowie ▸ Kap. 3.5.4 nachgelesen werden.

4.4.4 Beratungsaufgaben und Einsatzgebiete von Pflegeberatung

Beratung kann präventiv, kurativ oder rehabilitativ wirken, abhängig davon, ob sie frühzeitig vor manifesten Schwierigkeiten, während aktueller Probleme oder im Umgang mit deren Folgen angefragt wird (Sickendieck et al. 2008). Nach Olbrich (2023) ist nicht jedes Beratungskonzept zur Kompetenzentwicklung geeignet. Diese Aussage ist bedeutend gerade für die Anleitung und Schulung von Patientinnen und Patienten. Olbrich (2023, S. 48 ff.) schlägt folgende Differenzierung der Beratungsaufgaben und Beratungsbereiche innerhalb der Pflegeberufe vor:

1. »Beratung im direkten Pflegehandeln
2. Beratung von Angehörigen und Bezugspersonen
3. Beratung von Patienten in Bezug auf bestimmte Krankheiten
4. Beratung innerhalb der Pflegeorganisation
5. Beratung im Pflegemanagement
6. Beratung im Rahmen der Sozialgesetzgebung
7. Kollegiale Beratung
8. Lernberatung«

Einsatzgebiete für Pflegeberatung sind vielseitig und in den einzelnen Pflegesettings unverzichtbar. Nachfolgend sollen relevante Beratungsaufgaben und Einsatzgebiete von Pflegeberatung vorgestellt werden. Als weiterführende Lektüre dazu, sei Schieron et al. (2021) zu empfehlen.

Beratung innerhalb des Pflegeprozesses

Nach Schieron (2021) findet Beratung in der Pflege oft in Verbindung mit konkreten Handlungen statt oder nimmt dort ihren Ausgangspunkt. Ein Beispiel ist ein Gespräch mit einer Patientin oder einem Patienten während eines Verbandswechsels. Die Patientin oder der Patient äußert Unsicherheiten darüber, wie sie ihren Alltag mit weiteren notwendigen Verbandswechseln bewältigen soll. Dies verdeutlicht den Beratungsbedarf, der unmittelbar und angemessen adressiert werden kann. Der Begriff »Beratung in der Pflege« reflektiert dieses Verständnis von beratenden Maßnahmen, die Handlungen begleiten (Schieron 2021). Bedarfsweise kann somit Beratung in der Pflege ad hoc stattfinden oder als Kurzgespräch verlaufen, wobei die Themenvielfalt universell gelagert ist und je nach Bedarf der Patientinnen und Patienten als kurze Information, Beratung oder (Kurz-)Anleitung erfolgt. Jakob (2021) verweist auf die Nutzung von Pflegeassessments in Verbindung mit Pflegediagnostik im Rahmen der Beratung in der Pflege. Die Beratung in der Pflege ist zusätzlich von Rahmenbedingungen wie Zeitdruck, Störungen und ungünstigen räumlichen Faktoren wie Mehrbettzimmern geprägt. Oftmals treten unabhängige Einzelanfragen auf. Es kann auch vorkommen, dass Beratungsprozesse zu einem Thema stattfinden, die jedoch möglicherweise in mehrere Kurzgespräche aufgeteilt werden müssen (Schieron 2021). In Abgrenzung dazu ist die Klinische Beratung als ein anderer Begriff für Psychotherapie zu nennen, der rechtlich betrachtet eine Krankenbehandlung darstellt (Belardi et al. 2011, zit. in Schieron 2021).

Patienteninformationszentren

Ein Patienten-Informations-Zentrum (PIZ)[26] ist eine Bibliothek oder Mediothek, die Patientinnen und Patienten, Angehörigen und interessierten Bürgerinnen und Bürger ein breites Spektrum an gesundheitsbezogenen Informationen in Form von Büchern, Broschüren, Videos, DVDs und Internetzugängen bietet. Qualifizierte Pflegefachkräfte stehen den Nutzern zur Verfügung, um kompetente Hilfe, Beratung und Informationen anzubieten (Adler 2012, zit. in Büker 2021). Die ersten Informationszentren, meistens in Krankenhäusern angesiedelt, wurden in den USA in den frühen 1980er Jahren eingeführt, mit verschiedenen Bezeichnungen wie Patient Learning Center, Learning Center, Consumer Health Information Center, Education Library oder Consumer Health Library. Ein PIZ am Bostoner Beth Israel Deaconess Medical Center diente als Vorbild für die ersten Patienten-Informations-Zentren in Deutschland (Büker 2021).

Erste Bestrebungen, PIZ in Deutschland umzusetzen, erfolgten unter der Idee des Patient Learning Center und dem Einfluss von Angelika Zegelin von der Uni Witten/Herdecke nach einem Best Practice-Besuch in den USA. Das erste PIZ entstand nach der Konzeptionierungsphase am Krankenhaus Lüdenscheid.

In der Uniklinik Köln wird ein pflegerisch-pflegewissenschaftlich geleitetes PIZ betrieben. Die Mitarbeitenden bringen verschiedene Schwerpunkte in ihrer pflegerischen und akademischen Ausbildung und Berufspraxis mit, darunter Pflegewissenschaft, Pädagogik und Fachqualifikationen in verschiedenen pflegerischen Settings wie Psychiatrie, Neurologie, Kardiologie, Onkologie und Intensivpflege. Das PIZ dient auch als Ausbildungsort für angehende Pflegefachpersonen, darunter Auszubildende der Gesundheits- und Krankenpflege, Studierende der klinischen Pflege und Praktikantinnen und Praktikanten aus anderen Gesundheitsberufen, die hier Methoden der Patientenedukation erlernen können. Patientinnen und Patienten, Angehörige sowie Mitarbeitende der Klinik können das PIZ niedrigschwellig aufsuchen (Büker 2021).

Pflegestützpunkte und Care Management

Das Pflege-Weiterentwicklungsgesetz, das am 1. Juli 2008 in Kraft trat, führte erstmals die Einrichtung von Pflegestützpunkten ein. Das Pflegestärkungsgesetz III (PSG III) räumte den Kommunen ein befristetes Initiativrecht nach § 7c Abs. 1a SGB XI zur Errichtung eines PSP nach § 7c Abs. 6 SGB XI ein. Die landesrechtliche Konkretisierung beinhaltete unter Zustimmung der obersten Landesbehörde u. a. Rahmenverträge und Realisierungsstrategien. Die Finanzierung sollte dabei zwischen Kommunen und den Kranken- und Pflegekassen aufgeteilt werden. Der Gesetzgeber hat mit der Pflegeberatung gemäß § 7a SGB XI eine auf Vernetzung und Kooperation hin ausgerichtete Arbeitsweise vorgegeben, die notwendigerweise auf die Überwindung partikularer und

26 Weiter Informationen zu den PIZ in Deutschland können u. a. in Büker (2021) sowie unter: https://patientenedukation.de/der-verein/piz-pflegewerkstaetten (Zugriff am 25.10.2024) nachgelesen werden.

rein institutionsbezogener Interessen und Handlungslogiken und -routinen ausgerichtet ist (GKV-Spitzenverband 2015).

Mit dem § 7c SGB XI wurden die Pflegestützpunkte damit gesetzlich per Verordnungsermächtigung zur wohnortnahen Beratung, Versorgung und Betreuung der Versicherten eingeführt. Damit wurde eine örtliche zentrale Anlaufstelle für Rat- und Hilfesuchende geschaffen, die kostenlos, neutral und unabhängig die Bedarfe und Frage der ratsuchenden Versicherten bedient. Dabei wurden Informationen zu möglichen Sozialleistungen und weiteren Hilfsangeboten bis hin zu kostenloser und neutraler Beratung in sämtlichen pflegerischen Belangen ermöglicht. Hierzu bekommen die Ratsuchenden Orientierung bei der Beantragung erforderlicher Hilfen und Vermittlung zu entsprechenden Angeboten und Unterstützung. Die Einrichtung von Pflegestützpunkten erfolgte durch die Kranken- und Pflegekassen auf Anweisung der obersten Landesbehörde. Wenn auch kommunale Alten- und Sozialhilfestellen als Träger an den Pflegestützpunkten beteiligt waren, konnte der GKV-Spitzenverband den Aufbau finanziell fördern (GKV-Spitzenverband 2017). Die vorgenommenen gesetzlichen Anpassungen entsprechen auch zentralen fachwissenschaftlichen Diskussionslinien, die sich für eine noch stärkere kommunale Steuerung und Verantwortung aussprechen, um die regionale pflegerische Versorgung weiter zu verbessern, Synergien zu schaffen und eine Entlastung der Ressourcen zu erreichen. Im siebten Altenbericht des Bundesministeriums für Familie, Senioren, Frauen und Jugend (bmfsfj 2017) z. B. wird die Bedeutung der Kommune zur Bewältigung des demografischen Wandels als sehr hoch beschreiben. Im Sinne einer integrierten Steuerung vor Ort – so wird empfohlen – sollten von den Kommunen (im Zusammenwirken mit weiteren Beteiligten) Abstimmungsgremien wie Pflegekonferenzen sowie integrierte Care und Case Managementstrukturen unter Einbeziehung der Pflegeberatung etabliert werden (BMFSFJ 2017). Die Pflegeberatung nach § 7a SGB XI sieht innerhalb der Pflegestützpunkte folgende Abstufung vor:

- *Information/Auskunft (telefonisch/persönlich):* Diese Art bezieht sich auf die Beantwortung konkreter Fragen.
- *Beratung (telefonisch/persönlich):* Hierbei geht es um die individuelle Situation und beinhaltet einen Dialog mit dem Ratsuchenden sowie psychosoziale Begleitung.
- *Versorgungsplan:* Bei komplexen Problemlagen mit Steuerungsbedarf erstellt der Pflegestützpunkt gemeinsam mit dem Klienten Lösungsansätze. Ein Teil wird vom Klienten selbst umgesetzt, während der Pflegestützpunkt bei anderen Lösungen aktiv unterstützt. Die Wirksamkeit der Ansätze wird gemeinsam evaluiert und ggf. angepasst.

Senioren- und Teilhabeberatung

Im kommunalen Setting wurde als freiwillige Leistung Beratung innerhalb der Altenhilfe (§ 71 SGB XII), Teilhabe und Betreuung möglich. Teile der Altenhilfeinfrastruktur können Beratung, Senioren(bei-)räte, Treffpunkte, Bildungsangebote sowie Engagementförderung sein, die zusammen einen Beitrag zur kommunalen Daseinsvorsorge leisten. Besonders wichtig ist in den vergangenen Jahren die Teilhabefrage geworden, vor allem in Bezug auf sozial benachteiligte Bevölkerungsgruppen. Auch hier spielt die Vernetzung eine große Rolle, genauso wie Dienstleistungen in diesem Bereich vorzuhalten.

§ 71 SGB XII, zuletzt geändert durch Art 3. G v. 12.08.2020 dient als Grundlage für alle freiwilligen Leistungen in verschiedenen Handlungsbereichen auf kommunaler Ebene. Die Altenhilfe soll gemäß SGB XII, § 71

> »[...] dazu beitragen, Schwierigkeiten, die durch das Alter entstehen, zu verhüten, zu überwinden oder zu mildern und alten Menschen die Möglichkeit zu erhalten, selbstbestimmt am Leben in der Gemeinschaft teilzunehmen und ihre Fähigkeit zur Selbsthilfe zu stärken.«

Kollegiale Beratung

Kollegiale Beratung ist ein strukturiertes Beratungsgespräch in einer Gruppe von beruflich Gleichgestellten, bei dem ein Teilnehmer oder eine Teilnehmerin nach einem festgelegten Ablauf und verteilten Rollen von den anderen Teilnehmenden beraten wird. Teilweise wird die kollegiale Beratung vom Formalisierungsgrad her auch als informeller, alltäglicher Beratungsprozess verstanden. Das Ziel ist die Entwicklung von Lösungen für eine konkrete berufliche Schlüsselfrage (Tietze 2003). Diese Form der Beratung nutzt das kollektive Wissen und die Fähigkeiten im Team, bietet einen kurzgefassten, pragmatischen und handlungsorientierten Rahmen und fördert so den effizienten Transfer von Wissen und Informationen. Die wertschätzende Grundhaltung gegenüber den beratenden Teammitgliedern unterstützt erfolgreich die Zusammenarbeit im Team. Kollegialität und Teamarbeit entwickeln sich durch die konkrete Auseinandersetzung mit Fachfragen und Aufgaben, wobei im Unterschied zur Supervision nicht interne Teamprozesse als eigenständiges Thema behandelt werden. Teamarbeit entfaltet sich hier bei der Bearbeitung konkreter Fälle und der Lösung von Aufgaben und Problemen (Kocks et al. (2017).

Beratungsbesuch nach § 37 Abs. 5 SGB XI

Die Besuche nach § 37,3 SGB XI finden für die Pflegegrade 2 und 3 halbjährlich statt und ab Pflegegrad 4 vierteljährlich. Dazu informiert die Pflegekasse bzw. das zuständige Versicherungsunternehmen per Leistungsbescheid, in einem Informationsschreiben oder durch eine Broschüre (GKV-Spitzenverband 2023b). Die pflegerische Beratung gemäß § 37 Abs. 3 SGB XI zielt darauf ab, die Qualität der häuslichen Pflege zu sichern und den häuslich Pflegenden regelmäßige Hilfestellung sowie praktische pflegefachliche Unterstützung zu bieten (§ 37 Abs. 3a SGB XI). Diese verpflichtenden Beratungsbesuche für Geldleistungsempfänger nach § 37 Abs. 3 SGB XI und Umwidmen von Sachleistungen nach § 45b Abs. 3 SGB XI werden hauptsächlich von ausgebildeten Pflegefachpersonen der ambulanten Pflegedienste oder ggf. auch durch von der Pflegekasse legitimierten und anerkannten Beratungsstellen sowie Pflegeberaterinnen und von der Pflegekasse bzw. dem zuständigen Versicherungsunternehmen beauftragten, jedoch nicht angestellten Pflegefachkräften durchgeführt (GKV-Spitzenverband 2023b). Die privaten Pflegekassen haben mit den Sicherstellungsbesuchen die Compass Private Pflegeberatungs-Organisation beauftragt. In diesem Rahmen findet die Pflegeberatung nach § 7a SGB XI und der Beratungseinsatz nach § 37,3 SGB XI aus einer Hand statt. Kritisch anzumerken sei, dass diese Nachweise wohl auch vereinzelt während des Tagespflegebesuches erstellt werden, ohne dass die Häuslichkeit begutachtet und zum Teil auch nur von Sozialdienstmitarbeitenden und Veraltungsangestellten ausgefüllt wird, was der Empfehlung des GKV-Spitzenverbandes (2023b) widerspricht, welche eindeutig darauf hinweist, die Beratung in der eigenen Häuslichkeit abzurufen. Nach dem ersten Besuch in der Häuslichkeit kann auf Wunsch der pflegebedürftigen Person abweichend der Beratungseinsatz per Videokonferenz erfolgen. Spannend ist bei den sogenannten Pflegesicherstellungsbesuchen, dass diese laut GKV-Spitzenverband (2023b) als bundesweit einheitlich qualitätsgesichertes Beratungsangebot ausgewiesen sind. Damit unterliegen sie einem Qualitätsanspruch und werden im Rahmen von leistungsrechtlichen Grundsätzen der Pflegekassen als Nachweis über ein ausgefülltes Formular zum Beratungsbesuch nach § 37 Abs. 3 SGB XI bescheinigt. Der Beratungsbesuch soll entsprechend bei Bedarf mit den weiteren Beratungsstrukturen, wie der Pflegeberatung nach § 7a SGB XI oder Pflegestützpunkte, kooperieren.

Beratungsinhalte sind:

- die Einschätzung der Pflegesituation, u. a. Istanalyse und Assessments zur Gewalteinschätzung, Belastungen der Pflegeperson, Hilfsmittel,
- Hilfestellung und praktische pflegefachliche Unterstützung, ggf. die Durchführung einer Kurzintervention,
- Weitergabe von Informationen und von Hinweisen auf die vorhandenen Auskunfts-, Beratungs- und Unterstützungsangebote für Pflegebedürftige und ihre Angehörigen (z. B. Pflegestützpunkte, die Pflegeberatung nach § 7a SGB XI),
- und bei Bedarf eine Weitervermittlung (z. B. Pflegeberatung nach § 7a SGB XI oder Pflegekurse/Schulungen nach § 45 SGB XI).

Die Berater und Organisationen gemäß § 37 Abs. 4 SGB XI sind verpflichtet sicherzustellen, dass Pflegekräfte für häusliche Beratungsbesuche eingesetzt werden. Diese Pflegekräfte sollten spezifisches Wissen über das Krankheits- und Behinderungsbild des Pflegebedürftigen sowie den resultierenden Hilfebedarf besitzen und über ausgeprägte Beratungskompetenz verfügen. Dies bezieht sich auf Kenntnisse über demenzielle Erkrankungen, die besonderen Bedürfnisse von Kindern und das subjektive Belastungserleben pflegender Angehöriger. Die eingesetzten Berater müssen in der Lage sein, individuell auf die Situation und das Umfeld des Pflegebedürftigen einzugehen. Die gesetzlichen Qualifikationsanforderungen und die in dieser Empfehlung festgelegten Kriterien machen damit den Einsatz einer Pflegefachkraft notwendig. (GKV-Spitzenverband 2023b)

Präventive Hausbesuche (PHB)

Das am 18. Juni 2015 verabschiedete Gesetz zur Stärkung der Gesundheitsförderung und Prävention durch den Deutschen Bundestag markierte einen bedeutenden Schritt in der deutschen Gesundheitspolitik. Insbesondere Änderungen im Sozialgesetzbuch V (SGB V) Artikel 1 haben die Förderung der gesundheitlichen Eigenkompetenz und Eigenverantwortung der Versicherten sowie Leistungen zur Gesundheitsförderung und Prävention in Lebenswelten in den Fokus gerückt (Blotenberg et al. 2020). Der Begriff »Lebenswelten« erstreckt sich laut Blotenberg et al. (2020) über verschiedene soziale Systeme, darunter Wohnen und Freizeitgestaltung. Krankenkassen wurden verpflichtet, den Aufbau und die Stärkung gesundheitsförderlicher Strukturen zu fördern, um Krankheiten präventiv zu verhindern. Insbesondere wurden Modellvorhaben nach § 20g eingeführt, um die Qualität und Effizienz von Leistungen zur Gesundheitsförderung und Prävention in Lebenswelten zu untersuchen. In diesem Kontext haben Projekte wie »mobil – Präventive Hausbesuche bei Senioren« und »Gesund Älter Werden« (GÄW) Pionierarbeit geleistet, indem sie Präventive Hausbesuche (PHB) als Angebot für Versicherte initiierten (Blotenberg et al. 2020). Trotz der Bemühungen zeigte sich, dass Versicherte sich durch diese Hausbesuche zum Teil kontrolliert fühlten.

PHB werden in medizin- und sozialraumorientierte Programme unterteilt, wobei sozialraumorientierte Programme auf die Förderung der Teilhabe im Sozialraum abzielen. Experten betonen die Notwendigkeit einer pflegerischen Qualifikation als Basisqualifikation für die Durchführung von PHB. Der Einsatz von Pflegefachkräften wird empfohlen und Studien, wie die von Tappenden et al. (2012), deuten darauf hin, dass durch Pflegefachkräfte durchgeführte Gesundheitsförderung Kosteneinsparungen bewirken kann. PHB zeichnen sich durch aufsuchende Einzelfallberatung bei älteren, nicht pflegebedürftigen Menschen im häuslichen Umfeld aus. Die Erfassung der körperlichen, funktionellen, geistigen, psychischen und sozialen Verfassung erfolgt zu Beginn der Hausbesuche, um die Bedarfe und Ressourcen der älteren Menschen zu evaluieren. Ziel ist es, das eigenständige Wohnen im Alter in der Häuslichkeit zu ermöglichen, Pflegebedürftigkeit hinauszuzögern oder zu vermeiden und die Gesundheit und Selbstständigkeit im Alter zu erhalten (Blotenberg et al. 2020).

Zur Finanzierung präventiver Hausbesuche sind laut IGES-Institut (2013) verschiedene Aspekte zu berücksichtigen. Die Regelversorgung bietet bereits Pflegeberatung nach § 7a SGB XI an, finanziert durch Pflegekassen. Jedoch haben präventive Hausbesuche enge Dienstleistungsgrenzen und richten sich an in der eigenen Häuslichkeit lebende Personen mit Hilfebedarf unterhalb der Pflegebedürftigkeit oder mit Einschränkungen aufgrund weiterer sozialer Faktoren. Die Finanzierung über die Pflegeberatung hat Grenzen, da sie nur einen Teil der Kosten abdeckt und Personen mit einem begrenzten Leistungsspektrum anspricht. Eine Alternative könnte ein Vertragsabschluss nach § 140a-d SGB V sein, der Krankenkassen ermöglicht, mit Leistungserbringern Verträge für eine sektorenübergreifende Versorgung abzuschließen. Jedoch stoßen integrierte Versorgungsverträge aufgrund des Teilkaskocharakters der Pflegeversicherung und des Finanzausgleichs auf Herausforderungen. Für die private Pflegeversicherung gelten Selektivverträge anders, doch die Umsetzung von präventiven Hausbesuchen müsste kopfpauschalenneutral sein, um Prämienanpassungen zu vermeiden (IGES Institut 2013). Die Einführung als Modellprojekte war schließlich führend bei der Umsetzung. Die Umsetzbarkeit im Kontext der privaten Pflegeversicherung ist noch nicht abschließend geprüft. Die rechtlichen Rahmenbedingungen zur Finanzierung und Begründung der Notwendigkeit von PHB in Deutschland sind somit weiterhin unklar. Die Umsetzung von Pflegeprävention gestaltet sich dadurch schwierig, und die Klärung der finanziellen Übernahme steht weiterhin aus. Blotenberg et al. (2020) betonen die Bedeutung eines einheitlicheren Konzepts für die nationale Einführung von PHB, um den Herausforderungen des demografischen Wandels zu begegnen (Blotenberg et al. 2020).

Laut DIP (in Bayerisches Landesamt für Pflege 2023) treten trotz zahlreicher Angebote von Pflegekassen, Pflegediensten und Kommunen immer noch Unter- oder Fehlversorgungen bei älteren Menschen auf. Präventive Hausbesuche sollen hier für Chancengleichheit sorgen, indem sie ältere Menschen zuhause erreichen, die Schwierigkeiten haben, sich selbst zu informieren. Nationale Studien zeigen unterschiedliche Zugangswege zu PHB, wobei eine Kombination von Komm- und Gehstrukturen empfohlen wird. Die Zielgruppenansprache sollte sowohl direkt als auch indirekt erfolgen. Teilnehmerkriterien sind meist über 60 Jahre und nicht pflegebedürftig, wobei klare Definitionen und Anpassung an die Bedürfnisse der Zielgruppe empfohlen werden (Blotenberg et al. 2020). Projekte wie »PräSenZ« in Ulm und der »Hamburger Hausbesuch« verfolgen ähnliche Ziele wie das Gemeindeschwestern^plus-Programm, nämlich ältere Menschen in ihrer selbstständigen Lebensführung zu unterstützen und Vereinsamung zu verhindern (Bayerisches Landesamt für Pflege 2023).

Insgesamt wird laut Blotenberg et al. (2020) den Kommunen empfohlen, lokalregional spezifische Angebote anzubieten, statt länderübergreifende oder bundesweit PHB auszurollen. Eine innovative Implementation ist komplex, kompliziert und schwierig und benötigt auch heute noch Entwicklungszeit. PHB wird als neues Berufsbild von der Berufsgruppe der Pflege durchgeführt und gilt als ein unabhängiges Angebot der regionalen Gesundheitsversorgung, um Prävention und Gesundheitsförderung auf kommunaler Ebene im Sinne der kommunalen Daseinsfürsorge zu positionieren. Präventive Hausbesuche ermöglichen dabei älteren Menschen, möglichst lange selbstständig in ihren eigenen Wänden zu leben. Durch leicht zugängliche Beratungsangebote informieren geschulte Fachkräfte zu Themen wie selbstständiger Lebensführung, Krankheitsprävention und der Vermeidung von Pflegebedürftigkeit. Welche Leistungen zu präventiven Hausbesuchen gehören, wie sie sich von anderen Angeboten abgrenzen lassen und welche Potenziale und Herausforderungen bei der Umsetzung auftreten wird aktuell weiter diskutiert (Bayerisches Landesamt für Pflege 2023).

Regionale Pflegekompetenzzentren (ReKo)

In vielen ländlichen Krankenhäusern besteht die Gefahr des Ausfalls aufgrund geringer Fallzahlen und mangelnder Rentabilität. Gleichzeitig ist die Pflegeversorgung in ländlichen Regionen oft knapp. Das Projekt »Regionales Pflegekompetenzzentrum – Innovationsstrategie für die Langzeitversorgung vor Ort« (ReKo) strebt an, die Pflegesituation auf dem Land zu verbessern, indem es alle Akteure zusammenführt und vor Ort Case Manager und Managerinnen die persönliche Koordination für individuelle Fälle übernehmen lässt. Als Erweiterung der bestehenden Regelversorgung kooperiert es mit Pflegestützpunkten, Krankenhaussozialdiensten, regionaler Pflegeberatung sowie medizinischer und pflegerischer Versorgung. Das Modellprojekt in den Landkreisen Emsland und Grafschaft Bentheim wird seit Oktober 2019 praktisch umgesetzt und über einen Zeitraum von vier Jahren durch den Innovationsfonds der gesetzlichen Krankenversicherungen wissenschaftlich evaluiert. Das Ziel ist die Etablierung des ReKo-Konzepts des Case Managements in der deutschen Versorgungslandschaft, um dauerhaft Versorgungslücken zu schließen. Das Projekt hat bereits in drei weiteren Bundesländern Nachahmung gefunden (DAK Gesundheit 2023). Das Konzept beinhaltet die Einführung eines differenzierten pflegeorientierten Case Management-Systems und eines digitalen Ökosystems, das die Prozesse des Case Managements unterstützt und den Informationsaustausch sowie die Kommunikation zwischen den Beteiligten fördert. Das digitale Ökosystem ermöglicht eine transparente Darstellung von Gesundheitsdaten und ein selbstbestimmtes Teilen der Daten durch die Nutzerinnen und Nutzer. ReKo gewährleistet eine optimale Versorgung, was sowohl für Klientinnen und Klienten als auch für deren Angehörige entlastend ist. Darüber hinaus eröffnen sich auch für Praxen, Kliniken, Apotheken, ambulante Dienste und Versicherer neue Perspektiven. Diese Akteure profitieren von der nahtlosen Kommunikation über die digitale ReKo-Plattform, auf der Daten, Anwendungen und Services intelligent miteinander verknüpft werden können. Durch personalisierte Angebote entstehen zusätzliche Mehrwerte. Die kontinuierliche Optimierung der Versorgung erfolgt durch die schnelle Identifizierung von Versorgungslücken und die fortlaufende Generierung von Verbesserungsvorschlägen durch das System. Intelligente Synergien stärken die Angebotsstruktur in der Region und tragen zur Kostensenkung im Gesundheitswesen bei. Die Gesundheitsregion EUREGIO, als operativer Betreiber des Regionalen Kompetenzzentrums (ReKo) in der Modellregion Emsland/Grafschaft Bentheim, hat damit eine wegweisende Rolle in der Digitalisierung des Gesundheitswesens eingenommen. Als eine der ersten Pflegeinstitutionen bundesweit wurde sie erfolgreich an die Telematikinfrastruktur (TI) angeschlossen. Die Case Manager des ReKo erhielten elektronische Heilberufsausweise (eHBA) und elektronische Institutionskarten (SMC-B) über das elektronische Gesundheitsberuferegister (eGBR). Mit dieser Verbindung können sie nun über die zentrale Case Management-Software Quovero der synectic software & services GmbH e-Messages, e-Arztbriefe und Entlassbriefe senden und empfangen. Die Anbindung an die TI ermöglicht den Case Managern einen umfassenden Überblick über den Zustand der Pflegebedürftigen und soll zukünftig auch den Zugriff auf die elektronische Patientenakte (ePA) ermöglichen (DAK Gesundheit 2023).

Gesundheitskioske

Die erstmals 2017 eröffneten Gesundheitskioske sollen sozial bedingte Unterschiede bei den Gesundheitschancen verringern und Menschen, die in sozioökonomisch schlechter gestellten Quartieren leben, unterstützen. Ein Gesundheitskiosk ist ein niedrigschwelliges Beratungsangebot, das sich insbesondere an vulnerable Personengruppen richtet. Mitarbeitende sprechen mehrere Sprachen, um Sprachbarrieren abzubauen (AOK Rheinland/Hamburg 2024). Der Gesundheitskiosk übernimmt eine koordinierende, informierende Funktion, begleitet Menschen zu passenden regionalen Angeboten und fördert die Vernetzung der Akteure vor Ort. Sie können auch mobil über Busse ausgestaltet sein. Die AOK Rheinland/Hamburg (2024) nimmt eine Vorreiterrolle bei Gesundheitskiosken mit Hamburg-Billstett ein, um die Chancengerechtigkeit zu erhöhen. Die Beratungen zielen darauf ab, die Gesundheitskompetenz zu steigern, Sprachbarrieren zu überwinden und Prävention im Alltag zu etablieren. Die vielfältigen Leistungen orientieren sich am Bedarf der Besucher, umfassen soziale und medizinische Themen und fördern einen gesundheitsfördernden Lebensstil.

Die regionale Akzeptanz und der Nutzen hängen von der Integration in die lokalen Versorgungsstrukturen ab, vor allem durch Kooperationen mit ärztlichen Netzwerken. Ziel ist es, keine Doppelstrukturen zu schaffen, sondern Arztpraxen durch Übernahme des Versorgungsmanagements zu entlasten (AOK Rheinland/Hamburg 2024). Aufgaben der Gesundheitskioske sind daher laut BMG (2022) auch die Durchführung einfacher medizinische Routineaufgaben, wie z. B. Blutdruck und Blutzucker messen, Verbandswechsel, Wundversorgung und subkutane Injektionen – veranlasst von Ärztinnen und Ärzten. Perspektivisch kann es eine Erweiterung um ergänzende Beiträge zur Sicherstellung der Primärversorgung geben.

Gesundheitskioske werden auf Empfehlung des Gemeinsamen Bundesausschusses (G-BA) als Teil der Regelversorgung gehandelt und sollten ursprünglich gesetzlich über das Gesetz zur Stärkung der Gesundheitsversorgung in der Kommune (Gesundheitsversorgungsstärkungsgesetz – GVSG) verankert werden, welches im Referentenentwurf vorliegt. Dort ist auch die Evaluierung der Arbeit der Kioske vorgesehen.

4.4.5 Fazit

Die Pflegeberufe nehmen eine zentrale Position im Gesundheitswesen ein. Sie haben per Gesetz einen klaren Beratungsauftrag. Diese Pflegeberatung wird in Deutschland durch die Pflegekassen finanziert. Sie umfasst gemäß § 7a SGB XI verschiedene Aufgaben, einschließlich unabhängiger Auskunft, sozialrechtlicher Hilfestellung und umfassender Analyse des individuellen Hilfebedarfs. Die Integration von Pflegeberatungs- und Case-Managementansätzen erfordert eine ganzheitliche Perspektive und die Berücksichtigung individueller Bedürfnisse. Um individuelle Fähigkeiten zu stärken und eine selbstbestimmte Lebensweise zu fördern, sind Empowerment-Prozesse von entscheidender Bedeutung.

Insgesamt zeigt diese Zusammenfassung die Komplexität und Vielseitigkeit der Pflegeberatung und -koordination in Deutschland. Verschiedene Perspektiven wurden beleuchtet, von gesetzlichen Vorgaben über präventive Hausbesuche bis hin zu innovativen Ansätzen wie den Gesundheitskiosken. Diese Vielfalt von Ansätzen und Definitionen in der Pflegeberatung zeigt die Notwendigkeit systematischer Konzepte und einer weiteren umfassenden Theoriebildung. Wünschenswert wäre ebenfalls eine Verzahnung von präventiven Hausbesuchen, Pflegeberatung nach § 7a SGB XI, Case Management und Beratungseinsätze nach § 37,3 SGB XI.

Literatur

Abt-Zegelin, A. & Huneke, M. J. (1999): *Grundzüge einer systematischen Pflegeberatung*. PR-InterNet 1 (1), 20–25.

Abt-Zegelin, A. & Kocks, A. (2013): *Ich muss selbst leben, was ich weitergeben soll. Beratungskonzept Wittener Werkzeuge.* Die Schwester/Der Pfleger 52(1), 92–95

AOK Rheinland/Hamburg (Hrsg.) (2024). *Fragen und Antworten zum Gesundheitskiosk*. Zugriff am 07.02.2024 unter: https://www.aok.de/pp/rh/nachricht/fragen-und-antworten-zum-gesundheitskiosk/

Bamberger, G. (2022): *Lösungsorientierte Beratung. Praxishandbuch*. Weinheim: Beltz Verlag.

Bayerisches Landesamt für Pflege (LfP) (Hrsg.) (2023). *Ziele und mögliche Leistungsspektren präventiver Hausbesuche – Fachgespräch am Bayerischen Landesamt für Pflege*. Zugriff am 07.02.2024 unter: https://www.lfp.bayern.de/pressemitteilung_ziele-und-moegliche-leistungsspektren-praeventiver-hausbesuche/

Beauchamp, T. & Childress, J. (2001) *Principles of biomedical ethics*. Oxford (UK): Oxford University Press.

Blotenberg, B., Hejna, U., Büscher, A. et al. (2020). *Präventive Hausbesuche – ein Konzept für die Zukunft?*. Präv Gesundheitsf 15, 226–235. doi: https://doi.org/10.1007/s11553-019-00753-0

Büker, C. (2015): *Pflegende Angehörige stärken – Information, Schulung und Beratung als Aufgaben der professionellen Pflege*. Stuttgart: Kohlhammer.

Büker, C. (2021). *Grundlagen der Informationsvermittlung*. In: Schieron, M., Büker, C., Zegelin, A. (2021). *Patientenedukation und Familienedukation in der Pflege. Praxishandbuch zur Information, Schulung und Beratung*. Göttingen: Hogrefe.

Bundesministerium für Gesundheit (BMG) (Hrsg.) (2017). *Drittes Pflegestärkungsgesetz (PSG III)*. Zugriff am 22.01.2024 unter: https://www.bundesgesundheitsministerium.de/service/begriffe-von-a-z/p/pflegestaerkungsgesetz-drittes-psg-iii.html

Bundesministerium für Gesundheit (BMG) (Hrsg.) (2022). *Gesundheitskiosk*. Zugriff am 22.01.2024 unter: https://www.bundesgesundheitsministerium.de/service/begriffe-von-a-z/g/gesundheitskiosk

Büscher, A., Holle, B., Emmert, S. et al. (2010): *Beratungsbesuche nach § 37 Abs. 3 SGB XI. Eine empirische Bestandsaufnahme.* Veröffentlichungsreihe des Instituts für Pflegewissenschaft an der Universität Bielefeld (IPW), Bielefeld.

Culley, S. (2011). *Beratung als Prozess – Lehrbuch kommunikativer Fertigkeiten*. Weinheim: Beltz Verlag.

DAK Gesundheit (2023). *Innovationsfondsprojekt »ReKo« regionales Pflegekompetenzzentrum.* Zugriff am 22.01.2024 unter: https://www.dak.de/dak/unternehmen/innovationsfondsprojekt-reko-regionales-pflegekompetenzzentrum_12056#rtf-anchor-worum-geht-es-bei-dem-projekt

Darmann-Fink, I. & Sahm, M. (2013): *Biografieorientierte Diagnostik in der Beratung von Patienten mit chronischen Erkrankungen.* Pflege Z, 19(5), 10–06

Deutsches Institut für angewandte Pflegeforschung e. V. (DIP) (Hrsg.) (2018). *Abschlussbericht des Modellvorhabens »PräSenZ« in Baden-Württemberg (2014–2017).* Zugriff am 22.01.2024 unter: https://katho-nrw.de/fileadmin/media/foschung_transfer/forschungsinstitute/dip/PraeSenZ-DIP-Projektbericht_Endfassung_Druckversion_final.pdf

Engel, F., Nestmann, F. & Sickendiek, U. (2012): *Theoretische Konzepte der Beratung.* In: Schaeffer, D. & Schmidt-Kaehler, S. (Hrsg). *Lehrbuch Patientenberatung*. Bern: H. Huber.

Georg, J. (2004). *Pflegeprozess und Patientenberatung*. In: London, F. (2004). *Informieren, Schulen und Beraten*. Bern: H. Huber.

Georg, J. (2017). *Advanced Care Planning.* NOVAcura, 47(10), 10–14.

Georg, J. (2021). *Patientenedukation und Pflegeprozess.* In: Schieron, M., Büker, C., Zegelin, A. (2021). *Patientenedukation und Familienedukation in der Pflege. Praxishandbuch zur Information, Schulung und Beratung.* Göttingen: Hogrefe.

GKV-Spitzenverband (Hrsg.) (2015): *Anforderungen an die Rolle der Kommunen in der Pflege. Positionen des GKV-Spitzenverbandes anlässlich der Verhandlungen zwischen Bund und Ländern*. Zugriff am 22.01.2024 unter: https://www.gkv-spitzenverband.de/media/dokumente/service_1/publikationen/Positionspapier_Kommunen_Pflege_barrierefrei.pdf

GKV-Spitzenverband (Hrsg.) (2017). *Pflegestützpunkte*. Zugriff am 22.01.2024 unter: https://gkv-spitzenverband.de/pflegeversicherung/beratung_und_betreuung/pflegestuetzpunkte/pflegestuetzpunkte.jsp

GKV-Spitzenverband (Hrsg.) (2023). *Pflegeberatung nach § 7a SGB XI.* Zugriff am 22.01.2024 unter: https://www.gkv-spitzenverband.de/pflegeversicherung/beratung_und_betreuung/pflegeberatung/pflegeberatung.jsp

GKV-Spitzenverband (Hrsg.) (2023b). *Empfehlungen nach § 37 Absatz 5 SGB XI zur Qualitätssicherung der Beratungsbesuche nach § 37 Absatz 3 SGB XI vom 29.05.2018, zuletzt geändert am 02.05. 2023.* Zugriff am 22.01.2024 unter: https://www.gkv-spitzenverband.de/media/dokumente/

pflegeversicherung/richtlinien__vereinbarungen__formulare/richtlinien_zur_pflegeberatung_und_pflegebeduerftigkeit/2023-05_Pflege_Empfehlungen_QS_Beratungsbesuche_37_SGB-XI.pdf

GKV-Spitzenverband (Hrsg.) (2024). *Richtlinien des GKV-Spitzenverbandes zur einheitlichen Durchführung der Pflegeberatung nach § 7a SGB XI vom 07. Mai 2018 (Pflegeberatungs-Richtlinien) geändert durch Beschluss vom 09.01.2024.* Zugriff am 22.01.2024 unter: https://www.gkv-spitzenverband.de/media/dokumente/pflegeversicherung/beratung_und_betreuung/pflegeberatung/2024-01-09_Pflegeberatungs-Richtlinien.pdf

Herriger, N. (2014). *Empowerment in der sozialen Arbeit. Eine Einführung*. Stuttgart: Kohlhammer.

Hummel-Gaatz, S. & Doll, A. (2006): *Lernfeld Beratung in der Pflege Umsetzung des Lernfeldkonzeptes in der Fachweiterbildung für onkologische Pflege, PrInterNet*: 04(06), 206–217.

Hummel-Gaatz, S. & Doll, A. (2007). *Unterstützung, Beratung und Anleitung in gesundheits- und pflegerelevanten Fragen fachkundig gewährleisten*. Amsterdam: Elsevier.

Hüper, C. & Hellige, B. (2012): *Kooperative Pflegeberatung und Beratungsqualität. Mit einem Exkurs zu Macht und Eigensinn*. Frankfurt/M.: Mabuse Verlag.

Huth, M. (2022). *Das Konzept des Empowerment und seine ethischen Implikationen*. In: Riedel, A., Lehmeyer, S. (Hrsg.) *Ethik im Gesundheitswesen. Springer Reference Pflege – Therapie – Gesundheit.*, Berlin/Heidelberg: Springer. doi: https://doi.org/10.1007/978-3-662-58685-3_97-1

IGES Institut GmbH (Hrsg.) (2013). *Präventive Hausbesuche. Entwicklung eines methodisch fundierten Dienstleistungskonzepts für Präventive Hausbesuche.* Zugriff am 07.02.2024 unter: https://www.zqp.de/wp-content/uploads/Abschlussbericht_Entwicklung_Dienstleistungskonzept_Paeventive_Hausbesuche.pdf

Jalaß, I., Wirth, L. M., Cordes, J.et al. (2022): *Regionales Pflegekompetenzzentrum – Innovationsstrategie für die Langzeitversorgung vor Ort (ReKo). Infrastrukturanalyse Interventionsregion ReKo. Basiserhebung t0, 2020/2021.* Bericht im Auftrag des G-BA-Innovationsfonds. Osnabrück.

Koch-Straube, U. (2008). *Beratung in der Pflege*. Bern: Verlag H. Huber.

Kocks, A., Segmüller, T. & Zegelin, A. (Hrsg.) (2012). *Kollegiale Beratung in der Pflege. Ein praktischer Leitfaden zur Einführung und Implementierung*. Sektion BIS, Deutsche Gesellschaft für Pflegewissenschaft. Zugriff am 07.02.2024 unter: https://dg-pflegewissenschaft.de/wp-content/uploads/2017/05/LeitfadenBIS1.pdf.

Krause, M. P. (2002). *Gesprächspsychotherapie und Beratung mit Eltern behinderter Kinder*. München/Basel: Ernst Reinhardt Verlag.

Leutz, W. N. (1999). *Five Laws for Integrating Medical and Social Services: Lessons from the United States and the United Kingdom*. The Milbank Quarterly, 77(1), 77–110.

Nußbeck, S. (2010): *Einführung in die Beratungspsychologie*. München/Basel: Ernst Reinhardt Verlag.

Olbrich, C. (2023). *Kompetenzbasiertes Lehren und Lernen. Neue Wege in der Pflegeausbildung*. München: Urban & Fischer.

Roddewig, M. (2014). *Kollegiale Beratung in der Gesundheits- und Krankenpflege. Auswirkungen auf das emotionale Befinden von Auszubildenden.* Frankfurt/M.: Mabuse Verlag.

Rogers, C.-R. (1987): Die nicht-direktive Beratung. Frankfurt/M.: Fischer.

Schaeffer, D. & Schmidt-Kaehler, S. (Hrsg.) (2012). *Lehrbuch Patientenberatung*. Bern: Verlag H. Huber.

Schieron, M. (2021). *Grundlagen der Beratung*. In: Schieron, M., Büker, C. & Zegelin, A. (2021). *Patientenedukation und Familienedukation in der Pflege. Praxishandbuch zur Information, Schulung und Beratung*. Göttingen: Hogrefe.

Segmüller, T. (2016): *Beraten, Informieren und Schulen in der Pflege. Rückblick auf 20 Jahre Entwicklung*. Frankfurt/M.: Mabuse.

Sickendiek, U., Engel, F. & Nestmann, F. (2008): *Beratung. Eine Einführung in sozialpädagogische und psychosoziale Beratungsansätze. 3. Aufl.* Weinheim/München: Juventa.

Sørensen, K., Van den Broucke, S., Fullam, J. et al. (2012). *Health literacy and public health: A systematic review and integration of definitions and models*. BMC Public Health, 12(1), 80. doi: https://doi.org/10.1186/1471-2458-12-80

Tappenden, P., Campbell, F., Rawdin, A. et al. (2012). *The clinical effectiveness and cost-effectiveness of home-based, nurse-led health promotion for older people: a systematic review.* Health Technol Assess 16(20), 1–72.

Tietze, K.-O. (2003). *Kollegiale Beratung - Problemlösungen gemeinsam entwickeln*. Reinbek: Rowohlt.

von Reibnitz, C., Sonntag, K. & Strackbein, D. (2017). *Grundlagen der Beratung*. In: von Reibnitz, C., Sonntag, K. & Strackbein, D. (2017) *Patientenorientierte Beratung in der Pflege*. Berlin/Heidelberg: Springer. doi: https://doi.org/10.1007/978-3-662-53028-3_2

Zegelin, A. (2021). *Nursing is teaching – Grundlagen und Entwicklungen*. In: Schieron, M., Büker, C. & Zegelin, A. (2021). Patien*tenedukation und Familienedukation in der Pflege. Praxishandbuch zur Information, Schulung und Beratung*. Göttingen: Hogrefe.

Zentrum für Qualität in der Pflege (ZQP) (Hrsg.) (2016). *Qualitätsrahmen für Beratung in der Pflege*. Zugriff am 07.02.2024 unter: https://www.zqp.de/wp-content/uploads/Qualitaetsrahmen_Beratung_Pflege.pdf

Zentrum für Qualität in der Pflege (ZQP) (Hrsg.) (2023). *Beratung zur Pflege. Was man wissen sollte – und was man erwarten kann*. Zugriff am 07.02.2024 unter: https://www.zqp.de/wp-content/uploads/ZQP_Einblick_Beratung.pdf.

4.5 Community Health Nursing: Aufgaben und Tätigkeiten akademisch qualifizierter Pflegefachpersonen im Quartier und in der Kommune

Nadine Konopik und Alisa Stephan

Community Health Nursing

In diesem Beitrag wird das Konzept *Community Health Nursing (CHN)* entlang einschlägiger Aufgabenfelder und daraus abgeleiteter Tätigkeiten in der professionellen pflegerischen Versorgung im Quartier und in der Kommune dargelegt. Darüber hinaus werden die Dimensionen des Berufsbildes, Implementierungsstrategien sowie Handlungsempfehlungen zur Implementierung am Beispiel Baden-Württemberg dargestellt. Hierzu wird sich auf das Forschungsprojekt *(AP)²-Caritas – Akademische Pflege und erweiterte Pflegepraxis in der ambulanten und stationären Altenhilfe der Caritas* bezogen. Es handelt sich hier um ein Kooperationsprojekt zwischen dem Caritasverband der Erzdiözese Freiburg e. V. (DiCV), der diözesanen Arbeitsgemeinschaft Altenhilfe, Hospizarbeit und Pflege (DiAG), der Katholischen Hochschule Freiburg (KHF) und der Hochschule Furtwangen (HFU), das von 2021 bis 2023 durchgeführt wurde. Das Projekt wurde unterstützt durch das Ministerium für Soziales, Gesundheit und Integration Baden-Württemberg aus Mitteln des Landes Baden-Württemberg.

Es wird aufgezeigt, dass CHN ein wichtiger Bestandteil der Gesundheitsversorgung in der Gemeinde ist und in den Domänen der Krankheitsbewältigung, Krankheitsprävention und Gesundheitsförderung verortet ist.

4.5.1 Einführung

Das Gesundheits- und Pflegesystem der Bundesrepublik ist mit einer zunehmenden Komplexität konfrontiert (Deutsche Hochschulmedizin 2017, Reuschenbach et al. 2022). Zu den mannigfaltigen Ursachen zählen der demografische Wandel sowie soziale und epidemiologische Übergänge (RKI 2015). Eng damit einhergehend zeigt sich eine zunehmende Diversität innerhalb der Gesellschaft, welche in der professionellen pflegerischen Versorgung mitgedacht werden muss. Die Auseinandersetzung mit Diversitätsmerkmalen wie unterschiedliche Herkunft, Religion und Weltanschauung, Geschlechtsidentität und sexuelle Orientierung sowie deren Kumulation und Wechselwirkungen ist für eine kultur- und geschlechtersensible Pflege unabdingbar (Darmann-Finck & Reuschenbach 2018, Pundt & Cacace 2019, RKI 2015). Zusätzlich gilt es zu berücksichtigen, dass auch die (früher) traditionellen Familienstrukturen einem Wandel unterliegen und familiale Versorgungsstrukturen neu gedacht werden müssen (Wright et al. 2021). Neben diesen vielfältigen Veränderungen stellt die häufig thematisierte zukünftige Versorgung chronisch kranker multimorbider Menschen einen der Hauptaspekte im Rahmen der Versorgung dar (RKI 2015, Deutsche Hochschulmedizin 2017, Weidner & Schubert 2022).

Darüber hinaus zeigen sich weitere Problematiken, denen es im Rahmen einer innovativen Gesundheitsversorgung zu begegnen gilt. Zum einen liegt dies in der unzureichenden Versorgung im ländlichen Raum. Ein niedrigschwelliger Zugang zu Gesundheitsversorgung und -angeboten ist insbesondere für vulnerable Gruppen wie z. B. sehr alte Menschen oder Menschen mit Migrationshintergrund erschwert und stellt somit eine der vielen Versorgungslücken dar (Fischer 2020).

Betrachtet man die Bedarfe im Rahmen der pflegerischen, medizinischen und sozialen Versorgungssituationen entlang der steigenden Komplexität, so zeigt sich zum anderen, dass die derzeit bestehende Trennung der einzelnen Versorgungssektoren längst als ein veraltetes Konstrukt einzuordnen ist und Versorgungslücken (z. B. fehlendes Follow-up) und Versorgungsmängel (z. B. schlechte Übergänge zwischen den jeweiligen Settings) zur Folge haben. Der Sachverständigenrat zur Begutachtung der Entwicklung im Gesundheitswesen kritisierte bereits 2018, dass es »in unserem Gesundheitswesen weiterhin Über-, Unter- und Fehlversorgung gibt und insofern ›Steuerungsdefizite‹ bestehen« und formulierte die Empfehlung der Problematik nicht mit »mehr« sondern mit einer »gezielteren Steuerung« zu begegnen (ebd, S. 47). Weiterhin bedarf es hiernach eines speziellen Orientierungswissens und (Selbst)-Steuerung, welche beide auf der Ebene des Individuums durch eine Stärkung der Gesundheitskompetenz (Health Literacy) erreicht werden könnten sowie durch den Einsatz von ausgebildeten Lotsen (ebd. 2018).

Dabei zeigen sich insbesondere die Schnittstellen zwischen den Versorgungssektoren sowie den Versorgungsangeboten in den verschiedenen Settings als problematisch und weisen einen großen Optimierungsbedarf auf (Reuschenbach et al. 2022). International werden in diesen komplexen und sektorenübergreifenden Situationen akademisch qualifizierte Pflegefachpersonen (aqP) eingesetzt, die z. B. durch Case Management-Prozesse die Versorgungsarrangements begleiten und (neu-)strukturieren und damit Wiedereinweisungen in das Krankenhaus, Versorgungslücken und Krisensituationen vorbeugen (u. a. Carrier und Newbury 2016, Gamble und Dening 2017, Luther et al. 2019).

Die immer weiter ansteigende Komplexität in der Pflege, deutlicher werdende Versorgungsdefizite und die Identifikation potenzieller Einsatzfelder erfordern seit langem eine Neuformulierung der Aufgaben und Tätigkeiten akademisierter Pflegefachpersonen (BMFSFJ 2029). Hier gilt es klare Berufsbilder zu entwickeln, diese zu definieren und institutionell zu etablieren, um die Bestrebungen zur Implementierung (häufig nach internationalen Vorbildern, z. B. CHN) umzusetzen. Eben diesen Themen stellte sich das Forschungsprojekt $(AP)^2$-Caritas.

4.5.2 Das Forschungsprojekt $(AP)^2$-Caritas

Akademische Qualifikationen führen in den Handlungsfeldern der Pflege und Altenhilfe aktuell noch häufig zu Diskussionen, Fragen und Irritationen. Das hier beschriebene Forschungsprojekt zielt darauf ab, zukünftige Aufgaben- und Verantwortungsbereiche in den unterschiedlichen Pflegesettings der ambulanten und stationären Langzeitpflege sowie im Quartier herausarbeiten. Die leitende Fragestellung im Forschungsprojekt lautet: *Welche Aufgaben und Tätigkeiten können für akademisch ausgebildete Pflegefachpersonen in den unterschiedlichen Settings der ambulanten und stationären Langzeitpflege und auch im Quartier vor dem Hintergrund einer erweiterten Pflegepraxis beschrieben werden?*

Ergänzt wurde die Hauptfragestellung durch drei weitere Fragestellungen, die sich u. a. mit den vertraglichen, leistungs- und ordnungsrechtlichen Rahmenbedingungen für den Einsatz von aqP auseinandersetzen. Darüber hinaus wurden im Rahmen des

Forschungsprojektes entlang dieser Rahmenbedingungen Handlungsempfehlungen für die verschiedenen Pflegesettings am Anwendungsbeispiel Baden-Württemberg erarbeitet und formuliert.

Das Forschungsprojekt (AP)²-Caritas beinhaltet ein mehrstufiges Vorgehen. Zwei Literaturübersichtsarbeiten (Scoping Reviews) für den nationalen und internationalen Raum bildeten den ersten Schritt und somit die Grundlage des Forschungsprojektes. Darauf aufbauend wurden in einem 2. Schritt Experteninterviews (n=10) und Fokusgruppeninterviews (n=4)[27] geführt. Basierend auf diesem Vorgehen konnten insgesamt neun Aufgaben für aqP in den o. g. Settings erarbeitet und durch verschiedene Tätigkeiten ergänzt werden, um diese anschließend in Form eines Aufgaben- und Tätigkeits-Kataloges zu strukturieren und abbilden zu können. Des Weiteren konnten Rahmenbedingungen zielgruppenspezifisch erarbeitet werden und entlang der Themenbereiche Bildung, Struktur, Professionalisierung und Finanzierung formuliert werden.

Abschließend wurden im Forschungsprojekt Handlungsempfehlungen zur Förderung und Etablierung des Einsatzes von aqP formuliert (► Kap. 4.5.9). Diese adressieren die jeweiligen Zielgruppen der politischen Entscheidungsträger, berufspolitischen Vertreter, Träger der ambulanten und stationären Langzeitpflege sowie Kommunen und die Berufsgruppe der aqP selbst. In diesem Beitrag werden Ergebnisse aus dem Forschungsprojekt (AP)²-Caritas gezielt unter der Perspektive von CHN aufgegriffen und weiterentwickelt.

27 Für weitere Informationen zum methodischen Vorgehen verweisen wir auf den Projektendbericht (Cacace et al. 2023).

4.5.3 Community Health Nursing – Derzeitiger Stand in Deutschland

CHN ist die professionelle Pflege in der Gemeinde. Die Begriffe Community Health Nursing und Public Health Nursing werden oftmals synonym verwendet, wenn professionelle Pflegepraxis mit öffentlicher Gesundheitspflege zusammen betrachtet werden (Nies & McEwen 2015). Wichtig ist hierbei, dass es sich nicht um einen neuartigen Gesundheitsberuf handelt, sondern um ein neues Berufsbild, welches eine Erweiterung des pflegerischen Handelns darstellt (Weskamm, Marks & Mücke 2018). Es kombiniert in seiner ursprünglichen Fassung die Kernkompetenzen der Gesundheits- und Krankenpflege sowie Aspekte von Public Health und sozialer Teilhabe und trägt somit als wichtiger Teil zum öffentlichen Gesundheitswesen bei (WHO 1974).

Der Deutsche Pflegerat (2022) beschreibt die Grundlagen der Ausbildung einer Community Health Nurse mit der Erlaubnis zur Führung der Berufsbezeichnung Pflegefachfrau/Pflegefachmann oder Hebamme/Entbindungspfleger und einem Studium »Community Health Nursing« auf Masterniveau entsprechend dem Europäischen Qualifikationsrahmen Stufe 7 (EQR 7). Die klassischen Domänen Gesundheitsförderung, Krankheitsprävention und Krankheitsbewältigung werden im Konzept CHN erweitert um die eigenverantwortliche Primärversorgung. Jedoch variiert dies in den unterschiedlichen Definitionen auch mit Blick auf die jeweiligen Ziele (Nies & McEwen 2015). Weitere wichtige Elemente sind neben der primären Gesundheitsversorgung das Case- und Care-Management sowie der Einbezug von Adressaten der Pflege:

> »Community Health Nursing (CHN) ist kein neuer Gesundheitsberuf, sondern eine Erweiterung des pflegerischen Handlungsfeldes in der Primärversorgung, sodass ein neues Berufsbild entsteht. Im Mittelpunkt steht vor allem die

wohnortnahe, evidenzbasierte Versorgung und Gesundheitsförderung der Patientinnen und Patienten. Zentrale Elemente dabei sind u. a. die koordinierte Behandlung von chronisch und multimorbid Kranken. Das kann mitunter die Koordinierung und Steuerung ganzer Versorgungsprozesse bedeuten. Je nach Einsatz von Community Health Nurses kann das auch eine Leitungsfunktionen [sic] und Personalverantwortung umfassen. Ein wichtiges Merkmal von Community Health Nursing ist die aktive Beteiligung von Patientinnen und Patienten am Behandlungsprozess.« (Weskamm et al. 2018, S. 8)

4.5.4 Aufgaben und Tätigkeiten

Bevor in den nächsten Abschnitten die Aufgaben und Tätigkeiten im Rahmen von CHN beschrieben werden, wird vorab auf die Begriffe »Aufgabe« und »Tätigkeiten« eingegangen. Diese wurden im Rahmen des Forschungsprojektes wie folgt definiert (► Kap. 4.5.6):
Eine *Aufgabe* entspricht einer dauerhaft angelegten Verpflichtung, welche insofern dient, als dass sie den Kontext entsprechender Tätigkeiten verständlich macht (Burgi & Igl 2021). Sie dient der Strukturierung und der Herstellung einer Ordnung von Tätigkeiten in Gruppen, in dem sie auf Grundlage ihrer Beziehung zugeteilt werden (Bulechek et al. 2016). *Tätigkeiten* sind spezifische, zielgerichtete sowie ergebnisorientierte Verhaltensweisen und/oder Maßnahmen, um eine Aufgabe zu erfüllen (Burgi & Igl 2021, Bulechek et al. 2016). Sie finden auf konkreter Handlungsebene statt. Um eine Aufgabe zu erfüllen, können eine Reihe von Tätigkeiten erforderlich sein (Bulechek et al. 2016).

4.5.5 Berufsbezeichnungen

Im Rahmen des Projektes (AP)^2-Caritas und des dafür erstellten nationalen Reviews konnte grundlegend festgestellt werden, dass eine ausgeprägte Heterogenität in den Berufsbezeichnungen sowie der tätigkeitsbezogenen Bezeichnungen derzeit vorliegt. Dies gilt insbesondere für Absolventen eines Bachelorstudiums in der Pflege. Für sie werden Berufsbezeichnungen wie *spezialisierte Pflegefachperson* (Scheydt & Holzke 2018) *Bachelorabsolventen mit Koordinations- und Steuerungsverantwortung* (Idler 2020) oder *fallverantwortlichePflegekraft* (Wientjens et al. 2021) formuliert. Das Projekt 360°-Pflege der Robert-Bosch-Stiftung formulierte den Vorschlag, Bachelorabsolventen in ihrem Arbeitsfeld als *Fachleitungen* zu bezeichnen (Weidner & Schubert 2022). Definitorische Ansätze und Empfehlungen zur Verknüpfung von Qualifikationsniveau und Berufsbezeichnung bieten Scheydt und Holzke (ebd. 2018) sowie das Projekt 360° Pflege (Weidner & Schubert 2022).

In Bezug auf CHN gibt es bereits Vorschläge zur Rolle einer Advanced Practice Nurse (APN) auf Masterniveau, welche sich an das Modell von Hamric und Hanson (Tracy, O'Grady & Phillips 2022) rückbinden lassen. Im Rahmen dieses Modells und den dazu gehörenden Definitionen von Aufgaben und Tätigkeiten gibt es durchaus erste Anhaltspunkte für Berufsbezeichnungen und deren Kopplung an Qualifikation sowie Aufgaben und Tätigkeiten. Dies gilt für Masterabsolventen, wo überwiegend eine Orientierung am APN-Modell sowie dem ICN-Pflegekompetenzmodell gegeben ist. Grundlegend gibt es allerdings keinen Konsens, weder für die Berufsbezeichnung noch für die Aufgaben und Tätigkeiten und damit verknüpft für eine Implementierungsstrategie für die Absolventen. Dringend notwendig erscheint deshalb eine bundesweite Vereinheitlichung unter Berücksichtigung von Qualifikationsniveaus und Berufserfahrung. Dies würde die Zuordnung von Tätigkeiten zu Qualifikationsniveaus ermöglichen. Dadurch könnten Stellenprofile in Einrichtungen transparent gestaltet werden, was positive Auswirkungen auf den Implementierungsprozess haben kann. Auf eine künstliche Trennung von Langzeitversorgung und akutklinischer Versorgung sollte verzichtet werden und stattdessen ein intraprofessioneller Konsens über die qualifikationsbezogenen Berufsbezeichnungen und die definitorische Grundlagenarbeit angestrebt werden.

4.5.6 Aufgabenprofil

Basierend auf den Literaturübersichtsarbeiten und den Erkenntnissen der empirischen Erhebungen im Forschungsprojekt $(AP)^2$-Caritas konnten neun Aufgabenbereiche von aqP identifiziert werden ($[AP]^2$-Caritas, Cacace et al. 2023): Diese umfassen (Aus-)Bildung, Beratung, Förderung von Digitalisierungsprozessen, Pflegewissenschaft, Public Health Nursing, Case Management, Qualitätsmanagement, Pflege- und Therapieprozessverantwortung sowie Inter- und intraprofessionelle Zusammenarbeit.

Es gilt zu berücksichtigen, dass diese Ergebnisse einer künstlichen Ordnung unterliegen, denn die Aufgaben und Tätigkeiten sind oft eng miteinander verbunden oder teilweise voneinander abhängig.

Für jedes berufliche Handlungsfeld von aqP gibt es unterschiedliche Schwerpunkte und Akzente. Community Health Nurses sind zuständig für hochkomplexe Versorgungssituationen. Sechs dieser eben genannten Aufgaben – Beratung, Case Management, inter- und intraprofessionelle Zusammenarbeit, Pflege. und Therapieprozessverantwortung, Public Health Nursing und Qualitätsmanagement – sind zwar grundlegend für aqP, sie zeigen jedoch besondere Relevanz für den Bereich CHN (Auszug aus Cacace et al. 2023).

Nicht alle zu CHN dazugehörenden Tätigkeiten finden sich in der jeweiligen Berufspraxis wieder, denn diese sind speziell auf der Handlungsebene angesiedelt und nicht alle sind vollumfänglich – wie in einem Aufgabenkatalog aufgelistet – zu erfüllen. Sie sind vielmehr ein Katalog potenzieller Tätigkeiten und sollten mit Bedacht für das Einsatzfeld, das Setting und die primär vorherrschenden Aufgaben bestimmt werden. So können gezielte Stellenbeschreibungen erstellt werden und damit auch eine Verortung innerhalb einer Institution vorgenommen werden.

Die Tätigkeiten liegen allgemein der Arbeit im Bereich der Gesundheitsförderung für Zielgruppen zu Grunde, die sich sowohl in ihren Altersmerkmalen als auch in sozio-ökonomischen oder den gesundheitlichen Prädispositionen unterscheiden. Diese Differenzmerkmale sind hochrelevant für die verschiedenen Arbeitsfelder einer Community Health Nurse. In Baden-Württemberg wurden im Jahr 2022 erst zehn und anschließend weitere elf Projekte zu Primärversorgungszentren eingerichtet, die für betroffene Personen einen Zugang zum medizinischen System und zu einer Vielzahl an Versorgungs- und Präventionsleistungen (Erstberatung, medizinische Grundversorgung sowie präventive, gesundheitsfördernde, kurative, pflegerische, rehabilitative und palliative Maßnahmen) bieten (Ministerium für Soziales, Gesundheit und Integration des Landes Baden-Württemberg 2022). Ziel ist eine sektorenübergreifende kontinuierliche Versorgung für verschiedene Zielgruppen jeden Lebensalters durch die Zusammenarbeit der beteiligten Professionen.

Ein großer Teilaspekt von CHN ist die Patientenedukation ebenso wie psychosoziale Betreuung, die eine ganzheitliche Begleitung, teils hochkomplexer Patientinnen und Patienten und Familiensysteme erfordert. Die gemeinsame Arbeit mit den Klientinnen und Klienten, die pflegebedürftig sind oder unter einer chronischen Erkrankung leiden, spielt ebenso eine wichtige Rolle, wie die präventiven Anteile dieser Aufgabe. Edukation und Empowerment sind wichtige Aspekte, um Klienten darin zu begleiten als aktiver Akteur für die eigene Gesundheit im Rahmen eigenen Gesundheitsverhaltens zu agieren. Nicht zu vergessen ist der Aspekt einer guten Health Literacy, die in den verschiedenen Teilaspekten von CHN als übergeordnetes Ziel bei den einbezogenen Personengruppen Gruppen anzustreben ist.

Tab. 4.1: Tätigkeiten zum Berufsbild Community Health Nursing (modifiziert nach Cacace et al. 2023)

Tätigkeiten	Beschreibung der Tätigkeiten
Krankheitsprävention und Gesundheitsförderung	• Gruppenspezifische Gesundheitsangebote • Niedrigschwelliges Angebot bei pflegerischen oder gesundheitsspezifischen Fragen (z. B. Gesundheitskiosk, Präventive Hausbesuche, Gemeindeschwester) • Feste Ansprechperson in Einrichtungen (z. B. Schoolnurse)
Community Health Assessment und Gesundheitsinterventionen	• Erhebung von häufigen gesundheitsbezogenen Risiken und Erkrankungen in der Kommune/im Quartier (z. B. Adipositas, Gewalt) • Entwicklung von Gesundheitsinterventionen für verschiedene (vulnerable) Personengruppen zu Themenschwerpunkten, wie z. B. Ernährung und Bewegung für alte Menschen oder für Menschen mit Migrationshintergrund • Ambulante Versorgung chronisch erkrankter Menschen • Aufsuchende Gesundheitsversorgung und Beratung, z. B. proaktive Hausbesuche oder Gesundheitskioske • Mitgestaltung der gesundheitsbezogenen Sozialraumentwicklung und Teilhabestrukturen, z. B. Verordnen von Pflegehilfsmitteln, Vermittlung von Angebotsstrukturen, Vernetzung und Information über Unterstützungsangebote

Ein Assessment und eine Bedarfserhebung sowohl im ambulanten als auch im stationären Setting kann sehr komplex sein, da das gesamte System, das die Klienten umgibt, berücksichtigt werden muss. Dazu zählen z. B. die familialen Strukturen und Ressourcen sowie Wohngegebenheiten. Die Bedürfnisse der Klienten und die physischen und psychischen Ressourcen mit dem umliegenden System in Einklang zu bringen und das beste Outcome zu erreichen, erfordert ein hohes Ausbildungsniveau und die Fähigkeit bei komplexen Fällen im Sinne der betroffenen Person lösungsorientiert und vernetzt zu denken. Für diese Tätigkeiten benötigt es zudem umfassende wissenschaftliche Kenntnisse, um die zur Verfügung stehenden Instrumente bewerten zu können und zielgerichtet einzusetzen. Des Weiteren sind kommunikative Fähigkeiten von hoher Relevanz, um alle wichtigen Informationen erfassen zu können, sowie eine umfassende Sicht auf die aktuelle Situation, die CHN aus deren hochschulischer Qualifikation mitbringen. Dies kann genutzt werden für eine Setting übergreifende Vermittlung zwischen ambulanten und (teil-)stationären Strukturen in der Kommune und im Quartier, z. B. Wohnungsbau, Altenhilfe, Quartiersmanagement, stationäre Langzeitpflege und ambulante Pflege. In Baden-Württemberg gibt es z. B. Patientenlotsen, die darin unterstützen, Leistungen der Kranken- und Pflegeversicherung zu beantragen, haupt- und ehrenamtliche Unterstützung vermitteln (z. B. Pflegedienst, Nachbarschaftshilfen) und dabei die gesamte Wohn- und Lebenssituation unter Einbezug von Angehörigen berücksichtigen (u. a. Gesundheitsnetz Heuberg eG 2024).

Die Inter- und intraprofessionelle Zusammenarbeit beinhaltet, dass Community Health Nurses zwischen verschiedenen Personen und Akteuren vermitteln. Sie befördern ein Netzwerk mit dem Ziel einer ineinandergreifenden und sich ergänzenden Versorgungsstruktur. Das schließt unter anderem ein, den fachlichen Austausch zwischen den Prozessbeteiligten Akteuren zu koordinieren und zu gewährleisten. Sie sind ebenso für die intraprofessionelle Zusammenarbeit verantwortlich. Dies kann z. B. durch das Hinzuziehen von Pflegeexperten und konsiliarischen Diensten stattfinden, aber auch im Rahmen des Grade-Mix im Team.

Tab. 4.2: Tätigkeiten von CHN zur Aufgabe der Pflege- und Therapieprozessverantwortung (Cacace et al. 2023)

Tätigkeiten	Beschreibung der Tätigkeiten
Screening, Assessment & Diagnostik	• Risiken erfassen, körperliche, psychische und soziale Aspekte messen und diagnostizieren, z. B. präventionsbezogenes (Risiko-)Assessment, krankheitsspezifisches (Risiko-)Assessment, Sozialanamnese, biografisches Assessment, prästationäres Assessment, geriatrisches Assessment
Bedarfserhebung	• Beratungsbedarf erheben • Wohnraumanalyse • Erhebung sozialer Ressourcen • Barrieren für soziale Teilhabe erkennen • Hilfsmittelbedarf erheben • Bedarf und Ressourcen der Angehörigen erheben • Bedarf für assistive Technologien erheben • Bedarfserhebung zum Einbezug von potentiellen Netzwerkpartnern von Einrichtungen
Ausübung von Heilkunde (§ 63 Abs. 3c, § 64d SGB V)	• Erweiterte Kompetenzen zur Ausübung heilkundlicher Aufgaben in die Pflegepraxis implementieren • Verschreiben von Pflegehilfsmitteln gemäß § 40 Abs. 6 SGB XI
Gesundheits- und Krankenpflege	• Tätigkeiten nach dem Pflegeberufegesetz

Grundsätze dieser Aufgabe bilden das gemeinsame Bestreben die bestmögliche Versorgung für die Klienten zu erreichen, Synergieeffekte zu nutzen und Versorgungslücken zu schließen. Dies ist besonders wichtig unter Berücksichtigung der intersektoralen Versorgungslücken und es sollte deshalb auch über die Sektorengrenzen hinaus gewirkt werden. Intraprofessionell gilt es, eine gute Kommunikationskette anzustreben, Zuständigkeiten zu klären und bei Bedarf wichtige fachliche und/oder organisatorische Inhalte aufzubereiten und zu vermitteln.

Tab. 4.3: Tätigkeiten zur Aufgabe der inter- und intraprofessionellen Zusammenarbeit (Cacace et al. 2023)

Tätigkeiten	Beschreibung der Tätigkeiten
Netzwerkarbeit	• Interprofessionelle Zusammenarbeit, z. B. Vernetzung mit psychiatrischen Einrichtungen, Haus- und Fachärzten, Seelsorgern, Therapeuten • Intraprofessionelle Vernetzung über Settinggrenzen hinweg (z. B. Pflegefachpersonen in Rehabilitations- und Akutkliniken, ambulanter / stationärer Langzeitpflege, Heilerziehungspflege) • Hochschule als Kooperationspartner einbeziehen, z. B. für Projektarbeiten
Fachlicher Austausch	• Pflegekonsile einleiten und bearbeiten • Visiten im intra- und interprofessionellen Team leiten und organisieren • (Regelmäßigen) intraprofessionellen Austausch fördern • Fallbesprechungen durchführen • Bedarfsbezogener Austausch mit Experten

Tab. 4.3: Tätigkeiten zur Aufgabe der inter- und intraprofessionellen Zusammenarbeit (Cacace et al. 2023) – Fortsetzung

Tätigkeiten	Beschreibung der Tätigkeiten
	• Interdisziplinärer Austausch • Nutzen von digitalen Plattformen für Kommunikation und Kooperation • Besuch und Teilnahme an Kongressen • Repräsentation der Profession
Steuerung der Versorgung durch externe Akteure	• Vermittlung externer Experten • Ansprechperson sein für diese

4.5.7 Gesetzliche Grundlagen

Die bisher modellhafte Erprobung der Wahrnehmung von ärztlichen Tätigkeiten, die eine selbstständige – das heißt eigenverantwortliche – Ausübung von Heilkunde beinhalten, soll ab 2025 für hochschulisch qualifizierte Pflegende, die die Fachmodule »Diabetische Stoffwechsellage«, »Chronische Wunden« und »Demenz« absolviert haben, möglich werden (PflStudStG 2023).

Die Forderungen des Deutschen Pflegerats werden durch die Ergebnisse des Projekts gestützt: Die Anerkennung von CHN im Leistungserbringerrecht und die Schaffung von gesetzlichen Rahmenbedingungen im Berufsrecht auf Bundesebene (DPR 2022). Darüber hinaus steht die Forderung, das Substitutions- und Delegationsverhältnis zu überarbeiten und anzupassen, indem aktiv darauf hingearbeitet wird, aus dem Delegationsverhältnis heraus und hin zur Substitution von erweiterten Aufgaben (z. B. Medikamente verschreiben, ärztliche Diagnostik) zu gelangen. So könnten Pflegefachpersonen die Autonomie erhalten, die sie benötigen, um effektiv und effizient den Pflegeprozess ausgestalten zu können (z. B. in der Wundversorgung und der Verordnung von benötigten Verbandsmaterialien) (► Kap. 4.5.6).

Es gibt bislang noch keine bestimmte Finanzierungsmöglichkeit, um CHN einzusetzen. Es gibt hierzu jedoch bereits eine rechtswissenschaftliche Empfehlung. Burgi und Igl (2021) schlagen vor, dass CHN je zur Hälfte in medizinischen Versorgungszentren und bei der Kommune angestellt werden, also in einem MVZ in kommunaler (Mit-) Trägerschaft. So könnten die einzelnen erbrachten Tätigkeiten jeweils zugeordnet werden (ebd.).

Im Rahmen des rechtlichen Gutachtens des Projektes $(AP)^2$-Caritas konnte festgestellt werden, dass es nötig ist, starre Quoten und Personalschlüssel durch Kompetenzen und Weisungsbefugnisse zu ersetzen. Dies beinhaltet auch arbeitsrechtliche Anpassungen mit der Fragestellung nach hierarchischen Ordnungen und daran gekoppelten Weisungsbefugnissen (Cacace et al. 2023).

4.5.8 Diskussion

CHN ist ein eigener Sektor in der Gesundheitsversorgung, der auf intersektorale Schnittstellenarbeit für hochkomplexe Versorgungsbedarfe zielt und relevante Akteure erkennt, einbezieht und koordiniert. Zukünftig gilt es die Begriffsvielfalt zu klären, da sich eine Vielzahl unterschiedlicher Berufsbezeichnungen und den damit zugeordneten tätigkeitsbezogenen Bezeichnungen abzeichnet. Während es für CHN international längst im Rahmen einer APN-Rolle definierte Aufgaben und Tätigkeitsprofile gibt, stehen in

Deutschland bislang nur daran angelehnte Vorschläge zur Verfügung (DPR 2022). Eine intraprofessionelle und bundesweite Verständigung über die qualifikationsbezogenen Berufsbezeichnungen sollte angestrebt werden.

Zu den im Forschungsprojekt (AP)²-Caritas ermittelten Schwerpunktaufgaben für CHN zählen: Management-Tätigkeiten, Public Health Nursing, Pflege- und Therapieprozesssteuerung sowie Beratung. Die entsprechenden Aufgabenfelder sind in ihrer Vielfalt in den unterschiedlichen Settings der stationären Langzeitpflege, ambulanten Langzeitpflege sowie Pflege im Quartier/in der Kommune verortet. Dabei sollte CHN grundlegend auf Masterniveau stattfinden, jedoch sollte es aber auch einen Zugang auf BA-Niveau geben, der einen Grade-Mix im Rahmen der sektorenübergreifenden Versorgung adressiert.

Die Arbeit einer CHN in den entsprechenden Settings erfordert, dass das gesamte System um die Klienten herum berücksichtigt werden muss, wie z. B. familiale Strukturen, Risiken und Ressourcen sowie die Wohnsituation. Dabei gilt es die Bedürfnisse der Klienten und ihre physischen und psychischen Ressourcen mit dem umgebenden System soweit es geht in Einklang zu bringen und das bestmögliche Outcome für Gesundheit und Lebensqualität (z. B. Verbleiben in der angestammten Nachbarschaft) zu erreichen. Dies erfordert ein hohes Ausbildungsniveau und die Fähigkeit in komplexen Fällen lösungsorientiert und vernetzt im Sinne der betroffenen Person zu denken. Für diese Tätigkeiten sind fundierte wissenschaftliche Kenntnisse erforderlich, um die zur Verfügung stehenden Instrumente beurteilen und zielgerichtet einsetzen zu können.

Die CHN vermittelt zwischen den verschiedenen beteiligten Professionen, bildet ein Netzwerk, tauscht sich fachlich aus und steuert Akteure, die innerhalb des Pflege- und Therapieprozesses beteiligt sind. Dies könnte mitunter – nach den gesetzlich benötigten Anpassungen – durch eine größere Autonomie die Schnittstellenproblematik reduzieren und eine effizientere pflegerische Versorgung zur Folge haben. Somit könnten die Forderungen des SVR (2018) nach einer gezielteren Steuerung umgesetzt werden. Dies knüpft an Befunde an, die zeigen, dass durch die Sicherstellung der Versorgungskontinuität zum einen die Zufriedenheit der Klienten steigt (u. a. Berglund et al. 2013) und zum anderen häufige Wiedereinweisungen in akutstationären Einrichtungen vermieden werden können (u. a. Facchinetti et al. 2020). Hierbei könnten akademisierte Pflegefachpersonen eine wichtige Lotsenfunktion einnehmen. Für die konkrete Ausgestaltung durch einzelne Tätigkeiten können abschließend drei Teilbereiche formuliert werden:

- Praxisnahe und direkte Tätigkeiten
- Koordinative Tätigkeiten/Pflege und Therapieprozesssteuerung
- Koordination der beteiligten Akteure

Die Vernetzung und Koordination von Beteiligten verschiedener Versorgungssektoren und die direkte erweiterte Versorgung von Patientinnen und Patienten können dazu beitragen, die vom SVR (2018) und Reuschenbach et al. (2022) identifizierten Risiken der Unterversorgung, Überversorgung und Fehlversorgung zu vermeiden und insbesondere in ländlichen Regionen, an den Schnittstellen der Versorgungslandschaft, wichtige Hilfestellungen zu leisten. Um jedoch den Pflegeprozess professionell ausgestalten zu können, werden einerseits klare Regelungen zur Substitution von Aufgaben benötigt, andererseits auch klar geregelte Finanzierungsoptionen für die Leistungserbringer.

Mit anzufügen ist, dass der vorliegende Beitrag nur einen Teilausschnitt der Inhalte aus (AP)²-Caritas, hier formuliert für CHN, präsentiert und vertiefend dazu der Abschlussbericht des Forschungsprojekts als Grundlage dient.

4.5.9 Fazit

In Deutschland ist CHN bislang unzureichend implementiert. Um dies zu ändern, gilt es die unterschiedlichen Perspektiven zu betrachten, die sich aus der Verknüpfung und übergreifenden Arbeit der Sektoren des Gesundheitssystems, den rechtlichen Rahmenbedingungen und den Aufgaben und Tätigkeiten auf der Handlungsebene einer Community Health Nurse zusammensetzen. Das Potenzial für Kommune und Quartier, das mit der Implementierung von CHN einhergeht, wird deutlich. Nachfolgend werden ausgesuchte Handlungsempfehlungen aus dem Projekt $(AP)^2$-Caritas (Cacace et al. 2023) modifiziert für eine wirksame Struktureinbindung von Community Health Nurses in die deutsche Versorgungslandschaft dargelegt.

1. Es werden gesetzliche Grundlagen für die inter- und intraprofessionelle Zusammenarbeit bezüglich der Aufgabenbereiche, der Haftung und der Verantwortung des Verordnungsbudgets formuliert. Dazu gehört eine inter- und intraprofessionelle Abgrenzung der Aufgabenbereiche für Community Health Nurses und dass diese zukünftig über ein eigenes Verordnungsbudget verfügen und dieses auch selbst verwalten. Dafür verfügen sie über finanzielle Mittel für Pflegemaßnahmen unabhängig von weiteren Akteuren.
2. Im Pflegepersonalbedarf der stationären und ambulanten Langzeitpflege werden die Qualifikationsprofile der Community Health Nurses mit aufgenommen. Da diese insbesondere für die Bedarfe von Klienten mit komplexen Situationen ausgebildet sind, ist es umso wichtiger, dass Qualifikationen, die hochschulisch erworben wurden, mit in die Bemessung einfließen. Eine vergleichbare Regelung ist auch für ambulante Dienste zu fordern.
3. Berufspolitische Vertreter fördern und fordern den Professionalisierungsprozess, um aus dem Delegationsverhältnis hin zur Substitution von erweiterten Aufgaben zu gelangen. Basierend auf den Forderungen des Deutschen Pflegerates (DPR) ist es eine Aufgabe der berufspolitischen Vertreter sich nachhaltig für die Arbeit im Substitutionsverhältnis einzusetzen. Berufspolitische Vertreter der Profession Pflege nehmen zudem eigenständig Vorschläge zur Abgrenzung interprofessioneller Aufgaben vor.
4. Ambulante Dienste und stationäre Einrichtungen binden Community Health Nurses durch verschiedene Beschäftigungsmodelle ein. Träger ambulanter Dienste und Einrichtungen der stationären Langzeitpflege setzen diese entsprechend ihren Möglichkeiten und Bedarfe einrichtungsbezogen oder (einrichtungs-)übergreifend ein oder ziehen selbstständig praktizierende Community Health Nurses für Konsultationen hinzu.
5. Community Health Nurses werden entsprechend ihres hochschulischen Qualifikationsniveaus eingruppiert und entlohnt. Davon ausgehend, dass diese entsprechend ihrer Qualifikation Aufgaben und Tätigkeiten übernehmen, müssen diese in die passenden Tarifgruppen eingruppiert werden. Dies ist noch nicht flächendeckend umgesetzt. Die Träger, Kommunen und Einrichtungen setzen sich deshalb für eine gesetzlich verankerte und angemessene Vergütung ein.

Die hier genannten Handlungsempfehlungen können zu einer besseren gesundheitlichen Versorgung in der Kommune sowie im Quartier beitragen. Das Potential von CHN muss für die deutsche Versorgungslandschaft endlich genutzt werden. Dafür braucht es neben den genannten nötigen Rahmenbedingungen auch eine ausreichende Anzahl an Absolventen einschlägiger Pflegestudiengänge.

Literatur

Bundesministerium für Familie, Senioren, Frauen und Jugend (BMFSFJ) (Hrsg.) (2019). *Ausbildungsoffensive Pflege (2019). Vereinbarungstext: Ergebnis der Konzertierten Aktion Pflege/AG1.* Zugriff am 16.01.2024 unter: https://www.bmfsfj.de/resource/blob/135564/63509cfe1ba9a83a10e1cc456320c001/ausbildungsoffensive-pflege-2019-2023-data.pdf

Berglund, H., Wilhelmson, K., Blomberg, S. et al. (2013): *Older people's views of quality of care: a randomised controlled study of continuum of care.* Journal of clinical nursing 22 (19-20), 2934–2944. doi: https://doi.org/10.1111/jocn.12276.

Bulechek, G. M., Widmer R., Butcher, H. K. et al. (2016): *Pflegeinterventionsklassifikation (NIC).* 1. Auflage. Bern: Hogrefe.

Burgi, M. & Igl, G. (2021): *Rechtliche Voraussetzungen und Möglichkeiten der Etablierung von Community Health Nursing (CHN) in Deutschland.* Baden-Baden: Nomos.

Cacace, M., König, P., Konopik, N. et al. (2023). *Akademische Pflege und erweiterte Pflegepraxis in der ambulanten und stationären Altenhilfe der Caritas (AP)²-Caritas. Endbericht.* Zugriff am 05.09.2024 unter: www.kh-freiburg.de/pdf/de/forschung/endbericht_ap_caritas.pdf

Carrier, J. & Newbury, G. (2016): *Managing long-term conditions in primary and community care.* British journal of community nursing 21 (10), 504–508. doi: https://doi.org/10.12968/bjcn.2016.21.10.504.

Darmann-Finck, I. & Reuschenbach, B. (2018): *Qualität und Qualifikation: Schwerpunkt Akademisierung der Pflege.* In: Jacobs, K., Kuhlmey, A., Greß et al. (Hrsg.): Pflege-Report 2018, 163–170. Heidelberg: Springer.

Deutsche Hochschulmedizin e.V. (Hrsg.) (2017): *Akademisierung der Gesundheitsfachberufe. Aufgabe der Deutschen Hochschulmedizin.* Faktenblätter Nr. 4. Berlin, Zugriff am 16.01.2024 unter: https://www.uniklinika.de/fileadmin/user_upload/DHM_Faktenblaetter_Nr._4_Akademisierung.pdf

Deutscher Pflegerat (DPR) (2022): *Community Health Nurse.* Positionspapier. Berlin.

Facchinetti, G., D'Angelo, D., Piredda, M. et al. (2020): *Continuity of care interventions for preventing hospital readmission of older people with chronic diseases: A meta-analysis.* International Journal of Nursing Studies. doi: https://doi.org/10.1016/j.ijnurstu.2019.103396.

Fischer, G. (2020): *Gesundheitszentren als innovative Lösung der absehbaren Versorgungskrise im ländlichen Raum.* In: Pfannstiel, M. A., Kassel, K. & Rasche, C. (Hrsg.): *Innovationen und Innovationsmanagement im Gesundheitswesen. Technologien, Produkte und Dienstleistungen voranbringen*, 334–335 Wiesbaden/Heidelberg: Springer Gabler.

Gamble, J. K. & Dening, K. H. (2017): *Role of the Admiral Nurse in supporting a person with dementia and their family carer.* Nursing Standard 32(5): 44–51. doi: https://doi.org/10.7748/ns.2017.e10669

Gesundheitsnetz Heuberg e.G. (Hrsg.) (2024): *Patientenlotsin (CHN).* Zugriff am 05.09.2024 unter: https://www.gn-heuberg.de/communityhealthnurse

Idler, N. (2020): *Kompetenzen Kombinieren. 360° Pflege – Qualifikationsmix in der ambulanten Versorgung.* Die Schwester/Der Pfleger (2), 47–52.

Luther, B., Barra, J. & Martial, M.-A. (2019): *Essential Nursing Care Management and Coordination Roles and Responsibilities: A Content Analysis.* Professional Case Management 24(5), 249–258. doi: https://doi.org/10.1097/NCM.0000000000000355.

Nies, M. A. & McEwen, M. (Hrsg.) (2015): *Community/public health nursing. Promoting the health of populations.* 6. Aufl. St. Louis, Missouri: Elsevier.

Bundesministerium der Justiz (Hrsg.) (2023): *Gesetz zur Stärkung der hochschulischen Pflegeausbildung, zu Erleichterungen bei der Anerkennung ausländischer Abschlüsse in der Pflege und zur Änderung weiterer Vorschriften (Pflegestudiumstärkungsgesetz – PflStudStG).* Bundesgesetzblatt Teil I Nr. 359. Ausgegeben zu Bonn am 15. Dezember 2023.

Pundt, J. & Cacace, M. (2019): *Diversität und gesundheitliche Chancengleichheit.* Bremen: Apollon University Press.

Reuschenbach, B., Metzing, S., Peters, M. et al. (2022): *Kernelemente für die Entwicklung eines Kerncurriculums zu Community Health Nursing. Ein Diskussionsbeitrag.* Pflege & Gesellschaft 27 (1), 82–88.

Robert Koch-Institut (RKI) (2015): *Gesundheit in Deutschland. Gesundheitsberichterstattung des Bundes gemeinsam getragen von RKI und Destatis.* Berlin. Zugriff am 22.06.2024 unter: www.rki.de/DE/Content/Gesundheitsmonitoring/Gesundheitsberichterstattung/GesInDtld/GesInDtld_inhalt.html

Sachverständigenrat im Gesundheitswesen (SVR) (2018): *Bedarfsgerechte Steuerung der Gesundheitsversorgung. Gutachten. Hg. v. Sachverständigenrat zur Begutachtung der Entwicklung im Gesundheitswesen.* Zugriff am 22.06.2024 unter: https://www.svr-gesundheit.de/fileadmin/Gutachten/

Gutachten_2018/Gutachten_2018.pdf, zuletzt geprüft am 21.01.2024.

Scheydt, S. & Holzke, M. (2018): *Erweiterte psychiatrische Pflegepraxis. Entwicklung und Diskussion eines heuristischen Rahmenmodells der pflegerischen Expertise in der Psychiatrie.* Pflegewissenschaft 20 (3), 146–154.

Tracy, M. F. & O'Grady, E. T. (2023): *Hamric and Hanson's Advanced Practice Nursing: An Integrative Approach.* 7. Aufl. Amsterdam: Elsevier.

Weidner, F. & Schubert, C. (2022): *Die erweiterte pflegerische Versorgungspraxis. Abschlussbericht der begleitenden Reflexion zum Förderprogramm »360° Pflege. Qualifikationsmix für Patient:innen - in der Praxis«.* Hg. v. Deutsches Institut für angewandte Pflegeforschung e. V. (DIP) im Auftrag der Robert Bosch Stiftung GmbH. Köln.

Wientjens, R., Nothacker, K. & Schöllhorn, L. (2021): *Qualifikationsmix als strategisches Mittel.* Pflege Z, 74 (6), 22–25. doi: https://doi.org/10.1007/s41906-021-1036-4.

World Health Organization (WHO) (Hrsg.) (1974): *Community health nursing. Report of a WHO Expert Committee.* World Health Organization technical report series (558), 1–28.

Wright, L. M., Leahey, M., Shajani, Z. & Snell, D. (2021): *Familienzentrierte Pflege. Lehrbuch für Familien-Assessment und Interventionen.* Preusse-Bleuler, B. (Hrsg.). 3. Aufl. Bern: Hogrefe.

4.6 Lebensweltgestützte kommunale Einsatzfelder als Lösungsansatz – Kritische Diskussion und Perspektive

Eileen Goller und Cindy Scharrer

Konopic und Stephan (▸ Kap. 4.5) betrachten die Bedarfe im Rahmen der pflegerischen, medizinischen und sozialen Versorgungssituationen entlang der steigenden Komplexität und kommen zu dem Schluss, dass die derzeit bestehende Trennung der einzelnen Versorgungssektoren längst als ein veraltetes Konstrukt einzuordnen ist und Versorgungslücken und Versorgungsmängel zur Folge haben. Bedeutsam (aber nicht verwunderlich) erscheint uns die Feststellung, dass in unserem Gesundheitswesen vor allem Steuerungsdefizite bestehen – so dass es immer noch zu Über-, Unter- und Fehlversorgung kommt. Die Forderung des SVR (2018, ▸ Kap. 4.5) dem nicht mit *mehr*, sondern mit einer *gezielteren* Steuerung zu begegnen, ist nur konsequent, wirft aber die Frage auf, warum das nicht längst geschehen ist – die Situation ist nicht neu und diesem Mangel sollte im Laufe der Jahre abgeholfen worden sein. Ebenso sollte auch dem Bedarf an speziellem Orientierungswissen und (Selbst)-Steuerung auf der Ebene des Individuums durch eine Stärkung der Gesundheitskompetenz (Health Literacy) begegnet worden sein. Dies alles sind keine neuen Aspekte der Gesundheitsforschung – aber immer noch zu wenig bzw. gar nicht in der Praxis berücksichtigt und umgesetzt. Es liegt nahe, wirtschaftliche oder politische (Des-)Interessen dahinter zu vermuten.

Konopic und Stephan sehen auch die Schnittstellen zwischen den Versorgungssektoren sowie den Versorgungsangeboten in den verschiedenen Settings als problematisch an. International werden in diesen komplexen und sektorenübergreifenden Situationen akademisch qualifizierte Pflegefachpersonen eingesetzt, die z. B. durch Case Management Prozesse die Versorgungsarrangements begleiten und (neu-)strukturieren und damit Wiedereinweisungen in das Krankenhaus, Versorgungslücken und Krisensituationen vorbeugen (Carrier & Newbury 2016, Gamble & Dening 2017, Luther et al. 2019, zit. in ▸ Kap. 4.5).

In Deutschland ist auch dies erst im (vorsichtigen) Aufbau – und nicht selten sind Case

Manager nicht mehr als der verlängerte Arm von Verwaltungsdirektoren großer und mittlerer Kliniken, die zwar eine (fast) optimale Auslastung von Krankenhausbetten sicherstellen, aber nicht die bedarfsorientierte Versorgung der Bevölkerung im Blick haben (dürfen). Die Kliniken nutzen das Case Management für ihre eigenen Zwecke und konterkarieren damit die Erfordernisse aus der Versorgungssteuerung, Patientinnen und Patienten sektorenübergreifend entsprechend ihrer Versorgungsbedarfe zu lotsen und das Case Management dafür zu nutzen. Die Frage, die sich damit stellt, ist: Was braucht es, damit endlich der Bedarf der Patientinnen und Patienten beziehungsweise der Versorgungsempfangenden in den Mittelpunkt rückt und damit schlanker und effizienter Versorgung möglich wird? Es gibt einen (Geldmittel)Topf aus dem Umlageverfahren der Versicherungsträger und dieser muss sinnvoll entlang der Bedarfe der Versorgungsempfangenden verwaltet und eingesteuert (verteilt) werden. Im Moment liegen die Anreize der Leistungserbringer im Überlebenskampf der Kliniken – sie sind fast ausschließlich betriebswirtschaftlicher Natur, was sich Anfang der 2000er mit der Marktöffnung dramatisiert hat. Dies wurde an vielen Stellen schon ausreichend diskutiert und lässt sich auch nicht so schnell umkehren.

Das Eigeninteresse der Organisationen steht zum jetzigen Zeitpunkt über dem Gemeinwohl. Wer traut sich, diese Anreize zu ändern und welche Rolle spielen dabei die einzelnen Akteure (Pflegepersonen, Ärzte, Therapeuten) in den unterschiedlichen Settings? Die *Gretchenfrage* (hier scheiden sich die Geister bzw. werden offenbar) ist: Wie kann das Gemeinwohl gestärkt werden, ohne alle Versorger und Träger zu ruinieren? Sämtliche Versuche, an Stellschrauben zu drehen oder zusätzliche Mittel als Projektgelder oder Fördermittel zu verteilen oder weitere gesetzliche Nachjustierungen herbeizuführen, laufen ins Leere, solange diese essentielle Frage nicht beantwortet ist und wir uns positionieren. Die Ansprüche an das Gemeinwohl und auch die Grundsätze des von Bismarck in den Jahren 1883 bis 1889 mit dem Krankenversicherungsgesetz sowie der gesetzlichen Unfall- und Rentenversicherung ins Leben gerufenen sozialen Sicherungssystems, lassen sich schon lange nicht mehr lückenlos halten und es muss nachjustiert werden.

Die Wiederbelebung des Community Health Nursing, wie von Konopic und Stephan (► Kap. 4.5) am Modellprojekt dargestellt, kann eine Lösung aufzeigen und die Steuerungsfunktion wieder in die Hände und die Verantwortung der Kommune legen. Festzustellen bleibt seitens der Herausgeberinnen, dass *Community Health Nursing* nicht wirklich ein neuer Gesundheitsberuf ist – das Konzept wurde z. B. in der ehemaligen DDR (staatlich) und der frühen BRD (konfessionell) mit den *Gemeindeschwestern* vergleichbar umgesetzt. Bedauerlicherweise erlebte der Pflegeberuf in den Folgejahren der Wiedervereinigung der beiden deutschen Staaten eine deutliche Reduktion und Einschränkung seines Kompetenzbereiches. Auf Seiten der BRD kam es zum Aussterben dieser konfessionellen Frauen, in den 70er/80er Jahren, die als Gemeindeschwestern tätig waren. Im östlichen Bundesgebiet sorgte die Wiedervereinigung für einen Wegfall dieses professionellen Handlungsfelds.

Die Formulierung, dass *Community Health Nursing* eine Erweiterung des pflegerischen Handlungsfeldes in der Primärversorgung sei, sodass ein neues Berufsbild entstehe (Weskamm et al. 2018, S. 8, zit. in ► Kap. 4.5), erscheint vor diesem Hintergrund irritierend und lässt ein sehr reduziertes Verständnis des Pflegeberufes und seines Handlungsfeldes vermuten. Pflege berührt seit eh und je alle Lebensbereiche, Lebensphasen und (Er-)Lebenssituationen des Menschen in seiner Lebensumwelt. Es gibt keinen Aspekt menschlichen Seins, der nicht per Gesetz und mindestens sekundär in das Handlungsfeld der Profession Pflege fällt.

Wie bedauerlich und erschütternd ist vor diesem Hintergrund die Erkenntnis, dass es gelungen ist, diese Profession derart zu beschneiden und zu reduzieren. Entsprechend groß ist die aktuell deutlich erkennbare Not und Unterversorgung der Bevölkerung in weiten Bereichen der Gesundheitsförderung und der Prävention, der Bildung und Gesundheitskompetenz, der gesundheitsförderlichen Gestaltung der Kommunen, der Stärkung der Familienstrukturen und vielem mehr.

Niemand hat diese Aufgabe ausgefüllt – wie auch? Es ist die Aufgabe der Profession Pflege – und keine andere Berufsgruppe kann sie übernehmen. *Pflege* auf das Krankenhaus, das Seniorenheim oder die ambulante Pflege am *Tourenfließband* zu reduzieren, ist eine sträfliche Beschneidung des Aufgabenfeldes, das ihr per gesetzlicher Legitimation durch die Bevölkerung übertragen wurde. Die wohnortnahe, evidenzbasierte Gesundheitsförderung und Versorgung der Bevölkerung, die Koordination präventiver Maßnahmen und Bildungsangebote, die Koordination der Behandlung von chronisch erkrankten Menschen und ihre Unterstützung, sich im Gesundheits-Krankheits-Kontinuum souverän zu bewegen, die Koordinierung und Steuerung dazugehöriger Versorgungsprozesse in inter- und intraprofessionelle Zusammenarbeit unter Nutzung synergetischer Effekte, die sich in der jeweiligen Lebenswelt eröffnen – immer unter Beteiligung der Menschen in der Kommune – all das ist und war primäre Aufgabe beruflich Pflegender.

Wenn wir die Lebenswelten und einzelnen Handlungsfelder anschauen, in denen Pflege stattfindet und Pflegefachkräfte gebraucht werden, ziehen sie sich durch alle Ebenen des menschlichen Daseins – und somit können wir konstatieren, dass professionelles Pflegehandeln als *der Kitt* für alle soziologischen und gesundheitswissenschaftlichen Gefüge (Gemeinwohl, Subsidiarität, Gerechtigkeit, Sorge, Lebensqualität, Zufriedenheit, Gesundheit etc.) zu bestimmen ist.

Ein Arbeitsfeld im Rahmen der Versorgung der Bevölkerung in der Kommune wird von Goller (► Kap. 4.3) eröffnet: Sorgegemeinschaften als sektoren-, zielgruppen- und themenübergreifendes Konzept zur Bewältigung sozialer Aufgaben. Bürgerinnen und Bürgern, Staat, Organisationen der Zivilgesellschaft und professionellen Dienstleistern arbeiten hierbei zusammen, um die mit dem demografischen Wandel verbundenen Aufgaben gemeinsam zu lösen. Oft geht es dabei um die Pflege von betagten und kranken Menschen oder die Betreuung von Menschen mit besonderem Förderbedarf in Gemeinschaften, die kleinräumig organisiert sind und in lokalen Kontexten ansetzen, um Gemeinden und Quartiere als Orte des guten Zusammenlebens und der sozialen Teilhabe zu gestalten. Als Beispiele führt Goller u. a. Mehrgenerationenwohnprojekte, Genossenschaften oder auch soziale Netzwerke auf (► Kap. 4.3). Die Autorin hebt hoch, dass *Sorge* als Begriff in diesem Zusammenhang eine neue Bedeutung gewinnt. Sorge als *vorausschauende, anteilnehmende Verantwortungsübernahme für sich selbst und andere* – jenseits einer reinen Dienstleistung – stellt dabei eine kritische Auseinandersetzung mit der Dominanz ökonomischer Sichtweisen dar.

Spannend ist in diesem Kontext die Frage nach einer Revision des Subsidiaritätsbegriffs. Eine zeitgemäße Interpretation von Subsidiarität bedeute, »die Vielfalt der sich von unten her aufbauenden sozialen Einheiten in ihrer Eigenfunktion zu respektieren, zu bewahren und zu stärken. Dies geht über das primäre Ziel kostengünstiger Lösungen für soziale Probleme hinaus« (► Kap. 4.3). Stattdessen verankert Emmanuel Lévinas die Ethik der Subsidiarität in der *Güte der unbegrenzten Verantwortlichkeit*, die in der familialen Erfahrung ihren Ursprung hat und sich in der Beziehung zum fremden Nächsten bewährt (ISS 2014 zit. in Goller, ► Kap. 4.3).

Verantwortlichkeit für den anderen ist Voraussetzung für das soziale Miteinander, wohingegen Marktlogiken im Sozialen, die Erwartungen an den Sozialstaat und Machtstrukturen der Sozialadministration die

Grundlagen der Subsidiarität beschädigen. Eine subsidiär angelegte Gesellschaftsordnung bedeutet laut Heinz Bude, drei Ebenen zu unterscheiden: die selbsttätige und eigeninitiative Person, die haltende und unterstützende Sozialwelt und den gewährleistenden und regulierenden Staat. Dies umfasst die Aufforderung, das eigene Leben zu führen, sich um den Nächsten zu kümmern und das Allgemeine zu verstehen (ISS 2014).

Eine zentrale Rolle im Kontext einer Politik der *Sorgenden Gemeinschaft* spielen die Kommunen, die als Orte des guten Lebens, des gelingenden Wohnens und der Inklusion gestaltet werden dürfen. Dazu muss ihr allerdings die Infrastrukturverantwortung übertragen werden und die Kommune zum Nutznießer sozialer Investitionen gemacht werden. Kritisch sieht Goller hierbei die faktische Dominanz zentraler Steuerung durch nationale Agenturen – dies marginalisiert aktuell noch die Steuerungsfähigkeit und -bereitschaft der Kommunen.

Ein neues Gemeindeleben als Form eines stärker gemeinschaftlich akzentuierten interpersonalen Lebens (und damit einhergehend eine substanzielle Rekommunalisierung) erfordert die Überwindung ökonomischer Logiken und eines anachronistisch-romantischen Familialismus und die Praxis einer neuen Gastfreundschaft gegenüber dem *Homo Patiens*. Es erfordert auch die Offenheit für genossenschaftliche Antworten auf Voraussetzungen der Daseinsvorsorge sowie die Entfaltung einer Innovationskultur (ISS 2014).

Aber es lohnt sich: In einer Gesellschaft des langen Lebens und demografischen Wandels wird die Qualität einer Kommune als inklusives Gemeinwesen zu einem wesentlichen Standortfaktor (ISS 2014).

Eigentlich ist hiermit alles gesagt. Nichtdestotrotz fehlt noch der Bezug zu einem essenziellen Handlungsspielraum der Pflege – zur Kommunikation und Beratung. Jahrzehnte kämpfte die Pflege federführend unter anderem durch Frau Professorin Angelika Zegelin darum, über Kommunikation mit Patientinnen und Patienten in Kontakt zu treten (sprechende Pflege) und in dieser Hinsicht ernst genommen zu werden. Darüber lässt sich ein breites Feld von Informationsweitergabe, Beratung, Schulung, Anleitung, Familienmoderation und Case Management spannen, was nicht nur die Grundlage für eine erfolgreiche Versorgungssteuerung bietet, sondern jede für sich als Intervention fester Bestandteil des Pflegeprozesses ist. Trotzdem wird auch hier immer wieder der Versuch unternommen, Pflege dieses Feld abzusprechen – sei es über sogenannte Gesundheitscoaches, sei es über die Einflussnahme des Medizinischen Dienstes (MD) oder über den offenen Rahmen im Bereich der Beratung nach § 37,3 SGB XI. Im klinischen Kontext fordert Jakob (2004, 2021, ► Kap. 4.4) seit Jahren eine Verbindung von Pflegediagnostik, Patientenedukation und Pflegeberatung mit Hilfe von Assessments. Im kommunalen Setting schaffen Konstrukte wie Pflegestützpunkte oder regionale Pflegekompetenzzentren eine Verbindung von Pflegeberatung und Case Management, in der Klinik finden sie ihre Entsprechung in Patienteninformationszentren.

Literatur

Institut für Sozialarbeit und Sozialpädagogik e. V. (ISS) (Hrsg.) (2014): *Sorgende Gemeinschaften – vom Leitbild zu Handlungsansätzen.* ISS im Dialog. Frankfurt/M.

5 Zusammenschau, Ausblick und Implikationen

5.1 Konsequenzen für den Lernort Pflegefachschule: Menschen mit unterschiedlich kulturellen Prägungen biografie- und lebensweltorientiert pflegen

Elisabeth Bauermann

5.1.1 Situation

Zunehmend gewinnt Globalisierung und das Arbeiten in einer von Diversität geprägten Welt an Bedeutung. Auch im Gesundheitswesen arbeiten professionell Pflegende mit zu pflegenden Menschen und mit Kolleginnen und Kollegen mit unterschiedlichster Biografie zusammen. Durch die generalistische Pflegeausbildung in Deutschland sollen in drei Jahren viele Themen behandelt werden. Diese müssen in den curricularen Einheiten Platz finden und für eine biografie- und lebensweltorientierte Begleitung bei unterschiedlicher kultureller Prägung stehen nach Meinung der Autorin zu wenig Unterrichtseinheiten zur Verfügung. Durch eine auf Information ausgerichtete Abhandlung dieser Thematik besteht die Gefahr der Stereotypisierung und Kulturalisierung. Wie kann in einem begrenzten Zeitraum am Lernort Pflegefachschule dieses Thema bearbeitet werden, um die Auszubildenden auf ein von Diversität geprägtes Arbeitsleben vorzubereiten?

5.1.2 Anforderungen und Herausforderungen am Lernort Pflegefachschule

In der neuen beruflichen Pflegefachausbildung wird die Planung und Gestaltung von sinnstiftenden Alltagsaktivitäten entsprechend den Bedürfnissen und Erwartungen von zu Pflegenden beschrieben. Diese Aufgaben sollen von Pflegefachpersonen im Rahmen kultureller und religiöser Kontexte angeboten werden. Kulturelle Teilhabe soll ermöglicht, diversitätssensible Biografiearbeit und lebensweltlich orientierte Pflege durchgeführt werden. Es wird angeregt, mit Falldokumentationen Lebensgeschichten nachzuzeichnen (BIBB 2019). Auszubildende in der Pflege sollen kompetent komplexe pflegerische Ansprüche bewältigen und stehen im Spannungsfeld normativer Ansprüche, den institutionellen Bedingungen und der Individualperspektive auf zu Pflegende zu entsprechen (Dütthorn 2016). Auch aus pflegedidaktischer Sicht sollte eine Kultursensibilität mehr in den Mittelpunkt gestellt werden (Walter 2020). Wie kann die Perspektive von zu Pflegenden mit verschiedensten kulturellen Prägungen ergründet werden? Im gegenwärtigen Pflegesystem wird in der Pflegepraxis ein chronischer Personalmangel beklagt.

Dies bedeutet eine ungünstige Ausgangslage für kultursensible Pflege (Zielke-Naadkarni 2016). Madeleine Leininger brachte die Bedeutung kultureller Überzeugungen und Werte in die pflegerische Versorgung ein, mit dem Ziel, kulturkongruente professionelle Pflege leisten zu können (Leininger 1998). In der globalisierten Welt mit Personen mit verschiedensten Migrationserfahrungen genügt es nicht mehr, sich auf eine nationale, vermeintlich abgeschlossene und generalisierbare kulturelle Prägung auszurichten, es sind mehr Perspektiven in Betracht zu ziehen. Von entscheidender Bedeutung ist die Wahrnehmung der eigenen Position und Haltung als professionelle Pflegeperson. Selbstreflexion, das immer wieder neue Einbeziehen der zu Pflegenden und das gegenseitige Kennenlernen, sowie das ständige Durchbrechen von Stereotypen und Vorurteilen ist unumgänglich (Heuser 2020). Diese ständige Selbstreflexion als Basis und als immer wiederkehrende Aufgabe in der Begegnung mit unterschiedlich geprägten Menschen, stellt Dagmar Domenig als einen Grundpfeiler beim Erwerb transkategorialer Kompetenz dar. Unterschiedlichste Kategorien, wie Mobilität, sexuelle Orientierung, Alter usw. können zu einer sozialen Ausgrenzung führen (Domenig 2021a). Lindenfelser und Dommes-Trautmann beschreiben für die Förderung dieser Kompetenz Anforderungen an die Lernräume. Es bedarf einer systemisch-konstruktivistischen Perspektive, einer Ermöglichungsdidaktik und der Wahrnehmung, dass sich Erwachsenenlernen im Kontext der eigenen Biografie abspielt (Lindenfelser & Dommes-Trautmann 2020). Wie Michael Schilder schreibt, »ist transkulturelle Pflege im Grunde genommen individuelle und lebensweltbezogene Pflege« (Schilder 2020, S. 77). Diese Aussagen weisen darauf hin, dass biografie- und lebensweltorientierte Pflege sinnvoll didaktisch aufbereitet werden sollte und eine Darstellung von vermeintlichen typischen Verhaltensmustern bestimmter Personengruppen nicht zielführend sein kann.

Folgendes Projekt am Lernort Pflegefachschule mit 16 Unterrichtseinheiten ermöglicht eine Auseinandersetzung mit verschiedenen kulturellen Prägungen, indem eigene Stereotypisierungen wahrgenommen und Zuschreibungen vermindert werden können.

5.1.3 Durchführung des Projekts

Brainstorming und theoretische Grundlagen vermitteln

Das Bild einer muslimischen Frau mit Kopftuch, einer neuen Patientin, wird gezeigt. Die Auszubildenden werden nach ihrer Haltung gefragt. Anschließend wird ermittelt, wie man mit der neuen zu Pflegenden ins Gespräch kommen möchte. Zum Schluss wird Wissen über das Tragen eines Kopftuches und die eigenen Erfahrungen diskutiert. Diese Punkte bilden sich im Modell der transkategorialen Kompetenz von Dagmar Domenig (2021a) mit Selbstreflexion, narrativer Empathie, sowie Hintergrundwissen und Erfahrungen ab. Selbstreflexion schließt ein, sich der eigenen Lebenswelt und Machtposition bewusst zu werden, diese zu hinterfragen, vertraute Sichtweisen loszulassen und Irritationen zu hinterfragen. In einem zweiten Schritt wird auch die Lebenswelt des Gegenübers möglichst wertneutral erfasst. Narrative Empathie einzubringen bedeutet, auf Erzählungen zu hören und diese mit dem Versuch aufzugreifen, sie zu verstehen. Trotz des Versuchs, sich in andere Personen hineinzuversetzen, ist es wichtig zu wissen, dass niemals alles verstanden werden kann. Mit Interesse, Engagement, Neugier und Geduld sind gemeinsam Therapieziele festzulegen. Drittens führt Dagmar Domenig Hintergrundwissen und Erfahrungen an. Bestimmtes Wissen kann in ähnliche Situationen übertragen, konkrete Erfahrungen durch Hintergrundwissen ergänzt und reflektiert werden. Die Nutzenden selber haben die größte Expertise und sollten stets gefragt und in den Pflegeprozess einbezogen werden (Domenig 2021a).

In den ersten vier Unterrichtseinheiten sollten relevante Inhalte aus den Rahmenlehrplänen der Fachkommission (BIBB 2019) unter CE 09 angestoßen werden. Für ein Brainstorming bieten sich Bilder von Pilzen, Bäumen, Sprachen einer Stadt, einer Bibliothek usw. an, die gezeigt werden. Die Lernenden haben die Aufgabe, das für sie passendste Bild im Zusammenhang mit Kultur auszusuchen und kurz zu erläutern. Der pädagogischen Freiheit der Lernbegleitenden sei es überlassen, welche Informationen und Schwerpunkte gesetzt werden. Die Autorin schlägt nach Durchsicht der Rahmenlehrpläne (BIBB 2019) folgende Lehr- und Lerninhalte zur Auswahl vor:

- *Kulturbegriff*
  Auszüge aus der Erklärung von Mexiko-City in der Weltkonferenz über den Kulturbegriff (1982) werden nach dem Brainstorming den Teilnehmenden vorgestellt.
- *Migration*
  Jochen Oltmer beschreibt Migration als räumliche Bewegungen mit weitreichenden Konsequenzen für die Lebensläufe, aus denen sozialer Wandel resultiert (Oltmer 2017). Es wird ein Fokus auf die zurückliegende Biografie eines Menschen gelenkt und nicht nur seine nationale Herkunft betrachtet.
- *Posttraumatische Belastungsstörungen*
  Das Krankheitsbild wird kurz erläutert (Borcsa & Nikendei 2017). Dieses Thema wird nicht vertieft, aber als mögliche Folge von schwierigen Lebenssituationen und Fluchterfahrungen aufgezeigt.
- *Integration und gleichzeitig mehr Konfliktpotential*
  Die Tischmetapher von El Mafaalani kann gelesen und mit der Fragestellung: »Warum bringt Integration Konfliktpotential mit sich?« diskutiert werden (El Mafaalani 2018). Durch diesen soziologischen Blick wird deutlich, dass Integration nicht eine Aufgabe für eine betroffenen Person ist, sondern gesellschaftliche Auswirkungen mit sich bringt.
- *Stereotypenbildung und Stigmatisierung*
  Die Realität von Stereotypenbildung und Stigmatisierungen wird mit den Auszubildenden diskutiert (Domenig 2021a). Dieses Thema zieht sich durch das ganze Projekt, da immer wieder zur Selbstreflexion angehalten wird.
- *Illness-Disease-Sickness-Modell (Kleinman 1980)*
  Von Bedeutung ist eine Auseinandersetzung mit dem von Kleinmann vorgestellten Illness–Disease-Sickness-Modell (Domenig 2021b), um auch subjektive Krankheits- und Gesundheitsüberzeugungen aufzuzeigen.
- *Pflegeanamnese nach Dagmar Domenig*
  Als letzte Einheit dieser vier Unterrichtsstunden wird die Pflegeanamnese von Dagmar Domenig vorgestellt (Domenig 2021) und biografische, lebensweltliche und gesundheitliche Aspekte werden diskutiert. Durch diese ausdifferenzierte Anamnese werden Auszubildende darauf aufmerksam gemacht, nicht nur die nationale Herkunft im Blick zu haben. Diese Phase der Grundlagenvermittlung kann so individuell erweitert werden, indem z. B. ein kurzer Erfahrungsbericht einer geflüchteten Person gegeben und die Bedeutung des Migrationsprozesses verdeutlicht wird. Oder es wird eine Person eingeladen, die einen kurzen Erfahrungsbericht über die gesundheitliche Versorgung in einem anderen Land vorstellt. Die Lehrenden können hier kreativ nach ihren Möglichkeiten eine Erweiterung der Perspektive der Auszubildenden anbahnen.

Folgende Literatur wird bei Bedarf und auf Wunsch der Auszubildenden für die anstehende Eigenarbeit zur Verfügung gestellt: transkulturelle Pflege am Lebensende (Urban 2014), muslimische Patientinnen und Patienten pflegen (Terpstra & von Bose 2012),

Lebenswelten von Menschen mit Migrationserfahrung und Demenz (Piechotta-Henze et al. 2015) und Care for Elderly Emigrants – CarEMi (Kronenthaler et al. 2016).

Entwicklungsphase

Die Auszubildenden erhalten nach der Bearbeitung des Modells von Dagmar Domenig und den aufgeführten theoretischen Grundlagen ein auf das Projekt ausgerichtetes Bewertungsschema für ihre Projektergebnisse. Mithilfe der Lehr- und Lerninhalte der ersten vier Unterrichtseinheiten und der zusätzlich angebotenen Literatur ist eine Fallsituation von einem Team mit 3–4 Personen zu erstellen. Nach der Sichtung der Literatur sind die Aufgaben in der Gruppe entsprechend den individuellen Ressourcen zu verteilen. Anschließend wird im Team gemeinsam überlegt, welche Schwerpunkte aus der Pflegeanamnese von Domenig herausgegriffen werden und ein dafür nötiges Hintergrundwissen von allen Teammitgliedern zusammengetragen. Die Fallsituation wird entwickelt. Für ein Problem und eine Ressource sind Ziele und Maßnahmen, bzw. Angebote zu entwickeln. Bei der Präsentation übernimmt jede Person einen konkreten Teil, eine Person moderiert mithilfe zur Verfügung gestellter Redemittel (Sander et al 2021). So erhalten auch Deutschlernende sprachliche Unterstützung.

Die Lernbegleitenden sind in den acht Stunden, die für die Selbstaktivität zur Verfügung gestellt werden, stets anwesend und unterstützen bei Bedarf. Nach vier Stunden gibt jedes Team einen kurzen Zwischenbericht des aktuellen Projektstands und bei aufkommenden Fragen kann gemeinsam nach Antworten gesucht werden.

Präsentations- und Reflexionsphase

Die Auszubildenden sollten eine ressourcenorientierte Aufteilung der Aufgaben im Team vorgenommen haben. In einem heterogenen Team mit häufig auch unterschiedlichen Sprachniveaus zeigt sich auch die Kompetenz, aufeinander Rücksicht zu nehmen und das Bestmögliche als Gesamtgruppe präsentieren zu können. Dies fließt in die Bewertung der Präsentation ein. In der Reflexionsphase äußern sich die Teammitglieder auch zu Stolperfallen im Erarbeitungsprozess. Es wird besprochen, welche Hilfen ihnen über die erlebten Schwierigkeiten weitergeholfen haben. So erhält auch die Reflexionsfähigkeit den entsprechenden Stellenwert.

5.1.4 Erläuterungen und Fazit

Durch diese Fallerarbeitung wird ein Fokus auf die Biografie und Lebenswelt der zu Pflegenden gelegt. In der ▸ Abb. 5.1 wird aufgezeigt, wie Auszubildenden mittels dieses Projekts die Grundpfeiler der transkategorialen Pflege nach Dagmar Domenig nicht nur kennenlernen, sondern in Ansätzen sich in diesen 16 Unterrichtseinheiten darin üben.

Bereits ab dem ersten Praxiseinsatz haben sie Erfahrungen gesammelt und können die eindringlichsten Probleme der zu Pflegenden in den Mittelpunkt stellen (Schwarz-Govaers 2009). Durch die Freiheiten in der Erarbeitung eines eigenen Fallbeispiels lernen sie selbstbestimmt. Die Lernthemen werden interessanter und gewinnen an Bedeutung (Bossle 2023). Sie bauen auf die subjektiven Lerngründe und subjektiven Theorien auf, Fallsituationen ermöglichen eine Offenheit zur Interpretation von komplexen pflegerelevanten Situationen und das Urteilsvermögen wird geschult (Dütthorn & Busch 2016). Auszubildende sind aber auch mit der Biografie der zu Pflegenden konfrontiert, so z. B. Folgeerscheinungen der Flucht oder vorangegangenen Traumata. Die erhöhte Vulnerabilität und der Bedarf an individueller Zuwendung ist groß, gleichzeitig gilt es bei körperlichen Berührungen vorsichtig zu sein, kulturelle Barrieren oder Missbrauchserfahrungen im Blick zu haben (Zielke-Nadkarni 2016). Durch diese Freiheit im Team entsprechend den eigenen Interessen mit der angebotenen Literatur zu arbeiten und gleichzeitig zu reflektieren, wie sie selber diese Erfahrungen einordnen, können sie theoretisches Hintergrundwissen reflexiv einbringen.

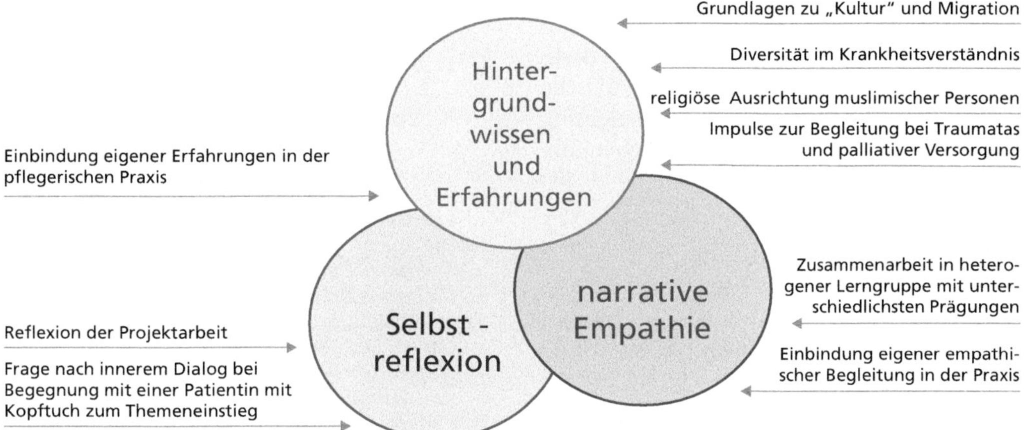

Abb. 5.1: Erkenntnisse und Lernerfahrung (eigene Darstellung, in Anlehnung an: Domenig 2021a, S. 667)

Sollen in der Pflegepraxis, wie Friesacher es beschreibt, erfahrene Expertinnen und Experten arbeiten, Menschen, die nicht nur kognitiv, sondern auch in emotionaler, ästhetischer und sinnlicher Verbundenheit ihre Expertise einbringen, die nicht nur Lehrbuchwissen, sondern eine fürsorgende und fürsprechende Anteilnahme zeigen (Friesacher 2008), ist in der Ausbildung diese Kompetenz anzubahnen. Lernbegleitende wissen, dass bei Themen immer die Frage gestellt wird, ob entsprechender Lernstoff examensrelevant sei. Dies wird sich nicht ausblenden lassen, aber die Lernaufgaben können durch Fallsituationen emotionaler erfasst und mehrperspektivisch betrachtet werden. Durch die Reflexion und den Austausch in der Kleingruppe wird nicht ein Wissen über vermeintliche Verhaltensweisen von Menschen aus anderen Kulturen gelernt, sondern in einer individuellen Fallsituation diskutiert.

In der ökonomisierten Pflegepraxis mag dieser Fokus auf biografieorientierter, lebensweltlicher und kultureller Begleitung eine zusätzliche Herausforderung für die Pflegenden sein. Ist dafür noch Zeit? Ulrike Lenthe weist auf einen wichtigen Aspekt hin, indem pflegerische Möglichkeiten angesprochen und klare Absprachen getroffen werden, ob Bedürfnisse erfüllt, teilweise oder nicht erfüllt werden können, denn »wenn die Erwartungshaltungen der Klienten im Widerspruch zum professionellen Verständnis von Pflege stehen oder mit den institutionellen Regeln und Vorschriften nicht zu vereinbaren sind, ist es für die Pflegepersonen oft schwierig, ihnen gerecht zu werden« (Lenthe 2016, S. 27). Es gilt, sich mit Burnout und Coolout zu beschäftigen, mit der Gefahr, in eine Normenfalle zu geraten, indem die Pflegenden die unerfüllten Anforderungen der eigenen Unzulänglichkeit und nicht den Bedingungen zuschreiben (Kellner 2011). Kann aber, zumindest sequenziell individuelle Begleitung umgesetzt und die wertschätzende Betreuung bei unterschiedlichster Prägung der zu Pflegenden erfahren werden, erleben Auszubildende Selbstwirksamkeit und Sinnhaftigkeit in ihrem professionellen Handeln. Die selbst gelegten Schwerpunkte in dieser Projektarbeit einer biografie- und lebensweltlich orientierten Pflege, führen zu mehr Interesse der Auszubildenden. Die Grundlage der transkategorialen Pflege nach Dagmar Domenig mit einem Schwerpunkt in der Selbstreflexion neben einem Zugewinn an Hintergrundwissen können zu einer multiperspektivische Betrachtung und zu empathischer Begleitung von unterschiedlich geprägten Menschen führen.

Literatur

Bundesinstitut für Berufsbildung (BIBB) (Hrsg.) (2019). *Rahmenlehrpläne der Fachkommission nach § 53 PflBG*. Zugriff am 28.03.2023 unter: https://www.bibb.de/dienst/publikationen/de/16560

Borcsa, M. & Nikendei, C. (2017). *Psychotherapie nach Flucht und Vertreibung. Eine praxisorientierte und interprofessionelle Perspektive auf die Hilfe für Flüchtlinge*. 1. Aufl. Stuttgart: Thieme.

Bossle, M. (2023): *Curriculumentwicklung - Begleitkurs am Kompetenzzentrum Bad Kötzting*. In: Bossle, M. & Kunhardt, H. (Hrsg.) *Integration ausländischer Mitarbeiter in die Pflege. Theorien, Konzepte sowie pädagogische Erfahrungen und Rahmenempfehlungen für die Praxis*, 103–114. Bern: Hogrefe.

Braun, B., Fügert, N., Sander, I. et al. (2021). *Kompass DaF C.1.1. Deutsch für Studium und Beruf.* Stuttgart: Klettsprachenverlag.

Dibelius, O., Feldhaus-Plumin, E. & Piechotta-Henze, G. (2015). *Lebenswelten von Menschen mit Migrationserfahrung und Demenz*. 1. Aufl. Bern: Hogrefe.

Domenig, D. (2021a). *Das Konzept der transkategorialen Kompetenz*. In: Domenig, D. (Hrsg.) *Transkulturelle und transkategoriale Kompetenz. Lehrbuch zum Umgang mit Vielfalt, Verschiedenheit und Diversity für Pflege-, Gesundheits- und Sozialberufe*, 661–699. 3. Aufl. Bern: Hogrefe.

Domenig, D. (2021b). *Medizinanthropologische Konzepte*. In: Domenig, D. (Hrsg.) *Transkulturelle und transkategoriale Kompetenz. Lehrbuch zum Umgang mit Vielfalt, Verschiedenheit und Diversity für Pflege-, Gesundheits- und Sozialberufe*, 420–454. 3. Aufl. Bern: Hogrefe.

Dütthorn, N. & Busch, J. (2016). *Rekonstruktive Fallarbeit in pflegedidaktischer Perspektive*. In: Dütthorn, N., Hülsken-Giesler, M. & Kreutzer, S. (Hrsg.) *Rekonstruktive Fallarbeit in der Pflege. Methodologische Reflexionen und praktische Relevanz für Pflegewissenschaft, Pflegebildung und die direkte Pflege*, 187–214. 1. Aufl. Göttingen: V&R Verlag unipress.

Dütthorn, N. (2015). *Relationale Bildungsprozess in der Pflege*. In: Greb, U. & Ert-Schmuck, R. (Hrsg.) *Pflegedidaktische Forschungsfelder*, 148–176. 1. Aufl. Weinheim: Beltz Juventa.

El-Mafaalani, A. (2018). *Das Integrationsparadox. Warum gelungene Integration zu mehr Konflikten führt*. 1. Aufl. Köln: Kiepenheuer & Witsch.

Kellner, A. (2011). *Von der Selbstlosigkeit zur Selbstsorge. Eine Genealogie der Pflege*. 1. Aufl. Berlin: Lit.verlag.

Kleinman, A. (1980). *Patients and Healers in the Context of Culture*. Berkeley, CA: University of California Press.

Kronenthaler, A., Hiltner, H., Müller, D. et al. (2016). *Eine Handreichung zur medizinischen und pflegerischen Versorgung von älteren Migrant_innen. Ältere türkische/ türkischstämmige Migrant_innen der ersten Gastarbeitergeneration im Gesundheitswesen*. Zugriff am 15.06.24 unter: http://www.caremi.de/Handreichung-CarEMi-de.pdf

Leininger, M. (1998). *Die Theorie der kulturspezifischen Fürsorge zur Weiterentwicklung von Wissen und Praxis der professionellen transkulturellen Pflege*. In: Osterbink, J. (Hrsg.). Erster *Internationaler Pflegetheorienkongress Nürnberg*, 73–90. Bern: Hogrefe.

Lenthe, U. (2015). *Transkulturelle Pflege. Kulturspezifische Faktoren erkennen – verstehen – integrieren*. 2. Aufl. Wien: Facultas.

Lindenfelser, H. & Dommes-Trautmann, T. (2020). *Das Gemeinsame im Fremden entdecken. Gestaltung transkultureller Lernräume für den akutstationären Pflegebereich*. Padua, 15(5), 289–295.

Nikendei, C., Greinacher, A. & Sack, M. (2017). *Psychotherapeutische Unterstützung bei Traumafolgestörungen und psychischer Komorbidität*, In: Borcsa, M. & Nikendei, C. (Hrsg.) *Psychotherapie nach Flucht und Vertreibung. Eine praxisorientierte und interprofessionelle Perspektive auf die Hilfe für Flüchtlinge*, 32–44. Stuttgart: Thieme.

Oltmer, J. (2017). *Migration. Geschichte und Zukunft der Gegenwart*. 1. Aufl. Darmstadt: WBG

Schilder, M. (2020). *Pflegewissenschaftliche Konkretisierung und Praxisbezug transkultureller Pflege*. In: Brandenburg, H. & Schilder, M. (Hrsg.) *Transkulturelle Pflege*. Grundlagen und Praxis, 45–85, Stuttgart: Kohlhammer.

Schwarz-Govaers, R. (2009). *Fachdidaktikmodell Pflege*. In: Olbrich, C. (Hrsg.). *Modelle der Pflegedidaktik*, 87–104. München: Elsevier.

Terpstra, J. & Bose, A. von (2012). *Muslimische Patienten pflegen. Praxisbuch für Betreuung und Kommunikation*. 1. Aufl. Berlin/Heidelberg: Springer.

Urban, E. (2019). *Transkulturelle Pflege am Lebensende*. 3. Aufl. Stuttgart: Kohlhammer.

Walter, A. (2020) *Kultursensible Pflege lehren und lernen – ein Beitrag aus pflegedidaktischer Perspektive*. In: Brandenburg, H. & Schilder, M. (Hrsg.) *Transkulturelle Pflege. Grundlagen und Praxis*, 99–119. Stuttgart: Kohlhammer.

Weltkonferenz über Kulturpolitik (1982). Erklärung von Mexiko-City über Kulturpolitik. Zugriff am 19.03.2023 unter: https://www.unesco.de/sites/default/files/2018-03/1982_Erkl%C3%A4rung_von_Mexiko.pdf

Zielke-Nadkarni, A. (2016). *Kultursensible Pflege: Perspektiven im Kontext pflegepädagogischer Wandlungsprozesse*. In: Brinker-Meyendriesch, E. & Arens, F. (Hrsg.). *Berufsbildungsforschung. Pflege und Gesundheit*, 519–539. Berlin: Wissenschaftlicher Verlag.

5.2 Digital-assistive Technologien (DAT) als Instrumente pflegerischer Versorgung – der SEQI-Prozess als Methode einer strukturierten Heranführung

Bernhard Kraft, Sebastian Hofstetter und Patrick Jahn

Die schleppende digitale Transformation der pflegerischen Versorgung und damit auch veränderte und entlastende New Work-Ansätze wurden lange Zeit einer fehlenden Akzeptanz seitens der Pflegefachpersonen zugeschrieben. Dieser Beitrag diskutiert, basierend auf Daten einer Befragung von Pflegenden, dass weniger mangelnde Akzeptanz als vielmehr fehlende Aus-, Fort- und Weiterbildungskonzepte und eine ungenügende Passgenauigkeit ursächlich für einen nach wie vor geringen Digitalisierungsgrad pflegerischer Versorgung sind. Zur praktischen Implementierung wurde ein vierstufiger Edukations- und Transformationsprozess aus den Schritten Sensibilisierung, evaluative Einführung, Qualifizierung und Implementierung (SEQI-Prozess) entwickelt und im Rahmen einer Machbarkeitsstudie evaluiert. Wichtig ist nun Pflegende durch eine passfähige Qualifikation zu Digital Change Agents zu befähigen.

5.2.1 Einleitung

Die digitale Transformation der pflegerischen Versorgung bietet vielfältige Möglichkeiten etablierte Versorgungsweisen zu verbessern und damit bestehende Pfadabhängigkeiten zu reformieren. Im Sinne von New Work in der unmittelbaren Pflegetätigkeit (nicht die Home Office-Tätigkeit der Pflegeleitung) hat die Digitalisierung das Potential etwa den Dokumentationsaufwand zu verringern, die Häufigkeiten einer Fehlmedikation zu reduzieren, durch Telemonitoring die Mortalität bei Patientinnen und Patienten mit Herzinsuffizienz zu verringern oder pflegende Angehörige zu entlasten (BMG 2023, Rothmann et al. 2023, Zoller et al. 2023). Trotz dieser Beispiele für das große Potenzial ist die digitale Transformation im Gesundheitswesen im Vergleich mit anderen Branchen nach wie vor weniger ausgeprägt (Baierlein 2017). Zudem ist Deutschland gemäß des »Digital Health Index«, einer Studie der Bertelsmann Stiftung, auf dem vorletzten Platz im Vergleich zu 17 entwickelten Ländern (Bertelsmann Stiftung 2018).

Es zeigt sich, dass die Implementierung neuartiger digital-assistiver Technologien (DAT) die Pflegefachkräfte und die Pflegeeinrichtungen vor vielfältige Herausforderungen stellt. Dabei meint assistive Technologien im

Sinne der WHO alle assistiven, adaptiven und rehabilitativen Geräte, die Menschen dazu befähigen, Handlungen zu vollziehen, die sie ohne diese Unterstützung nicht tun könnten (Barnard 2016, WHO 2018). Ein Arbeitspapier der CAREUM-Stiftung streicht dabei die Komplexität heraus, da die Transformation drei interdependente Wirkbereiche hat: die Digitalisierung; die Bildung und die Weiterentwicklung der Gesundheitsversorgung an sich (Kuhn 2019).

Neben diesen finanziellen, technischen und rechtlichen Herausforderungen, verlangt die digitale Transformation insbesondere Arbeitsabläufe und berufliche Rollen neu zu denken und neue Kompetenzen zu erwerben (Becka et al. 2020, Kuhn 2019, Rösler et al. 2018, Zettl & Trübswetter 2018). Das beinhaltet einer sich verstärkenden digitalen Transformation des Gesundheitswesens – auch durch entsprechende didaktische Vorüberlegungen zu Inhalten von Aus-, Weiter- und Fortbildung – sowie einer darauf aufbauenden Anpassungen der Curricula Rechnung zu tragen (Hofstetter et al. 2022, Hofstetter et al. 2023a, Kuhn 2019). Entsprechende Inhalte zur digitalen Bildung von Auszubildenden zu Gesundheitsfachpersonen finden sich in den Vorschlägen der Fachkommission nach § 53 Pflegeberufegesetz zu erarbeitenden Rahmenplänen bisher nur unzureichend umgesetzt und in der Ausbildungslandschaft eingeführt (Hofstetter et al. 2022).

Um die Einstellung von Pflegenden hinsichtlich der Anwendungen von DAT besser zu verstehen, wurden im Jahr 2018 im Rahmen einer Fortbildung für Pflegende in Kassel die Teilnehmenden zu ihrem Kenntnisstand und Erwartungshaltung bzgl. DAT befragt (Hofstetter et al. 2023a, Hofstetter et al. 2019). Vor dem Hintergrund der Ergebnisse der Befragung bespricht dieser Beitrag die Frage nach der Akzeptanz von DAT und diskutiert mögliche Schlussfolgerungen für zu entwickelnde Schulungskonzepte im Rahmen der Aus-, Weiter- und Fortbildungen.

5.2.2 Akzeptanz von DAT

DAT bilden eine Vielfalt digitaler Systeme ab, die sich neben den digitalen Funktionselementen wesentlich durch ihren assistiven Charakter auszeichnen, indem sie pflegebedürftige Personen und professionelle und informell Pflegende in ihrer Lebensgestaltung und ihren Arbeitsabläufen unterstützen (Bräseke et al. 2019, Buhtz et al. 2018a/b, Hülsken-Giesler 2019). Gemäß einer Definition der WHO, ist der Begriff »assistive Technologie« lediglich ein Überbegriff, der alle adaptiven und rehabilitativen Technologien fasst, die Menschen mit Beeinträchtigungen unterstützen. Ziel ist es, Handlungsweisen und einen Lebensstil zu ermöglichen, der ohne technische Untersetzung verwehrt geblieben wäre (WHO 2018). Somit stellt der Erhalt und die Förderung von Selbstständigkeit und Teilhabe eine zentrale Zielmarke jener Technologien dar (WHO 2018). DAT umfassen in diesem Sinne Technologien wie bspw. den Blasensensor von DFree, der mittels Ultraschall den Dehnungsrad der sich füllenden Harnblase misst, und bei Blasenfunktionsstörungen einen Hinweis zum rechtzeitigen Aufsuchen der Toilette gibt (Hofstetter et al. 2022, Hofstetter et al. 2023c). Ein weiteres Beispiel für die Nutzung von DAT ist die Informationsübermittlung im Vorfeld von Untersuchungen durch einen humanoiden Kommunikationsroboter (Stoevesandt et al. 2021). Diese Beispiele zeigen, dass DAT ganz konkrete Anwendungsbereiche haben können und dann auch zu einer Verbesserung der Zufriedenheit von Patientinnen und Patienten oder der Selbstständigkeit in der Lebensführung von Betroffenen beitragen (Buhtz et al. 2018a/b, Hirt et al. 2021, Luthe et al. 2022).

Ausgehend von diesen Vorüberlegungen stellt sich die Frage, wieso bisher der Digitalisierungsgrad der pflegerischen Versorgung so wenig ausgeprägt ist (Baierlein, 2017, Bearing Point, 2017). Häufig wird pauschal angeführt, ein Grund sei eine vermeintlich fehlende Akzeptanz und geringe Aufgeschlossenheit seitens der Pflegenden (Kramer 2016, Peek et al. 2014, Zöllick et al. 2020).

Um der Tragfähigkeit dieser kaum zufriedenstellenden Antwort nachzugehen, wurden Teilnehmende im Rahmen der Fortbildung für Pflegende der B. Braun Stiftung in Kassel befragt. Es nahmen 1.200 Pflegende an der Weiterbildung teil, wovon 324 einen Fragebogen zum Thema Technologieakzeptanz und Einstellungen gegenüber DAT und Robotik beantworteten (Hofstetter et al. 2023a, Hofstetter et al. 2019).

219 der insgesamt 324 Befragten waren der Meinung, dass zukünftig Pflegearbeit durch robotische Systeme erleichtert werden könnte. Zudem sahen 68 % der Befragten nicht, dass eine Gefahr des Arbeitsplatzverlusts von DAT ausgeht und damit menschliche Arbeit subsituiert würde (Hofstetter et al. 2023a). Diese Antworten deuten an, dass die befragten Pflegenden überwiegend offen gegenüber DAT sind und die Potenziale von DAT als zusätzliche, ergänzende Ressource für ihre Pflegehandlungen anerkennen (Geist et al. 2022, Hofstetter et al. 2022). Richtet sich die Frage auf konkrete Anwendungserfahrungen von DAT, so zeigt sich ein gemischtes Bild. Hohes Erfahrungswissen liegt bspw. im Zusammenhang mit Computern und Smartphones vor, wohingegen im Kontext von Videokonferenzsystemen oder robotischen Systemen, wie bspw. Emotionsrobotern wie PARO, auf wenig Erfahrungen zurückgegriffen werden kann.

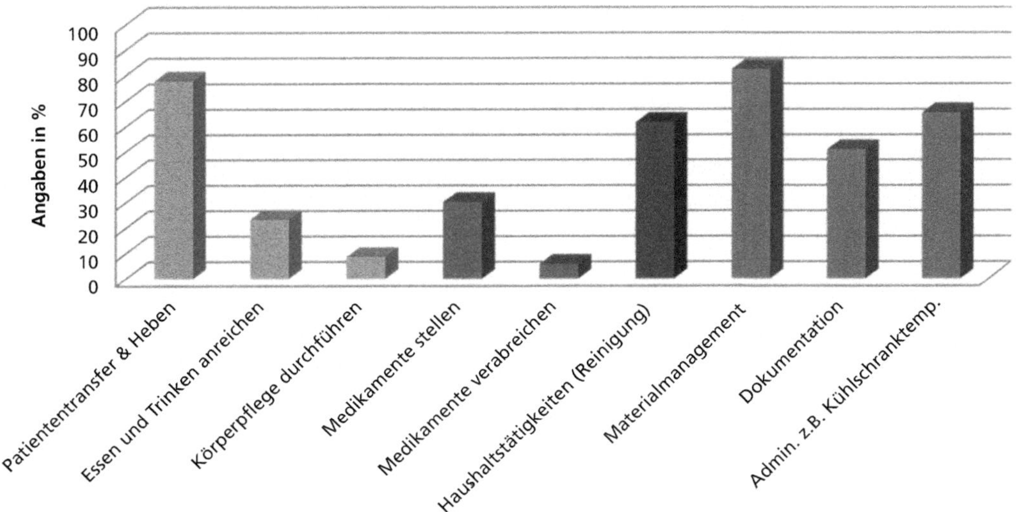

Abb. 5.2: Entlastungserwartungen der Pflegefachpersonen (Eigene Darstellung)

Dies legt zunächst den Schluss nahe, dass die befragten Pflegefachpersonen bisher DAT nicht kennen und somit auch nicht als zusätzliche Ressource in der eigenen Pflegeplanung in Erwägung ziehen. Nichtsdestotrotz identifizierten die befragten Pflegekräfte klare Bereiche, für die sie sich eine Arbeitsentlastung durch DAT versprechen (▸ Abb. 5.2). Pflegende nennen konkret bspw. patientinnen- und patientenferne und körperlich belastende Tätigkeiten, Haushaltstätigkeiten oder administrative Aufgaben, die an technische Systeme zu delegieren sind. Als nicht bzw. nur schwer übertragbar werden hingegen alle patientinnen- und patientennahen Tätigkeiten gesehen, die als Kernelemente der Pflege definiert sind. Diese Antworten zeigen, dass die Befragten ein klares Bild von technologieunterstützter Pflege haben. Die befragten Pflegenden differenzieren klar die Bereiche für die ein Einsatz von DAT als sinnvoll und möglich gesehen werden, von den Bereichen, in denen ein Einsatz von DAT als problematisch erachtet wird. Ein fehlender Digitalisierungsgrad der pflegerischen Versorgung äußert sich demnach weniger in fehlender Akzeptanz, sondern muss andere Ursachen haben.

5.2.3 Bedarf an zielgenauen Lernformaten

Vorarbeiten zeigen, dass diese Ursachen in den fehlenden Anwendungserfahrungen im Umgang mit DAT zu suchen sind (Buhtz, et al. 2018a/b, Buhtz et al. 2020). Dieses Erfahrungswissen gilt es durch passende Schulungsangebote in Aus-, Fort- und Weiterbildungsmaßnahmen zu vermitteln, wozu adressatengerechte Lerninhalte, die einen Wissenstransfer, der sich an den Bedürfnissen der Zielgruppe der Pflegenden orientiert, flächendeckend umgesetzt werden müssen (Becka et al. 2020, Buhtz et al. 2020, Deutscher Ethikrat 2020, Geist et al. 2022). Auf die Frage danach, wie sich Pflegende Wissensvermittlung für den Bereich DAT vorstellen, antworteten die in Kassel befragten Pflegenden, dass die Praxiserprobung in Lernräumen (SkillsLab) oder in Form von sog. »on-the-job-Trainings« Lernformen in ausschließlich Workshop-Formaten oder videobasierten Lernangeboten vorzuziehen sind. Die Pflegepraxis wird somit zum Schnittpunkt im dem sich die Transformation aus den oben beschriebenen drei Wirkbereichen erfüllen muss. Die Theorie-Praxis-Lücke in der Pflege bildet hierfür eine Barriere.

Zusammenfassend legen die vorgestellten Ergebnisse der befragten Pflegenden den Schluss nahe, dass weniger ein Akzeptanzproblem als vielmehr unzureichende Möglichkeiten zur Verfügbarkeit und der Anwendung von DAT, Gründe für den geringen Digitalisierungsgrad in der pflegerischen Versorgung sind. Um diese Situation zu verbessern, bedarf es der Entwicklung passgenauer Aus-, Fort- und Weiterbildungsformate, die die Lücke der fehlenden Berührungspunkte mit den neuen Technologien schließen.

Für die Konzeption und Umsetzung dieser Schulungsangebote stellt sich die Frage nach dem Einfluss auf die tatsächliche Nutzung und die Nutzungsabsicht, die potenzielle Nutzergruppen haben. Um diese Faktoren beurteilen zu können, bietet das Modell von Kothgassner et al. (2013) zur Techniknutzung einen entscheidenden Vorteil. Das Modell identifiziert zwei Faktorencluster für die Nutzungsabsicht, die in einem zweiten Schritt wesentlich für die Nutzung von DAT sind (Czaja et al. 2006, Kothgassner et al. 2013). Ein Cluster bilden technologiespezifische Faktoren, wie etwa Nützlichkeit, Benutzerfreundlichkeit, Zugänglichkeit oder Immersion. Diese beschreiben notwendige Voraussetzung dafür, dass eine Technologie prinzipiell für den Einsatz geeignet ist. Ein zweiter Bereich, der häufig unberücksichtigt bleibt, umfasst psychologische Faktoren, wie etwa Interesse, Neugierde, Technologieängstlichkeit und Technologieskepsis (Kothgassner et al. 2013). Die technologiespezifischen Faktoren sind insbesondere für den Bereich der gemeinsamen Entwicklung der Technologie unter Berücksichtig der Bedürfnisse und Expertise der Pflegekräfte entscheidend (Paulicke et al. 2019b, Schnall et al. 2016), bleiben jedoch laut Kothgassner meistens unberücksichtigt. Für den Bereich der Schulungskonzepte spielen insbesondere die psychologischen Faktoren eine wichtige Rolle, die Hinweise für die inhaltliche und didaktische Ausgestaltung der Schulungsangebote geben können, um digitale Kompetenzen aufzubauen und somit die Implementierung von DAT in die Versorgung mit voranzutreiben und zu unterstützen (Paulicke et al. 2019a).

5.2.4 Entwicklung passender Schulungsangebote

Um den diskutierten Bedarfen und Ansprüchen an Inhalte und Form eines Fortbildungskonzeptes zu DAT gerecht zu werden, wurde an der Martin-Luther-Universität Halle-Wittenberg im Rahmen der Projekte FORMAT und FORMAT CONTINUUM eine technologiebezogene Lernumgebung als Future Care Lab (FCL) aufgebaut.[28] Ziel des Lernraumes ist die Förderung eines Theorie-Praxis-Transfers, in dem DAT in einem offenen und flexibel gestaltbaren Raum praktisch erprobt und somit erfahrbar gemacht werden können (Jahn et al. 2020). Unter Berücksichtigung des durch Kothgassner hervorgehobenen Clusters an psychologischen Faktoren, die für die Konstitution der Nutzungsabsicht entscheidend sind und schließlich in einer tatsächlichen Techniknutzung münden (Kothgassner et al. 2013), wurde für die Einführung von DAT mit dem SEQI-Prozess ein strukturierter Edukations- und Transformationsprozess entlang der 4-Schritte-Sensibilisierung, Evaluative Einführung, Qualifizierung und Implementierung entwickelt (► Abb. 5.3).

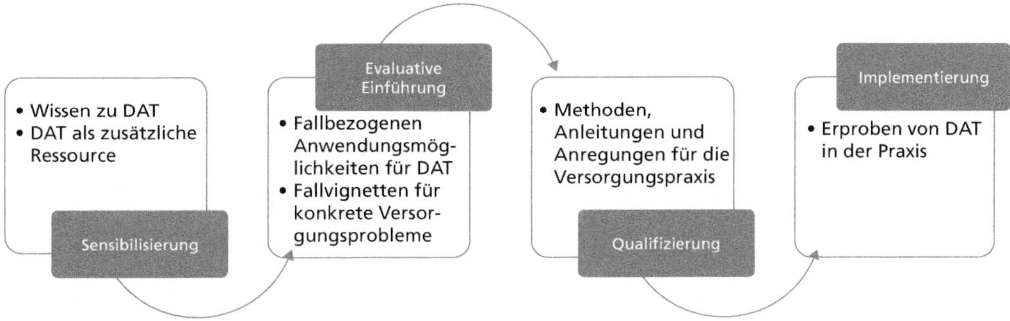

Abb. 5.3: Der SEQI-Prozess (Eigene Darstellung)

Der SEQI-Prozess vermittelt zunächst im Schritt der Sensibilisierung einen Überblick zu bereits verfügbaren DAT, schult darin, DAT als zusätzliche Ressourcen in den Pflegeprozess einzuplanen und reflektiert gemeinsam mit den Teilnehmenden, wo DAT gewinnbringend eingesetzt werden könnten. Pflegende sind damit in die Lage versetzt, DAT als zusätzliche Ressource für die Versorgung wahrzunehmen. Seine hohe Anwendungsorientierung erfährt der Prozess durch die Anleitung, Anregungen und Hilfestellungen in der Verwendung der DAT, im Schritt der Qualifizierung, und der gemeinsamen fallbasierten Reflexion möglicher Verwendungsweisen der DAT in der beruflichen Praxis. Im Zuge der evaluativen Einführung soll die Passgenauigkeit der Technologie für ein spezifisches Versorgungsproblem gemeinsam reflektiert und eruiert werden. Im Zentrum steht dabei ein gemeinsames Verständnis zwischen Pflegefachperson und Pflegebedürftigen hinsichtlich dieser Passfähigkeit zu erreichen. Denn nur wenn das Unterstützungsangebot zu einer wahrgenommenen Wirkung auf den Unterstützungsbedarf passt, werden die Vorrausetzung für den nächsten Schritt

28 Landeskompetenzzentrums Pflege Digital Sachsen-Anhalt (o. J.). *Homepage*. Zugriff am 25.10. 2024 unter https://format.medizin.uni-halle.de/.

geschaffen. Außerdem wird einer seitens der Pflegebedürftigen gefürchteten paternalistischen Entscheidungssituation vorgebeugt. Die DAT kann dann als Autonomiehilfe verstanden werden und nicht als Pflegeersatz.

Der letzte Schritt der Implementierung schließt den Theorie-Praxis-Transfer durch eine erste Erprobung der DAT in der eigenen Praxis ab.

Die vier Schritte versetzen somit die Teilnehmenden in die Lage, DAT in die eigene Versorgung passgenau, reflexiv, differenziert und adressatengerecht zu implementieren (Geist et al. 2022, Hofstetter et al. 2023a, Hofstetter et al. 2023b). Damit gestaltet der SEQI-Prozess eine Intervention, die darauf ausgelegt ist eine Lücke in der Fort- und Weiterbildungslandschaft für Pflegende zu schließen. SEQI schließt diese Lücke, indem einerseits theoretisches Wissen und praktische Fertigkeiten, aber darüber hinaus auch die entsprechende Einstellung hinsichtlich einer passgenauen Anwendung von DAT als Instrumente der pflegerischen Versorgung vermittelt werden. Diese offene Einstellung gegenüber DAT als ergänzende Ressourcen im Pflegeprozess, die als Nutzungsabsicht eine Vorstufe für die tatsächliche Nutzung abbildet, wird nur durch das Zusammenspiel aus Wissensvermittlung zu verfügbaren DAT und das notwendige Handwerkszeug zur Anwendung in Form von »digitalen Kompetenzen« erreicht.

Als ein Ergebnis aus den theoretischen Erkenntnissen im Rahmen der FORMAT-Projekte und unter Integration des SEQI-Prozesses startet ab September 2023 die Weiterbildung zum »Beratenden für digitale Gesundheitsversorgung« (BDG). Die Weiterbildung findet in den drei Modulen 1) »Grundlagen der digitalen Transformation und ihre Relevanz für die Gesundheits- und Pflegeberufe«, 2) »Digitale Transformation werteorientiert und professionell in die berufliche Praxis integrieren« und 3) »Persönliche Weiterbildung« statt, sodass theoretisches Fachwissen, praktische Anwendungskompetenzen und schließlich persönliche Kommunikations- und Methodenkompetenzen sinnvoll integriert werden. Schließlich soll mit der Weiterbildung die Entwicklung einer informierten, reflektierten und souveränen Handlungsweise im Umgang mit DAT vermittelt werden und somit den Veränderungsprozess bottom-up auf der Mitarbeiterebene mit anzustoßen und zu befördern. BDG vermittelt neben theoretischem Wissen rund um DAT insbesondere praktische Anwendungskompetenzen, aber auch ethische-reflexive Kompetenzen. Es geht dabei auch darum, DAT, entlang der Schritte des SEQI-Prozesses, erlebbar zu machen, mögliche Anwendungsbarrieren durch die Praxiserprobung zu reduzieren und somit die Implementierung von DAT zu fördern. Hierzu sollen die Teilnehmenden in Form eines Praxisprojekts eine schematische Umsetzungsstrategie für eine ausgewählte DAT in der Pflege entwickeln.

5.2.5 Schlussbetrachtung

Die vorgestellten Ergebnisse zeigen, dass Pflegende kaum Wissen und Anwendungskompetenzen zu bereits verfügbaren DAT besitzen. Die Entwicklung eines strukturierten Weiterbildungskonzeptes sowie die passende Wahl des Lernortes zu DAT werden durch die befragten Pflegenden als richtungsweisend für die spätere Anwendung von DAT in der Pflegepraxis beschrieben. Daher gilt es, die flächendeckende Vermittlung digitaler Kompetenzen für Pflegende durch Angebote der Aus-, Fort- und Weiterbildung voranzutreiben und v. a. einen strukturierten Edukations- und Transformationsprozess (bspw. wie SEQI-Prozess) als funktionalen Rahmen für die Verankerung in den Ländercurricula zu etablieren, damit die Theorie-Praxis-Lücke geschlossen werden kann. Durch einen so gesicherten, strategischen Kompetenzaufbau wird die notwendige Voraussetzung für eine gelingende digitale Transformation der pflegerischen Versorgung gelegt.

Literatur

Baierlein, J. (2017). *Grad der Digitalisierung im Gesundheitswesen im Branchenvergleich – Hinderungsgründe und Chancen*. In: Pfannstiel, M. A., Da-Cruz, P., Mehlich, H. (Hrsg.) *Digitale Transformation von Dienstleistungen im Gesundheitswesen II*, 1–11. Wiesbaden: Springer. doi: https://doi.org/10.1007/978-3-658-12393-2_1

Barnard, A. (2016). *Radical nursing and the emergence of technique as healthcare technology*. Nurs Philos, 17(1), 8–18. doi: https://doi.org/10.1111/nup.12103

Bearing Point (2017). *Jetzt und in die Zukunft. Smarte Gesundheit in Deutschland startet (noch) nicht durch*. Zugriff am 05.09.2024 unter: https://www.bearingpoint.com/de-de/downloadformular/?item=8551&module=474592

Becka, D., Bräutigam, C. & Evans, M. (2020). *»Digitale Kompetenz« in der Pflege: Ergebnisse eines internationalen Literaturreviews und Herausforderungen beruflicher Bildung*. Gelsenkirchen: Institut Arbeit und Technik (IAT).

Bertelsmann Stiftung (Hrsg.) (2018). *#Smart Health Systems: Digitalisierungsstrategien im internationalen Vergleich*. Zugriff am 05.09.2024 unter: https://www.bertelsmann-stiftung.de/de/publikationen/publikation/did/smarthealthsystems

Bräseke, G., Nägele, G. & Lingot, N. (2019). *Einsatz von robotischen Systemen in der Pflege in Japan mit Blick auf den steigenden Fachkräftebedarf*. Berlin: IGES Institut. Zugriff am 05.09.2024 unter: https://www.bmwk.de/Redaktion/DE/Publikationen/Studien/einsatz-von-robotischen-systemen-pflege-japan.pdf%3F__blob%3DpublicationFile%26v%3D4

Buhtz, C. et al. (2018a). *Robotische Systeme zur pflegerischen Versorgung im häuslichen Umfeld: Ein Scoping Review*. Z. Evid. Fortbild. Qual. Gesundh.wesen (ZEFQ). Advance online publication. 137–138, 1–8. doi: https://doi.org/10.1016/j.zefq.2018.09.003

Buhtz, C. et al. (2018b). *Einsatz und Anwendung robotischer Systeme zur pflegerischen Versorgung im häuslichen Umfeld: Ein Scoping Review*. Düsseldorf: German Medical Science GMS Publishing House. Doc18ebmP5-7. doi: https://doi.org/10.3205/18EBM111

Buhtz, C., Paulicke, D., Hofstetter, S. et al. (2020). *Technikaffinität und Fortbildungsinteresse von Auszubildenden der Pflegefachberufe: eine Onlinebefragung*. HBScience, 11, 3–12. doi: https://doi.org/10.1007/s16024-020-00337-5

Bundesministerium für Gesundheit (BMG) (Hrsg.) (2023). *Gemeinsam Digital – Digitalisierungsstrategie für das Gesundheitswesen und die Pflege*. Zugriff am 24.06.2024 unter: https://www.bundesgesundheitsministerium.de/fileadmin/Dateien/3_Downloads/D/Digitalisierungsstrategie/BMG_Broschuere_Digitalisierungsstrategie_bf.pdf

Czaja, S. J., Charness, N., Fisk, A. D. et al. (2006). *Factors predicting the use of technology: Findings from the Center for Research and Education on Aging and Technology Enhancement (CREATE)*. Psychol Aging, 21(2), 333–352. doi: https://doi.org/10.1037/0882-7974.21.2.333

Deutscher Ethikrat (Hrsg.) (2020). *Robotik für gute Pflege: Stellungnahme*. Berlin.

Geist, L., Immenschuh, U., Jahn, P. et al. (2022). *Identifikation von lernfördernden Maßnahmen zur Einführung von digitalen und assistiven Technologien (DAT) in Prozesse der pflegerischen Versorgung: eine qualitative Studie*. HBScience 13, 152–161. doi: https://doi.org/10.1007/s16024-022-00372-4

Hirt, J., Meyer, G. & Beer, T. (2021). *Nutzungsoptionen von technischen Assistenzsystemen für Personen mit Demenz in der Schweiz: eine qualitative Interviewstudie mit Expertinnen und Experten*. Z. Evid. Fortbild. Qual. Gesundh.wesen (ZEFQ), 166, 69–78. doi: https://doi.org/10.1016/j.zefq.2021.09.002

Hofstetter, S., Lehmann, L., Zilezinski, M. et al. (2022). *Vermittlung digitaler Kompetenzen in der Pflegeausbildung – eine Vergleichsanalyse der Rahmenpläne von Bund und Ländern*. Bundesgesundheitsbl, 65(9), 891–899. doi: https://doi.org/10.1007/s00103-022-03575-2

Hofstetter, S., Richey, V. & Jahn, P. (2019). *Digitale Revolution: Survey zur Akzeptanz sozial assistiver Technologien in der Pflege*. Die Schwester/Der Pfleger (9): 32–34.

Hofstetter, S., Kraft, B. & Jahn, P. (2023a). *Roboter – die neuen Kollegen im Team?* Gesundheits- und Sozialpolitik (G&S), 77(2), 38–46. doi: https://doi.org/10.5771/1611-5821-2023-2-38

Hofstetter, S., Zilezinski, M., Paulicke, D. et al. (2023b). *Der SEQI-Prozess: Kompetenzerwerb als Voraussetzung für die Anwendung von digitalen und assistiven Technologien (DAT) als ergänzende Ressourcen in der Gesundheitsversorgung*. In: Reiber, K., Weyland, U. & Koschel, W. (Hrsg.), *Digitalisierung in den Gesundheitsberufen*. Leverkusen/Opladen: Verlag Barbara Budrich.

Hofstetter, S., Zilezinski, M., Wolf, A. et al. (2023c). *Dfree ultrasonic sensor in supporting quality of life and patient satisfaction with bladder dysfunction*. Int J Urol Nurs, 17(1), 62–69. doi: https://doi.org/10.1111/ijun.12334

Hülsken-Giesler, M. (2019). *Robotik für die Pflege: Pflegewissenschaftliche Begründungen und Bewertungen*. In: Hergesell, J., Maibaum, A. & Meister,

M. (Hrsg.) *Genese und Folgen der »Pflegerobotik«: Die Konstitution eines interdisziplinären Forschungsfeldes*, 146–158. Weinheim/München: Juventa.

Jahn, P., Schwarz, K. & Stoevesandt, D. (2020). *FORMAT Projekt: Assistive Technologie und Gesundheitsversorgung.* Halle (Saale). Dorothea-Erxleben-Lernzentrum. Zugriff am 24.06.2024 unter: https://format.medizin.uni-halle.de/wp-content/uploads/2021/04/2020-Format-Report_Web_final-1.pdf

Kothgassner, O., Felnhofer, A., Hauk, N. et al. (2013). *TUI: Technology Usage Inventory.* Wien. Fakultät für Psychologie Universität Wien.

Kramer, B. (2016). *Die Akzeptanz neuer Technologien bei pflegenden Angehörigen von Menschen mit Demenz Dissertation,* Ruprecht-Karls-Universität, Heidelberg. Zugriff am 24.06.2024 unter: https://archiv.ub.uni-heidelberg.de/volltextserver/20856/

Kuhn, S. (2019). *Wie revolutioniert die digitale Transformation die Bildung der Berufe im Gesundheitswesen?* Gemeinsame Jahrestagung der Gesellschaft für Medizinische Ausbildung (GMA), des Arbeitskreises zur Weiterentwicklung der Lehre in der Zahnmedizin (AKWLZ) und der Chirurgischen Arbeitsgemeinschaft Lehre (CAL). Frankfurt/M., 25.–28.09.2019. Düsseldorf: German Medical Science GMS Publishing House. DocV3-02. doi: https://doi.org/10.3205/19gma018

Luthe, E.-W., Müller, S. V. & Schiering, I. (Hrsg.) (2022). *Gesundheit. Politik - Gesellschaft - Wirtschaft. Assistive Technologien im Sozial- und Gesundheitssektor.* Wiesbaden: Springer VS. Zugriff am 24.06.2024 unter: https://ebookcentral.proquest.com/lib/kxp/detail.action?docID=6885493

Paulicke, D., Buhtz, C., Meyer, G. & Jahn, P. (2019a). *Beratungsansätze zu assistiven Technologien in der Pflege von Menschen mit Demenz.* Pflege Z, 32(6), 315–323. doi: https://doi.org/10.1024/1012-5302/a000701

Paulicke, D., Wedler, K. & Buhtz, C. (2019b). *Partizipative Integration von technischen Innovationen in der Versorgung.* Blätter Der Wohlfahrtspflege, 166(1), 21–23. doi: https://doi.org/10.5771/0340-8574-2019-1-21

Peek, S. T. M., Wouters, E. J. M., Luijkx, K. G. et al. (2014). *Factors influencing acceptance of technology for aging in place: a systematic review.* Int J Med Inform, 83(4), 235–248. doi: https://doi.org/10.1016/j.ijmedinf.2014.01.004

Rösler, U., Schmidt, K., Merda, M. et al. (2018). *Digitalisierung in der Pflege: Wie intelligente Technologien die Arbeit professionell Pflegender verändern.* Berlin: Bundesanstalt für Arbeitsschutz und Arbeitsmedizin.

Rothmann, L., Ritter-Herschbach, M., Jahn, P. & Sedding, D. (2023). *DigitHAL HF-Net – Digitales Herzinsuffizienz-Netzwerk in der Region Halle (Saale): eine Living-Lab-Studie zur nutzerzentrierten Entwicklung eines hybriden Versorgungsmodells für Patient:innen mit Herzinsuffizienz.* 24. Jahrestagung des Netzwerks Evidenzbasierte Medizin. Advance online publication. doi: https://doi.org/10.3205/23ebm021 (German Medical Science GMS Publishing House).

Schnall, R., Rojas, M., Bakken, S. et al. (2016). *A user-centered model for designing consumer mobile health (mHealth) applications (apps).* J Biomed Inform, 60, 243–251. doi: https://doi.org/10.1016/j.jbi.2016.02.002

Stoevesandt, D., Jahn, P., Watzke, S. et al. (2021). *Akzeptanz und Wissenstransfer in einem Patienteninformationsgespräch vor MRT-Untersuchungen – Vergleich von humanoidem Roboter und Tablet-Computer: Eine randomisiert-kontrollierte Studie.* Rofo, 193(8), 947–954. doi: https://doi.org/10.1055/a-1382-8482

World Health Organization (WHO) (2018). *Assistive technology. World Health Organization* (WHO). Zugriff am 05.09.2024 unter: https://www.who.int/news-room/fact-sheets/detail/assistive-technology

Zettl, A. & Trübswetter, A. (2018). *Digitale Transformation in der Pflege – Neue Ansätze für die nutzerzentrierte Implementierung. Dresden.* Gesellschaft für Informatik e. V. und die German UPA e. V.

Zoller, R., Weiß, C., Kießling, P. J. et al. (2023). *Einfluss der digitalen Dokumentation auf die Arbeitszeit und den Arbeitsablauf auf der Intensivstation.* Pflege, *37(3), 159–167.* doi: https://doi.org/10.1024/1012-5302/a000940

Zöllick J.C., Kuhlmey A., Suhr R. et al. (2020). *Akzeptanz von Technikeinsatz in der Pflege.* In: Jacobs, K., Kuhlmey, A. & Greß, S. (Hrsg.), *Pflege-Report 2019: Mehr Personal in der Langzeitpflege - aber woher?* Berlin/Heidelberg: Springer.

5.3 Begleitete Berufseinmündung in der Pädiatrie

Dean Shams

Sind Absolventinnen und Absolventen nach der Ausbildung bereit für die Arbeit in der Pädiatrie? Mit dem Wandel hin zu einem gemeinsamen generalistischen Berufsprofil gehen für Berufseinsteigerinnen und Berufseinsteiger zahlreiche fachliche und soziale Herausforderungen einher. In diesem Beitrag soll als möglicher Lösungsansatz die strukturellen Berufseinmündung in der Pädiatrie dargestellt werden.

5.3.1 Der Berufseinstieg als Herausforderung

Die EACH (European Association for Children in Hospital) Charta stärkt seit 1988 die Rechte kranker Kinder im Krankenhaus und fordert in Artikel 8: »Kinder sollen von Personal betreut werden, das durch Ausbildung und Einfühlungsvermögen befähigt ist, auf die körperlichen, seelischen und entwicklungsbedingten Bedürfnisse von Kindern und ihren Familien einzugehen« (AKIK 2018, S. 22). Dies wird zukünftig im pflegerischen Kontext vorrangig von Pflegefachfrauen und Pflegefachmännern mit Vertiefung in der Pädiatrie sichergestellt, obwohl den Absolventinnen und Absolventen der generalistischen Pflegeausbildung – unabhängig von einer Vertiefung – die Möglichkeit offensteht, im Berufsfeld professioneller Kinder- und Jugendpflege zu arbeiten und dieses mitzugestalten.

Welche pflegerischen Besonderheiten gibt es in der Pädiatrie und Neonatologie? Welche Erwartungen und Motive begleiten den Einstieg in diesen Bereich des professionellen Pflegeberufs? Wie kann eine sichere und systematische Einführung erfolgen, die gleichzeitig die Sicherheit der jungen Pflegeempfängerinnen und -empfänger gewährleistet (Gahlen-Hoops & Busch 2023)? Diese und ähnliche Fragen wurden sicherlich in den letzten Jahren und Monaten vermehrt in deutschen Kinderkliniken gestellt. Denn mit dem Inkrafttreten des Pflegeberufereformgesetztes im Jahr 2020 hat sich die Pflegeausbildung inhaltlich und strukturell gewandelt. Die klassischen Ausbildungszweige der Altenpflege, Gesundheits- und Kranken- sowie der Gesundheits- und Kinderkrankenpflege entfallen und werden durch die generalistische Pflegeausbildung mit dem Abschluss »Pflegefachfrau bzw. -mann« ersetzt. Für den pädiatrischen Ausbildungszweig bedeutet dies den Wegfall von 1.200 Stunden theoretischer und praktischer Lerninhalte (§ 1 KrPflAPrV) hin zu 60 bis 120 praktischen Stunden für angehende Pflegefachpersonen ohne pädiatrische Vertiefung (Anlage 7 PflAPrV). Dabei ist nicht sichergestellt, dass der praktische Einsatz in einem akutpflegerischen Bereich der Pädiatrie stattfinden kann. Viele Inhalte der früheren Ausbildung in der Gesundheits- und Kinderkrankenpflege erfüllen nicht mehr die neuen Anforderungen der Rahmenlehrpläne der Fachkommission nach § 53 Pflegeberufegesetz (PflBG) und können somit nicht mehr den vollen Umfang an pädiatriebezogenen Lerninhalten abdecken (Marx 2020). Die ersten Absolventen und Absolventinnen der generalistischen Pflegeausbildung treten nun sukzessive ins Berufsleben ein und haben die freie Auswahl der Handlungsfelder in der Pflege. Verschiedene Herausforderungen werden sichtbar und sollten konstruktiv angegangen werden.

Die generalistische Pflegeausbildung legt das Verständnis nahe, nun als Grundausbildung verstanden zu werden, die auf die grundlegenden pflegerischen Kernaufgaben vorbereitet und nur exemplarisch spezielle Pflegesituationen beleuchten kann. Daher können viele spezifische Versorgungsbereiche nicht ausreichend abgedeckt werden – weder in der Theorie noch in der Praxis (Rohde 2023).

Angesichts des zunehmenden Mangels an Pflegefachpersonen sind innovative Ideen für eine handlungsorientierte Wissensvermittlung in der Pädiatrie und Neonatologie nach der generalistischen Pflegeausbildung gefragt. Mit dem Berufsstart als Ereignis beginnt auch ein Zustand der Instabilität und Veränderung für neue Pflegefachpersonen. Der Schritt nach dem Abschluss der Ausbildung zu einer voll verantwortlichen und professionellen Pflegefachperson zeichnet solch ein Ereignis nach (Duchscher 2023). Die pädiatrische und neonatologische Versorgung ist ein spezialisiertes Gebiet, in dem die Pflege auf die Bedürfnisse und Anforderungen von Säuglingen, Kindern und Jugendlichen aber auch jungen Erwachsenen ausgerichtet ist. Die pflegerische, sowie medizinische Versorgung ist besonders vielfältig und komplex. »Diese Vielfalt stellt Berufsanfänger vor eine noch größere Herausforderung« (Korzen 2020, S. 154). Forschungen stellten heraus, dass die Eingliederung von Berufseinsteigenden in die Praxis durch ein strukturiertes Einarbeitungsprogramm zu einer Steigerung der Kompetenzen, Reduzierung von Fehlern, reduziertem Stress und zu einer erhöhten Arbeitszufriedenheit führt (Sutor & Painter 2020). Ein Traineeprogramm für die Pädiatrie und Neonatologie kann dazu beitragen, zukünftige Pflegefachfrauen und Pflegefachmänner strukturell zu begleiten und sie in die Lage zu versetzen, im Bereich der Pädiatrie und Neonatologie professionell, sicher und fachlich kompetent zu handeln und integriert zeitgleich den Beruf der Pflegefachfrau bzw. Pflegefachmann, unabhängig der praktischen Vertiefung, ins professionelle Berufsbild der Kinder- und Jugendpflege. Zeitgleich wird das Selbstverständnis des lebenslangen Lernens gleich zu Beginn des Berufseinstiegs aktiviert (§ 5 Abs. 1 PflBG).

5.3.2 Traineeprogramm für die pädiatrische Versorgung

Mit der generalistischen Ausbildung zur Pflegefachfrau bzw. zum Pflegefachmann vollzieht sich auch ein Wandel des in der Ausbildung erworbenen Kompetenz- und Handlungsspektrums. Damit einhergehend ist es notwendig, dass sich auch die Rahmenbedingungen und Organisationsstrukturen der praktischen Arbeitsfelder verändern, vor allem in den Bereichen der Personalentwicklung, der Arbeit in Teams, des Onboardings oder der strukturierten Einarbeitung (Holldorf 2020).

In der Klinik und Poliklinik der Kinder- und Jugendmedizin der Uniklinik Köln wurde die Stelle einer pflegedidaktischen Leitung geschaffen, welche mit Hilfe einer Arbeitsgruppe aus den verschiedenen pflegerischen Bereichen ein zehnmonatiges Traineeprogramm konzipiert hat. Ziel ist es, Onboarding-Prozesse und Fortbildungsinhalte zu schaffen und die praktische Einarbeitung zu unterstützen. Die Zielgruppe sind primär Pflegefachpersonen ohne pädiatrische Vertiefung. Die pflegedidaktische Leitung entspricht einer leitenden Fachposition im Bereich Bildung und stärkt die pflegedidaktische Perspektive im Pflegedienst (Uniklinik Köln 2023).

Lemke (2020) bezeichnet *Onboarding-Prozesse* als das *An-Bord-Nehmen* neuer Mitarbeiterinnen und Mitarbeiter. Damit ist die allgemeine Einführung, die fachliche Einarbeitung und die soziale Integration gemeint. Folglich werden im Traineeprogramm alle drei Komponenten zur Zielsetzung miteinander in Verbindung gesetzt. Rohde (2023) bezeichnet drei Ebenen der pädagogischen Verantwortung für pädiatriebezogene Lernprozesse. Diese drei Ebenen spiegeln sich ebenso im Traineeprogramm wider und zeichnen so eine *faktische* Ebene, *emotionale* Ebene und *didaktische* Ebene nach.

Im Traineeprogramm werden drei Säulen deutlich, diese bespielen die oben genannten drei Ebenen gleichermaßen:

- Theorie-Praxis-Transfer
- Praktische Einarbeitung im spezialisierten Handlungsfeld
- Psychosoziale und fachliche Begleitung *(Jour Fixe)*.

Das Traineeprogramm beginnt mit dem ersten Arbeitstag und beinhaltet eine persönliche Begrüßung durch den bzw. die Vorgesetzten, die Vorstellung des Traineeprogramms und der Schnittstellen, eine Führung durch die Kinderklinik mit den wichtigen Ankerpunkten, sowie eine erste systemische Einführung in die Arbeit (z. B. in das IT-System). Darüber hinaus werden im Laufe des Traineeprogramms geplante Feedback-Gespräche in den ersten sechs Monaten mit der neuen Pflegefachperson und mit dem Einarbeitungspaten bzw. der Einarbeitungspatin geführt. Moderiert und dokumentiert werden diese durch die pflegedidaktische Leitung. So wird die individuelle Entwicklung der Teilnehmenden nachvollziehbar. Jeder und jede Teilnehmende kann bis zu zwei Bereiche der Kinderklinik auswählen, um diese kennenzulernen. So ergibt sich ein individueller Wachstumsprozess, an dessen Ende die Entscheidung über die zukünftigen Einsatzfelder stehen kann. Das Traineeprogramm ermöglicht so einen individuellen Lernprozess, durch den die eigenen Interessen und Erwartungen identifiziert und ausgeschärft werden können (Scheffelt 2012). Es handelt sich hierbei um einen wechselseitigen Prozess: Auf der einen Seite stehen die Interessen und Erwartungen der Lernenden, auf der anderen die Erwartungen der Einarbeitenden, die klar herausgearbeitet und transparent dokumentiert werden müssen. Auf diese Weise können manifeste, latente, aber auch subjektive Bedürfnisse identifiziert werden (Jindra 2023). Das Richtziel im Traineeprogramm liegt in der Schärfung der beruflichen Handlungskompetenz und bedeutet, auf Basis von Kenntnissen, Fähigkeiten und Fertigkeiten in unterschiedlichen Situationen der Pädiatrie und Neonatologie handlungsfähig zu sein. Dabei ist das Traineeprogramm unterstützend beim Kompetenzerwerb, der mit Hilfe verschiedener Modelle messbar gemacht werden kann – zum Beispiel mit Benners Stufen der Pflegekompetenz. Um die Anforderungen und Inhalte der Fachpraxis erfüllen zu können, müssen sich die Teilnehmenden mit ihren jeweiligen Kompetenzprofilen im Programm wiederfinden und in realen Arbeitsprozessen trainieren. Das Traineeprogramm richtet didaktische Lehr- und Lernmöglichkeiten im Theorie-Praxis-Transfer nach den vorhandenen Kompetenzprofilen der Teilnehmenden aus (Kühme 2023).

5.3.3 Theorie-Praxis-Transfer

Zentral ist der Theorie-Praxis-Transfer, der unter anderem mit dem *problemorientierten Lernen* arbeitet. Diese Methode setzt selbstverantwortliches Agieren voraus und unterstützt die Lernenden angemessen im lebenslangen Lernen (Mamerow 2021, § 5 Abs. 1 PflBG). Die pflegerischen Schwerpunkte im Theorie-Praxis-Transfer beinhalten praktische Einsatzmöglichkeiten auf den verschiedenen pädiatrischen Stationen mit der Möglichkeit, in den Bereichen eingesetzt zu werden. Im Theorie-Praxis-Transfer werden z. B. die Versorgung von Patientinnen und Patienten mit Nierenersatzverfahren, die prä- und postoperative Versorgung bei einer kardiochirurgischen Operation, die kinderonkologische Versorgung sowie die Früh- und Neugeborenenpflege thematisiert. Dabei wird der Ausbau an spezifischen Kompetenzen in der Pädiatrie zielgerichtet angebahnt, wie z. B. die spezifischen Beobachtungsschwerpunkte in der Pädiatrie, die Angehörigenarbeit, sowie die Erweiterung der Handling-Fähigkeiten. Außerdem verstärkt das Lernen im Skills Lab verschiedene Ebenen des Lernens: Situiertes Lernen, handlungsorientiertes Lernen, sowie das Lernen anhand lerntheoretischer Aspekte des Kognitivismus können darunter subsumiert werden (VIFSG 17). Das Konzept enthält verschiedene Lernmöglichkeiten in verschiedenen Modulen, welche von allen neuen Pflegefachpersonen (ohne Vertiefung in der Pädiatrie) durchlaufen werden sollten.

Das gesamte Traineeprogramm basiert auf den Ansätzen der themenzentrierten Interaktion (TZI) nach Ruth Cohn: Das pädagogische Handlungskonzept setzt Grundlagen der Gruppenbildung und Zusammenführung neuer Gruppen um. Ziele sind soziales Lernen, Förderung persönlicher Entwicklung sowie Wissensvermittlung. Cohn beschreibt das Lernen in der Gruppe als persönliche Beteiligung, wenn Teilnehmende eigene Erfahrungen ansprechen und thematisieren können (gleiches gilt für Experten und Expertinnen aus der Praxis, welche als Dozierende Themen vermitteln). Die Gruppe nimmt dabei z. B. »(…) sein heftiges Herzklopfen, sein schweres Atmen, seine Tränen und seine Freuden als wichtig auf« (Cohn 2004, S. 112). Die TZI und das Konzept des problemorientierten Lernens lassen sich beide gewinnbringend in das Traineeprogramm einbetten.

Vor allem zu Beginn wird den Berufseinsteigenden klar, dass die Pflegeausbildung nicht alle klinischen Situationen lehren konnte, die nun in der Praxis erwartet werden. Für die Berufseinsteigenden bedeutet dies eine zweifache Herausforderung: lernen und anwenden (Duchscher 2023). Diese beiden Komponenten haben im Traineeprogramm eine bedeutende Rolle. Der Theorie-Praxis-Transfer unterstützt in der Bewältigung dieser Herausforderungen und stößt damit die selbstständige Erweiterung der Kompetenzen an.

Zudem treffen sich alle Berufseinsteigenden der Pädiatrie/Neonatologie innerhalb der zehn Monaten regelmäßig im Rahmen des Theorie-Praxis-Transfers oder zum *Jour Fixe*. So können sich die neuen Pflegefachpersonen auch stationsübergreifend finden, vernetzen und in einen offenen Austausch gehen. Dies bestärkt eine werteorientierte und soziale Integration gleichermaßen und kann verschiedene Synergieeffekte loslösen, welche vor allem die Zusammenarbeit der verschiedenen Bereiche betreffen kann.

5.3.4 Praktische Einarbeitung

Die praktische Einarbeitung wird fachlich durch den Theorie-Praxis-Transfer zwar unterstützt, dennoch kommt der Kern der Arbeit im spezialisierten und von der neuen Pflegefachperson ausgesuchten pädiatrischen bzw. neonatologischen Bereich zum Tragen. In der Einarbeitung ist besonders wichtig, dass die Berufseinsteigenden auf Menschen und Situationen treffen, die 1. beständig, 2. vorhersagbar, 3. stabil, 4. vertraut sind und so 5. Erfolge ermöglichen. Diese Merkmale sollten gegeben sein, um als neue Pflegefachperson auch Erfolge generieren zu können. In der Einarbeitung müssen alle Beteiligten sich darüber bewusst sein, dass auch Grenzen in der Praxis gezogen werden müssen. Mit den Merkmalen Beständigkeit, Vorhersagbarkeit, Stabilität und Vertrautheit kann die Praxis die gegenwärtigen Grenzen der Fähigkeiten von neuen Pflegefachpersonen frühzeitig berücksichtigen. Eine sichere Einarbeitung kann demnach erfolgen, wenn die *Beständigkeit* besteht, (möglichst) kontinuierlich mit der Einarbeitungspatin bzw. dem Einarbeitungspaten zu arbeiten und damit ein kontinuierliches Mentoring zu erhalten (Duchscher 2023). Auch die zu versorgenden Patientinnen und Patienten sollten zunächst kompetenzorientiert gewählt werden. Zu Beginn der Einarbeitung sind Patientinnen und Patienten zu versorgen, bei denen keine akuten Veränderungen bzw. Verschlechterungen der Pflegediagnosen zu erwarten sind. Die Komplexität der Pflegesituationen wird sich schrittweise steigern. Eine *Vorhersagbarkeit* ist gegeben, wenn frühzeitig die Dienstplanung der neuen Pflegefachpersonen erfolgt – das bedeutet zu wissen, wann, wo und mit wem die Einarbeitung erfolgt – und die Patientinnen und Patienten im Vorfeld abgesteckt und als Richtschnur verstanden werden. *Vertrautheit* entsteht, wenn die neue Pflegefachperson mit der Umgebung und der Institution insoweit vertraut ist, dass sie weiß, wo sie die Arbeitsmittel findet, die gebraucht werden. Aus diesen Faktoren konstruiert sich eine Stabilität, die gerade zu Beginn unerlässlich ist (ebd.). Insgesamt können durch eine gründlich strukturierte Einarbeitungsplanung eine Vielzahl dieser multifaktoriellen Bedingungen erfüllt werden. Im Traineeprogramm ist es wichtig, sukzessive die bestehenden Einarbeitungskonzepte an die neue Situation anzupassen und die Fähigkeiten, die in der generalistischen Pflegeausbildung erworben wurden, mitzudenken. Dabei spielen vor allem die ersten Erfahrungen eine entscheidende Rolle. Die Begleitung von neuen Pflegefachpersonen und der Patin bzw. des Paten, sind in der Implementierung nicht zu unterschätzen.

5.3.5 Psychosoziale Begleitung

Berufliche Erfahrungen gehen insbesondere während des Berufseinstiegs mit einprägsamen und prägenden Erlebnissen einher. Eine wie auch immer gestaltete begleitende Reflexion ist hilfreich und wird im Rahmen des Programms ermöglicht. Sie kann im Rahmen eines kollegialen Austauschs stattfinden, um die eigenen Handlungen zu hinterfragen (VdPB 2023). Die psychosoziale Begleitung im Traineeprogramm wird zusätzlich über einen regelmäßigen, monatlichen Termin sichergestellt. Dieser wird als *Jour Fixe* bezeichnet und knüpft mit dieser Bezeichnung an bereits etablierte Besprechungsrunden des Klinikums an. Ein wichtiges Kriterium in der Berufseinmündung wird das Nachdenken über Handlungen und Empfindungen sein. Das Reflektieren und Wahrnehmen waren schon im Rahmen der praktischen Ausbildung ein wichtiges Instrument »[...] über seine Beobachtungen und Gefühle zu reden, offen gebliebene Fragen anzusprechen, Wünsche nach Ergänzung und Übung zu äußeren, seinen Stand im Rahmen der Ausbildung zu bestimmen [...]« (Denzel 2019, S. 136).

Auch in der Berufseinmündung sollen die Teilnehmer und Teilnehmerinnen dazu angeregt werden, ihre Eindrücke und Handlungen zu reflektieren und Situationen mit ihrem Selbstverständnis von Pflege zu betrachten. Zudem können die besprochenen Situationen als Lerngewinn für alle Teilnehmer und Teilnehmerinnen generiert werden. Die Tatsache, dass sich alle Teilnehmer und Teilnehmerinnen im Traineeprogramm in einer ähnlichen Situation befinden, kann das Lernen in der Gruppe verstärken. Die Methode der kollegialen Beratung bildet hier das zentrale Element. Es handelt sich um ein Beratungsverfahren, bei dem sich die Teilnehmer und Teilnehmerinnen in regelmäßigen Abständen systematisch zu bestimmten beruflichen Herausforderungen aus ihrem Arbeitsalltag gegenseitig beraten. Kollegiale Beratung ist eine strukturierte Fallberatung, welche in einer festen und selbstgesteuerten Gruppe von Berufseinsteigenden in der Pädiatrie und Neonatologie durchgeführt wird. Ein wichtiges Kriterium stellt die Gleichrangigkeit und Gleichberechtigung aller Gruppenmitglieder dar. Das Fehlen eines professionellen Moderators oder einer Moderatorin bzw. Supervisor oder Supervisorin unterscheidet die kollegiale Beratung von anderen etablierten Reflexionsformaten (Kocks & Segmüller 2018). Das Traineeprogramm organisiert dabei feste Termine und Räumlichkeiten, die für die kollegiale Beratung bereitstehen. Das Angebot der Durchführung einer kollegialen Beratung bleibt freiwillig und kann demnach auch in einen konstruktiven Austausch münden. Die erste praktische Einführung in die kollegiale Beratung (Rahmen und Inhalte) erfolgt über die pflegedidaktische Leitung.

5.3.6 Projektstart und erste Eindrücke

Das Traineeprogramm in der Pädiatrie und Neonatologie der Uniklinik Köln startete erstmals am 01.10.2023 mit insgesamt zehn

Teilnehmerinnen und Teilnehmern. Die ersten Tage im Theorie-Praxis-Transfer sind absolviert und im direkten Anschluss daran hat das Mentoring begonnen. Alle Teilnehmenden haben sich entschieden, zunächst auf einer Station zu arbeiten. Der erste Eindruck von allen Beteiligten ist sehr positiv. Doch vor allem zu Beginn der praktischen Einarbeitung werden von einem Großteil der Teilnehmer und Teilnehmerinnen Grenzen in den eigenen Fähigkeiten wahrgenommen. Im konkreten wurden hier das Theoriedefizit sowie die fehlenden Handling-Fähigkeiten genannt. Diese beiden Aspekte können im Traineeprogramm berücksichtigt werden, sie sind jedoch mit Eigeninitiative in der Aneignung spezifischer Lerninhalte und – mit zunehmender Erfahrung – mit dem Austausch mit erfahrenen Pflegefachpersonen zu verbinden. Hierfür stehen Experten und Expertinnen der einzelnen Bereiche sowie die pflegedidaktische Leitung zur Verfügung.

Als erster Erfolg kann genannt werden, dass es gelungen ist, in kurzer Zeit ein solches Projekt von der Idee bis zur Umsetzung zu entwickeln und dies durch die Unterstützung aller Beteiligten zu verwirklichen. Das oberste Ziel bleibt jedoch zu verfolgen: die fachliche und soziale Integration der eingesetzten Pflegefachfrauen und Pflegefachmänner in ihren gewählten Bereichen. Für die Kollegen und Kolleginnen auf den Stationen besteht schon jetzt eine gute Aussicht auf sehr gut eingearbeitete Kolleginnen und Kollegen.

5.3.7 Diskussion und Fazit

Zusammenfassend kann festgehalten werden, dass die erste Zeit in einem neuen pflegerischen Handlungsfeld unterstützt werden muss. Ein gelingendes Onboarding ist die Voraussetzung für eine nachhaltige Integration von Pflegefachpersonen in das Team. Onboarding bezeichnet alle Maßnahmen zur Eingliederung neuer Mitarbeitenden in ein Unternehmen. Onboarding geht über die eigentliche Personalbeschaffung hinaus und verfolgt dabei soziale, fachliche und werteorientierte Ziele (Holldorf 2018). Onboarding-Prozesse gemeinsam mit der praktischen Einarbeitung und der Integration einer Pflegefachperson ins Unternehmen zu denken, kann mannigfaltige positive Auswirkungen aufweisen. Es senkt langfristige Rekrutierungskosten und vermindert das Kündigungs- und Fluktuationsrisiko. »Wenn also in einem Projekt lediglich ein einziger Mitarbeiter dank professionellen Onboardings nicht kündigt, dann hat sich die weitaus geringere Investition in eine solcher Maßnahme sofort mehrfach bezahlt gemacht« (ebd., S. 17).

> »Die Entwicklung zu einem neuen professionellen Bewusstsein ist schlichtweg nicht mehr umkehrbar und dringend erforderlich« (Sigl-Lehner 2023).

Um die Qualität in der Versorgung von Kindern und Jugendlichen sicherzustellen, bedarf es einer klar strukturierten und transparenten theoretischen und praktischeren Einarbeitung von generalistisch ausgebildeten Pflegefachpersonen ohne pädiatrische Vertiefung. Eine allgemeingültige Lösung fehlt bisher, ein *Nachholen* einer pädiatrischen Vertiefung nach Ausbildungsende ist gesetzlich nicht vorgesehen. Eine Spezialisierung in der Gesundheits- und Kinderkrankenpflege konnte – als verlängerte Übergangslösung – zwar bis 2024 erfolgen. Nur ein Bruchteil der Ausbildungsinstitute für Gesundheitsfachberufe bietet die Spezialisierung in der Gesundheits- und Kinderkrankenpflege an. Das Bundesland Bayern weist z. B. *keine* Schulen für die Spezialisierung in der Gesundheits- und Kinderkrankenpflege auf (Millich 2023). Die Gründe hierfür sind vielfältig. Insbesondere die fehlende internationale Anerkennung und die Unklarheit bezüglich der Vorbehaltstätigkeiten außerhalb des pädiatrischen Bereiches sind geeignet, über eine Herabsetzung der *spezialisierten Kinderkrankenpflege* zu diskutieren.

Die ersten Erfahrungen von Berufseinsteigenden ohne Vertiefung in der Pädiatrie im

Handlungsfeld der Pädiatrie bzw. Neonatologie zeigen, dass eine deutliche Verlängerung der praktischen Einarbeitung unausweichlich ist. Viele Häuser erarbeiten auf dieser Grundlage eigene Konzepte zur Spezialisierung in der Pädiatrie, anderen fehlt diese Ressource. Daher bleibt der dringende Handlungsbedarf eines lernermöglichenden Berufseinstiegs für alle generalistisch ausgebildeten Pflegefachpersonen, die sich für die pädiatrische Versorgung interessieren.

Die generalistische Ausbildung vergegenwärtigt nunmehr, dass lebenslanges Lernen erforderlich ist (§ 5 Abs. 1 PflBG) und die Kompetenzentwicklung sich nach der Ausbildung kontinuierlich fortsetzt. Traineeprogramme können die ersten Herausforderungen nach der Ausbildung strukturell begleiten und einen lernermöglichenden Berufseinstieg zur vertieften Einarbeitung in spezialisierten Arbeits- und Handlungsfeldern der Pflege bieten. Doch ebenso zeigen Traineeprogramme auf, welche besondere Rolle die Berufseinmündung in den spezifischen Arbeits- und Handlungsfeldern zukommt (Rohde 2023). Mit der Einführung des Pflegeberufegesetztes erhalten die praktischen Handlungsfelder in der Pflege immer mehr didaktische und pädagogische Verantwortung, sodass sich neue Aufgaben für die Praxis eröffnen. Neue berufliche Rollen sollten in der Praxis entwickelt und implementiert werden, wie z. B. eine Erweiterung des Leitungsteams um eine pflegedidaktische und eine fachliche Leitung.

Auch die Frage, ob Pflegefachmänner und Pflegefachfrauen ohne Vertiefung in der Pädiatrie zukünftig wirklich die freie Auswahl an pflegerisch-pädiatrischen Handlungsfeldern haben, sollte beleuchtet werden. Exemplarisch lassen sich die Anforderungen auf neonatologischen Intensivstationen spiegeln. Der gemeinsame Bundesausschuss (G-BA) hat in seiner Richtlinie über Maßnahmen zur Qualitätssicherung der Versorgung von Früh- und Reifgeborenen (QFR-RL) eine eindeutige Antwort gefunden: Nein, hier sollten keine Pflegefachmänner oder Pflegefachfrauen ohne pädiatrische Vertiefung arbeiten. In der Richtlinie werden im Rahmen der personellen Ausstattung ausschließlich Pflegefachmänner und Pflegefachfrauen mit pädiatrischer Vertiefung benannt, die in diesen Bereich tätig sein dürfen. Auch diese konträren Stellungnahmen zwischen Pflegeberufegesetz und Anforderungen des G-BAs lassen sich aktuell nicht zusammenbringen. Der berufspolitische Handlungsbedarf steigt.

Durch die neuen Anforderungen im Gesundheitswesen ist eine Reform der pflegerischen Weiterbildung notwendig. Folglich erscheint eine zumindest ländereinheitlich geregelte pflegerische Weiterbildung im Bereich der Pädiatrie und Neonatologie unerlässlich. Als Vorbild lohnt sich der Blick nach Schleswig-Holstein, wo die Reform der pflegerischen Weiterbildung zunächst durch Pflegende selbst in Angriff genommen worden ist, um diese so umzugestalten, dass diese den Ansprüchen der Praxis entspricht (Kühme 2023). Dennoch lässt auch die generalistische Ausbildung die Fragen zu, inwieweit die veränderten Kompetenzbereiche die Pflegepraxis mitbestimmen sollten. Traineeprogramme haben das Potential, die ersten Schritte in ein neues pflegerisches Handlungsfeld zu begleiten und zu gestalten – und praxisorientiertes Wissen mit Onboarding-Prozessen zu vereinen – und damit die Entwicklung in ein neues Berufsverständnis zu unterstützen.

Literatur

Aktionskomitee Kind Im Krankenhaus (Hrsg.) (2018). *Die EACH Charta mit Erläuterungen.* Zugriff am 04.12.2023 unter: https://www.akik.de/was-wir-tun/each/each-charta/

Cohn, R. (2004). *Von der Psychoanalyse zur themenzentrierten Interaktion. Von der Behandlung einzelner zu einer Pädagogik für alle.* 15. Aufl. Stuttgart: Klett-Cotta.

Denzel, S. (2019). *Praxisanleiter: pflegen, ausbilden, begleiten.* 4. Aufl. Stuttgart: Thieme.

Duchscher, J. E. (2023). *Überlebenshandbuch Pflege. Erfolgreicher Berufseinsteigende für Pflegefachfrauen und -männer.* Bern: Hogrefe.

Gahlen-Hoops, W. von & Busch, U. (Hrsg,) (2023). *Hochkomplexe Pflege von Kindern und Jugendlichen. Ein Weiterbildungscurriculum für Pflegeberufe.* Bielefeld: transcript Verlag.

Gemeinsamer Bundesausschuss (Hrsg.) (2023). *Qualitätssicherungs-Richtlinie Früh- und Reifgeborene*. Zugriff am 30.11.2023 unter: https://www.g-ba.de/richtlinien/41/

Holldorf, L. (2018). *Onboarding: mehr als »nur« einstellen.* Pflege Z, 71(12), 17–18. doi: https://doi.org/10.1007/s41906-018-0797-x

Holldorf, L. (2020). *Wie der Rekrutierungsprozess noch erfolgreicher wird*. Pflege Z, 73(1), 21–23. doi: https://doi.org/10.1007/s41906-019-0236-7

Jindra, A. (2023). *Die gezielte Bildungsbedarfsanalyse zur Ermittlung des Weiterbildungsbedarfs. Die Bildungsmanager KG*. Zugriff am 29.11.2023 unter: https://www.diebildungsmanager.com/blog/die-gezielte-bildungsbedarfsanalyse-zur-ermittlung-des-weiterbildungsbedarfs/

Kocks, A. & Segmüller, T. (2018). *Kollegiale Beratung im Pflegeteam: Implementieren – Durchführungen – Qualität sichern.* Berlin/Heidelberg: Springer Verlag.

Korzen, N. (2020). *Alternativer Einstieg in die pädiatrische Intensivpflege*. JuKiP 9(4), 153–155.

Kühme, B. (2023). *Gleitwort. Ein Moment der beruflichen Selbstbestimmung – Weiterbildung in der Kinderkrankenpflege selbst gestalten*. In: Von Gahlen-Hoops, W. & Busch, U. (Hrsg,). *Hochkomplexe Pflege von Kindern und Jugendlichen. Ein Weiterbildungscurriculum für Pflegeberufe*, 7–14. Bielefeld: transcript Verlag.

Lemke, V. (Hrsg.) (2020). *Crashkurs Mitarbeiter-Onboarding. Praxiswissen für HR, Coaches und Führungskräfte*. 2. Aufl. Weinheim/Basel: Beltz Verlag.

Mamerow, R. (2021). *Praxisanleitung in den Pflegeberufen*. 7. Aufl. Berlin: Springer-Verlag.

Millich, N. (2023). *Reform der Pflegeausbildung. Sorgt die Geralistik für Probleme in der Kinderkrankenpflege?*. Zugriff am 01.12.2023 unter: https://www.bibliomed-pflege.de/news/sorgt-die-generalistik-fuer-probleme-in-der-kinderkrankenpflege

Rohde, K. (2023). *Praktische Ausbildung in der pflegerischen Versorgung von Kindern und Jugendlichen gestalten*. JuKiP, 12(1), 23–28. doi: https://doi.org/10.1055/a-1979-2342

Scheffelt, E. (2012). *Bedarfsanalyse und Angebotsentwicklung. Beiträge zur Weiterbildungsdiskussion. Weitergelernt.* Zugriff am 29.11.2023 unter: https://weitergelernt.de/wp-content/uploads/2018/06/KOS_weiter-gelernt_Heft-1_Bedarfsanalyse.pdf

Sigl-Lehner, G. (2023). *VdPB: Generalistische Pflegeausbildung zu Unrecht in der Kritik*. Zugriff am 05.12.2023 unter: https://www.vdpb-bayern.de/vdpb-generalistische-pflegeausbildung-zu-unrecht-in-der-kritik/

Sutor, A. & Painter, J. (2020). *Nurse Residency Programs: Providing Organizational Value.* Dela J Public Health, 6(1), 58–61. doi: https://doi.org/10.32481/djph.2020.04.013

Uniklinik Köln (Hrsg.) (2023). *Laufbahnmodell in der Pflege*. Zugriff am 06.12.2023 unter: https://www.uk-koeln.de/karriere/berufsprofile/pflege/

Verband zur Integration und Förderung des Skills-Lab-Konzeptes in den Gesundheitsberufen (VIFSG) (2017). *Skills-Lab-Methode.* Zugriff am 28.11.2023 unter: https://www.vifsg.de/unsere-themen/skills-lab-konzept/#skills-lab-methode

Vereinigung der Pflegenden in Bayern (VdPB) (Hrsg.) (2023). *Mit Generalistik in die Pädiatrie. Einarbeitung von Absolvent*innen der generalistischen Pflegeausbildung in pädiatrischen Arbeitsfeldern.* Zugriff am 01.12.2023 unter: https://www.vdpb-bayern.de/mit-generalistik-in-die-paediatrie/

5.4 Die Rolle der Pflegekammer bei der Gesundheits-Versorgung der Bevölkerung – Was ist die Aufgabe der Kammer?

Dominik Stark und Sandra Postel

5.4.1 Grundlagen: Aufgaben, Ziele und Struktur der Pflegerischen Selbstverwaltung

In Deutschland wird die Gesundheitsversorgung nicht ausschließlich durch den Staat reguliert. Die gesetzlichen Rahmenbedingungen werden in großen Teilen vorgegeben und geregelt – aber die tragenden Säulen des Gesundheitssystems übernehmen Verantwortung und organisieren sich selbst, um die bestmögliche Gesundheitsversorgung zu gewährleisten.

Jahrzehntelang haben sich alle wichtigen Träger selbst organisiert, nur eine Berufsgruppe nicht: Die Pflege. Die Fremdbestimmung unseres Berufes ändert sich nun, zumindest in Nordrhein-Westfalen, denn die Pflegekammer NRW übernimmt spezifische Aufgaben und Ziele für unseren Berufsstand. Die Pflegekammer NRW übernimmt als Körperschaft des öffentlichen Rechts hoheitliche Aufgaben vom Staat und setzt sich als Berufsständische Vertretung für die Pflegefachpersonen und Pflegempfängerinnen und -empfänger ein. Zu den wichtigsten Aufgaben gehört das Führen eines Berufsregisters, die Berufsordnung, der Erlass von Fort- und Weiterbildungsordnungen, die Beratung ihrer Mitglieder bei fachlichen und ethischen Fragen – hier auch in Form einer Ethikkommission und die Beteiligung an Gesetzgebungsverfahren. Die Pflegekammer NRW bündelt die Expertise aller Tätigkeitsfelder des Pflegeberufes und vertritt diese Fachexpertise gegenüber der Politik und anderen Akteuren im Gesundheitssystem (MAGS NRW 2019b).

Die Ziele sind somit klar: Im Fokus steht immer die bestmögliche pflegerische Versorgungsqualität innerhalb der Gesellschaft zu gewährleisten. Gleichzeitig müssen die Rahmenbedingungen im Pflegeberuf attraktiv, zukunftssicher und auf dem höchsten Niveau gestaltet sein.

Strukturell ist die Pflegekammer NRW nach dem Heilberufsgesetz mit anderen Heilberufskammern gleichgestellt, die Gleichstellung bedeutet gleiche Rechte, aber auch Pflichten. Damit die oben beschriebenen hoheitlichen Aufgaben übertragen werden können, muss die Pflegekammer NRW alle Berufsangehörigen als Pflichtmitglieder in ihrem Register führen. Die Finanzierung einer Kammer wird von den eigenen Mitgliedern getragen, somit ergibt sich auch eine unabhängig von Politik und anderen Trägern im Gesundheitswesen. Die Zusammensetzung der Pflegekammer NRW besteht aus demokratisch gewählten Vertreterinnen und Vertretern, die in der sogenannten Kammerversammlung das Herzstück der Pflegekammer bilden. Aus der Kammerversammlung heraus wurden das Präsidium und der Vorstand gewählt, die Ausschüsse Bildung, Finanzen und Recht sind ebenfalls mandatierte Pflegefachpersonen. Die vielfältigen und sehr anspruchsvollen Aufgaben der gewählten Mitglieder werden durch die Geschäftsstelle, also den hauptamtlich Beschäftigten, begleitet und unterstützt (MAGS NRW 2019b).

5.4.2 Entstehungsprozess am Beispiel der Pflegekammer Nordrhein-Westfalen

Mit dem Aufbau von Pflegekammern wurde ein grundlegender und anspruchsvoller Prozess in Gang gesetzt. Die Anfänge, gerade für die Bundesländer Bayern, Rheinland-Pfalz und Nordrhein-Westfalen, reichen bis in die neunziger Jahre zurück. In NRW gab es zu diesem Zeitpunkt keinen Berufsverband der Pflegeberufe, der die Errichtung einer Pflegekammer forderte. 1997 wurde der Förderverein zur Errichtung einer Pflegekammer in Nordrhein-Westfalen gegründet, um eine Gesetzesinitiative zur Kammergründung zu initiieren.

Die neunziger Jahre waren geprägt von grundlegenden Pflegerechtsgutachten, die die Verkammerungsfähigkeit der Pflegeberufe begründeten. Trotz einiger Kontroversen und divergierender Positionen der Berufsverbände setzte sich die Erkenntnis durch, dass eine abgestimmte und unabhängige Stimme notwendig sei, um politisch etwas zu erreichen. Der Deutsche Pflegerat (DPR) positionierte sich in seiner Straussberger Erklärung für eine körperschaftsstrukturierte Selbstverwaltung der Pflegeberufe (DPR 2004).

In den folgenden Jahren verstetigte sich die Forderung nach einer Pflegekammer in Nordrhein-Westfalen. Der Förderverein übernahm die Aufgabe, Informationsveranstaltungen und Schulungen anzubieten. Die politische Dynamik änderte sich nach der Landtagswahl 2017, als die neuen Regierungsparteien eine repräsentative Befragung der Pflegekräfte zur beruflichen Interessenvertretung ankündigten.

Die Befragung im Herbst 2018 ergab eine deutliche Mehrheit (79 %) für die Errichtung einer Pflegekammer (MAGS NRW 2019b). Mit diesem Votum bereitete das Ministerium für Arbeit, Gesundheit und Soziales des Landes Nordrhein-Westfalen die erforderlichen Gesetzesanpassungen vor. Die Novelle des Heilberufsgesetzes trat am 14. Juli 2020 in Kraft und verpflichtete das Land zur Berufung eines Errichtungsausschusses Pflegekammer (Heilberufegesetz 2000).

Die Errichtungsphase und die Arbeit des Errichtungsausschusses erstreckten sich über gut sechs intensive Jahre. Die Pflegefachpersonen waren engagiert, trotz Herausforderungen wie der COVID-19-Pandemie und den damit verbundenen Einschränkungen. Die digitale Kommunikation spielte eine entscheidende Rolle, sowohl in der Zusammenarbeit des Ausschusses als auch in der Interaktion mit den zukünftigen Pflichtmitgliedern.

Der Pflegefachliche Beirat und der Errichtungsausschuss arbeiteten intensiv an den Vorbereitungen zur Implementierung der Pflegekammer. Die konstituierende Sitzung des Pflegefachlichen Beirats im Oktober 2019 markierte den Beginn konkreter organisatorischer und inhaltlicher Planungen. Die Bildung von Arbeitsgruppen, darunter Recht und Finanzen, Registrierung und IT, Öffentlichkeitsarbeit sowie Austausch und Organisation, erfolgte bereits in dieser Phase.

Der Errichtungsausschuss startete seine Arbeit im September 2020 und wurde mit Mitgliedern aus verschiedenen Tätigkeitsbereichen der Pflege besetzt. Die COVID-19-Pandemie beeinflusste die Arbeitsweise, erforderte jedoch eine flexible Anpassung an digitale Kommunikationsformate.

Die Pflegekammer wurde schließlich im Dezember 2022 konstituiert, und die erste Kammerversammlung fand im Januar und Februar 2023 statt. Die demokratische Wahl der Kammerversammlung erfolgte im Oktober 2022 in fünf Wahlbezirken. Die öffentlichen Sitzungen ermöglichen den registrierten Kammermitgliedern die direkte Verfolgung der Entscheidungen.

Mit der Pflegekammer Nordrhein-Westfalen erlangt die berufliche Pflege eine starke Stimme im Gesundheitswesen. Die Kammerversammlung repräsentiert die Interessen der Pflegefachpersonen und ist Ansprechpartner für Politik und Gesellschaft. Der frisch gewählte Vorstand und die Ausschüsse setzen sich aktiv für die Belange der Pflege ein, und die Pflegekammer gestaltet die Zukunft der Pflege in Nordrhein-Westfalen mit (MAGS NRW 2019b).

5.4.3 Ist die Pflegekammer nur für die Gesellschaft da?

Die Pflegekammer ist für die Politik und Gesellschaft die zentrale Ansprechpartnerin rund um die Thematik Pflege und vertritt in erster Linie die Interessen und Belange der Pflegefachpersonen. Im Dialog und Zentrum der Handlungen sollen ebenfalls die Pflegeempfängerinnen- und empfänger stehen. Dies bedeutet, die Pflegekammer soll zum einen die pflegerische Versorgung innerhalb der Gesellschaft sicherstellen und zum anderen die Qualität der Pflege fördern.

Die Pflegekammer ist somit ein großer Gewinn für die Gesellschaft aber nicht ausschließlich für sie da, denn viele Aufgaben verändern auch die beruflichen Handlungsfelder der Pflegefachpersonen und entwickeln diese weiter. In Zukunft werden viele Anforderungen und Herausforderungen auf unser Gesundheitssystem zukommen, um die passenden Lösungen zu finden wird die Pflegekammer als Bindeglied zwischen Gesellschaft, Pflege und Politik agieren.

5.4.4 Die Pflegekammer als fehlender Mosaikstein der Interessenvertretung in Deutschland

Viele politische Entscheidungen im Gesundheitswesen beeinflussen die Rahmenbedingungen der Pflegefachpersonen immens, diese Entscheidungen werden aber sehr häufig ohne Beteiligung von Pflegefachpersonen getroffen. Mit der Pflegekammer erhält die Pflege eine berufsständische Interessenvertretung und kann somit auf politischer Ebene mitwirken und ihre Expertise einfließen lassen.

Es ist aber sehr wichtig eine Rollenklarheit zu schaffen, denn Pflegekammern führen ihre oben aufgeführten spezifischen Aufgaben aus und ersetzen keine Gewerkschaften oder Berufs- und Fachverbände. In Zukunft werden auch weiterhin Gewerkschaften für die Tarifpolitik da sein und z. B. bessere Gehälter und Urlaubsanspruch verhandeln. Berufs- und Fachverbände werden weiterhin spezifische fachliche Zusammenschlüsse sein und Vernetzen oder Leitlinien erarbeiten.

Das Nonplusultra stellt der sogenannte Dreiklang dar. Durch den Zusammenschluss von Pflegekammern, Gewerkschaften und Berufs- und Fachverbänden kann das Maximum für die *Berufsgruppe Pflege* erreicht werden.

5.4.5 Pflegerische Versorgung und Pflege-Selbstverwaltung im internationalen Vergleich

Der Ursprung von Pflegekammern lässt sich bis ins 19. Jhd. zurückverfolgen. In Großbritannien entstanden die ersten Pflegeorganisationen, die sich für die Regulierung und Förderung der Pflegeberufe einsetzten. Diese Vorläufer von Pflegekammern hatten zunächst einen beratenden Charakter. Im Laufe der Zeit entwickelten sich die Länder jedoch immer mehr und etablierten Pflegekammern als eigenständige Körperschaften des öffentlichen Rechts (Hanika 2015).

Länder, die erfolgreiche Pflegekammermodelle implementiert haben, teilen bestimmte Erfolgsfaktoren. Dazu gehört eine klare Definition der Rolle und Zuständigkeiten der Pflegekammer, effektive Kommunikationsstrategien und die Einbindung in politische Entscheidungsprozesse. Auch die Zusammenarbeit mit anderen Gesundheitsorganisationen und die kontinuierliche Evaluation der Pflegekammerstrukturen tragen zu deren Erfolg bei.

Während Großbritannien und Spanien auf eine sehr lange Tradition der Eigenverwaltung der Pflege schauen können, haben sich fast zeitgleich in den 1990er Jahren Frankreich, Italien und Deutschland auf den Weg gemacht, Kammern zu gründen. So hat Italien seine Kammer 1996 gründen können, Frankreich 2006. Beide Länder verfügen somit auch über klare Berufsordnungen sowie einer Festlegung der grundsätzlichen Handlungsfelder der Pflege. Frankreich konnte 2020 in die Berufsordnung das Handlungsfeld der Erweiterten Pflegepraxis mit aufgenommen werden (Legifrance 2006).

5.4.6 Ohne Kammer keine Selbstverwaltung – ohne Selbstverwaltung keine zukunftsfähige Versorgung

Die Errichtung der Pflegekammer Nordrhein-Westfalen markierte einen entscheidenden Meilenstein für die Pflegeberufe und stelle somit sicher, dass Pflege im System der Selbstverwaltung ankommen kann. Seit ihrer Gründung hat die Pflegekammer bereits bedeutende Schritte unternommen, um die Pflegepraxis zu verbessern und die Interessen der Pflegenden zu vertreten. Die Entsendung von Pflegefachpersonen in verschiedene Gremien des Landes NRW ist dabei ein wichtiger Baustein, um die Standpunkte und Forderungen der Kolleginnen und Kollegen in der Landespolitik zu verankern. Die Themen, mit denen sich diese Gremien auseinandersetzen, sind breit gefächert, von Fachkräftemangel über Hitzeschutzpläne bis hin zur Besetzung der Ethikkommissionen der Hochschulen in NRW (MAGS NRW 2019a).

Die Einbringung der pflegefachlichen Expertise in diese Gremien hat bereits jetzt zu einer veränderten Sichtweise vieler Entscheidungsträger geführt und somit zu einer verbesserten Versorgung unserer Bürgerinnen und Bürger. Doch die Pflegekammer NRW hat noch viel mehr zu bieten. Mit einem Blick in die Zukunft eröffnen sich zahlreiche Möglichkeiten, die Pflegeberufe nachhaltig zu stärken und die pflegerische Versorgung auf ein höheres Niveau zu heben.

Stimme und Interessenvertretung: Die Pflegekammer NRW wird auch weiterhin als starke Stimme für die Pflegefachkräfte agieren. Sie wird die Interessen der Pflegenden gegenüber politischen Entscheidungsträgern und anderen Akteuren im Gesundheitswesen wirkungsvoll vertreten (MAGS NRW 2019a). Das Ziel ist klar: bessere Arbeitsbedingungen und eine höhere Wertschätzung für die Pflegeberufe.

Professionalisierung und Qualitätsentwicklung: Die Kammer wird sich für eine kontinuierliche Professionalisierung der Pflegeberufe einsetzen. Durch die Einführung von Qualitätsstandards, die Förderung von Fort- und Weiterbildungen sowie die Unterstützung von ethischen Richtlinien kann sie sicherstellen, dass Pflegefachkräfte auf einem hohen fachlichen Niveau arbeiten und eine erstklassige Versorgung gewährleisten.

Einbindung in die Gesundheitspolitik: Die Pflegekammer NRW wird eine aktive Rolle in der Gesundheitspolitik spielen. Sie kann politische Entscheidungsprozesse mitgestalten und die Pflegeperspektive in wichtigen Diskussionen einbringen, um eine bedarfsgerechte und nachhaltige Pflegeversorgung zu fördern.

Förderung der Pflegeethik: Die Kammer wird eine wichtige Rolle bei der Förderung ethischer Grundsätze in der Pflege spielen. Sie kann dazu beitragen, dass ethische Fragestellungen in der Pflegepraxis angemessen berücksichtigt und Pflegende in schwierigen Situationen unterstützt werden, um eine patientenzentrierte und würdevolle Pflege zu gewährleisten.

Öffentlichkeitsarbeit und Imageaufbau: Die Pflegekammer wird ihre Öffentlichkeitsarbeit intensivieren, um das Ansehen der Pflegeberufe in der Gesellschaft zu stärken. Gezielte Aufklärungsarbeit kann Vorurteile abbauen und das Bewusstsein für die wertvolle Arbeit der Pflegenden erhöhen.

Vernetzung und Austausch: Die Kammer wird weiterhin als Plattform für den Austausch von Erfahrungen und Wissen dienen. Indem sie Pflegefachkräfte miteinander verbindet, kann sie den kollegialen Zusammenhalt stärken und eine lernende Pflegegemeinschaft fördern.

Forschung und Innovation: Die Pflegekammer NRW wird die Forschung in der Pflege vorantreiben und innovative Ansätze unterstützen. Durch die Zusammenarbeit mit Forschungseinrichtungen und Hochschulen kann sie dazu beitragen, dass die Pflegepraxis auf evidenzbasierten Erkenntnissen aufbaut und stets an den neuesten Entwicklungen teilhat.

Insgesamt bietet die Pflegekammer NRW ein breites Spektrum an Möglichkeiten, um die Pflegeberufe nachhaltig zu stärken und die pflegerische Versorgung auf ein höheres Niveau zu heben. Ihre Existenz ist nicht nur eine Weichenstellung, sondern ein Wegweiser in eine Zukunft, in der die Pflege zur Selbstbestimmung ermutigt und gestärkt wird (MAGS NRW 2019b).

Literatur

Deutscher Pflegerat e.V. (DPR) (Hrsg.) (2004). *Strausberger Erklärung des Deutschen Pflegerates e. V.*, Zugriff am 24.01.2024 unter: https://www.wernerschell.de/web/04/strausberger_erklaerung.php.

Heinrich, H. (2015). *Ihre erfolgreichen Pflegekammern in Deutschland und Europa*. Garanten der pflegerischen Versorgung der Bevölkerung und legitime Selbstverwaltung der professionell Pflegenden. Stuttgart: Steinbeis Edition.

Légifrance (2006). *LOI n° 2006-1668 du 21 décembre 2006 portant création d'un ordre national des infirmiers*. Zugriff am 24.01.2024 unter: https://www.legifrance.gouv.fr/eli/loi/2006/12/21/SANX0609365L/jo/texte

Ministerium für Arbeit, Gesundheit und Soziales NRW (MAGS NRW) (Hrsg.) (2019a). *Der Pflege eine Stimme geben.* Zugriff am 24.01.2024 unter: https://www.mags.nrw/pressemitteilung/minister-laumann-der-pflege-eine-stimme-geben

Ministerium für Arbeit, Gesundheit und Soziales NRW (MAGS NRW) (Hrsg.) (2019b). *Aufbau einer Pflegekammer*. Zugriff am 24.01.2024 unter: https://www.land.nrw/pressemitteilung/minister-laumann-die-pflegefachkraefte-haben-entschieden-sie-wollen-eine

5.5 Berufsfeldentwicklung Pflege – Gesundheitsversorgung sichern, Profession gestalten

Eileen Goller und Cindy Scharrer

5.5.1 Einleitung und Dank

Dies ist das letzte Kapitel des vorliegenden Sammelwerkes. Allen Autorinnen und Autoren, die an diesem Werk mitgewirkt haben, möchten die Herausgeberinnen an dieser Stelle herzlich danken und ihren Respekt ausdrücken für die konsequente Analyse, die mutigen Statements und die Perspektiven, die eröffnet wurden. Alle, die hier mitgewirkt haben, haben dies getan, weil ihnen die Thematik am Herzen lag. Ohne dieses Engagement wäre diese Arbeit nicht möglich gewesen.

Wir möchten abschließend zusammenfassen und hochheben, welche Gedanken uns beim Durchlesen und gemeinsamen Diskutieren der vielen Beiträge bewegt haben. Wir möchten – ermutigt durch die wertvollen Anregungen und deutlichen Forderungen der Autorinnen und Autoren – abschließend auch noch einmal das aussprechen, was im Raum steht, aber nicht gesagt wird.

5.5.2 Die (verdeckt ausgetragene) Diskussion um die Generalistik

Im letzten Teil des Buches hebt Dean Shams (▸ Kap. 5.3) ein gelingendes Onboarding als Voraussetzung für eine nachhaltige Integration von Pflegefachpersonen in das Team hoch. Der Autor betont die durch die neue generalistische Pflegeausbildung bedingte zwingende Notwendigkeit einer begleiteten Berufseinmündung mittels strukturiertem Schulungskonzept mit klarer Verantwortungsübernahme und Schutz vor unmittelbaren Verwertungsinteressen. Dem Schließen sich die Herausgeberinnen an, möchten aber bemerken, dass die zwischen den Zeilen erahnbare Mahnung, die Ausbildungsinhalte in Theorie und Praxis seien *aufgrund der neuen generalistischen Ausbildung* zu reduziert, um direkt im Anschluss an die Ausbildung den Dienst in der pädiatrischen Versorgung antreten zu können, ein tief liegendes Missverständnis anspricht. Die Ausbildung (auch die frühere Ausbildung in der Gesundheits- und Kinderkrankenpflege) war nie geeignet, um Kräfte ohne Einarbeitung in spezialisierten Bereichen arbeiten zu lassen – Einarbeitungskonzepte waren, sind und bleiben Pflicht! Sich der Verantwortung mit Sätzen zu entziehen, *die generalistische Ausbildung sei reduziert und die Schule bereite die zukünftigen Pflegenden nicht gut auf die spätere Berufspraxis vor*, ist falsch und geeignet, zu tiefen Zerwürfnissen innerhalb der Profession zu führen. Noch einmal sei an dieser Stelle die besondere Bedeutung des Lernortes Praxis hochgehoben: In der Praxis findet der maßgebliche Teil der Lehre statt, die praktische Ausbildung muss deutlich gestärkt werden und die Verantwortung der Praxisanleitenden kann nicht deutlich genug betont werden. Sie sind die zentrale Position und die stärkste Stellschraube, wenn es um die Vorbereitung auf die zukünftige Berufspraxis und die Qualität der praktischen Ausbildung geht.

Bauermann (▸ Kap. 5.1) bemerkt – und geht in eine ähnliche Richtung – dass Globalisierung und das Arbeiten in einer von Diversität geprägten Welt zunehmend an Bedeutung gewinnen. Durch die generalistische Pflegeausbildung stehen nach Meinung der Autorin zu wenig Unterrichtseinheiten zur Verfügung, um auf eine biografie- und lebensweltorientierte Begleitung bei unterschiedlicher kultureller Prägung vorzubereiten. Eine auf Information ausgerichtete Abhandlung in den Pflegefachschulen könne die Auszubildenden nicht ausreichend auf ein von Diversität geprägtes Arbeitsleben vorbereiten. Sollen in der Pflegepraxis erfahrene Expertinnen und Experten arbeiten, Menschen, die nicht nur kognitiv, sondern auch in emotionaler, ästhetischer und sinnlicher Verbundenheit ihre Expertise einbringen, die nicht nur Lehrbuchwissen, sondern eine fürsorgende und führsprechende Anteilnahme zeigen (Friesacher 2008, ▸ Kap. 5.1), ist in der Ausbildung diese Kompetenz anzubahnen.

Die Herausgeberinnen möchten hier erneut betonen (▸ Kap. 1.10) – und dies darf durchaus als leidenschaftliches Plädoyer für die generalistische Ausbildung gelesen werden: Pflegefachmänner und -frauen sind durch die neue generalistische Pflegeausbildung – so diese denn in ihrer Exemplarität und ihrem spiralförmigen Kompetenzaufbau verstanden und umgesetzt wird – bestens darauf vorbereitet, die Komplexität von Pflege- und Bedarfssituationen zu erkennen und zu durchdringen, um darauf basierend die korrekten individuellen Bedarfe der Menschen zu erschließen und passgenaue Interventionen für *den jeweils Anderen* zu planen und so eine individuelle und lebensweltbezogene Pflege zu ermöglichen. Dies erfordert hohe diagnostische Kompetenzen und setzt eine breite und anwendungsgeübte Basis an grundlegendem und übergreifendem Wissen und Fertigkeiten voraus: eine Vielzahl an Konzepten und Modellen werden in der individuellen Handlungssituation auf Passung überprüft, ggf. modifiziert, reduziert, erweitert und kombiniert. Pflegefachpersonen sind mehr als andere Berufsgruppen im Gesundheitssektor in der Lage, die Individualität und Komplexität der Situation der Pflegeempfangenden und ihres sozialen Umfeldes zu berücksichtigen und Diagnostik, Therapie und Versorgung unter dem Gesichtspunkt des für diesen Menschen und sein soziales Umfeld Passenden zu steuern und damit eine Über- oder Unterversorgung zu vermeiden. Die Herausgeberinnen vermuten, dass dies nicht von allen im Gesundheitssektor Arbeitenden verstanden und mitgetragen wird. Diese Form des (sehr erfolgreichen passiven) Widerstandes kostet Kraft und führt zu Frustrationserleben auf Seiten der Lehrenden, der Auszubildenden und der beruflich Pflegenden. An dieser Stelle wollen die Herausgeberinnen mit den Worten von Bauermann (▸ Kap. 5.1) die verehrten Leserinnen und Leser einladen, »sich der eigenen Lebenswelt und Machtposition bewusst zu werden, diese zu hinterfragen, vertraute Sichtweisen loszulassen und Irritationen zu hinterfragen.«

5.5.3 Nutzung neuartiger digital-assistiver Technologien

Eine kritische Reflexion wäre auch hilfreich in Bezug auf die Nutzung neuartiger digital-assistiver Technologien in der Pflege und Versorgung. Diese Technologien finden noch sehr wenig Verbreitung in der Pflege. Kraft, Hofstetter und Jahn (▸ Kap. 5.2) stellen fest, dass weniger mangelnde Akzeptanz als vielmehr fehlende Aus-, Fort- und Weiterbildungskonzepte und eine *ungenügende Passgenauigkeit* ursächlich für einen nach wie vor geringen Digitalisierungsgrad pflegerischer Versorgung und die Nutzung sind. Dabei können assistive Technologien, also unterstützende, adaptive und rehabilitative Geräte, die Menschen dazu befähigen, Handlungen zu vollziehen, die sie ohne diese Unterstützung nicht tun könnten und damit zum Erhalt von Autonomie und Selbststeuerungskompetenzen vieler von Pflege- und Versorgungsbedürftigkeit betroffener Menschen und ihrer Familien beitragen. Selbstständigkeit und Teilhabe sind zentrale Zielmarke dieser Technologien (WHO 2018, ▸ Kap. 5.2). Sie können pflegebedürftige Personen und professionelle und informell Pflegende in ihrer Lebensgestaltung und ihren Arbeitsabläufen unterstützen und einen Lebensstil ermöglichen, der ohne diese technische Untersetzung verwehrt geblieben wäre. Kraft, Hofstetter und Jahn führen eindrucksvolle Beispiele auf, wie Menschen von digitalen Unterstützungssystemen profitieren können. Hier besteht jedoch noch hoher Bedarf bei der Entwicklung passgenauer und adressatengerechter Aus-, Fort- und Weiterbildungsformate (▸ Kap. 5.2).

Wir wollen auch die Kritiker künstlicher Intelligenz in den Diskurs einbeziehen – sie haben Recht mit ihren Bedenken und Vorbehalten: Ja – unreflektiert eingesetzte KI kann gefährlich werden und zum Beispiel zu fehlerhaften Schlussfolgerungen führen. Wer einer KI die Pflegediagnostik überlässt, übersieht, dass sich – vergleiche das Eisberg-Modell – der größte Teil der relevanten Inhalte und Informationen unter der Wasseroberfläche befinden und erst durch achtsame, adressatengerechte und häufig non- und paraverbale Kommunikation und Interaktion mit dem Pflegeempfangenden durch die Pflegefachfrau oder den Pflegefachmann erschlossen werden müssen. Wir bezweifeln, dass KI in der Lage ist, dies zu leisten und eine Fürsorgekompetenz für den *jeweils Anderen* in seinen wirklichen Bedarfen und Bedürfnissen zu entwickeln. Die Herausgeberinnen wollen KI als steuernde Intelligenz des Pflegeprozesses nicht denken, wohl aber als unterstützendes System, als ein Werkzeug, das, sinnvoll und weise eingesetzt, einen wirklichen Unterschied im Leben eines Menschen machen kann.

5.5.4 Aufbruch?!

Nachdem dieser Sammelband viele verschiedene Stimmen und Diskussionspunkte zur Berufsfeldentwicklung Pflege aufgreift, wird klar, dass wir an einem Scheideweg stehen. Wir sind eines der letzten Länder in der EU, das keine vollakademisierte Pflege vorweist und doch den Anspruch erhebt, ein modernes und zukunftsweisendes Gesundheitssystem vorzuhalten. Die Generalistik ist ein Schritt in eine neue Richtung, die Pflegebildung kompetenzorientiert zu gestalten und bietet eine solide Basisqualifikation, auf die es aufzubauen gilt. Entsprechend der komplexen Versorgungsbedarfe benötigen wir nicht nur einen angepassten Skills and Gradmix, sondern sinnvolle Abschlüsse, die auf DQR 6 und 7 Niveau zu entwickeln sind (▶ Kap. 2). Es hilft uns nicht, den Fachkräftemangel vorzuschieben und die Bedarfe an akademisiertem Fachpersonal wieder aufzuweichen und auf mehr Hilfskräfte (anstatt – nicht zusätzlich zu akademisiert ausgebildeten Fachpersonen) zu setzen. Im Rahmen der generalistischen Pflegeausbildung, die sich auf DQR 4-Niveau befindet, benötigen wir selbstverständlich Weiterbildungsangebote, um das differenzierte Versorgungsystem zu bedienen. Diese sollten jedoch a) multiprofessionell und b) als Grundlage für Durchlässigkeit von Bildung gedacht werden, um auch zu einem späteren Zeitpunkt in der Bildungskarriere und im Berufsfeld noch Akademisierung zuzulassen. Die Weiterbildungsangebote und Strukturangebote im Bildungsbereich müssen im Einklang mit der Generalistik entwickelt werden und den aktuellen Rollenanforderungen der Profession Pflege entsprechen.

> Fragen, die sich dabei stellen, sind u. a.: Was ist die Grenze der Generalistik (die wirkliche, nicht die diskutierte und vorgeschobene) und was bedeutet das? Was muss ob dieser Begrenzung willen gedacht und getan werden? Was ermöglicht die Generalistik – zum Beispiel für die Erschließung und Entwicklung des Berufsfeldes? Was brauchen wir (im Berufsfeld, als Pflegeempfänger, in der Lebenswelt und als Kommune) wirklich?

Es nützt nichts, von außen, also aus dem Ausland, Impulse auf die spezifischen und uniquen Strukturen in Deutschland zu übertragen. Wir benötigen eine Stärkung der Pflegewissenschaft und damit der Grundlagenforschung im eigenen Land. Wir benötigen eigene Ansätze, um Forschungsideen zu realisieren. Es kann nicht sein, dass wir es nicht einmal schaffen, zu den Top 100 der Länder gezählt zu werden, die pflegewissenschaftlich aktiv sind – wir sind irrelevant im internationalen Feld der Pflegewissenschaft! Deutschland ist irrelevant – es spielt keine Rolle (Nurse open 2022). Das muss aufhören. Wer trifft die Entscheidung zur Versorgung und Schaffung bzw. Entwicklung der Infrastruktur? Wo bleibt der genuine Einbezug der Profession Pflege? Flächendeckend ist die Pflegewissenschaft zerklüftet in angewandte Hochschulen, Universitäten, Verbände/Institute, Berufsakademien etc. Sie alle haben ihren Schwerpunkt und ihre Berechtigung, aber den Nachteil, dass die wenigen Ressourcen, die zur Verfügung stehen, immer ungleicher verteilt werden. Die einzige unabhängige Fakultät für Pflegewissenschaft in Vallendar wurde aufgrund der fehlenden Finanzierung gerade abgewickelt. Dort, wo unabhängig und innovativ Pflegeforschung direkt mit akademischer Bildung vereinbar war, herrscht jetzt ein Vakuum und die Frage, an welchem Ort in Deutschland so etwas noch einmal möglich wäre und noch einmal gedacht werden kann?

Seit vielen Jahren fehlen die wissenschaftlichen Implikationen aus der Praxisforschung – transnational für die Praxis – durch entsprechend grundständig akademisierter Pflege, die ihre Tätigkeit innerhalb des Pflegeprozesses im Rahmen ihrer Profession und in der Schnittstelle zu anderen Professionen reflektiert. Ein Schritt wäre, Pflege stärker an den Universitäten zu verorten und dort akademische Abschlüsse auf hohem (Qualitäts-)Niveau zu ermöglichen. Im Moment nehmen wir eher ein Aufweichen von tatsächlich hochwertigen Abschlüssen wahr. Der Vorstoß des sächsischen Staatsministeriums für Wissenschaft, Kultur und Tourismus, die Pflege zusätzlich in einer Berufsakademie, als neue Duale Hochschule zu akademisieren, wirft Fragen auf.

Wir sollten anfangen, die Frage zu stellen: Wo und in welchem hochschulischen Kontext kann das *bestmögliche* Niveau für die Profession erreicht werden und wo nicht: Wo kann ich am *schnellsten* ein Niveau erreicht werden – das käme einer Pseudoakademisierung gleich. In der Pflege, wo es um die Skills geht, in einem professionellen, hochkomplexen Kontext mit der Medizin und anderen Berufsgruppen auf Augenhöhe, den Patientinnen und Patienten zu einer *passgenauen* Gesundheitsversorgung oder zu höherer Gesundheitskompetenz zu verhelfen, können wir nicht gleichzeitig die Qualität der Akademisierung unterwandern – so schaffen wir nie ein Arbeiten auf Augenhöhe.

Heute schon haben wir im Bereich der Fachwirte für Gesundheit und Soziales, welche an den IHKen mit ebenfalls DQR 6-Niveau ausgebildet werden, eine Diskrepanz zwischen Wunsch und Wirklichkeit. Die Absolventinnen und Absolventen werden nicht selten der Praxis zugeführt – in dem Glauben, einen hochschuläquivalenten Bachelorabschluss in der Tasche zu haben. Spätestens, wenn ein Tarifvertrag, zum Beispiel der TVÖD, den Abschluss nicht als gleichwertig sieht, sinkt dann doch die Attraktivität dieser Qualifizierungsform und für den Arbeitgeber die Relevanz dieser Abschlüsse. Mit diesem Wissen wird gerne hinter dem Berg gehalten. Für uns stellt sich die Frage: Welche Rolle sollen die Absolventinnen und Absolventen mit diesen Abschlüssen einnehmen? Sind die einzelnen Abschlüsse von der Wertigkeit und Qualität her tatsächlich vergleichbar und vor allem gleich zu bezahlen, wenn die gleiche Tätigkeit ausgeübt wird? Wir benötigen nicht noch mehr unzufriedenes Personal in der Branche. Diese Gründe für Unzufriedenheit sind hausgemacht und gehören überprüft und entsprechend korrigiert. Für die Profession Pflege brauchen wir eine systematische Erschließung neuer Abschlüsse – ohne dabei die Durchlässigkeit von Bildung und den Skills- and Grademix aufgeben zu müssen. Es müssen hochwertig Abschlüsse auf Bachelor, Master und Doktoratsniveau angeboten werden, die inhaltlich im Bereich ANP/AP oder CHN oder aber auch Pflegepädagogik/Medizinpädagogik angesiedelt sind.

Die Profession Pflege muss laut Wissenschaftsrat zu mindestens 20 % akademisiert werden. Dies erfordert eine entsprechende gesetzliche Verankerung, und zwar als *Hochschulstudium* und nicht wie aktuell, als *hochschulische Ausbildung*. Die Semantik ist für eine klare Realisierungsstrategie die Grundlage und damit ist eine Aufweichung der Qualifizierungsbedarfe/-angebote kaum möglich (Unklarheiten und Spielräume in der Formulierung des Gesetzestextes machen diese Aufweichung erst möglich). Für die akademischen Abschlüsse benötigen wir dann in der Praxis Stellen mit adäquaten Stellenbeschreibungen und Handlungsfeldern. Entsprechend der neuen Kompetenzen im Bereich Vorbehaltsaufgaben und der damit einhergehenden Verantwortung müssen konsequenterweise auch höhere Honorierung und Eingruppierung der Tätigkeit im Personalbemessungsverfahren einhergehen.

Strukturbezogen ist es an der Zeit, einige zentrale Fehler auszumerzen: Wenn wir endlich die Vorbehaltsaufgaben leben können, benötigen wir keinen medizinischen Dienst (MD) mehr. Wir als (akademisierte) Pflegekräfte erfassen dann sektorenübergreifend Pflegebedarfe (und Pflegebedürftigkeit) selbst, leiten entsprechende Interventionen ein, evaluieren und verantworten diese. Damit können wir einen immensen Kostenfaktor und überflüssige Strukturen im Rahmen des Leistungsrechtes des SGB XI und damit der privaten und gesetzlichen Pflegeversicherung eindämmen und auflösen. Wir könnten sogar äquivalent zu den Kolleginnen und Kollegen der Medizin unsere Maßnahmen und Interventionen verordnen und entsprechend der Pflegediagnosen als eine Art Heilmittel-Rezept den Leistungserbringern sektorenübergreifend zuführen.

Als letzter Punkt sei hier noch genannt (ohne, dass das Feld ausgebreitet wird): Nach wie vor ist die Dokumentation das *einzig gesetzlich anerkannte Messinstrument* für Pflegequalität. Das sehen wir extrem kritisch. Es ist fehler- und missbrauchsanfällig (wie diverse öffentlichkeitswirksam aufbereiteten Skandale der letzten Jahre aufgezeigt haben) – und schlicht falsch.

5.5.5 Einige Gedanken am Ende

Wir pflegen und unterstützen Menschen. Eigentlich sollten hierbei ethische und gesellschaftlich bedeutsame Gesichtspunkte handlungsleitend sein, nicht wirtschaftliche – oder zumindest nicht in erster Linie.

Und was haben wir in unserem Land getan? Wir haben den *Markt geöffnet* – den Pflege- und Versorgungsmarkt – und nun können wir *die Geister, die wir riefen*, nicht mehr einfangen. Der Mensch als Teil einer Gesellschaft, einer Kommune, einer Menschheit, steht nicht im Mittelpunkt der Versorgung – sondern die Gewinnmaximierung. Hierbei sind vor allem die hochspezialisierten Kliniken die Gewinner – sie sind Dienstleistungszentren geworden und verdienen Geld mit Spezialisierung und Menge – oder mit *Masse*.

Die Implementierung der Ebenen der Gesundheitsangebote verteilt nach Bevölkerung und Bedarf, sprich Grundversorgung, Daseinsvorsorgezentren, MVZ und Maximalversorger, war aus ökonomischer Sicht wahrscheinlich sinnvoll – aber wir wissen nicht, was die langfristige Konsequenz sein wird. Was wir bereits wissen, ist, dass private Anbieter zu ernsten Konkurrenten der kommunalen Gesundheits- und Versorgungszentren geworden sind, weil Gewinne nicht nur über den Einkauf, sondern auch auf Kosten der Qualität der Versorgung von Patientinnen und Patienten und der Fürsorge für die Mitarbeitenden möglich sind. Was wir wissen, ist, dass es dadurch zu einer Verdrängung anderer, sozialer und kommunaler, Angebote gekommen ist, die sich auf dem Markt nicht halten konnten. Was wir auch wissen, ist, dass die Qualität der Versorgung inzwischen sehr stark schwankt – und dass Dokumentation nicht viel über die tatsächliche Qualität der Leistungen sagt – noch nicht einmal darüber, ob sie wirklich erbracht worden sind.

Wir müssten die Marktöffnung eigentlich rückgängig machen – wie von Schuchardt (► Prolog) angemahnt, muss dringend ein Umdenken und ein Perspektivwechsel stattfinden, eine Korrektur der ungesunden Entwicklung, die unsere Gesellschaft genommen hat – eine radikale und konsequente Wegwendung vom Kommerzialisieren und Hochstilisieren von Krankheit und Pflege- bzw. Versorgungsbedürftigkeit als Krise – die sie nicht ist – weg von Unwissenheit und von der Hörigkeit gegenüber konstruierten und durch Schweigen legitimierten Autoritäten, die Macht durch Einflussnahme, Lobbyismus, Kommerz und der Steuerung der Medien gewinnen.

Aber: Das erscheint unmöglich. Vielleicht haben wir eine Büchse der Pandora geöffnet und erkennen nun: Einfangen geht nicht mehr, nur noch Eindämmen. Und das kann gelingen, wenn wir eine gesellschaftliche Kehrtwende hin zum *Angemessenen* und *Passenden* vornehmen und eine Haltung von *persönlichem Zurücktreten* kultivieren. Aber was sollen wir dann mit den vielen privaten Trägern machen? Die verkauften Pflegedienste und Kliniken können wir nicht mehr zurückholen – aber vielleicht neue aufbauen und zukünftig Anreize gut und weise stecken. Die Herausgeberinnen sind keine Freunde von Parallelstrukturen oder -gesellschaften – aber wenn die bestehenden Strukturen nicht veränderbar sind – aus welchen Gründen auch immer – gibt es immer noch die Möglichkeit, daneben neue aufzubauen und diese anders, besser, angemessener und passender zu gestalten.

Und was machen wir mit der *Pflege*? Wenn wir von *Pflege* reden, reden wir bisher nur von der professionellen Pflege, nicht von der informellen Pflege durch zum Beispiel Angehörige. Vielleicht sollten wir unser Vokabular erweitern: Pflege und Fürsorge – und wir sollten die Pflege- und Fürsorgekompetenz in den gesamtgesellschaftlichen Kontext setzen. Es ist wichtig zu wissen und hochzuheben, dass die professionelle Pflege nicht 24 Stunden Pflege am Tag sicherstellen kann – das ist völlig unmöglich, Pflege leistet nur Unterstützungsmodule. Allerdings können die vielen pflegenden Angehörigen und Freunde in der Zivilfunktion den Rest dieser 24 Stunden, die die Profession nicht abdecken kann, auch nicht länger tragen – weil sie dann alle in die Altersarmut abwandern werden, da die Grundlage unserer Gesellschaft das Subsidiaritätsprinzip ist und Staat und Gesellschaft erst dann helfend eingreifen, wenn die Kräfte und Ressourcen des Einzelnen nicht mehr ausreichen. Hier braucht es dringend weiteren Diskurs. Und natürlich müssen wir Pflege und Fürsorge in den Familien individuell und entlang der tatsächlichen Bedarfe denken, nicht entlang der Finanzierungsstrukturen.

Wir haben nur aus dem Quartier heraus die Chance, solch ein neues Konstrukt zu denken und aufzubauen. In diesem Zusammenhang: Bitte kein neues Modellprojekt! Wenn Sie sich engagieren und investieren wollen – denken Sie langfristig und ehrlich – so, als wollten Sie wirklich eine Lösung herbeiführen. Wir müssen weg von Projekten – Projekte sind *nicht* nachhaltig und bringen selten dauerhaft etwas. Projektverantwortliche und Umsetzende sind abhängig Beschäftigte und Angestellte ihrer Arbeitsgeber. Wir aber brauchen in unseren Gremien die Bevölkerung, die es angeht und betrifft, wir brauchen die Bürgerseite. Wir brauchen keine weiteren Konferenzen und keine weiteren Diskussionen – wir brauchen eine sofortige Realisierung der vorgestellten Lösungsansätze – Kollegin Hasseler folgend gerne auch mit einem zusätzlichen SGB XIII entsprechenden care-share-Ansatz.

In diesem Zusammenhang noch eine Bitte: Liebe Kolleginnen und Kollegen, kommen Sie wieder zurück auf den Boden. Wir haben in der Pflegewissenschaft diese Bodenständigkeit verloren und wir verlieren den Bezug zu den Menschen, für die wir da sein wollen. Pflegewissenschaft (und nicht nur diese) sitzt in einem *Elfenbeinturm* und pflegt eine entfremdende Sprache. Wie wollen wir die Bedarfe der Menschen erfassen, wenn sie uns nicht mehr verstehen?

Wir belügen uns als Profession. Wir selbst begreifen nicht mehr, wo wir stehen: Wir wollen neue Theorien der Pflege entwickeln? Wir verstehen die aktuellen ja nicht und verbergen das mit dem Zelebrieren und akribischen Durchsetzen von Ideologien, statt echte Forschung und Wissenschaft zu betreiben und alle und alles zu hinterfragen. Es ist eine Haltung – wir haben uns dahin entwickelt und verteidigen, was wir als richtig erkannt zu haben meinen. Haltung kann sich verändern.

Wir lesen uns »komatös«. Alles hat seine Zeit: Lesen hat seine Zeit. Aufhören zu lesen hat seine Zeit. Wir brauchen Raum zum Denken und Raum zum Umsetzen des Gedachten. Was tun wir stattdessen: Wir produzieren, wir denken kaum noch. Wir ertrinken in Publikationen, in denen wir Zitate an Zitate fügen. Impact-Faktor ist nicht Qualität, also hören Sie bitte auf, von den anderen abzuschreiben und fangen Sie an, selbst zu denken und Schlüsse zu ziehen.

Denken braucht Freiheit – wie frei sind unsere Pflegewissenschaftlerinnen und -wissenschaftler? Mit der Wahrheit ist es wie mit der Demokratie – sie muss täglich neu entdeckt und neu erkämpft werden. Und dazu ist es nicht selten notwendig, aus dem bestehenden System auszusteigen und alles zu hinterfragen. Lehrbücher werden von den Lehrenden geschrieben und auch Wissenschaftler und Wissenschaftlerinnen sind abhängig Beschäftigte. Bücher, wie das vorliegende, kosten (nicht nur für die Herausgeber) viel Geld – auch das ist eine Form, das Wissen, das ins Bewusstsein der Öffentlichkeit kommen soll, zu steuern.

Darum ist dieses Sammelwerk auch ausdrücklich *kein* Lehrbuch und möchte keine Wahrheiten postulieren. Es ist ein Denkanstoß, eine Einladung, selbst und in Freiheit zu denken.

Literatur

van der Velden, P. G., Bosmans M. W. & van der Meulen E. (2015) *Predictors of workplace violence among ambulance personnel: a longitudinal study.* Nurs Open 4,3(2), 90–98. doi: https://doi.org/10.1002/nop2.38

Abbildungsverzeichnis

Tabellenverzeichnis

Die Autorinnen, die Autoren

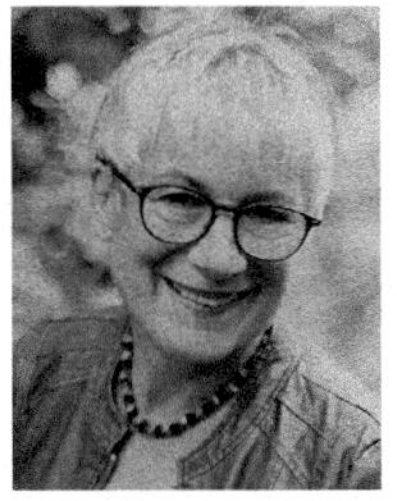

Elisabeth Bauermann, B. A., Kranken- und Unterrichtsschwester, Pflegeberaterin, Pflegepädagogin, als freiberufliche Dozentin begleitet sie Lernende und Fachpersonen in der Pflege mit Deutsch als Zweitsprache. Gastdozentin an der Technischen Hochschule Deggendorf in Seminaren für Praxisanleitende »Kultur- und sprachsensible Pflege« und an der Universität Regensburg im Intensiv Language Cours Sprachniveau C1. Ehrenamtlich bei Campus Asyl Regensburg in einem Sprachtandem und als Ombudsperson tätig.

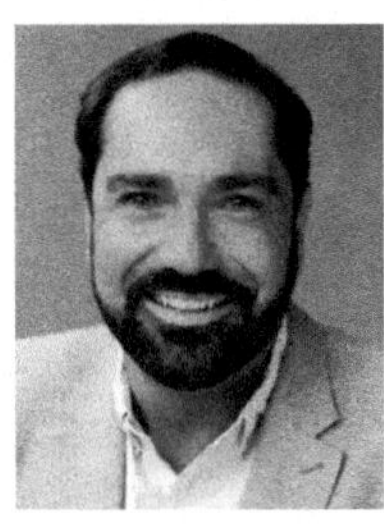

Manuel Benz, M. A., seit 2015 ist er Schulleiter an der Caritas-Fachschule für Pflegeberufe Sancta Maria Bühl. Zuvor war er als Altenpfleger tätig und hat sich als Mentor und Lehrer für Pflegeberufe engagiert. Er besitzt einen Bachelor of Arts in Berufspädagogik im Gesundheitswesen sowie einen Master of Arts in Schulmanagement. Neben seiner beruflichen Tätigkeit ist er ehrenamtlich aktiv: Er ist Vorstandsmitglied im Pflegebündnis Mittelbaden, Mitglied des Caritasrats in Baden-Baden und Jurymitglied des Projekts Herz & Mut – Pfleger*in des Jahres.

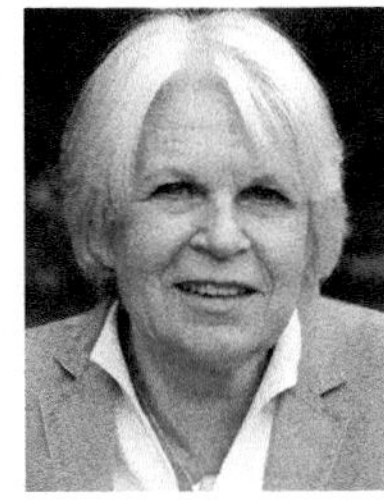

Brigitte Bührlen, Physiotherapeutin, Stifterin, Gründerin, Vorsitzende »Wir! Stiftung pflegender Angehöriger«, Mitglied u. a. Unabhängiger Beirat für die Vereinbarkeit von Pflege und Beruf (BMFSFJ), Bündnisrat Bündnis Sorgearbeit fair teilen (BMFSFJ), Fachkommission Zukunft der Langzeitpflege (DPR). Begleitete ihre unterstützungsbedürftige Mutter von Kindheit an und zuletzt 20 Jahre durch eine demenzielle Erkrankung.

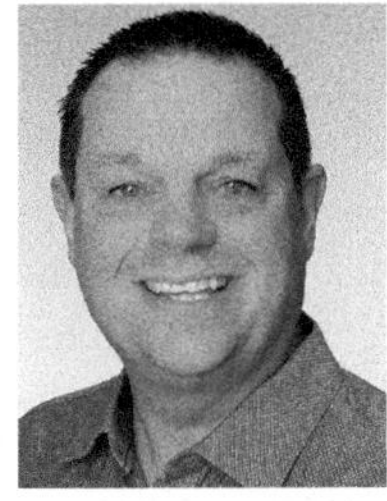

Dr. phil. Axel Doll, Gesundheits- und Fachkrankenpfleger Onkologie/Palliative Care, früher tätig im Hospiz und auf Palliativstation. Heute Dipl. Pflegepädagoge im Bildungsbereich für Palliative Care, bildet u. a. Medizinstudierende in Palliativmedizin und Kommunikation aus.

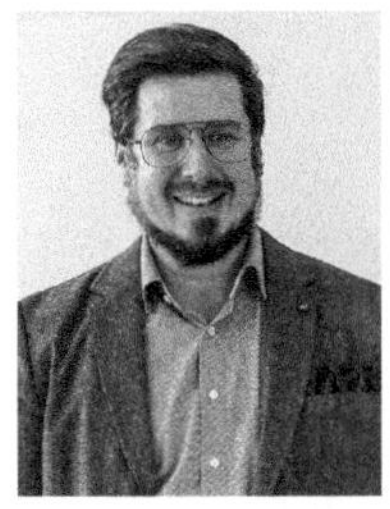

Prof. Dr. phil. Matthias Drossel, ist Prof. für angewandte Gesundheitsversorgung an der Hochschule für angewandte Wissenschaften Hof, Fakultät Interdisziplinäre und Innovative Wissenschaften. Er ist Gesundheits- und Krankenpfleger. Als Lehrer und Professor war er in der Aus-, Fort-, Weiterbildung und Studium, überwiegend in leitender Tätigkeit, angestellt. Er leitet derzeit die Studiengänge Berufspädagogik im Gesundheitswesen, B. A. und Cross Cultural Nursing Practice M. Sc. Er ist u. a. leitender Herausgeber des Open-Source-Journals *Lehren und Lernen im Gesundheitswesen*. Seine Forschungsschwerpunkte sind Qualifikations- und Kompetenzprofile im Rahmen von Skill- und Grade-Mix und Versorgungskonzepten, internationale Kompetenzprofile in der Pflege, Schulentwicklung und Lernwirksamkeit.

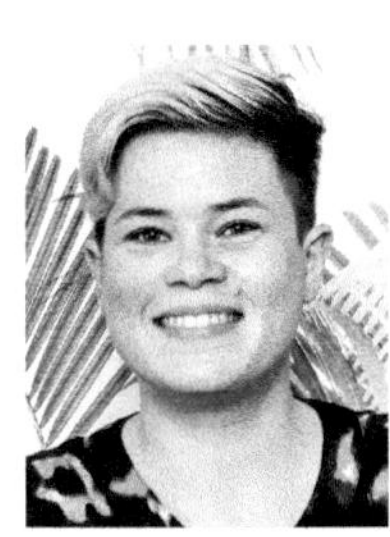

Ramona Ertl, Berufspädagogin für Gesundheit und Pflege M. Sc., im Ursprungsberuf Gesundheits- und Krankenpflegerin und Praxisanleitung in der Psychiatrie, absolvierte an der Technischen Hochschule Deggendorf (THD) das Bachelorstudium in Pflegepädagogik, die Weiterbildung zur Pflegeberaterin und den Masterstudiengang für Gesundheit und Pflege. Zusätzlich ist sie als Supervisorin in verschiedenen Bildungs- und Gesundheitseinrichtungen tätig. Als Lehrbeauftragte lehrt sie an der THD in den Bereichen Pflegeberatung, Kultur und Diversität. www.klarheit-supervision.de

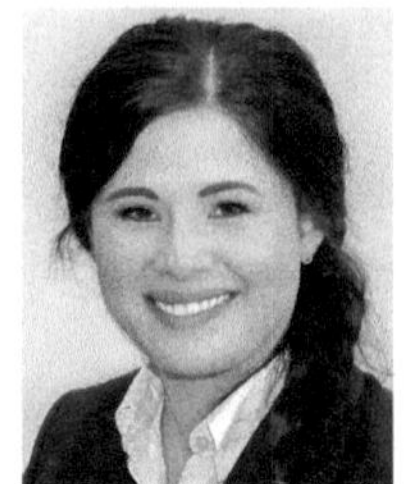

Annemarie Fajardo, RN, PhD stud., ist staatlich geprüfte Altenpflegerin und war in diversen Leitungs- und Beratungsfunktionen in der Gesundheits- und Sozialwirtschaft tätig, bevor sie sich 2024 als Beraterin und (Hochschul-)Dozentin selbstständig machte. Zwischen 2009 und 2018 studierte sie berufsbegleitend Pflegemanagement sowie Wirtschaftspsychologie und absolviert seit 2024 ein PhD-Programm an der University of Gloucestershire zum Thema Selbstverwaltung des Pflegeberufes in Deutschland. Sie engagiert sich ehrenamtlich in unterschiedlichen Berufsverbänden der Pflege und setzt sich seit 2021 als Vizepräsidentin des Deutschen Pflegerates für die Interessen der Pflegefachpersonen und Hebammen auf Bundes- und Europaebene ein.

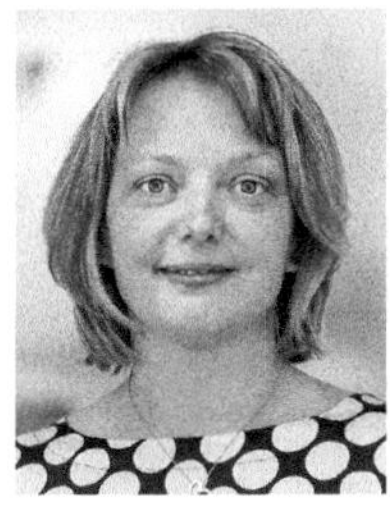

Prof. Dr. phil. Eileen Goller, Prof. für Pädagogische Handlungsfelder in Gesundheits- und Pflegeberufen, Westsächsische Hochschule Zwickau, Fakultät Gesundheits- und Pflegewissenschaften, gelernte Krankenschwester. Sie lehrt und forscht zu Themen, wie Pflegeberatung, Pädagogische Handlungsfelder und Versorgungsforschung. Sie ist u. a. in der Sektion BIS der Deutschen Gesellschaft für Pflegewissenschaft e. V. aktiv.

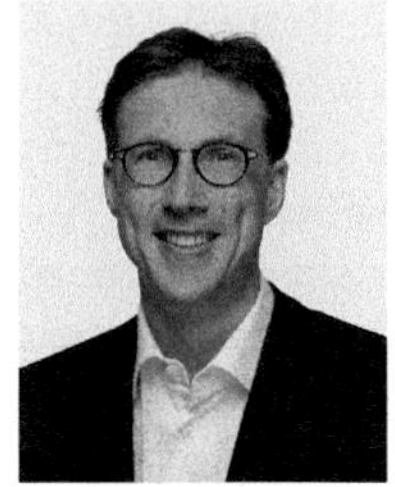

Prof. Dr. Lutz Hager ist Prof. für Management im Gesundheitswesen an der SRH Fernhochschule – The Mobile University. Seit April 2022 ist er zudem Vorstandsvorsitzender des Bundesverband Managed Care e. V. Er ist ebenfalls stellvertretender Vorsitzender der Gesundheitsplattform Rhein-Neckar e. V. und ist Fellow des internationalen Sciana Health Leaders Network. Von 2019-2021 war er stellvertretender Geschäftsführer eines ärztlichen Verbundunternehmens, der ze:roPRAXEN, davor langjähriger Geschäftsführer der IKK Südwest sowie in einer führenden internationalen Unternehmensberatung tätig.

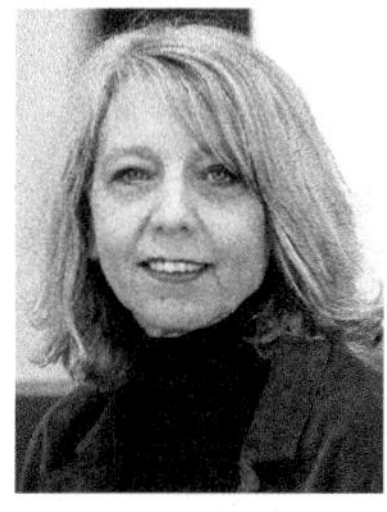

Prof. Dr. rer. medic. habil. Martina Hasseler, Gesundheits-, Pflege- und Rehabilitationswissenschaftlerin, gelernte Krankenschwester, Professorin an der Ostfalia Hochschule für angewandte Wissenschaften, Fakultät Gesundheitswesen, Privatdozentin an der Fakultät I der Carl von Ossietzky Universität Oldenburg. Sie lehrt und forscht zu Themen der gesundheitlichen und pflegerischen Versorgung von vulnerablen Bevölkerungsgruppen, Qualität in Gesundheit und Pflege sowie Digitalisierung in Gesundheit und Pflege.

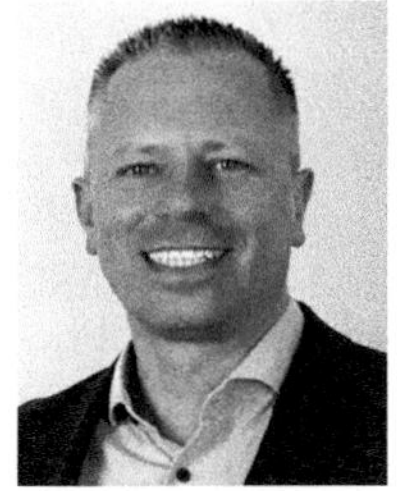

Carsten Hermes, M. Sc., Fachkrankenpfleger, Betriebswirt, Master of Science Pflegewissenschaft, Freiberuflicher und selbstständiger Pflegewissenschaftler, Berater und Autor, Vorstandsmitglied der Pflegekammer NRW, Sprecher der Sektion Pflege und Vorstandsmitglied der DGIIN (Deutsche Gesellschaft für Internistische Intensivmedizin und Notfallmedizin), Mitglied des wissenschaftlichen Beirats der DGIIN.

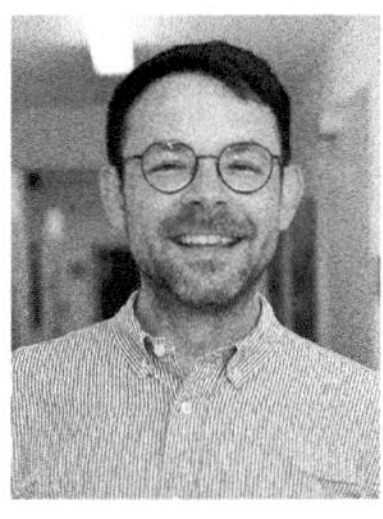

Dr. phil. Sebastian Hofstetter, wissenschaftlicher Mitarbeiter an der Medizinischen Fakultät der Martin-Luther-Universität Halle-Wittenberg sowie an der Universitätsmedizin Halle (Saale), AG Versorgungsforschung | Pflege im Krankenhaus, Department für Innere Medizin, Medizinische Fakultät, Martin-Luther-Universität Halle-Wittenberg.

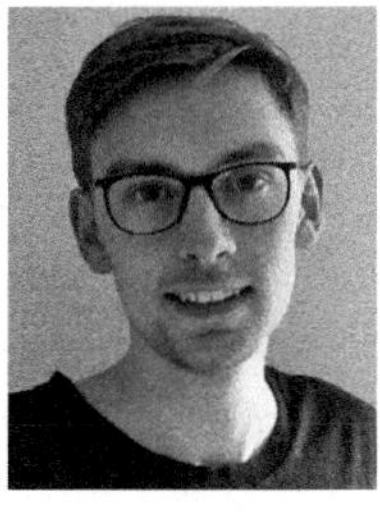

Michel Hummel, M. Sc., wiss. Mitarbeiter an der Westsächsischen Hochschule Zwickau, Fakultät Gesundheits- und Pflegewissenschaften. Forschungsprojekte im Bereich quantitative und qualitative Forschungsmethoden. Schwerpunkt: Analyse und Förderung der Diversität im Arbeitsalltag professionell Pflegender.

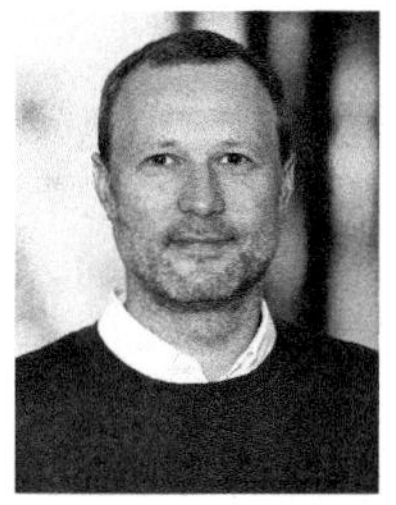

Prof. Dr. rer. medic. Patrick Jahn, Professor für Versorgungsforschung an der Universitätsmedizin Halle (Saale), AG Versorgungsforschung | Pflege im Krankenhaus, Department für Innere Medizin, Medizinische Fakultät, Martin-Luther-Universität Halle-Wittenberg.

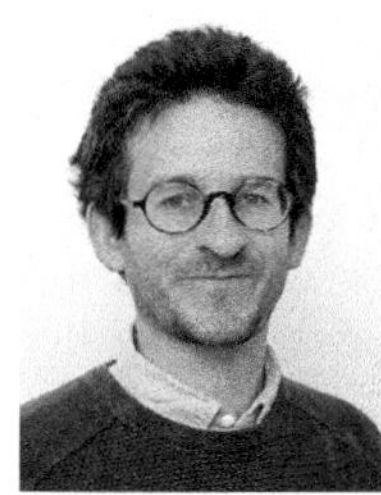

Bernhard Kraft, M. A., ist wissenschaftlicher Mitarbeiter an der Universitätsmedizin Halle (Saale), AG Versorgungsforschung | Pflege im Krankenhaus, Department für Innere Medizin, Medizinische Fakultät, Martin-Luther-Universität Halle-Wittenberg sowie an der Medizinischen Fakultät, Institut für Geschichte und Ethik der Medizin, Profilzentrum Gesundheitswissenschaften.

Miriam Koch, B. A. arbeitet seit 2018 als Gesundheits- und Krankenpflegerin auf einer Intermediate Care mit internistischem Schwerpunkt. Als Stipendiatin der Stiftung für Begabtenförderung berufliche Bildung Bonn studiert sie zurzeit Politikwissenschaft, Soziologie und Öffentliches Recht an der Rheinischen Friedrich-Wilhelms-Universität Bonn im Bachelor.

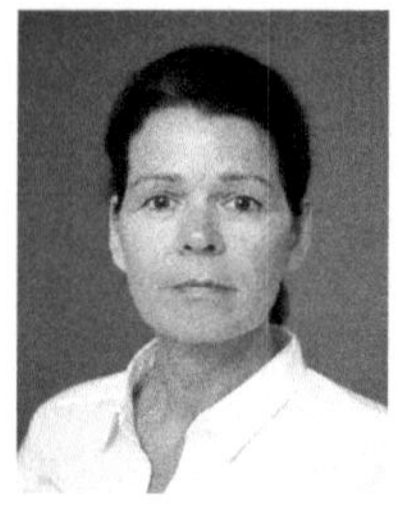

Katrin Blanck-Köster, M. A., erfahrene Fachkrankenschwester für Intensivpflege und Anästhesie sowie Lehrerin für Pflegeberufe. Seit 2013 ist sie als wissenschaftliche Mitarbeiterin und Studiengangskoordinatorin für den Masterstudiengang Pflege an der HAW Hamburg tätig. Doktoratsstudium in Pflegewissenschaft an der Universität Witten/Herdecke (seit 2019), Master in Organisation und Personal im Gesundheitswesen (2014-2016) und einen Bachelor in Gesundheits- und Sozialmanagement (2010-2013). Zu ihren Schwerpunkten gehören Advanced Nursing Practice (ANP) und Clinical Leadership sowie ethische Entscheidungen in pflegerischen Versorgungssituationen. Seit 1989 setzt sie sich intensiv für die Qualifizierung von Pflegenden durch Aus-, Fort- und Weiterbildung ein.

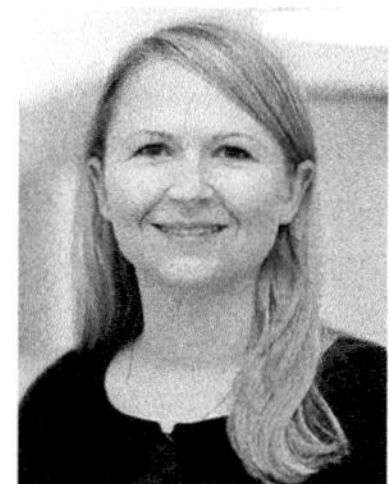

Prof. Dr. phil. Nadine Konopik, Prof. für Pflegewissenschaft an der Katholischen Hochschule Freiburg i. Br., Leitung Studiengang Angewandte Pflegewissenschaft. Studium der Erziehungswissenschaften an der Goethe-Universität Frankfurt, dort als wiss. Mitarbeiterin in der Arbeitseinheit Interdisziplinäre Alternswissenschaft (IAW) tätig gewesen. Stellv. Sprecherin für den Forschungsschwerpunkt Versorgungsforschung in Gerontologie, Pflege und Gesundheitswesen am Institut für Angewandte Forschung (IAF) der KH Freiburg.

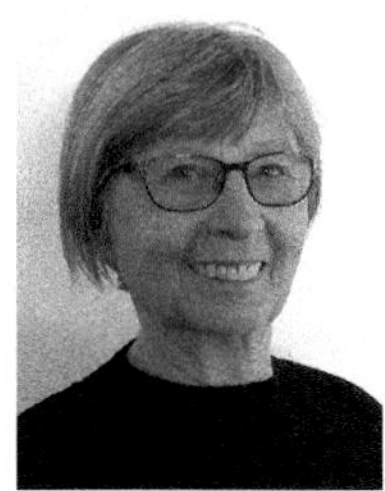

Prof. em. Dr. phil. Christa Olbrich, Pflegewissenschaftlerin, Dipl. Pädagogin, Supervisorin, Dozentin für Idiolektik, Autorin, war 50 Jahre in praktischen, leitenden und lehrenden Funktionen in der Pflege tätig und hat Konzepte und Studiengänge entwickelt sowie ein Institut für Fort- und Weiterbildung aufgebaut. Sie gilt als Pflegepionierin. Heute liebt sie es, zu schreiben, sich sozial zu engagieren und zu podcasten mit Themen der Zeitgeschichte der Pflege, zur Intuition und Kommunikation.

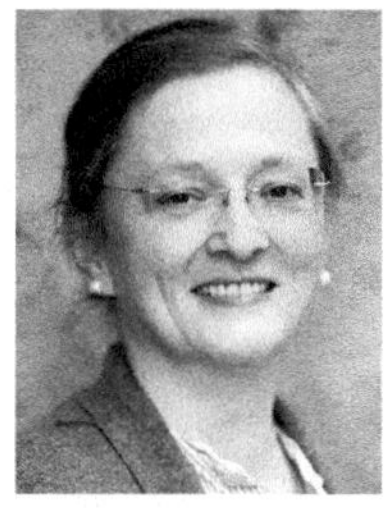

Dr. rer. med. Anja Katharina Peters, Kinderkrankenschwester, Dipl.-Pflegewirtin (FH), Prof. für Pflege/Pflegewissenschaft an der Evangelischen Hochschule Dresden, Mitgliedschaft in nationalen und internationalen Berufs- und Fachverbänden, zahlreiche Publikationen v. a. zur historischen Pflege- und Hebammenforschung.

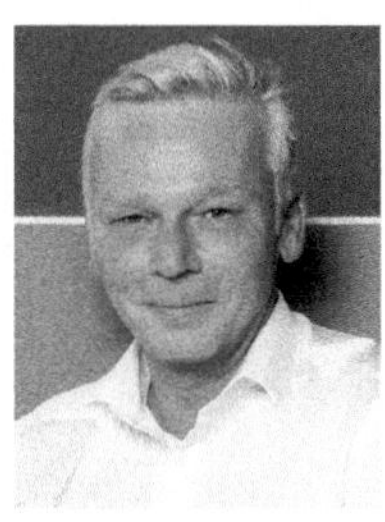

Prof. Dr. rer. soc. Christian Pihl, Prof. für Gesundheitsökonomie an der Westsächsischen Hochschule Zwickau, Fakultät Gesundheits- und Pflegewissenschaften. Zu seinen Arbeitsschwerpunkten zählen neben allgemeinen sozialpolitischen Fragestellungen die Gesundheitssystemforschung und die Gesundheitsökonomie. Zudem verfügt er über eine mehrjährige Erfahrung durch seine berufliche Tätigkeit als exam. Krankenpfleger.

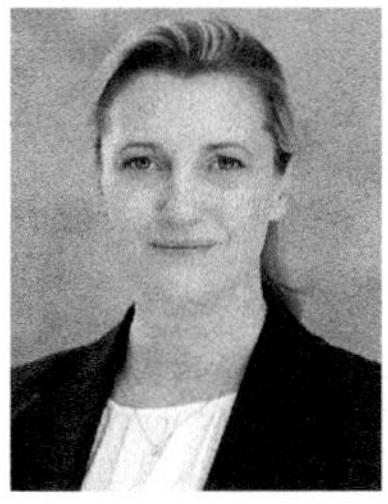

Sandra Postel, ist Präsidentin der Pflegekammer Nordrhein-Westfalen, Mitglied des Präsidiums der Bundespflegekammer und Leiterin der Stabsstelle Pflege- und Sozialpolitik der Marienhaus GmbH. Sie ist Gesundheits- und Krankenpflegerin, Dipl. Berufspädagogin und Pflegewissenschaftlerin.

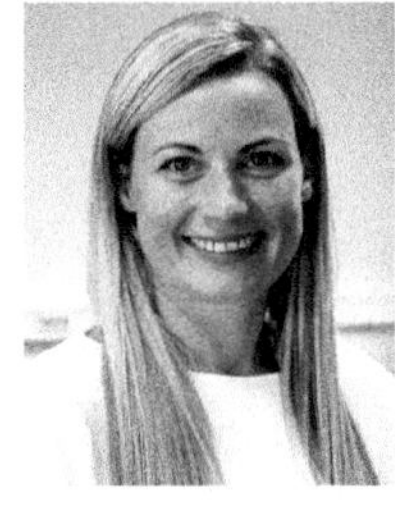

Sabrina Roßius, Gesundheits- und Krankenpflegerin, Referentin mittleres Pflegemanagement Alexianer Krankenhaus Hedwigshöhe, Geschäftsführerin Bundesverband Pflegemanagement, Mitentwicklern des Zertifizierungsverfahren Pflegeattraktiv, bis 2021 Praxisanleiterin und Stationsleitung einer interdisziplinären Intensivstation Alexianer Krankenhaus Hedwigshöhe, 2017 Nachwuchs Pflegemanagement Award für ein Arbeitszeitmodell zu Vereinbarkeit von Beruf und sozialem Erleben.

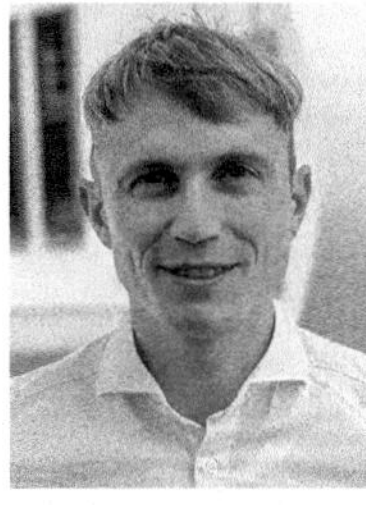

Prof. Dr. rer. medic. Tom Schaal, ist Prof. und Dekan für Management im Gesundheitswesen an der Westsächsischen Hochschule Zwickau. Er bringt umfangreiche Erfahrung in der Umsetzung drittmittelgeförderter Forschungsprojekte mit, insbesondere zum Thema Digitalisierung. Als zertifizierter Digital Change Agent verfügt er über eine hohe Expertise in Change-Prozessen im Bereich der Digitalisierung von Bildung und Lehre.

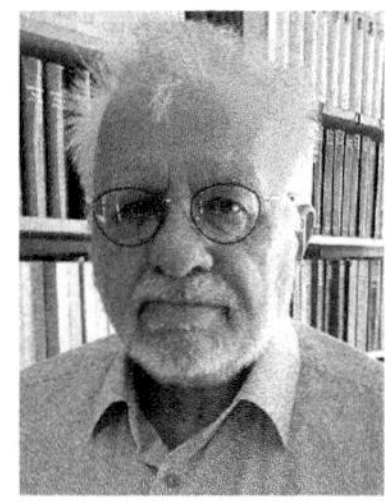

Prof. Dr. päd. habil. Karl-Heinz Sahmel, nach dem Studium der Pädagogik, Soziologie, Psychologie, Philosophie und Politikwissenschaft u. a. tätig als Assistent für Schuldpädagogik und Allgemeine Didaktik an der Universität – GH – Duisburg, in der Sozialpsychiatrie, Leiter des Fachseminars für Altenpflege der Stadt Düsseldorf, von 1997 bis 2018 Professur für Pflegepädagogik und Pflegewissenschaft an der Fachhochschule Ludwigshafen, seit 2009 apl. Professor am Institut für Pflegewissenschaft der Universität UMIT Tirol in Hall/Österreich, vielfältige Tätigkeit im Bereich Fort- und Weiterbildung im Gesundheitswesen, seit 2023 Professor für Medizinpädagogik an der Carl Remigius Medical School / Fresenius-Hochschule Frankfurt/M.

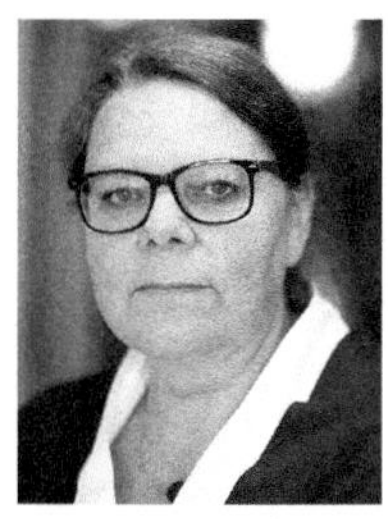

UDE/Fabian Strauch

Prof. Dr. rer. medic. Erika Gisela Sirsch, BScN, MScN, RN. Die Ausbildung zur Krankenschwester schloss sie 1980 ab und arbeitete mehr als 20 Jahre in unterschiedlichen Bereichen der Akutpflege. Sie studierte im Anschluss daran Pflegewissenschaft an der Universität Witten/Herdecke und promovierte dort 2014. Stationen ihrer akademischen Tätigkeit waren das Department für Pflegewissenschaft Witten/Herdecke und das Deutsche Zentrum für Neurodegenerative Erkrankungen (DZNE), Witten. Von 2015 bis 2023 war sie Professorin für Akutpflege an der Fakultät für Pflegewissenschaft an der Philosophisch Theologischen Hochschule Vallendar, von 2019 bis 2023 als Dekanin. Seit April 2023 ist sie an der Medizinischen Fakultät der Universität Duisburg-Essen, am Institut für Didaktik in der Medizin als Professorin für Pflegewissenschaft mit Schwerpunkt Interprofessionalität tätig.

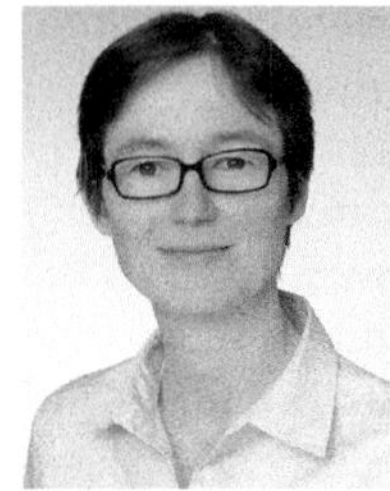

Dr. Cindy Scharrer ist Fachkrankenschwester für Neurologie (DGN), Pflegewissenschaftlerin und Berufspädagogin. 2014 bis 2019 baute sie mit einem Team das Patienten-Informations-Zentrum am Universitätsklinikum Köln auf. Seit 2019 leitet sie die Schule für Pflegefachberufe des Universitätsklinikums.

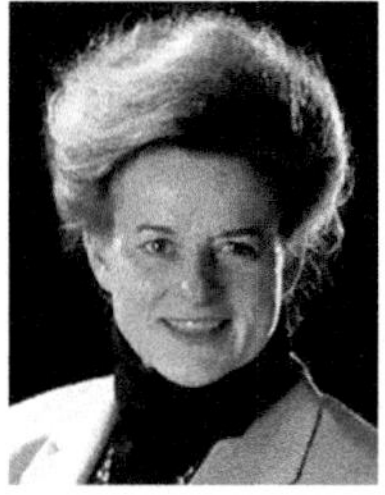

Prof. Dr. phil. habil. Erika Schuchardt, MdB a. D. Bestseller-Autorin zum Krisen-Management, langjährig Abgeordnete im Deutschen Bundestag, Enquete-Kommission, Recht/Ethik/Medizin, Synodale der EKD, Delegierte WCC, Del. LWF Vizepräs. Dt. UNESCO, Gründg. Bundes-AG ›Tschernobyl‹, Friedensbotschafterin Stiftung ›Gloria Victis‹ Ungarn/Berlin, Auszeichnung, Literaturpreis, Kronenkreuz in Gold, Großer Verdienstorden der Bundesrepublik DE 1. Klasse

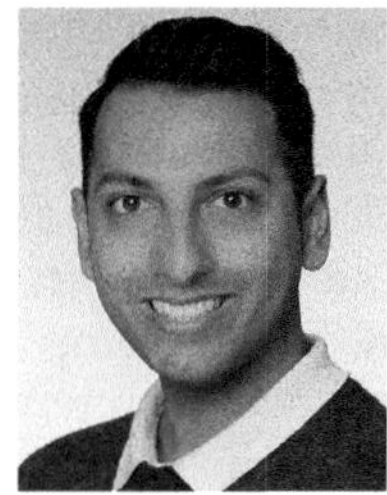

Dean Shams, B. A. Gesundheits- und Kinderkrankenpfleger, bis 01/2023 Praxisanleiter in der Kinderklinik, seit 02/2023 Leitung Pflegedidaktik der Klinik und Poliklinik Kinder- und Jugendmedizin, 2019–2022 Studium der Sozialen Arbeit.

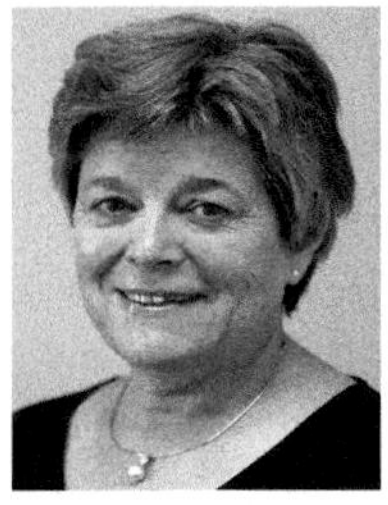

Prof. Dr. Barbara Städtler-Mach, Theologin, Diakoniewissenschaftlerin, 1996–2022 Prof. für Ethik im Gesundheitswesen an der Evangelischen Hochschule Nürnberg, jetzt im Ruhestand. Forschungsschwerpunkte: Versorgung in der häuslichen Pflege durch osteuropäische Betreuungskräfte, Gestaltung zeitgenössischer Versorgung in diakonischen Strukturen.

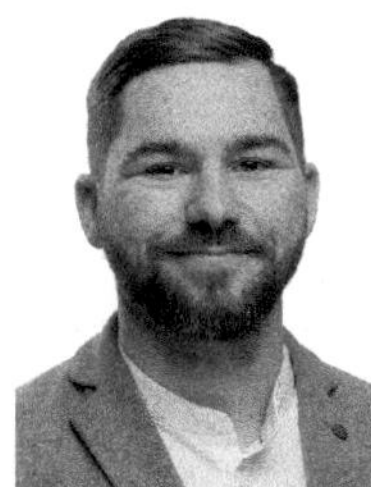

Dominik Stark, Gesundheits- und Krankenpfleger, Fachgesundheits- und Krankenpfleger für Intensivpflege und Anästhesie, Zertifizierter Praxisanleiter (DKG), Internistische Intensivstation und zentrale Notaufnahme

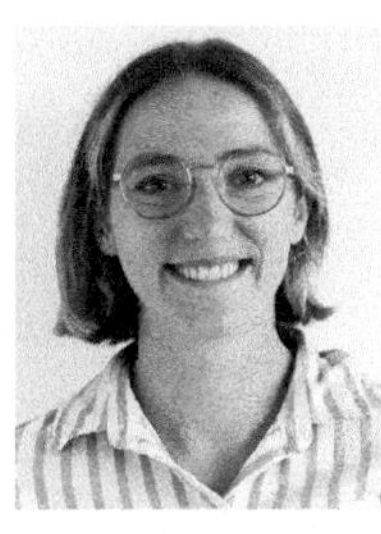

Alisa Stephan, B. A., Studentin im Masterstudiengang Pflegewissenschaft an der Albert-Ludwigs-Universität Freiburg, Studium an der Katholischen Hochschule in Freiburg Angewandte Pflegewissenschaft (B. A.). Sie war am Institut für Angewandte Forschung (IAF) der Katholischen Hochschule Freiburg und am Institut Mensch, Technik & Teilhabe (IMTT) der Hochschule Furtwangen im Projekt $(AP)^2$-Caritas beschäftigt. Arbeitsschwerpunkte: neurologische und neurochirurgische Pflege, Forschungsschwerpunkte: Professionalisierung und Akademisierung des Pflegeberufs.

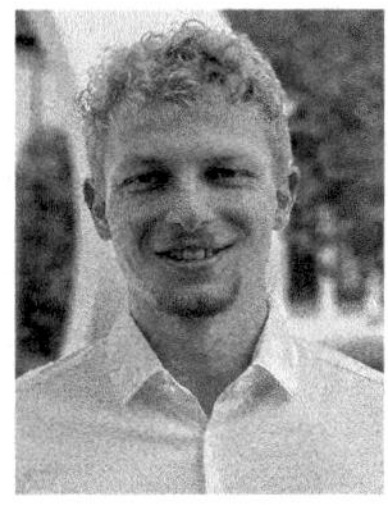

Tim Tischendorf, B. Sc. wissenschaftlicher Mitarbeiter und Masterstudent an der Fakultät für Gesundheits- und Pflegewissenschaften der Westsächsischen Hochschule Zwickau. Sein Forschungsschwerpunkt liegt insbesondere in der Förderung digitaler Kompetenzen in Pflegefachberufen sowie quantitativen Methoden im Bereich der Gesundheitsdienstleistungsforschung (Health Services Research).

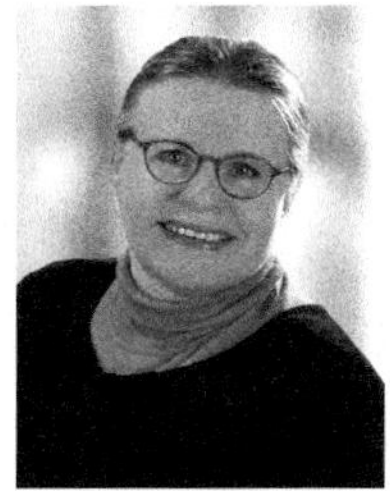

Annelie Wagner, pflegte ihre an Demenz erkrankte Mutter bis zu deren Tod und vernetzte sich währenddessen bundesweit mit anderen Pflegenden. Nach dem Tod ihrer Mutter im Jahre 2014, engagierte sie sich kommunalpolitisch und sachsenweit für pflegende Angehörige. Sie organisierte mehrere Fachtage und Veranstaltungen zur Pflege in Sachsen und war Referentin auf verschiedenen Kongressen. 2018 erhielt Sie den Sächsischen Selbsthilfepreis der Ersatzkassen – Sonderpreis »Pflegende Angehörige«. Seit 2021 ist sie Mitglied im Bürgerbeirat des BMBF bis 2025.

Katja Weber, Betriebswirtin mit SP Sozial- und Gesundheitswesen. Praxisanleiterin, entwicklungsfördernde Neonatalbegleiterin, arbeitet in der Uniklinik Köln als Teamleitung einer Früh-, Neugeborenen- und Säuglingsstation